临床骨科
常见病诊治与急救

（上）

黄 锐等◎主编

吉林科学技术出版社

图书在版编目（CIP）数据

临床骨科常见病诊治与急救 / 黄锐，闫厚军，宋华
主编. ——长春：吉林科学技术出版社，2016.3
　　ISBN 978-7-5578-0327-8

　　Ⅰ．①临… Ⅱ.①黄…②闫…③宋…Ⅲ.①骨疾病
—常见病—诊疗②骨疾病—急救 Ⅳ.①R68

　　中国版本图书馆CIP数据核字(2016) 第068786号

临床骨科常见病诊治与急救
LINCHUANG GUKE CHANGJIANBING ZHENZHI YU JIJIU

主　　编　黄　锐　闫厚军　宋　华
出 版 人　李　梁
责任编辑　孟　波　陈绘新
封面设计　长春创意广告图文制作有限责任公司
制　　版　长春创意广告图文制作有限责任公司
开　　本　787mm×1092mm　1/16
字　　数　1118千字
印　　张　41
版　　次　2016年3月第1版
印　　次　2017年6月第1版第2次印刷

出　　版　吉林科学技术出版社
发　　行　吉林科学技术出版社
地　　址　长春市人民大街4646号
邮　　编　130021
发行部电话/传真　0431-85635177　85651759　85651628
　　　　　　　　　　　　　　85652585　85635176

储运部电话　0431-86059116
编辑部电话　0431-86037565
网　　址　www.jlstp.net
印　　刷　虎彩印艺股份有限公司

书　　号　ISBN 978-7-5578-0327-8
定　　价　160.00元

编委会

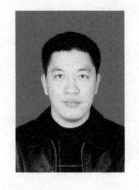

黄锐,男,1974 出生,单位:吉林医药学院附属医院,副主任医师,1998 年第一军医大学临床医学专业本科毕业,2006 年南方医科大学骨外科硕士毕业,从事骨外科基础、临床及教学研究。完成课题 6 项,发表文章 10 余篇。

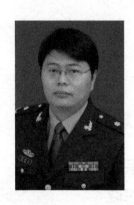

闫厚军,男,69 年 12 月出生,中国人民解放军第 252 医院主任医师,创伤骨科主任,毕业于第一军医大学,硕士研究生,从事骨科工作 20 余年。主攻创伤骨科及显微外科专业,擅长骨盆及四肢复杂骨折处理,血管神经损伤及骨与软组织骨缺损显微修复,肢体各种畸形矫正,关节僵直松解,骨不愈合、骨髓炎显微外科治疗等。现担任北京军区联勤部医疗事故鉴定委员会委员,河北省修复与重建外科委员会委员,河北省小儿骨科委员会委员。发表国家级医学期刊论文数十篇。

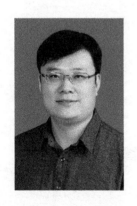

宋华,男,1979 年出生,山东滕州市中心人民医院主治医师,中共党员,山东大学医学院外科学硕士研究生,主要从事急诊外科、创伤骨科等专业,曾获得枣庄市青年岗位能手、枣庄市技术能手、滕州市十大杰出青年等荣誉称号,完成枣庄市科技进步二等奖两项,实用新型专利及发明专利各一项,在核心期刊发表论文数篇。

前　言

由于社会发展、医学进步，骨科伤病谱不断变化，交通事故引起的骨创伤日益增多，更多更新的诊断及治疗方法、设备不断更新，骨科临床医务人员必须与时俱进，不断充实自己，才运用更多更新的医学诊断与治疗手段和方法，更好地帮助患者摆脱骨伤病困扰。鉴于骨科近年来的发展需要与相关进展，本编委会特编写此书，为广大骨科一线临床工作的医务人员提供借鉴帮助。

本书共分为四篇，第一篇骨科概述共七章内容，包括：骨组织结构与生理、创伤骨科的病史采集及临床检查、骨折的愈合与愈合不良、骨科基本技术、创伤急救、骨科手术基本技术及骨科手术围术期处理。第二篇创伤篇共九章内容，包括：肩部创伤、手臂创伤、肘部创伤腕部创伤、股骨干骨折、骨盆骨折、胫腓骨骨干骨折、踝足部损伤以及骨折护理。第三篇关节疾病共十一章内容，包括：肩关节疾病、肘关节疾病、腕手关节疾病、髋关节疾病、膝关节疾病、踝足关节疾病、发育性关节疾病、化脓性关节疾病、关节结核、其他关节疾病以及关节镜。第四篇脊柱外科疾病共四章内容，包括：颈椎病、上颈椎损伤、下颈椎损伤胸腰椎骨折以及胸腰椎骨折。

本书把重点放在骨创伤、脊柱损伤及关节损伤等方面，从疾病的相关解剖、分类分型、病因病理、流行病学，到疾病的临床表现、诊断与鉴别诊断、辅助检查方法、治疗及预后等，内容详细丰富。

为了进一步提高骨科医务人员诊疗水平，本编委会人员在多年骨科临床经验基础上，参考诸多书籍资料，认真编写了此书，望谨以此书为广大骨科临床医务人员提供微薄帮助。

本书在编写过程中，借鉴了诸多骨科相关临床书籍与资料文献，在此表示衷心的感谢。由于本编委会人员均身负一线临床工作，故编写时间仓促，难免有错误及不足之处，恳请广大读者见谅，并给予批评指正，以更好地总结经验，以起到共同进步、提高骨科临床诊治水平的目的。

《临床骨科常见病诊治与急救》编委会

2016 年 3 月

目　　录

第一篇 骨科概述

第一章 骨组织结构与生理

第一节 骨的组织结胸

骨组织是一种复杂的结缔组织,由骨细胞和细胞间质组成。

一、骨细胞

骨细胞为梭形,胞浆量少而嗜碱性,核为卵圆形或梭形,染色深,细胞直径约 $15\mu m$,被包围于由细胞间质组成的骨陷窝之中。骨陷窝为圆形或椭圆形,长约 $15\sim20\mu m$,宽约 $5\sim10\mu m$,深约 $4\sim9\mu m$。骨细胞有许多突起伸入由骨陷窝呈辐射状发出的骨小管之中,彼此相互联结并从周围组织的血管获得营养,还能参与血液中钙浓度的调节。例如:在甲状旁腺素作用下,骨细胞可以使骨质溶解而将钙释放到血液中去。

二、细胞间质

细胞间质含有机和无机两种成分。

(一)有机成分

占成人骨的干重的 35%,其中主要为胶原纤维,占有机成分的 95%,另有少量粘蛋白,分布于纤维之间起粘合作用胶原纤维在光镜下呈束状或带状,长度不定,宽 $20\sim200\mu m$ 在电镜下其典型结构是条状纤维,由胶原微纤维堆积而成,纤维与纤维之间交叉聚集,其排列方向与长骨的长轴平行。胶原微纤维是由纤维母细胞和成骨细胞分泌产生的原胶原经聚合而成。骨中胶原与皮肤、肌腱等处的胶原大致上一样,只是化学结构稍有不同。粘蛋白从形态学的角度来形容是无定形的,无一定结构。光镜下被一些碱性色素染色,呈异染性,电镜下可见分布在胶原纤维之间呈大小不等的颗粒。粘蛋白的主要成分是粘多糖和非胶原蛋白。

(二)无机成分

称为骨盐,占成人骨的干重的 65%,主要是钙和磷的复合物构成的结晶。电镜下骨盐成细针状。骨盐结晶的表面积很大,每克有 $100\sim130m^2$,结晶表面上的离子可以和外部的物质吸附和交换,所以骨的无机物有很活跃的代谢作用。胶原纤维由于彼此间的大分子团集形成一种特殊的空间塑形支架,结晶在胶原纤维上很有次序的排列,与纤维的长轴平行,围绕着纤维形成一个壳。在钙化的初期细小的结晶颗粒排列很不规则。另外,在骨质破坏和新生活跃的时候,还可以见到两种细胞:成骨细胞和破骨细胞。成骨细胞形状极不规则且与功能有关。生骨活跃时,成骨细胞为不规则的骰形或柱形,胞浆嗜碱性,核为圆形,位于所覆盖新生骨的对侧,核附近常有空泡。生骨不活跃时则呈矮骰形或鳞形。成骨细胞具有产生骨样组织及碱性磷酸酶的作用,其产生骨样组织钙化后即变成骨细胞。破骨细胞为体积形状不规则的多核巨细胞,胞浆嗜酸性形成突起,核染色淡,含有核仁。破骨细胞一般有 15～20 个核,在功能活跃时胞浆内出现纹理。破骨细胞有破坏吸收骨的作用,是通过破骨细胞的溶解蛋白质的作用,溶解了细胞间质中的有机成分,于是无机盐类也游离出来。成骨细胞、破骨细胞和骨细胞三者有密切关系,除成骨细胞可变成骨细胞外,有的学者还认为骨细胞能分化而成为成骨细胞,骨细胞也能溶合而成为破骨细胞。一般公认骨膜靠近骨面的细胞有分裂繁殖和分化为成骨细胞和破骨细胞的能力。破骨细胞的产生可能和下列因素有关:骨细胞的生活状态使细胞间质发生化学变化;对骨的直接压力;血液或组织的直接作用,如血钙降低等。骨组织中含有一定量的水。由于骨的密度不同,水的含量也有所不同,但一般认为骨中水的含量约为 8%。

(郑永红)

第二节　骨组织生理学

一、血液与骨的物质交换径路

骨骼有丰富的血液循环。尽管不同部位的骨血液供应不尽相同,但是血液与骨之间的交换径路精细的遍布于各个部位的骨内。长骨有滋养动脉、干骺端动脉、骺动脉穿过骨皮质进入骨内。滋养动脉是长骨的主要动脉,通过滋养孔进入髓腔,分为升支和降支达骨端,于干骺端动脉和骨膜动脉吻合,形成髓腔动脉系统,并有离中性血流供应皮骨。骨膜血管供应骨皮质的外 1/3 部分。骨膜深处的动脉吻合成网发出分支进入骨皮质。上述动脉均有静脉伴行。不规则骨、扁平骨和短骨的血液供应也来自骨膜动脉或滋养动脉。骨皮质内血管有许多分支分别进入哈弗管。哈弗管中的血管和骨髓腔中的血液分别与骨表面上的细胞进行物质交换。骨表面的骨细胞通过胞质突与同一个骨结构单位中的骨细胞彼此进行着不停顿的物质交换,从而使骨组织(细胞与基质)进行着正常的代谢活动。当人们饱食之后,大量的钙质经肠道吸收进入血液。血钙必须保持在比较恒定的水平。血液多余的钙质一部分经肾排泄,一部分经骨细胞存入骨液及骨基质内。当夜间饥饿时,骨基质及骨液中的钙质通过骨细胞进入血液,以维持血钙的稳定。骨与血液间这种交换是很快的,称为血钙的迅速调节机制。

二、骨吸收与骨形成

（一）骨的构型(bone modeling)

破骨细胞吸收骨质,成骨细胞形成新骨是两种细胞的基本功能。然而在不同的生理状态时它们的活动方式则不相同。在骨的发生、生长及骨病损的修复时期,成骨细胞和破骨细胞可以单独地出现在某些部位。例如,长骨的骨折成角畸形愈合,由于应力的刺激在凸侧出现破骨细胞将承载所不需要的骨质吸收;在凹侧出现成骨细胞形成新骨以适应生物力学的需要,骨细胞的这种活动方式称为构型。在骨的发生过程中,膜内化骨即骨原细胞分化为成骨细胞,分泌骨基质并矿化,形成编织骨(woven bone)。此时则为成骨细胞单独地活动。编织骨中出现破骨细胞,将编织骨吸收,在吸收陷窝表面上出现成骨细胞、形成板层骨,这一过程为两种细胞偶联的活动,称骨重建(bone remodeling)。在骨发生、生长与骨折修复过程中,骨的生长、构型、重建三种活动方式同时在不同部位进行着。生长指骨量的增加与积累,重建指骨质的更新,构型则指形态的塑造,破骨细胞将不适用的骨质吸收,而成骨细胞在局部应力需要的部位制造新骨。很显然,三个概念均指骨细胞不同的活动方式与结果。任何不利因素影响其中任何一种活动方式正常进行,必将导致相关的骨疾病。成年期骨的生长与构型活动即基本消失,而骨的重建活动则终身不停。

(二)骨重建与骨转换(bone remodeling and bone turnover)

骨在发育成熟之后,生理状态之下,骨内的破骨细胞与成骨细胞不再发生单独的活动。它们总在一个重建单位(bone remodeling unit,BRU)中以一种偶联的方式活动。一批破骨细胞形成并附着于骨的表面上,吸收一定数量的骨质,形成一个吸收陷窝(lacuna),也叫郝氏陷窝(howship's lacuna),破骨细胞即消失;成骨细胞出现在吸收表面(resorption surface)上,并制造新骨,此时的骨表面称为形成表面(formation surface),当吸收陷窝被填平时,成骨细胞变为梭形,失去成骨活性,贴附于表面上,称为衬托细胞(lining cell)。这一过程称又骨重建过程。它系多种细胞在骨表面的某一个部位的活动过程,称为基本的多细胞单位(basic－multicellular unit,BMU),也叫骨重建单位(BRU)。这一过程的结果使一部分骨质得以更新,称为骨转换,并形成一个新的基本结构单位(basic structure unit,BSU),也叫骨结构单位。

骨重建发生在骨内膜表面,骨小梁表面,哈弗管表面及骨外膜表面上。生理状态下骨内膜及骨小梁表面积的 $10\%\sim20\%$ 进行着重建活动。据推算每一瞬间骨内的表面上有 $10^5\sim10^6$ 个 BRU 在活动着。每个 BRU 都遵循特有的生理机制发生、进行和结束。破骨细胞形成、募集并贴附于骨表面,标志着一个 BRU 的开始,称为它的激活期(activation phase),破骨细胞吸收一定量骨质而消失,为吸收期(resorption phase),正常人体的吸收期约 1 个月。在成骨细胞出现之前与吸收期终止之间的一段时间称为逆转期(reversal phase),目前对转换期的生理有许多研究。当成骨细胞出现在吸收陷窝表面上至陷窝被新骨填平,成骨细胞变为衬托细胞之间的时间称为形成期(formation phase),正常人为 $3\sim4$ 个月。BRU 一旦激活,则依照上述顺序进行至完成,不可能中止,其顺序也不可能颠倒。一般而言,吸收与形成的骨量大致相当。

一生中骨质需要不断地更新,研究表明每个骨结构单位约 3 年更新一次,BRU 为实现更新的惟一方式。由于不断地载荷,骨内经常发生着微细损伤(microdamage),它可以激活BRU,进而实现微细修复(microrepair)。生理情况下微细损伤与微细修复呈平衡状态。当两者失衡,前者多于后者时则为病理状态。所谓应力骨折则是后者衰竭,前者积累的结果。

每单位时间内(一般以每年为单位)被激活的 BRU 数量称为激活率。激活率高低代表组织水平,乃至器官水平上的骨转换高低。骨重建生理学研究阐明了 BRU 的过程,然而对其调节机制尚未完全清楚。破骨细胞、成骨细胞的形成、数量,每个细胞的生理活性,破骨细胞的消失,成骨细胞的相继出现,它们之间的偶联机制以及每个时相的长短等无疑为 BRU 过程的重要环节。BRU 的正常进行是维持骨结构与功能完整性的必要条件,而它的异常则是某些骨疾病的病理基础。甲状旁腺功能亢进症时,由于体内甲状旁腺素(PTH)过高,刺激 BRU 激活率及破骨细胞功能,出现骨质疏松,此时 BRU 小的成骨细胞制造的新骨为编织骨,所以它被称为纤维囊性骨炎。绝经后快速骨丢失则是因为雌激素水平下降,骨的 BRU 激活率升高而出现高转换及重建负平衡(吸收骨量大于形成)的结果。降钙素、二磷酸盐之类药物具有抑制 BRU 激活和破骨细胞吸收活性作用,可以暂时地降低骨转换,减缓骨量丢失,但是它们对 BRU 过程的调节作用尚未肯定。目前已知某些细胞因子对局部的骨吸收和骨形成有密切关系,但是它们怎样参与重建过程调控边不清楚。

(郑永红)

第三节 钙、磷代谢与骨生理

在骨的无机成分中钙和磷是最主要的部分。体内总钙量的 99％和总磷量的 88～90％都含于骨中,所以影响钙和磷代谢的疾患亦伴有骨的病理改变,骨疾病也常合并有钙磷代谢的失调。这里,我们着重谈谈钙和磷的代谢,至于骨中其他无机成分的代谢,在此不作介绍。

一、钙代谢

钙在骨中的含量占人体重的 1.5％,即 70kg 的人有 1114g 钙含于骨中,11g 在软组织中(细胞内),不到 1.0g 在血浆及细胞外液中。在细胞外液中的钙量虽然很少,但在体内常影响着酶的活性,半透膜的通透性和神经肌肉的兴奋性等。

(一)钙在血液体液和组织间的活动

利用 Ca^{45} 测量证明钙在血液、体液和组织间的活动及钙在骨中的沉着和交换都是很活跃的。静脉注射 Ca^{45} 很快即从血液消失进入到组织间隙和骨中。每分钟内血液中的钙有 50％和组织间的钙相互交换,与骨中钙的交换速度就要慢一些,因为受血流量的限制。

(二)钙的平衡

血清钙的水平要看来自胃肠道吸收的量与骨中动员出来的量和血中钙由肾脏排出的量,大便排出的量(大便总钙量减去由食入而被吸收的量)及向骨中沉着的量之间的平衡来决定。由于钙的进出血液而对血清钙起稳定的调节作用。

正常人血清钙为 2.25～2.75mmol/L,有些情况如多发性骨髓瘤,血清蛋白增加则与蛋白结合的钙增加使钙的总量增加,但不影响 Ca^{2+} 量;反之,血浆蛋白减低症如营养不良性水肿、肾病综合征、黑热病等,结合钙减低而总钙亦低,Ca^{2+} 浓度正常。

骨是钙的贮存处,受甲状旁腺作用的调节,甲状旁腺切除后,血清钙在几个小时内即降到 5～7mg％,骨中钙的容量很大,用来维持血清钙的水平。

(三)正常人的需要量

正常成人每日由饮食进入钙 0.65g,儿童每日 1.00g,12～20 岁每日需要 1.40g,孕妇 1.50g,尤其在妊娠的最后 3 个月需要量最大,因为成熟的胎儿有 30g 的钙都是由母体胎盘转过去的。所以孕妇在妊娠期间亦可适当补充,注意晒太阳以防缺钙。但过多服用钙及 D 族维生素常会致 D 族维生素中毒造成婴儿脏器的异位钙化和智力迟钝。授乳每日需要 2.0g,婴儿每日吃母乳约 800ml,人乳含钙量是 30mg/100ml,所以母体每日供给婴儿 250mg 的钙。有些人常因多次接连生育而造成软骨病。

(四)肠道的吸收

一般人认为钙的吸收在小肠的上部(十二指肠和空肠),也有人认为在中部。测定正常人每日食入钙 600～800mg,大便中排出 500～750mg,小便排出 100～150mg,其中每日来自 8kg 消化液中的钙约 500mg,食入的钙和消化液中的钙,不能完全被吸收的部分从大便中排出。正常人在钙平衡状态下由尿排出的量就代表由肠道吸收的量,仅相当于食入量的 20％左右。肠道对钙的吸收有一定的限度,食入较多时也不能多吸收。

Ca 的吸收量因人而异,即使一个人在不变换饮食的情况下,每个时间的吸收量也有不同,Ca 的吸收量按机体的需要来决定。在缺乏时吸收增加。年龄增加体内对 Ca 的需要减少,对 Ca 的吸收也随之减少。当食入 Ca 量减少时,吸收作用显著增加,人体每天食入 200mg 也能被充分吸收维持骨的正常代谢。

（五）钙的排泄

钙的吸收是受肠道的控制,排泄是受肾脏的调节。每 24h 内由肾小球滤过 9～12g 的钙,99％都被肾曲管再吸收,因而肾脏的功能对钙起调节作用。在甲状旁腺功能减低时,血清中钙很低,尿中钙即绝迹,维生素 D 中毒时尿中钙增加,可达 500mg/24h,如肾功能正常,血清钙增加则很快由尿中排钙增多而加以平衡。维生素 D 及甲状旁腺素影响钙从尿中排出的机理尚不知道,但这两种物质均能使血浆中枸橼酸的浓度增加,所以增加尿中钙的排量可能由于与枸橼酸结合的钙增加的缘故。这个可扩散的钙盐可以通过肾小球滤过,也不被肾曲管再吸收,如血浆中非离子可扩散钙部分的改变可能产生钙从尿中排泄量上的巨大波动,甲状旁腺素或维生素 D 的作用可能改变肾脏对枸橼酸的代谢作用,同时也影响了钙的排泄率。一般正常人每天尿中排出的钙从没有超过 400mg,这说明正常人身体钙的周转是平衡的,尿中排出量是等于肠道的实际吸收量,按理说尿中排出量的改变是随食入量的变化而改变,但实际上改变很小,尿中排出量与食入量成对数比例关系,食入量由每天 500mg 增加至 2900mg,而尿中排泄量仅由 150mg 增加至 250mg,这也说明钙的吸收是受肠道控制的。在饥饿时,钙持续由大便排出,维生素 D 缺乏时大便中丢的钙可能超过食入的量,大便中钙虽然有些来自肠分泌的消化液,但用 Ca^{45} 研究证明,在正常饮食的情况下,每天由肠道(小肠)分泌的钙总量大约 500mg。大部分都被吸收,大便中排出的只有 70mg。用 Ca^{45} 口服和静脉注射做实验,发现口服者在 3 天中由大便排出的量相当于口服量的 1/2 以上,但静脉注射的由大便排出量尚不足注射量的 5％,所以大便中的钙绝大部分是食物中未被吸收的钙,而非代谢循环中被排出的钙。

（六）钙的功用

1. 骨骼的主要成分,$Ca(PO_4)_2$ 85％,$CaCO_3$ 12％,还有少量的 $Ca(OH)_2$,$CaHPO_4$,CaF 等。

2. 钙离子与神经肌肉的兴奋度有关。不足时发生兴奋亢进现象,过多时神经肌肉紧张力减低,表现为抑制现象。钙离子能增加心肌的收缩,所以常借蛙心灌注的方法测定血清钙离子的浓度。

3. 对血液凝固的作用,钙离子对凝血的作用不是有激活凝血酶活素的作用,就是有抑制抗凝血酶原的作用,使凝血酶原能转变成凝血酶也就是能促进纤维蛋白原变成凝固的纤维蛋白。缺乏则可影响这一系列的作用,最后也影响了血液的凝固。

二、磷的代谢

（一）磷的需要量

全身磷含量的 88％～90％存在于骨中(即成人有 700g 磷而 600g 在骨中),余下的主要在细胞内,作用于细胞的代谢及能量的转化。人食物中一般有足够的磷,成人每日需要磷的最低限度是 0.88g,每日食入 1.25g 的磷最合适。成长的儿童,妊娠、授乳的妇女需要量稍多一些。

（二）磷的吸收

用 P^{32} 试验证明食入的磷大部分是被肠道吸收,维生素 D 有助于磷的吸收。维生素 D 缺乏或肠道中有大量的钙、铁或铝等金属存在时,可与磷形成不溶解的磷酸盐而影响磷的吸收。对磷的吸收没有很规律的调节机制,磷的平衡是依靠肾脏对磷的排泄量的多少来控制的。

（三）磷的排泄

尿中磷的排泄量与摄入量有关,正常饮食的情况下大约有食入磷的 2/3 由尿中排出,夜间常多于白天,其余的由大便排出。磷从尿中排出仅占肾小球滤过量的 10%,远端曲管的细胞可能还分泌一部分磷到管液中去,所以尿中磷不是肾小球滤过的量减去肾曲管再吸收的量,还要加上肾曲管细胞分泌的量,因此肾功能对磷的排泄关系很大。肾功能衰竭可以影响磷的排泄,形成血磷过多症。肾曲管损坏影响磷的吸收,致血磷过低症。

（四）对磷的调节作用

肾脏有维持磷在体内的稳定的作用,比肾脏对钙的作用更重要。骨为磷的储蓄所,对维持体内组织磷的适当含量,起很重要的作用。甲状旁腺有控制肾脏排泄磷的作用,甲状旁腺切除,磷排泄量减少;给予甲状旁腺提取物,磷排泄量增加。有人观察到佝偻病的小猪给维生素 D 以后,肾曲管再吸收磷的作用增加,使血磷增加有助于骨的钙化,这是维生素 D 很重要的作用。减少食物中磷的含量,血清磷可以降低,肾脏再吸收磷的量也增加,尿中可以完全没有磷,组织代谢中用掉的磷可能来自骨中,所以可以产生磷的负平衡影响骨的矿物化,致成骨质疏松和佝偻病。

（五）血清磷

磷在血液中有三种形式:无机磷、酯和类脂质。血清磷是指无机磷,pH 值 7.4 时,血浆中的无机磷 85% 为两价离子 HPO_4^{2-} 了,15% 是一价的 $H_2PO_4^-$,仅有 0.0035% 是 H_3PO_4,大部分磷脂是在红细胞内。血清的无机磷可因年龄、饮食和一天内的各个时间而不同,夜间比白天血磷要高,吃牛奶、花生血磷亦可增加,婴幼儿血清磷 5mg%～6mg%,以后随年龄的增长而磷逐渐减少,至成年时为 3mg%～4mg%。儿童时期磷较高。可能受生长激素的影响,生长激素可有抑制尿中磷的排泄作用,年龄和血清磷的关系比较明显,从表 1-1-1 中同时也可以看出老年人血清磷也有微减少的倾向。

表 1-1-1

年龄	Ca mg%	P mg%
新生儿	9.8±0.7	6.88±1.57
儿童～12.5 岁	9.8±0.4	4.76±0.41
12.5 岁～18 岁	9.8±0.4	4.34±0.69
青壮年	10.0±0.6	3.96±0.46
老年	10.3±0.7	3.47±0.56

（六）磷的功用

1.骨的主要成分。骨中大量的磷以 H_3PO_4 的形式与钙形成不易溶解的钙的化合物。

2.磷是机体内新陈代谢作用有关物质的主要成分,如磷脂、核酸、核蛋白、酪蛋白、甘油磷酸、磷酸、肌酐、酶、辅酶、ATP、ADP、AMP 等都含有磷。

3.保持体内酸碱平衡的缓冲体系之一,如 $NaHPO_4$ 及 NaH_2PO_4 形成体内的缓冲系统,加入些弱酸或弱碱体内 pH 不会有改变。

（郑永红）

第二章 创伤骨科的病史采集及临床检查

第一节 病史的采集与记录

一、诊病中的医患关系

医生接触病人的开始,能否迅速确立医患之间的信任关系是诊断治疗能否成功的关键。无论在什么样的场合,医生和患者都是平等的关系。面对病人,应该有一个和蔼关心的态度和良好的修养和礼仪,使用病人可以理解的文明的语言,不要和患者随意开玩笑,也不能过分拉近和患者的关系,使病人感到医生缺乏诚意。特别要忌讳随意对其他医生的诊断治疗进行评价,会造成意想不到的纠纷。

现在随着社会的发展,患者对医疗的要求也越来越高,对个人的权利非常重视。作为医生要用积极的态度正面对待这样的现实,同时也要充分认识到自己的合法权益。医生特别要注意疾病诊疗中的法律问题,病例记录要真实、完整和及时。特别要注意以下几点:①医生有义务尽量避免出现医疗意外,而且要有充分证据证明做到了这一点。比如手术前分析各种可能出现的并发症,并采取了能够采取的措施去避免。②医生有义务尽最大可能满足病人对治疗的恰当的期待和接受诚实的治疗。病人希望达到的治疗结果,手术前一定要了解清楚,同时要知道自己是否掌握相应的技能达到病人的要求,这些要在手术前和患者达成一致的意见。③医生有义务说明治疗相关的各种可能性。特别是重大的副作用和合并症,要有充分的说明。④对于医疗的法律判断应该依据一般的医疗水准,因此作为医生有义务通过不断学习达到和维持这样的水准。⑤医生应该保持身体和精神的良好状态便于开展正常的医疗活动。⑥医疗场所有必要维持良好的工作关系和和谐的互相帮助的氛围。

二、病历的记录

按照医师法的规定,医生必须及时地在病历上记载关于诊疗的事项。诊疗记录是法律文件,是关于患者的诊疗内容,经过和处理情况。由于诊疗记录是法律上被要求公示的文件,因此所写的内容要经得起推敲。特别是患者及家属可以能够判读。

诊疗记录的记载有以下几点原则:

1. 按照日期记载当时的诊疗事项。

2. 将症状、检查所见和治疗计划等要点简洁记录,可能的话按照面向问题的组织方法(problem oriented system,POS)进行记录。

3. 记录中间不能空行。

4. 必须使用钢笔填写。

5. 记载的订正部分用两道横线标识,在记上新的改正内容,旧的记录要可以看见。

6. 记录必须是他人可以看懂的字迹。

7. 略语必须按照标准医学略语记录。

8. 必须记载诊断名称,急性或慢性,部位和左右。

9. 关于向患者和家属说明的内容,要记载说明的日期时间,内容,说明的对象和在场的人员的名字,以及当时的提问和回答内容。

10. 治疗医嘱及处方药剂的用量,用法要正确记录。

11. 诊疗记录要签名或按手印。

12. 介绍信,检查单和手术同意书要在病历里保存好。

13. 病历至少保存 5 年以上。

三、问诊的方法

问诊是诊疗关键的第一步,要仔细听患者和家属的诉说并设法在较短的时间内,从中找到关键性内容并予以记录。特别是和疾病相关的关键症状和阴性内容。对住院病人有时候要询问数次才能得到正确的信息。

(一)医生的自我介绍

为了迅速拉近医患关系,医生首先让患者和陪同人员恰当了解自己非常必要,因此首先简要介绍自己是重要的一步,有的医生下意识地害怕患者清楚知道自己是谁,其实如果产生纠纷,患者依然容易了解到诊病的医生情况,不如一开始介绍自己,反而容易迅速获得患者的信任。内容包括姓名,科室专业和职称。

(二)问诊中患者的姿势

问诊时要细心观察患者的病痛是否有一个痛苦最少的姿势,可以灵活地让患者保持这样的姿势,并且迅速观察到这样的姿势可以帮助医生掌握患者可能的病因。

(三)善于倾听

可以在患者等待期间让其填写一些关于症状的表格,这样问诊时,医生可以一边听患者诉说一边对照表格,迅速了解病人的真实情况。一般不要轻易打断病人诉说,只是当离开疾病相关的内容时予以及时的提醒,将话题拉回关键部分。善于听别人诉说,即使对于普通人际交往也是建立良好关系的重要手段。作为采取病历常常可以获得非常重要的内容。千万不要上来就不断提问,让病人按照自己的思路回答问题,这样很可能将诊断引入歧途。对于儿童有时注意听一听小孩本人的叙述可能非常重要。对于患者已经在其他医院就诊,不要过度关心其他医生的诊断,因为可能会被前面的医生的意见误导,更重要的是了解当时因为什么样的症状而去医院看病。

(四)不要使用专业用语

我们在询问病人的时候可能会顺口说出一些专业词汇,因为能够更准确地反映出我们思维方式。可是病人却常常难于理解,使用病人的文化背景下可以理解的语言,对于准确了解实际的情况非常重要,而且可以迅速拉近和病人的距离,获得病人的信任。这不是一件容易的事情,需要将头脑中专业的思考翻译成普通的语言,再将从患者处得到的信息翻译成专业的结果。

(五)年龄和性别

问诊时一定要注意很多疾病是有年龄上的倾向性的或者是独有的。在问诊时要注重这样的特点来思考患者最有可能诊断。比如儿童会有一些生长发育相关的疾病,比如骨骺的坏死:胫骨结节骨骺炎,Perths 病等,像强制性脊柱炎就常发生于年轻的男性,而退行性骨性关节炎和骨质疏松症就是老年人的常见病。

（六）生活环境和家庭

骨科疾病最常见的问题会造成患者的活动上的困难，但是这种困难的程度和患者居住环境非常相关。比如是否住楼房，是否有电梯。是否丘陵地带；家庭的环境，成员，日常需要做的家务等；还有就是患者本身的生活习惯和喜好，是否喜欢到处活动还是愿静静地呆在家里。这些都是决定治疗方法的重要因素。

（七）疼痛

疼痛是骨科最常见症状，也是最迫切要解决的问题。医生在询问病史时，特别要注意疼痛发生的时间、部位和是否有向其他部位放射、起因、程度、变化过程、已经使用的治疗方法和效果。对于疼痛的询问要注意是否有一些特点：

关联痛（referred pain）：疼痛的实际部位和表现部位有一定距离，比如髋关节可能反映在膝关节，腰椎可能反映在髋关节。放射痛（raddiating pain）：疼痛的发生部位沿着神经走行方向放射样串痛，如从腰部沿着臀部和大腿小腿后侧放射到足部的疼痛。运动痛（motion pain）：运动时某个部位发生的疼痛。

（八）既往史

病人过去的一些生活情况可能对诊断非常重要，比如长期的饮酒史或者使用激素史，严重的肝脏损害或肾透析史对于诊断骨坏死就非常重要。比如过去患过癌症，那么就应该考虑有无骨转移的可能。是否有过敏史有时甚至和生命相关。另外使用抗凝药和糖尿病患者的历史可能和手术密切相关。

（九）家族史

很多骨科疾病有可能和遗传相关，比如一些骨系统性疾病和周期性四肢麻痹，强直性脊柱炎，韧带骨化症和先天性髋关节脱位。

（十）职业史

职业有可能使某些骨科疾病容易发生，即使不属于职业病。比如木工可能容易患 Kienbock 病，重物搬运容易患腰痛，电脑操作容易出现颈肩痛。

（陆锡平）

第二节 基本检查

骨科体格检查的基本检查方法有望、闻、切、摸、量等基本方法。本节选择地介绍有创伤骨科专科特色的有关内容。

一、望诊

望诊是医生用视觉来观察骨科病人全身或局部表现的诊断方法。实际工作中，和病人见面时，望诊就已经开始了。望诊虽简单，但适用范围广，能为骨科疾病的诊断提供大量临床资料，有时单凭望诊即可作出初步诊断，即中医所谓的"望而知之谓之神"。望诊要求检查者要有丰富的医学知识和临床经验作基础，否则会出现视而不见的情况。而且疾病的临床征象繁杂，只在全面、深入、敏锐的观察，才能获得对骨科疾病诊断具有重要意义的临床资料。骨科望诊的内容分为全身望诊和局部望诊两方面。

（一）望全身

1.望神色　通过观察患者的精神状态、面部表情与色泽，以及意识状态的变化来判断伤势轻重、病情缓急。神静如常，面色润泽者伤势较轻，精神萎靡，面容憔悴者伤势较重。面色苍白，汗出不止，四肢厥冷者多为失血过多或痛剧。伤后神昏谵语，目暗睛迷，瞳孔缩小或散大，多属危急之候。

2.望形态　观察伤者站立、起坐、行走、跑跳时姿势与步态以了解伤情。如下肢骨折，多不能站立行走；肩肘关节脱位，常以健手扶托患侧的前臂，身体多向患侧倾斜；急性腰扭伤，身体多向患侧伛偻，且有手支撑腰部等姿势。

（二）望局部

局部望诊是对损伤局部及其相关部位（如眼球、指甲、舌体）进行观察而获得骨科疾病诊断资料的诊法，对主要表现为局部解剖结构变化或功能异常的骨科疾病的诊断是极为重要的。

1.望畸形　观察受伤局部或整个肢体的正常形态或标志点有无改变，肢体有无短缩、增长、成角、旋转等畸形，有无肌肉萎缩，以判断损伤的部位、性质及程度。如从下肢是出现内收内旋、短缩畸形还是外展外旋、变长畸形就可初步诊断是髋关节后脱位或前脱位。

2.望肿胀　骨折、脱位、伤筋等外伤性疾病局部均有不同程度的肿胀，根据肿胀出现的部位、迟速及程度的轻重，可判断损伤的部位、性质和程度。肿胀严重者，皮肤往往会出现内含黄色或血样液体的张力性水疱。关节或近关节部位损伤应注意关节是否肿胀和有无关节积液。

3.望瘀斑　损伤局部有血肿形成，则会出现皮下瘀斑，根据瘀斑的部位、范围及色泽可以估计损伤的部位、轻重及新久。一般而言，瘀斑所在的部位即是损伤之处。颅底骨折和四肢骨干骨折，瘀血可流注他处而形成瘀斑，应注意鉴别。急性损伤初始时，瘀斑呈紫红或紫黑色，1～2日后，由于血红蛋白的分解，皮下瘀斑逐渐变成青紫或青黄色。

4.望创口　对开放性损伤应注意观察创口的部位、创口形状、大小、深浅、出血量的多少、受污染程度及有无异物存留、骨折断端有无外露等，以判断是否伤皮肉、伤血脉、伤筋骨。创口有感染者，还应观察脓液色泽、稀稠、多少的不同，以判断感染性质、程度、新久及预后。

5.望肢体功能　通过视觉大体观察关节活动方式、范围有无变化及其变化程度、上肢的抬举持物和下肢负重行走功能有无改变，望诊时应注意与健侧进行对比，还可以与量诊结合起来综合判断。

6.望眼球损伤点　根据中医辨证，胸廓为肺之府，胸背部受伤，可反映到眼之白睛（球结膜）上。在球结膜上，血管末端有青紫红筋浮起，红筋末梢有瘀血点，且颜色较黑，状如针尖大小，即损伤点或报伤点。主要用来诊断胸背部陈旧性损伤的部位和性质。

一般来说，损伤点出现在右眼表示伤在右侧胸背；出现在左侧则表示伤在左侧胸背；损伤点在瞳孔水平线上方，表示伤在胸胁；位于瞳孔下方表示伤在背部；位于眼内侧，伤在胸骨旁；位于眼外侧，伤在腋下部。损伤点瘀斑色淡如云或灰暗散小为伤在气分；黑而沉着凝结如小芝麻粒者，为伤在血分；黑点周围色淡者为气血两伤。

若瘀斑不在血管末端，不是损伤点，无诊断意义。

7.望损伤指征　外伤后，指甲呈暗红色或青紫、黑、黄色斑块或点、条、片状的变化，按而不散者为"损伤指证"。检查时男左女右手背朝上，五指并拢，检查者左手握住患者手掌，将血推送至指端，拇指按紧患者手指，阻止血液回流，右手拇指按压患者指甲前缘，一按一松，顺次检查各指。

损伤指证出现在拇指,表示伤在头部;在食指,伤在锁骨以下膈肌以上;在中指,表示伤在膈下脐上;在无名指,伤在脐下耻骨联合以上;在小指,伤在耻骨联合以下。损伤指证颜色暗红,出现时间短,说明伤势轻,多在气分;青紫色黑,出现时间长,则伤势重,在血分;黄色者伤势最重,多为气血两伤。

8.望舌体损瘀点　外伤后在舌体上可见暗紫色,数目及大小不等的斑点,称舌体损瘀点。损瘀点稀疏、色紫、量少,表示伤轻位浅;若损瘀点致密、量多,色黑则提示伤重位深。损瘀点位于舌根表示伤在腰下,位于舌体两旁表示伤在两胁肋,位于舌尖则提示头胸部损伤。

眼球损伤点、损伤指证、舌体损瘀点三者在外伤后可单独出现,也可合并存在,三者对骨科的损伤性疾病,尤其是无明显疼痛宿伤的诊断有一定的临床意义。

二、闻诊

闻诊是用听觉听取身体各部发出的声音,或用嗅觉闻取气味而判断正常与否的一种诊断方法,包括听声音和嗅气味两方面。

（一）听声音

1.骨擦音　完全性骨折无嵌插者,骨折断端之间摩擦可产生骨擦音,检查时应仔细从事,并要求室内安静。临床上不应主动反复检查骨擦音,以免因骨折断端错移加重周围软组织的损伤。

2.骨的传导音　骨的传导音是利用声波在骨折的骨干上传导改变的原理来检查的,适用于四肢长管骨骨折的诊断。检查时可用手指或叩诊锤叩击可疑骨折骨干远端,用听诊器在骨折近端仔细听诊,并与对侧肢体比较,判断传导音的变化。如出现传导震动中断现象,也称许特(Hueter)征,一般提示骨干有骨折可能。骨的传导音检查还可用来判断骨折是纤维性连接,还是骨性连接。

3.入臼声　在脱位的手法复位过程中,可闻及"咯噔"之声,称入臼声。一般提示脱位骨端复位成功,应与强力复位引起的骨骼它处再骨折所引起的断裂声相鉴别。

4.关节弹响　正常关节活动时可发生无痛的生理性关节弹跳及响声。关节内出现不正常组织时,例如膝关节半月板或盘状软骨撕裂以及关节游离体等,多可出现较脆的响声及弹跳感并伴有疼痛。关节软骨面发生磨损而不平滑时,如髌骨软化症,或髌股骨关节病时,可出现磨砂音和酸痛感。如行走或自动屈伸髋关节,大转子上方听到弹响称弹响髋,应注意鉴别阔筋膜张肌紧张肥厚和髋关节盂缘韧带松弛两种病因所致弹响髋发生机制和临床特点的鉴别。

5.腱鞘弹响　狭窄性腱鞘炎患者在屈伸患指关节时,可发出"嘎哒"的响声,是由于局限增粗的肌腱通过狭窄性腱鞘摩擦力增加而产生的。

6.皮下捻发音　肱骨骨折可合并出现皮下气肿。检查者的手指分开,轻轻地揉按患部及周围组织,可听到犹如捻发或握雪样的声音,即为皮下捻发音。

7.听小儿啼哭声　对语言表达力差、判断不准确的小儿伤病患者,听其啼哭声的变化,可辨别受伤之部位。检查患儿时,若触及患肢某一处,小儿啼哭出现或加重则往往提示该处可能是损伤的部位。

（二）嗅气味

创口有感染,应嗅创口脓液的气味,一般脓液无特殊气味,如有恶臭应考虑气性坏疽的可能。

三、摸诊

摸诊是医生用手对损伤局部进行触摸、按压、叩击及被动活动并进行判断的一种诊法，是骨科临床检查中重要方法之一。

（一）摸诊的常用手法

摸诊的常用手法有触摸、挤压、叩击、旋转、屈伸五种基本手法。

1.触摸法 检查者用手指指腹或掌指关节部掌面的皮肤细心触摸伤处，利用手的感觉判断损伤部位与性质，了解损伤程度，为摸诊的基本手法。

2.挤压法 用双手相向挤压患处的上下、左右、前后、观察引发受伤部位的疼痛与否，常适用于胸廓、骨盆等处骨折的诊断。

3.叩击法 此法是利用沿肢体纵轴叩击的冲击力能否引起受伤部位的疼痛来进行诊断的，如此引发的疼痛称为纵轴叩击痛。常用来鉴别有无骨折。检查下肢常在足跟底部叩击，检查脊柱时可采用叩击头顶的方法。

4.旋转法 用手握住患肢的远端，作内收、外展、内旋、外旋等活动，以观察关节有无活动障碍。

5.屈伸法 用手握住患肢的远端作屈伸活动，以观察关节活动有无异常。

（二）摸诊的基本内容

1.皮肤温度 一般用手测，主要用来判断肢体有无动脉或静脉阻塞以及末梢循环状态，对中医寒热病性辨证也有一定意义。检查者手要温暖，以食、中、环指指背在两侧肢体同等部位来回触摸数次，对此后作出判断。

2.脉搏 对于一些易于合并血管损伤的骨折，应触摸相应部位的脉搏，从脉搏有无减弱或消失来判断有无血管受压、挫伤或断裂的可能。

3.压痛点 许多骨科疾病病变处具有局限的压痛点，触摸压痛点是骨科临床检查重要内容之一。了解有无压痛点，及压痛点部位、程度、范围和疼痛的性质（如局限性压痛、放射性压痛、真性压痛、感应性压痛等），对损伤部位、性质的判断有重要意义。检查压痛点的方法：先由患者指明疼痛的部位，检查者再用拇指指腹做按压动作，一般先由患者所示痛点的外围逐渐向痛点中心移动，检查有无敏感的压痛点。

4.畸形 触摸骨与关节外形与骨性标志，以了解骨与关节的解剖结构或解剖关系正常与否，从而判断有无骨折、脱位及韧带损伤。

5.骨擦感 骨擦感的检查方法和临床意义与骨擦音相同，只是检查感知途径不同而已。

6.弹性固定 弹性固定为关节脱位的特有体征之一，不应主动反复地进行检查，以免加重关节周围软组织损伤。

7.异常活动 外伤后在肢体非关节部位出现类似关节的活动或关节原来不能活动的方向出现了活动，均称异常活动，前者见于骨干完全骨折，后者常提示关节韧带的断裂。

8.局部条索状或结节状物 婴儿出生后，在一侧胸锁乳突肌若摸到质硬而较固定的梭形肿块，3～4个月后可出现斜颈。1周岁后，胸锁乳突肌形如硬索。痛风性关节炎部分患者在耳轮及尺骨鹰嘴处可扪及结节样痛风石。

9.肿块 肿块的摸诊的目的是查明肿块的位置和性质，为进一步诊断提供线索。肿块的位置、形状、大小、质地、境界、活动度、皮肤温度及有无压痛等都是检查的内容。

肌肉肿块包括肌肉本身的肿块或附着于肌肉的其他肿块,当肌肉放松时,肿块只能向此肌长轴的左右推动,但不能与长轴方向一致的推动;当该肌肉收缩时,肿块的移动度明显减少。肿块上的全层皮肤均可在肿块表面滑动。

周围大神经干的肿块,只能向该神经干的两侧摆动,不能顺其纵轴方向推动;压迫肿块,该神经分布区可出现针刺感,与平常叩击大神经干的感觉一样。

骨的肿块均固定,无任何移动,不同病因的骨肿块其特性不一样。

四、量诊

量诊就是利用测量工具对肢体进行测量,并作出临床判断的一种诊法。骨科量诊的内容有:四肢力线、肢体长度和周径、关节活动范围及常见畸形的测量。

(一)上、下肢力线的测量

1.上肢力线　正常上肢力线为肱骨头中心、桡骨头和尺骨头三点连成的一条直线(图1-2-1)。

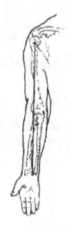

图1-2-1　正常上肢力线

2.下肢力线　正常下肢力线是由髂前上棘、髌骨中点与第1、2趾间趾蹼连成的直线(图1-2-2)。

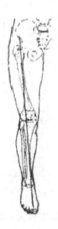

图1-2-2　正常下肢力线

3.侧面观人体重力线是从耳后经胸椎稍偏前方,腰椎稍偏后方,经过骨盆、髋关节中心、膝关节中心稍偏前方,踝关节偏后经足底(图1—2—3)。力线的测量方法,重锤法比较可靠,即用一重锤物系一根悬锤绳,自然下摆,静止时测定该垂线与肢体力线是否一致。

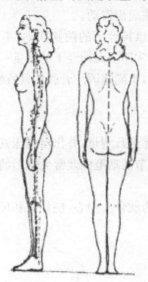

图1—2—3　直立位正常量力线的背面观和侧面观

(二)肢体长度的测量

肢体长度的测量重点是比较双下肢是否等长。检查时应将肢体故在对称同等的位置上,尤其是骨盆的位置要摆正。选定好骨性标志作为基点,用软尺进行测量。注意在测量时不要使皮肤移动,以免发生误差。如四肢关节有挛缩不能伸直,可分段测量。

1.上肢长度的测量(图1—2—4,表1—2—1)

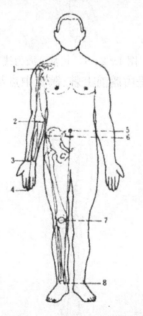

1.肩峰;2.肢骨外上髁;3.桡骨茎突;4.中指夹;5.脐;6.髂前上棘;7.膝内线;8.内踝尖

图1—2—4　四肢长度测量方法

表 1-2-1　上肢长度测量标志

测量部位	测量标志	
	起点	止点
上肢	肩峰	桡骨茎突或中指尖
上臂	肩峰	肱骨外上髁
前臂	肱骨外上髁	桡骨茎突

2.下肢长度的测量(图 1-2-4,表 1-2-2)

表 1-2-2　下肢测量的标志

测量部位		测量标志	
		起点	止点
下肢	(相对长度)	髂前上棘或脐(剑突)	内踝下缘
	(绝对长度)	股骨大粗隆	内踝下缘
大腿	髂前上棘	股骨内上髁高点	
小腿	膝关节内缘	内踝下缘	

3.躯干长度　自颅顶骨量至尾骨下端。

(三)肢体周径的测量

两侧肢体取相对应的同一水平,选肿胀明显或萎缩肌肉有肌腹部测量其周径。通常测量大腿周径可在髌骨上 10~15cm 处,或髌上一横掌处,小腿选择在周径最大的平面上测量。

(四)关节活动范围的测量

检查关节活动范围及角度的畸形,最简单的是目测法,它只能作大概的估计,比较准确的是用量角器测量,在 X 线片上测量较准确可作为资料保存。用量角器测量,先将量角器的中心对准关节中心,量角器的两臂紧贴肢体并对准肢体的轴线,然后记录量角器所示的角度,与健肢相应关节或正常人对比,再作出判断。常采用中立位 0°法作为记录方法。

关节运动功能检查既要注意运动方式和运动幅度的大小即灵活性有无改变也要检查由肌张力、韧带的配布与强弱和关节面形态所决定的关节结构的稳定性状况。关节运动的检查分为主动运动和被动运动两种。一般是检查主动运动,后检查被动运动。主动运动正常,其被动运动亦正常,不必再检查被动运动;主动运动异常,则应进一步检查被动运动。关节运动的检查应从中立位开始。判断某一关节运动是否异常,尚应排除其上、下关节的病变,以及其他因素如疼痛、瘢痕、衣着过紧等方面的影响。

(五)常见畸形的涵量

1.肘内翻或肘外翻　上肢完全伸直,前臂旋后,测量上臂与前臂纵轴所形成的携带角的变化,以判断有无肘内、外翻畸形及其程度。

2.膝内翻　两内踝靠拢,测两膝间的距离,可反映膝内翻程度。

3.膝外翻　两侧股骨内髁并拢,测两内踝之间的距离,反映膝外翻的程度。

4.拇外翻　拇趾长轴与第一跖骨长轴形成的外翻夹角超过 25°,即为拇外翻。

5.足弓指数　正常足弓指数＝足高度/足长度×100＝29~31。平足者指数小于 29,严重者在 25 以下。

(陆锡平)

第三节　各部位检查

一、上肢

(一)肩关节

1. 望诊　双肩对比,观察肩部与肩胛骨的高度和外形。

2. 触诊　除注意疼痛与肿块外,还要检查有无畸形、骨擦感、关节稳定(包括盂肱关节、肩锁关节和胸锁关节)、肩三角(肩胛喙突端、肩峰、肱骨大结节)的位置关系等。

3. 动诊　正常情况下肩关节运动是一种联合运动,但如果一关节僵直时,其它关节常能代偿,因而要注意鉴别。检查肩关节活动,应按六种方式进行(如图1-2-5)。

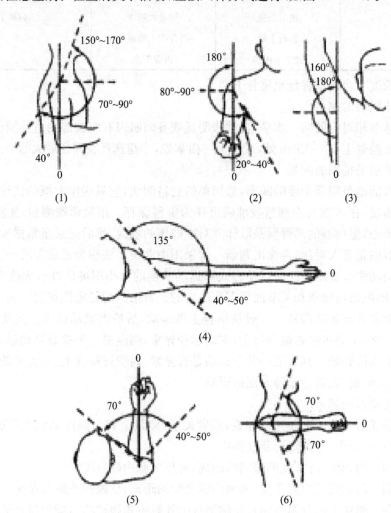

图1-2-5　肩关节检查方法

(1)前屈与后伸;(2)内收与外展;(3)上举;(4)水平位内收与外展;(5)内旋与外旋;(6)水平位旋前与旋后

4. 量诊　与上述检查同时进行。当肩关节脱位时,肩峰至肱骨外上髁的距离将缩短。

5.特殊试验

（1）Dugas征：患者能用手摸到对侧肩部，且肘部能够贴到胸壁为阴性；若不能为阳性，表明肩关节有脱位。

（2）Speeds征和Yergason征：即肱二头肌长腱阻抗试验。前者为前臂旋后，前屈肩90°，伸肘位，阻抗位屈肘，出现肩痛为阳性；后者为屈肘90°，阻抗屈肘时肩痛为阳性。提示肱二头肌腱鞘炎。

（3）Impingement征：即前屈上举征。医生以手下压患侧肩胛骨并于中立位前举、上举，肩袖的大结节附着点撞击肩峰的前缘，肩痛为阳性，见于撞击综合征。

（4）前屈内旋试验：将患肩前屈90°，屈肘90°用力内旋肩，使肩袖病变撞击喙峰韧带，产生肩痛为阳性，见于撞击综合征。

（5）Apprehension试验：即惧痛试验。患者放在外展外旋（投掷）位，医生推肱骨头向前与前关节囊相压撞，后者有病变时剧痛，突感无力，不能活动，提示肩关节前方不稳。

（6）肩关节稳定试验

弯腰垂臂位或仰卧位，被动向前方推压肱骨头或向后推肱骨头或向下牵拉肱骨头，可试出肩前方不稳，后方不稳或下方不稳。

（二）肘关节

1.望诊　观察肘后三角（由鹰嘴突、肱骨内上髁和肱骨外上髁组成）的解剖关系，即当屈肘至90°时，三点成等边三角形；当完全伸直时，三点成一直线。还有上臂与前臂的轴线关系，即当前臂伸直于完全旋前位时，上臂与前臂成一直线；当旋后伸直时，则形成10°～15°外翻角，称为提携角。此外，应注意观察桡骨头的形状与位置。

2.触诊　对于软组织较丰厚或肘关节肿胀的患者，可通过触摸来了解肘后三角的位置关系。当屈肘90°时，旋转前臂，可在肱骨外上髁下方触及桡骨头的活动。

3.动诊　肘关节活动的检查包括屈伸和旋转（如图1－2－6）。

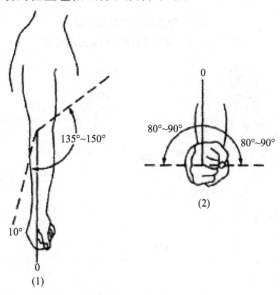

（1）前展与后伸；（2）内旋与外旋

图1－2－6　肘关节检查方法

4.量诊　与动诊同时进行,包括上述动作幅度的测量与外翻角(提携角)的测量。

5.特殊试验

(1)Mills试验:即前臂伸肌牵拉试验。肘关节伸直,前臂旋前,手握拳掌屈,此时伸腕肌,伸指总肌紧张,若引起肱骨外上髁深处疼痛者为阳性,表示患有网球肘。

(2)Cozen试验:即前臂伸肌张力试验。检查者托住患者上肢,一手用力按手背,患臂伸直,前臂旋前、握拳,并用力背伸腕关节以对抗检查者手背的压力,产生肱骨外上髁痛者为阳性,表示患有网球肘。此法比上法更进一步使伸肌紧张,轻症者也能查出来。

(三)腕关节

1.望诊　包括观察鼻烟窝(拇长伸肌腱、拇短伸肌腱与拇长展肌之间的凹陷),尺骨茎突和桡骨茎突以及尺偏或桡偏的情况。如舟状骨病损可致鼻烟窝消失;腕三角纤维软骨病损可使下尺桡关节松动,尺骨茎突向背侧半脱位。正常腕关节功能位为20°～25°背伸和15°尺偏。

2.触诊　检查桡骨茎突、尺骨茎突、鼻烟窝有无触压痛及下尺桡关节的稳定性。

3.动诊　检查伸屈、侧偏运动(如图1－2－7)。也可用力对合手法比较两腕的活动度(如图1－2－8)。

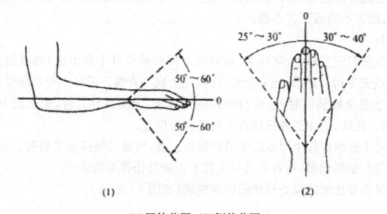

(1)屈伸范围;(2)侧偏范围

图1－2－7　腕关节伸屈、侧偏运动检查

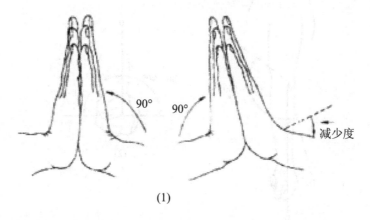

(1)

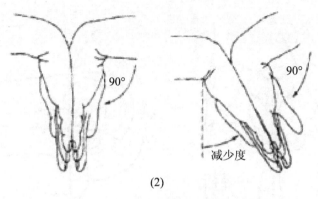

(2)

(1)强力背屈；(2)强力掌握

图1-2-8　腕关节的功能检查

4.量诊　桡骨茎突比尺骨茎突低1.5cm，其连线与第三掌骨垂直的轴线呈$10°\sim15°$角。桡骨纵轴与第一掌骨纵轴平行，因而形成了正常的腕尺偏。

5.特殊检查　Finkelstein征：即握拳尺偏试验。使患者手先屈拇指对掌并握拳，检查者将患者已握拳的手向尺侧倾斜，若桡骨茎突处出现剧痛，是为阳性，表示患有桡骨茎突部狭窄性腱鞘炎(De-Quervain病)。

(四)手部

1.望诊　观察整个手的外形，有无肿胀、萎缩以及各种畸形。手的休息位如握笔姿势，越向小指，指尖越指向手掌中心，拇指末端指腹触及示指末节的桡侧。握拳时，手背的各掌指关节面组成弧形，最高点为第三掌指关节，如弧形消失或变形，则可能有腕骨或掌骨的病损。

2.触诊　检查有无压痛及轴向叩击痛。

3.动诊　应分别检查拇指及其它各指，其动作包括屈、伸外展、内收及对掌。

4.量诊　根据需要测量各指长度以及测试手的捏力、钩力、夹力和握力，在测量各关节活动度时，应限制上下关节的运动，以避免出现假相，同时各个小关节应逐一检查以免遗漏。

二、下肢

(一)髋关节

1.望诊　首先检查站立姿势和步态，从前、后和侧方双侧对比观察有无肿胀、肌萎缩和畸形，观察下肢长度以及大粗隆高度、臀沟、膝和足的位置。

2.触诊　检查压痛、叩痛(直接和间接)以及肿胀和肌痉挛。

3.动诊　检查屈、伸、外展、内收、外旋、内旋情况。在检查外展、内收、外旋和内旋时，应保持骨盆稳定，以消除腰椎的代偿活动。

4.量诊　除了测量下肢的长度和周径外，还有以下特殊的髋关节测量方法，包括Shoemaker髂转线、Nelaton髂坐线和Bryant三角(如图1-2-9)，两侧对比。

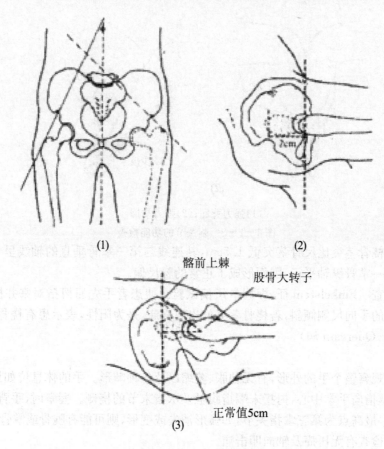

图1—2—9　各种测定法

　　(1)shoemaker 髂转线测定法右侧正常,左侧不正常;(2)Nelaton 髂坐线测定法;(3)股骨大转子与髂前上棘间的水平距离测定法(Bryant 三角)

　　5.特殊试验

　　(1)Patrick 试验:也称"4"字试验或髋外展外旋试验。主要检查髋关节的旋转有否受限(如图1—2—10)。

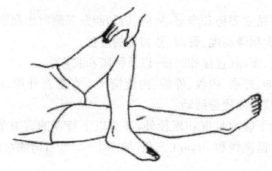

图1—2—10　"4"字试验

　　(2)Thomas 征:也称髋屈曲畸形试验。是通过消除腰前凸而使髋屈曲畸形表现出来(如图1—2—11)。

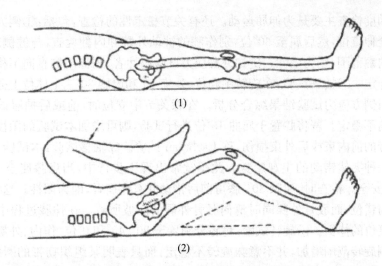

(1)

(2)

(1)试验前,腰椎有代偿性前凸,因此患髋可伸直;(2)把健髋屈曲后,腰椎代偿性前凸被纠正,患髋的屈曲畸形就出现,虚线的角度即患髋屈曲畸形的角度

图1-2-11　髋屈曲畸形试验(Thomas试验)

(3)Yount征:同上操作,如Thomas征阳性时,将患髋外展到一定角度时屈曲畸形消失,可以直伸,即为Yount阳性,说明有髂胫束挛缩。

(4)Trendelenburg征:也称单腿站立试验。正常人单腿站立时,对侧的臀褶或髂嵴均上提即为阴性,如臀褶或髂嵴下降即为阳性。阳性见于髋关节脱位、股骨颈骨折、臀中肌麻痹。

(5)Allis征:仰卧,双髋与膝及踝屈曲并列于床上,观察双膝的高低差,从床头侧可对比两大腿的长度或从床尾可观察小腿的长度差。

(6)Ober试验:右侧卧位,右髋、膝充分屈曲。左膝屈成直角并使髋完全伸直位内收大腿。正常时左膝可触到床面。如不能内收或内收时引起腰椎向左侧凸(向上凸)即为阳性,提示为髂胫束挛缩。

(二)膝关节

1.望诊　观察有无肿胀、股四头肌萎缩、膝内翻或膝外翻以及伸屈畸形等。

2.触诊　检查肿胀、压痛、肿块等。常用的检查方法为浮髌试验(如图1-2-12),当膝关节内有中等量以上的积液时可呈阳性。

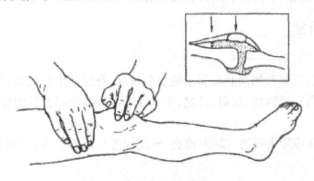

图1-2-12　浮髌试验

3.动诊　严格地说,膝关节不单纯是屈曲关节,而是在屈曲过程中伴有旋转活动,并向后移动,故在股骨髁内的即刻旋转中心也随之而变化,因此膝关节的活动有着复杂的动力变化。

但临床上活动度检查主要是为伸屈运动。还有关节稳定性的检查，包括：①侧方应力试验：先将膝置于完全伸直位，然后屈至30°位，别作膝的被动外翻和内翻检查，与健侧对比。若超出正常外翻或内翻范围，则为阳性。例如外翻应力试验阳性者，则称内侧直向不稳定，反之则称外侧直向不稳定。②抽屉试验：在旋转中和位、外旋15°和内旋30°三个体位上分别进行检查，将检查结果与侧方应力试验结果综合分析。在膝关节中立位时，前或后抽屉试验阳性者，则称前或后直向不稳定。若将膝置于屈曲15°位进行试验，则可增加本试验的阳性率，有利于判断前交叉韧带的前内束或后外束损伤，称 Lachman 试验。③轴移试验：本试验主要是用来检查患膝有无一种突然错动的主观感觉。此感觉常出现于步行中，当患膝屈至30°位时，既疼痛，又感极不安全。检查时，屈膝30°，膝可前后错动并有疼痛者，即为阳性。这主要是由胫骨外髁突然向前错位，而股骨外髁同时滑向胫骨外髁的后坡所致。在伸膝过程中，又可出现股骨外髁突然复位的体征。④旋转试验：将膝分别置于90°、45°和0°位，作内、外旋活动，与健侧对比。如一侧旋转范围增加，并不意味旋转不稳定，而只表明某组织韧带的断裂或松弛。此外，如疑有半月板损伤，可作下列检查：①过伸试验：遇有破裂，或游离软骨片卡于关节内，膝过伸时将引起剧痛。②过屈试验：特别是后角破裂，膝关节过屈将引起剧痛。③研磨试验：病人俯卧、膝屈至90°，在加压的情况下，研磨（即旋转）膝关节，破裂的半月板可引起疼痛。④回旋挤压试验（McMurray 征）：伤员仰卧，检查者一手按住患膝，另一手握住踝部，将膝完全屈曲，足踝抵住臀部，然后将小腿极度外旋内展，或内旋内收，在保持这应力位下，逐渐伸直。在伸直过程中，如能听到或感到"咔嗒"声，即为半月板破裂，按响声和疼痛出现的部位，可推断破裂的位置。

4.量诊　检查膝关节的伸屈度数以及周径（可在髌骨上极缘、髌骨中部和髌骨下极缘进行测量）。

（三）踝关节和足

1.望诊　首先观察步态，再检查内、外踝下方、足背、跟腱两侧有无肿胀，以及皮肤情况和各种畸形。如胼胝、平足、马蹄内翻足、高弓足、仰趾外翻足、足拇外翻、槌状趾、爪形趾等。

2.触诊　除了压痛等一般检查外，还应检查足背动脉的搏动，以了解足和下肢的血液循环状态。

3.动诊　包括背屈、跖屈、内翻、外翻检查。

4.量诊　主要测量内外踝间距、足长度，两侧对比。

三、脊柱及骨盆

（一）望诊

站立位从正面、后面和侧面观察躯干的皮肤情况、脊柱的生理弧度（颈椎前凸、胸椎后凸、腰椎前凸、骶椎后凸）、对称性（双肩、骨盆、中垂线）、各种畸形以及肌肉痉挛等。

（二）触诊

逐节触摸、按压或叩击棘突、椎旁（横突、软组织等）、骶髂关节，观察有无包块、压痛、深压痛、痉挛等。

（三）动诊

主要检查颈椎和腰椎的活动度，包括前屈、后伸、侧屈和旋转（如图1—2—13）。

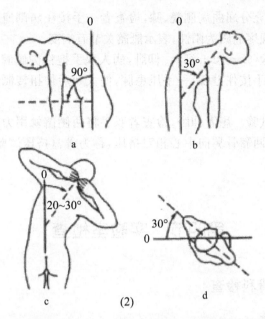

(1)头的功能活动检查:a.前屈与后伸 b.左、右侧屈 c.旋转;(2)腰椎的功能检查:a.前屈 b.后伸 c.侧屈 d.旋转图

图1—2—13 功能检查

（四）量诊

测量颈部长度（头部中立位，颏至胸骨颈静脉切迹的距离测量胸椎长度（C_7 至 T_{12} 棘突之间的距离），动态观察时前屈比后伸增加 4～6cm;测量 C_7～S_1 距离，正常前屈时长度可增加 15cm。

（五）特殊试验

1.弯腰试验 患者双臂伸直对掌自然下垂、低头弯腰，检查者从患者头侧切线位观察背部，如有脊柱侧凸畸形则出现阳性，即一侧隆起（剃刀背）。

2.髋关节过伸试验 俯卧，检查者一手压住髋部，一手将病侧膝关节屈至 90°，握住踝部，向上提起，使髋过伸，此时骶髂关节也出现扭动，如出现疼痛则为阳性，提示存在髋关节或骶髂关节病变（如图1—2—14）。

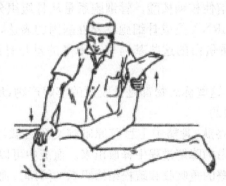

图1—2—14 髋关节过伸试验

3.拾物试验 对于儿童，在地上放一玩具，嘱其去拣拾。如骶棘肌有痉挛，则出现阳性，即病儿不是弯腰去拾，而是屈髋、屈膝、直背，小心翼翼，一手撑在膝上作为支持，蹲下去拣。

4.斜扳试验　仰卧,充分屈曲病侧髋、膝,检查者一手按住病侧肩部,一手按住病侧膝的外侧,向健侧推去,如出现疼痛则为阳性,表示骶髂关节有病变。

5.骶髂关节扭转试验(Gaenslen征)　仰卧,病人双手抱住健侧髋、膝,使之屈曲,患侧大腿垂于床缘外,检查者一手按住健膝,一手压患膝,使大腿后伸扭转骶髂关节,骶髂关节痛者为阳性。

6.骨盆分离或挤压试验　患者仰卧,检查者双手将两侧髂棘用力向外下方挤压,称骨盆分离试验。反之,双手将两髂骨翼向中心相对挤压,称为骨盆挤压试验。能诱发疼痛者为阳性,提示骨盆环骨折。

(陆锡平)

第四节　实验室检查

一、血液、尿液的骨科检查

(一)骨代谢指标检查

1.骨形成标志物检查

(1)Ⅰ型前胶原羧基端前肽和Ⅰ型前胶原氨基端前肽:出现于细胞增殖期,是骨形成早期指标。是Ⅰ型胶原形成过程中的前胶原细胞外的裂解产物,系未矿化类骨质的成分,与骨基质形成的速率紧密相关。

(2)骨型碱性磷酸酶:骨型碱性磷酸酶出现于骨基质成熟期,是骨形成中期指标,是成骨细胞膜上的一种蛋白,在骨形成及骨矿化过程中起很重要的作用。骨型碱性磷酸酶在血中的浓度能反映骨形成的速率,被认为是反映骨形成的一个很好指标。

(3)骨钙素:骨钙素出现于骨基质矿化期,是骨形成末期指标。成骨细胞合成的骨钙素大部分结合在骨中,小部分约20%左右释放入血液循环,血清骨钙素水平与成骨细胞合成的骨钙素总量呈正相关,因此血清骨钙素可作为反映成骨细胞功能活性的分子标志物。

(4)细胞系信使核糖核酸:如碱性磷酸酶信使核糖核酸、骨钙素信使核糖核酸、骨保护素信使核糖核酸、骨形态发生蛋白-7信使核糖核酸、骨涎蛋白信使核糖核酸A、骨抑素信使核糖核酸、破骨细胞活化因子信使核糖核酸。骨细胞系是从骨组织分离出来并经培养获得的,成骨细胞系信使核糖核酸mRNA是成骨细胞特异性基因的表达,属于基因水平的检测。并且用于形成非胶原的骨基质蛋白的这些基因表达水平的量与骨组织的矿化程度是呈正相关的。

2.骨吸收标志物检查　这些标志物都是骨胶原的阵解产物,反映骨吸收,其升高程度与破骨细胞活性的增高是一致的。

(1)Ⅰ型胶原吡啶交联终肽:骨骼中Ⅰ型胶原吡啶交联终肽,参与Ⅰ型胶原三价交叉联合,并在成熟的Ⅰ型胶原蛋白的降解过程中释放出来。血液中可以找到这种终肽的免疫生化完整形式,它似乎衍生于骨骼的重吸收和疏松结缔组织的降解。血清Ⅰ型胶原吡啶交联终肽浓度增加与骨溶解增加相关。

(2)抗酒石酸酸性磷酸酶5b(TRAP5b):来源于破骨细胞,由破骨细胞刚分泌到血液中的TRAP5b是有活性的酶,但当TRAP5b在血液循环中被清除之前已无活性,并被降解为碎片。这样 TRAP5b 不会因肝、肾功能受损而在血液中积蓄。血清中 TRAP5b 均来源于破骨细胞。

(3)Ⅰ型原胶原蛋白的羟基一和氨基一末端的端肽：作为生理成熟过程的一部分，是胶原纤维的短的、非股三螺旋的、由胶原纤维的羧基和氢基末端（α_1 一和 α_2 一链）与羟吡啶复合物在原位和相邻的胶原纤维螺旋连接物。

(4)吡啶啉和脱氧吡啶啉：在胶原降解的过程中，可以以游离态或与多肽结合两种形式释放到血液循环中，尿液中大约 60%～65% 的交联物都是以与多肽结合的形式存在。

(二)与骨代谢相关指标

1.血、尿钙。

2.血、尿磷。

3.甲状旁腺素。

4.25-羟基维他命 D/1,25 双羟基维他命 D。

5.类胰岛素生长因子。

(三)人类白细胞抗原 B27(HLA-B27)检测

HLA-B27 基因属于Ⅰ型主要组织相容性复合体基因，所有有核细胞上均有表达，尤其是淋巴细胞表面含量丰富，人们发现 HLA-B27 抗原表达与强直性脊柱炎有高度的相关性，超过 90% 的强直性脊柱炎患者 HLA-B27 抗原表达阳性，而正常人群中仅 5%～10% 的为阳性。由于强直性脊柱炎症状与许多疾病相类似，临床上难以确诊，因此 HLA-B27 检测在疾病的诊断中具有重要意义，HLA-B27 的检测是该疾病诊断和鉴别诊断中的一个重要指标。

(四)血清蛋白电泳和免疫固定电泳

当临床怀疑有多发性骨髓瘤(MM)可能性时，应做血清蛋白电泳(SPE)。而且在以下两种情况下应做免疫固定电泳(IFE)分析①SPE 均正常，但临床有 MM 迹象；②SPE 有低或高 γ 区(包括单、多克隆)。免疫固定方法结果判定容易，检测周期短，灵敏度高，可以对 MM 病人进行分型，适合用于多发性骨髓瘤的早期诊断，而且有报道 MM 病人骨髓穿刺未发现骨髓瘤细胞的病人，但 IFE 分析有单克隆条带出现。IFE 对 MM 病人分型，对 MM 病人估计预后有所帮助，而且对临床治疗可以提供一定的帮助。

(五)炎症反应相标

1.白细胞计数和分类

(1)急性化脓性细菌感染：通常白细胞增加到 $>15 \times 10^9 / L$，其中，80% 的细胞是粒细胞。另外，核左移是其特征性的表现，且有时候是其唯一的特征。

(2)组织坏死和无菌性炎症：粒细胞计数仅有轻度上升，核左移少见。

(3)慢性炎症：正常的白细胞计数或轻度上升，常是单核细胞增多。

2.血清蛋白电泳中的 α_1 和 α_2 球蛋白 在蛋白电泳上，急性相反应的最早的特征是 α_1 球蛋白条带的升高，这是由于 α_1 抗胰蛋白酶的浓度上升所引起的，随后是 α_2 球蛋白条带的升高。这是由结合珠蛋白和铜蓝蛋白的浓度升高所致。

3.血沉 是怀疑有炎症反应的筛选试验和检测反应的一种方法。

4.C 反应蛋白(CRP) CRP 是典型的急性相蛋白，且是历史上首先被认识的急性相蛋白之一。其血清或血浆浓度的增加是炎性细胞因子如白细胞介素 6(IL-6)释放所致，它几乎恒定不变地显示有炎症存在。在临床试验室较容易检测的急性相蛋白中，CRP 是最敏感和快速的反应之一。目前，对其他急性相蛋白尚无绝对完美的检测指标。

并发感染的识别：细菌的内毒素是急性相反应的最有效的刺激。所以最高水平的 CRP 可发生在革兰阴性菌感染，有时高达 500mg/L。革兰阳性菌感染和寄生虫感染通常引起中等程度的反应，典型的是在 100mg/L 左右。病毒感染引起的反应最轻，通常不超过 50mg/L，极少超过 100mg/L。手术和意外创伤 CRP 轻度升高，CRP 一般在 10～50mg/L。

5.降钙素原(PCT)　PCT 是一种蛋白质，当严重细菌、真菌、寄生虫感染以及脓毒症和多脏器功能衰竭时它在血浆中的水平升高。自身免疫、过敏和病毒感染时 PCT 不会升高。局部有限的细菌感染、轻微的感染和慢性炎症不会导致其升高。

6.新蝶呤　新蝶呤浓度的上升显示细胞免疫系统激活。在多重创伤或手术后的患者中，血清新蝶呤浓度是即将发生脓毒性并发症的一个指标。与无菌患者对照，在随后发展为脓毒症的患者中发现新蝶呤明显较高。而且新蝶呤在未存活的脓毒症患者中比在那些存活患者中更高。

7.血清淀粉样蛋白 A(SAA)　与 CRP 相仿，用以评估急性相反应进程。SAA 是个灵敏的参数，它在炎症性反应大约 8 小时后开始升高，且超过参考值上限时间早于 CRP。在感染性疾病中，SAA 的绝对上升要高于 CRP，因此，SAA 测定，尤其对"正常"与微小急性相反应可提供更好的鉴别。

二、骨科细菌学检查

(一)正常菌群和创伤骨科常见致病菌

1.正常菌群　在正常人体体表、与外界相通的腔道，如口腔、鼻咽腔、肠道、泌尿生殖道存在着各种细菌。这些细菌在人体免疫功能正常的条件下对人体有益无害，称为"正常菌群"。它们在宿主细胞上定居、生长、繁殖的现象称为"定植"。

(1)皮肤正常菌群：了解皮肤的正常菌群(表 1-2-3)对抽取各种穿刺液、血液、骨科感染标本的取材以及细菌培养结果的判断十分重要。

表 1-2-3　人体(除皮肤、肠道外)正常菌群

部位	主要微生物
口腔	α 型溶血或非溶血链球菌、肺炎链球菌、奈瑟球菌属、卡他莫拉菌、嗜血杆菌属、类白喉杆菌、真杆菌、核梭杆菌属、拟杆菌属、厌氧革兰阳/阴性球菌、念珠菌属等
鼻咽腔	葡萄球菌属、α 型和 β 型溶血链球菌、肺炎链球菌、奈瑟菌属、嗜血杆菌属、大肠埃希菌、念珠菌属等葡萄球菌属、α 型和 β 型溶血链球菌、肺炎链球菌、奈瑟菌属、嗜血杆菌属、大肠埃希菌、念珠菌属等
眼结膜	表皮葡萄球菌、JK 群棒状杆菌、丙酸杆菌属等
前尿道	表皮葡萄球菌、JK 群棒状杆菌、非致病性抗酸杆菌、肠球菌属等
阴道	乳杆菌、JK 群棒状杆菌、大肠埃希菌、拟杆菌属、肠球菌属、奈瑟菌属、厌氧球菌等

①凝固酶阴性葡萄球菌：包括表皮葡萄球菌、头葡萄球菌、瓦氏葡萄球菌、人型葡萄球菌、溶血性葡萄球菌、里昂葡萄球菌和耳葡萄球菌。某些葡萄球菌偏爱在特定的人体部位定植，形成了"生态环境"。②微球菌属：藤黄微球菌常见于体表，尤其大量存在于妇女、儿童的皮肤上。③不动杆菌属：存在于大约 25％的人的腋窝、趾蹼、腹股沟和肘前窝处。④其他革兰阴性杆菌：罕见于皮肤。偶有变形杆菌、假单胞菌(存在于趾蹼部)以及肠杆菌、克雷白菌(存在于手部)。⑤腐生分枝杆菌：偶可出现在外耳道、外阴部和腋窝皮肤，溶血性链球菌趋向在儿童

的皮肤定居。毛、发的菌群与皮肤相似。

(2)肠道正常菌群:肠道(包括空肠末端、回肠、结肠)的正常菌群有:①大肠埃希菌;②产气肠杆菌;③变形杆菌属;④铜绿假单胞菌;⑤产气荚膜梭菌。

另外还有葡萄球菌属、肠球菌属、拟杆菌属、双歧杆菌、真杆菌、梭杆菌属、消化链球菌、念珠菌属等。

(3)其他部位正常菌群。

2.创伤常见致病菌　创伤处致病菌主要来源其一为人体正常菌群,其二为创伤时环境中的致病菌。

人体正常菌群为皮肤和黏膜上的定居者,借由创伤途径直接进入伤口内,形成机会感染。不同程度创伤时致病菌主要有下列几种:

(1)葡萄球菌属:金黄色葡萄球菌、凝固酶阴性葡萄球菌。

(2)链球菌属:D群链球菌、化脓性链球菌、无乳链球菌为常见。

(3)肠杆菌科:以大肠埃希菌、肺炎克雷白菌为常见。

(4)非发酵菌群:以铜绿假单胞菌、不动杆菌属为常见。

(5)厌氧菌:由咬伤及外伤引发的产气荚膜梭菌(A型)、诺氏梭菌等梭菌属单独感染或混合感染;由皮肤表面的寄生菌,如丙酸杆菌、厌氧球菌、梭菌、拟杆菌等引发的感染。

其他菌种亦可导致创面或(和)深部感染,甚至菌血症、败血症或(和)脓毒血症。创伤后致病菌除与受伤时自身携带菌种、株有关外还常与院内流行菌种、株有关,后者耐药程度常较高。

(二)临床常见感染性标本的采集注意事项

1.采集标本前要准备好无菌容器,根据标本的不同选用不同的容器。

2.标本必须直接采自病变部位,采集前应做局部消毒以防正常菌群污染。

3.尽可能在感染早期合适的时间内采集标本,了解感染性疾病的自然进程有助于决定采集何种标本及采集时间。细菌繁殖的高峰时间是在6小时左右,在急诊检查革兰阳性粗大杆菌时应询问病人具体受伤时间以提高阳性检出率。

4.采集好的标本应立即送检。对于厌氧菌培养最好在床边接种或者立即送检。

5.化验单要求写明诊断。如有特殊要求应写在化验单上或直接与实验室联系。

6.培养标本应尽可能在应用抗生素前采集。

7.对于非常凶险的感染或传染性疾病,应特别关注,嘱其反复送检。如怀疑气性坏疽或结核感染、伤寒等,应与实验室取得联系,以便在早期发现病原微生物,以免产生严重后果。

(三)常见感染性标本的采集方法

1.血液培养标本的采集

(1)采血指征:对于疑有各类血行感染的患者在进行系统性抗生素治疗前,应进行血培养,患者出现以下体征可作为采集血培养的重要指征:①寒战、发热(体温高于38℃)或低体温(体温低于36℃);②细胞增多(计数大于$10.0×10^9$/L,特别有"核左移");③细胞减少;④血小板减少;⑤皮肤黏膜出血;⑥昏迷;⑦多器官衰竭;⑧大面积烧伤、创伤、开放性骨折;⑨感染性心内膜炎、动脉内膜炎、伤寒、布氏菌病;⑩埋置静脉导管3天以上,放置导尿管,气管切开及辅助呼吸器的使用。

若同时具备以上指征中的数项,应进行血培养。应注意老年菌血症患者可能不发热或低热。

(2)采血量和采血时间:一般在病人发热初期或寒战前 30～60min 采双瓶血(需氧＋厌氧),连续 3 次,采样部位在肘静脉。成人每次采血 10ml,儿童为 5ml。血液和培养液的比例一般推荐为 1∶5 至 1∶10。

一次静脉采血注入到多个培养瓶中应视为单份血培养。3 份血培养足以检测所有的细菌菌血症和真菌菌血症。15％气性坏疽的病人可以检出产气荚膜梭菌。对间歇性菌血症患者,用于培养的血液应在估计寒战或体温高峰到来之前采集。当血培养明确病原菌后,应尽可能寻找潜在的感染源,如是否为血管内导管、气管切开、导尿管等。寻找到潜在的感染源、适时适地适法采集标本送检以明确并消除感染源。

(3)采血应注意事项:血标本采集必须在严格防止污染的条件下进行。①采血部位的消毒:用无菌棉签浸润 2％碘酊涂擦注射部位皮肤一遍,作用 1min 后再用 75％的乙醇擦拭 2遍。擦净残余碘,干燥后即可抽血。②血培养瓶口的消毒:用 75％乙醇消毒瓶口,干燥后将血液注入瓶中并迅速轻摇,充分混匀防止凝固。培养瓶标示后连同化验单一起送检。

2.伤口及病灶分泌物标本的采集

(1)封闭性感染病灶标本的采集:患者的皮肤或黏膜表面先用碘酊消毒、然后用 75％酒精脱碘或用安尔碘消毒 1min。

通过抽吸采集脓肿标本。如果脓性分泌物少,不能通过抽吸来采集,则需用无菌盐水冲洗,收集冲洗物。将抽取的分泌物/冲洗物注入到无菌试管中送检或者直接接种到需氧、厌氧血液培养瓶中。

(2)开放性感染病灶标本的采集:也应采用抽吸的方法。在伤口近乎无脓或无脓可吸的情况下可用无菌生理盐水冲洗以便抽吸,也可在伤口感染处刮取一小块组织送检。以溃疡和坏死为特征的近干的化脓渗液伤口亦可使用拭子采集标本、但一般标本质量不及抽吸和活检所得。用拭子采集的标本数量极少,又易被邻近菌群所污染,因此用拭子采集标本时最好采集两份,一份用作培养,另一份用于涂片革兰染色检查。

伤口和脓肿标本的革兰染色检查极为重要。革兰染色检查结果能快速提供病原学鉴别假定,它能用来评价送检标本的质量和指导培养鉴定的逐步进行。涂片革兰染色检查可见细菌形态、急性炎症细胞(多形核中性粒细胞)、胞内菌、细胞和组织坏死所产生的弹性纤维。可通过比较多形核细胞和鳞状上皮细胞的数量来进行伤口标本质量的评价。鳞状上皮细胞数量过多大体上表明了标本有皮肤菌群污染。有污染的标本进一步分离培养鉴定受限。如出现上述情况,应同临床医师取得联系重新采集标本,若无法重新采集也可进行分离鉴定及药敏试验,但在报告单备注上要说明情况。

与体表相通的深部损伤最为棘手,皮肤及窦道易受体表细菌污染,建议进行外科清创同时采集标本。如果不做外科清创,则应努力吸净深层感染物送检,不要用拭子在渗液伤口痂面采集的标本。只有通过抽吸和清创获得的深部标本培养才能提供有用的信息。

(3)厌氧菌脓肿标本的采集:厌氧菌(源于正常菌群)具有特征性地在邻近黏膜处产生化脓性感染。标本必须在灭菌、无氧容器中转运到实验室。与开放性感染灶标本采集一样推荐采用抽吸出的液体标本和刮下的组织标本。口腔、牙龈以及邻近区域的感染、吸入性肺炎、脓胸、腹内感染、深部组织脓肿、女性生殖道感染、感染压疮和糖尿病足部溃疡通常均由需氧菌和厌氧菌混合感染所致;因需氧菌和厌氧菌混合感染性脓肿所具有光学显微镜下特征较为明显,故能用革兰染色快速鉴别。

三、关节液检查

关节液的检查目的主要是了解关节状况与其相对应疾病之间的联系以及区分炎性渗出和非炎性渗出,作出排除诊断。

(一)采集标本要求

标本采集应使用肝素钠进行抗凝(使用肝素钠和草酸盐抗凝易导致关节液形成结晶,显微镜镜检出现假阳性),应及时送检。

(二)检查内容

1. 常规检查 外观(体积、颜色、透明度、粘滞度)、粘蛋白凝块形成试验、pH。

2. 特殊检查

(1)临床生化检查:总蛋白、葡萄糖、乳酸、尿酸、酶。

(2)血液学检查:细胞计数、细胞分类。

(3)显微镜检查(关节液原液)。①变性细胞:在细胞浆内它们含有淡绿色至橄榄绿色颗粒,这些颗粒含有免疫球蛋白、类风湿因子、纤维蛋白质和抗核因子。②结晶体的观察:除一般生物光学显微镜检查外,最好用偏振光显微镜作鉴定。临床常见尿酸盐、焦磷酸钙磷灰石、脂类和草酸钙结晶。③淀粉样蛋白:可发现含有淀粉样蛋白的滑膜内壁细胞碎片。④免疫化学检查:类风湿因子、抗核因子、免疫球蛋白、补体、细胞因子。⑤细菌学检查:革兰染色、培养。

(三)临床意义

关节液检查的临床价值在于区分为四大类型,可分为非炎性渗液、炎性渗液、化脓性渗液、损伤性渗液,通过上述检查进行关节疾病的鉴别诊断。

四、脑脊液检查

(一)适应症

凡有以下条件之一者,为进行脑脊液检查的适应症:

1. 有脑膜刺激症状。

2. 疑有颅内出血时。

3. 有剧烈头痛、昏迷、抽搐或瘫痪等症状和体征而原因不明者。

4. 疑有脑膜白血病。

5. 中枢神经系统疾病进行椎管内给药治疗、手术前进行腰麻、造影等。

(二)标本采集

将抽取的脑脊液分别收集于3个无菌小瓶中,每瓶2~3ml,第一瓶因可能含少量红细胞,宜做细菌学检查;第二瓶做化学或免疫学检查;第三瓶做细胞计数。标本采集后立即送检,以免因放置过久细胞破坏、葡萄糖分解或形成凝块等影响检查结果。

(三)检查内容

1. 理学检查

(1)颜色:正常脑脊液为无色水样透明液体,在病理情况下,可呈不同颜色改变。

(2)透明度:正常脑脊液清晰透明。当含较多的细胞或细菌时则可变为混浊,混浊程度因细胞量或性质不同而异。

(3)凝固物:正常脑脊液不含纤维蛋白原,因此不会凝固。当脑脊液中有炎症渗出物时,因纤维蛋白原量和细胞数增多而形成凝块。

2.化学检查　蛋白质、葡萄糖、氯化物、酶学检查。

3.显微镜检查

(1)白细胞计数及分类计数:正常脑脊液中无红细胞,仅有少数白细胞,外伤及穿刺损伤血管时脑脊液中可有不同数量的红细胞出现。

(2)细胞学检查:以离心沉淀涂片、玻片离心法或醋酸纤维膜浓集法收集脑脊液中的细胞成分,可提高肿瘤细胞的检出率。

4.细菌学检查　正常脑脊液中无细菌,在中枢神经系统感染时可找见相应的病原菌。

(1)直接涂片法:标本要求:用无菌管留取,常温下,15min 内送到实验室。

将脑脊液离心制成涂片,经革兰染色查找脑膜炎萘瑟菌,肺炎链球菌等,经抗酸染色查找结核杆菌,墨汁染色查找新型隐球菌。

(2)细菌培养:标本要求:最好在用药之前采集标本,如果标本量较多,可将标本注入血培养瓶中,如果标本量较少,常温下 15min 内送到实验室,不得将标本放入冰箱中保存。

(陆锡平)

第三章 骨折的愈合与愈合不良

第一节 骨折的愈合

一、愈合过程

骨折的愈合过程是一个"瘀去、新生、愈合"的过程,一般分为血肿机化期、原始骨痂期和骨痂改造期三个阶段。

(一)血肿机化期

骨折后,因骨折本身及其邻近软组织的血管断裂出血,在骨折部形成了血肿,血肿于伤后6~8h即可凝固成血块,由于骨折断端血运被阻断,部分细胞坏死,断端出现一个骨坏死区,约有数毫米长,断端间的坏死组织很快引起一个急性炎症反应,首先是广泛的血管扩张和血液渗出,导致骨折局部急性水肿,大量急性炎症细胞、多形白细胞和吞噬细胞向骨折处迁移。急性炎症反应期大约在伤后1周左右。随着血肿内纤维蛋白的渗出,毛细血管的增生,成纤维细胞、吞噬细胞的侵入,血肿逐渐被机化,形成肉芽组织,并进而形成纤维结缔组织由纤维组织、软骨及不成熟的纤维软骨构成,使骨折断端初步连接在一起,这种纤维连接约在骨折后2~3周内完成。同时骨折端附近骨外膜的成骨细胞在伤后24h内即活跃增生,并逐渐向骨折处延伸增厚,骨内膜电发生同样的变化。这一时期若骨折对位对线不良,可再次手法整复、调整外固定或牵引方向加以矫正。

(二)原始骨痂形成期

骨内膜和骨外膜的成骨细胞增生,在骨折端骨内膜与骨外膜产生骨样组织,并逐渐形成新生骨,称骨膜内化骨。随着新骨的不断增多,紧贴骨皮质内、外面逐渐向骨折端生长,彼此会合形成梭形,分别称为内骨痂和外骨痂。骨折断端间及髓腔内的纤维组织亦逐渐转化为软骨组织,并随着软骨细胞的增生、钙化而骨化,称为软骨内化骨,而在骨折处形成髓外骨痂和髓内骨痂。两部分骨痂会合后,这些原始骨痂不断钙化而逐渐加强,当其达到是以抵抗肌肉收缩及成角、剪力和旋转力时,则骨折已达到临床愈合,一般需4~8周。此时X线片显示骨折线模糊,有连续性骨痂通过骨折线,则可解除外固定,加强患肢功能锻炼。若此时发现骨折对位对线不良,手法整复及调整外固定均难以改善骨折位置。

(三)骨痂改造塑形期

原始骨痂继续增生,骨小梁逐渐增加,排列逐渐规则和致密,骨折部形成骨性连接,这过程一般需8~12周。按照"结构与其力学需要相适应"的规律,开始塑形改建,其过程是成骨细胞和破骨细胞的协调活动,破骨细胞在骨基质中穿一个管道,随后有一条新的血管长入管腔,与成骨细胞形成一个新的骨单位(哈佛系统),网状骨被真正的皮质骨所代替。根据功能的需要,不必要的骨被移去,在沿肢体力线的方向形成新的骨结构。最终骨折的痕迹从组织学和放射学上完全消失。

二、临床愈合与骨性愈合的标准

掌握骨折临床愈合和骨性愈合的标准，有利于确定外固定的时间（表1－2－4）、练功计划和辨证用药。

表1－2－4　成人常见上、下肢骨折临床愈合时间

上肢	时间（周）	下肢	时间（周）
锁骨骨折	4～6	股骨颈骨折	12～24
肱骨外科颈骨折	4～6	粗隆间骨折	7～10
肱骨干骨折	4～8	股骨干骨折	8～12
肱骨髁上骨折	3～6	胫腓骨干骨折	7～10
尺桡骨干骨折	6～8	踝部骨折	4～6
桡骨下端骨折	3～6	跖骨骨折	4～6
掌、指骨骨折	3～4		

（一）临床愈合标准

1.局部无压痛，无纵向叩击痛。

2.局部无异常活动。

3.X线片显示骨折线模糊，有连续性骨痂通过骨折线。

4.功能测定，在解除外固定的情况下，上肢能平举1kg的重物选1min，下肢能连续徒手步行3min，不少于30步。

5.连续观察2周骨折处不变形，则观察的第一天即为临床愈合日期。

上述第（2）、（4）项的确定必须慎重，以不发生变形或再骨折为原则。

（二）骨性愈合标准

1.具备骨折临床愈合的条件。

2.X线片显示骨小梁通过骨折线。

三、影响愈合的因素

骨折的愈合是由骨组织细胞修复来完成的，所以几乎内源性或外源性因素都可影响细胞的代谢，促进或延迟骨折的愈合。影响骨折愈合的因素很多，可归纳为客观与主观两类。

（一）全身因素

1.年龄　骨折的愈合速度与年龄密切相关。小儿的组织再生和塑形能力强，骨折愈合速度较快，如股骨干骨折的愈合时间，小儿只需1个月左右，成人往往需要3个月左右，老年则更慢。

2.健康情况　身体强壮，气血旺盛，对骨折愈合有利；反之，慢性消耗性疾病，气血虚弱，如糖尿病、重度营养不良、钙代谢障碍、骨软化症、恶性肿瘤或骨折后有严重并发症者，则骨折愈合迟缓。

3.激素的影响　生长激素可以促进骨折愈合，甲状腺素、降钙素、胰岛素、维生素A、维生素D、同化激素在实验条件下都能促进骨折愈合，但在临床条件中，还没有大量的病例报道证实其可行性。皮质类固醇激素可引起血管缺血坏死，影响骨折的愈合。

（二）局部因素

1.断面的接触 断面接触大则愈合较易,断面接触小则愈合较难,故整复后对位良好者愈合快,对位不良者愈合慢,螺旋形、斜行骨折往往也较横断骨折愈合快。若有肌肉、肌腱、筋膜等软组织嵌入骨折端,或因过度牵引而致断端分离,则妨碍骨折断面的接触,愈合就更困难。

2.断端的血供 组织的再生,需要足够的血液供给,血供良好的松质骨部骨折愈合较快,而血供不良的部位骨折则愈合较慢。例如,胫骨干中下 1/3 骨折,由于远端血供较差,出现愈合迟缓。股骨头的血供主要来自关节囊和圆韧带的血管,故头下部骨折后,由于血供较差,股骨头缺血性坏死的发生率较高。腕舟骨的营养血管由掌侧结节部和腰部进入,腰部骨折后,近段的血供较差,骨折易发生不愈合。

3.损伤的程度 有大块骨缺损的骨折或软组织损伤严重,断端形成巨大血肿者,骨折的愈合速度较慢。骨膜的完整性对骨折愈合也有较大影响。

4.感染 感染可改变 pH,白细胞酶的存在等,都将阻抗血肿的形成与机化,也会因局部血管的栓塞导致局部血运障碍。有严重感染者,由于血运降低和成骨能力减弱,局部炎症性的充血,可导致骨折端的吸收萎缩,形成骨折不愈合。

5.与治疗有关的因素 手术损伤范围、手法或手术技术熟练程度、植入物诱发局部血流改变、内固定或外固定的类型、固定坚强的程度、刺激损伤后骨生成的因素如骨移植、BMP、电刺激等均影响骨折的愈合。

(郑永红)

第二节 骨折愈合不良

一、畸形愈合

骨折的畸形愈合是指骨折断端在重叠、旋转、成角状态下连接而引起肢体功能障碍者,或称为"非功能位愈合。"

(一)病因

骨折的畸形愈合多由骨折未得到整复和固定、或整复位置不良、固定不恰当,或过早去除固定及进行不适当的活动、负重等使骨折端重新移位而引起。

(二)并发症

骨折畸形愈合严重者可以引起肢体的功能障碍。如骨折端因成角、旋转畸形,可影响正常的平衡和步态;骨折远近段互相重叠,可导致肢体明显短缩;骨折端成角、旋转、缩短,致使肌肉收缩和重力的不均衡和相应的关节面负重不平衡,可引起创伤性关节炎;关节内骨折的畸形愈合,可使关节活动障碍。

(三)治疗原则

1.儿童骨折后发育矫形能力的预测

(1)年龄愈小,改造能力愈强;骨骺愈接近闭合,改造能力愈差。

(2)骨折距骨骺部位愈近(但骨骺本身未受损伤),改造能力愈强,愈远,改造能力愈差。

(3)与所属关节运动方向在一个平面上的成角畸形,改造矫正的可能性较大,不在一个平面上的可能性较小。

(4)与骨干生理弧度一致的改造能力强,不一致的则差(如股骨干骨折向前成角的矫正较向后成角更容易些)。

(5)短缩畸形可通过骨骺生长发育的速度得到矫正,旋转畸形则不易矫正。

(6)侧方移位畸形是依靠骨干本身的发育和塑形来矫正的。

2.辨证处理　对畸形较轻,年龄在13岁以下的患者,除旋转及严重的成角畸形外,常能在发育过程中自行矫正,不必进行处理。如果畸形严重,如下肢短缩超过2cm,成角超过15°,旋转超过30°影响肢体功能者,不论年龄大小,均应及早进行治疗。治疗可根据骨折畸形轻重、部位及愈合的坚固程度采用手法折骨、手术截骨或切开重新复位内固定加植骨术等方法治疗。

(四)治疗方法选择

1.手法折骨后整复　骨折畸形愈合在伤后2~3个月之内者,因骨痂尚未牢固愈合,可在充分麻醉下行手法闭合折骨,再给予整复、固定,使骨折在良好的位置上愈合。有时很难达到解剖对位,有的甚至在手法折骨时,折断的部位不一定在原骨折部位,是在另外一段,但通过折骨,恢复了肢体的生理轴线,纠正了成角和旋转,并恢复了长度,即达到了"功能复位",或称"功能矫形"。此法的适应症是长骨干接近中段的畸形愈合,而邻近关节或小儿骨骺附近的畸形愈合,则不宜采用,以免损伤关节周围韧带和骨骺。

2.手法折合的方法　成人患者,伤后2~3个月,骨干骨折虽已愈合,但还不坚固,可以应用手法折骨,将骨折处重新折断,把陈旧骨折变成新鲜骨折,然后按新鲜骨折处理。但小孩则因生长旺盛,伤后2~3个月往往骨痂已坚强,手法折骨相当困难,切勿勉强进行。

手法折骨时,患者平卧,上肢用臂丛神经阻滞麻醉,下肢用腰麻或硬膜外麻醉。一助手用双手固定骨折近段,术者用双手紧抱骨折远段,在对抗牵引下,慢慢旋转骨折远段,使远近骨折段之间产生一种扭转作用力,首先将骨折断端间的桥梁骨痂折断。在扭转过程中,常可听到或感到桥梁骨痂断裂的响声。如此反复扭转多次,直到断端松动。然后再按照骨折原成角方向来回反折,将包围之骨痂完全折断,直至远近骨折端完全松动。若骨折愈合得比较坚固,采用上述方法不能折断时,可用一块三角形木墩,上缘用棉花包裹,作为折骨的支点,术者双手分别紧握骨折远近段,并尽量靠近骨折端,将骨折最突出处放在木墩上,利用体力、手力逐渐将肢体向下压而使骨折畸形连接处重新折断。折骨时一般先将凸侧骨痂折断,然后再反方向折断凹侧骨痂。折骨时用力必须稳妥,并注意保护好皮肤不受损伤,切忌使用暴力,以免发生邻近处新骨折。

手法折骨后,再行复位、固定、功能锻炼和药物治疗。但陈旧骨折折断后,愈合速度较新鲜骨折慢,所以牵引和固定的时间亦需适当延长。

3.手术切开治疗　骨折畸形愈合已很坚固,手法折骨不能进行时,可行手术切开治疗。但哪些需要切开矫形,而且什么时机手术较好,都应仔细分析,例如儿童期关节部位的骨折畸形愈合,往往影响到骨骼的正常发育,造成关节畸形,而晚期处理相当困难,因此,需要尽早矫正(其中由于骨骺本身损伤造成的晚期发育畸形是无法通过早期手术预防的)。又如有的关节内骨折在对位不良的条件下愈合,或关节附近部位,骨折畸形愈合形成内翻或外翻,是否需要手术很难判断。畸形较轻,但晚期出现并发症的可能仍存在。并不一定需要早期手术,而容许通过使用观察其转归。其转归有二种,即有的长期不出现并发症,而有的则逐渐出现了早期症状,如果一旦发现了早期症状,则应当机立断进行手术,要避免无谓的拖延。当然,对各类畸形(如侧方移位畸形、成角畸形、旋转畸形、短缩畸形等)愈合引起的功能障碍应进行详细分析后施行不同的矫形方法,从而使肢体的功能恢复到满意的程度。

二、迟缓愈合

骨折经治疗后,已超过同类骨折正常愈合的最长期限,骨折处局部仍有肿胀、压痛、纵轴叩击痛,异常活动,功能障碍,X线片显示骨痂生长缓慢而未连接,但骨折断端无硬化现象,骨髓腔仍通者,称为骨折迟缓愈合。

(一)病因

骨折迟缓愈合多由于过度牵引、粗暴或多次手法整复,复位不良,内外固定不确实,骨折部位特殊,骨折端有软组织嵌入,骨折段血供不良,功能性废用,骨质疏松,手术过度剥离损伤骨膜,髓腔阻塞,周围软组织损伤严重或感染,营养不良,体质虚弱等原因所造成。

(二)治疗方法选择

骨折迟缓愈合,若经过正确的处理,其临床表现可以转变,最终仍可达到骨性愈合。因此在治疗时宜针对病因进行治疗,消除妨碍骨折愈合的因素,为骨折愈合创造良好的条件,配合内外用药,骨折是完全可能愈合的,如过度牵引造成骨折断端分离者,宜立即减轻牵引重量,结合主动功能锻炼及纵向叩击患肢,使骨折端嵌插或紧密接触。固定不当者,如外固定器具不能有效地控制骨折断端而不利于骨折愈合的活动(扭转、成角、剪切),骨折断端间长期承受扭转及成角等剪式外力,造成一个分离面,则断端间多形成软骨及纤维组织。对于这些病例,只要骨折对位尚好,利用局部外固定控制住骨折断端间的成角及扭转活动,经过患者积极的功能锻炼,利用自身肌肉的内在动力稳定骨折,使骨折断端间发生对向挤压作用而紧密接触、持续嵌插,可使愈合缓慢的骨折最终达到骨性愈合。感染引起的迟缓愈合,只要保持伤口引流通畅,应用有效的抗生素和中药控制感染,骨折是可以愈合的。

(三)预防方法

预防骨折迟缓愈合的方法是了解骨折发生的机制,熟悉骨折和移位的倾向,尽量避免不必要的手术干预,早期应用无创、无痛的整复固定。固定稳妥后鼓励患者早期功能锻炼,祛除骨折愈合的不利因素,增加骨折愈合的有利条件,避免迟缓愈合的发生。断端间有软组织嵌入的应在复位时用手法解除,必要时要手术解除。

三、不愈合

骨折不愈合是指骨折愈合功能停止,骨折端已形成假关节,X线片显示骨折端互相分离,间隙增大,骨端硬化或萎缩疏松、髓腔封闭,用一般的固定方法无法使之连接者。

(一)病因

1.骨折本身条件差　如大块骨缺损、软组织严重剥离。

2.不利于骨折愈合的应力干扰　如肢体重力或肌肉收缩力对骨折端造成的成角、扭转和剪切应力。

3.感染　骨本身的感染和骨折端周围软组织的感染。

4.其他

(1)骨折端复位不良,断端间有软组织嵌入,血供受阻,功能性废用。

(2)人为干扰:如多次粗暴的手法整复、手术造成骨膜广泛剥离,接骨板与螺丝钉的反应,过度牵引,或伴有血管、神经损伤等。

(二)治疗方法选择

在以上因素的影响下,骨折愈合功能已经停止,如不采取积极措施,骨折很难愈合,因此应及时进行手术。为了达到预期效果,在手术前需考虑下列条件:

1.骨折周围需有足够的近乎正常的软组织及皮肤覆盖,如有硬化瘢痕形成,须先行植皮或理疗,以创造良好的生长环境。

2.根除伤口感染的可能性。感染伤口需在伤口愈合 2～4 个月后才能手术。

3.骨折邻近关节僵硬和肌肉萎缩者,术前必须充分地活动关节,使已萎缩的肌肉和强硬关节功能得到改善。

4.术中要切除骨折断端之间的纤维瘢痕组织及硬化骨质,凿通髓腔,使骨端成为新鲜骨折。

5.矫正畸形,正确整复,坚强内固定或用加压固定器固定。

6.植骨要丰富,松质骨及皮质骨并用,术后采用适当的外固定。

(郑永红)

第四章　骨科基本技术

第一节　止血与包扎

出血在各种灾难、外伤中最为多见。大血管和心脏破裂所致的严重出血，可致伤者立即死亡；中等量的出血可导致或加重休克，严重威胁着伤员的生命。正确及时的止血在急救中对于减少伤员死亡率与致残率极为重要，并对后续治疗有着非常重要的意义。

一、出血的性质

止血前应紧急判断出血的性质，果断进行处理。

1.动脉出血　血色鲜红，速度快，与脉搏同步呈间歇喷射状。

2.静脉出血　血色暗红，速度较慢，呈持续性涌出状。

3.毛细血管出血　血色多为鲜红色，自伤口缓缓流出。如伤口较大，毛细血管损伤的数量较多，也可造成大量出血。当夜间抢救，不易辨别出血性质时，可以脉搏的快慢、是否有力；呼吸是否浅而快；伤者意识是否清醒；皮肤温度及衣服被血液浸湿的情况来判断伤员失血的程度，以求迅速止血。

二、止血方法

主要有指压法、加压包扎法、屈曲肢体压垫止血法、填塞止血法、止血带止血法、结扎法等。

（一）指压法

用手指压住动脉经过骨骼表面的部位，达到止血的目的。指压法止血只是暂时应急措施，因四肢动脉有侧支循环，故指压法效果有限，而且不能持久。对于四肢动脉伤，有时先用指压法止血，再根据情况改用其他止血方法，因此应熟悉四肢等处的动脉部位。

1.头颈部出血　在气管外侧与胸锁乳突肌前缘交界处，扪到颈总动脉搏动，其后方为第5颈椎横突，可在此处压迫伤侧颈总动脉止血。注意不能同时压迫两侧的颈总动脉，以防止因脑缺氧而致昏迷。此外，可压迫面动脉、颞浅动脉等以控制同侧面部和头皮部出血。

2.肩部出血　肩部的血供来自锁骨下动脉的分支，在锁骨上凹，胸锁乳突肌锁骨头的外侧，向后对准第1肋骨压迫锁骨下动脉，可止住肩部出血。

3.上臂出血　根据伤部可选择腋动脉或肱动脉压迫止血点。腋动脉压迫可从腋窝中点压向肱骨头；肱动脉压迫可从肱二头肌内侧压向肱骨干。

4.下肢出血　股动脉在髂前上棘与耻骨联合的连线中点比较表浅，可用拇指向耻骨上支压迫股动脉止血。

（二）加压包扎止血法

在大批伤员发生时，加压包扎止血是最常用、效果好、不易造成并发症的止血方法。经验证明加压包扎是安全有效的止血方法。对体表和四肢出血，大多可采用此方法。具体方法为：用消毒的纱布垫、急救包，在紧急情况下也可用干净的毛巾或清洁布类，折成比伤口稍大形状,将伤口覆盖,再用纱布、三角巾、四头带或绷带作适当包扎,其包扎的松紧度以能达到止血为宜。包扎止血应同时抬高患肢,以避免因静脉回流受阻而增加出血量。一般小动脉或静脉损伤均可用此法控制。

(三)屈曲肢体压垫止血法

多用于肘或膝关节以下的出血,在无骨关节损伤时可以使用。如前臂大出血,在肘窝处垫以棉垫卷或绷带卷,将肘关节尽力屈曲,借衬垫物压住动脉,用绷带或叠成带状的三角巾固定成屈曲姿势。此方法虽能达到止血效果,但伤员痛苦较大,如伤肢有骨关节损伤则可加重伤情,且不便于伤员搬动,故不宜过多采用。

(四)止血带止血法

只适用于四肢大动脉出血,一般在采用加压包扎后不能有效止血时选用。在止血带下放好衬垫物,使用正确可挽救生命和肢体,但若使用不当也会造成更严重的出血或肢体缺血坏死以至不得不截肢等严重后果。故一般非四肢大动脉出血,或加压包扎即可止住的出血,均不鼓励过多使用止血带。需使用时也应做到准确、认真。专用的止血带有充气止血带和橡皮止血带两种。

1.充气止血带较好,有压力表指示压力大小,压力平均,效果好。紧急时也可用三角巾、绷带等代替,但不可用绳索或电线、铁丝等物代替。

2.橡皮止血带易于携带和发放,在肢体的适当部位,如上臂的1/3,股部的中下1/3,用棉花、纱布或衣服、毛巾等物作为衬垫后再上一止血带。以左手的拇指、示指、中指持止血带的头端,将长的尾端绕肢体一圈后压住头端,再绕肢体一圈,然后用左手示指、中指夹住尾端,将尾端从止血带下拉过,由另一缘牵出,使之成为一个活结。如需放松止血带,只需将尾端拉出即可。

在没有上述充气式和橡皮止血带时,可用三角巾、绷带、布带止血。①扎紧止血带止血法:用上述带状布条勒紧肢体以止血,第1道绕扎为垫衬,第2道压在第1道上面,达到止血目的。②绞紧止血带止血法:即用带状布条绕过肢体后打结,然后用小木棒穿过并适当绞紧,以达到止血目的。

止血带使用注意事项:

①止血带是应急措施,而且是危险的措施,过紧会压迫损害神经或软组织;过松反而会增加出血(只阻断了静脉回流而没有阻断动脉血流);过久(超过5小时)会引起肌肉坏死,厌氧感染,甚至危及生命。故只有在必要时使用,使用时必须记录时间,紧急送往医院。

②对用加压包扎后不能控制的大、中动脉伤出血,才可暂时使用止血带。

③止血带的标准压力,上肢为33.3~40kPa(250~300mmHg),下肢为53.3~66.7kPa(400~500mmHg),无压力表时以刚好止住动脉出血为好。

④止血带的位置应靠近伤口的最近端,不强调"标准位置",也不受前臂和小腿的"成对骨骼"的限制。

⑤在松解止血带之前,要先输液或输血,补充有效血容量,打开伤口,准备好止血用器材,然后再松开止血带。如仍有出血,可改用止血钳夹住血管,结扎止血。

⑥上止血带的时间不能超过3小时(冬天时间可适当延长)。

⑦止血带应用后,远端肢体长时间缺血、缺氧,有大量组织胺类毒素产生,若突然松解止血带,毒素吸收,则可发生"止血带休克"或急性肾功能衰竭。

⑧止血带应用已超过5小时,而肢体确有挽救希望,应先作深筋膜切开术引流,同时,观察肌肉血液循环。

（五）填塞止血法

用无菌敷料填入伤口内(先用明胶海绵填入伤口),外加大块敷料加压包扎。一般只用于大腿根、腋窝、肩部等处的出血。该法虽可以达到止血目的,但需注意清创时去除填塞敷料可能将血凝块与敷料一同被取出,再发生大出血。填塞纱布一般在术后第4～6天开始慢慢取出。

（六）结扎法

伤者到达医院,可以使用止血钳夹住出血的血管残端,加以结扎,此法效果确实,还可以避免损伤伴行的神经。

（七）血管修补、血管移植

在医院里可对大血管伤行手术治疗,可以挽救主要大血管的肢体免遭截肢,并能挽救伤员生命。

在此要提前注意的是,对损伤伤员出血的急救,应结合实际情况,做到迅速、确实而有效,同时要求能保存肢体。各肢体血管经结扎止血后易发生肢体坏死的顺序如下:①股动脉;②腘动脉;③胫前、胫后动脉同时结扎;④肱动脉(肱深动脉起始点以上);⑤股前动脉;⑥髂动脉;⑦肱深动脉起始点以下肱动脉。

三、包扎

目的是保护伤口免受再污染,止血、止痛,并为伤口愈合创造条件。包扎伤口应将伤口全部覆盖,包扎稳妥,尽可能注意遵守无菌原则,为后期处理创造良好的前提条件。大批伤员出现时,最好的包扎材料是制式三角巾、四头带等急救包,也可以用消毒纱布、绷带。在没有上述正规包扎材料的情况下,也可以用干净的毛巾、布料等包扎,以保护伤口免受再污染、止血和止痛。专业救护人员应熟练掌握制式包扎材料的使用。

（一）三角巾的应用

使用方便,容易掌握,包扎面积大。急救包中的三角巾内有大小纱布垫各一块。用橡皮布压缩包装。使用时橡皮包不必弃去,可打开盖在敷料的外面以防雨水污染,在胸壁有穿透伤时,可以加强密封效果。三角巾可折叠成带巾状作为悬吊带或作为肢体创伤的包扎;又可展开用于包扎躯干或四肢的大面积创伤,但展开使用时敷料如不包紧,易松动易位。

1. 展开式三角巾包扎法　躯干或肢体有广泛损伤,用三角巾包扎较迅速,一块不够,可用两块连结成燕尾式(又三角巾顶角与底边近中点处折叠),或将两块连结在一起成为双燕尾式或蝴蝶式(两三角巾顶角连结在一起)进打包扎。

（1）头面部伤:①头部包扎法:三角巾底边的正中点放在眉间上部,顶角经头顶垂在枕后,然后将底边经耳后向后扎紧,压住顶角,在枕部交叉再经耳上到额部拉紧打结。最后将顶角向上反折嵌入底边内或用安全针固定。②单侧面部(或眼部)包扎法:将三角巾对折双层或剪开用单层。一手将顶角在健侧眉弓上固定,另一只手将底边的一半经健侧耳上绕至头后部,用底角与顶角打结,然后将底边的另一半反折向下包盖面部,并绕颌下用底角与底边在耳上部打结。③头部风帽式包扎法:将顶角打结放在额部,在底边中点也打结放在枕部,然后将底边两端拉紧向外反折后,再绕向前面将下颌部包住。最后绕道颈后在枕部打结。④面具式包扎法：将三角巾顶角打结后套在下颌部，罩住面及头部拉到枕后，将底边两端拉紧交叉后到额部打结。在眼、鼻、口部开窗。

（2）胸（背）部伤：将三角巾顶角放在伤侧肩部，使三角巾底边中央正位于上部下侧，将底边两端围绕躯干在背后打结，再用顶角上小带将顶角与底边连结在一起。

（3）腹部及臀部伤：①一般包扎法：将三角巾顶角放在腹股沟下方，取一底角绕大腿一周与顶角打结。然后将另一底角围绕腰部与底边打钮扣结。用此法也可包扎臀部创伤。②双侧臀部的包扎：多应用蝴蝶巾打结包扎，打结部放在腰骶部将底边的各一端在腹部打结后，另一端则各由大腿后方绕向前，与其底边打钮扣结。

（4）四肢伤端：①上肢悬吊包扎法：将三角巾底边的一端置健侧肩部，屈伤侧肘 80°左右将前臂放在三角巾上，然后将三角巾向上反折使底边另一端到伤侧肩部，在背后与另一端打结，将三角巾折平用安全针固定或打一结。②肩部包扎法：先用三角巾折成带巾，从伤侧肩部到健侧腋下打结。用另一三角巾顶角覆盖肩部，将三角巾顶角与第 1 个带巾用安全针固定。再将三角巾底边两端绕上臂，然后相互结扎。③手部包扎法：将手放在三角巾上，手与底边垂直。将三角巾顶角反折覆盖全手及腕部，折叠手指两侧的三角巾使符合手的外形，然后将底边两端环绕腕部打结，松紧要适度。④足部包扎法：与手部类似。⑤残肢包扎法：多采用风帽式包扎。将残肢套入风帽式三角巾中，拉紧左右两底角，与残肢近侧交叉绕肢体后打结。

2.折叠式（带巾）三角巾包扎法　折叠式三角巾称做带巾或带式三角巾，将三角巾折叠多次即成，所需宽度由折叠的层数调节。使用于头、下颌、眼、膝、肘、小腿及手部较小伤口的包扎。压迫止血作用较好。

（1）头、面部：①头部包扎：常用于额部出血。包扎时，将带巾中份放在敷料处，然后环绕头部打结。打结的部位以不影响睡眠和不压在伤部为宜。下颌部包扎：多作为下颌骨骨折的临时固定。将带巾放在下颌处，一端应较长，两端经耳前向上；较长的一端绕颅顶与另一端在颞部交叉，然后两端均环绕头后部，在耳前打结。②眼部包扎：a.单眼的包扎法：将三角巾叠成 4 指宽的带巾，斜放在眼部，将下侧较长的一端经枕后绕到额前压住伤侧较短的一端后，再环绕头部到健侧颞部，与翻下的另一端打结。b.双眼伤的包扎：将 4 指的带巾中部先盖注一侧伤眼，下端从耳下绕枕后，经对侧耳上至眉间上方压住上端继续绕头部到对侧耳前，将上端反折斜向下，盖住另一伤眼，再绕耳下与另一端在对侧耳上打结。③肩腋部包扎法：将带巾中部压住腋部敷料，两端向上包盖肩部后交叉，于健侧腋部打结。④肘部包扎法：将带巾中份放在肘后，两端交叉，一端向上，另一端向下，环绕包扎，于肘窝处打结。⑤手部包扎法：带巾中份放在手心，左侧端绕手背到虎口处，右侧端绕手背到拇指基部，然后均在手掌交互围绕，在腕部打结。⑥膝部包扎法：把带巾中份放在膝上，两端于膝后交叉，一端向上，一端向下，环绕包扎，在膝后打结。

（二）四头带的应用

四头带有绦带四根，长约 160cm，附在厚纱布垫上，也是用橡皮布压缩、消毒封装的，用于四肢伤口不易滑脱，用于胸部伤口更为方便。橡皮布不要丢弃，可用于伤口的防水包扎和开放性气胸的闭合。

（三）绷带的应用

绷带使用方便，可根据伤口灵活运用，用适当的拉力将纱布固定并达到加压止血目的。但用于胸、腹、臀、会阴等部位效果不好，容易滑脱。如对胸腹部伤包扎过紧则影响伤员呼吸运动。所以一般多用于四肢伤和头部伤的包扎。缠绷带时,应用左手拿绷带的一端并将其展平,右手握住绷带卷。如包扎肢体,应由远端向近端包扎,用力要均匀,不可一圈松一圈紧。第2圈应压住第1圈的1/3~1/2。包扎完毕后应再在同一平面环绕2~3圈,然后将绷带末端剪开或撕开成两股,交叉环绕肢体一圈打结,也可不将绷带末端弄成两股,而用胶布固定。

1.绷带的基本缠法

(1)环绕法:用于额部、腕、腰部伤。

(2)螺旋法:多用于躯干或四肢伤。

(3)螺旋折转法:多用于四肢粗细不均的部位。

(4)"8"字法和"人"字法:常用于关节处。"8"字法开始先用环绕法,斜过关节时上下交替,于关节处交叉,并压住前一圈的1/3或1/2。"人"字法多在关节伸侧交叉,如先缠绕躯干或肢体周径较大处为降带法,反之为升带法。

(5)蛇行法:与螺旋法相似,但每圈互不覆盖,多用于维持敷料或夹板,松解时较方便。

2.身体特殊部位的缠法

(1)头顶部:有单绷带回反缠法和双绷带回反缠法两种。①单绷带回反缠法:经耳上由前额至枕部先环绕数周,由助手在枕后将绷带固定。绷带由枕部经头顶到额部后,也由助手在额部将绷带固定,如此反复由前向后,由后向前,左右交替来回包扎,每一来回均覆盖前次的1/3~1/2,直到包盖整个头顶为止。最后再环绕头部数周,于健侧打结。②双绷带回反法:两个绷带连结在一起,将打结处放在头后部;分别经耳上向前于额部中央交叉,将第1个绷带经头顶到枕部,第2个绷带则环绕头部,并在枕部将第1个绷带覆盖;第1个绷带再由枕部经头顶到额部,第2个绷带则又从枕部绕到额部将第1个绷带覆盖;如此反复交叉缠绕将整个头部覆盖;最后将第2个绷带环绕头部数周,于头后打结。此法优点为不需要助手。

(2)下颌部包扎法:从一侧枕后开始,经枕骨粗隆下方,斜向对侧耳后绕到头顶,再经本侧耳前,继续绕颈后到下颌侧方、颏部、再到颈后,成"8"字环绕,如此反复缠绕将下颌部固定妥善。

(3)眼部:①单眼包扎法:将绷带环绕头部数周,再斜经头后到伤侧耳下,然后斜行向上经颊部到鼻梁处,将眼部覆盖。将绷带再环绕头部一周,又重复上述的缠法。如此反复缠绕,每圈覆盖上一圈的1/3~1/2,直至伤眼包扎妥善。最后环绕头部数周打结。②双眼包扎法:用绷带先环绕头部数周,如单眼包扎法包扎头后、耳下、颊部鼻梁;再环绕头部,经鼻梁到另一侧颊部、耳下、头后而达到前额。如此反复包扎,每圈覆盖上一圈的1/3~1/2,直到双眼均被包扎妥善。最后环绕头部数周打结。

(4)肩部:①肩部"人"字法:环绕患侧上臂2~3周,经背部至对侧腋部,然后斜经胸前至起始处上部,再环绕上臂向上至肩部。如此反复,每圈盖前圈1/3~1/2,直至肩部完全覆盖。②肩部贴胸缠法:此法用于肩关节脱位整复后或肩部手术固定后。伤侧手放于对侧肩部,腋下衬垫,于伤侧腰部开始,将绷带斜向上经伤肩外侧及上臂,然后经肘后上紧贴胸壁向后,环绕腰部,覆盖绷带始端。继经伤侧肘部及胸前,斜经背部至伤侧肩部。如此反复,由外向内,自下而上,每圈盖前圈1/3~1/2,直至包扎妥善。最后于肘屈曲部环绕胸部打结。

(5)肘部"8"字形法:于肘上环绕,斜经肘前向下,环绕肘下部,然后斜经肘内侧及肘后至开始处。如此反复包扎,由外向内,由下向上,每圈覆盖前层1/3~1/2,直至包扎妥善。最后于肘屈曲部环绕胸部打结。

（6）手部：①半手套式：手掌及手指外露，有利于观察血液循环及活动。先在胸部环绕，经手背向下至4～5指间，绕经小指基底部，然后经手背至腕，环绕胸部，分别绕经其他手指，最后在胸部打结。②全手包扎法：返折法：先于腕部环绕，反折绷带，经手背至指间，继续绕过手指，经手指背面、手掌至腕部，如此反复直至包盖所有手指，再环绕腕部固定反折部，然后斜经手背至手指端，于指端环绕一周，用"8"字形缠法由指端向上，最后于腕部环绕打结。"8"字形法：先于腕部环绕，斜经手背至虎口处，然后经手掌再至腕部和手背。在手背处与前层交叉，再至手掌。如此反复缠绕，最后在腕部打结。拇指包扎法：先于腕部环绕，经手腕掌侧、拇指桡侧，至虎口处。斜绕向拇指端，再作"人"字形包扎。经手背至腕，绕拇指桡侧至拇指。如此反复包扎，直至覆盖完全。最后在腕部打结。

（7）足部"8"字包扎法：先于踝部环绕，经足背至趾基部，斜经足背至开始处。如此反复包扎，使足跟外露，但覆盖足背及足弓。最后于踝部打结。

（8）残端包扎法：于残端近侧关节下方用绷带环绕数周后，先以螺旋缠法固定包扎残端的敷料，再在关节下侧环绕一圈。然后将绷带反折由近端到远端，由远端到近端，如此反复包扎直至将残端完全覆盖。

3.绷带使用注意事项

（1）要防止滑脱：缠好的绷带，在活动肢体时即逐渐松动滑脱。防止的办法是先环绕两圈，将绷带头折回一角在绕第2圈时将其压住，再继续沿肢体缠绕。续加绷带时，可将两端重叠6cm。

（2）包扎四肢时：应将指（趾）端外露，以便观察血液循环。

（3）不要用已潮湿的绷带，因干后收缩，会缠绕过紧。

（4）绷带各圈中，皮肤不可外露，每圈应重叠1/3，最后在肢体不易受压处打结。

（5）包扎出血伤口时，应用较多无菌敷料或干净布类覆盖伤口，再加适当压力包扎。

（6）在肢体的骨隆起或凹陷处，如腓骨头、内外踝、腋窝及腹股沟等处，应垫好棉垫再行包扎。

（四）其他包扎材料

在紧急情况下，没有正规包扎材料时，只好用其他材料替代，材料至少应该干净清洁，如毛巾、各种布料等均可。替代材料可撕成三角巾样布块或绷带均可。但应注意：

1.以达到保护伤口免受污染，止血、止痛为目的，尽可能减少伤口污染。

2.尽可能按上述制式包扎材料的要求包扎，将伤口完全覆盖。

3.替代材料上的坚硬部分或附带物应在使用前去除。

4.被有毒物质和腐蚀性物质沾染了的材料不能使用。

5.最好选用棉织品。

（宋华）

第二节　牵引术

牵引是矫形外科中常用的治疗技术，它是应用力学作用与反作用的原理，即利用持续的适当牵引力和对抗牵引力的作用，以缓解软组织的紧张和回缩，使骨折、脱位整复和维持复位；炎症肢体的制动和抬高；预防和纠正肢体的挛缩畸形等。根据牵引力作用的方式和部位的不同,临床上常用的牵引术有手法牵引、皮肤牵引、骨骼牵引和特殊牵引四种。

一、手法牵引

手法牵引与手法整复是密不可分的,主要应用于骨折移位及关节脱位的整复,时间短,牵引力量可按需要逐渐加大。施行手法牵引时,必须同时安排对抗牵引,以稳定近折端。若对抗牵引力不足,整个身体可向牵引方向移动,使牵引力不能在骨折部或脱位处发挥应有的作用,导致整复失败。绝大多数骨折、脱位都可施行手法牵引,其方法是先将患肢置于手法复位的位置,患肢的近侧端助手用手或布带作为对抗牵引;患肢的远侧端由助手用手或布带不间断地平稳牵引,以便术者进行手法整复骨折移位或关节脱位。某些简单的骨折、脱位,也可由术者独立完成牵引、整复。至手法整复成功和外固定后,才能停止手法牵引。手法牵引动作要轻柔,严禁动作粗暴,用力过猛可加重损伤,甚至造成新的骨折、脱位或血管、神经损伤,对婴幼儿及老年病人应特别注意这一点。

二、皮肤牵引

皮肤牵引是利用胶布条粘贴于患肢皮肤上,或用泡沫塑料布压于患肢皮肤上,使牵引力通过皮肤、筋膜、肌肉,传递到骨骼或关节上,从而缓解肌肉紧张,克服骨折重叠移位和关节脱位。皮肤牵引对于患者损伤较少,痛苦不大,且无因穿针发生感染化脓的危险。皮肤不能承担较大重量,最多以 5kg 为限,过重则皮肤难以忍受,且容易滑脱。因此,皮肤牵引主要适用于治疗老年人或儿童骨折,成人下肢骨骼牵引的辅助牵引,以及炎症肢体需临时制动和预防关节挛缩畸形等。

(一)皮肤牵引的禁忌证

1.皮肤有擦伤、裂伤者。

2.皮肤有炎症时,或对胶布过敏者。

3.有血液循环受累如静脉曲张、慢性溃疡、皮炎、血管硬化或其他血管病者。

4.骨折重叠移位较多,需要重力牵引方能矫正其畸形者。

(二)皮肤牵引注意事项

1.患肢皮肤必须完好。

2.患肢骨隆部可用棉纸垫或纱布适当保护。

3.粘贴胶布条的部位及长度要适当,如为骨折,条要平整无皱褶,不能贴于踝上,缠绕绷带不能扭转引起腓总神经麻痹。其上端不应超过骨折平面。胶布不能压于腓骨头颈部,以免压迫引起腓总神经麻痹。

4.牵引重量开始宜稍轻,1~2 小时后可逐渐加重,一般不得超过 5kg,否则牵引力过大,易发生水疱或溃疡,影响继续牵引。

5.牵引时间一般为 3 周左右。因皮肤上皮细胞脱落影响胶布条粘着,如需继续牵引,可更换新胶布条维持牵引,但不超过 6 周。

6.牵引期间应定时复查患肢长度,检查胶布条粘贴情况,从而及时调整牵引重量和体位,防止过度牵引。一般牵引 3~5 天后,肢体肿胀基本消退,即能矫正骨折畸形。2~4 周后,骨折断端有纤维性连接,不再发生移位时,可换为石膏固定,以免卧床时间太久,影响关节活动及功能锻炼。

（三）皮肤牵引技术操作

1.肢体准备　用温肥皂水和清水冲洗擦干患肢皮肤，除去油垢，一般不须剃毛，可帮助粘贴牢固，不易滑脱。

2.胶布准备　取质量较好的胶布，按患肢的长度和粗细，撕成长、宽适度的胶布条。如为了牵引骨折，其长度应从骨折断端至肢体远侧端平面下10cm；如牵引关节，则应自关节平面下开始计算。为了适应肢体近端较粗、远端较细的特点，应将胶布条的近端呈叉状撕开，至踝或腕以上为止，然后将胶布条远端的两边向胶面折叠变窄，使折叠端的宽度与分开板上的卡子孔宽窄一致，以便穿入分开板上的卡子孔内固定进行牵引。这样的胶布条共需两条。

3.分开板　分开板由厚约1cm的小木板制成，其长、宽因患肢大小不同而异，宽度约5cm，长度应稍超过肢体远端的直径，以免胶布条压迫远端骨隆起部的皮肤。分开板的外面钉一长约25cm、宽约3cm、两端带有金属卡子的皮带，并于板的中心经过皮带钻一圆孔，以备牵引绳通过。牵引绳近端打结，以防滑脱。

4.贴放胶布条　在将要粘贴胶布条的皮区涂抹安息香酸酊（亦有主张不用者，以免妨碍皮肤正常代谢），以增加胶布条的附着力，并保护皮肤。将备好的胶布条粘贴于患肢的两侧皮肤上，其走行方向应与肢体纵轴平行一致。胶布条近端的分叉部在粘贴时不可互相交叉或重叠。胶布条应尽量避免通过骨隆起部或容易压伤神经的部位，如必须通过上述部位，例如足部内外踝、桡尺骨茎突等，应用薄棉片或纱布将上述部位垫衬保护，以免压破皮肤形成溃疡。

5.缠绕绷带　粘贴胶布条后立即用弹性绷带自远端向近端缠绕包扎，如无弹性绷带亦可用一般绷带适当均匀加压包裹。胶布条近端应保留部分外露，可观察有无滑脱。绷带下端不可超过远端关节，以免影响关节活动。如在下肢应保持在踝平面以上，在上臂应在肘窝平面以上，在前臂应保持在桡尺茎突平面以上。

6.牵引加重　将粘贴好胶布条的肢体，放于厚薄适当的枕头或用外科带装好的牵引架上。将胶布条远端穿入分开板皮带上的卡子孔内扣紧，使两侧长度相等力量均等，把牵引绳穿过分开板上的圆孔，近端打结以免从孔内滑脱，远端穿过固定架上的滑轮，悬挂适当重量进行持续牵引。日后胶布条如有滑脱，当两侧长短不一力量失去平衡时，可松开一侧卡扣，调整两侧胶布条长短适宜，以使牵引力在两条胶布条上始终保持均衡，继续维持牵引。

（四）上肢肘伸位皮肤牵引

此牵引术适用于肩胛骨关节盂或肩胛颈骨折，远端骨折块向内下方移位者；肱骨外科颈骨折或肱骨干上与中1/3骨折有移位者；肩关节周围纤维化外展活动受限者；肩关节外科手术后需要牵引固定者。

常规备皮，取仰卧位，将患肢放于90°外展位，前臂和手部完全放于旋后位。将备好的胶布条，自骨折面下，沿上臂及前臂的纵轴粘贴，避免前后交叉或环绕肢体，骨隆起部如桡尺骨茎突需用棉纸或纱布保护，以免受压。用弹性绷带或一般绷带自肢体远端向近端缠绕，使胶布条固定牢固。将牵引绳自分开板中心圆孔内穿过，并在近端打结，防止从孔内滑脱。然后把贴好的胶布条远端分别固定于分开板皮带的卡子上，使两侧长短一致，力量均等，但应保持分开板与手指尖端保持一定距离，不能影响手指伸屈活动。将贴好胶布条牵引的患肢放于用外科带装置的上肢Thomas（托马斯）牵引架上，将架上圈的后侧及相当腋部应用棉垫保护，以使肩后与腋部皮肤隔离，避免压迫形成褥疮。支架的远端固定于床旁支架上。将牵引绳的远端穿过滑轮，一般悬重2kg施行牵引。

（五）上肢肘屈位皮肤牵引

此牵引术主要适用于肩胛关节盂骨折，骨折块向内下方移位者；肱骨外科颈骨折或肱骨干上与中 1/3 部骨折，用牵引方法保持骨折不再移位者（亦可应用小夹板固定防止骨折移位，两种方法可酌情选用）。

常规备皮，取仰卧位，患肢放 90°外展，肘关节屈至 90°，前臂置于旋后位，备好两份胶布条，一份自骨折平面下沿上臂纵轴的内外侧粘贴，一份沿前臂纵轴的掌侧、背侧粘贴，均用绷带缠绕固定。将两根牵引绳分别穿入两个分开板中央的圆孔内，在绳的近端打结防止滑脱，然后把粘好的胶布条远端分别固定于分开板皮带的卡子上，使两侧长短一致力量相等，前臂的分开板应以不影响手指屈伸为宜。将贴好胶布条的患肢放于用外科带装置的上肢 Thomas牵引架内，并用棉垫垫好支架铁圈，避免压破皮肤，其远端固定于床旁支架上，将牵引绳穿过滑轮加重 2kg 施行上臂牵引。同时将肘关节在 90°屈曲位悬吊于床架的滑轮上，放重 1kg 进行牵引。

（六）下肢皮肤牵引

此牵引术适用于髋关节中心性脱位；股骨颈骨折术前或术后牵引，以减少肌肉紧张、痉挛和疼痛；股骨粗隆间骨折牵引整复或术后牵引固定；股骨干骨折牵引整复固定或术后牵引固定；应用牵引纠正肌肉痉挛、坐骨神经痛或因其他病理改变所造成的疼痛。

常规备皮，取仰卧位，助手牵引患肢，将备好的胶布条自骨折平面下粘贴于下肢纵轴的内外侧，应避免交叉或环绕肢体，并用纱布或棉垫保护骨隆部，如腓骨小头、内外踝等处，防止压迫坏死。用绷带自踝上缠绕，绝不能自足背开始，以避免胶布条向下滑脱后压迫皮肤发生坏死。绷带压力要适当均匀，不能太紧，向上缠绕至胶布条近端平面以下为止。将牵引绳自分开板中心的圆孔内穿出，并在近端打结防止滑脱。然后将胶布条远端固定于分开板的卡子上，使两侧长短一致力量相等，分开板置于足底部。将贴好胶布条的患肢放于具有外科带的Thomas 牵引架上，用棉垫垫好铁圈防止压迫皮肤，支架远端固定于牵引床架上，将牵引绳穿过滑轮，加重 4～5kg 施行牵引。

（七）Bryant（布莱安）牵引

主要适用于不超过 3 岁的小儿股骨干骨折。

两侧下肢常规备皮，取仰卧位。助手将患肢持稳，先在将要贴胶布条的皮区涂抹安息香酸酊，然后将备好的胶布条自骨折平面下沿纵轴内外侧粘贴，用棉纸或纱布保护骨隆部防止压破。用绷带自踝上开始缠绕，要有适当压力，缠至胶布条近端平面下为止。将牵引绳自分开板中心的圆孔内穿出，并在近端打结防止滑脱。然后把胶布条远端固定于分开板的卡子上，使两侧长短一致力量均等准备牵引。同样胶布条置于健侧下肢。将患儿两髋屈曲至 90°，两下肢垂直向上，将牵引绳穿过床架上的滑轮进行悬吊牵引，牵引重量以保持臀部刚好离开床面为宜。重量不足则牵引无效。超过 3 岁的儿童，一般不宜用此悬吊牵引法，因血液供应不能达到足趾，可引起缺血性坏死。牵引后应经常检查两足的血液循环和感觉有无异常，以防止发生并发症。绷带下端应始终保持在踝平面以上，避免压迫足背或跟腱处发生皮肤坏死。每日应按需要调整牵引及绷带的松紧度。一般维持牵引 3～4 周后，即可有良好的骨愈合。

（八）Russell（罗索）牵引

主要适用于髋关节中心型脱位，股骨颈骨折，股骨粗隆间骨折，股骨干骨折，髋关节脱位手术前准备,骨盆骨折。

此种牵引是小腿用胶布条牵引外,同时用布带向上悬吊,牵引绳经过 4 个滑轮,其牵引合力方向与股骨干纵轴一致,有效牵引力等于水平牵引力和垂直牵引力的合力。此法简便易行,重量不需太大,一般幼儿用 2kg,14 岁以下儿童可用 3kg,成人用 4kg。

三、骨骼牵引

骨骼牵引又名直接牵引,它是利用粗、细钢针或冰钳式牵引夹穿通骨质而进行的牵引,其牵引力直接作用于骨或关节。由于牵引力直接作用于骨骼,可施加比皮肤牵引力大 5～6 倍的力量,以对抗肌肉痉挛或收缩,纠正骨折重叠或关节脱位所造成的畸形,不致引起皮肤发生水疱、压迫性坏死或循环障碍,比皮肤牵引便于照顾。因骨骼牵引的力量较大,牵引时必须有相应的对抗牵引。在牵引的同时还可在局部加用小夹板固定矫正骨折端的侧方移位,调整牵引肢体的体位,以纠正骨折的旋转移位。在持续骨牵引情况下,也纠正了成角畸形。

(一)骨牵引的适应证

1.成人长骨不稳定性骨折,如斜行、螺旋形及粉碎性骨折,以及因肌力强大容易移位的骨折,如股骨、胫骨、骨盆、颈椎骨折。

2.骨折部的皮肤损伤、擦伤、烧伤及部分软组织缺损者。

3.开放性骨折感染或战伤骨折。

4.合并胸、腹或骨盆部损伤者,需密切观察而肢体不宜做其他固定者。

5.患肢合并血液循环障碍,如小儿肱骨髁上骨折、有下肢静脉曲张者,以及暂不宜其他方法固定者。

6.某些矫形手术的术前准备。

(二)骨牵引注意事项

1.注意检查牵引钳的螺丝扭应当钮紧,以免滑脱。

2.牵引重量切勿过重。肢体肿胀消退后,应酌情减轻牵引重量,改用维持重量。

3.应经常检查牵引针(或钉)处有无不适,如皮肤绷得过紧,可适当切开少许以减张;穿针处如有感染,应设法使之引流通畅,保持皮肤干燥;感染严重时应拔出钢针,改换位置牵引。

4.牵引开始数日,应透视矫正骨折端对位情况,及时调整体位或加小夹板纸垫矫正。

5.密切观察病人全身情况,加强护理,防止褥疮等并发症。

6.牵引过程中鼓励患者进行功能锻炼,防止出现肌肉萎缩及关节僵硬。

7.牵引时间一般为 4～8 周。

(三)颅骨牵引

此牵引技术适用于颈椎骨折和脱位,特别是骨折脱位伴有脊髓损伤者。

常规备皮、消毒,取仰卧位,颈部两侧用砂袋固定。用 2% 龙胆紫在两侧乳突之间越过头顶画一条冠状线;再沿鼻尖到枕外粗隆在头顶正中画一条矢状线。将颅骨牵引弓的交叉部支点对准两线的交点,两端钩尖放在冠状线上充分撑开牵引弓,钩尖所在冠状线上的落点即为切口和牵引钻骨的标记。用 1% 普鲁卡因或利多卡因在标记点处进行局部浸润麻醉,浸润范围在 2～3cm 以内,须深达骨膜。在两侧标记点处各做一个小横切口,长约 1cm,直至骨膜,并略作剥离。用颅骨钻在标记点处钻孔,钻孔前先将牵引弓放入钻孔部,确定钻孔方向,应使钻头的方向与牵引弓钩尖的方向一致,钻孔应仅钻入颅骨外板(成人约为 4mm,小儿约为

3mm)。钻孔后安装颅骨牵引弓,将牵引弓上的两个相对应的螺旋钮拧紧进行固定,防止松脱或向内挤紧刺入颅内。用带钩的牵引绳挂在牵引弓尾部的孔内,通过床头滑轮加重进行牵引。床头抬高约 20cm,作为对抗牵引。牵引重量根据颈椎骨折和脱位情况决定,一般 6～8kg,维持重量为 2～3kg。如伴小关节交锁,牵引重量可加到 12～15kg,同时将头稍呈屈曲位,以利复位。抬高床头,加强对抗牵引。如证明骨折、脱位已复位,应立即在颈部和两肩之下垫薄枕头,使头颈稍呈伸展位,同时立即减轻牵引重量,改为维持性牵引。

(四)头环牵引

此牵引技术是一种治疗急性脊柱损伤的理想牵引治疗方法,主要用于脊柱骨折或脱位的整复,或随后的手术治疗及非手术治疗的固定。

常规备皮及消毒手术视野皮肤,取仰卧位,用手或用一个木制枕头将病人的头颈垫好固定,并铺无菌单。头颅钢针的钻孔位置共 4 个,为双侧眼眉外 1/3 的上方 1cm 处和双侧耳上方 1cm 的近乳突处。选择一个灭菌头环,使其套于头颅的位置,恰好是选择钻孔为头颅钢针固定的位置,头环周围距头约为 1.5cm,用 4 个固定钢针固定。一般常用 2 号头环。用 1%普鲁卡因或利多卡因将 4 个头颅钢针钻孔部位进行局部浸润麻醉,不需行皮肤切口,直接将螺丝颅骨钢针经过头环孔钻进皮肤及颅骨外板,用同样压力扭紧固定 4 个颅骨钢针,将带钩的牵引绳挂在头环牵引弓尾部的孔内,通过床头滑轮进行牵引。同时将病人床头抬高作为对抗牵引。牵引开始应摄颅骨 X 线片复查,以保证颅骨钢针不进入颅骨内板。若钻得过深,需改变颅骨钢针的位置。颅骨钢针进入皮肤处应涂上灭菌油膏,以防感染。牵引开始后,应每天复查,适当扭紧颅骨钢针,但不必扭得过紧。若钢针发生松动,可改换钢针的位置。使用头环牵引可以进行复位,但需密切观察,如在牵引过程中出现肌肉痉挛、不正常运动或不对称的眼球运动,即是发生过度牵引的危象,需立即调整牵引重量。若颈椎骨折或脱位的复位是固定的,可以进行头环固定治疗,即加用钢架背心或石膏背心联系头环进行固定治疗。

(五)头环与钢架背心牵引

此牵引技术可使头颈达到理想的位置,从而对颈椎进行固定治疗。头环牵引操作步骤同上法。用可进行牵引的金属杆将头环与钢架背心联系固定在一起,并使金属杆的压力放在两肩前部,即可进行牵引或固定颈椎。

(六)头环与骨盆钢环牵引

头环的安放与牵引操作步骤同上法。在头环牵引控制的情况下,将骨盆钢环套入骨盆部或下肢部,以便进行头环及骨盆环牵引。取侧卧位,骨盆的进针点为髂后上棘处,穿过髂前上棘,并使钢针与骨盆呈水平,当病人站立时与地面平行。常规消毒及麻醉后,自标记处穿入髂骨钢针,使骨盆钢环与髂骨钢针联系固定牢固。用 4 个可以旋转延长或缩短钢杆上下连接,支撑于头环与骨盆钢环之间,即可进行持续牵引与固定。

(七)尺骨鹰嘴牵引

此牵引技术适用于肱骨颈、干骨折、肱骨髁上及髁间粉碎性骨折,移位和肿胀严重,不能立即手法复位固定者,以及陈旧性肩关节脱位将进行手法复位者。

在肱骨干内缘的延长线(即沿尺骨鹰嘴顶点下 3cm),画一条与尺骨背侧缘垂直的线;在尺骨背侧缘的两侧各 2cm 处,画一条与尺骨背侧缘平行的直线,相交两点即为牵引针的进口与出口点。患者取仰卧位,肩外展至 90°,助手持握患肢手腕,将病人上肢提起,常规消毒及局部浸润麻醉后,术者将固定在手摇钻上的克氏针从内侧标记点刺入到尺骨,然后慢慢转手摇钻,将克氏针穿过尺骨鹰嘴向外标记点刺出,使牵引针两端外露部分等长。此时要注意切勿损伤尺神经,不能钻入关节腔,以免造成不良后果影响牵引治疗。把牵引针安装于牵引弓上,使牵引针两端超出部分弯向牵引弓,并用胶布固定,以免松动、滑脱或引起不应有的损伤,然后拧紧牵引马上的螺旋,使牵引针拉紧。对于儿童患者亦可用大号中钳代替细钢针和牵引弓。将患肢放于装好外科带的,Thomas架上,屈肘至90°,用带钩的牵引绳挂在牵引弓尾部的孔内,通过滑轮沿上臂纵轴线方向进行牵引,一般牵引重量为2～4kg。同时将患肢前臂用帆布带吊起,保持肘关节屈曲90°。

(八)桡尺骨远端牵引

此牵引术适用于开放性桡尺骨骨折及陈旧性肘关节后脱位。多用于鹰嘴牵引和尺桡骨远端牵引固定治疗开放性尺桡骨骨折。

在手桡骨茎突上1.5～2cm,与桡骨纵轴垂直的桡侧、尺侧无肌腱处,即为牵引针的进口与出口点。将患肢前臂置于旋前、旋后中间位,并由助手固定。常规消毒手术野皮肤,局部浸润麻醉,将固定在手摇钻上的克氏针从桡侧标记点处刺入至骨,手摇钻把使克氏针沿与桡骨纵轴垂直的方向钻过桡尺骨的远端及尺侧皮肤,使牵引针两侧外露部分等长,装上牵引弓即可进行牵引。或与尺骨鹰嘴牵引针共同装在骨外固定架上,进行桡尺骨开放性骨折的固定治疗。

(九)拇指牵引

此牵引术多用于拇指掌骨或近节指骨不稳定性骨折。通过手法整复夹板固定仍不稳定时,可改用骨牵引法。

常规消毒拇指皮肤,用神经阻滞麻醉或在拇指甲角两侧局部浸润麻醉,将一细克氏针沿两侧指甲角的连线贯穿过末节指骨,放上小钢丝牵引弓,用酒精纱布敷盖针孔。然后施行拇指掌骨或指骨骨折手法整复,用前臂石膏管型将腕关节和拇指腕掌关节固定于对掌功能位上,再将一根“U”形粗铁丝的两臂固定于拇指石膏管形的两侧。待石膏干固后,用橡皮圈连接牵引弓和“U”形铁丝顶端的凹陷处进行牵引。牵引力可根据橡皮圈的松紧度适当调整。

(十)其他四指末节指骨牵引

此牵引术多用于其他四指掌骨或近节指骨不稳定性骨折,通过手法整复夹板固定骨折仍不稳定时,改用骨牵引法。

常规消毒,在神经阻滞麻醉或局部浸润麻醉下,将固定在手摇钻上的细克氏针贯穿过末节指骨,剪短克氏针两端保留适当长度,用小钢丝牵引弓固定克氏针准备牵引。先用棉垫保护手腕及前臂,再将一“T”形铝制夹板用石膏绷带固定于前臂腕部掌侧,保持腕关节、掌指关节于功能位,并在前臂石膏管形的近端掌侧放置一铁丝钩。待石膏干固后,将铝板弯成适当形状,将患指放上,再用橡皮圈连接牵引弓和前臂的铁丝钩进行牵引。为了保持适当的牵引力,可用撑木撑起橡皮圈,但必须保持牵引患指于屈曲位,指端应对准腕舟骨结节。

(十一)股骨髁上牵引

此牵引术适用于有移位的股骨骨折、有移位的骨盆环骨折、髋关节中心脱位和陈旧性髋关节后脱位等,也可用于胫骨结节牵引过久,牵引钉松动或针孔感染,必须换钉继续牵引时。

患者取仰卧位,将患肢放在布郎牵引架上,膝后垫扁枕两个。自髌骨上缘近侧1cm内,画一条与股骨垂直的横线(老年人骨质较疏松,穿针位置要距髌骨上缘高一些;青壮年骨质坚硬,穿针位置要距髌骨上缘近一些),再沿股骨内髁隆起最高点与腓骨小头前缘,各作一条与髌骨上缘横线相交的垂直线,相交的两点即为牵引针的进出点标志。常规消毒,局部浸润麻醉后,用手向上拉紧皮肤,将手摇钻上固定的克氏针从大腿内侧标记点处刺入皮肤直至股骨,使针保持水平位,并与股骨垂直,然后慢慢旋转手摇钻,待克氏针穿过对侧骨皮质后,同样向上拉紧皮肤使克氏针穿出外侧皮肤标记点,避免在牵引过程中针孔的远侧皮肤被拉豁或压迫坏死。使两侧牵引针外露部分等长,用巾钳将进针处凹陷的皮肤拉平,安装牵引弓,并用橡皮塞套于针的两端,以免刺伤健侧皮肤。两侧针孔处酒精纱布敷盖固定。用带钩的牵引绳挂在牵引弓尾部的孔内,通过牵引架上的滑轮进行牵引。膝关节适当屈曲位,小腿和足部置于用外科带装配的支架上,或用胶布辅助牵引,以防肢体旋转和足下垂。将床脚抬高 20～25cm,以作对抗牵引。牵引重量应根据患者体重和损伤情况决定,如骨盆骨折、股骨骨折和髋关节脱位的牵引总重量,成人一般按体重的 1/7 或 1/8 计算,年老体弱者、肌肉损伤过多或有病理性骨折者,可用体重的 1/9 重量,小腿辅助牵引的重量为 1.5～2.5kg,足部皮肤牵引重量为0.25～0.5kg。牵引开始后应定期摄片复查,防止过度牵引。待骨折整复后,立即改换维持重量 3～5kg,并应每日用酒精浇湿两侧保护针眼的纱布 1～2 次,以免穿针滑动引起感染。同时鼓励患者进行功能锻炼,避免肌肉萎缩及足下垂的形成。

　　(十二)胫骨结节牵引

　　此牵引术与股骨髁上牵引术均适用于有移位股骨骨折及骨盆环骨折,髋关节中心脱位及髋关节陈旧性脱位等。胫骨结节牵引较股骨髁上牵引常用,如胫骨结节牵引过程中有其他问题,才考虑换为股骨髁上牵引继续维持治疗。

　　患者仰卧位,将患肢放在布郎牵引架上。助手用手牵引踝部固定患肢,以减少患者痛苦和防止继发性损伤。自胫骨结节向下 1cm 内,画一条与胫骨结节纵轴垂直的横线;在纵轴两侧各 3cm 处,画两条与纵轴平行的纵线,纵横线交点处 B1 为牵引针的进出点(老年人骨质疏松,标记点要向下移一点,以免穿针时引起撕脱性骨折;青壮年人骨质坚硬,标记点要向上移一点,以免穿针时引起劈裂骨折。儿童宜用克氏针牵引)。常规消毒后,铺盖无菌单,行局部浸润麻醉。用手摇钻上固定的克氏针或骨圆针沿着标记点由外侧向内侧穿出,避免损伤腓总神经。剪除牵引针多余部分至两侧长度适宜为止,最后放置牵引弓。将膝关节放于适当的屈曲位,用酒精纱布覆盖两侧针孔处,将带钩的牵引绳挂在牵引弓尾部的孔内,通过牵引架上的滑轮加重进行牵引。同时将床脚抬高 20～25cm,以作对抗牵引。牵引重量应根据患者体重和损伤情况决定,成人一般按体重的 1/7 或 1/8 计算,老年人可用体重的 1/9 重量。牵引术后两周内每天要测量患肢的长度,必要时摄片复查,以预防骨折断端过度牵引,根据检查结果及时调整牵引重量,待骨折整复后改换维持重量 3～5kg。每日应用酒精浇湿保护两侧针眼的纱布 1～2 次,预防穿针部位感染,并检查患肢远端的运动,感觉及血运情况,同时指导患者正确地进行功能锻炼。

　　(十三)胫腓骨远端牵引

　　此牵引术适用于开放性胫腓骨骨折或膝部骨折不宜用胫骨结节牵引者,或用于骨外固定,进行开放性胫腓骨骨折的治疗。

　　患者仰卧位,将患肢置放于布郎牵引架上。助手牵引脚及跟部维持固定,以减少患者痛苦。在内踝尖端向上 3cm 左右,内侧无肌腱处,即为牵引针穿入点;经穿入点与胫骨纵轴垂直穿过踝上,经腓骨至外侧皮外处,即为牵引针穿出点。常规消毒皮肤,两标记点浸润麻醉,然后用手摇钻将克氏针或骨圆针由内向外自标记点穿出,并使外露部分等长,装牵引弓。用带钩的牵引绳挂在牵引弓尾部的孔内,通过牵引架上的滑轮,加重进行牵引。一般成人的牵引重量为 4～6kg。

(十四)跟骨牵引

此牵引术适用于胫腓骨节放性骨折,不稳定性骨折,某些跟骨骨折,以及髋关节和膝关节轻度挛缩畸形的早期治疗。

患者仰卧位,将患肢放于布郎牵引架上,使膝关节保持 45°屈曲位,将踝关节保持伸屈中间位。自内踝下端到足跟后下缘连线的中点,即为进针标记点。常规消毒后,局部浸润麻醉,将手摇钻上固定的克氏针或骨圆针从内侧标记点处刺入到跟骨,助手将患足把持稳定,以免入针不正。穿针时应注意穿针方向,大多数主张水平位进针并与跟骨垂直,亦有人主张稍向上倾斜进针穿过跟骨结节,即针与踝关节面略呈 15°倾斜,使针的内侧进入处低,外侧出口处高,保持患足在轻度内翻位,从而有利于恢复胫骨的正常生理内翻弧度,使牵引针两端外露部分等长,用酒精纱布敷盖保护针孔处,最后安放牵引弓。将带钩的牵引绳挂在牵引弓尾部的孔内,通过牵引架上的滑轮加重进行牵引。如胫腓骨骨折有严重移位,需在助手帮助下进行手法整复,随后加放纸垫和小夹板固定或小腿石膏固定,再进行牵引。一般成人的牵引重量为 4～6kg,待复位后改换维持重量 2～3kg。由内向外穿针时,应防止损伤胫后动脉。牵引术后每日用酒精浇湿保护两侧针眼的纱布 1～2 次,预防穿针部位感染,并密切观察脚趾活动、感觉及血运情况。

(十五)跖$_1$～跖$_4$骨近侧端牵引

此牵引术多与跟骨牵引针共同组成骨外固定架,用于进行牵引或固定治疗楔状骨及舟状骨的压缩性骨折。

将患胶放置于布郎牵引架上,助手将脚及小腿固定。常规消毒皮肤,局部浸润麻醉,用手摇钻上固定的克氏针,于第 4 跖骨近端的外边沿与跖骨纵轴垂直的方向刺入至骨,缓慢摇动手摇钻,使克氏针穿过跖骨 4～1 的近端部至皮肤外,并使外露部分等长,安装牵引弓或与跟骨牵引针并装骨外固定架,以使调整楔状骨或足舟骨的移位,并进行固定治疗。

四、特殊牵引

特殊牵引主要是指利用帆布、皮革等材料,按局部体型制成各种布兜及牵引带,包绕或固定患部,通过滑轮及牵引支架等装置,应用重力、压力及机械等不同的施力方式,进行各种牵引复位的治疗方法。

(一)头颅带牵引

常用的是头颅带,通过滑轮及牵引架加重量进行牵引。适用于轻度颈椎骨折或脱位、颈椎间盘突出症及根性颈椎病等。

头颅带通常采用枕颌布带,它是用两条纵行布带约呈 30°角缝在一起,前带托住下颌,后带兜住枕骨粗隆,再用横行布带连接前后两条纵向布带,以防止滑脱。布带上端用一金属横梁撑起,长度稍大于头颅之左右径,以免夹紧头部,引起不适感。再用牵引绳通过滑轮加重进行牵引。有两种牵引方法:一为卧床持续牵引,牵引重量一般为 2.5～3kg,其目的是利用牵引维持固定头颈的休息,使颈椎间隙松弛或骨质增生造成的水肿尽快吸收,缓解症状。其方法是在床头的横梁上安装一个滑车,牵引绳一端与枕颌牵引带连接,另一端通过滑车后连接牵引重量,同时将床头抬高以对抗牵引,防止病人沿牵引方向移动。二为坐位间断牵引,其方法是患者取坐位,距头高约1m处安一横杠,其上附有两个滑车,滑车之间距离为0.5m,将枕颌布带套于患者头颅,将牵引绳一端与之连接,另一端穿过两个滑轮车后加重进行牵引。一般每日一次,每次20～30分钟,牵引重量可根据患者性别、年龄、体质强弱、颈部肌肉发育情况以及患者对牵引治疗的反应等,酌情逐渐增加,一般开始为3～5kg,最多可至10～18kg。但须注意如颈椎松动不稳定,不宜进行重量较大的牵引,以免加重症状。牵引治疗最初几天,应密切观察患者的病情变化,牵引时一般取颈部轻度前屈位。少数患者出现头晕、头胀或颈背部疲劳感时,应该从小重量、短时间开始牵引,个别不能耐受牵引或症状加重者,应改用其他治疗方法。

(二)骨盆带牵引

此牵引术主要适用于腰椎间盘突出症有腰神经根刺激症状者。

根据施加牵引力的方式不同,常用的有两种骨盆牵引方法。一是用帆布制成束带式布兜包托于骨盆,为了防止布兜压伤髂嵴部皮肤,布兜内衬以泡沫海绵或棉垫,两侧各有一个牵引带,床尾横梁上安装两个滑轮,将牵引绳一端与牵引带相连接,另一端穿过滑轮加重牵引。两侧所系重量相等,一般每侧使用重量10～20kg,同时床脚抬高20～25cm,利用人体重量作为对抗牵引。一般每日牵引1～2次,每次30～45分钟,并加强腰背肌功能锻炼,腰腿痛的症状可逐渐消退。二为利用机械大力间断牵引,即用固定带将两侧腋部向上固定,作对抗牵引,另用骨盆牵引带包托骨盆进行机械牵引,每天牵引一次,每次牵引15～30分钟,牵引重量先从体重的1/3重量开始,根据情况逐渐加重牵引重量,可使腰腿痛症状逐渐消退。但腰椎如有明显松动不稳者,不宜用较大重量牵引,以免加重症状。

(三)骨盆悬吊牵引

此牵引术适用于骨盆环分离但无向上移位的骨盆骨折,耻骨联合处分离,严重的骶髂关节分离,以及髂骨、翼骨骨折骨折块向外移位者。

患者取仰卧位,用厚帆布制成骨盆兜,其宽度上抵髂骨翼,下达股骨大转子,放于腰及臀后部托起骨盆。骨盆兜之两端各穿横木棍,并以绳索系于棍的两端,再用牵引绳通过滑轮和"S"状钩挂于两侧牵引绳上进行牵引,以便加强骨盆两侧的压力,既可稳定骨折减少疼痛,又便于护理。牵引重量以将臀部抬离床面为宜,这样患者感觉舒适,擦背及放置便盆等操作也较方便。待4～6周后解除牵引,换用石膏短裤固定。

(四)胸腰部悬带牵引技术

适用于胸腰椎椎体压缩性骨折的整复。

病人仰卧在能升降的牵引床上,采用帆布带和两个铁环制成的胸腰部悬带,以及金属悬吊牵引弓,将小腿固定于牵引床上,头下垫枕。通过金属悬吊牵引弓将胸腰部悬带牵引吊起,降下牵引床,使患者呈过伸位,即可使胸腰椎椎体压缩骨折整复。复位后包缠石膏背心固定,石膏干固后可解除胸腰部悬带牵引。但应鼓励患者加强背肌功能锻炼,约3个月后可解除石膏背心固定。

(宋华)

第三节　外固定技术

骨科外固定在运动系统疾病的治疗中应用最广泛,已有1000多年的历史,在内固定技术高度发展的今天,仍有十分重要的作用,它是切开复位内固定所不能替代的。骨科外固定主要包括小夹板、石膏、牵引、支具、套具及外固定器等。

一、小夹板外固定

小夹板外固定是我国传统医学的精华,有 1000 多年历史,是治疗骨折简便、有效的方法之一。小夹板局部固定是利用与肢体外形相适应的特制夹板来间接固定骨折。多数夹板不固定邻近关节,仅少数近关节部位骨折,需超关节夹板固定。

小夹板固定是从肢体的生理功能出发,通过扎带对夹板的束缚力,以固定垫加压施以矫正骨折端成角和侧方移位的应力,充分利用肢体肌肉收缩活动所产生的内在动力,使肢体内部因骨折所致的不平衡重新恢复平衡。因此,它是一种积极能动的固定,符合外固定生物力学原理。

(一)小夹板固定的优缺点

1. 优点

(1)无创固定,可用于老人、小孩及不能耐受手术的病人四肢骨折治疗。

(2)操作简单,基层医院可以很好地实施。

(3)取材方便,树皮、木板、竹片、硬纸板、塑料板、胶合板、铝片等均可制成夹板使用。

(4)一般不超关节固定,便于早期活动,避免发生关节强直、肌肉萎缩及骨质疏松等并发症。

(5)观察、调整方便,如发现对位、对线不良,肢体血运障碍,可随时调整。

(6)价格低廉,病人乐于接受。

2. 缺点

(1)小夹板固定属于间接固定,不适应不稳定性骨折,否则易发生再移位或畸形愈合。

(2)小夹板把持力差,不适用于单独固定股骨骨折,需配合牵引。

(3)小夹板如使用不当,会出现一些严重的并发症和后遗症,如压疮、筋膜室综合征,缺血肌挛缩,甚至肢体缺血坏死等。

(4)需经常复诊、调整,随着肢体肿胀的消退,扎带变松失去应有的固定功能,有时肿胀加重影响血运,均需及时调整。

(二)小夹板固定的适应证与禁忌证

1. 适应证

(1)现场急救:四肢骨折关节脱位的现场救护,固定伤肢,便于安全迅速地转运。

(2)四肢闭合性稳定性骨折:对上肢骨折及胫腓骨的固定效果好,肱骨骨折需配合外展支架,股骨骨折需配合牵引。

(3)四肢骨折畸形愈合手法矫治后复位满意且稳定者。

(4)伤口小的四肢开放性稳定性骨折,清创术后,可考虑使用。

2. 禁忌证

(1)患肢肿胀重有循环障碍危象及筋膜室综合征者。

(2)有诱发筋膜室综合征可能者。

(3)创面较大的开放性骨折。

(4)伴有大面积创面感染,需经常换药者。

(5)伴有较大面积挫伤的四肢骨折。

(6)骨折伴有神经血管损伤,固定后可能加重损伤者。

(7)不能得到经常复查调整的病人。

(三)小夹板材料及制作要求

1.小夹板材料性能要求　需具可塑性、韧性、弹性、吸附和通透性,质地轻,透X线及价格低廉,来源丰富。

(1)传统材料:①木板类:柳木、杨木、杉木、榆木及泡桐木板等(此类最常用);②树皮类:最常用是杉树皮,再就是黄柏树皮、杜仲树皮等;③竹类:竹片、竹条等;④胶合板类:如三合板、五合板等;⑤硬纸板类:马粪纸、工业硬纸板及包装箱纸板等;⑥金属类:铝板条、"U"形铝板、铁丝等。

(2)新型材料:聚氯乙烯树脂夹板、杜仲胶夹板及纸基塑料夹板等。其中纸基塑料夹板是最新研制的一种外固定材料,优点较多,例如可用火烤或热水(70°)泡的方法,使之软化后,进行塑形。其软化和硬固时间都很短,塑形的程序也较简单。能反复多次使用,透X线性能好,燃点高,一般火焰不易点燃。用过的污染夹板可用水刷洗,便于清洁回收再用,还可根据需要进行剪裁。因其价格较贵尚未普及。

2.小夹板制作要求　选用的材料应无虫蛀、无裂纹、无瘢痕,表面光洁,修去棱角。其长度不超关节者等于或接近骨折段肢体长度,以不影响关节活动为度;超关节者其超出关节不少于2～3cm;其宽度总和相当于患肢周径的4/5左右,其厚度:木竹类一般为3～4mm,其他类型的材料以达到支撑强度为度。每组夹板的数量:一般为4块,小腿为5块,手指可用一块或两块。根据固定肢体的外形将夹板预弯成一定的弧度;夹板贴近肢体的一面衬毛毡,外罩布料或针织外套。

3.固定垫　固定垫又称加压垫,安放于夹板的某一部位,防止骨折再移位,还有少许矫正残余移位的作用。固定垫须软硬适中,有一定韧性弹性,能吸水散热,对皮肤无刺激。可取较软的棉花、布、毡等材料制作,垫应宽于夹板,根据应用部位的小同其大小不一,至少不得小于3cm×3cm。

(1)固定垫的形状及用途:根据垫的形状可分为平垫,塔形垫,梯形垫,分骨垫,合骨垫,葫芦垫,横垫和空心垫等。①平垫:为平整的长方形垫,一般长6～10cm,宽4～8cm,厚1.5～4cm,用于肢体平坦的长管状骨骨干骨折部位。②塔形垫:为中间厚、贴夹板层长、贴皮肤层短、两边渐薄、形状似塔形的固定垫。塔形垫一般中间厚4～7cm,贴夹板层长12～20cm,贴皮肤层长4～8cm。③梯形垫:为一边较厚、一边呈斜坡或阶梯状的固定垫。用于肢体斜坡处,如肘关节后下方及肩关节外上方。④高低垫:高低垫为一边高、一边低的固定垫。用于锁骨骨折及尺桡骨茎突处骨折。⑤抱骨垫:垫的一侧呈方形,另一侧呈半月状,可用绒毡等剪成。用于尺骨鹰嘴骨折及髌骨骨折,可使骨折片合拢。⑥葫芦垫:两头宽大、中间窄小,呈葫芦状,但平整且厚薄一致。适用于桡骨小头脱位复位后的固定。⑦大头垫:是用棉花或棉毡将夹板的一头包裹,适用于肱骨外科颈骨折。⑧横垫:为窄长条形固定垫,平整且厚薄均匀,一般长7cm,宽2cm,厚0.3cm。适用于桡骨远端骨折。⑨合骨垫:两边厚,中间薄而凹陷。适用于下尺桡关节分离及肱骨髁间骨折。⑩分骨垫:以一根铁丝为中心,用棉花卷成棱形,直径0.5～1cm,长6～10cm,铁丝的作用是在X线检查时便于了解其摆放位置是否妥当。适用于尺桡骨骨折、跖骨骨折及掌骨骨折。

空心垫:将平垫的中央切割成一圆孔即为空心垫。适用于内、外踝骨折。

(2)固定垫的放置方法:固定垫的使用应根据骨折部位的肢体外形、骨折类型及骨折再移位倾向等情况而定,在骨折肢体的相应部位放置适当的固定垫。常用的固定垫放置法有一垫固定法、二垫固定法、三垫固定法和四垫固定法。①一垫固定法:主要用于直接压迫骨折部位,多用于骨隆突部位的骨折,如肱骨内上髁、外上髁及内外踝骨折(空心垫),桡骨小头脱位(葫芦垫)和髌骨骨折(抱骨垫)等。②二垫固定法:用于侧方移位较大、对位较差的横行骨折。两垫分别置于两骨折端的移位侧,两垫均不超过骨折线,以固定垫挤压,防止骨折再移位。③三垫固定法:三垫固定法用于有成角移位的骨折,一垫置于骨折成角突出部位,另两垫分别置于长管骨两端的对侧,两骨折段像两个杠杆,三垫成为两杠杆的支点,以达到矫正骨折成角移位的目的。④四垫固定法:四垫固定法多用于固定肱骨近端骨折,在外侧小夹板的近端及远端,相当于骨折线上下方处,各放置一固定垫,与内侧小夹板近端的大头垫形成四垫固定。

(四)骨折的整复

应用手法使骨折闭合复位,称手法复位、正骨手法或整复手法。要使移位的骨折复位,必须施行一定的手法。正确的手法操作是骨折复位成功的关键,绝大多数骨折均可用手法复位。熟悉骨折移位的规律,掌握正确的手法,做好充分的整复前准备,选择适当麻醉和争取理想的整复时机,是手法复位成功的要点。

1.整复时机

(1)手法复位时间愈早,疗效愈好,骨折后半小时内,局部疼痛较轻,肌肉末发生痉挛,肿胀较轻,最易复位。

(2)伤后4~6小时因局部瘀血尚未凝结,复位较易。

(3)如出现严重肿胀,则手法整复不仅不易成功,还可使患部肿胀加重。遇此情况宜暂缓整复。

(4)成人一般伤后7~10天均可考虑闭合手法复位,小儿根据年龄的不同,时限适当缩短。

2.整复前准备

(1)麻醉:根据具体情况,选择有效的止痛或麻醉措施。血肿内浸润麻醉是较为安全和实用的麻醉方法,常用于闭合性骨折的复位。局部消毒,进针达两骨折端之间或抽出了暗红色的陈旧血液,即表明针进入骨折部血肿,可缓慢注入麻醉剂。麻醉剂常用2%普鲁卡因或2%利多卡因注射液。

(2)材料准备:包括夹板、棉垫、扎带、胶布、棉花、小压垫、纸块、石膏绷带等。

(3)人员准备:确定主治者与助手,并做好分工,做到胸中有数,各司其职,相互配合。参加整复者应对伤员的全身情况、受伤机制、骨折类型及移位情况等作全面的了解和复习,将X线片与病人实际情况联系起来,仔细分析;确定该骨折需用哪些整复手法以及助手配合等,做到认识一致,动作协调;根据骨折情况,将伤员及患肢置于恰当的肌肉松弛位置,以减少对骨折段的牵拉力。

3.整复手法　整复手法较多,祖国医学《医宗金鉴·正骨心法要旨》早就著有摸、接、端、提、按、摩、推和拿正骨八法,按照用远折端对合近折端的原则整复骨折。近几十年中西医结合的实践工作,使骨折整复有了进一步发展。尚天裕教授总结的正骨十法被普遍接受。

(1)手摸心会:目的是了解骨折移位情况及骨折复位状态。用手触判别骨折移位是整复骨折的基本手法。它把X线片上显示的骨折断端移位方向和病人肢体实际情况结合起来,使医生头脑中有一个骨折移位的立体影像。在整复前后,必须在骨折处两指相对仔细触摸,先轻后重,由浅及深,从远至近,以了解和核实骨折移位情况或复位结果。

(2)拔伸牵引:拔伸牵引是整复骨折的重要步骤,主要是矫正骨折缩短和成角移位,恢复患肢长度和形态,它也是矫正其他几种骨折移位(包括侧方、嵌插和旋转移位)的基础。按照"欲合先离、离而复合"的原则,可由两位助手或术者和助手分别握住患肢远端和近端作对抗牵引。开始时按原来肢体位置顺势牵拉,然后再沿着肢体纵轴拔伸牵拉,稳定近折端,为提按、端挤等手法创造条件,直至固定妥善方可松开。在手的力量不足时,可配合软绳、布带牵引复位,也可借助骨折复位床进行机械牵伸复位。如股骨骨折时,因大腿肌肉丰厚,用手力牵引不能复位,或复位后夹板固定不牢固,因肌肉收缩而重新移位时,可配合持续骨牵引,以弥补手法牵引之不足。拔伸牵引时,用力要持续稳定,双方力量应均衡,不能时大时小来回扯动。

(3)旋转回绕:旋转手法的目的是矫正骨折端旋转移位。在牵引下,术者握住远折段,使其向旋转移位的相反方向旋转而恢复患肢正常轴线,或使关节作被动旋转活动。旋转回绕法常与屈伸法配合运用。要依据关节正常功能活动的范围,掌握被动旋转的角度。回绕手法多用于断端间有软组织嵌入的骨折,或"背靠背"移位的斜面骨折。需先判定发生背向移位的旋转途径,然后施行回绕手法,循原路绕回使背对背的骨折端变成面对面之后,再矫正其他移位。施行回绕手法不可用力过猛,以免伤及血管和神经。施行回绕手法时,应适当减少牵引力,否则不易成功。

(4)屈伸收展:目的是矫正不同方向的成角移位,靠近关节附近的骨折容易发生成角移位,主要是因为短小的近关节的骨折段受单一方向的肌肉牵拉所致。此类骨折单靠牵引不仅不能矫正移位,反而牵引愈重,成角愈大。对单轴关节(肘、膝)附近的骨折,只有将远折段连同邻近的关节置于屈曲或伸直位,配合拔伸及推按手法,成角移位才能矫正。如伸直型肱骨髁上骨折,在复位时需牵引下屈肘整复。而屈曲型骨折需要伸肘位牵引整复。根据关节部的骨折类型,使关节伸直或屈曲,或屈伸活动数次,将移位的骨折复位,如肘、腕和踝部骨折常用此法。对多轴型关节(肩、髋附近的骨折)一般在三个平面(水平、矢状和冠状面)上有移位,复位时要改变几个方向,才能将骨折整复。如内收型肱骨外科颈骨折,复位时先内收牵引后外展,再前屈上举过顶,最后内旋叩紧骨折端,缓慢放下患肢,矫正骨折端的嵌插、重叠及旋转移位和向内、向前成角移位。

(5)成角折顶:目的是利用反折对合矫正有严重重叠移位的横断骨折或锯齿型骨折。先加大成角,按压骨折端使两折端的一侧相顶,构成支点,然后逐渐反折,并挤压两骨折端复位。此法多用于前臂双骨折,在牵引下通过采用分骨、折顶手法可获得一次成功复位。使用此法时应小心,操作时要仔细,以免骨折尖刺伤重要的血管、神经。

(6)端挤提按:缩短、成角及旋转移位矫正后,还要借助端挤提按矫正侧方移位。矫正侧方(即左右侧或尺桡侧)移位用端挤手法,操作时在持续手力牵引下,术者两手拇指分别挤压移位的两骨折端作端挤手法,使凹者得起、凸者复平。矫正前后移位用提按手法。操作时在持续牵引下,术者两手拇指压住突出的远端,其余四指捏住近折端,向上提按。应用端挤提按手法时,按压部位要难确,助手及术者用力要适当,用力方向要正确,着力点要稳定,配合要默契、得当。

(7)夹挤分骨:使两平行排列的长管骨相互分开,以免形成桥接。主要用于尺桡骨双骨折、掌骨与跖骨骨折等。骨折段因受骨间膜或骨间肌的牵拉而呈相互靠拢的侧方移位。进行复位时,术者可用两手拇指及示、中、环指,分别挤捏骨折处背侧和掌侧骨间隙,矫正成角移位和侧方移位,使靠拢的骨折端分开,远近骨折段相对稳定,并列的双骨折就能像单骨折一样一起复位。

(8)摇摆触碰:经过以上手法,一般骨折即可复位。但横断或锯齿型骨折断端间,可能仍有裂隙。摇摆触碰手法是消除骨折断端间的裂缝或间隙,使骨折端完全靠拢。操作者可用两手固定骨折部,助手在维持牵引下轻微地左右或上下摇摆骨折远段,待断端的骨擦音消失,骨折端即紧密对合。触碰手法用于使骨折部紧密嵌插者,在横断骨折或骨折发生于骨骺端松质骨与皮质骨交界处时,骨折经整复和固定后,用一手固定骨折部夹板,另一手沿骨的纵轴方向叩击,使骨折部紧密嵌插。

(9)对扣捏合:适用于分离或粉碎性骨折。两手合抱骨折部,双手掌对向叩挤,把分离的骨块挤紧、挤平、挤顺。对粉碎性骨折块可用拇指及其他四指对向捏合。对扣捏合手法常用于踝部、肱骨髁间骨折、腕部尺桡关节分离的整复。

(10)按摩推拿:主要是对骨折邻近的软组织进行按摩、调理,使扭转的肌肉、肌腱等软组织舒展通达,尤其是关节附近的骨折更为重要。操作时要轻柔,按肌肉、肌腱走行方向,由上而下,顺骨捋筋,起到舒筋、活血、散瘀、消除肿胀的作用。

复位后需检查复位情况,观察肢体外形,抚摸骨折处的轮廓,与健侧肢体对比,并测量长度,可了解复位的大概情况。包缚好外固定的小夹板后,作X线透视或拍片检查,可明确复位程度,以确定是否达到解剖复位或功能复位标准。若未达到功能复位标准,应根据病人情况,确定下一步的治疗方案,或再一次手法复位,或借助外固定器复位固定,或手术切开复位。不宜在X线透视下作手法复位,因时间久后可对术者皮肤造成损伤,引发癌变。

4.复位标准

(1)解剖复位:指各种移位得到纠正,骨折对位(两骨折端的接触面)和对线(两骨折段的纵轴关系)均良好,骨折的正常解剖形态得以恢复。这是骨折复位的最佳结果。

(2)功能复位:虽尽了努力仍未能达到解剖复位,但愈合后对肢体功能无明显影响者,称功能复位。功能复位的要求可因病人的年龄、职业、骨折部位、时间和类型的不同而有所区别,不同部位的骨折复位标准不尽一致,如肱骨干稍有畸形对功能影响不大,前臂双骨折要求对位、对线均好,关节面骨折应完全对位。一般认为,如下几点对成年人是可以接受的:①缩短移位:下肢2cm以内,上肢可略多;②成角移位:与运动方向一致或与骨干生理弯曲一致的成角10°以内,其他方向的成角应完全纠正;③侧方移位:长骨干少于2/3,干骨骺端少于1/4;④旋转移位:上肢各骨干允许10°～15°,下肢应完全纠正。对儿童骨折的功能复位要求可适当放宽。

(3)畸形愈合:达不到解剖和功能复位标准的骨折愈合后,会有某些功能障碍,称畸形愈合。因此,手法复位应尽可能达到解剖复位,而不应轻易以功能复位为满足。关节内骨折必须以解剖复位为唯一标准。

5.注意事项

(1)避免忽略已存在的其他合并伤,未注意到合并损伤(神经、血管等损伤)而进行整复,很容易进一步加重合并伤。因此,每当已明确骨折移位时,均应认真检查邻近组织,尤其是神经、血管是否有合并损伤。

（2）要解除病人的精神负担，进而把整复过程、固定要求及注意事项告知病人，取得病人及其家属的信任和密切配合。

（3）整复时切忌使用暴力，拔伸牵引应徐徐用力。整复时着力部位要准确，用力方向和大小要根据骨折移位情况而定。

（4）不可用手指在受伤处搓来搓去，以免增加软组织损伤，对于骨折复位无益。

（5）避免片面强调非手术治疗。有一种观点认为，切开复位是手法整复的辅助手段，只有在反复多次手法复位失败后才选择应用，结果是多次手法整复导致局部肿胀，甚至出现水泡，组织严重挫伤。

（6）对不稳定的骨折，在复位之前就应考虑到准备以何种方法固定及其可靠性如何，此时固定反而成为决定复位方法的前提。

（7）有些骨折手法整复难以达到复位要求，应当机立断，改行手术治疗。

（8）对于年老体弱或有其他严重疾病、多处骨折以及孕妇等，正骨复位时应特别慎重。若复位有困难，不可勉强进行。宁可暂缓复位，先行骨牵引大体改善骨折移位状况，待条件成熟时再整复。

（五）夹板包扎固定方法

1.扎带的制作及用途　扎带又称为加压横带，是捆扎于夹板外层起加压束缚作用的窄布条带。用2～4cm宽的布带或绷带折叠成宽1cm的扎带，共3～4条。扎带的作用，主要是加压捆扎，便于调节小夹板松紧度。

2.小夹板包扎

（1）续增包扎法：即边用绷带缠包患肢，边陆续逐一放置前后、左右各个小夹板。骨折复位满意后，由助手维持骨折肢体的合适体位。从患肢远端缠包1～2层内衬绷带，保护皮肤不受小夹板磨擦。按先后顺序放置固定垫，放置时应使固定垫平整，切勿折叠。根据小夹板放置的部位，也可先用胶布将固定垫粘贴在小夹板上，以免固定垫滑动移位。根据骨折移位情况，先安放对骨折起主要作用的两块夹板，使其贴近内层，用绷带缠包稳妥后，再放置起次要作用的小夹板，继续用绷带缠包，以使主要小夹板先发挥作用，而且其作用更为可靠、切实。在夹板外层用绷带包扎2～3层进行覆盖，以维持各块夹板的位置，防止相互移动错位。从中间向两端依次缚扎3～4根扎带，每根扎带绕肢体两周后结扎。活结扎应在前侧或外侧夹板上，以便于松紧调节。扎带之间的距离要均匀，松紧度以能上下移动1cm为宜。此法之优点是夹板不易移动，较为牢靠。

（2）一次包扎法：先包内衬绷带，一般2～3层，对患肢皮肤进行适当的保护。绷带缠包应比较松散，不可过紧，以免影响浅静脉的回流。将固定垫粘贴在夹板的适当位置上。将几块夹板一次性放置于患肢四周，而不是先后逐一放置小夹板外层，也不再用绷带缠包。小夹板外层直接用3～4根扎带捆扎，松紧适度。此法使用的绷带较少，夹板易移动，需经常检查。

3.小夹板操作注意事项

（1）小夹板固定加压不是借助绷带的包扎，而是靠加压横带的加压捆扎。因此，在包扎绷带固定小夹板时，不可用力加压。

（2）选用小夹板的型号要合适，不宜过长或过短，过长会影响骨折部近关节的活动，过短则固定骨折不牢。

（3）扎带分布要均匀得当，长的肢体段如股骨和胫腓骨段一般应捆扎4根扎带、短的肢体段如肱骨和尺桡骨段一般应用3根扎带。

（4）靠近关节段的骨折除了用超关节夹板固定外，还要借用托板固定，2~3周后去除托板。进行关节功能锻炼。

4.小夹板固定后注意事项

（1）适当抬高患肢，应将患肢置于略高于心脏的位置，以利于肿胀消退。可将患肢置于软枕、砂袋或其他架子上。

（2）密切观察患肢血液循环情况，尤其是固定后1~4天内更应注意肢端动脉的搏动，以及皮肤温度、颜色、感觉、肿胀程度，手指或足趾主动活动等。若发现有血液循环障碍，必须及时将绷带放松，如仍未好转，应拆开绷带观察，如血运恢复，肿胀不重，可重新固定，防止包扎过紧。如肿胀重血运不恢复，则应放弃夹板外固定。

（3）若病人不住院治疗，首先要教会病人及其家属观察患肢指（趾）端血运，如果疼痛剧烈，指（趾）端苍白青紫，应立即到医院检查和治疗，不能耽误，一定要向病人及其家属详细交代清楚，并在门诊病历上详细记载。

（4）注意经常调整夹板的松紧度，患肢肿胀消退后，夹板也将松动，故应每天检查扎带的松紧度，及时予以调整。

（5）定期摄X线片，了解骨折愈合情况，以及骨折是否发生再移位，尤其在复位后2周内要勤于复查，若发现骨折移位，应及时进行再复位。

（6）及时指导病人进行患肢功能锻炼活动，将功能锻炼方法教给病人及其家属，避免剪力和扭力，发挥其主观能动性，做到医患密切配合，也可将注意事项印刷成单页，交给病人或家属随时参照执行。

（六）小夹板固定并发症

小夹板操作虽然并不复杂，但如果注意不够，往往在小夹板固定操作过程中及小夹板固定后的康复过程中出现问题，轻者病人不适，重者可能导致肢体功能丧失，甚至肢体缺血性坏死，给病人造成难以承受的损害，这是所有医务工作者需要切切牢记的。

1.压疮　多发生于内衬加压垫矫形固定时，为了矫正成角或轻度侧方移位而骨衬的加压垫压力局限，矫形压力较大，容易产生压疮，临床表现为局部持续性疼痛。

防治方法：①一般不稳定的骨折不宜采用小夹板固定，需用加压垫矫正骨折畸形时，加压垫宜用棉花或棉布垫，加压垫面积应稍大。包扎时适当用力，不能加压过紧。②一旦出现局部持续性疼痛，可将加压横带稍加松解减压处理，如果因此骨折再移位，可换用石膏托或外固定器等其他外固定方法。

2.小夹板远端肢体肿胀　小夹板包扎后，常常出现夹板远端肢体肿胀。由于骨折的一段肢体挫伤、肿胀以及夹板绷带束缚引起患肢浅静脉回流障碍所致。轻度肿胀可在数日内逐渐自行消退。重者应调整扎带松紧度，还可用绷带适当加压包扎肢体远端，用内层的纱布绷带自下而上将患肢远段完全包囊住，上肢缠包至指蹼处，下肢缠包至趾蹼处，使患肢远段的浅层静脉完全在均匀的压力之下，促使大部分静脉血液由深层静脉回流。若患肢为上肢，可利用小夹板绷带将上肢肢体悬吊，以便于加速上肢静脉回流，消除肿胀。若患肢为下肢，可将下肢抬高置于Braun架上，或置于下肢CPM功能活动锻炼器上，进行被动活动，加快肢体静脉回流。不断作手的抓握动作，活动足趾和踝关节，促使静脉血液加速回流，可消除肢体肿胀。如果肿胀严重,应注意肢体血液循环障碍,疼痛或感觉异常,指(趾)端甲床血运不良,应拆开小夹板进行重包,或改用其他固定方法。

3.筋膜室综合征　如果小夹板固定太紧,或术后肢体肿胀不断加重,影响肢体血液循环,可致肢体筋膜室综合征缺血性肌挛缩甚至坏死。

防治方法:包扎小夹板松紧应适当。术后注意观察肢体末端皮肤色泽、肿胀程度和感觉。一旦怀疑肢体血运障碍时,应及时松开加压横带观察,如血运改善,待肿胀消退后重包小夹板,如血运无好转,应切开减压,改用外固定支架固定。

4.骨折再移位　如果小夹板包扎固定太松,或肢体消肿后小夹板松动,以及不稳定骨折,容易发生再移位。

防治方法:包扎小夹板时应注意松紧适度,一般应每天检查一次加压横带及小夹板的松紧度。第1、3、7天X线检查各1次,复查骨折对线、对位情况。如发现骨折移位,及时重新复位,小夹板外固定,或改用其他固定方法。

二、石膏外固定

石膏外固定历史悠久,相传几千年前古埃及人用石膏浆硬的麻布固定骨折。1000年前印度突尼斯用石灰混凝土固定骨折,19世纪50年代比利时军医 Anfonins Hathigsen 发明的石膏绷带,很快得到推广,并用于战争救护,近二三百年,石膏固定的临床应用更加广泛,石膏技术日臻完善。中西医结合治疗骨折的原则虽将原来的固定方法作了较大改进,但石膏外固定仍具有重要的应用价值。

(一)石膏及石膏绷带

1.石膏的成分　生石膏为含水硫酸钙[$CaSO_4 \cdot 2(H_2O)$]经烧烤加热至120℃左右,其中大部分(93%)水分蒸发而成为熟石膏[$(CaSO_4)2 \cdot H_2O$],其结构也发生了改变,冷却后易于捻碎,呈白色粉末状。

2.熟石膏的性能　熟石膏粉末与水混合5~10分钟后即可形成与原来结晶不一样的白色硬块,1~3天干因后硬度强,不膨胀,不变形,不紧缩。临床上利用此特性达到塑形固定作用。用水浸湿,尤其是用醋浸湿,容易分解变软,易于割裂及剪开,此特性被用于石膏的开窗及拆除。

3.石膏绷带的性能

(1)石膏绷带是熟石膏细粉末撒在稀孔纱布(绷带)上制成,经水浸泡,熟石膏粉末吸水结成条状晶体,相互交织,十分坚固。

(2)石膏绷带易受潮结晶而失效。

(3)石膏绷带浸泡后结晶变硬及干固的速度,与下列因素有关:质量高的石膏,吸水性强,干固快,硬度强,不易断裂,质量差的石膏则相反。水的温度高则硬固快,常用的水温20~30℃。急需缩短石膏硬固的时间者,可用50~70℃的水。若水中加入少量食盐(10g/L)或白矾(4g/L),硬固加快,但硬固后强度减低易裂纹断裂,一般不用此法。若浸不透,干固后强度低,若浸入的水分过多(未挤出过多水分),干固时间延长。浸泡的时间以冒完气泡为止,新型石膏绷带浸水时间要短,以全部变软即取出。过长,影响其塑形及强度。环境温度高,通气好,空气干燥,则干固快,反之则慢。石膏块薄则干因快,厚则慢。结晶过程宜相对静止,免受干扰,如中途承受重力或其他外力的干扰,石膏变形折弯,再塑形则易裂纹断裂。

4.石膏绷带的种类

(1)常用(传统的)的石膏绷带:①石膏绷带卷(简称石膏卷):在纱布绷带涂上熟石膏粉,卷成筒状而成。一般可自制或买成品。②石膏带:在纱布绷带上涂上一层石膏粉,叠成一定长度及厚度的带子状,就是石膏带。石膏带多是自制的,也可用石膏绷带折叠而成。还有一种是石膏纱布块,即把数层大块纱布浸在石膏糊中,然后摊开铺平使用。这种方法,一次就可以铺很大面积,比卷或带子铺得快,省时间,做石膏床就可用这种方法、不过至少需要二人合作,才能将大块的多层纱布打开、展平,包扎完毕,且要进行较多的剪修。用石膏带或卷则费时费物。

(2)改良石膏绷带:①粘胶石膏绷带:将胶质材料与石膏粉混匀,然后喷洒、粘固在棉纱布上而成。使用时石膏粉不散落。包扎出来的石膏厚度均匀、轻薄坚固且干固快。其他特性及操作技术与传统石膏基本相同。此种石膏绷带在国内已广泛应用。②高分子聚合物石膏绷带:国外的改良石膏绷带多属此类,所用材料为高分子聚合物,其特点是重量很轻,干固很快,包扎层数很少。一般干固时间为3分钟后可负重,薄的石膏包扎3层即可,且不怕水湿,可带石膏洗澡,透X线性能也很好。此种石膏绷带价格昂贵,目前国内很少使用。

(二)石膏固定的优缺点

1.优点

(1)石膏来源广泛,取材方便,制作简单。

(2)操作简便,易于掌握。价格也不昂贵。

(3)石膏固定对组织无损伤,属于非侵袭性外固定。

(4)石膏塑形性能好,结晶干固前柔软如稀泥,可根据肢体不同部位的凸凹和屈曲形状进行各种妥贴成形,干固不变形,便于塑形固定。

(5)石膏硬固较快,5~10分钟即可硬化成形,便于固定和保护肢体。

(6)具有良好支撑作用。

(7)具有一定的矫形作用,利用楔形切开可矫正骨折残留成角畸形。

(8)管型石膏利用三点挤压塑形,可矫正骨折成角畸形并预防骨折再移位。

(9)石膏对X线有半通透性,石膏固定的肢体摄X线片仍可清晰观察到骨折对位和对线情况。

2.缺点

(1)不便于随时调整,石膏一经成形即坚实牢固,当肢体损伤后继续肿胀时,则会影响肢体血运,甚至出现缺血坏死;当肢体肿胀到一定程度后开始消退,固定部位又会出现相对过松而致骨折再移位。

(2)更换石膏操作繁琐,当石膏固定不理想,需要重新复位固定时,或长期固定影响肢体发育时,均需拆除石膏予以更换,不够方便。

(3)固定时间长时,可引起肢体肌肉萎缩、关节僵硬、骨质疏松等并发症。

(4)开放性骨折或有感染创口的肢体用石膏固定,石膏被脓血污染易发生恶臭及加重损伤部位的感染,伤口换药也十分不便。

(5)石膏沉重,不便于患肢锻炼和行走;冬难保暖,夏难散热,皮肤得不到清洁护理而易产生皮炎等。

鉴于石膏诸多缺陷,近些年出现了高分子合成材料取代石膏固定趋向,但价格比较昂贵,尚未在我国广大基层医院推广应用。

(三)石骨固定的适应证与禁忌证

1.适应证

(1)骨科创伤急救:石膏在骨折等现场急救时可作临时固定,以控制患部活动,防止损伤加重。

(2)战伤处理:战场上对软组织损伤及骨折等,在作简便可靠的石膏固定后,有利于伤病员的搬送,可防止瘢痕挛缩,促进损伤修复。

(3)闭合、稳定性骨折与脱位的固定。

(4)骨与关节化脓性感染的固定。

(5)骨与关节结核的固定。

(6)骨性或肌性畸形矫形术后的固定。

(7)肌腱转位术后的固定。

(8)神经、血管或肌腱吻合术后的固定。

(9)关节成形术后的固定。

(10)关节矫形术后的固定。

(11)植骨术后的固定。

(12)皮瓣移植后的固定。

2.禁忌证

(1)全身情况差,不能耐受石膏固定者,应先抢救生命,稳定病情。

(2)创面或创口较大的开放性骨折。

(3)合并大块皮肤挫伤或缺损的骨折。

(4)不稳定性骨折或脱位。

(5)陈旧性骨折、骨折延迟愈合或骨不连。因原来已有较长病程,如果继续石膏外固定,有可能造成骨折邻近关节僵硬和功能障碍。

(6)肺心病、哮喘及支气管炎病人的胸椎骨折。

(7)孕妇胸腰椎骨折。

(8)小儿生长发育迅速,长时间石膏固定影响发育者。

(9)伤口发生厌氧菌感染者。

(四)石膏固定的类型及用途

1.根据石膏有无衬垫分类

(1)有衬垫石膏:又称衬垫式石膏,即在石膏与皮肤之间加衬垫。常用的衬垫材料有棉花、棉织筒套、毡块等。在骨突起部位如肩峰、肩胛骨、肱骨内、外上髁、尺骨、鹰嘴、尺桡骨茎突、脊柱棘突、髂嵴、大粗隆、股骨内外髁、腓骨小头、内外髁及足跟等处加垫后,外置棉织筒套,将拟打石膏的部位全部覆盖。垫子容易活动,失去保护作用。可将垫子缝于棉织筒套上,也可用胶布固定在皮肤上。另一种衬垫方法是将固定部位全部衬一层棉花,目的是起保护和缓冲作用。多用于创伤和手术后可能发生肿胀的患肢固定,以防组织继续肿胀,受到石膏压迫而发生循环障碍及压疮等。然而衬垫也有缺点:石膏与皮肤间有一定空隙,影响制动与固定强度,可发生疼痛、移位、延迟愈合等不良后果。因此,肿胀消退后(约两周的时间)应常规更换石膏,所换的石膏可为无衬石膏。

（2）无衬垫石膏：在石膏与大部分皮肤之间无棉花衬垫，或仅在骨隆起部位放置衬垫，在肢体缠绕一层绷带包绕其外。其特点是固定效果好，压力均匀，石膏薄而质轻，不易滑动，多用于损伤较轻或手术较小，一般不会发生严重肿胀的肢体固定。但如果应用不当，可引起血运障碍、神经麻痹或形成压疮等。因此对新鲜骨折、软组织损伤或感染有肿胀趋势者，以及手术后有预期反应性肿胀等，均不能用无衬垫石膏。

2. 根据石膏包绕范围分类

（1）石膏托：适用于四肢稳定骨折、软组织损伤肢体肿胀严重者的固定及骨折关节脱位术后辅助固定。

操作方法：在患肢肢体表层放好内衬棉花并用绷带松松包缚后，将10～14层石膏条贴敷于肢体后侧或前方，用绷带予以包扎固定。

石膏托操作简单，使用方便，易于包扎，用途较广，一旦发现肢体肿胀影响血运，容易剪拆。当肢体肿胀减轻后，绷带包扎仍能起固定作用。但固定的牢固度较低，容易在肢体关节部位出现折断情况。

（2）石膏夹托：适用于四肢稳定骨折或多段骨折，肢体肿胀严重者。

操作方法：在患肢肢体表层放好内衬棉花并用绷带松松包缚后，分别将两条10～14层石膏长条贴敷于肢体后侧和前方，前方石膏条稍短，后侧石膏条稍长，石膏条外面再用绷带予以包扎固定。

与石膏托相比，石膏夹托固定更为稳妥、牢固，大大增加了固定强度，即使肢体肿胀消退，对石膏夹托固定稳定度的影响也不太大，必要时只需要加缠一层绷带即可；与管型石膏相比，石膏夹托操作简单，使用方便，一旦发现肢体肿胀影响血运，容易剪拆。

（3）"U"形石膏：与石膏夹托稍有不同的是肢体两侧石膏条相互连接，没有断开，适用于上臂、前臂、足和小腿的骨折，踝关节脱位及软组织挫伤等。操作方法：将一条10～14层石膏长条贴敷于肢体两侧，若为肱骨近段骨折，"U"形底部应跨过肩部；若肱骨远段骨折，"U"形底部应超过肘关节的尺骨鹰嘴部；若为尺桡骨骨折，"U"形底部应跨过肘关节肱骨髁部；若为胫腓骨骨折或踝关节脱位、软组织挫伤，"U"形底部应跨过跟骨足底。石膏条外面再用绷带、予以包扎固定。

（4）管型石膏：适用于四肢稳定骨折，肿胀较轻者。

操作方法：将6～8层石膏条贴敷于肢体后侧，用石膏绷带绕肢体逐层缠包，一般需6～8层，尤其关节部位应反复来回多包几层，以增加固定强度。

3. 根据石膏外形分类

（1）头颈胸石膏：①小型头颈胸石膏多用于无移位或复位后的1～2个颈椎椎体骨折，5～12岁肌性斜颈术后的固定。②大型头颈胸石膏多用于无移位或复位后的3～4个颈椎椎体骨折，12岁以上的肌性斜颈术后的固定。③头颈石膏背心多用于固定颈胸多段骨折或结核及脊柱侧凸等。

（2）躯干石膏：①矫形石膏多用于轻度脊柱侧凸畸形的矫形，或重度脊柱侧凸畸形的术前准备。②石膏背心适用于第9胸椎至第5腰椎骨折、脱位、肿瘤和结核等。③石膏床多用于胸椎结核、腰椎结核、髋关节结核、骨盆结核及合并膝关节结核、踝关节结核。

（3）颈部石膏：又称石膏颈围，多用于第1～7颈椎椎体骨折、脱位、骨结核、骨肿瘤、落枕及颈部软组织损伤等，保守治疗或手术治疗之后，以及肌性斜颈术后及颈椎病的术后固定。

(4)肩部石膏：主要有肩外展"人"字石膏和肩上举"人"字石膏。①肩外展"人"字石膏适用于肩部骨折、脱位和肱骨骨折。②肩上举"人"字石膏多用于肩部骨折或脱位(包括肩锁关节骨折脱位、肩胛骨骨折等)、肱骨近端骨折、肱骨干近中 1/3 骨折复位后或内固定术后、肩袖损伤、肩袖缝合或修补术后的外固定。

(5)上肢石膏：①长臂管型石膏、长臂石膏夹托及长臂石膏托：有衬垫石膏，适用于肱骨远端骨折、髁上骨折、肘部骨折并脱位、尺桡骨双骨折等。固定范围自腋下 2cm 至掌横纹。②前臂管型石膏、前臂石膏夹托及前臂石膏托：适用于桡骨远端骨折、腕骨骨折或脱位、掌骨骨折、腕掌关节脱位及 Bennet 骨折等。固定范围：上起肘窝下 1cm，远至掌指关节。前臂石膏托还可用于掌指骨骨折和脱位，腕部以远的伸屈肌腱断裂及血管神经断裂吻合术后，腕部人工关节置换术后等。

(6)髋部石膏：①单侧髋"人"字石膏：适用于单侧股骨骨折、髋关节骨折及病变、股骨截骨术、髋关节置换术后的固定。固定范围：躯干剑突平面至患肢趾端，健侧至髂前上棘水平，暴露会阴部。②双侧髋"人"字石膏：适用于一侧股骨骨折、对侧髋关节骨折及病变，以及双侧看关节脱位、骨盆骨折、髋臼骨折、股骨近端骨折等的外固定。固定范围：单腿"人"字石膏加对侧大腿。③蛙式石膏：多用于小儿先天性髋关节脱位手法复位术后的固定。固定范围：躯干剑突平面至趾端。

(7)下肢石膏：①长腿管型石膏、长腿石膏夹托及长腿石膏托：多用于股骨远段骨折、膝关节损伤、胫骨近段骨折复位后，跟腱延长术后，股骨远段或胫骨近段截骨矫形术后，下肢血管和神经吻合术后等的固定。固定范围：腹股沟下 2cm 至趾端。②Kite 矫形石膏：用于先天性马蹄内翻足的矫形。③小腿管型石膏、小腿石膏夹托及小腿石膏托：多用于胫骨远段骨折、踝关节损伤、足骨骨折复位后的固定。小腿石膏托还可用于踝部血管、神经、肌腱断裂吻合术后的固定等。④石膏靴：多用于小儿下肢骨折复位后、马蹄内翻足矫形术后的外固定。固定范围：腹股沟韧带下 2cm 至趾端。

(五)石膏包扎技术

石膏包扎技术俗称"打石膏"。

1.准备工作

(1)材料及器械准备：石膏固定需要一些器械和相关的材料，主要包括石膏绷带、石膏用床、石膏修整工具(石膏刀、石膏剪、剪刀、电动石膏锯、撑开器等)、衬垫材料(有绒毡、棉纸、线袜套、棉花衬垫及绷带等)、量尺、石膏操作台、浸泡器皿、石膏干燥用具、彩色铅笔、橡皮布及铁丝、滑石粉和硫磺粉等。

(2)病人准备：清洁皮肤，将拟行石膏固定的肢体用肥皂水清洗干净，有小伤口时要更换敷料，一般不要粘贴胶布，确定需用时胶布应沿肢体纵轴粘贴，肢体有开放伤口时，经认真清创后以无菌敷料覆盖伤口，但不能用绷带作环形缠绕包扎，以免影响肢体血运。为预防疥虫、臭虫等，还可选用硫磺粉洒在皮肤上，有表皮伤口者禁用。有移位的骨折或关节脱位要复位，并注意维持矫形复位后的位置。

2.基本方法

(1)制作石膏条：用皮尺或绷带测量患肢固定所需的长度，按此长度来回铺 6～8 层干石膏绷带制成石膏条。根据固定不同部位的需要可准备 1～4 条。

(2)摆放患肢体位：维持骨折复位或矫形复位后的位置，将患肢缓慢置于悬空的功能位，以便于包缠石膏。

肢体关节功能位：①肩关节：上臂外展45°～60°(小儿外展70°)，内旋15°，前屈30°～45°、以肘关节屈曲90°时拇尖对准鼻尖为准。②肘关节：屈曲90°，前臂处于旋前旋后的中立位，左侧略旋后，右侧略旋前，如两侧同时强直，应使一侧处于半屈位(约45°)。③腕关节：背伸约30°，略尺偏。④拇指：其功能位即对掌位，将示指尖和拇指尖作一圆圈形对合，此时拇指的位置就是他的对掌位。⑤其他手指：各指的功能位就是和拇指对掌的位置。⑥髋关节：屈曲25°左右，外展5°～10°，外旋5°～10°。若一侧下肢短2.5cm，外展10°即可代偿，若短3cm，可再加外展10°，即外展20°，但不能外展太多，否则将引起膝内侧副韧带劳损。应该用垫高鞋底的方法来补偿。⑦膝关节：屈曲5°～10％儿童可伸直。⑧踝关节：它的功能位即是中立位。

(3)保护皮肤：在骨隆起部位如髂嵴、髌骨、内外踝及足跟等处铺垫一薄层棉花，患肢表面松松地缠绕一层绷带保护皮肤。在肢体前方置一根绷带搓成的绳，以便于石膏管型的剖缝。

(4)铺放石膏条：将铺好的干石膏条由两端向中央折叠，在温水中浸泡直到无气泡冒出时，将其拿出，握两端，挤去多余水分，将泡好的石膏条扯平，放在肢体必需部位。石膏条加内衬，放肢体一侧用绷带缠绕固定即为石膏托。

(5)缠包石膏卷：用右手握住泡好的石膏卷，左手握住石膏卷头端，自肢体近侧开始先包缠4圈，然后每一圈盖住上一圈的下1/3，松紧适度、层次均匀地缠包至肢体远端，这样反复缠包3～5层，石膏的始末部、患部都要多包3～5层，肢体上粗下细处绷带下2/3需折叠，应在石膏条处打折，以免引起压疮。缠绕石膏卷用于石膏管形、石膏背心等的制作。

(6)塑捏成形：包完石膏绷带石膏尚未结晶时，用手掌在关节、肢体隆起部位及足底按肢体轮廓予以均匀挤压塑捏，使石膏与肢体贴合。在石膏湿软状态时，根据三点挤压原理用手掌施以一定的应力，以纠正残存的成角，纠正或维持关节的位置，直至硬固成形。

(7)修剪石膏边缘：通过修剪使手指、足趾或会阴部露出，以便观察肢体末端血运，方便病人大小便。通过修剪使与石膏邻近的关节活动自如，而且美观。

(8)管型石膏剖缝：提起绷带搓成的绳，用石膏刀沿其走行切开管型石膏，将切开后翘起的边缘压平，外缠一层绷带。

(9)石膏的完成：包扎完石膏绷带还要修理一番，使之边缘整齐、表面光滑、大小合适。

石膏干后用红色铅笔在上面标出患部所在区域，注明打石膏的日期。

3.注意事项开窗

(1)固定体位：在不妨碍愈合或其他治疗目的的前提下，肢体关节需置放在功能位上，如果需将关节固定在某种非功能体位，固定时间不宜太长，以防关节僵硬。打石膏时为了保持体位不变，尽可能将肢体用支架悬吊，也可用专人扶持。在扶持过程中，应尽量用手掌，切忌用手指挤捏，以防产生石膏内突而出现压迫溃疡。

(2)固定的松紧度：包石膏绷带时不要缠得太紧，宜用滚动缠绕法。但也不能过松，过松就起不到应有的固定作用。石膏绷带之间不能留有空隙，以免石膏分层散开而影响其坚固性。故在缠包石膏时边缠绕边用手掌涂抹，使各层紧密相贴形成一体。在肢体凹陷处，石膏绷带应注意适当放松，必要时剪开，使之与体表相贴合。

(3)四肢的固定：在固定四肢时，除将肢体固定的功能位或特定位外，应将手指或足趾远端暴露在外，擦洗干净，便于观察固定肢体的血运、知觉情况以及活动能力等。

(4)打足部行走石膏时宜安装步行蹬，方法是把一个"U"形铁板条用石膏绷带包扎在小腿及足部石膏内,起到支撑部分体重、悬空足部石膏,防止踏碎变软的作用。如未打入步行蹬,需行走时,可用穿木底鞋的方法补救。鞋底呈船形,中间高约 3cm,两头变薄翘起,用帆布带固定在足部石膏上。

(5)石膏未干搬动病人时,应给予充分的支持、保护,维持固定后的体位,防止石膏折裂。例如:搬运一个髋"人"字石膏的病人,应同时托起病人的腰部、臀部、腘窝部及踝部,注意用手掌而不用手指。

4.石膏固定后的处理

(1)设法使石膏尽快于硬,如通风,使用电吹风、电风扇甚至烘箱。

(2)适当垫高患肢,减少或避免肢体肿胀。石膏未干时,骨突部位(如足跟、腓骨小头等处)应悬空。

(3)注意患肢血运,观察患肢外露的指(趾)端有无肿胀及活动情况,局部温度有无下降,颜色有无异常。若发现指或末端发绀或苍白、温度降低或被动牵拉过伸时疼痛,并感麻木等,须立即剪开石膏至皮肤。如仍不能缓解,需根据情况再作进一步处理。

(4)经常检查指或趾的运动和知觉,如果不能自由活动,知觉减退或消失,血运尚好,表明神经受压,应立即解除压迫或更换石膏。若同时血运障碍,则要考虑有出现缺血性坏死的可能,应及时处理。

(5)如一处有持续性疼痛,提示该处有受压的可能,应在该处开窗减压或更换石膏。

(6)冬天注意保暖,夏天注意散热,以防冻伤或中暑。

(7)保持石膏整洁,防止大小便或食物污染;翻身和变换体位时,注意保护石膏,防止折断。

(六)石膏开窗、修补及拆除方法

1.开窗法　为了局部检查、减压及伤口换药,常在石膏上开一窗洞。其方法是:先用铅笔画出范围,再用石膏刀沿画线,刀刃向内倾斜,边切边将切开的石膏向上提拉,以便于切削,最后修齐边缘。已开窗的石膏避免负重,以防断裂。洞口内用棉花填塞并加以包扎,以防软组织向外突出。注意不可将石膏渣屑掉在石膏壳内,以免烙伤软组织。

2.石膏修补法

(1)断裂石膏的修补:在关节部位易发生石膏断裂。修补方法是在屈侧纵行放置石膏带,外面再绕几圈石膏绷带。这样,增加的石膏不多,重量不大,而加固作用较强。如果单纯用石膏绷带加固,需绕很多圈,石膏变得又厚又重,也造成了不必要的浪费。

(2)石膏表面的修补:石膏表面破损或发软,可用小刀刮除损坏层,直至坚实的石膏层。配制适量较稠的石膏糊,用水浸湿原石膏的粗糙面,涂上石膏糊,揉抹使之平滑,干固后即成为完整的一体。

3.石膏拆除方法

(1)一般有衬垫的石膏拆除较易,用合适的器械如用石膏剪,每次切割小于 0.5cm,过关节时当更小心。使用电锯以摆动者为佳。如果石膏太硬太厚,拆除困难,可用醋、水或醋酸等湿润切割处,使石膏变软,沿所画线作长条"V"形切除,然后分开石膏。也可将石膏在热水中浸泡数分钟,使其软化,逐层松解拆除,但如需重包石膏或有伤口时,不宜用此法。

(2)剖缝管型石膏拆除时,用撑开器沿石膏的剖缝将其撑开。预先未剖缝者,可用电动石膏锯将其锯开,为避免伤及皮肤,应于电锯下方,紧贴切割处皮肤放置一金属薄片,如有袜套,则可用石膏剪在袜套外剪开石膏。

（七）石膏固定并发症

1. 近期并发症

（1）远端肿胀：趾（指）在踝（腕）部包石膏后常发生肿胀，若皮肤或甲床色泽红润，多为石膏固定时包扎稍紧，皮肤浅表静脉回流稍差所致。

防治方法：抬高患肢，逐渐适应后，肿胀会消退。加强指（趾）关节的活动锻炼，能促进肿胀消退。不要剪去远侧的石膏，那样将加重肿胀，甚至出现压疮。

（2）压迫神经：多由于石膏太紧或衬垫不当，使较表浅部位的神经受压如腓总神经受压所致。

防治方法：在进行石膏固定时宜妥放棉花衬里，石膏松紧适度，避免受压。一经发现问题，当立即进行石膏开窗或更换石膏，并给予神经营养药物治疗。

（3）肠系膜上动脉综合征：多发生于脊柱侧凸矫形术后及石膏背心外固定后的病人。病人术后出现高位肠梗阻症状：恶心、呕吐频繁，呕吐物内混有胆汁。

防治方法：可疑肠系膜上动脉综合征时，应及时对症处理。①将床脚垫高，取头低俯卧位。②禁食、补液、支持疗法。③胃肠减压。④颈交感迷走神经封闭。⑤如果诊断明确，立即拆除石膏背心，必要时须作胃空肠吻合术或 Treitz 韧带松解术。

（4）石膏综合征：在使用腹部大型石膏如石膏背心、髋"人"字石膏后发生。多是因石膏背心将整个胸腹部包裹过紧所造成，尤以上腹部包裹过紧，影响病人进食后胃的容纳与扩张，继而发生腹痛、呕吐，呕吐物主要是胃内容物，一般无胆汁，此点可以与肠系膜上动脉综合征相鉴别。

防治方法：①如及早发现，应予以禁食，并进行胃肠减压，即可预防其加重。如胸部石膏包裹过紧，可出现呼吸窘迫、紫绀。因此，在包石膏背心时胸部不宜过紧，石膏背心包好后在上腹部区开一石膏窗，或包石膏前后壳，待其干硬后用绷带将前后壳一起包扎于身体上固定。病人若有不适或呕吐，确认系石膏壳包扎过紧引起时，仅需将绷带重新包松一点即可。②病人夜晚睡眠时也可将石膏壳去掉，起床站立时再将石膏前后壳重新包上。③石膏背心固定好后嘱病人不要进食过饱，坚持少食多餐，逐步适应石膏背心的包裹。④注意观察，如发现呼吸、面色、脉搏、血压和尿量等发生改变，应认真检查，及时给氧，并及时给予解除石膏等相应处理措施。

（5）皮炎、湿疹、痱子和毛囊炎等，多因对石膏过敏所致，伴有疼痛及瘙痒。

防治方法：隔衬布，防石膏直接刺激皮肤。已经发现，即开窗处理。

（6）发热：伤口无感染时，包石膏后或更换石膏后可发生低热。

防止方法：如突然发热，伴有肿痛，提示伤口蜂窝织炎、淋巴管炎等，应暴露伤口，积极对症治疗。发生气性坏疽时也可引起发热，常伴有脉搏加速，疼痛加剧，肢端循环障碍。若有怀疑，应立即拆开石膏，检查伤口及附近软组织，积极处理。

2. 远期并发症

（1）褥疮及压疮：由于局部组织长时间被压所致，可引起局部不适，浸湿石膏，肢端肿胀等。

防治方法：如果病人在包石膏后主诉局部不适，怀疑有局部压迫，应开窗减压，包扎、换药。

(2)肢端坏死：多发生于石膏包扎过紧，阻碍了肢体正常血液循环所致。

防治方法：①正确应用无衬垫石膏，密切观察患肢血运，对于受伤或术后的患肢估计会有明显肿胀者，应采用有衬垫石膏加以预防。②已发生指（趾）端甲床或皮肤苍白或青紫者，应立即抬高患肢，剖开石膏直达皮肤。③已有骨筋膜室综合征的患肢，应立即手术切开肢体各个骨筋膜室彻底减压。

(3)缺血性肌挛缩：此乃石膏过紧所致，以前臂和小腿多见，往往先出现前臂或小腿的骨筋膜室综合征。

防治方法：①石膏固定后应反复观察，及时纠正。②肢体明显肿胀时，应早期撑开或拆除石膏，并可试行交感神经阻滞术以增进循环。③已发生骨筋膜室综合征者，应立即手术切开肢体各个骨筋膜室直达骨膜，彻底减压。

(4)坠积性肺炎：发生于大型躯干石膏固定后的病人，不能灵活地翻身或坐起，长期卧床导致上呼吸道通气不畅，咳嗽无力，有痰或分泌物不易自肺部咳出，引起呼吸道感染。

防治方法：①应鼓励病人经常进行深呼吸，并多坐位或半卧位，可能时多行走活动，咳嗽或咳痰时应尽量用力咳出。②长期卧床病人应定时让病人翻身、拍背，帮助将痰咳出。③可给予抗感染、止咳、化痰、祛痰药物，必要时行超声雾化吸入或体位引流。

(5)尿路结石：固定范围广泛，卧床时间较长，骨骼首先发生废用性骨质脱钙及骨质疏松，大量钙盐从骨骼中逸出而进入血液，经血液循环至肾脏排出体外，在从肾脏排出的过程中，容易在肾盂、输尿管及膀胱内形成结石。

防治方法：①让病人平时多饮水，增加泌尿系的冲洗作用。②石膏固定的病人能行走者，尽量鼓励病人多行走，确实不能行走的病人，应鼓励他们在床上多活动肢体关节，进行床上功能锻炼活动，可在一定程度上减少骨骼脱钙。

(6)关节僵硬：多发于跨关节固定超过 2～3 个月的肢体，尤以肘关节、膝关节、踝关节和髋关节多见。

防治方法：①一般石膏固定时间不要超过 3 个月，拆除石膏后，应尽快活动关节。②刚开始活动关节时可能有些肿胀，可用热水浸泡肿胀的关节，有利于消除肿胀。③对于邻近关节的骨折，估计愈合期需 3 个月以上时，避免采用石膏固定，而应选用外固定器跨关节固定。④一旦出现膝、髋和踝关节僵硬，时间在半年以内者，可在腰麻下缓慢逐渐强力屈曲关节。屈膝关节时可在腘窝处垫三角木墩。对骨折部要加以保护，按压的手要尽可能靠近关节，以免再骨折，同时对关节周围软组织进行按摩，30～40 分钟即可使关节屈曲和伸直至正常范围，给关节戴上弹力护套，可减轻肿胀和皮下出血点。然后将患肢置于下肢功能锻炼器上，进行被动关节活动锻炼 2～3 周，活动间隙可用中药熏洗关节。但肘关节十分容易发生骨化性肌炎，一般禁止使用。

(7)骨折再移位：如果石膏包扎太松，或肢体消肿后石膏松动，骨折容易发生再移位。

防治方法：一般固定后应摄 X 线片，复查骨折对线、对位情况。发现骨折移位，及时重新复位，更换石膏固定或换用其他外固定方法固定。

(8)肌肉萎缩

防治方法：①早期鼓励病人做肌肉等长收缩，每日 3 次，每次 20 下，然后进行自我肌肉按摩。②病情许可时，可进行患部邻近关节的功能活动，逐步加强活动强度，增大活动范围。③有神经麻痹者，应作关节的被动活动，防止肌肉萎缩和关节僵硬。

三、外固定器固定

外固定器又被称为经皮穿针骨外固定器或外固定支架。由固定针、连杆、固定夹、螺栓及螺母等组成。穿入骨骼的固定针通过固定夹螺栓等与连杆固定,达到对骨折复位、固定、加压及延长等作用。这种固定方式是介于内固定与外因定之间的第3种固定方式,兼收了内、外固定的优点,克服了前二者的缺点,是较好的固定方式。

(一)外固定器的优缺点

1.优点

(1)与小夹板、石膏外固定相比,复位更理想,固定更可靠,不压迫软组织,不影响血运。

(2)与牵引相比,复位、固定效果更优。

(3)与内固定相比,无切口创伤,不出血,老弱病残者也能接受;未遇到内固定所致的脂肪栓塞综合征,不剥离骨膜,骨折愈合快。

(4)对开放性骨折便于伤口冲洗、换药等术后处理,利于软组织修复及伤口愈合,且避免了内固定所致伤口感染及骨髓炎的危险。组织缺损者,便于复合组织瓣移位修复。

(5)对骨折端加压作用,促进骨折愈合,不仅治疗新鲜骨折,还可治疗骨延迟愈合、不愈合、畸形愈合手法矫正后及关节融合术。

(6)其牵引撑开作用,矫正缩短移位,利于关节面塌陷骨折的复位愈合,关节可早期活动,关节面恢复平滑,预防创伤性关节炎,还能进行骨延长术。

(7)对早期关节活动,避免或减少关节僵硬、骨质疏松及肌肉萎缩等并发症。

(8)骨折愈合后,固定针取出容易,无需二次手术。

2.缺点

(1)易松动,包括固定夹与连杆间的松动,固定夹与针间的松动,以及固定针与骨间松动,影响对位及稳定。

(2)针孔感染。

(3)技术性强,操作虽不复杂,但每一步骤要求均较高,稍有偏差可能造成安装困难、对位不良等情况。

(4)影响美观,针孔愈合后留有瘢痕。

(二)外固定器的适应证

1.开放性骨折尤其是大面积软组织缺损者,免除内固定所致感染的危险,便于换药、引流、植皮等处理,也适于战场急救后护送,便于观察和处理。

2.骨不连,对骨折端良好制动、加压,利于骨折端接触和愈合。

3.肢体延长。

4.不稳定性骨折,尤其是粉碎严重的骨折,其他固定方法较困难,外固定器有独道之处。

5.多段骨折有一定优越性。

6.关节融合术。

(三)外固定器的类型及用途

1.根据结构分类

(1)单边式:是外固定器中最简单的构型之一,可分为单平面单边式和双平面单边式。

1)单平面单边式:固定针为半针固定(仅穿透一侧骨皮质,不穿过对侧软组织),且所有针体均在骨纵轴的同一平面上。优点:组织损伤小,安装简单,调节方便,轻便,便于关节活动。缺点:对于不稳定骨折固定欠稳定。具有代表性的单边固定器有 Bastiani 外固定器、钩槽式外固定器、A/O 单边外固定器等。适应证:①胫骨闭合、开放性骨折及已感染的骨折是首选适应证。②闭合性、开放性、稳定型骨折。③股骨转子间和转子下稳定型骨折。④尺骨干各类型骨折。⑤肱骨干、手和足部骨折。⑥植骨术后的外固定。

2)双平面单边式:固定针排列在与骨纵轴一致的两个平面上。此型是单边固定器中最稳定的简单构形,最典型的代表就是钩槽式单边外固定器,由固定针和双平面钩槽式连接杆组成,较单平面式更牢固。适应证除单平面式的适应证外,还可用于以上部位的不稳定骨折(股骨干不稳定骨折除外)。

(2)双边式:①单平面双边式:此型构形较单边外固定器多一根连杆。固定针主要为全针固定(穿透对侧软组织),有时也可辅以半针固定,装有调节延长螺杆的双边外固定器尚可进行肢体延长。其优点为:对于不稳定型骨折固定较稳。缺点:组织损伤较大,安装稍复杂,调节不太方便,不便于患肢关节活动及进行肢体行走锻炼。具有代表性的单平面双边外固定器有钩槽式双边外固定器、AO 双边外固定器。适应证:股骨闭合性、开放性及已感染的不稳定型骨折。四肢延迟愈合或不愈合的骨折。膝、踝、肘及腕关节邻近的塌陷、粉碎性骨折,骨折线波及或不波及关节面。膝、踝、肘及邻近的良性骨肿瘤或瘤样病损,病灶刮除植骨术后。肢体延长。②双平面双边式:优点是较单平面固定更稳定,尤其靠近骨端的骨折较适用。

(3)三边式:临床极少应用。长骨不稳定型多段骨折是其首选适应证。

(4)四边式:临床上已不应用,属于已淘汰的一种外固定器形式。

(5)半环式:此型构形较双边式外固定器多一根纵行连接杆,由固定针、水平槽式大半圆弓环和与肢体长轴平行的 3 根纵行连接杆组成。固定针为全针固定,必要时辅以半针固定。半环槽式外固定器为其典型代表。优点及适应证:可供多向性穿针,尤其适用于肢体延长,以及对延迟愈合或不愈合的骨折进行加压固定,促进骨折愈合。缺点:组织损伤较大,结构复杂、笨重,安装、调节不太方便,不适用于股骨近中段的骨折固定,不便于患肢关节活动及进行肢体行走锻炼。

(6)全环式:临床上多为半环槽式外固定器所替代。

2. 根据功能分类

(1)单纯固定外固定器:此类外固定器将裸露于皮肤外的固定针用简单的固定夹固定在连接杆上,一般不再进行大的调整。可分为固定骨骼外固定器和固定关节外固定器两种。

(2)加压固定外固定器。

(3)撑开固定外固定器:多见于双边钩槽式外固定器治疗胫骨平台塌陷、劈裂骨折和胫骨远端 Pilon 骨折。

(4)整复固定外固定器:如 Bastiani 外固定器,其特点是连接杆上有万向关节,将针固定在连接杆上,可以松开万向关节,对骨折成角移位进行复位。

(5)骨延长外固定器:常见的有钩槽式和组合式骨延长器及半环式外固定器。

3. 根据固定针排列分类

(1)固定针平行排列式:固定针沿长骨纵轴同一纵行平面相互平行进针,所有固定针均与长骨纵轴垂直或接近垂直。多用于双边固定器,其优点是容易进针,容易调整。但其固定针易从骨内脱出。因此,一般需采用前段带有螺纹的 Schanz 针。

（2）固定针扇形排列式（外聚式）：以4针固定为例，靠近骨折线的两根固定针沿纵轴同一纵行平面相互平行进针，此二针均与长骨纵轴垂直或接近垂直。而远离骨折线的两根固定针则以向骨折线方向倾斜30°～45°的角度进针，使4针的排列像一把打开的折扇，近骨端针距宽、针尾距离窄；或者说骨内针距宽，骨外针距窄。优点可以归纳为：操作简单、方便，固定针牢稳，不易松动或滑脱，便于邻近关节早期功能锻炼。

（3）固定针锥形排列式（内聚式）：恰恰与扇形排列相反，不常用。

（4）固定针交叉排列式：多用于半环槽式和全环式外固定器。采用全针固定，固定针相互交叉穿针，交叉角度为任意大小。

4.根据固定节段分类

（1）节段内固定：又称不跨关节固定，大部分外因定器属于此类方式。

（2）跨关节固定：用于关节内和邻近关节骨折。

（四）外固定器的临床应用

1.操作基本要求

（1）选择适当的麻醉：如下肢骨折选用硬膜外麻醉或腰麻；上肢骨折选用臂丛麻醉或静脉麻醉。而不能采用简单的局部浸润麻醉，以免影响骨折复位及调整固定等。

（2）器械严格消毒。

（3）严格无菌操作技术：手术野消毒范围应按常规手术消毒范围进行，铺巾应注意手术肢体下方的铺巾，为了矫正旋转移位的方便，肢体近侧和远侧的消毒范围应更大一些，有些复位困难的骨折，可将健肢一并消毒，以便于术中复位时对照参考。

（4）操作顺序：基本顺序是：复位→穿针→固定→调整。①复位：至关重要，尤其是缩短和旋转移位，一定要在穿针前矫正。若在穿针后矫正，就会出现针间皮肤、肌肉牵拉紧张，剧痛，甚至坏死。闭合骨折先行手法复位，开放性骨折先行清创术，骨折开放复位。②进针：根据固定针的粗细，切口0.2～0.5cm，方向与肢体纵轴一致，深至深筋膜，止血钳分开肌肉达骨膜，插入套管（软组织薄处可不用套管）抽出管芯，用手摇钻将固定针穿过骨的最大径（不能偏向一侧，以免应力不均影响复位及固定），若为半针固定，仅穿透对侧骨皮质即可；若为全针固定，可用锤击针尾，使针穿出对侧软组织，皮肤亦也要切一小口。一般穿4根针。③固定：将针尾部装在固定夹上，维持骨折端的对位，旋紧螺母（或螺栓）将针与连杆固定。④调整：根据加压牵伸及矫形的要求调节针尾在连杆上的位置，使之具有相应的应力。

2.注意事项

（1）正确选择适应证。

（2）熟悉血管神经的解剖位置，避免损伤。

（3）治疗方案确定后，手术及早进行。

（4）先矫正缩短和旋转移位。

（5）从肌肉少的部位进针。胫腓骨骨折可从小腿前内侧或前侧进针，尺骨骨折应沿尺骨嵴进针，桡骨骨折可从前臂桡背侧进针。大腿四周肌肉均丰厚，无论从何处进针均会影响肌肉活动，当股骨骨折必须外固定器固定时，可从大腿外侧进针。膝踝关节塌陷骨折应从肢体外侧横行进针。肱骨骨折宜从上臂前外侧进针。掌指骨及足骨骨折宜从手背或足背侧进针。

（6）不得用锤击法使固定针穿过骨质，以免劈裂。

（7）固定针尽量远离关节，以免影响活动。

(8)固定针尽量远离会阴部。

(9)针组内针距尽量长：同一骨折段上两针间的距离在不影响关节活动的情况下尽量增大，以增加扭距。Bastiani 固定器的针距受针夹的限制，不能调整。因此，必须通过固定夹的针孔穿针，才能掌握好针的方向及距离。

(10)针组间距尽量短：即邻近骨折线的两固定针应尽可能靠近骨折线，这样固定会增加固定针的固定强度和连接杆的强度。但固定针距离骨折线太近会崩裂，至少应在距骨折线 20mm 以外处进针。Bastiani 固定器的针组间距也受连杆的限制。

(11)连接杆尽量靠近肢体。

(12)长斜行或长螺旋形骨折增加一固定针，贯穿于斜行或螺旋形骨折的两骨折端，它既可增加外固定器抗缩短移位的强度，又可以防止骨折端错动，避免发生侧方移位。即使贯穿两骨折端的固定针不在连接杆的同一平面，也可将其折弯与连接杆固定，或借助夹角双平面外固定器固定。

(13)裂开骨折的处理：裂开骨折多有缩短移位，在矫正缩短移位的情况下，可用双手挤压复位。若双手挤压复位失败，可用跟骨夹进行挤压复位。

(14)塌陷骨折的处理：过度牵引，造成骨折少许分离移位，大部分新鲜骨折可自行复位，尚未复位的骨折，可用直径 3.5mm 的斯氏针插入撬拨塌陷的骨折片，使其复位。若橇拨复位失败，可在塌陷骨折处切一小口，于直视下撬拨复位。

(15)尽量不用电钻，以免烧伤软组织及骨组织，造成感染和固定不牢。

(五)外固定器固定常见并发症

1.近期并发症

(1)针眼异物反应：主要表现为针眼渗液，针眼周围皮肤无红肿，分泌物细菌培养阴性。这主要是针眼异物反应所致，保持针眼引流通畅，几天后即可自愈。

(2)针眼感染：因髋部及大腿部软组织丰富，固定针对肌肉舒缩活动有阻挡作用，肢体活动时肌肉及皮肤发生较大位移，针眼极易产生炎症、渗液、流血，导致感染而流脓。老年病人骨折愈合慢，外固定时间长，针眼也容易发生感染。

防治方法：①股骨中上段骨折尽量不用外固定器。②将针眼暴露，每天用酒精或洗必泰涂擦针眼 3 次，将针眼处痂皮擦掉，保持针眼通畅，可预防针眼感染。③针眼一旦感染，应让患肢暂时制动，疏通针眼将脓液引出。④静脉滴注抗生素预防全身感染。

(3)固定针松动及脱出：主要见于单边外固定器的半针固定，主要原因有以下几点：①快速电钻钻入固定针，导致针周围的骨质灼伤、坏死及吸收。②钻孔的钻头太大，固定针稍细，固定针把持不牢。③固定时间较长，固定针容易松动。④老人骨质疏松或患有骨质疏松症的骨折病人。⑤固定针相互平行，松动后容易脱出。⑥进针时有反复进针、退针动作。

防治方法：①尽量不用电钻，用手摇钻。②使用有螺纹的固定针。③骨质疏松者，尽量用全针固定。④钻头与固定针要匹配。⑤精确操作，避免反复。

(4)骨折再移位：骨折再移位多见于单边外固定器治疗长管骨不稳定骨折，尤其是股骨斜行、螺旋形和粉碎性骨折，由于大腿肌肉发达，靠近会阴部，使用双边、环式或半环槽式外固定器固定很困难，而单边外固定器很容易产生骨折缩短及成角再移位。

防治方法：①股骨中上段骨折尽量不用外固定器。②对于斜行和螺旋形骨折，可在两骨折端重叠处贯穿一针，效果极佳。也可改用夹角双平面外固定器固定。

（5）固定针折断：多为螺纹半针折断，多与钢针制作材料或制作质量有关，或因固定针持续受力导致疲劳性折断。

防治方法：①选用结构合理、质量高的螺纹针。②骨折端尽量靠拢，以减少固定针的应力。③不稳定性和粉碎性骨折，尽量选用双边外固定器固定。

2.远期并发症

（1）关节功能障碍：关节功能障碍多见于邻近关节的骨折。

防治方法：①固定骨折尽量让固定针远离关节，最好采用扇形布局。②波及关节面的骨折尽量早期牵引复位，利用双边外固定器撑开固定，既可使骨折复位和固定，又可早期活动关节，利于关节面磨合修复。③发生关节僵硬不超过半年时，拆除外固定器后，在麻醉状态下被动屈伸关节，达到正常范围，然后置 CPM 机上被动活动一周。

（2）针眼部位骨折：多发生于粗大的固定针固定较细小骨骼的骨折之后，尤其是直径 6mm 的固定针用于固定胫腓骨骨折或前臂骨折。快速电钻容易造成骨孔周围骨质灼伤和坏死，也可导致针眼骨折。

防治方法：①可选用较细固定针。②如果是直径 4.5mm 以上的粗大固定针，取针后避免患肢负重行走，休息 3~4 周后再行走锻炼。如果是直径 4.5mm 以下的固定针，取针后可继续行走锻炼。

（3）再次骨折：最常见的原因是外固定器拆除过早，或因针眼感染，或因针眼疼痛，或因关节活动受限，往往导致病人要求提前拆除外固定器。也有刚刚拆除外固定器后不慎又滑倒受伤，导致再次骨折。

防治方法：①一定要定期每月复查 1 次 X 线片，检查骨折对位、对线及愈合情况，只有骨折线模糊，临床检查也已达愈合标准，才能拆除外固定器。②针眼疼痛或感染，要及时处理感染。③如果骨折部分愈合，而外固定器妨碍关节活动，可在拆除外固定器后改用小夹板或石膏继续外固定治疗。

（4）骨折延迟愈合：原因有骨折损伤严重，软组织挫伤严重，骨折难愈合部位，外固定器的应力遮挡，外固定器固定欠稳定。

防治方法：①尽量争取骨折解剖复位，可缩短骨折愈合时间。②国人骨骼相对较细，不应使用过粗大的固定针，可通过增加固定针数目达到稳定的固定。当骨折达到一定的愈合程度时，可逐渐拔出部分固定针，以减少应力遮挡。③应当保证骨折端对位、对线的稳定性，除了增加固定针数目外，还可采用双平面、双边及多平面固定方式，尽量利用较细的针（直径 3mm 左右）达到坚强、稳定的固定。④已经发生延迟愈合的骨折，也可用电刺激促进骨折愈合或利用自体骨髓移植治疗骨折延迟愈合。

（5）骨折畸形愈合：见于：①不稳定型骨折过早活动或负重。②骨质疏松症病人。③外固定器拆除过早。

防治方法：①不稳定型骨折用外固定器固定后，不宜过早活动或下地负重行走，应避免负重，休息 4 周后拍 X 线片复查骨折愈合情况，再决定是否开始行走锻炼。②患有骨质疏松症的骨折病人，应卧床休息，并给予补充活性钙及其他治疗骨质疏松症的药物。③外固定器的拆除不宜过早，对于关节功能恢复良好，针眼无感染，外固定器对行走及日常生活影响不大的病人，可适当延长拆除时间，确保骨折不再移位。

四、支具和套具

支具是除小夹板、石膏、牵引、外固定器及套具以外,用于支撑人体部分躯干或肢体的具有一定硬度和支撑作用的器具。即用于达到预防和矫正畸形,支撑身体,治疗或辅助患肢,以利于恢复、补偿及发挥患肢功能的器具,属于非创伤外固定方式的一种,用金属、木板、塑料等硬性材料为主体,辅以皮革、海绵、纤维等软性材料制成。如拐杖、腰围、锡背心、轮椅等刚性支具均属此类。

套具即套在身体或肢体外面起包扎、固定、保护、治疗和保健作用的柔韧用具,完用的材料有绷带、胶布、布类、皮革、毛毡及海绵等,常见的制品如颈围,多头胸带,三角巾,矫形鞋等软性套具均属此类。

支具与套具的主要区别:支具是用木质、塑料、金属等硬性材料制成,套具是由布类、皮革等柔韧材料制成。它们共同具备的条件为安全可靠、轻巧耐用、结构简单、穿戴方便、舒适美观、合乎生理、价格低、疗效好。

(一)常用的支具

支具种类繁多,用途广泛,临床常用的有以下几种:

1.塑料颈围 用于颈椎病,颈椎骨折脱位复位后的固定。

2.可调式颈部撑开支具 具有牵引固定作用,用于神经根型颈椎病,椎间盘突出症,颈椎骨折脱位,先天性颈椎畸形等。

3.铝背心 辅助治疗下胸椎的骨折、结核、强直性脊柱炎及脊柱侧凸等。

4.硬腰围 内装纵行排列的竹条、金属条或塑料条,以增强支撑强度。用于治疗腰扭伤,腰肌筋膜炎,腰肌劳损及腰椎间盘突出症术后的保护性治疗,辅助治疗椎间盘突出症,腰部损伤。

5.盆支具 用于骨盆骨折,耻骨联合分离,骶髂关节脱位等。

6.肩外展支具 用于肱骨外科颈骨折,肱骨干骨折等。

7.各种手支具 用于指屈伸肌腱断裂,正中神经损伤后,协助完成伸、屈指、拇对掌等动作。

8.髋外展支具 用于治疗髋臼发育不良,髋关节脱位,也可用于股骨头坏死的早期固定。

9.髌韧带承重膝支具 用于踝关节病变,踝部屈伸肌麻痹的外固定及负重。

10.双足内翻矫形支具 用于3岁以下儿童双足内翻畸形的治疗。

11.拐杖、轮椅及手扶支具 是躯干和下肢伤残病人借上肢的力量支撑、平衡并运动身体的支具。

(二)常用的套具

1.三角巾 用于包扎头面部、四肢等处伤口,锁骨、上肢骨及髌骨等骨折的固定。

2."8"字绷带、胸肩棉带及锁骨固定带 用于锁骨骨折的固定。

3.颈围、充气式颈围用于颈部软组织损伤、落枕、颈椎病及无移位的颈椎骨折或颈椎术后的辅助治疗。

4.弹力护胸、多头胸带、胸部胶布条粘贴:用于肋骨骨折的固定。

5.腰围 帆布、皮革及弹力腰围。用于急性腰扭伤,腰肌筋膜炎,腰肌劳损及腰椎间盘突出症术后的保护性治疗。

6. 皮背心 用于锁骨骨折,肩锁关节脱位,胸背痛及胸腰椎骨骨折等。

7. "米"字形背带、外展布兜连衣袜套具、弹力蛙式裤:用于治疗新生儿、婴幼儿的先天性髋关节脱位。

8. 多头骨盆带、骨盆兜 用于骨盆骨折、耻骨联合分离、骶髂关节脱位的治疗。

9. 弹力护腕 用于腕部软组织扭挫伤的固定,预防腕关节肿胀。

10. 护膝 预防和治疗膝部软组织及膝关节的扭挫伤,防治小腿肌肉拉伤、痉挛、软组织挫伤及静脉曲张肿胀等。

11. 踝套 用于踝部扭伤、骨折及足下垂。

12. 踝部胶布条粘贴 用于踝部扭挫伤的固定和婴幼儿期先天性马蹄足内翻的矫形。

13. 矫形鞋 补高鞋、补缺鞋、矫治鞋等。使下肢均衡,纠正足内外翻畸形。

(黄锐)

第四节 内固定技术

一、骨折手术治疗的原则

1963年,AO/ASIF列出了骨折治疗的四项准则:①骨折断端的解剖复位,特别是关节内骨折。②用牢固的内固定来满足局部生物力学的要求。③保留肢体损伤区的血液供应。④使骨折周围的肌肉和关节能够无疼痛地进行自主活动,以防止发生骨折病。

经过了近40年的应用,发现AO原则存在着一些缺陷:①应力遮挡。②软组织损伤多。③忽视了人体的生物特性。在20世纪如年代,逐渐演变为以生物学为主的观点即BO:①复位固定骨折,重建解剖关系。②根据骨折的特性及损伤修复的要求选用固定方法,重建稳定性。③细致操作轻柔复位,最大限度地保护软组织及骨的血运。④早期、安全地活动锻炼。

(一)骨折的显露

手术切口应尽可能选择在神经界面之间进入。骨折复位时应最大限度地保留与骨折片相连的软组织,应用有限解剖、韧带整复、撑开器、带复位装置的骨折台等技术,尽可能地减少手术的显露范围和减少骨折部位的血运丧失程度。尽量采用微创外科技术,进行骨折复位固定及软组织的修复以符合和顺应人体的生物特性,例如闭合的髓内钉技术在关节镜下的髁间棘骨折的修复等。

(二)骨折的复位

充分熟悉骨折的解剖和力学特性,通过牵引施加逆畸形作用力而使骨折对位对线,这是骨折脱位闭合治疗的理论基础。但是,此方法的成功依赖于附着在骨折段上的相关肌肉和韧带的完整。当肌肉韧带的整体作用已丧失时,则必须行切开复位。

(三)骨折的临时性固定

骨折一旦获得了可接受的复位,常用克氏针或螺丝钉等作临时固定,然后用X线确定复位情况,对确定性固定进行选择并决定是否需要进行植骨加强。如不作临时性固定,可接受的复位有可能发生移位。对临时固定的放置需要进行仔细的术前设计,以避免干扰确定性固定的安放。

(四)骨折的确定性固定

确定性固定必须能获得手术前计划中所要求的力学稳定性,以便能够促进所选择的骨折愈合。固定器必须有足够的疲劳寿命,骨再生过程能承担逐渐增大的负荷。固定最好能使邻近的关节和肌肉有相对无疼痛的活动范围,这样可以避免或减少继发性挛缩再骨折的发生和骨折病。在不损害固定稳定性或损坏骨再生生物学的情况下,固定应当使骨折端分担一定的负荷。

二、手术时机的选择

手术可分为:急症手术、限期手术、择期手术和延迟手术。需要急症处理的损伤包括开放性骨折、无法复位的大关节脱位、伴有进行性加重的神经系统损伤的脊柱损伤、危及肢体或局部软组织血运的骨折－脱位以及并发筋膜间室综合征的骨折,在这些情况下,延迟手术有可能导致感染、加重神经破坏、截肢,并可能危及生命。限期手术是指那些在损伤后72h内应当进行的手术,如严重开放性骨折的再清创及多发性创伤患者、髋部骨折和不稳定骨折－脱位的固定。创伤外科中的择期手术是指那些能延迟3～4d到3～4周的手术。能采用择期手术治疗的创伤包括:开始时用非手术方法作了复位和固定,但用手术治疗可以获得更好结果的孤立性骨损伤,如前臂双骨折。计划的手术入路处有软组织损伤或有张力性水疱的骨折。需要进一步作X线检查以便制订合适的术前计划的关节内骨折。延迟手术是指切开复位延迟至4～6周以上,此时肌肉－肌腱挛缩、损伤区失去清楚明确的组织界面以及骨折断面的吸收,手术周围软组织粘连骨折电复位难度增加,使外科手术更加困难。

三、手术复位及内固定的适应证

1. 移位的关节内骨折及不稳定的关节内骨折。
2. 经适当的非手术治疗后失败的不稳定骨折。
3. 伴有重要肌肉－肌腱或韧带断裂的大的撕脱骨折。
4. 移位的病理骨折和半移位的不稳定病理骨折。
5. 已知经非手术治疗功能会很差的骨折,如股骨颈骨折。
6. 移位的骨骺损伤。
7. 伴有筋膜间室综合征,需行筋膜切开术的骨折。
8. 非手术治疗或手术治疗失败后的骨折不愈合,尤其是复位不佳者。
9. 伴有神经血管损伤和部分损伤的骨折。
10. 有明显移位的撕脱骨折。

四、手术复位及内固定的禁忌证

正如骨折手术治疗没有绝对的适应证一样,也同样没有绝对的禁忌证。因此,预计手术发生并发症和失败的概率超过了成功的可能性时,采用非手术治疗。

1. 严重骨质疏松骨不能达到坚强内固定的骨折。
2. 瘢痕、烧伤、活动性感染或皮炎 导致骨折或计划手术部位的软组织覆盖困难,此时如行手术内固定将导致丧失软组织覆盖或使感染恶化,不适于手术治疗。
3. 活动性感染或骨髓炎。

五、内固定方法

(一)钢针钢丝

钢针常用于暂时固定亦可用于长期固定。如手足部骨折及踝腕部骨折及骨骺损伤。

钢丝可用于颈椎骨折脱位、髌骨骨折、肱骨大结节撕脱及韧带肌腱固定以及其他内固定以外的辅助性固定。钢针与钢丝结合组成张力带用于撕脱骨折如鹰嘴、髌骨、肱骨大结节撕脱等。

(二)螺丝钉固定

螺钉分为可吸收螺钉和不可吸收螺钉,可吸收螺钉把持力较小,弹性较大,仅适用于把持力较小的骨折,优点为不用再手术取钉,半年左右即可降解。

不可吸收螺钉分为皮质骨螺丝钉与松质骨螺丝钉2类。

根据不同部位的骨折,使用不同直径、不同长度的螺丝钉。AO螺钉与以往之螺钉根本区别是后者为自旋式,钉尾有沟槽以便旋入钉孔,而AO者则为非自旋式,必须先用丝锥攻丝,然后旋入螺钉。丝锥不仅远较螺钉之螺纹切割锐利,而且还便于清除孔道内的碎屑。攻丝后,螺钉即可轻松地旋入。由于AO螺钉在螺帽侧之螺纹呈水平位,螺柱与孔道壁间隔仅1mm,因此,大大增加了把持力。螺帽之改锥槽为六角形,增加了改锥对螺钉的控制力。当螺钉作为骨折块间加压固定时,统称为拉力螺钉(lag screw)。位置螺钉将钢板固定在骨上。

1.应用皮质骨螺钉加压固定 以皮质骨螺钉进行骨折块间加压,可用于斜形、螺旋形和蝶形骨折,或在钢板固定后,对骨折端之间尚存在的分离进行补充加压。加压是依靠入侧皮质的滑行孔而完成的。对侧皮质仍行常规钻孔(如钉螺纹为4.5mm时,钻孔则为3.2mm),使钉抓紧对侧皮质。入侧孔用和螺纹同径之钻头钻孔,使成为滑动孔,当旋紧时即产生骨折块间的加压。螺钉必须垂直骨折面,并穿经骨折块周径的中央部,否则即会在加压后出现移位(图1-4-1)。垂直骨折面的螺钉不能防止骨折短缩移位。因此,如固定的目的是防止短缩时,则钉应垂直骨干纵轴。对长斜面骨折加压时,其中央的螺钉也应垂直骨干纵轴。另一种做法是:先将对侧的皮质钻孔,再复位,然后用导钻引导将入侧皮质钻成滑行道(图1-4-2)。

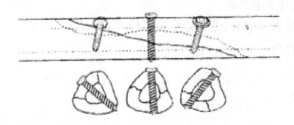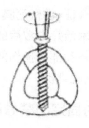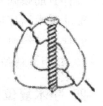

图1-4-1 拉力螺钉固定螺旋骨折示意图

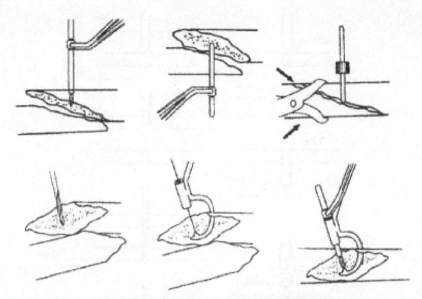

图 1-4-2 复位前先钻滑动孔技术

2.松质骨螺钉加压 不同部位、不同大小的骨端骨折应选用不同型号的松质骨螺钉(图 1-4-3)。螺钉之螺纹必须超过骨折线,否则不能形成加压。在钉帽下需以垫圈保护,以免压入骨皮质内。

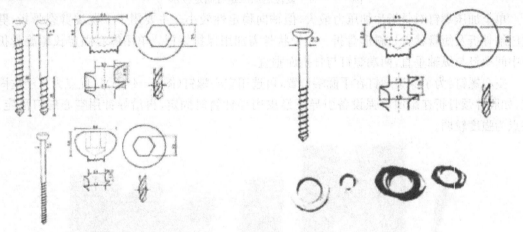

图 1-4-3 各种松质骨螺钉 图中各数值单位均为 mm

3.加压螺钉应用技术

(1)复位:临时固定骨折。

(2)定位:骨折段中部垂直骨折面。

(3)钻孔:近侧皮质为滑动孔与螺纹外径一致,远侧皮质为加压孔与螺芯直径一致。

(4)测深攻丝。

(5)埋头器扩孔拧入螺丝(图 1-4-4)。

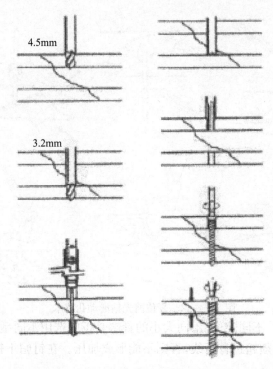

图1-4-4　复位后加压螺钉固定技术

　　单个加压螺钉对骨折片加压力最大,但轴向稳定性较小。主要用于干骺端劈裂骨折、劈裂压缩骨折及短管状骨长斜形骨折。大管状骨需加用保护钢板。单用螺钉固定长螺旋骨折时中间螺钉与纵轴垂直,两端螺钉与骨折面垂直。

　　空心螺钉:为了保证螺钉在干骺端位置,可选用空心螺钉(图1-4-5)。优点为可经皮固定,如股骨颈骨折在影像增强设备引导下经皮用导针暂时固定,再沿导针用空心螺钉固定。缺点为强度较弱。

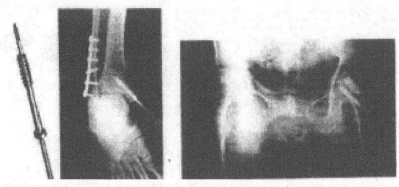

图1-4-5　空心螺钉经皮固定内踝及固定股骨颈骨折

　　(三)钢板固定

　　钢板按功能可分为4类:中和钢板、加压钢板、支持钢板和桥状钢板。

　　1.中和钢板　中和钢板与拉力螺钉联合应用可抵消扭转力、弯曲力和剪力。这种钢板常用于有蝶形或楔形骨片的骨折,在楔形部位经拉力螺钉固定后再用钢板固定(1-4-6)。拉力螺钉能明显改善钢板的稳定性。常见的用中和钢板固定的骨折是肱骨、桡骨、尺骨以及腓骨的 B 型楔形骨折。除不经螺钉孔进行加压以外,中和钢板固定的技术要点与加压钢板固定相同。

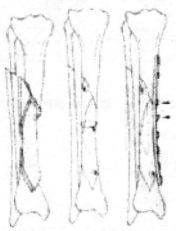

图 1-4-6　中和钢板固定

2.加压钢板　加压钢板消除了扭力、弯曲力和剪力外还能在骨折部加压,这种加压是通过外部张力装置或通过在动力加压钢板设计中专门设计的自身加压孔而实现,这种孔可在螺钉旋入时通过使钢板发生移动而形成加压。动力加压钢板用于 A 型骨折、横形或短斜形骨干骨折或楔形骨折片经节段间固定后的 B 型骨折。

用于折块间加压的钢板固定有 2 种类型,加压器(articulated tension device)加压和动力加压(dynatic compression plate,DCP)。

加压器型钢板固定:在钢板之固定侧以螺钉固定后,另一侧依靠固定器的牵拉而完成折块间的加压(图 1-4-7)。由于此种加压需先将固定器用螺钉固定于骨干上,切口较长,近年来又已认识到折块间无需过大的加压力,因此,已很少应用。

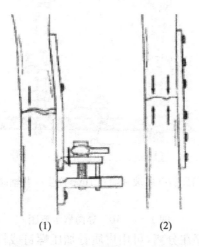

(1)　　　　　(2)

图 1-4-7　加压器加压钢板固定

动力加压型钢板固定:螺钉之钉帽为球状,旋入时沿钉孔内之斜坡状滑移槽自外上滑向内下之槽底。推动其下之骨段向骨折端移行,达到轴向加压。钉孔之滑移槽与螺钉帽球形体旋转滚动之轨迹严密吻合,因此,钉之入点必须准确无误。导钻是必不可缺的引导工具。在固定侧使用的导钻,其钻孔为中心型。而加压侧者则为偏心型(图 1-4-8~1-4-10)。

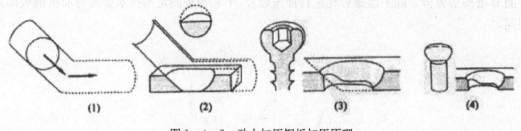

图 1-4-8　动力加压钢板加压原理

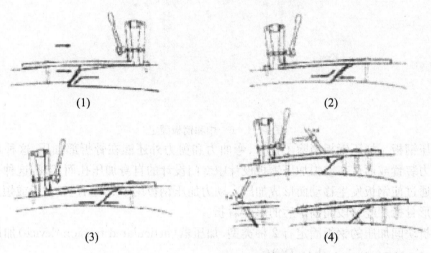

(1)　　　　　　　　　　　　　　　(2)

(3)　　　　　　　　　　　　　　　(4)

图 1-4-9　加压钢板固定技术

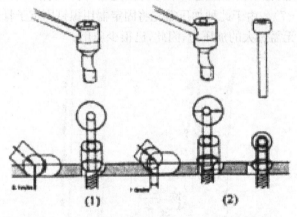

(1)　　　　　　　　　　　　(2)

(1)中和导向器。它被放置螺钉距钉孔斜坡一端0.1mm产生一些轴向加压。(2)负荷导向器。它放置螺钉距钉孔斜坡一端1mm

图 1-4-10　导向器示意图

加压固定后有时对侧会存在分离,可用皮质骨加压螺钉或杆状螺钉(shaft screw)(图1-4-11)进行补充加压。

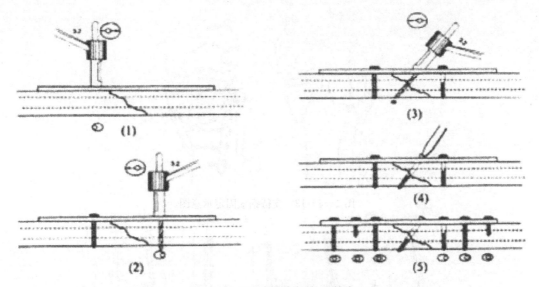

图1-4-11 螺钉补充加压技术

有限接触钢板(LC-DCP)是针对加压钢板所存在的缺点进行了改良的钢板(图1-4-12)。为改善钢板下局部血运,在其贴骨面构形为若干深而宽的沟槽,截面呈梯形。实验观察证实此种改进不仅大大减少了对骨皮质血运的影响,而且在沟槽部有利于骨的形成少量骨痂生长,增加了骨折愈合部的强度。此外,钉孔两端的倾斜度加大,皮质骨拉力螺钉置入时可达到40°,即使短斜形骨折也能以皮质骨拉力螺钉进行加压。螺钉孔的加压特性也允许通过它向两个方向加压。

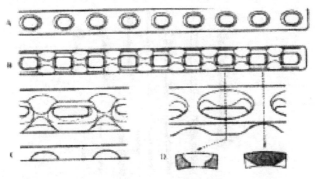

图1-4-12 LC-DCP钢板

3.支持钢板 支持钢板消除了骨骺及干骺端骨折时产生的压力和剪力(图1-4-13~1-4-15)。它常与骨段间螺钉固定联合应用。与其他功能型钢板不同,此类钢板固定在主要的稳定骨折片上,而并不必须进入它所支持的骨折段。必须有正确的构形,旋入螺钉时必须使螺钉靠在螺孔的骨折线侧,从而防止在负荷作用下发生轴向变形。抗滑移钢板主要用于胫腓骨远端的斜形骨折。先将钢板依骨折部位形状预弯,再以1枚螺钉将钢板固定于骨折远端。当钢板向近折段骨干贴附时,骨折即被挤压复位(图1-4-14)。

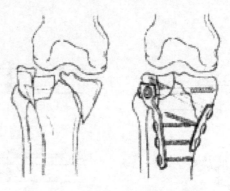

图 1-4-13　支持钢板固定示意图

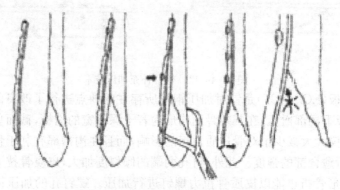

图 1-4-14　抗滑移钢板固定示意图

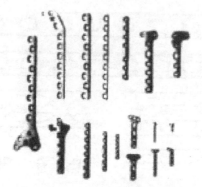

图 1-4-15　各种支撑钢板示意图

4.桥接钢板(bridge plate)　严重粉碎的骨干骨折或确有骨缺损者,用桥接钢板固定,主要是维持其长度和对线。它不易稳定固定,但可以充分保存粉碎性骨折部位软组织的附着及血供,以期获得二期愈合。桥式钢板跨越粉碎性骨折部,远近两段则分别以 3 枚以上螺钉固定。Weber 钢板又称波形钢板与前者类似,但其构形提供了更有利的力学特点。中间拱形结构避免了应力集中,从而大大减少了钢板疲劳断裂的机会(图 1-4-16)。

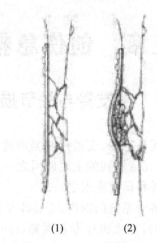

(1)   (2)

图1-4-16 桥接钢板和波形钢板

这类固定需要作自体骨移植促进骨折愈合。最好使用间接复位技术,减少骨折端血运的进一步破坏,有利于骨折愈合。

5.为了排除钢板固定时钢板对皮质骨的压迫,近年来AO学派介绍了内固定架方法(internial-fixator)即螺钉帽与钢板螺钉孔均有螺纹,当螺钉帽拧入钢板孔中时,螺钉坚强地锁定在钢板上,钢板不再压迫下方的皮质骨,通常选用单侧皮质自攻螺钉,实验表明固定强度相同于外固定架固定,因为放在肌肉深面或皮下,所以又称为内固定架。点接触钢板(point-contact fixator,PC-Fix)治疗前臂骨折。该钢板较窄,钢板与皮质骨呈点状接触,自攻螺钉固定单侧皮质,点接触钢板不适用于骺端。不接触钢板(less invasive stabilization system,LISS)可用于固定股骨远端及胫骨近端骨折。

(四)髓内钉治疗

髓内钉固定长骨干骨折尤其下肢的股骨、胫骨骨折时目前首选的固定方法。

1.非交锁髓内钉 起夹板作用,不能控制短缩及旋转移位,仅适用于复位后轴向及旋转稳定的骨折,如股骨、胫骨中段横形、短斜形骨折。采用粗细与峡部髓腔宽度相等的髓内钉,常用"V"形和梅花形髓内钉,使髓内钉紧嵌于髓腔内产生较大摩擦阻力起到固定作用。在髓腔较宽处的各类骨折,以及峡部的粉碎性骨折,非交锁髓内钉不能提供可靠固定,需选用交锁髓内钉固定。

2.交锁髓内钉 交锁髓内钉增加了固定的稳定性,拓宽髓内钉固定的应用范围,不但可应用于长骨干不稳定骨折,而且可用于干骺端骨折。在股骨近端骨折,可选用Gamma钉或重建钉。在远端骨折可选用zickel钉或逆向穿钉在股骨及胫骨远段干骺端骨折,由于髓腔较宽交锁钉固定不稳定可导致内外成角,可加用阻挡钉技术(Blocking screws、Poller screws)。

3.可屈性髓内钉 作为三点固定可屈性髓内钉如Ender钉矩形钉,髓内钉可用于固定胫骨、肱骨骨折及儿童股骨干骨折。

(黄锐)

第五章　创伤急救

第一节　多发骨与关节损伤

随着现代社会的飞速发展,尤其是工业、交通以及城市建设等事业的发展,致伤机会增加,多发严重损伤已成为城市人口致死或致残的主要原因之一。多发损伤(multiple trauma)的临床与基础研究已成为目前创伤外科研究重点之一。

多发损伤包括全身各个部位和各个系统的损伤,需要各专业医师的协同,如外科医师(创伤科、神经外科、胸外科、基本外科等),加强医疗专业医师(intensive care specialist),影像专业医师(radiologists)。其中创伤骨科医师的任务是处理其中骨关节部分。但是由于多发损伤中经常存在多发骨关节损伤(multiple bone and joint injuries),而这种情况在诊断与治疗方面也存在困难。

一、概述

(一)定义

将人体分为 24 个部位:头面、胸、骨盆、脊柱各为一个部位,其他如:肩(包括锁骨及肩胛骨)、肱骨干、肘、尺桡骨干、腕手部、髋、股骨干、膝、胫腓骨干及踝足部皆为双侧;每一侧各作为一个独立的部位。具备上述两个部位或以上的骨折与脱位者,称为多发骨关节损伤。在同一部位内的多处骨折脱位,如多个肋骨骨折或耻骨、坐骨骨折等,不计在内;由同一机制造成的损伤,如踝关节骨折合并腓骨近段骨折等按单一损伤计算。

(二)临床特点

1.创伤后周身反应严重。

2.创伤后病情复杂,漏诊率高。

3.休克发生率、开放骨折发生率、合并损伤以及脂肪栓塞发生率均较单处骨折高。

4.创伤处理的顺序易发生矛盾。

(三)伤因类型及特点

1.压砸伤　多为劳动中致伤。损伤部位以下肢多见;其次为脊柱骨折、肋骨骨折和骨盆骨折。

2.交通伤　车辆发生交通事故致伤。此类患者多数伤势严重,休克发生率最高。损伤部位以下肢最多,其中多数为股骨干或胫腓骨骨折;其次为头颅、胸及骨盆。

3.坠落伤　高处坠落致伤。多发生在高空作业的工人。由于多数先为足踝部着地,地面的反作用力向上传导,造成典型的足踝—下肢—脊柱—颅脑损伤。

4.机器伤　肢体被卷入运转中机器的滚轴、齿轮中,最易造成多发骨关节损伤。损伤部位多在上肢,软组织损伤甚为严重,开放骨折、神经和血管损伤的发生率均最高,且多合并较严重的皮肤撕脱伤。

5.生活伤　多见于老年人。

(四)分类

按骨折部位分为：

1.躯干骨折加肢体骨折　如脊柱或骨盆骨折加肢体的骨折。

2.同一肢体的多发骨折包括骨干骨折及关节损伤。

3.不同肢体的多发骨折。按有无颅脑或胸腹内脏伤分为：

(1)单纯多发骨与关节损伤：不伴有颅脑或胸腹内脏损伤。

(2)多发骨折并多发伤：伴有颅脑或胸腹内脏损伤。

(五)并发症与合并损伤

多发骨关节损伤的主要并发症有休克和脂肪栓塞。合并损伤中最常见的是脑、脊髓和肺部损伤，其次为周围神经损伤、泌尿系统损伤、血管损伤和腹腔内脏损伤。

二、多发骨与关节损伤的检查与诊断

多发骨与关节损伤的检查方法步骤应与多发损伤相同，因为只有这样才能最大程度地保证诊断的准确性，不至于被一些容易查出的伤情所左右，而疏忽了隐蔽的严重损伤。

(一)对危重患者的初步观察

观察其神志、面色、呼吸、外出血、伤胶姿势、衣服撕裂和污染程度等，为需要进行急救措施提供重要依据。不能只注意开放伤，而忽略其他有价值的创伤征象。

(二)紧急情况下的重点检查

紧急情况下，全面细致的体格检查既无时间也无必要，但在急救开始或伤情稳定后，在明显外伤有初步诊断和处理后，必须迅速进行一次有重点的系统检查，以免漏诊和误诊。创伤医师可按以下方法检查：

1.按 A—F 检查　A：airway 呼吸道；B：breathing 呼吸；C：cardiac 心脏；D：digestion system 消化系统；E：excretion 排泄系统；F：fracture 骨折。

2.按 CRASH PLAN 字母顺序检查　C：cardiac 心脏；R：respiration 呼吸；A：abdomen 腹部；S：spine 脊柱；H：head 头部；P：Pelvis 骨盆；L：limbs 四肢；A：arteries 周围动脉；N：nerve 周围神经。

3.重危病人需急诊进行血常规、血型、血气分析等检验，以保证输血及输液的顺利进行。在最短的时间内，在不转动、不移动及不改变位置的条件下，摄 X 线片；超声检查有助于发现胸腹腔的自由液体聚集，并可以发现脏器损害(如肝脾、肾)和大血管破裂。

(三)病情稳定后的系统检查

经过早期的重点检查，明确外伤多已确诊，但不明显的隐蔽损伤仍有漏诊可能，因此在病情稳定后或伤后数日内，再进行一次系统而全面的检查，以纠正诊断和治疗上的错误。

(四)创伤严重程度的判断(院内评分)

伤员到达医院确立诊断后，根据其损伤诊断(即解剖指标)评定患者伤情的评分方案称为院内评分。目前通用的评分方案中以 AIS—ISS 应用最广，TRISS 和 ASCOT 最为新颖。以下作简要的介绍。

1.AIS—ISS　AIS(abbreviatedinjuryscore)评分使用国际疾病分类 9—临床医学(ICD9—CM)的诊断名称，并将面部单列，使全身分成 6 个部位。在计算 ISS 分值时则从 6 个部位中选出了 3 个最重者，再用 Baker 法计算出 ISS 分值。例如，某伤员诊断为：①左 4～7 肋骨骨折；②左血胸；③肝破裂；④左股骨干粉碎骨折；⑤左手挫裂伤。取胸、腹、四肢 3 个部位，其

AIS 分别为 3、4、3，ISS 为 32＋42＋32＝34。如用 1988 年 Civil 等的精简伤情表即可迅速查出 AIS 分值，算出患者的 ISS(injury severity score)评分。文献表明，对单一部位可用 AIS，多部位多发伤必须用 ISS。ISS<16，为轻伤；ISS>16，为重伤；ISS>25，为严重伤。

2. TRISS 法　Bull 指出，除 ISS 外，年龄也是一个预后决定因素，并且提出不同年龄组半数死亡(LD50)ISS 分值：15～44 岁，LD50 的 ISS 为 40；45～60 岁，LD50 的 ISS 为 29；>60岁，LD50 的 ISS 为 20。针对上述缺陷，Champion(1984 年)用北美 80 个创伤中心的 2.4 万例创伤病例资料，进行严重创伤结局研究(major trauma outcome study，MTOS)，应用 TS、ISS和年龄 3 项计算出严重创伤者生存概率(probability of survival，Ps)，并以此做当代严重创伤救治质量的准绳。作者指出，PS>0.5 的伤员如已死亡，应查明其死因；PS<0.5 而实际存活者，则应总结其救治经验。这种兼用生理指标(TS)，解剖指标(ISS)和年龄，以 MTOS 为准绳的伤员生存概率计算方法称为 TRISS 法。

三、多发骨关节损伤的治疗

对于多发损伤患者来说，如何固定骨折和选择最佳治疗时间是非常重要的，对处理患者的理解上的偏差和治疗次序的错误都可以使病情恶化。目前，在选择最佳骨折固定方法及准确判断与处理可能危险因素(严重脑损伤和胸外伤)方面仍存在争论。

二次世界大战后期，学者们逐渐认识到多发损伤最佳化治疗的重要性，其治疗的关键要点是早期控制大出血，而骨折稳定被推迟、延迟固定所导致的早期创伤后并发症则未被认识到。1985 年 Seibel 等对此方面开展了研究，随后，Bone 和 Bucholz 的研究表明早期治疗骨折的重要性。目前一期骨折固定成为公认的多发损伤治疗原则。

多发损伤患者处理的基本原则是：①伤情评价与急救同时进行；②全面的体格检查、诊断检查；③危及生命时应及时手术干预。

多发骨与关节损伤的处理分为四个阶段：①急性期/急救期(resuscitation period)(伤后 1～3 小时)；②一期/稳定期(stabilization period)(伤后 1～72 小时)；③二期/再生期(regeneration period)(伤后 3～8 天)；④三期/恢复期(rehabilitation period)(伤后 6～8 天)。以下我们就根据这四期讨论多发骨关节损伤的治疗。

(一)急性期的骨折稳定

在急性期，首要的是器官腔的减压(如张力性气胸，心脏压塞等)；其次为控制出血(胸腔、腹腔、骨盆)。

据文献报道，28%～47%多发损伤患者合并骨盆骨折，这是出血的主要原因，需要早期固定以控制出血，大约 3%患者单纯因骨盆骨折引起危及生命的出血，因此必须在有临床表现后的最初几分钟内诊断骨盆出血，并且与腹腔内出血相鉴别。

治疗系统的应用有助于防止出血(图 1－5－1)。关键步骤包括用骨盆钳固定后骨盆环。如果需要行剖腹探查术制止持续腹腔内出血，则应在手术结束前行前骨盆环的内固定或外固定。

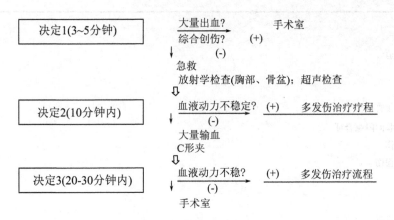

图1-5-1　不稳定型骨盆环骨折大量出血早期治疗流程图

（二）一期的骨折治疗

出血控制后，早期应重新评价患者一般状况，依据特殊标准以确定进一步手术治疗是否对患者有潜在危险（表1-5-1），并迅速选择骨折的固定方法（图1-5-2）。血液动力学持续稳定后，可以手术治疗次要损伤（second priority injury）（表1-5-2）。这一时期的手术又叫延迟一期手术或第一日手术（Day 1 surgery）。在此期，决定骨折的治疗顺序以及是否同时处理其他特殊损伤非常重要，因此需要慎重考虑以下四个重要问题：①在总的治疗方案中，特定的骨折或创伤的治疗次序是什么；②是否可以一期进行多学科同时治疗（骨科、神经外科、口腔外科等）；③可否同时处理上下肢骨折；④手术过程的注意事项（体位、特殊消毒单、不同肢体的同时铺单、止血带的应用等）。

表1-5-1　一期初的再评价标准：限制治疗骨折的疾病

严重脑外伤：GCS<8，大量颅内出血或水肿

严重胸外伤（肺挫伤）：持续的支气管内出血或水肿；临界呼吸衰竭

心脏失代偿（心肌梗死）

大量腹腔内或骨盆内出血治疗后，明显的凝血机制障碍

明显的低体温（肛温<32℃）

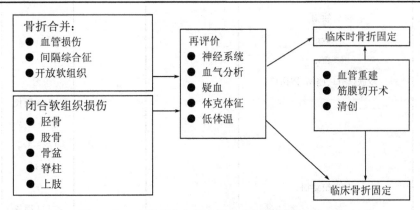

图1-5-2　危重病人的一期手术与软组织治疗一致

表1-5-2　一期急救后手术治疗顺序

脑外伤

眼及面部外伤

进行性脊髓压迫

内脏损伤

肌肉骨骼损伤

骨折 合并大血管损伤

合并严重骨筋膜间隔综合征

合并软组织损伤

合并开放关节损伤

闭合骨干骨折

骨盆环损伤

不稳定型脊柱骨折

在此期,第一项决定应是对修复重建与截肢的选择。如果修复重建方案可行,必须首先治疗合并血管损伤或骨筋膜室综合征的骨折,其次是开放关节内和骨干骨折,然后是闭合骨折的固定。

1. 截肢与保肢 正确选择保肢与截肢可能会挽救患者生命。在严重创伤病例中,如果患者存在失血、体温下降等危险,那么在修复手术上浪费时间将加重病情,甚至危及生命。截肢与否必须依据软组织损害范围和创伤综合严重程度,为了提供可靠的资料,准确地评价软组织损害非常重要,通常寻找客观的判断依据很困难,合并损伤的严重程度有时很难用数字表达出来。伤残肢体评分(mangled extremity score)着眼于绝对和相对指征,同时考虑到合并损伤及综合损伤严重程度。

Hannover 骨折分级(Hannover fracture scale)目前已成为指导治疗的有价值的工具(表1-5-3)。在多发损伤患者,如果得分超过 15 分,可以考虑截肢手术。

表1-5-3 Hannover 骨折分级

骨折	A 型				1
	B 型				2
	C 型				4
	骨缺损				0
	<2cm				1
	>2cm				2
软组织	皮肤(创口、挫伤、擦伤)			无	0
				<1/4 周长	1
				1/4～1/2	2
				1/2～3/4	3
				≥3/4	4
	软组织缺损			无	0
				<1/4 周长	1
				1/4～1/2	2
				1/2～3/4	3

骨折	A型				1
				≥3/4	4
	软组织深度(肌肉、肌腱、关节囊、韧带)				
	挫伤、断裂、缺损			无	0
				<1/4	1
				1/4~1/2	2
				1/2~3/4	3
				≥3/4	4
	断肢	部分离断			1
		部分粉碎			2
		表全离断			3
		完全粉碎			4
循环情况	正常				0
	不完全缺血				1
	完全缺血	<4 小时			2
		4~8 小时			3
		>8 小时			4
神经系统	掌跖感觉	有			0
		无			~1
	指趾运动	有			0
		无			1
	异物	无			0
		少量			1
		大量			2
感染	细菌感染	无			
		需氧菌	1 个集落		2
			≥1 个集落		3
		非需氧菌			2
		需氧菌-非需氧菌			4
合并损伤	单发				0
	二部分				1
	三部分				2
	四部位				3
	软组织评分≥2 的手术时间				
	伤后 6~12 小时				1
	伤后≥12 小时				3

2.合并血管损伤的骨折　合并血管损伤的骨折患者的预后取决于其缺血时间和再灌注失调程度。缺氧使多发损伤患者加重病情,迅速诊断与治疗血管损伤可以降低这些损害。首要处理的应是动脉损伤的重建,如果立即修补有困难,可采用临时分流术替代。

3.合并骨筋膜间隔综合征的骨折　骨筋膜间隔综合征可导致筋膜内压升高和继发的肌肉、神经和血管损伤,所以诊断它是非常重要的。在单发损伤中,间隔压力高于 20mmHg 为异常,超过这一数值(cut－off point)应立即行筋膜切开减压术;在多发损伤的患者,上面提及的界限不一定有效,因为广泛缺氧时低于此值就可以产生不可逆变化。高危病人(尤其是伴有复合足损伤或胫骨近/远端粉碎骨折)应严密监护防止骨筋膜间隔综合征的发生。如果采取保守治疗,有条件的情况下应持续监测间隔内压。

4.合并开放软组织损伤的骨折 所有的开放骨折都应在一期治疗,治疗措施包括广泛清创、血管探查和骨折的稳定。过去,多数学者常用外固定器治疗合并严重软组织损害的骨折。目前,则认为即使在治疗Ⅲb和Ⅲc开放骨折时采用非扩髓髓内针系统或经皮下钢板风险也很小。软组织损伤的治疗必须充分地覆盖骨外露和植入物,但是我们建议不一期闭合皮肤,因为在多发损伤患者,相对缺氧导致软组织迟延愈合和感染易感性增加。最好的治疗办法是:一期用人工合成皮肤,待伤口边缘适应后5～10天,再完全闭合伤口(局部/游离皮瓣)。对伤口不能完全闭合病例,72小时内必须行软组织重建。开放关节内骨折早期治疗包括清创、微创接骨稳定关节面及关节外固定。关节至骨干的内固定推迟至二期。

5.合并闭合软组织损伤的骨折 因为软组织易于继续损伤,所以下肢闭合骨折(股骨干和胫骨干)应立即固定。

多发闭合骨折治疗顺序为:①胫骨;②股骨;③骨盆;④脊柱;⑤上肢。处理同侧和对侧联合骨折时可根据具体情况选择方案。以下我们用同侧股骨和胫骨干骨折病例阐明如何选择上述治疗顺序,股骨骨折采用AO牵引器临时固定,非扩髓髓内针治疗胫骨骨折,然后再采用非扩髓髓内针固定股骨(表1-5-4)。

表1-5-4 根据患者状况的同侧股骨和胫骨骨折的治疗方案

	状态良好(＋)	可疑状态?	危险状态(－)
第一步	股骨UFN	股骨牵引,胫骨UTN	股骨和胫骨外固定
第二步	胫骨UTN	股骨→(＋)UFN↓(－)牵引	
第三步(二期)	股骨UFN		股骨UFN 胫骨UTN

注:UFN(非扩髓股骨髓内针);UTN(非扩髓胫骨髓内针)

所有患者都需要保持血液动力学和呼吸功能稳定。闭合长骨骨折(尤其是股骨)合并脑外伤或胸外伤(肺挫伤)需要选择治疗方案(图1-5-3)。这种情况下,术中应连续进行呼吸功能、通气参数和肺血液力学的监测。

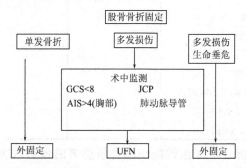

图1-5-3 根据合并损伤(严重脑、胸外伤)和患者状态决定股骨骨折的治疗方法
注:GCS(Glasoow coma scale);ICP(颅内压);UFN(非扩髓肌骨髓内针);AIS(简明创伤评分)。

6.不稳定骨盆骨折 长期以来,人们认识到骨盆不稳定所致的活动出血对患者的一般状况极为有害,因而,确实的骨盆环固定应作为第一日手术进行,并根据患者综合病情决定固定方法(图1-5-4)。对于计划附加治疗,迅速的临床检查和全面的早期X线诊断十分重要,要根据对创伤机制的了解、不稳程度和骨折分类制定治疗方案。我们建议对后骨盆环损伤患者应一期行 CT 检查以便于早期诊断、早期治疗。内、外固定治疗方法都可应用。在存在经耻骨联合不稳时,应采用钢板固定,手术时机可以选在腹腔内损伤或尿道损伤修补术后。髋臼前上方外固定器应用于单纯经耻骨不稳。如果有可能,后骨盆环的固定应在患者仰卧位条件下进行,侧前方入路可以充分暴露髂骨翼和骶髂关节。移位的骶骨骨折可以看作不稳定骨盆环损伤的一部分,这些患者可以二期做内固定。

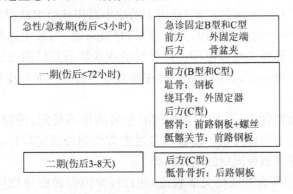

图 1-5-4　骨盆骨折治疗流程

复杂骨盆损伤经常伴发严重骨盆内或骨盆外损伤(骨盆外大血管、尿道、肛门括约肌)这些损伤中应着重治疗腹腔内脏器或腹腔外软组织损伤。盆腔外软组织大面积脱套伤(Morel-hvalle)可以明显影响预后,应早期清创。

7.危险期或临界危险期患者的特殊治疗方案　如患者处于危险期(或临界危险期),最初的手术治疗应中断,甚至取消。

然而,即使在这种情况下也应考虑周详,建立一个选择骨折治疗草案:危险期的手术治疗应与软组织治疗(血管重建,筋膜切开术,开放创口清创)和临时骨折治疗(多数情况用外固定器)保持一致。这种特殊情况下,最低限度的手术干预也只能待状态稳定后在 ICU 下进行。

(三)二期的骨折治疗

二期又叫再生期。血流动力学和呼吸的稳定是任何附加手术的前提,然而,为防止器官功能情况恶化,必须在这一期进行血肿评估、广泛清创坏死软组织和清除感染灶。在错误的时刻进行延期手术(关节重建或脊柱手术)可以诱发器官衰竭,因此,必须采用广为接受的评价标准详细评估患者病情,然后选择治疗方案(表 1-5-5)。

表 1-5-5　二期评定多发损伤患者术前临床状况标准

检查	症状
X 线胸片	术前 48 小时内无肺实质浸润的发展证据
液体出入量	术前 48 小时平衡或负液体平衡
PaO_2/FiO_2	过去 24 小时内>250
肺动脉压	$<C24mmHg$
Pmax inspire,airway	$<35cmH_2O$
血小板计数	$>95\times10^9/L$ 或 $80\times10^9/L$,且增加
白细胞计数	$>2\times10^9/L$ 且 $<12\times10^9/L$
颅内压	$<15cmH_2O$
头颅 CT	无进展的水囊形成

手术治疗(包括重建手术)通常在第一周末开始,例如:伤口的二期闭合,软组织重建,颌面部损伤的治疗,上肢骨折接骨(尤其是前臂)及复杂关节重建等。

1.广泛软组织缺损　72~96小时内必须覆盖软组织缺损,软组织重建术由伤口修复的时间而定,因而又叫二期观察手术(second look operation)(伤后48小时)。大面积软组织缺损要求治疗方法目的明确。骨骼、肌腱、神经的外露程度影响着软组织覆盖。骨膜缺损的骨骼需要用有血供的软组织覆盖。

局部皮瓣(如推移皮瓣或旋转皮瓣)是用于治疗小面积软组织缺损的经典方法;肌皮瓣和筋膜皮瓣常用于覆盖中等面积的缺损,方法简单、疗效可靠,当采用这些技术时,不仅应考虑到肌肉血供,也要考虑转移的允许范围。最常见的皮肤缺损是胫前皮肤缺损,我们建议使用腓肠肌、比目鱼肌肌皮瓣治疗;显微血管游离皮瓣有助于覆盖大面积皮肤缺损,目前多数学者推荐采用背阔肌皮瓣。

2.上肢接骨术(前臂骨折)　如果在一期时患者病情不稳定,前臂骨折应推迟至二期处理,这是获得稳定接骨的最佳时机。多数学者过去常用钢板固定接骨,现在多采用髓内针系统治疗骨干骨折,以降低钢板固定的入路损害。

Monteggia骨折因其合并肱桡关节脱位,并且经常因误诊而导致尺骨短缩,这些损伤应在一期处理。

3.复杂关节重建　复杂关节重建的原则是:关节面的解剖复位,关节部分到骨干的力线一致。如果单纯存在这些损伤,正常情况下入院后不久即可处理,但是对于多发损伤患者,这些浪费时间的手术应推迟到患者病情稳定、软组织消肿后进行。术前准备包括断层X线、螺旋CT等检查及去除外固定器。作者建议采用损伤小的入路,闭合复位,经皮插入植入物固定骨折。

(四)三期的骨折治疗

在此期,多发损伤患者其预后已经明朗,一些患者因其器官动能障碍进展和单/多器官衰竭(MOF)而不能考虑手术治疗;其他患者的恢复已经开始,已进行重建手术,例如大量骨缺损的骨移植、截肢伤口的闭合及二期被推迟的手术。

在此期,病人一般已脱离危险,已拔除气管插管,并且血流动力学已获稳定。患者应停用镇静药,可给予小剂量的止痛药。在医院应有计划开始体格恢复,并且持续到完全康复,回归社会。

(闫厚军)

第二节　骨筋膜室综合征

一、定义

筋膜间室综合征是发生在特定的筋膜间室内,由于各种原因引起筋膜间室内压升高导致筋膜间室内血运障碍,从而出现的一系列综合征。此综合征表现为肌肉坏死和神经坏死等(图1-5-5)。

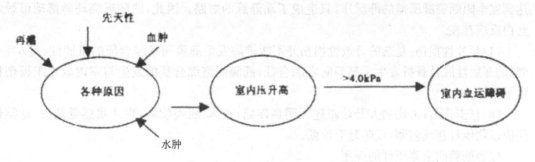

图1-5-5　筋膜间室综合征的发病机理示意图

二、常见病因

1.血管损伤后缺血再灌注　血管损伤后,由于筋膜间室内组织缺氧毛细血管基底膜通透性增高,胶体液自血管内流向血管外。再通后在短期内有大量液体自血管内流到组织间隙,使筋膜间室内压力迅速上升,导致筋膜间室综合征的发生。

2.出血。

3.水肿。

4.筋膜间室先天性缺陷。

三、诊断

诊断筋膜间室综合征有3个要点:①始终保持警惕的头脑。②依靠物诊得到诊断。③依靠软组织测压仪。

(一)早期诊断指标

1.与创伤不相称的疼痛　提示筋膜间室综合征即将发生,护理记录显示病人多次要求服用止疼药。

2.压痛明显　筋膜间室压力升高,压痛明显。但必须十分注意的是有些时候深筋膜间室肿胀并不十分明显,容易漏诊。另外,有些时候触诊不易分清压痛是由骨折引起亦由室内压升高引起,鉴别方法是在非骨折部位的筋膜间室远侧端按压仍有剧烈压痛,提示为筋膜间室压升高。

3.手指(脚趾)被动牵拉痛　此指标事实上反映了肌肉肿胀和局部缺血(有些骨折病人没有筋膜间室综合征也可有不同程度的牵拉痛)。被动牵拉痛是即将发生筋膜间室综合征的一个可靠指标。

以上3项是筋膜间室综合征即将发生或早期的表现,据此可以建立一个及时的诊断。

4.注意事项

(1)外周神经损伤可妨碍筋膜间室综合征的诊断。

(2)休克或多发性损伤:①多发性损伤特别是同时有脑外伤病人和休克病人出现意识障碍,影响对疼痛的感觉而影响筋膜间室综合征的诊断;此外,这种病人早期应用气管插管、麻醉药也影响病情的评价。②这类病人可在舒张压较低情况下发生筋膜间室综合征,这时就要应用筋膜间室测压计监测室内压。

(3)四肢远端动脉搏动与红白反应:在发生筋膜间室综合征时筋膜室压力的升高并不能

达到完全阻断静脉所需的静脉压,只造成了动静脉的短路。因此,四肢远端动脉搏动可触及红白反应存在。

(4)开放性损伤:复杂的开放性损伤并不能排除发生筋膜间室综合征的可能性,有6%～9%的开放性胫骨骨折发生了筋膜间室综合征,筋膜间室综合征的发生与室内软组织损伤程度呈正相关。

(5)打击伤:打击伤病人开始叙述无明显疼痛,查体:肌肉软瘫,斑片状感觉缺失,这类创伤应以测压计连续监测,以防延迟诊断。

(二)筋膜间室测压计的应用

理论上,对每一个四肢远端骨折都进行压力测定对诊断筋膜间室综合征都是有益的。但在实际操作中并不能做到。对一个有明显筋膜间室综合征的早期症状和体征就不需测压而直接行切开减张。相反,如果病人只间室紧张,而缺少其他征象或有不寻常的无痛,就应当使用测压仪。具体来说有以下情况:①休克或多发损伤或合并脑外伤或有药瘾病人。②打击伤。③深筋膜间室的检查。④不能确诊筋膜间室综合征的可疑病例。⑤血管再通和观察筋膜间室切开减张术的疗效。

五、治疗

(一)一般治疗

去除肢体的覆盖物(石膏、绷带、衣物等)。抬高患肢至心脏水平。

(二)手术治疗

切开减张术就是要切开全部的已发生筋膜间室综合征或将要发生的筋膜间室,将皮肤、脂肪、筋膜全部切开,其中任何一层也不缝合。

1.手的筋膜间室综合征　手的筋膜间室综合征是少见的。它常发生于挤压伤和腕部骨折,发生于掌骨间隙,需行背侧沿长轴切开术(图1—5—6)。

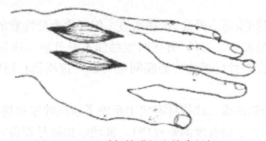

图1—5—6　手部筋膜间室综合征切口

2.前臂的筋膜间室综合征

(1)掌侧Herry切口:皮肤切口自肘窝一直延续到过腕横韧带。筋膜的切开自肘窝上1～2cm至过腕横韧带。将桡侧腕屈肌和桡动脉拉向尺侧,肱桡肌和桡神经浅支拉向尺侧。因为前臂筋膜间室综合征大多涉及前臂深室,将深部各个肌肉—指深肌、拇长深肌等深室肌肉上覆盖的深筋膜切开是必要的。如果神经肿胀严重,应行神经松解术(图1—5—7)。

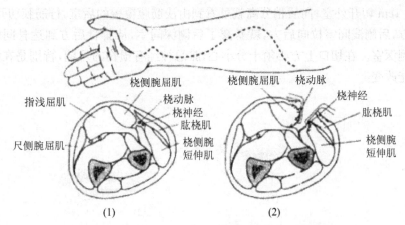

图1—5—7　掌侧 Herry 切口治疗前臂筋膜间室综合征
(1)皮切口　(2)前臂剖面图

(2)掌侧尺侧切口(图1—5—8)：自肘窝以近至腕过腕横韧带，切开后自尺侧腕屈肌与指浅屈肌之间进入，在指浅屈肌深面自桡侧向尺侧有尺神经和尺动脉，一定要小心分离和保护。然后深层筋膜打开。如果需要，在腕部松解正中神经和尺神经。

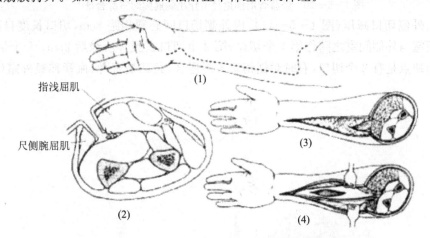

(1)皮切口　(2)切口截面图　(3)浅层显露　(4)深层显露
图1—5—8　掌侧尺侧切口治疗前臂筋膜间室综合征

(3)背侧途径(图1—5—9)：掌侧切开减张后，就要判断是否需要行背侧切开减张术。测定筋膜间室内压就十分重要。如果背侧间室压力仍高，就需行切开减压。从外上髁至腕背侧行切开术。自尺侧腕伸肌和伸指总肌之间进入。

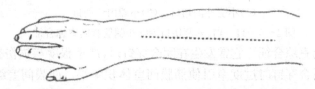

图1—5—9　前臂背侧切口治疗筋膜间室综合征

3.小腿的筋膜间室综合征

(1)经腓骨周围途径(图1—5—10)：近端自腓骨小头，远端在踝关节平行腓骨切开。切开皮肤皮下后，其向两侧回缩，就会显露前侧肌群和外侧肌群的间隔，在筋膜隔前1cm切开前室,筋膜隔后 1cm 切开外室;向后稍分离就可看到由浅筋膜覆盖的后室,行筋膜切开。将腓侧间室拉向前方,后侧浅间室拉向后方,就暴露了后侧深间室,从腓骨后方到达骨间膜,切开骨间膜减压后侧深室。在切口上方必须十分小心,腓总神经有损伤的可能,特别是在损伤后,解剖关系有可能改变。

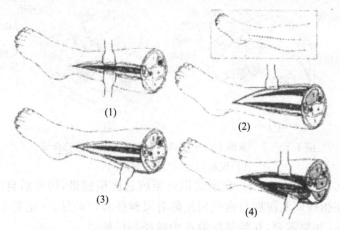

(1)

(2)

(3)

(4)

图 1-5-10　经腓骨周围途径治疗小腿筋膜间室综合征

(2)内、外侧切口减压(图 1-5-11):内外侧切口间必须相距 8cm,切口长度自膝至踝。在前外侧间室与外侧间室之间作第 1 个切口;第 2 个切口在胫骨后缘后 2cm。2 个切口操作简单。它的缺点是有 2 个切口,有时对创伤病人不适合,尤其是有骨、血管神经外露(图 1-5-11)。

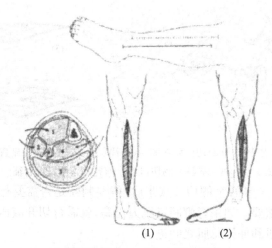

(1)　　　　　(2)

(1)小腿外侧切口　(2)小腿内侧切口

图 1-5-11　内、外侧切口治疗小腿筋膜间室综合征

4.大腿的筋膜间室综合征　它常发生在闭合穿钉时,严重程度与损伤程度和大腿软组织损伤程度有关。在闭合穿钉时过度牵引使筋膜间室体积缩小。筋膜间室综合征在闭合穿钉时发生在股四头肌和内侧肌群。为哪个间室减压可以应用测压表。股四头肌间室受累,就行前外侧口减张,沿全长切开阔筋膜和股外侧肌筋膜,通过分开肌间隔就进入危险的间室。

5.足的筋膜间室综合征　如果没有及时诊治,将形成爪形趾,这常发生在跟骨骨折、Lisfrance 骨折和足的较重的钝性伤中。在临床上,诊断往往不十分明确,很难区分局部压痛或肌紧张痛。同样牵拉痛也不再是一个可靠指标。因此诊断必须依靠测压表。因为没有一个正常的足部压力可用，临床上怀疑的病人就要行切开术。足的筋膜包括内室、外室、中间室和骨间室。背侧切口暴露骨间室，内侧切口暴露深屈肌。

（三）筋膜间室切开后骨折的处理

根据需要行钢板、绞锁钉或外固定。应选择对肢体破坏小、周围条件允许的技术因此，如果有条件提倡应用绞锁钉。

（闫厚军）

第三节　挤压综合征

挤压综合征是软组织（主要是肌肉）受到挤压后，发生急性肾功能衰竭的统称。或者说是指肌肉丰富的肢体（特别是下肢）、躯干被倒塌的工事、建筑物或其他重物长时间挤压，受伤肢体的自压或缚扎止血带的时间过长，使受压部的肌肉缺血受损，在解除挤压之后出现以肢体或受压部位肿胀、肌红蛋白尿、高血钾为特点的急性肾功能衰竭症候群。死亡率极高，第二次世界大战时，死亡率几乎达 100％，1976 年唐山地震，其死亡率为 20％～40％。早在本世纪初 1909 年意大利 Messina 地区地震时，就有不少被埋伤员救出后，很快出现严重的电解质紊乱、酸中毒，迅速发生急性肾功能衰竭而死亡，其死亡率高达 90％，但当时对其病因、病理缺乏认识，直到 1941 年 Bywaters 对第二次世界大战伦敦遭受空袭时，在倒塌建筑物内肢体被挤压 6～12h 的 4 例伤员的详细观察中发现，于休克情况好转后出现急性肾功能衰竭，伤后 3～8d 内全部死亡，尸检肾苍白肿胀，近段曲管严重退变，下肾单位小管内有棕色色素管型，因此他首次提出"挤压综合征"这一名称，并论述了创伤性急性肾功能衰竭与肌肉坏死的关系。

一、发病原因及其机制

挤压综合征的主要病因是受压部位的肌肉缺血、坏死，肌组织崩解，肌红蛋白、钾、磷流入体循环，引起低血容量性休克、高血钾、筋膜间室综合征和急性肾功能衰竭。其演变过程如下。

1.当肢体遭受较长时间挤压后，受压部位的肌肉，只要其外来压力高于 50～60mmHg 时，就可使肌肉内营养血管受压，血运停止，而发生肌肉缺血，当肌肉缺血 2h，可使肌肉重量增加 20％～30％；缺血 3h 则达 30％～50％，若缺血 12h，就会发生肌肉坏死。

Fitts 等对同一挤压伤伤员，将受挤压伤和未受挤压肢体的肌肉进行对比分析，结果发现受压的肌肉其色素丧失 75％，钾丧失 66％。由于受损肌肉释放出大量的肌红蛋白，是一个螺旋式多肽组成的低分子蛋白，其分子（17500）比血红蛋白分子（68000）小，约为 1/4，故在正常情况下，是很容易通过肾小球而随尿排出。但在肾血流低灌注条件下，加之代谢性酸中毒时，肌红蛋白在酸性尿液中以及同时伴有高盐时，就变成易于沉淀的酸性血红蛋白，从而在远曲小管内形成机械性阻塞，因此 Fitts 认为肌红蛋白是导致挤压伤后急性肾功能衰竭的重要原因。他用橡皮管较长时间的紧勒兔的肢体，此时虽可发生与人体相类似的筋膜间隔综合征症状，但由于兔肌肉内不含肌红蛋白，故不出现肌红蛋白尿，也不发生急性肾功能衰竭。此时若将人体肌红蛋白注入兔体内，并使尿液酸化，则立即发生急性肾功能衰竭。可见肌红蛋白是发生急性肾功能衰竭的重要因素。

　　根据 Ncaeb,Hardaway,Kurtz 的研究发现,由于创伤后机体的应激反应,以及挤压伤后坏死组织释放出大量凝血活酶进入血液,从而使血浆纤维蛋白原、血小板显著升高,试管内凝血时间于伤后 24h 明显缩短,所以使挤压综合征早期血液就处于高凝状态。因此肾小球毛细血管内随时都有可能发生凝血,导致和加重肾微循环障碍。

　　2.肢体受压一旦解除挤压因素,由于伤肢的动脉干受损不重,因此会发生减压后的再灌注损伤(reperfusion injury),在再灌注损伤中,组织内氧自由基(oxygen free radical)的生成起重要作用。自由基是一个分子,其外层有一个未配对的电子,因而它具有很强的氧化能力。氧自由基的活性比分子氧强,具有细胞毒性,可破坏蛋白、脂类及糖类,改变核苷的生化性质,作用于细胞膜的磷脂双层的游离脂肪酸不饱和链,发生脂质的过氧化反应,导致溶酶体、线粒体和细胞膜破坏。氧自由基形成后,又产生继发的氢氧根离子(OH^-)和过氧化氢(H_2O_2),这两种物质对细胞也有很大的毒性,分解胶原及透明质酸,造成细胞肿胀,上皮组织基膜破坏,血管通透性增加。甚至有些血管破裂,致使大量血浆样液体或血液渗至血管外间隙,据 Oden报道一例 75kg 成人发生严重挤压综合征时,在 48h 内可使≥12L 的液体被隔离在肌肉内。由于脱水和大量血浆外渗,回心血量减少,使有效循环血量急剧下降,因而发生低血容量性休克。后者可引起肾血管反射性痉挛,从而导致肾缺血。因此挤压伤后发生急性肾功能衰竭,是肾缺血和肾毒素所致。

　　由于血容量减少,血压降低,当低于 5.32~7.98kPa(40~60mmHg)时,可发生肾血管痉挛而致缺血;另外某些亲血管活性物质对肾脏微循环的影响。如肾上腺素,去甲肾上腺素,5-羟色胺、组胺、血管紧张素、肾素、乳酸等物质在严重创伤后通过体液因素,使肾脏微血管发生强而持久的反射性痉挛收缩而致肾缺血,如肾缺血在 3h 以上,肾脏即发生器质性病变。在挤压综合征中直接影响肾小管上皮细胞的毒性物质是受损肌肉释放出的肌红蛋白,在肾血流低灌注情况下,加上代谢性酸中毒,使其在肾小管内沉淀阻塞,而发生肾功能障碍。

　　在肾小球附近有一个"近球装置",由 3 种细胞构成,即入球小动脉壁的近球细胞、密斑(macula densa)细胞和位于密斑与肾小球之间的极细胞。其中密斑是远曲小管的一种特殊细胞,尿液在此于醛固酮控制下,完成 90% 的钠离子回收,如某种原因,使尿中钠离子浓度增高,就给密斑细胞以刺激,并将信息传递给近球细胞,近球细胞就把线粒体形成的肾素释放到血中,肾素可使血管紧张素增多,从而导致肾功能衰竭。

二、病理变化

（一）肌肉的病理变化

　　受挤压的肌肉挫伤、瘀血,加之筋膜间隔内压力升高,使肌肉缺血,甚至坏死,以致肌肉苍白,质脆易碎,弹性消失,类似鱼肉样;镜下观察肌纤维变性肿胀,横纹排列紊乱或模糊不清,甚至消失,严重者肌纤维断裂、破碎,甚至溶解坏死,呈因缩灼样状。

（二）神经的病理变化

　　神经因受压缺血,早期出现肿胀,充血,严重受压时,神经苍白变扁,呈带状。镜下观察可见神经髓鞘断裂,部分纤维变性,束间瘢痕形成,严重者轴索断裂,营养血管中断。

（三）内脏的病理变化

　　由于血容量不足,心搏量下降,使肾血管重新分配,肾皮质血流从 80% 下降至 10%,所以肾皮质苍白,髓质血流从 14% 升到 80%,使其充血呈暗红色。镜下观察整个肾单位及间质充血、水肿。部分肾小球萎缩，内皮细胞轮廓不清，仅见固缩的杆状细胞核；毛细血管腔内有凝集的红细胞、色素颗粒和血栓形成，导致管腔狭窄，甚至闭塞。肾小管的病变表现在近曲小管细胞浆内出现空泡，核溶解、固缩；远曲小管、亨利襻和集合管的上皮脱落，细胞浊肿、解离、坏死。色素管型堵塞肾小管。急性肾功能衰竭的病理变化主要有肾小球、入球小动脉，出球小动脉内均有充血。严重者在肾小球内有血红蛋白、肌红蛋白充填，有纤维蛋白沉着。肾小球细胞有许多细胞小体形成，细胞内有空泡。这是病理学上的一个特点，看到这个变化就可以说有急性肾功能衰竭。

三、临床表现

1. 临床表现由受压局部伤开始，迅速影响全身，是本综合征的突出特点，若此类伤员无开放伤口或骨折时，早期一般情况尚好，病情并不严重，故容易将其误作轻伤对待，从而失去抢救时机。

2. 当解压后，患者可很快出现临床症状，受压肢体明显肿胀、疼痛，并进行性加重，由于全身代谢紊乱，继而出现中毒症状，表现为疲乏无力、烦躁不安，口干即使饮水也不解渴，厌食、恶心、呕吐或腰痛。严重时谵妄昏迷。可迅速发生急性肾功能衰竭，血钾升高，尿量突然减少，如每昼夜尿量不到 400ml（或每小时尿量<17ml）视为少尿，少于 100ml 者，则称无尿或闭尿。因此早期诊断及时处理，是降低死亡率，减轻病残的关键。

3. 高血钾症　血钾浓度>5.6mmol/l，临床上可出现神志淡漠，肌无力或肌麻痹，室性心律不齐，严重者可因血钾突然升高而发生心搏骤停。

4. 酸中毒和氮质血症　肌肉缺血坏死以后，大量的磷酸根、硫酸根等酸性物质释出，使体液 pH 值降低，导致代谢性酸中毒，由于组织分解代谢，大量中间代谢产物积聚体内，非蛋白氮、尿素氮迅速升高，因而在临床上出现呼吸深大、烦躁烦渴、恶心等酸中毒、尿毒症的一系列表现。

四、诊断

1. 病史。肢体或肌肉丰富部位受到重挤压 1h 以上。

2. 解压后很快出现肢体或受压处疼痛，并进行性肿胀，感觉和运动障碍，肢体远端血管搏动减弱或消失，皮肤苍白、发冷、发紫，甚至出现红斑及水疱等。

3. 尿少。伤后早期尿量明显减少，尿比重升高，尿液酸性，尿呈深褐色或红棕色。

4. 除一般生化检查血钾上升、血钠血氯下降，二氧化碳结合力显著降低外，还应检查血磷和血非蛋白氯；血尿素氮与血肌酐，并计算其比值。如血磷/血非蛋白氮>0.05，则提示有肌肉损害，其值>0.06，则显示受压部位的肌肉有隐藏性坏死；血尿素氮/血肌酐，其正常值为 10~15：1，若比值<10，亦有助于诊断肌肉受损；肌酸/肌酸酐比值，在挤压伤及急性肾功能衰竭伤员中，总是升高的，当其比值>1.10 时，预示肌肉坏死严重，在临床上将要发生脓毒血症，所以此时需要立即手术或作截肢术。

5. 肌红蛋白尿在判断肌肉损害或坏死上有重要价值，是诊断挤压综合征的一个重要条件。当肢体解压后 12h 肌红蛋白在血中和尿中的浓度达高峰，约持续 12~24h 后逐渐下降。肌红蛋白在正常人血液中是没有的，仅在运动后出现微量，因肌红蛋白是肌肉受损害或坏死后释放出来的产生，当血中有多量的肌红蛋白时，则必通过肾脏由尿排出，因而出现肌红蛋白尿。所以肌红蛋白尿的出现,对判断肌肉损害或坏死至关重要。

肌红蛋白尿需与血红蛋白尿相鉴别,可用滤纸盐析法鉴定,即取 2.8g 固体硫酸铵加 5ml 尿混合,待完全溶解后滤纸滤过。如色素系血红蛋白将被析出而沉积在滤纸上,尿色转为清亮。反之,如系肌红蛋白则不被析出,尿色不变。

6.血浆肌酸磷酸激酶(CPK)、谷草转氨酶(GOT)、乳酸脱氢酶(LDH)升高,对缺血后肌细胞损伤有早期诊断价值。骨骼肌细胞内含有丰富的 CPK,GOT 及 LDH,缺血后,肌细胞和线粒体肿胀,线粒体嵴结构破坏,线粒体膜及肌细胞膜通透性增高甚至破坏,细胞内酶释放入血,因此血浆中 CPK、GOT 及 LDH 含量增加。张伯勋,王志刚等在狗动物实验中观察到肌肉缺血一再灌注后 2h,动物血浆 CPK、GOT 及 LDH 即迅速上升,分别为 3464U/L(比正常值 103.6U/L 高 33.4 倍)、150.3U/L(比正常值 13.26U/L 高 11.3 倍)和 296.2U/L(比正常值 21.9U/L 高 13.5 倍),当肌肉缺血一再灌注后 12h,上述 3 项指标分别达峰值,CPK 为 4012.3U/L,比正常值高 37 倍、GOT 为 292.22U/L 比正常值高 21 倍、LDH305.2U/L 比正常值高 13.9 倍。

五、治疗

挤压伤后的处理关键:一方面是积极妥善地救治挤压伤,预防急性肾功能衰竭;另一方面在创伤性急性肾功能衰竭发生之后,积极治疗伤员,安全渡过肾功能衰竭期,促进肾功能恢复,使伤员获得痊愈。

(一)现场急救

1.应将伤肢固定,可能时用弹力绷带包扎,以减少血浆进一步渗出,外加冷敷,切勿加温或按摩。

2.给伤员大量口服碱性液体(500ml 水中加碳酸氢钠 8g)。既可预防低血容量性休克,又可保证肾血流量及毒素排泄,有利于住院后治疗。

3.有条件时,应补充全血或代血浆纠正休克、止痛、抗感染。

4.迅速向医院后送。

(二)医院治疗

1.肢体受压部位的处理 患肢制动,降温,如进行性肿胀而导致筋膜间隔综合征影响肌肉血运和神经功能时,则应行筋膜切开减压术。当已有肌肉坏死,应将坏死肌肉彻底切除,以免坏死肌肉释放肌红蛋白,影响肾功能。

2.纠正酸中毒

(1)体(尿)液碱化:Bywaters 等建议在减压前应首先补充大量碱性液体。最好先口服碱性液体 2000ml,然后静脉点滴,每日总量可达 30~40g。碱化尿液不仅可以减少肌红蛋白在肾小管内的沉积,同时还可纠正代谢性酸中毒,降低血清钾。轻症伤员输入平衡盐(2 份等渗盐水,1 份等渗碱性溶液),可使尿碱化或呈中性;严重者输高渗碱性溶液,成人每日可输 5% 碳酸氢钠 200~800ml。

(2)肢体灌注:Thompson 等提出在解压前先上止血带,然后用右旋糖酐进行灌注,以将坏死组织的代谢产物排出,可减轻肌红蛋白血症、肌红蛋白尿、高血钾及酸中毒。但 Bentley 等认为止血带并不能阻止骨内静脉回流,同时还延误减压时间。

(3)THAM 治疗:Paul 提出静脉输入氨丁三醇(三羟甲基胺甲烷,THAM),对纠正酸中毒、预防急性肾衰有一定作用。Mehl 等动物实验证明,应用 THAM 者,排尿量明显增加,pH 值维持在 7.4 以上,90％存活,而未用者 100％死亡。

3.治疗高血钾症,防治急性肾衰 钾中毒是急性肾功能衰竭早期(1 周内)的严重并发症。除负伤当时因细胞破坏造成高血钾外,细胞的分解代谢、酸中毒和尿毒症也能使钾从细胞内液移至细胞外液。当血钾＞6.5mmol/L,并有心电图异常,或血钾＞8mmol/L 时,应立即采取有效措施,降低血钾。

(1)治疗高血钾症

1)按每 3g 糖加用普通胰岛素 1U。即静脉注射 25％葡萄糖液 300ml 加胰岛素 25U,可降低血钾 1mmol/L。

2)静脉注射 10％葡萄糖酸钙 40～100ml,数分钟后即可见效,但持续时间短,应每 4～6h 一次,直接对抗钾离子作用,其用药量以化验监测指导。

3)碱性药物的应用:以碳酸氢钠为首选,由于乳酸钠输入体内后,需要经过肝脏代谢后才能发挥作用,所以在伤情较重伤员情况较差时尽量不用。

4)钠离子交换树脂加山梨醇(70％),口服量 20g,保留灌肠 50g,可排除钾离子。但可使钠离子负荷增加,且有胃肠道反应。

5)腹膜透析。如有条件,应早做不要等待,简便易行,效果肯定。可纠正高血钾、水中毒及氮质血症,在此透析期间,对患者不必过分限制饮食和入量,以便加强患者营养。

(2)腹膜透析液的配方

必须掌握 3 个基本原则后,才可根据病情配制合适的透析液。

1)透析液内电解质的成分和浓度与正常人血浆相似,pH 值在 6～7 左右。

2)透析液的渗透压不低于患者血浆渗透压,正常人为 280～310mOsm/L。尿毒症患者血中尿素氮每升高 30mg/dl,血浆渗透压升高 10mOsm/L。因此常用腹膜透析液的渗透压约为 370～390mOsm/L 左右。

3)根据病情增减透析液中溶质,如高钾血症者,可不加钾盐或适当减量。所以透析液可参考以下处方配制。

5％葡萄糖盐水	500ml
5％葡萄糖液	250ml
生理盐水	250ml
4％碳酸氢钠	60ml
5％氯化钙	8ml
10％氯化钾	3ml(对高血钾症者不要)
肝素	5mg

成人每次透析液用 1～2L,灌入腹腔后一般保留 1h,每日可 6～8 次。

通过透析能使血肌酐＜707.215μmol/L(8mg/dl),血尿素氮＜35.7mmol/L(100mg/dl),则预后较好,可使死亡率降低。Conger 报道一组透析后血尿素氮低于 17.8mmol/L(50mg/dl),肌酐低于 442μmol/L(5mg/dl)的病例,其死亡率 37％,而另一组的血尿素氮为 42.8mmol/L(120mg/dl),肌酐低于 884.02μmol/L(10mg/dl),则死亡率却高达 80％。

腹膜透析应注意的两个问题:

一是腹膜透析应防止出现低蛋白血症:腹膜透析时容易丢失蛋白质和氨基酸,约 10～

30g/d 左右,如伴有腹腔感染时则更多,可引起低蛋白血症,严重影响透析效果,并可发生脑水肿或稀释性低钠血症。

因此,每日应给以生物效价高的蛋白质 1.2~1.4g/kg 体重和足够的热卡,至少每日 2000kcal 左右。

二是透析时应防止发生高渗性昏迷;透析液中葡萄糖能进入血液循环,供给患者一定热量,并能起脱水作用。但过长时间应用高渗性透析液,加之尿毒症患者对糖的耐量减低,故易引起高渗性非酮症性糖尿病昏迷。

血透析:腹膜透析的效果较慢,血透析效果较好,当挤压综合征已确诊,出现无尿、少尿 3d 以上,BUN>35mmol/L,肌酐>884μmol/L,血钾>6.5mmol/L,只要无感染、出血或严重贫血、休克或低血压,以及严重心功能不全者,可采用血透析,以排除体内有害物质,补充人体所需营养。

(3)防治急性肾衰

1)在急性肾功能衰竭的少尿期,必须限制水分摄入,每日应按下列计算方法补液:

补液量(ml)=不可见失水量(700ml/d)+尿量及胃肠道、创口丢失液量一(内生水 300ml +细胞释放量 150ml。

2)甘露醇:Hostnik 动物实验证明,注入 250mg/kg 体重甘露醇,对防止急性肾衰有效,可使肾血流量增加。甘露醇是一种己六醇,相对分子质量 182,等渗液为 5.5%,临床上多用 20%的高渗溶液。其效应为:①起渗透性利尿作用;②增加有效容量;③提高氨和尿酸的消除率;④不被肾脏排泄,能保留于细胞外液中;⑤阻断肾素分泌。

20%甘露醇 200~250ml 在 30min 内静脉滴完,如 2h 内尿量>50ml/h,则可酌情继续用药。24h 每公斤体重 2g,分次输入。如尿量不增加,则应停用。因过多甘露醇可导致细胞外液增加,引起心衰;还可引起溶血及脑组织脱水;如漏至肾间质,加重肾脏损害,导致甘露醇肾病。

3)呋塞米(速尿):是氨磺酰邻氨基苯甲酸衍生物,属磺胺类,是现代最常用、最有效的利尿药。静注后 2~10min 内奏效,维持 6h。每次 40~100mg,每日 3 次,它能扩张肾血管,降低肾内血管阻力,调整肾内血液分布,增加肾皮质血流量。但当急性肾衰已进入实质损害期,大剂量呋塞米不仅无效,反而会加重氨基糖苷类抗生素的肾毒作用。

4)多巴胺:小剂量多巴胺能使肾血管扩张,肾内血流重新分布,从而增加肾有效血流量和肾小球滤过率。在少尿型急性肾衰时,若血容量得以纠正,中心静脉压高于正常下限值的情况下,多选用多巴胺。在血容量正常心排血量降低、心率快(>130/min)时,多巴胺尤可适宜。

5)利尿合剂:普鲁卡因 1g,氨茶碱 0.25g,咖啡因 0.25g,维生素 C 3~5g。可加 0%葡萄糖液 500ml。

(闫厚军)

第四节　脂肪栓塞综合征

脂肪栓塞综合征是创伤,特别是骨折的严重并发症。其临床发病率占下肢长骨骨折的 0.5%~2%。若下肢与骨盆同时骨折者,其发病率可高达 5%~10%。但有人认为受同样损伤后,儿童的发病率是成人的 1/100,故 14 岁以下儿童不易发生脂肪栓塞。其原因可能与儿童骨髓内脂肪成分不同,特别是液体三油酰甘油含量少有关。男性发病率高于女性,男女之比约为 3∶1。本征发病突然,进展迅速,病情极为严重,若诊断不及时,死亡率可高达 10%～15%。

为了在临床上统一使用脂肪栓塞综合征这一名词,有必要简述其有关名词概念,以便区别使用。

1.脂肪栓塞综合征(fat embolism syndrome,FES)　简称脂栓综合征,或临床脂栓。是近 20 年来临床诊断所用的名词。通常指创伤或长骨干骨折后,发生以肺部病变为基础,呼吸困难为中心的一组症状、体征和实验室检查所见。

2.亚临床脂肪栓塞(subclinical fat embolism)　系指骨折后缺乏临床表现,但血气分析可发现动脉血氧分压降低－亚临床低氧血症的病例。大部可自愈,有一部分发展为脂栓综合征,或因其他死因而经病理证实为脂肪栓塞者。

3.创伤后脂肪栓塞(post－traumatic fat embolism)　义同脂肪栓塞综合征,相对于非创伤后发生的脂肪栓塞而言。因为除创伤、骨折外,如肝脂肪变性(栓子来源于脂变的肝细胞)、中毒(如四氯化碳中毒引起肝细胞脂变,脂质从肝细胞释放入血)、分娩(损伤骨盆脂肪组织进入血循环)、减压病(因脂肪组织的迅速扩张、破裂、栓子从脂肪组织释放)、糖尿病、大面积烧伤、严重传染病等也会发生脂肪栓塞综合征。

4.脂肪栓塞(fat embolism)　是病理诊断名称。以往临床诊断也沿习采用,现应与脂肪栓塞综合征区别使用。

5.脂肪栓子(fat embolism)　即栓塞在血管内的脂肪,简称脂栓。

6.大脂肪球(fat macroglobule)或脂肪滴(fat droplet)　系指悬浮在血液中的脂肪颗粒,作为脂栓的主体参与脂栓形成。有时又与脂栓通用。

7.栓子脂肪(embolic fat)　或称栓塞性脂肪,脂栓的脂肪成分。

8.骨髓栓子　指栓子由骨髓成分和骨髓脂肪所组成。

脂肪栓塞综合征是由于脂肪栓子进入血流阻塞小血管,尤其是阻塞肺内毛细血管,使其发生一系列的病理改变和临床表现。由于脂肪栓子归属不同,其临床表现各异。

一、脂肪栓子的来源和形成

1.机械学说(血管外源说)　由 Gauss 于 1924 年提出,他认为脂肪从骨髓经骨折处撕破静脉进入血流,然后机械地阻塞肺内小血管和毛细血管床。但造成栓塞必须具备 3 个条件:
(1)脂肪细胞膜破裂,产生游离脂质;
(2)损伤而开放的静脉;
(3)损伤局部或骨折处血肿形成,局部压力升高,促使脂肪进入破裂的静脉。

2.化学说(血管内源说)　由于在临床上有无骨损伤而却出现脂肪栓塞综合征者,这类情况是不能用上述理论来解释的,所以 1927 年 Lehman 和 Moore 提出化学说。他们认为,这是由于某些因素阻碍血脂的自然乳化,使乳糜颗粒相互凝集形成较大的脂滴,从而阻塞小血管;或创伤应激状态时,交感神经系统兴奋,在神经一内分泌效应作用下,儿茶酚胺分泌增加,活化腺嘌呤环化酶,使 3,5－环一磷酸腺苷增加,进而使脂肪组织中脂酶活化造成机体脂肪动员。

二、脂肪栓子的去向

1. 当脂栓直径较小，并因其在血管内的可塑性，则可直接通过肺血管床进入体循环沉积在组织器官内形成周身性脂栓，或通过肾小球随尿排出。

2. 脂肪栓子可被肺泡上皮细胞吞噬，脱落在肺泡内随痰排出。

3. Sevitt 认为，脂栓可经右心房通过未闭的卵圆孔，或经肺—支气管前毛细血管的交通支进入体循环。

4. Peltier 认为，直径较大的脂栓，必然停留在肺血管床内，在局部脂酶作用下发生水解，产生甘油和游离脂肪酸。

三、发病机制与病理改变

(一)发病机制

张伯勋等通过动物实验观察，认为脂滴与血小板在肺血管内的机械性阻塞和游离脂肪酸以及血小板变形破坏后所释放出的生物活性物质的毒性作用，是脂肪栓塞综合征的发病原因。脂肪首先在肺部血管形成机械性阻塞，然后由于血管内皮细胞中的脂酶释放，或因伤员由于外伤应激而释放的儿茶酚胺，激活腺嘌呤环化酶从而催化血清中不活动的脂酶变成活动性脂酶，通过脂酶的作用，使中性脂肪水解成游离脂肪酸，被阻塞的肺部血管受游离脂肪酸的刺激，而发生中毒性或称化学性血管炎；使血管内皮细胞起泡变形，并与基膜分离，破坏了血管内皮细胞的完整性；使其渗透性增高，从而发生肺部弥漫性间质性肺炎、急性肺水肿。此时在临床上可出现胸闷、咳嗽、咳痰等现象，若肺部病变继续加重，则肺 X 线片上可表现出"暴风雪"样阴影，临床上也出现更加明显的呼吸功能障碍。由于肺泡换气功能受阻，故使动脉血氧分压下降。脂滴在肺血管壁的附着和游离脂肪酸对血管内皮细胞的损伤，使血小板在脂滴表面和血管内皮上的附着性增加，从而导致血小板在肺血管内大量聚集、变形，这不仅更加重肺血管机械性阻塞，而且还由于血小板在异物表面的破坏，释放出激肽、5-羟色胺和组胺样物质，引起呼吸道、肺血管痉挛，更加使通气—血流比率失调，动脉血氧分压继续下降，最后出现威胁伤员生命的动脉血低氧血症，从而导致中枢神经系统受损，出现神经系统症状。故 Murray 对脂肪栓塞综合征的分类，提出应按神经系统症状的有无来决定。当有中枢神经症状者为重型，无神经症状者为轻型。

关于 FES 的主要病变在何处？是在肺还是在脑，有两种不同的观点。

1. 以 Sevitt 为代表的观点认为，脂栓的致病作用在于对小血管的机械性阻塞，其主要病变在脑。Sevitt 指出，组织病变发生与否，取决于脂栓的大小和数量、小血管侧支范围、缺血性低氧的时间和脏器组织对缺氧的敏感性，并强调周身性和脑脂栓是 FES 临床表现的基础，而且是主要的致病原因。虽然病理证实脂肪栓子主要出现在肺血管内，但不造成明显病变。由于肺—支气管系统存在侧支，不易造成肺部病变；另外，在临床上有些病例其神经系统症状很突出或先于肺症状。

2. Peltier 则认为，FES 的主要病变在肺。

Weisz 指出，在判断脂栓脑部病变时，必须区别缺氧性缺氧和缺血性缺氧这两种不同的病理机制。认为 FZS 的脑部病变主要是由缺氧性缺氧造成。

Bivins 报道 37 例 FES 中的死亡病例，其病理所见：肺脂栓发现率 100%，肾脂栓 37%，而脑脂栓为 0，但脑水肿改变达 75%。

因而 Weisz 与 Bivins 等均同意 Peltier 观点，认为 FES 的原发病变在肺。其临床经过主要是肺脂栓逐渐发展为呼吸功能不全的过程，而脑病变及其症状则是继发的。

通过张伯勋等的动物实验观察，在 14 只犬中，静脉注射骨髓脂肪造成 FES，连续观察 48h 后处死，对肺、脑、肾、心进行大体标本观察和组织病理学检查，发现其病变的阳性率肺为 14/14、脑 0/14、肾 1/14、心 2/14。即发生肺部病变者为 100%。而脑部除水肿、充血、血管间隙增宽外，未见脂滴或梗死灶。因此也认为 FES 原发病变在肺，由于肺栓塞引起呼吸功能障碍，导致低氧血症，脑病变是继发的。

(二)病理变化

1.肺部的病理变化主要表现

(1)骨髓脂肪进入血循环，到达肺部毛细血管后形成脂肪栓塞，在早期只是单纯的机械性阻塞、血流中断、栓塞的远侧组织缺血，但肺泡本身仍有呼吸活动。

(2)由于游离脂肪酸及血小板释放出的生物活性物质对肺内血管的毒性作用，使其发生出血性间质性肺炎、急性肺水肿，致使肉眼观察肺广泛出血，肺叶梗死呈暗红色肝样变。光镜检查：肺小血管栓塞，血管腔内出现空泡，脂滴紧密附着在血管壁上，若用油红 O 染色，则可见肺组织有大量的油红 O 染色脂滴，毛细血管内皮肿胀，血管壁增厚，肺泡腔与间质水肿充血，肺血管内血小板凝集，有中性粒细胞、淋巴细胞、巨噬细胞浸润，并可见巨噬细胞吞噬脂滴现象。在透射电镜下可见肺小血管及吞噬细胞内有脂滴，血管腔内有微血栓形成；肺泡Ⅱ型细胞退变，脑浆内板层小体破裂。

2.脑部的病理变化

(1)脂肪栓塞性脑病变：脂栓对脑部小血管的机械性阻塞，肉眼观察可见大脑白质及小脑半球有广泛的点状出血，其形态有 3 类，即球形出血、环形出血(绕未出血的脑病灶)和血管周围出血；镜下可见微小的局部缺血性脱髓鞘区，并可见脂肪栓子，常伴有出血性微小梗死。张伯勋等的动物实验未见此病理改变。

(2)脑缺氧性改变：主要是脑水肿、脑膜和皮质血管充血，血管间隙增宽，偶尔在脑回表面见有瘀血点。

3.心脏病理变化　目前尚未见到单纯因心脏脂肪栓塞致死的病例报道。但是，当发生脂肪栓塞综合征时，由于肺血管床阻力大，使右心负荷增加而出现右心扩大，心肌可因缺氧而受损，表现为心外膜下点状出血，镜下可见小出血斑、变性或坏死区，有时可在心肌纤维之间发现脂肪栓子。

4.眼底变化　脂肪栓塞综合征患者可出现视网膜病变，如散在大小不等的白色闪光或纤毛状的渗出物，特别是在乳头或黄斑中心凹陷处，视网膜弥漫性或呈细条纹状出血；黄斑水肿；血管充血，管径不等或呈分节状。

四、临床表现

脂肪栓塞综合征其临床表现常呈突发性，往往在伤后 1~2d 内发病。据统计，约有 60% 的患者，其症状在骨折后 24h 内出现，85% 在 48h 内发病，甚至有 25% 的患者可早在伤后 12h 内出现症状。这是由于中性脂肪从骨髓到血循环，经脂酶的水解作用，使其分解为甘油和游离脂肪酸，直至后者对肺部血管产生毒性作用，发生病理变化，出现临床症状，需要一定时间，此段时间称为潜伏期。在潜伏期内惟一异常发现是动脉血氧过低,当动脉血氧分压下降到8.7kPa(65mmHg)一般不出现症状。若动脉血分压下降至 8.0kPa(60mmHg)以下时,则出现临床症状。

（一）呼吸系统症状

症状常为呼吸急促,每分钟在 25 次以上,可有胸闷、发绀、咳嗽、咳痰,听诊可闻及水泡音。当肺脂肪栓子量较多时,胸部 X 线片可出现异常变化,主要为均匀分布的斑点状阴影,肺门充血,肺纹理增多,显示出绒毛状密度增高影,类似"暴风雪"样改变。同时有右心扩大。

（二）脑神经系统症状

当脑组织受损时,常表现为轻微头痛,烦躁不安,易怒,严重时可出现定向力障碍,谵妄,甚至昏迷死亡。

（三）出血点

在 50%～60% 的患者中有出血点,通常在伤后 24～48h 出现,早者亦可在伤后 4～6h 内见到个别出血点,其部位多见于肩前、前胸上部、锁骨上、颈前、腋下等皮肤处,压之不消退,是瘀血性出血。上下眼睑结合膜及口腔腭部也可见到出血点。通过皮肤活检证明出血点处有脂肪栓子。

（四）心血管及血液系统的表现

心率常在 100～120/min,有时可达 140/min 或更高,而血压却在正常范围内。心电图显示出心肌缺血和急性肺心病改变,主要表现为心动过速、心律失常、Ⅰ 导联 S 波加深、Ⅲ 导联 Q 波明显突起、T 波倒置、过渡区左移、并可能出现右束支传导阻滞,尤其是伤后数天内系统观察心电图的变化对诊断是有意义的。另外,在身体内无其他出血的情况下,而突然发生急剧的血红蛋白下降,如 12h 内下降 40～50g/L 时,对临床诊断有价值。

五、早期诊断

争取在潜伏期内作出诊断,及时处理,是抢救治疗脂肪栓塞综合征成功的关键。因为本征从创伤或骨折到出现临床症状,需要有 24～72h 的潜伏期。潜伏期内虽无症状,但病理过程仍在进行,若能在此段时间内作出早期诊断,及时采取有效措施,就可以中断其病理过程,使之不出现症状,即使出现症状也较轻微,易于控制。

通过张伯勋等的动物实验和临床观察,提出以下早期诊断方法。

（一）肺内血及外周静脉血

血凝块快速冰冻切片油红 O 染色,光镜下检查中性脂肪球,是早期诊断的一种新方法。

患者伤后或入院当日,通过肺动脉漂浮导管经股静脉插入至肺动脉取肺内血 5ml,或经股静脉穿刺取外周静脉血 5ml,待其血凝块收缩后,去掉血清,将血凝块放置于冷冻切片机,分别在上、中、下 3 部分进行切片,其厚度为 10～20mm,将制作的切片放置玻片上,用 15% 福尔马林固定 15min,取出待干,稍过 70% 乙醇后,用油红 O 染色 15min,取出洗片,苏木精染色5～10s,再用自来水洗片后甘油封固,然后镜检。如镜下见到梅红色颗粒即为脂肪滴,则为阳性,对早期诊断极有价值。脂肪栓塞后 2h,肺内血脂滴阳性率为 100%,外周静脉血为85.7%。

（二）连续检查动脉血氧分压

由于肺功能障碍,使其换气与灌注比率失调,生理短路扩大,从而使动脉血氧分压急剧下降,出现亚临床脂肪栓塞时,惟一异常发现是动脉血氧低。Myer 特别强调,连续检查伤员动脉血氧分压的变化情况,对早期诊断脂肪栓塞综合征具有非常重要的临床意义。其方法是:对严重创伤,如下肢长骨骨折、多处骨折以及骨盆骨折的伤员,入院当日应常规检查动脉血氧分压,并在 3～5d 内,每日至少检查一次,一旦发现动脉血氧分压有逐渐下降趋势,或下降至 8.0kPa(60mmHg)以下时,要考虑有本综合征的可能,应立即采取有效措施。

(三)经皮氧分压检测用于早期诊断 FES

在张伯勋等的实验观察中发现,经皮氧分压值与动脉血氧分压值具有显著正相关,回归方程为 $PaO_2 = 34.11 \pm 0.89 PtcO_2$,经皮氧分压较动脉氧分压平均低$(31.8 \pm 8.24)$mmHg,因此用经皮氧分压值可以估测动脉氧分压值。若连续检测经皮氧分压能够反映出动脉氧分压的变化趋势。所以经皮氧分压是 FES 早期诊断和疗效观察的一种无创、安全、有效的方法。

(四)肺泡－动脉血氧分压差增高对 FES 的早期诊断有参考意义

肺泡－动脉血氧分压差,在反映肺功能方面比动脉血氧分压更为准确,其正常值为(15 ± 10)mmHg$[(1.995 \pm 1.33)$kPa$]$。

在张伯勋等的动物实验中发现,正常犬的肺泡－动脉血氧分压差为 20.9mmHg(2.78kPa)。当从犬静脉内注射骨髓脂肪后 2h,其氧分压差成倍上升而达 41.65mmHg(5.54kPa);8h 为 61.6mmHg(8.2kPa),到 48h 最高,其峰值为 88mmHg(1.18kPa)。结合临床表现,我们认为肺泡－动脉血氧分压差上升至 61.6mmHg 时,可作为早期诊断脂肪栓塞综合征的参考指标。

(五)用气相色谱法定量分析血浆游离脂肪酸(FFA)

我们给 14 只犬静脉注射骨髓脂肪后,观察 48h,采用气相色谱法测量肺内血和外周静脉血中的 C16:0(棕榈酸)、C18:0(硬脂酸)、C18:1(油酸)、C18:2(亚油酸)和 C20:4(花生四烯酸)等 5 种游离脂肪酸,结果表明:静脉注射骨髓脂肪后 4h,在外周静脉血中上述 5 种 FFA 均开始逐渐升高,24h 达峰值,随后下降;而肺内血中的 FFA 在栓塞后 4h 就有明显升高,12h 达峰值。说明脂肪栓塞后,外周静脉血和肺内血的 FFA 从栓塞后 4h,都开始增高,但肺内血中 FFA 升高的时限早,峰值高。我们观察分析了 FFA 升高与临床的关系,即静脉注射骨髓脂肪后 8h,FFA 虽增高,但无呼吸困难、心率增快及结膜下出血等临床表现,而在 12h,当 FFA 继续升高达峰值时,有 8/14 只犬出现呼吸困难,舌质紫绀,心动过速,心律不齐等现象,因此我们提出用气相色谱法检测 FFA 是早期诊断 FES 较为敏感的方法。

(六)用支气管肺泡灌洗(BAL)法

检查灌洗液中含脂滴的巨噬细胞,并计算其百分比。

当含有脂滴的巨噬细胞大于 5% 时,即可诊断脂肪栓塞。

支气管肺泡灌洗的作用在于能够取出反映整个下呼吸道炎症和免疫系统的各种细胞和非细胞成分的标本。脂肪栓塞综合征的主要病理变化为肺内血管被脂滴阻塞以及脂栓水解产生的游离脂肪酸引起的炎症反应。肺内脂栓可被肺泡上皮细胞及吞噬细胞吞噬后脱落在肺泡腔中,因此用支气管肺泡法收集灌洗液后,检查其中含脂肪的巨噬细胞,即可判断有无脂肪栓塞。

(七)锡^{99m}Tc 肺核素扫描

当脂肪栓塞后 2h,放射性核素肺扫描即有明显变化,表现为放射性分布不均匀和缺损。

(八)血流动力学的变化先于临床表现

由于脂肪栓子首先进入肺循环,机械地阻塞肺血管,造成肺血管阻力增加,出现肺动脉高压。因而临床上有心率增快,呼吸急促、ECG 上显示出肺性 P 波,T 波倒置,室性心率失常,有束支传导阻滞,右心负荷增加。在张伯勋等的实验中发现,于栓塞后早期,就有血流动力学改变,其中以肺血管阻力、平均肺动脉压最为明显,在栓塞后 2h 就升高,分别在栓塞后 4h 和 8h 达峰值,此时却无临床表现。在临床上对严重多发伤患者,如发现在伤后 4～8h 内,肺动脉压升高,肺血管阻力增大而又无心肺疾患者,应警惕 FES 的发生。

六、临床诊断标准

根据 1970 年 Gurd 发表的脂肪栓塞综合征临床诊断标准,可归纳为 3 项主要标准,2 项次要标准和 7 项参考标准。并以此作为临床诊断依据较为确切。

1. 主要标准

(1)点状出血。伤后第 2～3d 在颈前、胸前、双肩或眼睑结膜处有出血点。

(2)有呼吸系统症状,如胸闷、发绀、咳嗽、咳痰等,但肺部 X 线片显示出的"暴风雪"样改变,则具有特征性。

(3)无脑外伤的患者有脑症状,如头痛、不安、易激动、谵妄甚至木僵或昏迷。

2. 次要标准

(1)动脉血氧分压呈进行性降低,若低于 8.0kPa(60mmHg)以下有诊断意义。

(2)血红蛋白下降。一般要低于 100g/L 以下。尤其是身体内无其他出血征象情况下,若 12h 内下降 40～50g/L 者,更有诊断价值。

3. 参考标准

(1)脉搏达 100～120/min,有时可高达 140/min 以上。

(2)发热,约 38～39℃。

Gurd 认为,每分钟脉搏在 120 次以上,体温在 38℃ 时有诊断意义。

(3)血小板减少。

(4)尿脂肪滴阳性。正常时尿中无脂肪小滴。Mclarthy 报道,脂肪栓塞综合征患者尿中脂肪滴可达 76%,主要发生在损伤后 48h 以内,应多次反复检查。

(5)血沉快。Gurd 认为,70mm/h 以上有诊断意义。

(6)血清脂肪酶上升。肺脂肪栓塞时,病变区的肺实质分泌脂酶以分解中性脂肪栓子。此脂酶可出现于体循环中引起血清脂肪酶增高。因此,测定血清脂肪酶对诊断有意义。但增高的时间较晚,一般自伤后 3～4d 才开始增高,7～8d 达到高峰。

(7)血游离脂肪滴阳性。

当主要标准两项;或主要标准一项,次要标准和参考标准有 4 项以上时,均可确诊。无主要标准,只有次要标准一项及参考标准 4 项以上者,应疑为隐性脂肪栓塞综合征。

1983 年 Schonfeld 等提出用脂肪栓塞指数来诊断 FES,即皮肤粘膜出血点 5 分;肺部弥漫性渗出 4 分;低血氧症($PaO_2<9.3kPa$)3 分;脑部症状、发热>38℃、心率快>120 次/min、呼吸快>30 次/min 各 1 分,结合临床总分大于 5 分者,可诊断 FES。

1987 年 Lindeque 等提出若长骨或骨盆骨折患者,$PaO_2<8.0kPa(60mmHg)$,$PaCO_2>7.5kPa(56.25mmHg)$ 或 pH<7.3,呼吸频率>35 次/min,就可以做出诊断。

以上诊断方法都是在临床上已出现了症状后才能作出诊断的。3 种方法中应以 Gurd 法较为确切。

七、预防问题

脂肪栓塞综合征如能早期诊断,及时预防可以中止其病理过程的演变。其预防措施加下。

（一）积极抗休克治疗

创伤后有休克表现者,特别是休克期长的伤员,发生脂肪栓塞综合征的可能性增加。临床观察证明休克期和低血容量时间越长,程度越重者,脂肪栓塞综合征也就越严重。因此,对创伤伤员,特别是并发有骨折伤员,应迅速有效地纠正低血容量,及时治疗休克,对减少脂肪栓塞综合征的发病具有重要意义。纠正低血容量应补足液量,对输入液体的组成亦应重视。有人提出,伤后 24h 内在一般情况下输入总液量中应有一半是全血。

（二）正确处理骨折

尤其是在发生四肢长骨骨折和骨盆骨折时,对其骨折应正确及时固定,妥善搬运,因骨折断端活动将增加脂肪进入静脉血流,发生脂肪栓塞综合征。1955 年 Saekku 分析 1 组骨折病例,发现手术固定组其脂肪栓塞综合征的发病率较非手术组低,这是由于手术切开使骨折处减压和内固定后骨折制动坚强之故。他认为,长骨骨折牵引治疗可增加脂肪栓塞综合征。另外,骨折肢体应抬高,使脂肪上浮,减少入血。

（三）对伤肢使用止血带

伤肢用止血带可以防止脂肪滴进入血循环。1957 年 Peltier 对骨科手术伤病员进行观察,术后检查血内脂肪球,发现用止血带者阳性率占 58%,未用止血带者阳性率为 84%,但不要用驱血带驱血,因为驱血可使脂肪滴进入腔静脉。

（四）甲泼尼龙治疗

Stoltenberg 认为,甲泼尼龙（甲基强的松龙）对脂肪栓塞综合择具有一定的预防作用。他将 64 例下肢骨折伤员分成三组,第一组 21 例用高渗葡萄糖预防;第二组 20 例用甲泼尼龙预防;第三组 23 例不用任何药物以作对照。结果葡萄糖组有 3 例出现症状,对照组 2 例有症状,而使用甲泼尼龙预防组无一例出现症状。说明甲泼尼龙具有一定的预防作用。

八、治疗

（一）治疗的回顾

1.1933 年 Herrmann 最先提出的方法是注射乙醇,认为乙醇有乳化脂肪的作用;后来又发现乙醇能促进血管扩张,抑制脂酶。所以对创伤伤员使用乙醇能降低血内游离脂肪酸。1977 年 Meyers 和 Taljaard 发现,如能保持血内乙醇含量在 20mg/dl,能有效地降低脂肪栓塞综合征的发病率。

2.1943 年 Hahn 提出应用肝素治疗脂肪栓塞综合征。当时发现肝素有清除血内脂肪的作用,可以解除术后的高脂血症,对脂蛋白酶有活性作用,使脂肪乳化。另外,由于肝素有抗凝作用,可以减少血小板的聚集,同时也能防止血小板释出 5－羟色胺。但从临床和实验研究方面,均未能证实肝素对脂肪栓塞综合征有治疗作用,由于肝素的抗凝作用,对创伤和疑有颅脑损伤的伤员,使用肝素会带来出血的危险。

3.高渗葡萄糖与胰岛素合用。因为创伤可使体内游离脂肪酸增加,其原因是创伤应激反应使儿茶酚胺大量释放，激活腺嘌呤环化酶而催化血清中不活动的脂酶变成活动的脂酶，从而使中性脂肪水解成游离脂肪酸；另一方面，创伤后的分解代谢反应使血清内白蛋白水平下降，因而增加了未与白蛋白结合的游离脂肪酸，使肺受损。从理论上讲，应用葡萄糖可以降低动脉血内的游离脂肪酸，并可使动脉血氧分压有明显改善。但临床上尚未发现高渗葡萄糖具有防止脂肪栓塞综合征的作用。如 1979 年 Stoltenberg 及 Gustilo 报道 64 例下肢骨折伤员，分组对比观察，其中 21 例应用 50%葡萄糖液 50ml，每 4h 静脉注射 1 次，连续 4d，其中有 3 例发生脂肪栓塞综合征。而 23 例不作任何处理的对照组中也只有 2 例发生。

（二）治疗的新观点

Murray 认为，治疗脂肪栓塞综合征的重点既不是脂肪也不是栓塞，而是间质性肺炎和急性肺水肿，其治疗方案是如下。

1. 以支持呼吸，改善伤员的呼吸功能，纠正和提高威胁生命的动脉血低氧血症为主导的氧治疗法。

具体方法为：

（1）氧浓度保持在 40%～45%较为有效，能使动脉血氧分压上升，并能维持在正常水平。

（2）当动脉血氧分压低下时，若在 8.0kPa（60mmHg）以上水平者，还可用鼻导管或口罩给氧。如在 8.0kPa（60mmHg）以下者，则应采用气管插管或气管切开，并用呼吸机辅助呼吸给氧，否则动脉血氧分压难以恢复到正常水平，临床症状得不到改善。

（3）要采用呼气终末正压呼吸，出气管管口维持正压 0.98kPa（10cmH$_2$O）。这是因为重症伤员液体积存于肺泡内，而减低肺的顺应性，并且增加肺泡－动脉氧梯度，有利于制止或减轻肺水肿。

2. 激素治疗　Fischer 主张用甲泼尼龙 125mg 首次静脉滴入，以后每 6h 80mg，持续 3d，停药不需逐步减量。或静脉应用氢化可的松，第 1～2d 用量可为 500～1000mg，第 3 日为 300～500mg，连用 3d，其作用是：

（1）抑制玻璃酸酶（透明质酸酶）的活化，使毛细血管壁的玻璃酸（透明质酸）不受破坏，从而保护毛细血管壁的完整性，减少和防止体液和细胞成分渗透于血管外；

（2）减轻游离脂肪酸对肺泡膜的炎性刺激，抑制细胞水肿；

（3）防止血小板聚集，抑制血小板释放胺类物质，尤其是 5－羟色胺，减轻肺内血管、支气管的痉挛，增加肺部换气与灌注的比率，从而改善肺功能。

使用激素后伤员情况好转的表现：

①激素对动脉血氧分压的影响：若脂肪栓塞综合征诊断及时，伤员临床表现较轻，激素应用后 6～8h，其动脉血氧分压即可上升；对症状较重者，用药后 12～24h 血液氧合情况才能改善，脉率才会减慢。

②激素对肺部阴影和肺功能的影响：伤情较轻者，用药后 12～24h，肺部阴影可以消除；伤情较重者，则需 24～48h；对肺顺应性的改善需要用药后 60～72h。

③激素对神经症状的影响：激素应用后 48～72h，其神经症状可以基本消失。

（三）应用低分子右旋糖酐

低分子右旋糖酐，其相对分子质量平均为 40000，它的粘度和在体内的排泄速度介于中、小分子右旋糖酐之间，不仅能改善微循环，扩充血容量，具有较好的抗凝作用，而且静脉输入后还可使血管外的水分转移至血管内，消除或减轻组织水肿。应用于脂肪栓塞综合征患者，可减轻间质性肺炎和肺水肿情况,有利于肺功能的恢复。

低分子右旋糖酐 $500\sim1000ml/d$,连续应用数日后,伤员红细胞、血红蛋白、血小板均明显下降,出现稀释性贫血,所以应每日检查血常规、血小板,适当输血。另外,由于右旋糖酐能与血浆中纤维蛋白原和抗血友病球蛋白相结合,加之血小板因吸附右旋糖酐分子而失效,所以连续应用后,可以发生出血现象。但在临床应用时,若用血小板减少的比值来监护就可避免。当血小板减少至原数值的 1/2 时,常常会有出血现象发生,此时可将右旋糖酐减量或停用,则血小板就会上升,出血就会停止。不过,低分子右旋糖酐的用量在每日 500ml 时,一般不会引起出血。

（四）烟酸注射液

对脂肪栓塞综合征有较好的防治作用,其机制可能与下列药理作用有关。

1.抑制脂肪水解,降低血浆游离脂肪酸,减轻肺组织损害。Peltier 指出游离脂肪酸(FFA)对肺实质细胞、毛细血管内皮都有直接毒性作用,是引起 FES 的重要原因,张伯勋等在实验研究中发现用烟酸注射液治疗 FES 后,可使 FFA 很快下降,三酰甘油也不升高,说明烟酸是一种强力抗脂解药物,具有降低三酰甘油及 FFA 的作用。其机制可能是烟酸能降低脂酶的活性,从而抑制脂肪水解,使血中与肺内的 FFA 减少;由于血中 FFA 减少,使肝脏合成 VLDL 原料不足或缺乏,因此也降低了血浆三酰甘油。

2.张伯勋等在实验中观察到,当应用烟酸后,可使血内脂滴数量减少,直径变小,从而消除或减少血管或肺组织机械性栓塞的条件;加之烟酸的扩血管作用,故使脂滴容易通过肺血管进入体循环,这样就减少脂滴在肺内聚集,减轻肺损害。

3.抑制血小板聚集,减轻各种生物活性物质对组织损害。张伯勋等在 FES 的肺组织电镜检查中,可见肺微血管内有大量血小板聚集、变形,栓塞肺血管。而用烟酸治疗后,其肺血管内血小板形态正常,也没有聚集现象。说明烟酸有阻止血小板聚集作用,其机制可能是烟酸能抑制凝血酶活性,使环磷酸腺苷浓度增高,从而抑制血小板聚集,减轻因血小板聚集造成的肺微血管阻塞及其所释放出的生物活性物质,如 5-羟色胺(血清素)等对肺组织的损伤。

（五）血浆白蛋白

血浆白蛋白作为一种载体蛋白,能与游离脂肪酸结合,并运输三酰甘油等有害物质至排泄器官排除体外。所以在正常情况下,FFA 在血中非结合状态少于 1%,每 1 克分子白蛋白能结合 $25\sim35$ 克分子的 FFA,因此每克白蛋白能结合 110mg 未饱和脂肪酸。严重创伤患者,其游离脂肪酸均明显增加,而血浆白蛋白亦随之下降,因此补充白蛋白,使其与游离脂肪酸结合,以降低 FFA 在血中的浓度,减轻其毒性,从而达到防治 FES 的目的。

（六）丹参注射液

通过实验研究,发现丹参对脂肪栓塞综合征的防治作用在于:

1.疏通微循环,使栓塞的脂肪易于进入体循环,减轻脂栓在微血管区局部聚集及分解为游离脂肪酸而产生的毒性作用。改善微循环的原因,可能是丹参能使血粘度降低,改善红细胞膜作用,使红细胞易变形、解聚,抑制血小板聚集和释放功能,使其生物活性物质,尤其 5-羟色胺等减少,从而减轻对组织的损伤。

2.抗氧自由基损伤。通过动物实验检测脂质过氧化的代谢产物丙二醛(MDA),在 FES 中明显增高,而 MDA 能间接反映氧自由基的含量。因此可以说明在 FES 中氧自由基亦增高。氧自由基使血管内皮细胞受损,是 FES 又一发病因素,而丹参具有抗氧化作用,清除氧自由基是丹参防治 FES 的药理作用。

（闫厚军）

第五节　开放性骨折

一、病因

开放性骨折是由于外力造成骨折的同时使覆盖于骨折部位的皮肤或黏膜破裂,骨折处与外界相通。其外力可以使骨折移位的断端从内向外刺破肌肉筋膜及皮肤使断端暴露,也可以是外力使皮肤肌肉先破裂,再造成骨折,使断端暴露于外界。由于伤口的污染给骨折带来了感染的危险,因此,开放性骨折的治疗必须建立在如何预防感染的基础上。而防止伤口感染的最根本的措施是彻底的清创。

二、诊断要点

1. 骨折端经过软组织与皮肤或黏膜创口相通的骨折。
2. 常常是高能量损伤。
. 暴力所致的创口常为污染伤口。
4. 骨折和组织愈合的环境差,对细菌增殖的抵抗力弱。
5. 与暴力的能量水平及骨骼和软组织所遭受的损伤成正比例的感染,迟缓愈合和不连接的危险也随之增加。

三、分型与分类

（一）分型

Custilo 所建议的分型对伤口大小、污染程度、软组织损伤和骨折伤的特点进行了综合评估,具有较高的概括性,判断预后较为准确。详见表 1－5－6。

表 1－5－6　开放性骨折的综合评估

类型	伤口(cm)	污染程度	软组织损伤	骨损伤	感染率(%)
Ⅰ	<1	清洁	轻	简单,轻度粉碎	2
Ⅱ	>1	中度	中度,部分肌肉损伤严重,有碾压	中度粉碎	7
ⅢA	一般>10	重	皮肤严重缺损	多粉碎,可能需软组织覆盖	7
ⅢB	一般>10	重	严重皮肤缺损	外露严重,常需软组织覆盖	10～50
ⅢC	一般>10	重	血管伤必须修复	骨折外露严重,常需软组织覆盖	25～50

（二）分类

1. 自内而外的开放性骨折　又分为尖端穿出,钝端穿出及穿出合并撕裂。此类骨折皮肤损伤及污染程度相对较轻,但应重视非开放创口皮肤的损伤,应仔细观察,作出正确判断,如对皮肤挫灭估计不足,创缘切除往往不彻底。

2. 自外而内的开放性骨折　穿入伤、钝器伤、撞击压砸伤、绞轧撕脱伤皆属于此范畴,特点为创口大、污染程度重、软组织及骨组织损伤严重。

3. 潜在的开放骨折　因重力碾挫使皮肤广泛剥离,同时无伤口且造成骨折,皮肤坏死后出现骨外露。因此,对于尚未形成伤口的皮肤挫灭部分的判断尤为重要。

四、现场急救处理

1.全面检查 注意是否合并休克及其他部位损伤,以免误诊漏诊。致命伤优先处理,需将休克及危及生命的并发症做适当处理后,再进行手术清创,处理骨折。

2.伤口包扎 伤口用无菌棉垫包扎。相对较大的血管破裂、活动性出血可钳夹止血。外露骨折端清创前不宜还纳,原位包扎固定。

3.伤肢固定 运用夹板或木板固定,减少疼痛,防止骨折端活动造成再损伤。

4.预防感染 及时注射破伤风抗毒素及抗生素以预防感染。

5.输液、输血 用以防治休克。

五、局部处理

(一)充分清创

是防止感染的最根本手段。可相对彻底地消除有利于细菌生存和生长的条件。

1.刷洗 利用毛刷和肥皂水机械性清除伤肢皮肤上的污垢和污染的细菌。刷洗三次后以灭菌水冲洗创面,然后以碘酒、酒精消毒皮肤。

2.清创 切除受污染和失去生命力的组织。清创应按皮肤、皮下组织、筋膜、肌肉、肌腱、骨骼的顺序进行。

(1)皮肤的处理:皮肤创缘切除 2mm 即可。但凡皮下组织已挫灭或切除后新皮缘无渗血的皮肤,均应进一步清创。

(2)筋膜的处理:彻底清除碎裂、污染的筋膜组织。

(3)肌肉的处理:凡肌肉组织暗淡无光泽,且用手术镊夹之无反应者应切除。通过对肌肉的颜色、坚实度、收缩性、有无活动出血点(即 4C 法)的观察判断肌肉的失活与否。

(4)骨折端与碎骨片的处理:游离的碎片可以取出,应保留仍有骨膜连接的骨片以及较大的游离骨片,以免骨质缺损过大影响骨折愈合。

(5)血管的处理:对于不影响肢体存活的中小血管,甚至如尺动脉、桡动脉、胫前动脉或胫后动脉中单独一条损伤可以结扎,不必修复。影响肢体存活的动脉或较大动脉断裂应在清创同时予以修复。

(6)神经的处理:较大的神经干断裂,断端相距不远且断端整齐者,尽可能做一期缝合。如污染较重,断端相距较远者则不宜一期缝合,待伤口愈合后做二期缝合。

(7)异物的处理:原则上所有异物均应取出,但弥散在组织中的细小异物,完全取出的可能性不大,不应广泛探查,以免增加组织创伤与感染机会。

3.冲洗 清创结束后,用生理盐水冲洗创面,清除污血及碎骨,可减少细菌量。通过喷头以脉冲方式将无菌液冲入伤口效果最佳。

(二)骨折的固定

开放性骨折的固定可以消除骨折端对皮肤的威胁,减少污染扩散的机会,便于软组织损伤的处理,便于闭合伤口、消灭创面,有利于早期功能锻炼及骨折晚期的处理。

1.内固定

(1)斜形、螺旋形等简单骨折可以来用克氏针及加压螺钉内固定配合有限的石膏夹板或木制夹板固定。

（2）骨干骨折可采用加压钢板或限制接触性动力加压钢板固定,钢板表面以软组织(肌肉)覆盖。

（3）交锁髓内钉可用于治疗复杂的、不稳定的骨干骨折。绝大多数开放性胫骨骨折可采用不扩髓的交锁髓内钉固定。但对于胫骨开放骨折 Gustilo ⅢA 以上骨折,则不宜使用。

2.外固定　用于 GustiloⅢ型以上骨折或就诊时间较晚的Ⅱ型骨折,便于严重软组织损伤的处理:

（三）妥善闭合伤口

经清创后的伤口均应争取一期闭合,尽可能使开放性骨折转化成闭合性骨折。以往认为开放骨折损伤闭合伤口的时限是 6~8h,现因外科技术的提高及抗生素的发展,时限已大为延长。应综合判断伤口的情况以决定是否一期闭合。有明显感染征的伤口,即使清创后也不应一期闭合。一般常用的闭合伤口的方法及适应症如下:

1.直接缝合　清创后无过多的皮肤缺损、皮缘血运良好者,均可直接缝合。切忌在有张力的情况下勉强缝合。

2.减张缝合　如缝合时张力较大,可将皮缘下进行一定范围的剥离松解,然后进行缝合。张力很大的伤口,可经伤口的内侧或外侧做一平行的减张切口,然后直接缝合原伤口,减张切口处另行植皮闭合创面。

3.游离植皮　清创后,皮肤缺损,凡无骨骼、肌腱、神经血管裸露之组织创面,皆可采用游离植皮闭合创面。也可选用肌瓣转移覆盖骨骼或内固定物,然后再行游离植皮闭合创面。

4.局部皮瓣转移　在一些非纵形的皮肤缺损,又有深层的骨骼等裸露部分,可根据创面的形状大小,设计相应的局部皮瓣覆盖创面。

5.游离皮岛移植　运用显微外科技术,移植带血管的皮瓣与受皮区血管相吻合,直接闭合创面。

（四）合理使用抗生素

1.尽早使用对革兰阴性杆菌敏感的抗生素,也可用广谱抗生素,可以延长伤口从污染发展到感染的时间。

2.清创前、后的细菌涂片、培养和药敏试验及时进行。

3.清创时的冲洗剂可加入抗生素,闭合伤口时可加入抗生素缓释剂。

4.抗生素液局部灌注。

5.切忌滥用抗生素,否则可能增加菌种的抗药性、交叉抗药性以及过敏反应。

（五）早期处理

1.根据分泌物培养和药物敏感试验选用抗生素和中药治疗;加强支持疗法,增强伤员抵抗力。

2.改善伤口引流及扩创。拆除缝线,使伤口充分引流;如仍引流不充分,则应切开使伤口外口足够宽大。如有坏死组织和异物,要彻底清除。小的死骨碎片应摘除,巨大骨片虽有感染,最好暂时不要取出。内固定物除有明显反应及妨碍软组织愈合者,一般应予以保留,可以较好的维持骨位、方便换药等。术后用纱布填充引流伤口。

3.骨折虽有感染,但移位骨折仍需复位,以外固定支架或牵引维持骨位。

4.严重感染的开放骨折,需以石膏或牵引妥善固定,以减轻疼痛,减少毒素吸收,防止感染扩散,维持骨折复位,方便功能活动。

（闫厚军）

第六章　骨科手术基本技术

第一节　手术基本技术

手术是骨科治疗的重要方法之一,正确的手术治疗多能获得满意的效果,恢复患者正常的生理功能。但是,手术本身对正常组织会造成损伤,产生痛苦,有时甚至遗留某些后遗症,影响正常功能活动。因此,要求手术医师除严格掌握手术适应证、拟定合理的手术方案外,还要熟悉局部解剖,熟练掌握操作技术,这样才能充分显露病变部位,达到手术的预期效果。手术基本技术操作有手术野显露、解剖分离组织、止血、结扎、缝合与断线以及引流等。

一、术野显露

显露手术野与患者体位、手术台照明、助手的配合以及麻醉时肌肉是否松弛等密切相关。显露手术野的首要步骤是选择合适的切口。脊背部以及四肢手术的切口,其大小和部位的选择要结合局部解剖,从损伤小、便于手术操作、术后伤口愈合快、功能恢复早且完全等方面综合考虑,同时要尽量避开主要血管、神经。

切开切口时手术刀要与皮肤垂直,用左手拇指和示指固定皮肤,右手执刀,力求一次切开皮肤全层,整个切口的边缘要整齐,深度均匀,防止斜切,影响愈合。有时显露病变部位还需借助其他手术器械如各种牵开器等。

二、解剖分离

显露深部组织和病变部位,解剖分离是关键。应按正常解剖组织层次进行,这样操作起来既简便,又对组织损伤小,出血也少,也不会误伤正常组织或器官。但在遇到手术部位的组织粘连或瘢痕时,操作起来就比较困难。分离的方法可分为锐性分离和钝性分离。

(一)锐性分离

锐性分离主要用于分离关节附近的肌腱、韧带的附着处,瘢痕组织,肿瘤周围及有粘连的组织等。操作要用手术刀或手术剪,在直视下,看清楚后再进行切剪。如遇到血管应及时钳夹,结扎后剪断。

(二)钝性分离

钝性分离用于无主要血管、神经组织的部位,如皮下组织、正常肌肉、筋膜及良性肿瘤包膜外的疏松结缔组织等的分离。常用刀柄、止血钳、剥离器、手指及纱布等逐步进行分离。可在非直视下凭手指的感觉操作。分离时注意不要造成主要组织结构的损伤和大面积的撕裂伤。

三、止血

止血是手术中一项重要的操作。组织切开、分离和病灶的切除均会导致出血,出血就必须彻底止血。完善的止血能保证手术野显露清楚,便于操作,不会误伤组织器官,而且还能减少失血量,保证患者安全,预防感染,促进切口愈合。

手术过程中止血的方法很多,最为常用、最有效的止血方法是结扎止血法。该法用血管钳钳夹出血部位的血管,然后予以结扎或缝扎。常用的有"8"字缝合或贯穿缝合的方法。出血时先看清出血的血管,然后进行钳夹。难以显露出血的血管时,可用纱布暂时压迫后再用血管钳钳夹,尽可能一次夹住,不宜钳夹血管以外过多组织,更不能盲目乱夹。较稳妥的方法是在切断血管之前预先结扎血管,然后再切断。除此之外,电凝、纱布垫压迫等方法,均有很好的止血效果;明胶海绵止血、骨髓腔及截骨处用骨蜡封闭止血等方法亦经常使用。

四、结扎

有效地结扎止血,必须掌握正确的打结技术,使结扣牢固,不易松动、脱落。若打结不正确,可使结扎线滑脱,造成术后继发性出血,给患者带来不应有的痛苦,甚至危及生命。

(一)结扣的种类

结扣的种类很多,骨科手术常用的有方结、外科结、三重结。

1. 方结　为手术中最常用的一种,是由方向相反的两扣组成,打成后愈拉愈紧,不易松开或脱落。用于一般血管的结扎和各种缝合后的结扎。

打方结时,虽然两手做了交叉,但两手用力不均匀,只拉紧一根线,就会形成滑结,容易滑脱。如果构成两结扣的方向相同,则形成顺结。滑结和顺结均不牢固,易滑脱,不应在手术中出现。

2. 外科结　在打第一结扣时重复绕两次,再打第二结即成。其摩擦面增大,不易松脱,牢固可靠,用于结扎大血管。

3. 三重结　为打成方结后再加上一道结扣而成。该结更牢靠,结扎后即使滑脱一道,也无妨碍。用于较大血管或大块组织、肌纤维的结扎。使用肠线、尼龙线和可吸收线打结时,因易松动、滑脱,常采用此结扎方法;显微镜下缝合血管时均用三重结(图1-6-1)。

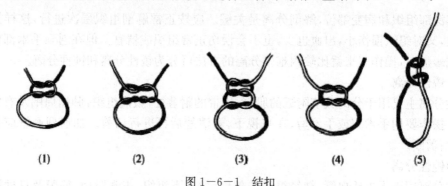

(1)　　　　　(2)　　　　　(3)　　　　　(4)　　　　　(5)

图1-6-1　结扣

(1)方结;(2)外科结;(3)三重结;(4)顺结;(5)滑结

(二)打结的方法

打结方法有几种,如单手打结法、双手打结法和血管钳打结法。临床上可以根据需要选用。

单手打结法主要靠一手操作,另一手持线卷或线的一端,操作起来迅速方便而可靠。单手打结法又有左、右手之分(图1-6-2、图1-6-3)。

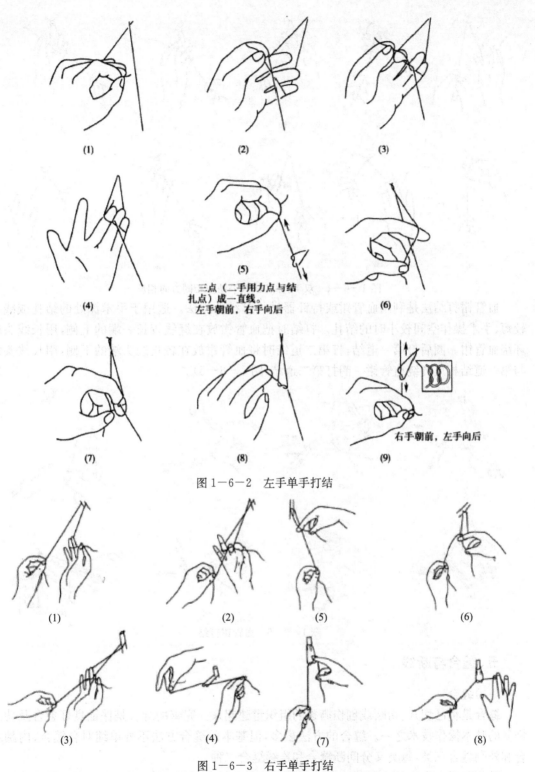

(1)　　　　　　　　(2)　　　　　　　　(3)

(4)

(5)

三点（二手用力点与结
扎点）成一直线。
左手朝前，右手向后

(6)

(7)　　　　　　　　(8)

右手朝前，左手向后

(9)

图 1-6-2　左手单手打结

(1)　　　　　(2)　　　　　(5)　　　　　(6)

(3)　　　　　(4)　　　　　(7)　　　　　(8)

图 1-6-3　右手单手打结

双手打结法双手进行操作，常用于手术野深部组织的结扎或缝扎（图1-6-4）。

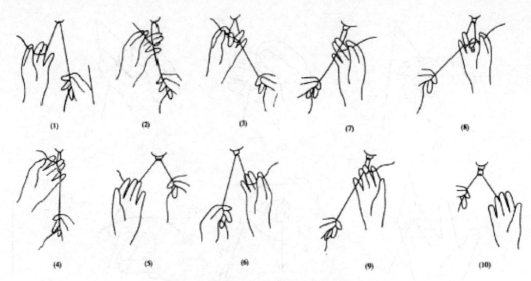

图 1-6-4 双手打结法,两手动作相同方向相反

血管钳打结法是利用血管钳或持针器进行打结的方法。适用于手术深处的结扎或线头较短、手术操作空间较小时的结扎。打结时把血管钳放在缝线较长一端的上侧,用长线头端环绕血管钳一圈后打第一道结,打第二道结时将血管钳放在较长线头端的下侧,用长线头端与第一道结相反环绕血管钳一圈打第二道结(图 1-6-5)。

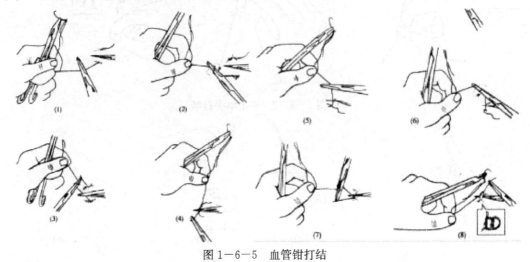

图 1-6-5 血管钳打结

五、缝合与断线

(一)缝合

缝合是将已切开、切断或创伤撕裂的组织重建起来。完善的缝合是保证良好愈合及功能恢复的基本操作技术之一。缝合的方法虽多,但基本的缝合方法不外单纯对合缝合、内翻缝合和外翻缝合三类,每类又分间断缝合和连续缝合二种。

骨伤科手术常用单纯间断缝合、"8"字形缝合和间断外翻缝合(图 1-6-6),用于缝合切开的关节囊、韧带、肌腱、筋膜、皮肤等。不管是进行哪种缝合,术者都需要完成穿线、持针、进针、出针和打结等基本步骤。

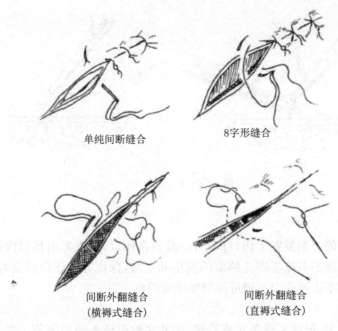

单纯间断缝合   8字形缝合

间断外翻缝合   间断外翻缝合
（横褥式缝合）   （直褥式缝合）

图1-6-6 缝合

（二）断线

断线分剪线和拆线。剪线是指在手术中，将缝合后或结扎后的缝线剪断，剪断后的线头留1～2mm。正确剪线法是在直视下将剪刀尖端稍稍张开，沿着拉紧的缝线滑至线结处，然后稍向上倾斜45°剪断线（图1-6-7）。

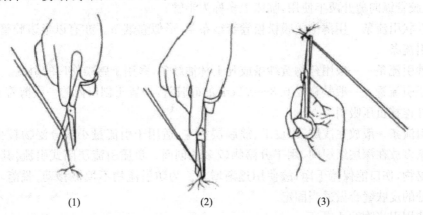

(1)   (2)   (3)

图1-6-7 手术中剪线法

拆线是指皮肤切口愈合后，将缝线拆除。有时也可分期拆除。拆线时先用络合碘或碘酊、酒精消毒切口处，然后将线结用镊子提起，线剪置于线结之下靠近皮肤处剪断缝线，随即呈45°左右将缝线抽出（图1-6-8）。外露的一段线不经皮下组织，以免皮下组织的针孔遭受污染。缝线抽出后，再用酒精涂擦切口皮肤，用无菌纱布敷盖。若切口感染应提前拆线，敞开伤口换药。

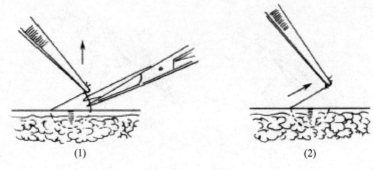

图 1-6-8 拆线

六、引流

引流是用引流物的一端插置于伤口内,另一端留在伤口外,以导引伤口内渗血或分泌物流出的一种方法。正确的引流能防止感染的发生和扩散,保证缝合伤口的良好愈合,减少并发症。而不必要的或不正确的引流则可能增加感染的机会。

(一)引流物

引流物的种类较多,形状多是条状或管状,因此多称引流条或引流管。常用的引流物有如下几种。

1.胶片引流条 是一薄的橡皮片,可用废胶手套裁剪而成,制作时注意引流条边缘要整齐。

2.胶管引流条 一种如卷烟粗细的胶管,其插置在创口内的一段剪若干个侧孔便于引流,亦可把胶管纵向剪开两半使用,临床上多称为半管。

3.烟卷状引流条 用薄橡胶膜松松卷着纱布条,形似卷烟条。亦有以半边胶管为中心做成的烟卷引流条。

4.油纱引流条 一般用药物黄纱条或凡士林油纱条,多用于感染伤口的引流。

5.负压引流管 一般是直径 0.3~0.5cm 的硅胶管,插置于创口内的一段剪若干侧孔,另一端在体外连接负压吸引器。

胶片引流条一般放在浅层,以皮下、筋膜层为主,适用于引流量小或分泌物较少的创口。其余引流条多放在深层组织间,用于分泌物较多的创面。负压引流属闭式引流,其体外有容器盛载分泌物,伤口能保持干净,故使用逐渐增多。为防引流物不慎被移动、脱落,可把引流物与出口处的皮肤缝合做适当固定。

(二)使用引流物的适应证

1.开放性损伤 伤口污染严重,异物遗留难以彻底清创时。

2.各种骨科手术 切口内渗血不能彻底止住或有继续渗血的可能,如陈旧性骨折畸形愈合的患者手术后。一般持续引流 24~48 小时。

3.脓肿或积液切开排脓排液术后 急性骨感染手术后,为使继续形成的脓液或分泌物不断排出体外,放置引流后能使脓腔或液腔逐渐缩小,直至愈合。

4.胸部创伤所致的血气胸术后 为了达到减压的目的,需用负压吸引装置以促使肺膨胀。

（黄锐）

第二节 骨牵引术

骨牵引术是骨伤科临床常用的治疗技术。

骨牵引术主要适用于以下病证：①成人长骨不稳定性骨折（如斜形、螺旋形及粉碎性骨折），因肌肉强大容易移位的骨折（股骨、胫骨、骨盆、颈椎）；②骨折部的皮肤损伤、擦伤、烧伤，部分软组织缺损或有伤口时；③开放性骨折感染或战伤骨折；④合并胸、腹或骨盆部损伤，需要密切观察而肢体不宜做其他固定者；⑤肢体合并血循环障碍暂不宜其他固定者。

使用骨牵引应注意：①小儿谨慎使用骨牵引，因小儿骨骺未闭合，骨牵引可影响骨骺生长。特殊情况下，6岁以上小儿可在离开骨骺一定距离处穿刺。②骨牵引术可在手术室、急诊室或病室内施行，必须保证无菌操作。③骨牵引期间，要经常检查牵引针处有无不适，如皮肤绷得过紧，可适当切开少许减张；要注意保护牵引针进出口处无炎性反应或不滑动，若进出口处有少许分泌物，可每日用碘酊涂擦；穿针处如有感染，应设法使之引流通畅，保持皮肤干燥；感染严重时应拔出钢针改换位置牵引。④牵引时间一般不得超过8周，如需继续牵引，则应更换牵引针的部位，或改皮肤牵引。⑤拆除骨牵引时，可于牵引针在皮肤的出入口处及针尖端的一侧，用碘酊和酒精涂擦2～3次后，用克氏钳夹住牵引针的尾端，向外拔出。拔除后用碘酊、酒精消毒皮肤创口，用无菌纱布覆盖，一般数日后创口即可愈合。⑥牵引过程中应鼓励患者功能锻炼，防止伤肢及未牵引肢体肌肉萎缩、关节僵硬。

一、颅骨牵引

患者仰卧，头下垫一沙袋，头部略超出手术台边缘。剃光头发，将头放正。自鼻梁正中至枕外转子正中连一线，用甲紫在头皮上画出。再由两侧乳突尖做一垂直通过颅顶的连线（横线），同样用甲紫在头皮上标记。颅骨牵引钳的牵引轴（牵引弓的交叉部支点）即位于此两线之交点上，以横线为定点确定牵引钳两钳尖在皮肤上的位置，两钳尖必须与中点距离相等。定点后分别作出标记。

皮肤消毒、铺巾，在定点标记处局部浸润麻醉后，用小尖刀在此两点各做一小横切口，直达颅骨。用带有安全环的颅骨钻头在颅骨表面斜向内侧约45°角钻穿颅骨外板。在儿童颅顶部钻头约可深入3mm，在成人可深入4mm。将颅骨牵引钳的两个钩尖分别插入两个钻孔内，旋紧牵引钳，使两钩尖固定于颅骨板障内。缝合两切口，即可施行牵引。应用颅骨牵引钳施行牵引时，患者在病床上转动及翻身，不致影响牵引。

颅骨牵引可能出现以下并发症。

1.钳钩滑脱 多因钻头未穿透颅骨外板，或牵引绳、牵引钳与头颅未在一直线上，或牵引钳两钩尖与颅骨正中线中点距离不等所造成。

2.切口感染 常因钳钩反复滑脱而造成。

3.硬膜外血肿 由于钻孔穿透颅骨内板造成。因此，必须使用有安全环的钻头。若发生硬膜外血肿，必须及时处理。

二、尺骨鹰嘴骨牵引

肘关节90°屈曲位固定，在尺骨鹰嘴顶点下2.5cm，尺骨脊两侧旁开1cm处作为牵引针的穿针点。皮肤消毒，铺无菌巾，局部浸润麻醉。选用克氏针做牵引针。助手将该处皮肤向下按紧，术者用手摇钻钳夹牵引针针尾，从尺侧定点处将针尖刺入皮肤、软组织达骨面，维持水平方向摇动手摇钻，使针经骨质贯穿，从桡侧穿出即可（图1-6-9）。

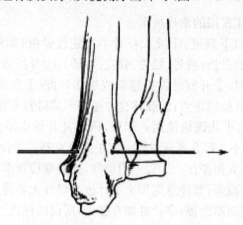

图1-6-9　尺骨鹰嘴骨牵引，穿针的方向由尺侧向桡侧

三、股骨髁上骨牵引

先将患肢置于勃朗氏架上，使膝关节屈曲40°。膝关节周围皮肤消毒、铺无菌巾。由助手将膝关节近侧的软组织用力向近侧方及下方按捺，使该处软组织绷紧。自髌骨上缘引一横线，再由股骨内髁隆起最高点和腓骨小头前缘，各向上述横线引一垂直线，此两线之交点即为牵引针的进出点。在该处做局部浸润麻醉，麻醉剂直达骨膜，对侧同样麻醉。选骨圆针做牵引针，用针尖端在股骨髁内侧确定的进入点戳穿皮肤、软组织，直达骨面。牵引针保持水平位置，用骨锤敲击针尾部，使其通过骨端松质骨，穿出对侧骨皮质，再穿过对侧软组织和皮肤，待针露于两侧皮外的两段相等时即可。在针上套上牵引弓进行骨牵引（图1-6-10）。

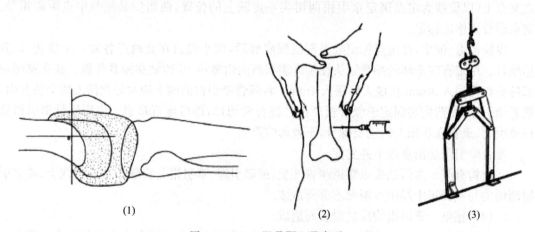

图1-6-10　股骨髁上骨牵引

(1)骨髁上骨牵引针横穿股骨的位置；(2)局部麻醉；(3)牵引弓夹住克氏针

牵引针穿透皮肤处可任其暴露，不需涂抹任何药物，亦不用覆盖敷料。牵引针的尖头可用胶布缠没，以免戳破被单、衣服等。因易引起感染，牵引针刺入皮肤前，勿用手术刀在该处皮肤及软组织做小切口。在钻入牵引针时，应由内侧向外侧钻入，针不可过于靠前，以免进入

髌上滑囊或膝关节囊,造成膝关节感染。

四、胫骨结节骨牵引

胫骨结节骨牵引在下肢骨牵引中最常用。穿针点位置:胫骨结节最高点垂直向后 2cm,再向下 2cm 处(图 1-6-11)。患肢置于勃朗氏架上,皮肤消毒,铺无菌巾。助手将该处皮肤及软组织向近侧方及下方按紧。选骨圆针做牵引针,局部浸润麻醉后,将牵引针尖自小腿外侧定点处戳入皮肤及软组织直达骨面。保持牵引针于水平位,垂直锤击骨圆针尾部,贯穿骨骼,从对侧软组织和皮肤穿出。

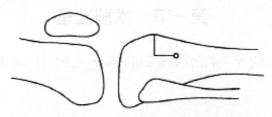

图 1-6-11 胫骨结节骨牵引针的穿针部位

五、跟骨骨牵引

在小腿后方垫一沙袋,使足跟抬高,离开手术台面或床面,在踝关节及足跟四周消毒皮肤,铺无菌巾。在足跟内侧测定穿针点,此点应位于内踝下端到足跟后下缘连线的中点处(图 1-6-12)。助手执患者前足部,维持踝关节于中立位。选骨圆针做牵引针,局部浸润麻醉后,将牵引针从定点处刺入达骨面,保持水平位,垂直锤击针尾部,贯穿跟骨,从对侧软组织和皮肤穿出。

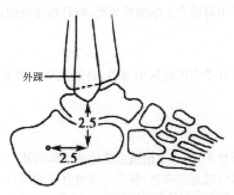

图 1-6-12 跟骨骨牵引针的穿针部位

(黄锐)

第七章 骨科手术围术期处理

围术期是围绕手术的一个全过程,从患者决定接受手术治疗开始,到手术治疗直至基本康复,包含手术前、手术中及手术后的一段时间。具体是指从确定手术治疗时起,直到与这次手术有关的治疗基本结束为止,时间约在术前5～7天至术后7～12天。

第一节 术前准备

手术前的准备工作是整个手术治疗的重要组成部分,充分作好术前准备,是手术成功的保障。

一、术前讨论

术前医生应该通过各种检查明确诊断,通过与手术及麻醉有关的检查,如心、肺、肝、肾功能,凝血机制及血糖、血压、血沉等项目的检查,对患者接受手术的能力评估,排除手术禁忌证。必须熟悉患者病史、临床检查及辅助检查等相关资料。骨骼、肌肉系统疾病及损伤的 X线、CT、MRI 等影像学检查,是重要的辅助检查资料,是骨伤疾病诊断及治疗的重要依据,需在术前反复阅片,做好测量,组织手术小组成员认真讨论,要根据患者伤病的性质、部位及术后对功能的影响情况拟定手术方案。

需要注意的是骨科伤病时局部正常的解剖关系已被病理变化所扰乱,而书本上阐述的手术入路却是正常的解剖结构。因此手术者要反复复习手术过程,熟悉手术的每个环节,作好各种应急准备。要分析术中可能发生的意外情况,制订出相应的预防措施。

二、术前备皮

手术前认真仔细地作好手术区皮肤的准备,是避免切口感染,确保手术效果的一项重要措施。

三、术前备血

术前患者贫血或血容量不足,应术前输血或输液予以纠正。对于预估术中出血较多的患者应该按输血技术要求做好输血前准备,检查与输血有关的项目,如肝炎、HIV、梅毒等,常规备血。对于一些罕见血型如 Rh 阴性等,术前 48 小时准备自体血。对于预估术中出血量较大的无污染手术如人工关节置换术、脊柱的减压植骨内固定术等,预备术中自体血回输。

四、术前用药

骨伤科手术要求绝对无菌,除严格按要求备皮、无菌操作外,手术前预防性应用抗生素也是重要措施。对于骨病或是无开放伤口的骨伤科患者,术前 0.5～2 小时预防性使用抗生素;如手术时间超过 3 小时或失血量超过 1500ml 时,可在术中加用一次。原则上应选择相对广谱、效果肯定、安全及价格相对低廉的抗生素。

如患者肝功能较差或出凝血时间过长,术前三天应开始肌内注射维生素 K_3,每日 1 次,每次 8mg。

如患者术前服用阿司匹林，需停药至少一周，才可手术。

营养不良者应在手术前补充营养，以利于术后恢复，可采用少量多次输新鲜血或输注清蛋白等方法。

合并糖尿病的患者，需术前使用胰岛素来控制血糖。

患有高血压或其他慢性疾病者，应请内科、麻醉科等相关科室会诊，根据会诊结果，再考虑手术并积极做好防范手术中可能出现意外情况的应对措施。

五、骨科术前特殊准备

（一）术前训练

为更好地配合手术，患者应在术前进行一些与手术后康复有关的训练，如在术前练习床上饮食及排便；腰椎术后的抬腿、腰背肌训练；关节置换患者的被动关节训练和主动肌肉等长收缩练习等。一些手术术中需要患者配合，术前患者应对此有足够的了解，并按医师要求进行训练，如椎间盘造影术，阳性的判断是根据患者的反应，能否诱发出平时类似的疼痛，故术前应与患者进行仔细交流，让患者了解手术目的和流程；又如颈椎前路手术前，患者应练习气管牵拉训练等；局麻、硬膜外麻醉行胸腰椎手术时，患者应俯卧训练。

（二）肢体牵引

某些骨与关节畸形、陈旧性骨折、脱位或先天性畸形患者，如先天髋关节脱位等，在手术矫形前需骨牵引或皮肤牵引 2～3 周，以缓解关节挛缩，通过软组织牵拉间接复位，减少手术时整复难度。

（三）器具准备

器械的配套、完善是手术顺利进行的基础。骨科手术所用的器械较多，其种类和规格也有不同，术者使用习惯亦有所差异。为了手术中得心应手，利于操作，术前手术医师应亲自选好器械，经消毒灭菌后备用。

术后有效、合理的制动、固定，影响到骨科手术的成败。对于一些术后需要佩戴支具的患者，首先要让患者了解佩戴支具的必要性和拒绝医嘱可能出现的危险后果，使患者尽量做到积极主动地配合。术前应尽量完成取模、支具制作、试带等准备工作。但是对于手术前后局部形态变化很大者，如脊柱侧弯、后突矫正术，只能术后按照矫形后姿态进行支具制作。对于部分脊柱感染患者，石膏床仍是十分有效的固定方法，需要在术前将其制作完毕，术后可直接卧于石膏床内。

六、术前谈话

主管医生应把患者的病情、手术计划以及手术中和手术后可能出现的情况，如术中麻醉意外，或由于手术刺激等可能导致患者心脏骤停，术后切口感染，肢体功能恢复不理想等情况，向患者本人及家属实事求是地讲清楚。帮助患者及家属从心理上认清接受手术治疗的必要性，以及拒绝手术可能出现的后果。尽量使患者从主观上积极地接受手术治疗，对手术要达到的目的及可能发生的并发症与意外事项，有一定的心理准备。并在征得他们的同意和配合的条件下，签字后方可进行手术。

（黄锐）

第二节　术后处理

术后处理是确保手术效果不可缺少的措施,正确的术后处理可以有效地减少相关并发症,最大限度地恢复肢体功能。

一、重症监护

有下列情况之一者应在手术后进入重症监护病房实施监护。

1.手术后患者多项生命体征不稳定者。

2.术中出血较多、血压不稳定者。

3.全麻术后尚未完全清醒者。

4.自主呼吸尚未完全恢复者。

5.合并有严重肺、心、肾等疾病或并发症者。

二、全身处理

（一）生命体征和麻醉反应监测

患者被送回病房后要密切观察其生命体征、伤口失血和引流情况、麻醉反应等并做详细记录,特别是脊柱前路等较大手术。

（二）营养与液体补充

一般骨科手术对患者胃肠道干扰不大,麻醉期过后多可正常进食。严重创伤或合并其他系统伤病的患者术后要注意水、电解质的平衡及糖、脂肪、蛋白质等营养物质的补充。

（三）止痛治疗

积极的围术期镇痛可以降低心血管系统并发症、肺不张、肺部感染的发生,以及降低下肢静脉血栓形成和肺栓塞的发生,能够促进功能锻炼,加快康复。有局部神经阻滞、关节注射、硬膜外镇痛、患者自控镇痛等方法。患者自控镇痛是通过微处理器控制的微量镇痛泵,在患者感觉疼痛时按压启动键,向体内注入设定剂量的镇痛药物以消除疼痛的方法。

（四）抗感染治疗

为了避免手术伤口的感染,术后短期预防性使用抗生素是必要的。若有感染征象如发热、手术切口周围肿胀、有渗液等,则需结合病情及实验室检查选择抗生素。应选用广谱、高效及敏感的抗生素,而且要有足够的剂量;在应用抗生素的同时,应给予全身支持治疗。当发现切口内有脓性液时,应根据不同手术的具体情况,采用切开引流或闭合冲洗的方法,将脓性物排出,甚至在必要时取出植入物。

（五）功能锻炼

鼓励患者术后早期自主积极地进行全身及局部功能锻炼,以促进早日康复。除脊柱手术外,主张患者术后早期下地活动,可以减少手术并发症发生。功能锻炼时,先从肌肉主动等长收缩开始,在术后24小时后即可进行,然后过渡至等张收缩,可以配合关节功能锻炼器进行。

三、局部处理

在术前讨论时就要安排妥当,患者返回病床前,应把所需的各种器具如牵引支架、绳、锤、钩或石膏、夹板等准备齐全。患者被送回病房后,立即将手术部位或患肢妥善安放。

(一)抬高患肢

肢体抬高可促进静脉回流,加速消肿,减少静脉血栓形成。一般将患肢抬高于心脏水平,肢体远端应是最高位。患肢应尽量处于功能位,还要考虑患者的舒适程度。

(二)观察患肢血液循环

主要从肢体疼痛情况、肿胀,皮肤色泽、温度、运动、感觉等方面进行观察。要注意患者主诉,分析发生各种症状的原因,防止出现骨筋膜室综合征。

(三)观察伤口出血

主要是从伤口敷料、患者的生命体征等全身情况进行观察。若伤口安放引流,要接好引流装置,记录引流量。有些伤口可置小沙袋加压或冰块外敷,以辅助止血。

(四)外固定护理

对石膏、夹板、牵引和外固定架的护理,要特别注意观察松紧度和肢体血运、有无压疮、钉道有无渗出等,根据情况及时处理。

(五)外固定时间及拆线

外固定时间过长,可能会造成固定关节僵凝或失用性萎缩。外固定时间过短,骨折未达临床骨愈合,过早负重则可能引起骨不愈合甚至再骨折。因此要根据病情掌握好去除外固定的时间。

骨科手术正常情况下拆除缝线是术后 12～14 天,也可以在去除外固定或 2 周后更换外固定时拆线。污染、感染伤口或营养不良患者的伤口,拆线时间适当延长。

(黄锐)

第三节 术后并发症

并发症是指一种损伤或疾病在发展过程中引起另一种损伤、疾病或症状的发生,后者即为前者的并发症。由于骨伤科手术多为功能重建手术,因此,术后除了一般外科常见并发症外还有一些自己的特殊并发症。

一、脂肪栓塞综合征

脂肪栓塞综合征是指由于脂肪栓子进入血流,阻塞小血管,尤其是阻塞肺内毛细血管,使其发生一系列的病理改变和临床表现。常发生于创伤(尤其是长骨骨折及骨盆骨折)后 24～72 小时。

(一)诊断标准

可以分为主要标准、次要标准和参考标准。

1.主要标准 皮下出血;呼吸系统症状及肺部 X 线病变;无颅脑外伤的神经症状。

2.次要标准 动脉血氧分压低于 60mmHg;血红蛋白下降(10g 以下)。

3.参考标准 心动过速、脉快,高热;血小板突然下降;尿中脂肪滴及少尿;血中游离脂肪滴。

凡临床症状有主要标准 2 项以上,或主要标准只有 1 项,而次要标准或参考标准在 4 项以上者,可以确诊。如无主要标准,有次要标准 1 项及参考标准 4 项以上者,可拟诊为隐性脂肪栓塞。

（二）预防

包括：对骨折进行确实的外固定；内、外固定操作时注意采用轻柔手法；患肢抬高；预防感染及防治休克；维持血液正常 pH 值；纠正酸中毒；术后常规给氧。

（三）治疗

治疗脂肪栓塞均为对症处理和支持疗法，旨在防止脂栓进一步加重，纠正缺氧和酸中毒，防止和减轻重要器官功能损害，促进受累器官功能恢复。

1. 纠正休克　在休克完全纠正之前，应妥善固定骨折伤肢，切忌进行骨折整复。

2. 呼吸支持　呼吸支持是基本治疗措施。一般轻症者，可以鼻管或面罩给氧，使动脉血氧分压维持在 70～80mmHg 以上。重症患者，短期呼吸支持者可先行气管内插管，长期者应做气管切开。一般供氧措施若不能纠正低氧血症状态，应做呼吸机辅助呼吸。

3. 减轻脑损害　做头部降温、脱水和高压氧治疗。

4. 抗脂栓药物治疗　如：低分子右旋糖酐、肾上腺糖皮质激素、抑肽酶、清蛋白等。

（四）预后

症状较轻的脂肪栓塞早期处理，预后较好；暴发型预后不良。发生症状的脂肪栓塞病死率约为 10%～20%，肺脂栓是脂肪栓塞死亡的主要原因。有的病例可有癫痫性精神症状、性情变化、去皮质强直、尿崩症、视力障碍、心肌损害、肾功能障碍等后遗症，但发生率不高。有的病例在外伤局部可形成骨化性肌炎。

二、深静脉血栓形成

深静脉血栓是因血液在深静脉内不正常地凝结而形成。好发部位为下肢。常见于骨科大手术如人工髋关节置换术、人工膝关节置换术、髋部周围骨折手术等后，是肺栓塞栓子的主要来源。

（一）症状和诊断

常见症状：起病较急，血栓远端肢体或全肢体肿胀、发硬、疼痛，活动后加重，甚至出现静脉性坏疽。

可以通过彩色多普勒超声探查、静脉造影、放射性核素血管扫描检查、螺旋 CT 静脉造影、血浆 D-二聚体测定等方法进行检查。

（二）预防

1. 术前 12 小时或术后 12～24 小时（硬膜外腔导管拔除后 2～4 小时）开始皮下给予常规剂量肝素；或术后 4～6 小时开始给予肝素常规剂量的一半，次日增加至常规剂量。用药时间一般不少于 7～10 天。

2. 术中操作轻柔，避免静脉内膜损伤。

3. 术后抬高患肢时，不要在腘窝或小腿下单独垫枕，以免影响小腿深静脉回流；鼓励患者尽早开始肢体主动活动，并多做深呼吸及咳嗽动作，尽可能早期下床活动。

4. 使用足底静脉泵、间歇充气加压装置、逐级加压弹力袜等装置机械加压。

（三）治疗

1. 溶栓治疗　通常选用尿激酶和重组链激酶，首选为尿激酶。溶栓方式有导管接触性溶栓和系统溶栓。

2.中药　消栓通脉治疗。选用丹参、川芎、当归、三棱、牛膝、水蛭、土鳖虫、穿山甲等药辨证加减。

3.手术取栓　是唯一能在短时间内清除血栓的方法。

三、外科一般并发症

(一)成人呼吸窘迫综合征

是由于过度吸氧、窒息等直接因素以及创伤、休克、败血症等间接因素引起的急性呼吸衰竭。通过给氧、使用糖皮质激素、营养支持等方法可以进行治疗。

(二)肺炎

常见为吸入性肺炎。抬高床头有助于预防吸入性肺炎的发生。一旦发生后,需静脉滴注适当的抗生素及有效的排痰。

(三)心肌梗死

临床表现为急性胸痛并放射性疼痛,心电图上有典型变化。心肌梗死一旦发生后,应将患者放置监护环境中,对心肌酶类、心电图的变化等进行持续监测。

(四)泌尿系统感染

是最常见的院内感染。对已经明确诊断的泌尿系感染,在术前应彻底治疗。围术期的导尿管(术后24小时)可以降低术后泌尿系感染的发病率。

(五)胃肠道并发症及营养不良

糖尿病合并神经系统疾病的患者易发生术后肠梗阻;而有溃疡病史、服用非甾醇类药物及吸烟的患者,术后发生消化道出血的可能性较大。治疗方法有:灌肠、应用抗酸药物及 H_2 受体阻断剂等。

对准备手术的患者,应确保其足够的营养。对无法进食的患者,应进行胃肠道外营养;对多发性创伤的患者,必要时可行空肠造口术,以补充营养。

(六)压疮

易出现在高龄、重疾病及神经系统疾病的患者中,好发部位为腰骶部、足跟、臀部等。压疮可以成为感染源,甚至危及生命。经常变换体位、使用特殊充气床垫、积极治疗全身疾病及纠正营养不良是预防压疮的基本手段。一旦发生后,通过创面换药、红外线理疗、营养支持、控制血糖等方法进行处理。如压疮严重程度达三度者应尽早行清创及肌皮瓣转移覆盖。

(黄锐)

第二篇　创伤骨科

第一章　肩部创伤

第一节　肩胛骨骨折

　　肩胛骨是一扁而宽的不规则骨,周围有较厚的肌肉包裹而不易骨折,肩胛骨骨折(scapular fracture)发病率约占全身骨折的 0.2%。若其一旦发生骨折,易同时伴发肋骨骨折,甚至血气胸等严重损伤,在诊治时需注意,并按病情的轻重缓急进行处理。25%的肩胛骨骨折合并同侧锁骨骨折或肩锁关节脱位,称为浮肩损伤。

　　按骨折部位不同,一般分为以下类型(图 2-1-1)。

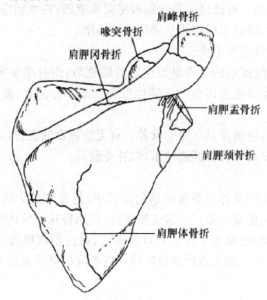

图 2-1-1　肩胛骨骨折分类示意图

一、肩胛体骨折

（一）致伤机制

肩胛体骨折(scapular body fracture)多由仰位跌倒或来自侧后方的直接暴力所致。暴力多较强,以肩胛体下部多见,可合并有肋骨骨折,甚至伴有胸部并发症。

（二）临床表现

1.疼痛　限于肩胛部,肩关节活动时尤为明显,其压痛部位与骨折线多相一致。

2.肿胀　需要双侧对比才能发现,程度根据骨折类型而定。粉碎性骨折者因出血多,肿胀明显易见,甚至皮下可有瘀斑出现。而一般的裂缝骨折则多无肿胀。

3.关节活动受限　患侧肩关节活动范围受限,并伴有剧痛而拒绝活动,尤其是外展时。

4.肌肉痉挛　包括冈上肌、冈下肌及肩胛下肌等因骨折及血肿刺激而出现持续性收缩样改变,甚至可出现假性肩袖损伤的症状。

(三)诊断

1.外伤史　主要了解暴力的方向及强度。

2.X线片　一般拍摄前后位、侧位及切线位。拍片时将患肢外展,可获得更清晰的影像。

3.其他　诊断困难者可借助于CT扫描,并注意有无胸部损伤。

(四)治疗

1.无移位　一般采用非手术疗法,包括患侧上肢吊带固定,早期冷敷或冰敷,后期热敷、理疗等。制动时间以3周为宜,可较早地开始肩部功能活动。

2.有移位　利用上肢的外展或内收来观察骨折端的对位情况,多采用外展架或卧床牵引将肢体置于理想对位状态固定。需要手术复位及固定者仅为个别病例。

(五)预后

肩胛骨骨折一般预后良好,即使骨块有明显移位而畸形愈合的,也多无影响。除非错位骨压迫胸廓引起症状时才考虑手术治疗。

二、肩胛颈骨折

(一)致伤机制

肩胛颈骨折(scapular neck fracture)主要由作用于手掌、肘部的传导暴力所引起,但也见于外力撞击肩部的直接暴力所致。前者的远端骨片多呈一完整的块状,明显移位少见;后者多伴有肩胛盂骨折,且骨折块可呈粉碎状(图2-1-2)。

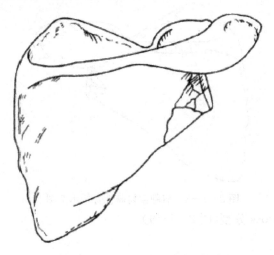

图2-1-2　肩胛颈粉碎状骨折示意图

(二)临床表现

1.疼痛　局限于肩部,肩关节活动时疼痛加重。压痛点多呈环状,并与骨折线相一致。

2.肿胀　见于有移位骨折,显示"方肩"样外形,锁骨下窝可完全消失,无移位骨折则变形不明显。

3.活动受限　一般均较明显,尤其是有移位骨折活动受限更严重。如将肩胛骨下角固定活动肩关节时除剧痛外，还可闻及骨擦音；对一般病例无需此种检查。

（三）诊断

1.外伤史　一般均较明确。

2.临床症状特点　以肩部症状为主。

3.X线片　能够较容易地显示骨折线及其移位情况。伴有胸部伤，或X线片显示不清的，可行CT扫描检查。

（四）治疗

1.无移位　上肢悬吊固定3～5周。X线片证明骨折已临床愈合可逐渐开始功能锻炼。

2.有移位　闭合复位后行外展架固定。年龄超过55岁者，可卧床牵引以维持骨折对位，一般无需手术治疗。对于移位超过1cm及旋转超过40°者，保守治疗效果较差，可通过后方Judet入路行切开复位重建钢板内固定术。术中可在冈下肌和小圆肌间进入，显露肩胛骨外侧缘、肩胛颈及肩关节后方。术中需防止肩胛上神经损伤。

（五）预后

肩胛颈骨折患者预后一般均良好。

三、肩胛盂骨折

（一）致伤机制及分型

肩胛盂骨折（fractures of the glenoid）多由来自肩部的直接传导暴力，通过肱骨头作用于肩胛盂引起。视暴力强度与方向的不同，骨折片的形态及移位程度可有显著性差异，可能伴有肩关节脱位（多为一过性）及肱骨颈骨折等。骨折形态以盂缘撕脱及压缩性骨折为多见，也可遇到粉碎性骨折（图2－1－3）。

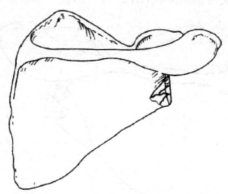

图2－1－3　肩胛盂粉碎性骨折示意图

常采用Ideberg－Gross分型（图2－1－4）：

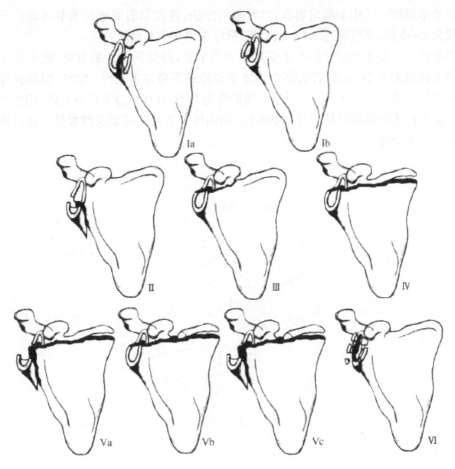

图 2-1-4　肩胛盂骨折 Ideberg-Gross 分型示意图

1. Ⅰ型　关节盂缘骨折,又分为ⅠA型:前方关节盂缘骨折,ⅠB型:后方关节盂缘骨折。

2. Ⅱ型　关节盂横断骨折,骨折线分为横形或斜形,累及关节盂下方。

3. Ⅲ型　关节盂上方骨折,骨折线向内上达到喙突基底,常合并肩峰骨折、锁骨骨折及肩锁关节脱位等肩关节上方悬吊复合体(superior shoulder suspensory complex,SSSC)的损伤。

4. Ⅳ型　关节盂横断骨折,骨折线向内到达肩胛骨内缘。

5. Ⅴ型　Ⅳ型伴Ⅱ、Ⅲ型或同时伴Ⅱ和Ⅲ型。

6. Ⅵ型　整个关节盂的粉碎性骨折,伴或不伴肱骨头半脱位。

(二)临床表现

由于骨折的程度及类型不同,症状差别也较大,基本症状与肩胛颈骨折相似。

(三)诊断

除外伤史及临床症状外,主要依据 X 线片进行诊断及鉴别诊断。X 线投照方向除常规的前后位及侧位外,应加拍腋窝位,以判定肩盂的前缘、后缘有无撕脱性骨折。CT 平扫或三维重建有助于判断骨折的移位程度。

(四)治疗

肩胛盂骨折是肩胛骨骨折中在处理上最为复杂的一种。依据骨折类型的不同,治疗方法有明显的差异。

1.非手术治疗　适用于高龄患者,可行牵引疗法,并在牵引下进行关节活动。牵引持续时间一般为 3～5 周,不宜超过 6 周。Ⅵ型骨折应采用非手术治疗。

2.手术治疗　手术治疗目的在于恢复关节面平整,避免创伤性关节炎,防止肩关节不稳定对关节盂移位大于 2mm、肱骨头存在持续半脱位或不稳定者,合并 SSSC 损伤者可行手术切开复位内固定术(图 2－1－5)。根据不同的骨折类型,选择前方及后方入路,用拉力螺钉固定骨折。关节内不可遗留任何骨片,以防继发损伤性关节炎。关节囊撕裂者应进行修复。术后患肢以外展架固定。

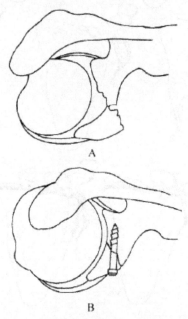

图 2－1－5　严重移位的肩胛盂骨折需行切开复位内固定术示意图
A. 术前;B. 拉力螺钉固定术后

3.畸形愈合　以功能锻炼疗法为主。畸形严重已影响关节功能及疼痛明显的,可行关节盂修整术或假体置换术。

(五)预后

肩胛盂骨折患者一般预后较佳,只有关节面恢复不良而影响肩关节活动的,多需采取手术等补救性措施。

四、肩峰骨折

因该骨块坚硬且骨突短而不易骨折,故肩峰骨折(acromion fracture)较少见。

(一)致伤机制

主要有以下两种机制:

1.直接暴力　即来自肩峰上方垂直向下的外力,骨折线多位于肩锁关节外侧。

2.间接传导暴力　当肩外展或内收位时跌倒,因肱骨大结节的杠杆顶撬作用而引起骨折,骨折线多位于肩峰基底部。

(二)临床表现

1.疼痛　局部疼痛明显。

2.肿胀 其解剖部位浅表,故局部肿胀显而易见,多伴有皮下淤血或血肿形成。

3.活动受限 外展及上举动作受限,无移位骨折者较轻,合并肩锁关节脱位或锁骨骨折者较明显。

4.其他 除注意有无伴发骨折外,应注意有无臂丛神经损伤。

(三)诊断依据

1.外伤史 注意外力的方向。

2.临床表现 以肩峰局部为明显。

3.X线片 均应拍摄前后位、斜位及腋窝位,可较全面地了解骨折的类型及特点;在阅片时应注意与不闭合的肩峰骨骺相鉴别。

(四)治疗

视骨折类型及并发伤的不同而酌情采取相应的措施。

1.无移位 将患肢用三角巾或一般吊带制动即可。

2.手法复位 指通过将患肢屈肘、贴胸后,由肘部向上加压可达复位目的的,可采用肩—肘—胸石膏固定;一般持续固定4~6周。

3.开放复位内固定术 手法复位失败的,可行开放复位张力带固定;一般情况下不宜采用单纯克氏针固定,以防其滑动移位至其他部位(图2—1—6)。

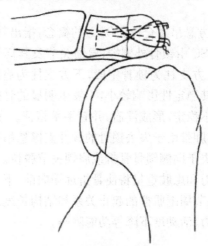

图2—1—6 肩峰骨折切开复位＋张力带内固定示意图

(五)预后

肩峰骨折患者一般预后良好。如复位不良可引起肩关节外展受限及肩关节周围炎等后果。

五、喙突骨折

喙突骨折(coracoid fracture)相当少见,主因其位置深在,且易漏诊。

(一)致伤机制

1.直接暴力 多因严重暴力所致,一般与其他损伤伴发。

2.间接暴力 当肩关节前脱位时,因肱骨头撞击及杠杆作用所致。

3.肌肉韧带撕脱暴力 肩锁关节脱位时,喙肱肌和肱二头肌短头猛烈收缩或喙锁韧带牵拉,可引起喙突撕脱性骨折,此时骨折片多伴有明显移位。

（二）临床表现

因解剖部位深在,主要表现为局部疼痛和屈肘、肩内收及深呼吸时肌肉收缩的牵拉痛。个别病例可合并臂丛神经受压症状。

（三）诊断

除外伤史及临床表现外,主要依据 X 线片检查,拍摄前后位、斜位及腋窝位。

（四）治疗

无移位及可复位者,可行非手术疗法;移位明显或伴有臂丛神经症状者,宜行探查术、开放复位及内固定术;晚期病例有症状者,也可行喙突切除及联合肌腱固定术。

六、肩胛冈骨折

肩胛冈骨折多与肩胛体部骨折同时发生,少有单发。诊断及治疗与体部骨折相似。

七、浮肩

25％的肩胛骨骨折合并同侧锁骨骨折或肩锁关节脱位,称为浮肩损伤（floating shoulder injury,FSI）。如治疗不当,可致肩关节功能障碍。

（一）致伤机制

Gross 提出了肩关节上方悬吊复合体（SSSC）的概念,指出其是维持肩关节稳定的重要结构,并解释了其病理意义 SSSC 由锁骨外侧端、肩锁关节及其韧带、肩峰、肩胛盂、喙突及喙锁韧带所组成的环形结构。上方支柱为锁骨中段,下方支柱为肩胛体外侧部和肩胛冈。SSSC一处骨折或韧带损伤时,对其稳定性影响较小,不发生明显的骨折移位或脱位;有 2 处或 2 处以上部位损伤时,才会造成不稳定,形成浮肩,并有手术指征。了解 SSSC 的构成有助于浮肩治疗方案的选择。浮肩中肩胛带由于失去锁骨的骨性支撑悬吊作用,使得肩胛颈骨折移位和不稳定,其移位程度主要取决于同侧锁骨骨折或肩锁关节脱位。当肩关节悬吊的稳定性受到严重破坏时,局部肌肉的拉力和患肢重量将使骨折远端向前、下、内侧旋转移位。这种三维方向的移位可使肩峰及盂肱关节周围肌群的起止关系和结构长度发生改变,造成肩胛带严重短缩,从而导致肩关节外展乏力、活动度下降等功能障碍。

（二）诊断

通过 X 线片,诊断一般并不困难。为了判断损伤程度,除常规前后位外,还应通过肩胛骨外侧穿胸投照侧位。如怀疑肩锁关节损伤,有时还须加拍 45°斜位片。CT 扫描对准确判断损伤的程度很有价值。

（三）治疗

为恢复肩关节的动力平衡,首先需恢复锁骨的完整性和稳定性。

1.非手术治疗　适用于肩胛颈骨折移位小于 5mm 者,非手术治疗疗效等于或优于手术治疗,且无并发症的风险。患肢制动,8 周后开始功能锻炼。

2.切开复位内固定术　适用于肩胛颈骨折移位大于 5mm 或非手术治疗中继发骨折移位者。通常对锁骨进行切开复位内固定术即可。通过完整的喙锁韧带和喙肩韧带的牵拉来达到肩胛颈骨折复位,也可同时进行肩胛颈和锁骨骨折钢板内固定术。肩胛颈部切开复位钢板内固定须防止伤及肩关节囊、旋肩胛肌,特别是小圆肌,以免削弱肩关节的活动范围,尤其是外旋功能。术后患者早期行功能锻炼,最大限度地避免创伤及手术后"冻结肩"的发生。

(闫厚军)

第二节　锁骨骨折

锁骨为长管状骨,呈"S"形架于胸骨柄与肩胛骨之间,成为连接上肢与躯干之间唯一的骨性支架。因其较细及其所处解剖地位特殊,易受外力作用而引起骨折,属于门急诊常见的损伤之一,约占全身骨折的 5%;幼儿更为多见。通常将锁骨骨折(clavicle fracture)分为远端(外侧端)、中段及内侧端骨折。因锁骨远端和内侧端骨折的治疗有其特殊性,以下将进行分述。

一、致伤机制

多见于平地跌倒手掌或肩肘部着地的间接传导暴力所致,直接撞击等暴力则较少见(图 2－1－7A)。骨折部位好发于锁骨的中外 1/3 处,斜形多见。直接暴力所致者,多属粉碎性骨折,其部位偏中段。幼儿骨折时,因暴力多较轻、小儿骨膜较厚,常以无移位或轻度成角畸形多见。产伤所致锁骨骨折也可遇到,多无明显移位。成人锁骨骨折的典型移位(图 2－1－7B)所示:内侧断端因受胸锁乳突肌作用向上后方移位,外侧端则因骨折断端本身的重力影响而向下移位。由于胸大肌的收缩,断端同时出现短缩重叠移位。个别病例骨折端可刺破皮肤形成开放性骨折,并有可能伴有血管神经损伤(图 2－1－7C),主要是下方的臂丛神经及锁骨下动、静脉,应注意检查,以防引起严重后果。直接暴力所致者还应注意有无肋骨骨折及其他胸部损伤。

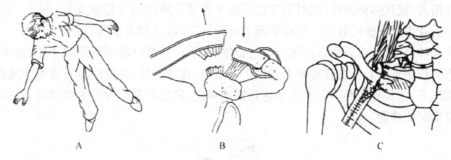

图 2－1－7　锁骨骨折
A.致伤机制;B.典型移位;C.易引起血管神经损伤

二、临床表现

1.疼痛　多较明显,幼儿跌倒后啼哭不止,患肢拒动。切勿忘记脱衣检查肩部,否则易漏诊,年轻医师在冬夜值班时尤应注意。

2.肿胀与畸形　除不完全骨折外,畸形及肿胀多较明显。因其浅在,易于检查发现及判断。

3.压痛及传导叩痛　对小儿青枝骨折,可以通过对锁骨触诊压痛的部位来判断,并结合传导叩痛的部位加以对照。

4.功能受限　骨折后患侧上肢运动明显受限,特别是上举及外展时因骨折端的疼痛而中止。

5.其他　注意上肢神经功能及桡动脉搏动,异常者应与健侧对比观察,以判定有无神经血管损伤;对直接暴力所致者,应对胸部认真检查,以除外肋骨骨折及胸腔损伤。

三、诊断

1.外伤史　多较明确。

2.临床表现　如前所述,应注意明确有无伴发伤。

3.X线片　不仅可明确诊断,还有利于对骨折类型及移位程度的判断;有伴发伤者,可酌情行 CT 或 MR 检查。

四、治疗

根据骨折类型、移位程度酌情选择相应疗法。

（一）青枝骨折

无移位者以"8"字绷带固定即可,有成角畸形的,复位后仍以"8"字绷带维持对位。有再移位倾向较大的儿童,则以"8"字石膏为宜。

（二）成年人无移位骨折

以"8"字石膏绷带固定 6～8 周,并注意对石膏塑形以防止发生移位。

（三）有移位骨折

均应在局麻下先行手法复位,之后再施以"8"字石膏固定,操作要领如下:患者端坐、双手插腰挺胸、仰首及双肩后伸。术者立于患者后方,双手持住患者双肩前外侧处（或双肘外侧）朝上后方用力,使其仰伸挺胸;同时用膝前部抵于患者下胸段后方形成支点（图 2－1－8）,这样可使骨折获得较理想的复位。在此基础上再行"8"字石膏绷带固定（图 2－1－9）。为避免腋部血管及神经受压,在绕缠石膏绷带全过程中,助手应在蹲位状态下用双手中、食指呈交叉状置于患者双侧腋窝处。石膏绷带通过助手双手中、食指绕缠,并持续至石膏绷带成形为止。在一般情况下,锁骨骨折并不要求完全达到解剖对位,只要不是非常严重的移位,骨折愈合后均可获得良好的功能。

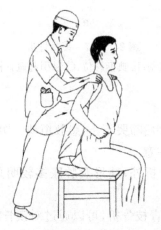

图 2－1－8　锁骨骨折手法复位示意图

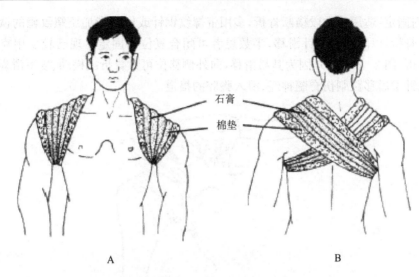

图 2-1-9 锁骨骨折复位后以 8 字石膏固定示意图
A. 前方观；B. 背侧观

（四）开放复位及内固定

1. 手术适应证 主要用于以下几种病例：

（1）有神经血管受压症状，经一般处理无明显改善或加重。

（2）手法复位失败的严重畸形。

（3）因职业关系，如演员、模特儿及其他舞台表演者，需双肩外形对称美观者，可放宽手术标准。

（4）其他，包括合并胸部损伤、骨折端不愈合或晚期畸形影响功能或职业者等。

2. 手术病例选择

（1）中段骨折钢板固定：目前应用最广泛，适用于中段各类型骨折，可选用锁骨重建钢板或锁定钢板内固定（图 2-1-10），钢板置于锁骨上方或前方。钢板置于锁骨上方时钻孔及拧入螺钉时应小心，防止过深伤及锁骨下静脉及胸腔内容物。

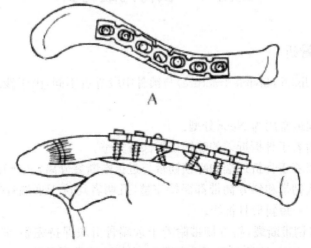

图 2-1-10 锁骨中段骨折钢板螺钉内固定示意图
A. 上方观；B. 前方观

（2）髓内固定：适用于中段横断骨折，多用带螺纹钢针或尾端带加压螺纹帽的钛弹性髓内钉经皮固定骨折，以防术后钢针滑移，半数患者可闭合复位内固定。现已较少用克氏针固定锁骨中段骨折（图2—1—11），因为其易滑移，向外侧移位可致骨折端松动、皮下滑囊形成。文献曾有克氏针术后移位刺伤脊髓神经、滑入胸腔的报道。

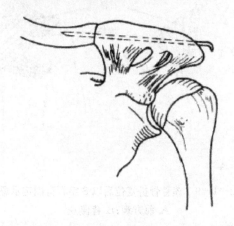

图2—1—11　锁骨骨折克氏针内固定示意图

（3）MIPO技术：即经皮微创接骨术（minimal invasive percutaneous osteosynthesis，MIPO），考虑肩颈部美观因素，通过小切口经皮下插入锁定钢板进行内固定。

3.术后处理　患肩以三角巾或外展架（用于固定时间长者）制动，并加强功能锻炼。

五、预后

除波及肩锁或胸锁关节及神经血管或胸腔受损外，绝大多数锁骨骨折患者预后均佳。一般畸形及新生的骨痂多可自行改造。

（闫厚军）

第三节　锁骨两端骨折

一、锁骨远端骨折

锁骨远端骨折（distal clavicle fracture）与锁骨中段骨折不同，由于涉及肩锁关节，治疗有其特殊性。

（一）分类及病理最常用为Neer分型：

1.NeerⅠ型　附着于骨折近端的喙锁韧带保持完整。

2.NeerⅡ型　附着于骨折远端的喙锁韧带与近折端断裂分离，又分为两个亚型：

（1）ⅡA型：锥状韧带和斜方韧带都保持完整，且两者均位于远端骨折块，骨折常在锁骨中远1/3交界处产生一短斜形骨折线。

（2）ⅡB型：锥状韧带断裂，斜方韧带附着于远端骨折块保持完整，骨折线常在锥状韧带断裂和斜方韧带附着之间，较ⅡA型更垂直锁骨，也位于锁骨更远端。

3.NeerⅢ型　骨折累及肩锁关节面。

由于喙锁韧带无损伤，Neer Ⅰ型和Ⅲ型属稳定型骨折。Ⅱ型骨折由于失去喙锁韧带对骨折近端的牵拉，骨折不稳定，易移位，非手术治疗不愈合率为30％，需二期切除锁骨远端以解除疼痛。

4.Ⅳ型 Craig 在此基础上又增加了Ⅳ型－儿童远端骨折伴骨膜脱套伤，骨折内侧端从骨膜袖脱出并骑跨重叠，骨膜袖中会填充新骨，锁骨重塑形。

5.Ⅴ型 锁骨远端粉碎性骨折，喙锁韧带与远、近骨折端均不相连，而与粉碎性骨折块相连，较Ⅱ型更不稳定、不愈合率更高。

（二）诊断

除常规前后位及侧位X线片外，还需要判断有无合并韧带损伤。Neer 建议在摄前后位片时必须包括双侧肩关节，每侧腕关节悬吊5kg重物，如锁骨近端与喙突间距增大，提示有附着于骨折近端的韧带损伤。X线片不能确诊断时，可用CT扫描进一步明确诊断。

（三）治疗

根据骨折类型选用相应的治疗方案：

1.非手术治疗 适用于稳定的 Neer Ⅰ型和Ⅲ型骨折，包括手法复位、肩肘吊带或肩胸石膏固定6周。去除固定后行肩部理疗及功能锻炼。对于发生于儿童的Ⅳ型骨折，因儿童锁骨外侧端骨膜鞘大多完整，具有很强的愈合和塑形能力，非手术治疗效果满意，复位后用"8"字带固定3～4周。

2.手术治疗 主要用于不稳定的 Neer Ⅱ型骨折和Ⅴ型骨折，非手术治疗后出现肩锁关节创伤性关节炎的Ⅲ型骨折。手术技术分为四大类：

（1）单纯骨折固定技术：采用克氏针张力带、小 T 钢板（图 2－1－12）及锁骨钩钢板固定骨折。术中一般不修复或重建喙锁韧带，骨折愈合即可维持肩锁关节稳定。

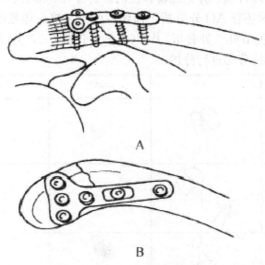

图 2－1－12 锁骨外1/3骨折钢板内固定术示意图

A.前方观；B.上方观

（2）喙突锁骨间固定：将骨折近端与喙突坚固固定，从而起到骨折复位作用，可用螺钉、钢丝张力带、微型骨锚等固定，一般不修复或重建喙锁韧带。

（3）喙锁韧带动力性重建：行喙突尖移位重建喙锁韧带（Dewar 手术），或术中发现锁骨远端骨折块较小且粉碎严重而无法保留时，可一期行 Weaver－Dunn 手术，即切除锁骨远端并将联合腱外侧 1/2 部分进行喙锁韧带重建。

(4)锁骨外端切除术：多用于骨不连或后期合并创伤性关节炎的Ⅲ型骨折。切除锁骨远端 1.5cm 以内对肩锁关节的稳定性无明显影响。

(四)预后

手术和非手术效果均较好，但非手术治疗所致骨折畸形愈合及不愈合率较高。

二、锁骨内侧端骨折

锁骨内侧骨折是由间接暴力作用于锁骨外侧而导致的内侧骨折。如肋锁韧带完整并与锁骨骨折外端相连，骨折移位程度轻或无移位。在常规 X 线前后位片上，锁骨内侧与肋骨、椎体及纵隔影重叠，常与胸锁关节相混淆。锁骨内侧端骨折易漏诊，尤其是儿童锁骨内侧骨骺损伤，CT 扫描有助于诊断。多数患者进行上肢悬吊即可，若合并血管神经损伤行探查时，骨折处应行内固定，以解除血管神经压迫。对锁骨内侧端骨折多数不建议用金属针固定，因若针游走，可出现严重后果。

（闫厚军）

第四节　肱骨近端骨折

肱骨近端骨折(proximal humerus fracture)多发于老年患者，骨质疏松是骨折多发的主要原因。年轻患者多因高能量创伤所致。

目前最为常用的为 Neer 分型，将肱骨近端骨折分为 4 个主要骨折块：关节部或解剖颈、大结节、小结节、骨干或外科颈。并据此将移位的骨折分为 2 部分、3 部分及 4 部分骨折(图 2-1-13)。此外，常用的还有 AO 分类基于损伤和肱骨头缺血坏死的危险性，将骨折分为 A(关节外 1 处骨折)、B(关节外 2 处骨折)及 C(关节内骨折)三大类，每类有 3 个亚型，分类较为复杂。以下仍结合传统分类进行分述。

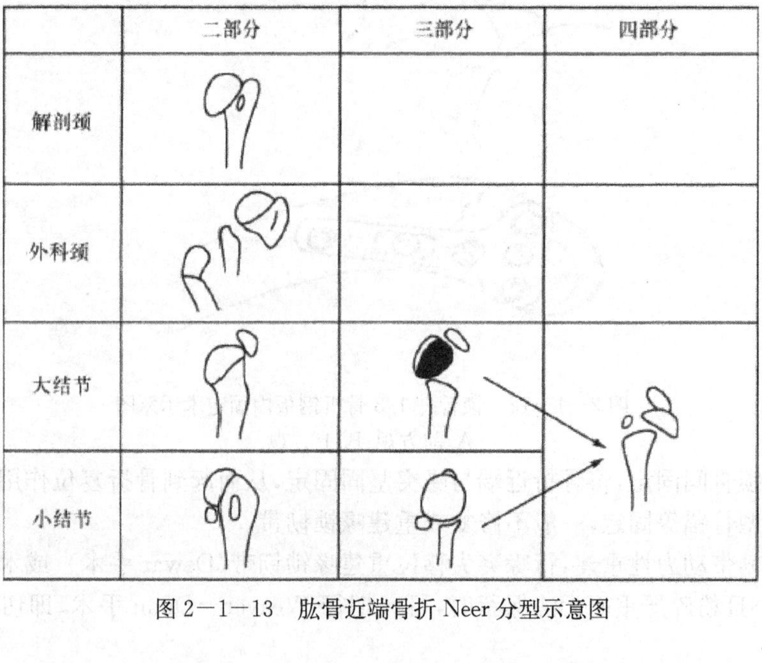

图 2-1-13　肱骨近端骨折 Neer 分型示意图

一、肱骨大结节骨折

根据骨折的移位情况，肱骨大结节骨折（greater tuberosity fracture of the humerus）可分3种类型（图2-1-14），少数为单独发生，大多系肩关节前脱位时并发，因此，对其诊断应从关节脱位角度加以注意。

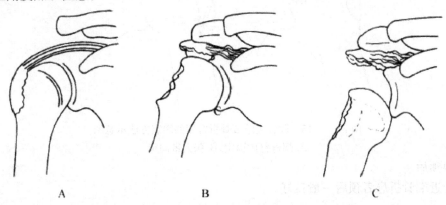

图2-1-14　肱骨大结节骨折分型示意图
A.无移位型；B.移位型；C.伴有肩关节脱位的大结节骨折

（一）致伤机制

1.直接暴力　指平地跌倒肩部着地、重物直接撞击，或肩关节前脱位时大结节碰击肩峰等。骨折以粉碎型居多，但少有移位者。

2.间接暴力　跌倒时由于上肢处于外展外旋位，致使冈上肌和冈下肌突然收缩，以致大结节被撕脱形成伴有移位，和暴力较小相比，骨折可无明显移位。

（二）临床表现

如伴有肩关节脱位、还未复位的，则主要表现为肩关节脱位的症状与体征，可参见有关章节。已复位或未发生肩关节脱位的，则主要有以下几种表现。

1.疼痛　于肩峰下方有痛感及压痛，但无明显传导叩痛。

2.肿胀　由于骨折局部出血及创伤性反应，显示肩峰下方肿胀。

3.活动受限　肩关节活动受限，尤以外展外旋时最为明显。

（三）诊断

主要依据：外伤史、临床表现和X线片检查（可显示骨折线及移位情况）。

（四）治疗

根据损伤机制及骨折移位情况不同，其治疗方法可酌情掌握。

1.无移位　上肢悬吊制动3～4周，而后逐渐功能锻炼。

2.有移位　先施以手法复位，在局麻下将患肢外展，压迫骨折片还纳至原位，之后在外展位上用外展架固定。固定4周后，患肢在外展架上功能活动7～10天，再拆除外展架让肩关节充分活动。手法复位失败的年轻患者大结节移位大于5mm，老年患者大于10mm，可在臂丛麻醉下行开放复位及内固定术（图2-1-15）。

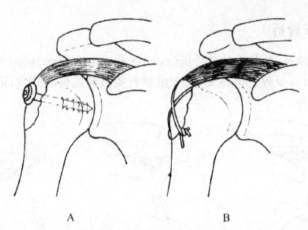

图 2-1-15 肱骨大结节骨折常用的固定方法示意图
A. 螺丝钉内固定；B. 张力带固定

（五）预后

肱骨近端骨折患者预后一般良好。

二、肱骨小结节撕脱骨折

除与肩关节脱位及肱骨近端粉碎性骨折伴发外，单独发生肱骨小结节骨折（lesser tuberosity fracture of the humerus）者罕见。

（一）发生机制

由肩胛下肌突然猛烈收缩牵拉所致，并向喙突下方移位。

（二）临床表现

主要表现为局部疼痛、压痛、肿胀及上肢外旋活动受限等，移位明显的可于喙突下方触及骨折片。

（三）诊断

除外伤史及临床症状外，主要依据 X 线片进行诊断。

（四）治疗

1. 无移位　上肢悬吊固定 3～4 周后即开始功能锻炼。

2. 有移位　将上肢内收、内旋位制动多可自行复位，然后用三角巾及绷带固定 4 周左右，复位失败且移位严重者，可行开放复位及内固定术。

3. 合并其他骨折及脱位　将原骨折或脱位复位后，多可随之自行复位。

三、肱骨头骨折

临床上肱骨头骨折（humeral head fracture）较为少见，但其治疗甚为复杂。

（一）致伤机制

与直接暴力所致的肱骨大结节骨折发生机制相似，即来自侧方的暴力太猛，可同时引起大结节及肱骨头骨折；或是此暴力未造成大结节骨折，而是继续向内传导以致引起肱骨头骨折。前者骨折多属粉碎状，而后者则以嵌压型多见。

（二）临床表现

因属于关节内骨折，临床症状与前两者略有不同。

1.肿胀 肩关节弥漫性肿胀,范围较大,主要由于局部创伤反应及骨折端出血积于肩关节腔内所致,嵌入型则出血少,因而局部肿胀也轻。

2.疼痛及传导叩痛 除局部疼痛及压痛外,叩击肘部可出现肩部的传导痛。

3.活动受限 活动范围明显受限,粉碎性骨折患者受限更严重,骨折嵌入较多、骨折端相对较为稳定的,受限则较轻。

(三)诊断

依据外伤史、临床症状及 X 线片诊断多无困难,X 线片应包括正侧位,用来判定骨折端的移位情况。

(四)治疗

根据骨折类型及年龄等因素不同,对其治疗要求也有所差异。

1.嵌入型 无移位的仅以三角巾悬吊固定 4 周左右。有成角移位的应先行复位,青壮年患者以固定于外展架上为宜。

2.粉碎型 手法复位后外展架固定 4~5 周。手法复位失败时可将患肢置于外展位牵引 3~4 周,并及早开始功能活动。也可行开放复位及内固定术,内固定物切勿突出到关节腔内,以防继发创伤性关节炎(图 2-1-16)。开放复位后仍无法维持对位或关节面严重缺损(缺损面积超过 50%)的,可采取人工肱骨头置换术,更加适用于年龄 60 岁以上的老年患者。

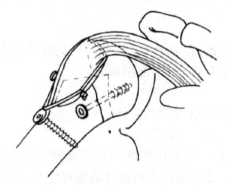

图 2-1-16 肱骨头骨折开放复位内固定示意图

3.游离骨片者 手法复位一般难以还纳,可行开放复位;对难以还纳者,可将其摘除。

4.晚期病例 对于晚期病例应以补救性手术为主,包括关节面修整术、肱二头肌腱的腱沟修整术、关节内游离体摘除术、肩关节成形术及人工肩关节置换术等。

四、肱骨近端骨骺分离

肱骨近端骨骺分离(separation of the proximal humeral epiphysis)在骨闭合前均可发生,但以 10~14 岁学龄儿童多见,易影响到肱骨的发育,应引起重视。

(一)致伤机制

肱骨近端骨骺一般于 18 岁前后闭合,在闭合前该处解剖学结构较为薄弱,可因作用于肩部的直接暴力,或通过肘、手部向上传导的间接暴力而使骨骺分离。外力作用较小时,仅使骨骺线损伤,断端并无移位;作用力大时,则骨骺呈分离状,且常有 1 个三角形骨片撕下。根据骨骺端的错位情况可分为稳定型与不稳定型,前者则指骨骺端无移位或移位程度较轻者;后者指向前成角大于 30°,且前后移位超过横断面 1/4 者,此多见于年龄较大的青少年(图 2-1

—17)。

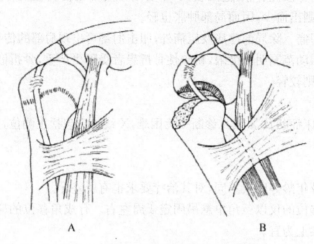

图 2—1—17 肱骨上端骨骺分离示意图

A. 正常状态；B. 骨骺分离

（二）临床表现

肱骨近端骨骺分离与一般肱骨外科颈骨折相似，患者年龄多在 18 岁以下，为骨骺发育期，个别病例可达 20 岁。

（三）诊断

主要根据外伤史、患者年龄、临床症状及 X 线片所见等进行诊断。无移位的则依据于骨骺线处的环状压痛、传导叩痛及软组织肿胀阴影等。

（四）治疗

根据骨骺移位及复位情况而酌情灵活掌握。

1.无移位 一般悬吊固定 3～4 周即可。

2.有移位 先行手法复位。多需在外展、外旋及前屈位状态下将骨骺远折端还纳原位，之后以外展架固定 4～6 周。手法复位失败而骨骺端移位明显（横向移位超过该处直径 1/4 时），且不稳定型者则需开放复位，之后用损伤较小的克氏针 2～3 根交叉固定（图 2—1—18），并辅助上肢外展架固定，术后 3 周拔除。

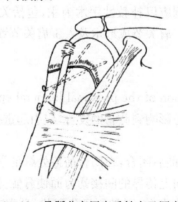

图 2—1—18 骨骺分离用克氏针交叉固定示意图

（五）预后

肱骨近端骨骺分离患者一般预后良好。错位明显，或外伤时骨损伤严重的，则有可能出现骨骺发育性畸形,主要表现为上臂缩短(多在 3cm 以内)及肱骨内翻畸形,但在发育成人后大多被塑形改造而消失。

五、肱骨外科颈骨折

肱骨外科颈骨折(surgical neck fracture of the humerus)较为多见,占全身骨折的 1% 左右,多发于中老年患者。该年龄的患者此处骨质大多较为疏松、脆弱,易因轻微外力而引起骨折。

(一)致伤机制及分型

因肱骨骨质较薄,较易发生骨折。根据外伤时机制不同,所造成的骨折类型各异;临床上多将其分为外展型及内收型两类,实际上还有其他类型,如粉碎型等。Neer 分型也较为常用。

1.外展型 跌倒时患肢呈外展状着地,由于应力作用于骨质较疏松的外科颈部而引起骨折。骨折远侧端全部、大部或部分骨质嵌插于骨折的近侧端内(图 2—1—19)。多伴有骨折端向内成角畸形,临床上最为多见。

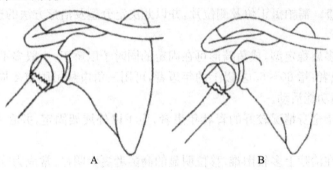

图 2—1—19 肱骨外科颈骨折外展型示意图
A.嵌入型;B.部分嵌入型

2.内收型 指跌倒时上肢在内收位着地时所发生的骨折,在日常生活中此种现象较少遇到。在发生机制上,患者多处于前进状态下跌倒,以致手掌或肘部由开始的外展变成内收状着地,且身体多向患侧倾斜,患侧肩部随之着地。因此,其在手掌及肘部着地,或肩部着地的任何一种外伤机制中发生骨折。此时骨折远端呈内收状,而肱骨近端则呈外展外旋状,以致形成向前、向外的成角畸形(图 2—1—20)。了解这一特点,将有助于骨折的复位。

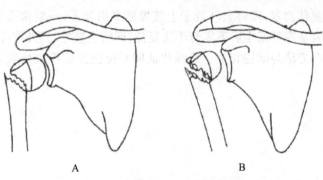

图 2—1—20 肱骨外科颈骨折内收型示意图
A.轻度;B.中度

3.粉碎型　更为少见,由外来暴力直接打击所致,移位方向主要取决于暴力方向及肌肉的牵拉力。此型在治疗上多较复杂,且预后不如前两者为佳。

(二)临床表现

肱骨外科颈骨折与其他肩部骨折的临床表现大致相似,但其症状多较严重。

1.肿胀　因骨折位于关节外,局部肿胀较为明显,内收型及粉碎性骨折患者更为严重。可有皮下淤血等。

2.疼痛　外展型者较轻,其余二型多较明显,活动上肢时更为严重,同时伴有环状压痛及传导叩痛。

3.活动受限　内收型和粉碎型患者最为严重。

4.其他　应注意有无神经血管受压或受刺激症状;错位明显者患肢可出现短缩及成角畸形。

(三)诊断

1.外伤史　多较明确,且好发于老年患者。

2.临床表现　均较明显,易于检查。

3.X线片检查　需拍摄正位及侧位片,并以此决定分型及治疗方法的选择。

(四)治疗

1.外展型　多属稳定型,成角畸形可在固定的同时予以矫正,一般多不用另行复位。

(1)中老年患者:指60～65岁以上的年迈者,可用三角巾悬吊固定4周左右,等到骨折端临床愈合后,早期功能活动。

(2)青壮年:指全身情况较好的青壮年患者,应予以外展架固定,并在石膏塑形时注意纠正其成角畸形。

2.内收型　在治疗上多较困难,移位明显的高龄者更为明显,常成为临床治疗中的难题。

(1)年迈、体弱及全身情况欠佳者:局麻下手法复位,之后以三角巾制动,或对肩部宽胶布及绷带固定。这类病例以预防肺部并发症及早期功能活动为主。

(2)骨折端轻度移位者:局麻后将患肢外展、外旋位置于外展架上(外展60°～90°,前屈45°),在给上肢石膏塑形时或塑形前施以手法复位,主要纠正向外及向前的成角畸形。操作时可让助手稍许牵引患肢,术者一手在骨折端的前上方向后下方加压,另一手掌置于肘后部向前加压,这样多可获得较理想的复位。X线片或透视证实对位满意后,将患肢再固定于外展架上。

(3)骨折端明显移位者:需将患肢置于上肢螺旋牵引架上,一般多采取尺骨鹰嘴骨牵引,或牵引带牵引,在臂丛麻醉或全麻下先行手法复位,即将上肢外展、外旋(图2—1—21)。并用上肢过肩石膏固定,方法与前述相似。X线片证明对位满意后再以外展架固定,并注意石膏塑形。

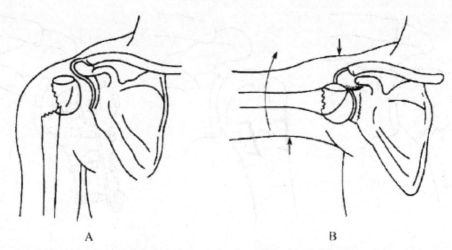

图 2-1-21　对肱骨外科颈骨折移位明显者,可将远端外展外旋对合示意图

A.移位状态;B.上肢外展对位状

(4)手法复位失败者

1)牵引疗法:即尺骨鹰嘴克氏针牵引,患肢置于外展 60°～90°,前屈 30°～45°位持续牵引 3～5 天。拍片显示已复位者,按 2 法处理。复位欠佳者,应按 3 法再次手法复位及外展架固定。此时因局部肿胀已消退,复位一般较为容易。对位仍不佳者,则行开放复位和内固定术。

2)开放复位和内固定术:用于复位不佳的青壮年及对上肢功能要求较高者,可行切开复位及内固定术,目前多选用肱骨近端锁定钢板(图 2-1-22)或支撑钢板内固定,以往多选用多根克氏针交叉内固定、骑缝钉及螺纹钉内固定术等(图 2-1-23)。操作时不能让内固定物进入关节,内固定不确实者应加用外展架外固定。

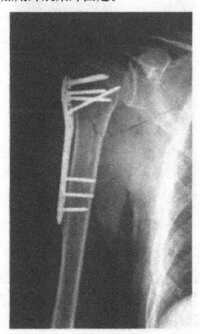

图 2-1-22　肱骨近段骨折锁定钛板固定

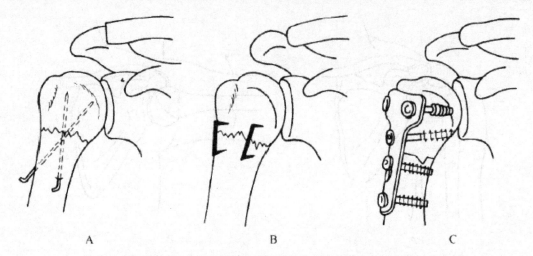

图 2-1-23　以往肱骨外科颈骨折常用内固定方法示意图

3)肱骨颈粉碎性骨折:由于复位及内固定均较困难,非手术治疗时宜行牵引疗法。在尺骨鹰嘴克氏针牵引下,肩外展及上臂中立位持续牵引 3~4 周,而后更换三角巾或外展架固定,并逐渐开始功能活动。牵引重量以 2~3kg 为宜,切勿过重。在牵引过程中可拍片观察。对于老年患者,若能耐受手术,首选切开复位肱骨近端锁定钢板内固定术,也可一期行人工肩关节置换术(图 2-1-24)。

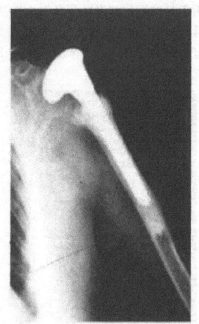

图 2-1-24　人工肩关节置换术

4)合并大结节撕脱者:在按前述诸法治疗过程中多可自行复位,一般无需特殊处理。不能复位者可行钢丝及螺丝钉内间定术。采用肱骨近端锁定钢板内固定时,复位后用钢板的近端压住大结节维持复位,并用螺钉固定(图 2-1-25)。

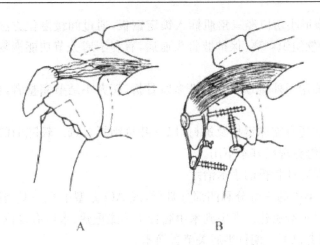

图 2-1-25　对肱骨颈骨折合并大结节撕脱者以钛丝及螺钉内固定示意图
A. 术前;B. 内固定术后

（五）预后

肱骨外科颈骨折一般预后良好,肩关节大部功能可获恢复。老年粉碎型、有肱骨头缺血坏死及严重移位而又复位不佳的骨折,预后欠佳。

六、肱骨近端骨折的手术治疗

（一）开放复位内固定术

1.手术适应证　适用于手法复位失败及移位严重,以及对上肢要求较高者。实际上,近年由于内固定设计及手术技术的进步,加上内固定后肩关节可以早期功能锻炼,开放复位内固定术的手术适应证已大为拓宽,这是目前骨折治疗的趋势。对于具体病例可参照 AO 手术指征,即切开复位内固定患者主要包括年轻患者,或者活动量较大的老年患者,合并下列至少一种骨折情况:结节移位超过 5mm;骨干骨折块移位超过 20mm;肱骨头骨折成角大于 45°。

决定是否手术时,患者的功能期望是非常重要的考虑因素。年轻患者希望重新达到受伤前的水平,活动量较大的老年患者希望能继续进行伤前的体育活动,其他患者则希望能恢复正常的日常生活。

2.手术方法

（1）胸大肌三角肌入路:切口起自喙突,向肱骨的三角肌方向延伸,在三角肌和胸大肌间隙进入,保护头静脉。将三角肌拉向外侧,切开喙肱筋膜,即可显露骨折端,手术中需注意结节间沟和肱二头肌长头腱的位置,是辨认各骨折块和复位情况的参考标志。

（2）经三角肌外侧入路:用于单独的大、小结节骨折及肩袖损伤。切口起自肩峰前外侧角的远端,向下不超过 5cm（为防止腋神经损伤）,沿三角肌前束和中间束分离达到三角肌下滑囊。

3.内固定方法及种类

（1）肱骨近端锁定钢板内固定:是目前最新的内固定器材,锁定钢板为解剖型设计,有独特的成角稳定性,并有缝合肩袖的小孔设计,尤其适用于骨骼粉碎严重及肱骨近端骨质疏松患者。

（2）MIPO 技术:即经皮微创接骨术（minimal invasive percutaneous osteosynthesis,MI-

PO)。通过肩外侧横形小切口经三角肌插入锁定钢板，通过间接复位方法完成骨折内固定。可降低出血量，减少软组织剥离，保护肱骨头血运，有利于肩关节功能恢复，降低骨不连及肱骨头坏死等并发症。

（3）髓内钉：主要用于外科颈及干骺端多段骨折，而大小结节完整者，也可用于病理性骨折固定。

（4）其他：常用的还有支撑钢板及螺钉，以三叶草钢板首选。较陈旧的内固定，如多根克氏针交叉内固定、骑缝钉现已基本不用。

（二）肱骨近端粉碎性骨折的手术治疗

主要指 Neer 分类中的三部分和四部分骨折，或 AO 分型中 $C_1 \sim C_3$ 骨折，应首选切开复位内固定术进行肱骨近端重建。考虑到术中肱骨头不能重建、术后有复位丢失及肱骨头缺血坏死等因素，老年患者也可一期行半肩关节置换术。

（闫厚军）

第五节　肩袖损伤

肩袖随着年龄的增长及肩部的劳损，逐渐发生退行性变化，因此肩袖损伤（rotatory cuff injury）多见于 40 岁以上的中年人。青壮年发生肩袖损伤的多由严重外伤引起，如运动员等。完全性肩袖撕裂少见于 20 岁之前。

一、致伤机制及分型

肩袖损伤多为间接暴力所致。最常见的创伤机制是患者跌倒、臂伸直位着地或手臂外展抵挡下落的重物。此时由于肩袖肌的强烈突然地收缩而造成肩袖的撕裂。按损伤程度可分为部分和完全性断裂。部分断裂以冈上肌腱最多见，可表现为肩袖关节面的撕裂、滑囊面的撕裂、肩袖组织内部平裂或肩袖组织内部的纵形裂，但肩关节腔与肩峰下滑囊无直接沟通。完全断裂是整层肌腱袖的撕裂，肩关节腔与肩峰下滑囊直接沟通。断裂可呈横形、纵形或"L"形撕裂，同时伴有冈上肌腱的回缩和肩袖的广泛撕脱。

二、临床表现

伤后肩部疼痛、肿胀及肩外展活动受限。肩前部，特别是大结节及三角肌后缘及结节间沟处压痛，有时向三角肌附着点放射。个别患者于受伤时有撕裂声的感觉。陈旧性肩袖损伤者可伴有明显的肩周肌肉萎缩。无论部分或完全性肩袖断裂往往有明显的体征。当肩关节外展 80°～110°时，外展动作突然停止，即肩外展试验阳性，此乃撕裂的肩袖挤压于肩峰下所致。完全断裂时肱骨头的前外方可触及空虚感，尤以消瘦、肌肉薄弱者较明显。局部压痛剧烈，肩主动外展明显受限，而被动活动不受限制。当检查者将伤者肩关节被动外展 90°去除扶持，伤臂迅速垂落于体侧，即臂下垂试验阳性，见于肩袖广泛或完全撕裂者。X 线片检查显示肱骨头与肩峰距离变小；肩关节造影可显示造影剂经撕裂的肩袖溢出关节。MRI 检查对肩袖损伤的诊断也有帮助。有条件行关节镜检查不但可判定是否有破损，还可明确损伤范围及程度。

三、诊断

1. 外伤史。
2. 肩部疼痛伴主动外展受限,肩外展试验和臂下垂试验阳性。
3. 肩关节造影显示造影剂溢出关节。
4. MRI 显示肩袖撕裂征象。
5. 肩关节镜检查发现肩袖破裂。

四、治疗

1. 非手术治疗　适用于肩袖部分断裂者。症状体征较轻的,可采用三角巾悬吊 3 周,并辅以理疗。症状体征明显者,可采用外展架将肩关节外展 90°,前屈 30°~45°,外旋 30°~40°固定,4~6 周去除固定,行肩关节功能锻炼,并辅以理疗和体疗。

2. 手术治疗　肩袖部分完全撕裂的,一般无自愈机会,应及时手术治疗。手术越早,功能恢复越好。新鲜损伤,无论是纵裂、横裂或"L"形撕裂,均可直接缝合。陈旧性损伤,撕裂断端回缩、缺损大,直接缝合困难时,应行肩袖修补术。可采用阔筋膜编织修补冈上肌腱,或后侧用冈下肌腱的一部分,前侧用肩胛下肌的一部分联合修补冈上肌腱撕裂部分。术后外展架将肩关节固定于外展、前屈及外旋位 6~8 周。去除外固定后加强肩关节功能锻炼,并辅助进行理疗和体疗。

(闫厚军)

第二章　手臂创伤

第一节　肱骨干骨折

一、骨折的诊断

肱骨干骨折的诊断一般均无困难,主要依据:

(一)外伤史

均较明确。

(二)临床表现

1.疼痛　表现为局部疼痛、环状压痛及传导叩痛等,一般均较明显。

2.肿胀　完全骨折、尤以粉碎型者局部出血可多达 200ml 以上,并因创伤性反应,局部肿胀明显。

3.畸形　在创伤后,患者多先发现上臂出现成角及短缩畸形,除不完全骨折外,一般多较明显。

4.异常活动　在伤后立即出现,患者可听到骨摩擦音,就诊检查时无需重复检查,以免增加患者痛苦。

5.功能受限　较明显,且患者多采取用健手扶托患肢的被迫体位。

6.并发症　骨折线多波及桡神经沟,桡神经干紧贴骨面走行,甚易被挤压或刺伤;周围血管也有可能被损伤。因此在临床检查及诊断时务必对肢体远端的感觉、运动及桡动脉搏动等加以检查,并与对侧对比观察;凡有此合并症时,应在诊断时注明。

(三)影像学检查

正侧位 X 线片可明确显示骨折的确切部位及骨折特点。

二、骨折的治疗

根据骨折部位、类型及患者全身具体情况等不同,可酌情灵活掌握。

(一)青枝骨折及不完全骨折

仅用上肢石膏托、中医夹板＋三角巾或充气性夹板固定均可。

(二)一般移位的骨折

指小于 30°成角移位,不超过横断面 1/3 的侧向移位,以及斜形或螺旋形骨折、短缩移位在 2cm 以内者,可按以下程序处理。

1.复位　局麻或臂丛麻醉下,采取徒手操作即可,无需特殊设备或骨牵引。

2.固定　上肢悬垂石膏固定方便、易行。固定 5 天左右、当石膏松动时,可更换石膏,而后持续 4～6 周后酌情拆除。

3.功能锻炼　在石膏固定期间即开始做肩及手部的功能活动,拆除石膏后应加强肘部的功能锻炼,以防僵硬。

(三)明显移位的骨折

指骨折端移位程度超过前者,骨折大多发生在肱骨中上 1/3 者,可酌情选择以下疗法。

1.尺骨鹰嘴牵引＋外固定 对移位明显的年迈者,可通过尺骨鹰嘴克氏针,患肢 0°外展位持续骨牵引,使骨折端达到复位。持续 2～3 周,局部较为稳定后再更换上肢悬吊石膏固定,并开始肩、手部早期功能活动。

2.手技复位＋外展架固定 对青壮年,尤其是骨折线位于三角肌附着点以下的,可利用上肢螺旋牵引架及尺骨鹰嘴骨牵引施以手法复位,并以上肢石膏加压塑形,经 X 线片检查对位满意后行上肢外展架固定。4～5 周后酌情拆除上肢石膏,先在外展架上活动,1～2 周后再拆除外展架。复位失败者,可行开放复位＋内固定术,术后也可在外展架上持续牵引。

3.骨外固定架复位及固定 多用于开放性骨折伴有明显移位者,可于清创术后采用 Hoffmann 架或其他形式的外固定架进行复位及固定。在穿针时应避开神经及血管,一般多在上臂的前外侧处进针,以免误伤。

4.开放复位＋内固定 对闭合复位失败的,原则上均应考虑开放复位及内固定术,尤其是年龄较小及伴有桡神经受压症状需做神经探查术者。复位后可根据骨折端的形态、部位及术者的习惯等来选用相应的内固定物。目前以交锁髓内钉最为常用(图 2-2-1),"V"形钉及 Ender 钉等髓内固定方式已较少使用(术式见后);也可用钢板固定,但有骨折愈合不良,术中有时需显露桡神经,二次手术取出内固定时易损伤桡神经。

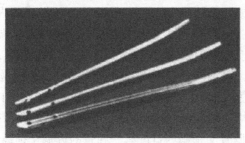

图 2-2-1 肱骨髓内钉元件

1.手术适应证

(1)绝对适应证:包括开放性骨折、漂浮肩或漂浮肘、血管损伤、双侧肱骨骨折及继发性桡神经损伤。

(2)相对适应证:包括节段骨折、保守治疗失败、横形骨折、肥胖、病理性骨折、骨折不愈合、神经系统功能障碍(帕金森病)、臂丛损伤及原发性桡神经损伤。

2.内固定选择

(1)髓内钉:肱骨干骨折一般首选髓内钉固定,包括交锁髓内钉和普通髓内钉。交锁髓内钉(图 2-2-2)目前应用最为广泛,有助于避免术后继发骨折端旋转移位;普通髓内钉临床应用逐渐减少,如"V"形钉、Ender 钉和膨胀钉。

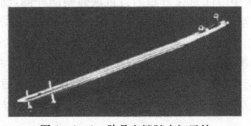

图 2-2-2 肱骨交锁髓内钉元件

1)术前准备:除常规准备外,主要是根据肱骨髓腔的粗细,选择及准备相应规格的髓内钉或其他内固定物。根据患者健侧肱骨正侧位摄片,选择相应直径和长度的髓内钉。

2)麻醉:臂丛较为多见,也可选用全麻。

3)体位:仰卧位,将患肢置于胸前即可。

4)肩部切口:将上臂内收内旋、在肩峰下缘肱骨大结节部的皮肤上做一个纵形小切口,分开三角肌,显露大结节,并在大结节部凿1个小骨孔。

5)复位:复位技术包括闭合复位和切开复位,闭合复位优势在于保护骨折端血运,应优先予以考虑。但当骨折复位不充分,尤其对于斜形或螺旋形骨折,髓内钉固定可能导致骨折端接触减少或骨缺损,增加骨不连风险。一般以骨折部位为中心做上臂前外侧切口,长度6～8cm。沿肱二头肌与肱三头肌间隙纵形分开即显露骨折断端,保护桡神经干,清除局部凝血块及嵌压坏死的软组织,将骨折复位(或试复位)。

6)顺行髓内钉内固定术:酌情选用相应的内固定物。

A. 一般髓内钉:多选用"V"形钉或 Ender 钉,其操作步骤如下。①肩部切口,将上臂内收内旋、在肩峰下缘肱骨大结节部的皮肤上做一个纵形小切口,分开三角肌,显露大结节,并在大结节部凿一个小骨孔。②打入髓内钉,将选好的髓内钉沿肱骨干的纵轴方向,从骨孔打入近侧骨折端,使露出骨折端外的钉尖不超过 0.5cm,以利于复位。③将髓内钉穿过骨折端、固定,在前者基础上,用手法或用持骨器使骨折端准确对位,继续将髓内钉逐渐打入远侧骨折端内,直到仅有钉眼部分露在骨孔外为止。髓内钉固定后必须使骨折端紧密接触,以利于愈合。

B. 交锁髓内钉:可按前法相似操作。但闭合操作要求在 C 形臂 X 线机透视下,直接从肩峰切口,通过大结节插入。目前所用为 RT(Russel－Taylor)型肱骨髓内钉,其直径分为7mm、8mm 和 9mm,近端直径为 9mm;其中 7mm 直径的为实心髓内钉,另两种为空心髓内钉。髓内钉的近端和远端均使用 4mm 全螺纹自攻型螺钉交锁;要求螺钉穿透对侧皮质,以防止髓内钉旋转。此外,RT 肱骨交锁髓内钉配有一独特的近端交锁螺钉导向器(近端瞄准器及引导器),使得近端交锁螺钉能够准确锁定髓内钉。由于具备以上设计特点,RT 肱骨髓内钉可适用于肱骨干横形或粉碎形骨折、骨不连及病理性骨折。操作步骤包括:①插入髓内钉,以大结节顶部内侧为髓内钉插入口,将曲柄锥准确插入至肱骨外科颈内,并经透视根据定位证实。②导针的插入,拔出曲柄锥,插入直径 2.0mm 球型髓腔锉导针,使导针通过骨折近、远端髓腔直至鹰嘴窝上 1～2cm,经透视证实导针位于肱骨髓腔内。③扩髓,沿导针插入球型髓腔锉,其直径为 6～11mm。首先采用直径 6.0mm 球型髓腔锉开始扩髓,每次递增直径 0.5mm,扩髓至理想直径,即大于所选髓内钉直径 0.5～1.0mm,切忌将大于髓腔锉直径的髓内钉插入髓腔内。④髓内钉插入,将近端瞄准器及引导器连接于髓内钉近端,在引导器近端套入髓内钉敲打器。沿导针缓慢插入直径 8mm 或 9mm 髓内钉(直径 7mm 髓内钉系实心髓内钉,需拔出导针后方可插入)。术中应注意保持髓内钉近端弧朝向外侧,髓内钉远端位于鹰嘴窝上方 1.5～2cm,髓内钉近端置于大结节皮质下 0.5mm。⑤近端交锁,髓内钉近端椭圆形槽孔呈内外方向,通常使用直径 4.0mm 自攻型交锁螺钉,2.7mm 钻头,8.0mm 钻头套筒,钻头经近端瞄准器及椭圆形槽孔穿透至对侧皮质,可在 20°范围内调整钻头方向,沿钻孔攻入交锁螺钉。⑥远端交锁,髓内钉远端椭圆形槽孔呈前后方向,需在透视下寻找髓内钉远端椭圆形槽孔,使用 2.7mm 钻头经远端椭圆形槽孔穿透至对侧皮质,沿钻孔攻入交锁螺钉(图 2－2－3)。

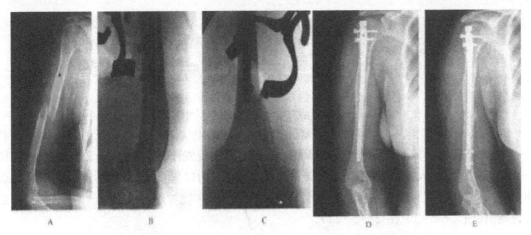

图 2-2-3 使用交锁髓内钉治疗肱骨中段骨折

A. X线正位片示肱骨中段骨折;B、C. 交锁髓内钉固定术中透视肱骨正侧位,证实远端锁钉到位;D、E. 术后 X线片示骨折复位满意,内固定稳妥

7)逆行交锁髓内钉固定术:采用逆行交锁髓内钉固定时,患者取俯卧位,在肱骨远端背侧自鹰嘴尖起向上做 1 个长约 8cm 的切口,肱骨髁上区域的背侧皮质可以通过劈肱三头肌入路显露。进针点位于鹰嘴窝附近,并依次使用 3.2cm 与 4.5cm 的钻头进行开孔,然后用逐渐加粗的扩髓钻进行扩髓,避免发生髁上骨折。应轻柔插入髓内钉,并保证钉头少许插入肱骨头(图 2-2-4)。

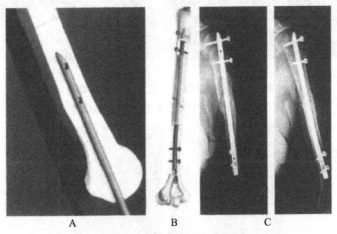

图 2-2-4 逆行交锁髓内钉固定术后 X线片观

A、B. 模型图;C. 术后正斜位 X线片

(2)钛板:应用钢板对医师的技术及经验要求较高。使用钢板可以降低肩、肘关节僵硬的发病率。钢板仍是肱骨骨折畸形矫正及骨折不愈合治疗的理想方法。

1)钢板种类:目前多应用各型 AO 钢板。限制接触型动力加压钢板多用于中段骨折。重建钢板可以塑形,应用于肱骨远侧 1/3 骨折。锁定加压钢板因有独特锁钉设计和良好的稳定性,适用于粉碎性骨折及骨质疏松骨折(图 2-2-5)。

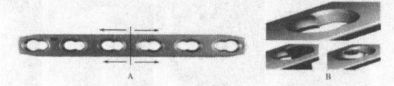

图 2-2-5　动力加压锁定钛板(LC-DCP)

2)手术入路：①前外侧入路，可显露肱骨全长，显露中 1/3 骨折时劈开肱肌以保护桡神经，延伸到下段时必须于肱肌和肱桡肌间显露桡神经，钢板置于前方(图 2-2-6)或外侧(图 2-2-7)。②后侧入路，多用于肱骨远端 1/3 骨折显露，切口起自鹰嘴，沿后正中线向近端延伸，在肱三头肌外侧头和长头分离显露骨折(图 2-2-8)和桡神经(图 2-2-9)，钢板置于肱骨背侧面(图 2-2-10、图 2-2-11)。

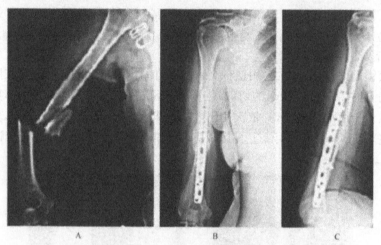

图 2-2-6　钛板置于肱骨前方固定骨折
A. 术前正位片；B、C. 术后 X 线正侧位片

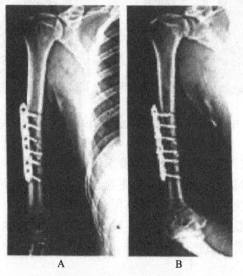

图 2-2-7　钛板置于肱骨外侧固定骨折正侧位 X 线片
A. 正位片；B. 侧位片

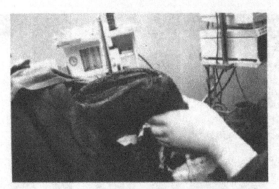

图 2—2—8　肱骨骨折后侧入路

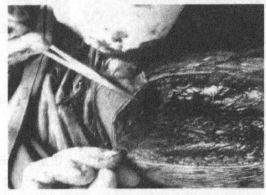

图 2—2—9　肱骨骨折后侧入路显露桡神经

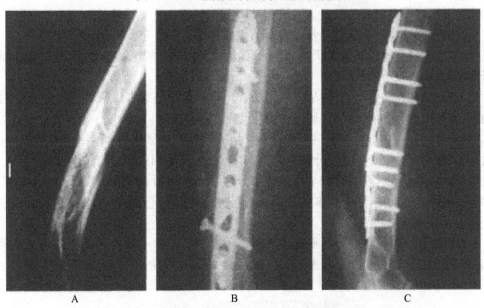

图 2—2—10　钛板置于肱骨背侧面治疗肱骨中段骨折 X 线片观
A. 术前；B. 术后正位观；C. 术后正侧位观

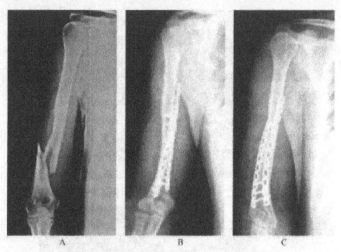

图 2—2—11　双重建钛板置于肱骨背侧面治疗肱骨中下段骨折 X 线片观

A. 术前；B、C. 术后正侧位片

3）手术需注意问题：骨折两端必须各用 3～4 枚螺钉固定，确实加压固定骨折端，尽量不剥离骨膜；最重要的是保护桡神经，做到不损伤或被压于钢板下。

4）微创经皮内固定技术（minimally invasive percutaneous osteosynthesis，MIPO）：锁定加压钛板经肱骨前侧入路 MIPO 技术，经皮肌肉隧道插入锁定加压钢板，通过间接复位并对骨折端进行桥接固定，适用于粉碎性、多段或骨质较差的骨折，可保护骨折端血运，骨折断端稳定性好，可提高骨折愈合率。但应注意肱骨中下段处桡神经卡压风险。

（四）并发症及其治疗

1. 桡神经损伤　约占肱骨干骨折的 8%，以肱骨中下 1/3 为多发，处理原则如下。

（1）仅有一般桡神经刺激症状：依据骨折移位情况按前述的原则进行处理，对桡神经症状进行观察，大多可有行恢复。

（2）有桡神经损伤症状：应及早行手术探查。术中显示断裂者，予以吻合，包括鞘内断裂的病例；有神经干挫伤的，可酌情切开外膜及束膜进行减压。

（3）疑有桡神经嵌于骨折端：在手技复位时必须小心，应尽量利用牵引使骨折复位，桡神经也随之回归原位；因骨折端十分锐利，易加重桡神经损伤，因此切忌粗暴手法。

（4）陈旧性桡神经损伤：对完全性损伤应行探查＋松解吻合术。失败者可行腕部肌肉转移术来改善手腕部功能，效果也多满意。不完全性损伤者，可行探查＋松解性手术，术中显示部分断裂者，也应行吻合术。

2. 血管损伤　骨折合并血管损伤（图 2—2—12～图 2—2—14）是创伤外科的一种紧急情况，必须进行急救，以便迅速恢复血液供应，在止血的同时应准备手术。对开放骨折应行内固定后对血管损伤予以修复。

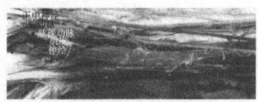

图 2—2—12　肱动脉解剖标本所见

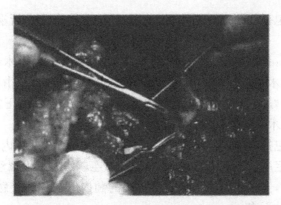

图 2－2－13　肱骨骨折合并肱动脉断裂,血管吻合术中

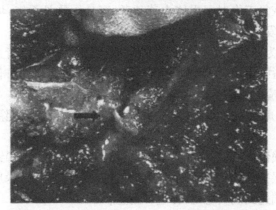

图 2－2－14　肱骨骨折合并肱动脉断裂,血管吻合后

　　血管造影对于判断肱骨骨折损伤血管的部位及程度是一种有价值的辅助诊断手段。动脉损伤修复的方法可根据损伤的部位和类型而异。动脉壁裂伤、洁净而裂口较小者可行侧壁缝合术,完全断裂者则需吻合或行血管移植。

　　3.延迟愈合或不愈合　肱骨干骨折的正常修复过程因各种因素受到影响时,骨折正常的愈合时间则被延长,甚至完全停止,从而引起骨折延迟愈合或不愈合。时间上二者难以绝对界定,一般认为超过 4 个月为延迟愈合,超过 8 个月为不愈合。导致骨不连的有以下因素。

　　(1)局部因素

　　1)骨折节段的血供:肱骨干骨折以中段最多,又以中下 1/3 骨折不愈合率为最高。主要是由于肱骨中下 1/3 交界处骨折时易导致骨营养动脉的损伤。该动脉大多数只有一支,直接由肱动脉分出,通常在肱骨中下 1/3 交界处或中点附近的前内侧进入骨内,并在骨皮质内下行,至髓腔内分出上行支和下行支;一旦损伤易导致延迟愈合或不愈合。

　　2)骨折类型:粉碎性骨折易于发生迟延愈合和不愈合,也因碎骨块缺乏血供所致。

　　3)开放骨折:除骨折断端由内刺出者外,开放骨折多为直接暴力致伤,软组织损伤严重,骨折类型也多为粉碎型,易发生感染而影响骨折的正常愈合。

　　4)骨缺损及感染:也是造成骨不连的重要原因。

　　(2)医源性因素

　　1)反复多次或粗暴的手法复位:不仅可以加重软组织损伤及血管损伤,还会加重骨折端血供障碍,影响骨折正常愈合。

2)外固定不确实：包括外固定时间不足、范围不够、不能维持骨折端稳定，过度牵引造成断端分离等。

3)手术治疗的干扰：骨折本身有损伤骨营养动脉的可能性，而手术切开复位又进一步增加了可能损伤的机会。术中骨膜剥离使本来已缺血的骨端又失去了由骨膜而来的血运。手术内固定使骨端达到良好的复位及稳定的作用，同时破坏了骨端的正常血液循环而影响愈合。未植骨修复内固定术中残留的骨缺损也是重要原因之一。

4)内固定不确实：包括内固定器材选用不当及固定技术不合理。内固定器材都必须确实稳定骨折断端，如内固定后骨折端不稳定，易发生骨不连。使用钢板螺丝钉内固定时，骨折两端各至少固定3枚螺钉，方能起到稳固固定。过细的髓内钉与髓腔接触面较少，内固定术后骨折端不稳定，易发生骨不连。

5)过度运动：过早恢复工作对于重体力劳动者，容易导致骨不连，可致内固定疲劳断裂，在残留骨缺损情况更易发生。

(3)肱骨骨不连：分为肥大性骨不连和萎缩性骨不连两大类。前者血供较好，为断端不稳定所致；后者血供差，往往有骨缺损。对骨不连及延迟愈合的病例，如非手术疗法无效，则应从病因角度酌情选择相应的术式治疗的。

1)手术基本原则：①稳定的内固定；②证骨折端良好的血运；③清除骨不连处硬化骨及瘢痕组织；④有效植骨。

2)具体术式：①交锁髓内钉；②加压钛板＋植骨(图2-2-15)；③锁定加压钢板＋植骨。该钢板稳定性好，并可保护骨折端血运，应优先选择的。对于内固定术后的骨不连，需考虑更换内固定种类，使骨折端达到确实稳定，促进骨折愈合。

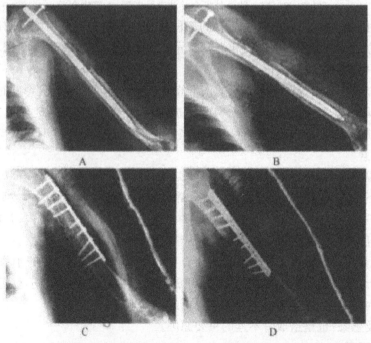

图2-2-15 肱骨髓内钉固定后骨不连，二期加压钛板＋植骨手术治疗
A、B.肱骨髓内钉固定后骨不连X线片观；C、D.加压钛板、植骨固定术后X线片观

4.晚期并发症 主要包括肩、肘关节僵硬，活动受限，老年患者发病率更高。合并肘部损

伤情况下可发生骨化肌炎。应在医师指导下进行早期的功能锻炼,改善肩、肘关节功能。

(周瑜博)

第二节　尺桡骨上端骨折

尺桡骨上端除自身的尺桡上关节外,通过尺骨鹰嘴与肱骨远端滑车相咬合和肱骨小头与桡骨小头之间的咬合构成了可以使上肢屈伸的肘关节,从而可以使手部功能得以发挥。因此在处理此段骨折时,应以维持肘部正常的屈伸功能为着眼点。尺骨鹰嘴骨折、尺骨喙突骨折、桡骨头骨折、桡骨颈骨折和 Monteggia 骨折占全身骨折的 2%～3%,占肘部骨折的 20%～25%。其中尺骨鹰嘴骨折,尺骨冠状突骨折及桡骨小头骨折已在前章中阐述,本节不再赘述。

一、前臂的解剖

由尺桡骨与软组织组成的前臂,其上方为肘关节,下方为腕关节。尺骨和桡骨以上、下尺桡关节和骨间膜连在一起,外侧为屈肌群和伸肌群等包绕,形成一个运动整体。从正面看尺骨较直,而桡骨约 9.3° 的弧度突向桡侧,可使其中段远离尺骨。从侧面观尺骨与桡骨均有 6.4° 的角度突向背侧,便于前臂的旋转运动。当肘关节屈至 90° 位时,其前臂的旋转范围分别为旋后 90°,旋前 85°。

前臂的骨间膜是一坚韧的纤维膜,连结于桡、尺骨间嵴。前部的纤维斜向内下方,止于尺骨;后部的纤维则斜向内上方,止于尺骨。下部的纤维则横形连结两骨之间;骨间膜中部略厚,上、下两端则略薄。当前臂处于中立位时,两骨间距最大为 1.5～2.0cm。旋后位时,间距变窄,旋前位时更窄,此时骨间膜松弛。通过骨间膜可将腕部受力经桡骨传递至尺骨;此与前臂骨折的致伤机制相关。

前臂除伸肌群和屈肌群外,还有旋前肌群(包括旋前圆肌和旋前方肌)和旋后肌(有肱二头肌及旋后肌)。两组肌肉协调前臂的旋转运动。

骨折时,因旋肌的附着点不同,可出现不同形式的移位,纵向位移受伸屈肌群影响,而骨折端的旋转畸形主要由于旋转肌群的牵拉所致。

二、桡骨颈骨折

桡骨颈骨折(radial neck fracture)并不多见,常与桡骨头骨折伴发,也可单发,二者的致伤机制及诊治要求均相似。

（一）致伤机制

提携角、肘关节多呈自然外翻状,在跌倒手部撑地时暴力由远及近沿桡骨向肘部传导,当抵达桡骨上端时,桡骨头与肱骨小头撞击,引起桡骨头、桡骨颈或两者并存的骨折。如暴力再继续下去,则还可出现尺骨鹰嘴或肱骨外髁骨折及脱位等。

（二）临床症状

主要表现为:

1.疼痛　桡骨头处有明显疼痛感、压痛及前臂旋转痛。

2.肿胀　较一般骨折轻,且多局限于桡骨头处。

3.旋转活动受限　除肘关节屈伸受影响外,主要表现为前臂的旋转活动明显障碍。

4.其他　应注意有无桡神经深支损伤。

（三）诊断及分型

除外伤史及临床症状外,主要依据 X 线片确诊及分型。分析影像学所见,一般分为以下4 型(图 2—2—16)。

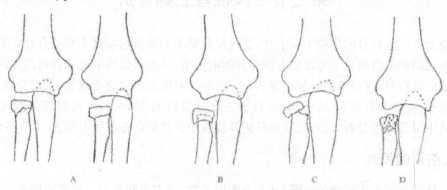

图 2—2—16　桡骨颈骨折分型示意图

A. 尤移位型；B. 嵌顿型；C. 歪戴帽型；D. 粉碎型

1.无移位型　指桡骨颈部的裂缝及青枝骨折,此型稳定,一般无需复位。多见于儿童。

2.嵌顿型　多由桡骨颈骨折时远侧断端嵌入其中,此型也较稳定。

3.歪戴帽型　即桡骨颈骨折后,桡骨头部骨折块偏斜向一侧,类似人戴法兰西帽姿势。

4.粉碎型　指桡骨、颈和(或)头部骨折呈 3 块以上碎裂。

（四）治疗

1.无移位及嵌入型　仅将肘关节用上肢石膏托或石膏功能位固定 3~4 周。

2.有移位者　先施以手法复位,在局麻下由术者一手拇指置于桡骨头处,另一手持住患者腕部在略施牵引情况下快速向内、外 2 个方向旋转运动数次,一般多可复位。复位不佳的,可行桡骨头开放复位,必要时同时行螺丝钉内固定术(图 2—2—17)或微型钢板内固定术(图2—2—18)。不稳定及粉碎型者,则需行桡骨头切除术或人工桡骨头置换术(图 2—2—19),但骨骺损伤者切勿将骨骺块切除。

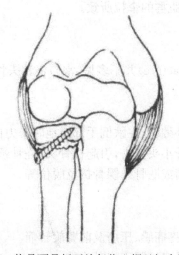

图 2—2—17　桡骨颈骨折开放复位＋螺丝钉内固定示意图

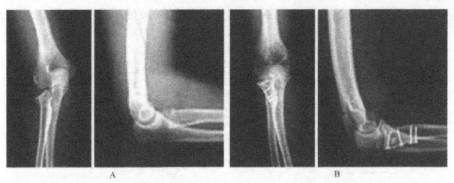

图 2—2—18　桡骨颈骨折(歪戴帽型)行切开复位 T 型钛板内固定 X 线正侧位观
A. 术前；B. 术后

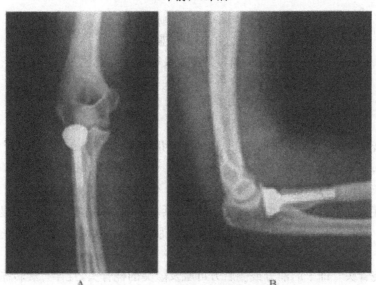

图 2—2—19　人工桡骨头置换术正侧位 X 线片
A. 正位；B. 侧位

（五）预后

一般均良好，个别病例如后期有创伤性肱桡关节炎症状时，可行桡骨头切除术。此外还有少数病例可引起骨骺早闭、骺坏死及尺桡关节融合等。前两者对肘部功能影响不大，后者因手术操作不当所致，应加以预防。

三、Monteggia(孟氏)骨折

因 Monteggia 于 1814 年首次描述了尺骨上 1/3 骨折合并桡骨头脱位这一特殊损伤而命名，且沿用至今。

（一）致伤机制及分型

Monteggia 骨折(Monteggia fracture)除少数因直接暴力打击所致外，大多数病例是在前臂极度内旋位(旋前)跌倒手部撑地所致。此时由上而下的身体重力及由下而上的反作用力均汇集于尺骨上端及桡骨头部，以致先后出现尺骨上 1/3 骨折及桡骨头脱位(多为前脱位)。因直接暴力撞击所致者多呈现桡骨头前脱位及尺骨上 1/3 横折或粉碎性骨折。

关于 Monteggia 骨折的分型意见不一,国外大多按 Bado 的 4 型分类(图 2—2—20):

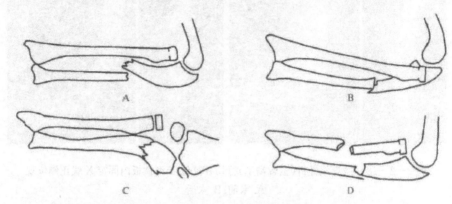

图 2—2—20　Monteggia 骨折分型(Bado)示意图

A. Ⅰ型;B. Ⅱ型;C. Ⅲ型;D. Ⅳ型

1. Ⅰ型　指尺骨任何水平骨折,向掌侧成角及桡骨头前脱位。

2. Ⅱ型　指尺骨干骨折,向背侧成角及桡骨头后脱位。

3. Ⅲ型　指尺骨近端骨折伴桡骨头侧方移位。

4. Ⅳ型　是Ⅰ型+桡骨上 1/3 骨折。

也有学者按伸直型(相当于前者Ⅰ型,多见于儿童)、屈曲型(相当于Ⅱ型,多见于成人)及内收型(Ⅲ型,多见于幼儿)进行分类。

(二)临床表现与体征

1. 一般症状　指骨折后局部的疼痛、肿胀及活动受限等共性症状均较明显。

2. 畸形　尺骨表浅,易于发现移位。桡骨头脱位也易被检查出,但肿胀明显者则难以确定。

3. 触及桡骨头　即于肘前方或侧后方可触及隆突的桡骨头,且伴有旋转痛及活动受限。

(三)诊断

除外伤史及临床特点外,诊断主要依据正侧位 X 线片诊断。需要强调的是当有尺骨骨折即有 Monteggia 骨折的可能。成人诊断不难,初学者易将小儿桡骨头脱位忽略,牢记以下小儿肱桡关节正常 X 线片对位关系:桡骨头颈中心延长线始终通过肱骨小头骨化中心。同时需注意可能合并的桡神经和正中神经损伤。

(四)治疗

由于此种损伤伴有骨折与脱位,治疗较为复杂。如果在具体措施上不能二者兼顾,则预后多不佳,已成为骨科临床上一大难题。即便手术复位及内固定,其疗效也往往难以十分满意,因此,治疗时务必加以重视。需根据患者年龄及骨折情况等不同特点酌情加以处理,具体方法及要求如下。

1. 儿童及幼儿骨折　绝大多数可用闭合复位治疗(图 2—2—21)。麻醉后,将患肢置于上肢螺旋牵引架上,在牵引下术者一只手拇指压住桡骨头、另一只手持住患儿腕部,在边牵引、边旋转前臂的同时,迫使桡骨头返回原位。当闻及弹响声时,表示已还纳,此时可将患肢肘关节屈曲至 70°~80°,如此可减少桡骨头的滑出率。如桡骨小头向后脱出,则应取略伸位。并以上肢石膏托固定。数天后,待肿胀消退再更换上肢石膏 1~2 次。此种操作方式的特点是:

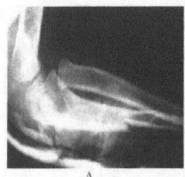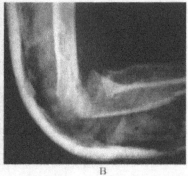

图2－2－21　小儿 Monteggia 骨折侧位 X 线片观

A. 复位前;B. 手法复位＋石膏外固定后

（1）复位疗效佳:桡骨头易于复位,且一旦还纳,则起内固定及支撑作用,尺骨也随之复位。

（2）操作简便:复位手法几乎与单纯的桡骨头或颈骨折一致,易于操作。

（3）预后佳:根据对此类骨折患儿的远期随访结果,疗效均较满意。

2.成人骨折　治疗较复杂,现认为手法复位外固定对于成人不能获得最佳效果,应首选手术治疗。

（1）手法复位外固定:具体要求如下:

1）麻醉确实。

2）尽量利用骨科牵引床操作,尺骨鹰嘴以克氏针牵引。

3）先对桡骨头复位,手法如前述;复位后屈肘 80°～90°（前脱位者）,或110°～120°（后脱位者）,然后再对尺骨进行复位。

4）透视或拍片显示骨折端对位满意后,立即行上肢石膏固定留置绷带于石膏内层,备石膏剖开时用;注意石膏塑形。

5）再次拍片,至少应达到功能对位,否则需改为开放复位。

6）消肿应及时更换石膏,并定期拍片及复查以防变位,如手法失败,应尽早开放复位及内固定术。

（2）开放复位内固定术:原则上先采用桡骨头闭合复位＋尺骨内固定术,多数手法可获桡骨头复位（图2－2－22）。桡骨头不能复位的患者,采用肘关节后侧 Boyd 切口显露桡骨头及尺骨上段,切开关节囊及环状韧带可获得复位。尺骨骨折用加压钢板或髓内钉固定,但钢板稳定性较好。对关节囊及环状韧带撕裂严重、不能修复者,可用前臂深筋膜行环状韧带重建（图2－2－23）。对于 Bado Ⅳ型骨折,应先行尺骨切开复位内固定,再复位桡骨头,最后切开复位桡骨;不能通过1个切口同时显露尺桡骨骨折。

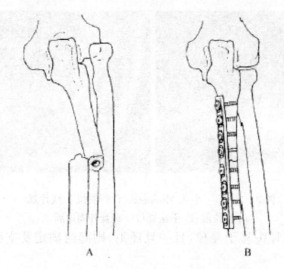

图 2-2-22　Monteggia 骨折内固定示意图

A. 术前；B. 术后

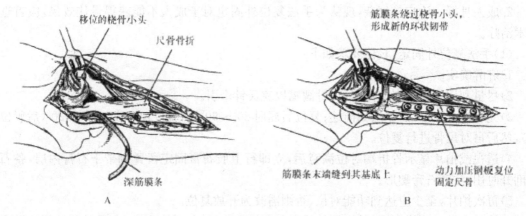

图 2-2-23　Monteggia 骨折一脱位的 Speed 和 Boyd 手术示意图

A. 显露完成，游离深筋膜条，其基底位于桡骨颈平面；B. 桡骨近端脱位已还纳，在桡骨颈部位缝合新的环状韧带，并以加压钛板固定尺骨骨折

（五）预后

Monteggia 骨折在前臂骨折中属于预后较差的一种。有时即使获得满意的对位，其功能也未必完全恢复。因此在临床处理上，既要力争早期良好的复位，又要重视治疗期间的随访与观察，以及肢体的功能康复。青少年以下年龄组的远期疗效均较满意，甚至个别桡骨头复位不佳者，其肘部功能及上肢肌力也仍与健侧相似。

（周瑜博）

第三节　尺桡骨骨干骨折

尺桡骨骨干骨折在临床上十分多见，占全身骨折的 6%～8%，多见于工伤及交通事故，以青壮年居多。现按桡骨骨干骨折、尺骨骨干骨折及尺桡骨骨干双骨折等进行分述。其中合并桡骨头脱位的尺骨上 1/3 骨折及合并尺桡下关节脱位的桡骨中下 1/3 骨折,在尺桡骨上端及尺桡骨下端骨折两节中分述,不再赘述。

一、概述

(一)分类

对尺桡骨骨干骨折的分类意见不一,Muller(1987 年)按照 AO 内固定原理,将长管骨分为简单骨折、楔形骨折及复杂骨折 A(简单骨折)、B(楔形骨折)、C(复杂)3 型;每型中又有 3 个亚型;而每个亚型又有 3 个骨折形态。其虽有规律,但较烦琐,临床上常难以对号入座。因此,一个简明而实用的分类还有待探索。

(二)症状及体征

成人的尺桡骨干骨折绝大多数为移位骨折,无移位骨折罕见。主要症状为骨折处疼痛、肿胀、畸形及手和前臂的功能障碍。体检时需注意前臂三大神经的功能、血运及肿胀情况。前臂肿胀明显时,需考虑有发生筋膜间隙综合征的可能性。

(三)X 线片显示

必须拍全长尺桡骨正侧位片,包括肘关节和腕关节,以免漏诊合并的骨折,有时须加摄斜位片。牢记:无论摄片时前臂处于何种位置,通过桡骨头颈中心的延长线都始终通过肱骨小头的中心,这一关系对避免漏诊 Monteggia 骨折尤为关键。

(四)治疗

临床上无移位的尺桡骨于少见,绝大多数均有移位。除无移位骨折可采用非手术治疗外,基于下列原因,目前临床上对有移位骨折采用切开复位内固定术:尺桡骨骨折必须精确复位,从而恢复上下尺桡关节,恢复前臂的长度、力线及旋转;非手术治疗不能保证精确复位及骨折再移位;牢固内固定后可早期行功能锻炼。内固定首选加压钢板及螺钉,可通过骨折端轴向加压或应用骨折块间拉力螺钉技术结合中和钢板技术获得骨折稳定,可早期行功能锻炼,恢复前臂和手部的旋转功能。其他内固定如髓内钉、外固定架固定不如加压钢板稳定,较少使用。AO 尺桡骨干骨折手术指征:有移位的尺桡骨双骨折;成角大于 10°、旋转移位大于 10°的有移位单一尺骨或桡骨骨折;Monteggia 骨折、盖氏骨折、Essex－Lopresti 骨折;开放性骨折。此外,骨折合并筋膜间室综合征也是切开复位内固定的适应证。

1. 切开复位加压钢板内固定术

(1)手术时机:有移位的成人尺桡骨应尽早行切开复位内固定术,最好是在软组织肿胀之前开始手术,一般在伤后 24～48 小时内进行。软组织肿胀较明显及合并其他严重损伤时,延迟手术。开放性损伤可急诊行内固定术。

(2)手术入路:桡骨手术入路有桡骨掌侧入路(Henry 入路)和背外侧入路(Thompson 入路)(图 2－2－24)。Henry 入路可显露桡骨全长,切口于肱桡肌和桡侧屈腕肌之间进入,钢板置于掌侧,优点在于显露桡骨上端骨折时直接显露桡神经深支,从而避免损伤。Thompson 入路切口在桡侧腕伸短肌和指伸总肌间,钢板置于桡骨的背外侧;显露桡骨上端骨折时,必须将旋后肌连同桡神经深支一起从桡骨上剥离,从而起到保护作用。桡骨上端骨折显露时由于涉及桡神经深支,可根据具体情况选用两种入路。由于尺骨全长处于皮下,较为浅在,于尺侧伸腕肌和尺侧屈腕肌间进入,显露较易,钢板可置于掌侧或背侧。对于尺桡骨双骨折,必须用 2 个切口分别显露骨折,两者间皮桥尽量要宽,以免皮肤坏死;不能应用 1 个切口显露两处骨折,否则有造成尺桡骨交叉愈合可能。

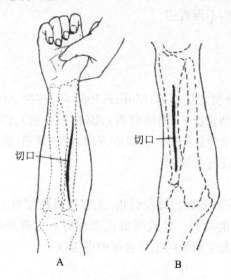

图 2-2-24 桡骨干骨折手术切口示意图

A. 掌侧入路(Henry 入路);B. 背外侧入路(Thompson 入路)

(3)内固定及手术技术:AO 提倡的复位尺桡骨及内固定技术要点:

1)减少骨膜剥离,每个主要骨折断端剥离 1mm 骨膜。

2)对于简单(A 型)和楔形骨折(B 型),要在骨折块间达到绝对稳定,可用钢板轴向加压或拉力螺钉加中和钢板技术来达到。

3)选用 3.5mm LC-DCP 钢板(限制接触加压钢板)或 LCP 钢板(锁定加压钢板),每个主要骨折块至少要有 6 层皮质或 3 枚皮质骨螺钉固定。

4)LCP 作为加压钢板使用,应采用普通皮质骨螺钉,在治疗简单、楔形骨折时提供绝对稳定性。作为内固定架使用时,采用单纯锁定螺钉固定,起桥接钢板作用,用于复杂骨折,提供相对稳定性。一般情况下 LCP 不用于固定简单骨折。若用 LCP 固定简单骨折,可先用拉力螺钉对骨折块加压后,再将其作为内固定架使用;也可在偏心孔内先用普通螺钉行钢板轴向动力加压,再置入锁定螺钉。

(4)切口关闭:关闭切口时不要求缝合深筋膜,以免发生筋膜间室综合征。出现肿胀明显,切口不能关闭时,可采取二期闭合、负压封闭或植皮。

2. 髓内钉内固定术

(1)尺桡骨骨折髓内钉固定的适应证

1)分段骨折。

2)皮肤条件较差(如烧伤)。

3)某些不愈合或加压钢板固定失败。

4)多发性损伤。

5)骨质疏松患者的骨干骨折。

6)某些开放性 Ⅰ、Ⅱ 型骨折。

7)大面积复合伤,在治疗广泛的软组织缺损时,可使用不扩髓的尺骨髓内钉作为 1 个内支架,以保持前臂的长度。

几乎所有尺桡骨干骨折均可用髓内钉治疗,多数骨折都能使用闭合髓内穿钉技术。

(2)髓内钉固定的禁忌证

1)活动性感染。

2)髓腔小于3mm。

3)骨骺未闭者。

尺桡骨髓内钉也分为扩髓和非扩髓两大类。早期髓内钉由于不能较好控制骨折旋转,有较高的不愈合率。目前应用的压配型和交锁髓内钉可取得和钢板内固定相似的疗效。

二、桡骨干骨折

桡骨干单纯骨折(radial shaft fracture)较为少见,约为尺桡骨骨干双骨折患者的1/6,且以青少年多见。

(一)致伤机制及骨折移位特点

无论是直接暴力或间接暴力,均可引起桡骨干单纯性骨折。由于尺骨未骨折,且上下尺桡关节也无脱位,因而具有内固定作用而不会产生短缩或明显的侧向移位。以横形、短斜形及青枝形多见,其中约半数伴有移位,由于桡骨干上有3组旋转肌群附着,因而以旋转移位为多见(图2-2-25),其移位特点如下:

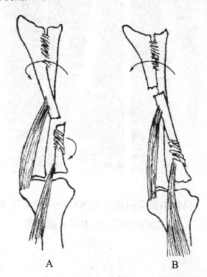

图2-2-25　桡骨干骨折的移位示意图

A.中上1/3骨折,近侧端旋后,远端旋前;B.中下1/3骨折,近端中立位,远端旋前

1.桡骨干中上1/3骨折　近端有旋后肌及肱二头肌附着,致使近侧桡骨呈旋后及前屈位,而远侧端则由于受中段的旋前圆肌及远侧的旋前方肌作用而呈旋前位。

2.桡骨中下1/3骨折　近端因中部旋前圆肌及上端旋后肌的拮抗作用处于中立位,远端则因旋前方肌的作用呈旋前位。

(二)诊断

一般均无困难,但应注意判定上、下尺桡关节有无同时受累,包括脱位等,这与诊断及治疗方法的选择有密切关系。

(三)治疗

依据骨折端移位情况分以下 2 组：

1. 无移位者　多为青少年，可根据骨折部位不同而将前臂置于旋后屈曲位（中上 1/3 段骨折）或中间位（中下 1/3 段骨折），用上肢石膏托或石膏管形固定，并注意按前臂肢体的外形进行塑形，应注意将骨间膜撑开。消肿后应及时更换石膏，并再次塑形。

2. 有移位者　先施以手法复位、并按骨折近端的移位方向，以便远端对近端将其复位。要求与方法同前，应注意在石膏塑形时，将骨间膜分开。闭合复位失败的成年患者，多属于斜形、螺旋形及粉碎性等不稳定型者，可行开放复位及内固定术。

3. 开放复位内固定术

（1）手术入路：采用桡骨掌侧入路（Henry 入路）或背外侧入路（Thompson 入路），两者均可显露桡骨全长。显露桡骨上端骨折，需保护桡神经深支，防止损伤。

（2）内固定选择：首选加压钢板及锁定加压钢板（图 2-2-26），固定牢固，可早期行功能锻炼。也可在桡骨茎突处插钉做髓内固定，注意纠正旋转及其他移位（图 2-2-27）。

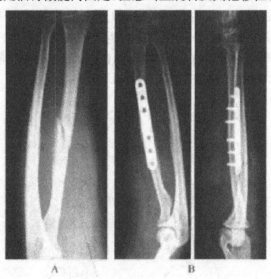

图 2-2-26　桡骨中段骨折锁定加压钛板内固定手术前后 X 线片

A. 术前正位片；B. 术后正侧位片

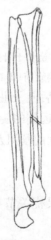

图 2-2-27　桡骨中段骨折髓内钉内固定示意图

三、尺骨干骨折

尺骨干骨折(ulnar shaft fracture)较桡骨干骨折为少见,在诊治方面一般无难题。

(一)致伤机制

多见于外力突然袭击,患者举手遮挡头面部时被棍棒直接打击所致。因多发生在路遇强人情况下,故又名夜盗(杖)骨折(night stick fracture)。这类骨折线多呈横形或带有三角形骨块;因有桡骨支撑,附着肌群较少,因而移位程度也多轻微。

(二)诊断

方法与前相似,但应排除上、下尺桡关节损伤。

(三)治疗

其基本要求与前者相似,以非手术疗法为主,满意复位标准:少儿不大于15°,成年人不大于10°。闭合复位失败的成年人,行开放复位内固定术。由于尺骨全长处于皮下,位置浅在,在尺侧伸腕和尺侧屈腕肌间进入,较易显露,术中复位时应注意观察尺骨嵴的列线,以纠正成角及旋转畸形。首选加压钢板及锁定加压钢板(图2-2-28),固定牢固,可早期行功能锻炼。也可在鹰嘴处插入髓内钉做髓内固定,钉尾留置于的皮下或皮外,外固定保护下行功能锻炼。

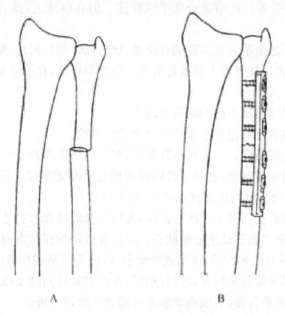

图2-2-28 尺骨干骨折切开复位钛板螺钉内固定术示意图
A. 术前;B. 术后

四、尺桡骨骨干双骨折

尺桡骨骨干双骨折(ulnar and radial shaft fractures)在前臂骨折中仅次于桡骨远端骨折而居第二位,且治疗较为复杂,预后差;是临床难题之一,应加以重视。

(一)致伤机制

主要由以下两种暴力所致。

1.直接暴力 除直接打击、碰撞及前臂着地跌倒外,工伤所引起的机器绞压性损伤也占相当比例,且后者软组织损伤严重,易引起开放性骨折。且骨折常呈多段或粉碎性,从而增加了治疗上的困难,是构成预后不佳的直接因素。而直接打击者,其骨折线多与外力作用点在同一水平,以横形骨折、楔形骨折为多见,预后较好。

2.间接暴力　跌倒后手部着地时外力由下而上传递,从桡骨远端经骨间膜到尺骨,以致形成尺桡骨双骨折,也可由外力扭曲所致。由于骨间膜纤维走向及应力的传导是由桡骨的上方斜向尺骨的下端,因此桡骨骨干骨折平面一般高于尺骨骨折平面,以斜形、螺旋形及短斜形多见。

（二）诊断与分型

尺桡骨双骨折在诊断上多无困难,除注意一般骨折症状外,还应注意有无血管、神经及肌肉组织的伴发伤。尤其是被机器绞压者,软组织的损伤可能重于骨的损伤,易引起挤压综合征或缺血性挛缩等,在临床检查时必须反复加以强调。

X线片正侧位平片检查不仅能明确诊断,且有助于分型、随访观察及疗效对比。应常规拍摄,并包括尺桡上关节及尺桡下关节,以防漏诊。

依据骨折的特点及临床治疗上的要求不同,一般分为:

1.稳定型　指复位后骨折断端不易再移位的横形骨折、短斜形以及无需复位的不完全骨折、青枝骨折和裂缝骨折等。此型适合非手术疗法。但在临床上,除儿童病例外,这种情况较少。

2.不稳定型　指手法复位后骨折断端对位难以维持者,包括斜形、螺旋形及粉碎性骨折、上下尺桡关节不稳,或者尺桡骨骨干双重骨折等。因其不稳定,在治疗上困难较多。

（三）治疗

根据骨折分型及具体情况不同而酌情处理。

1.稳定型　绝大多数可通过非手术疗法达到治疗目的。

(1)无移位者:行上肢石膏托或上肢石膏固定,消肿后更换石膏1~2次。注意石膏塑形,尤其是对骨间隙的分离加压塑形,有利于骨间膜的修复及功能重建。石膏固定时间一般为8~10周,并根据临床愈合程度而决定拆除时间,切勿过早。

(2)有移位者:一般需在石膏牵引床上操作,先以尺骨鹰嘴骨牵引进行对抗,尤其中上1/3及中1/3者,如此可使肱二头肌处于松弛状态。根据骨折端的移位方向及肌肉拉力等进行手法复位。当X线片显示对位满意后,逐渐放松牵引,以使骨折断端相抵住,而后行上肢石膏固定。在石膏定型前按骨折移位相反方向进行塑形,并同时对骨间隙予以分离加压定型。术后定期观察,消肿后及时更换石膏,有成角畸形者可通过楔形切开矫正。

2.不稳定型

(1)一般性病例:指新鲜骨折、断端无缺损、粉碎及双段骨折患者,应在牵引下,按有移位的稳定型病例先试以闭合复位＋上肢石膏固定,并加手指铁丝夹板牵引。X线片显示对位满意者按前法处理,复位不佳的则需手术治疗。

(2)严重不稳或手技复位失败:前者指双段骨折、粉碎性骨折及合并尺桡关节破损者,需开放复位＋内固定术。内固定物可选用3.5mm加压钢板,或选用髓内钉等,但操作过程中切忌对骨膜进行广泛剥离(图2-2-29和图2-2-30)。

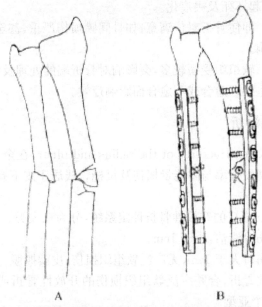

图 2-2-29 尺桡骨双骨折切开复位钛板螺钉内固定术示意图

A. 术前；B. 术后

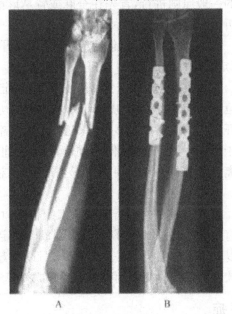

图 2-2-30 尺桡中下 1/3 双骨折重建钛板内固定术手术前后正位 X 线片

A. 术前；B. 术后

3.晚期病例 指伤后 3 周以上来诊患者,除非移位较轻的稳定型外,原则上以开放复位
＋内固定为主。

(四)预后

与多种因素有关,18 岁以下的青少年、单纯性骨折及稳定型等预后多较好,以下情况者预
后不佳。

1.软组织广泛性损伤 多由机器绞压性损伤,除神经支同时受挫外,多伴有肌肉组织的

广泛性挤压挫灭伤,易引起坏死及瘢痕化。

2.骨间膜损伤严重 即使骨折对位满意,如骨间膜损伤严重,甚至缺损及瘢痕化,前臂的旋转功能也多受明显影响。

3.开放性损伤严重 软组织受损较多,会影响对骨折端的处理及愈合,预后多欠佳。

4.骨质缺损 易发生延迟愈合或不愈合而影响疗效。

五、尺桡骨开放性骨折

尺桡骨开放性骨折(open fractures of the radius and ulnar)在全身开放性骨折中居第二位,仅次于胫骨骨折,其高发病率与高能量损伤及尺桡骨浅居于皮下有关。

（一）分类

根据 1984 年 Gustlio 修订的开放性骨折评定系统,分为三大类。

1.Ⅰ型 骨折开放伤口清洁,小于 1cm。

2.Ⅱ型 骨折开放伤口大于 1cm,无广泛软组织损伤、皮瓣撕脱。

3.Ⅲ型 节段性开放性骨折,合并广泛软组织损伤的开放性骨折或创伤性截肢,根据损伤程度又可分为 A、B、C 3 个亚型。

（二）治疗

根据开放性骨折治疗的一般原则进行,首先在全麻或臂丛麻醉下行彻底清创术,可根据创口损伤和污染程度及骨折情况等酌情选用手术方法。

1.闭合复位＋外固定 以往应用较多,清创后缝合伤口,将开放性骨折变为闭合性骨折处理,现已很少用单纯外固定。

2.开放复位＋内固定 在彻底清创基础上进行。一期内固定时软组织必须能够覆盖内固定物,创口可一期闭合,也可二期通过植皮、皮瓣等修复。延期切开复位内固定术即待局部软组织条件改善后再行切开复位内固定术。多用于Ⅰ型、Ⅱ型患者。

3.外固定支架 适用于创面广泛、软组织伤严重患者,多为Ⅲ型。外固定支架固定后有利于创面处理,如植皮、游离皮瓣移植。尺骨可在皮下直接进针,桡骨须切开置入固定针,以防止血管、神经损伤。

4.外固定结合内固定 双骨折时一处骨折缺乏软组织覆盖,可采用外固定架固定,另一骨采用切开复位内固定。有条件时,外固定后期应改为钢板内固定。

5.骨和软组织缺损修复 小骨缺损可用松质骨植骨,骨缺损超过 5cm 时,可用吻合血管的游离移植修复。大面积软组织缺损时需要用带血管肌瓣或筋膜瓣修复。

六、尺桡骨骨折并发症

（一）骨折不愈合

尺桡骨干的不愈合发病率较低,多数由感染切开复位内固定技术操作和闭合复位技术引起。不愈合可采取二次手术,切开暴露并修整骨端,纠正成角及旋转畸形,植骨及内固定。

（二）畸形愈合

多数因非手术治疗所致,可在畸形部位截骨和植骨并用加压钢板内固定。若合并上下尺桡关节脱位,导致前臂旋转功能障碍,可行桡骨头及尺骨头切除,改善旋转功能也可在桡骨近下端部位或尺骨上 1/3 部位截骨纠正轴线及旋转。

（三）前臂筋膜间室综合征

常见原因有：

（1）严重的尺桡骨骨折和前臂肌肉损伤，使前臂骨筋膜间室压力升高。

（2）反复多次的粗暴复位，造成出血肿胀。

（3）开放复位内固定手术粗暴，止血不彻底，缝合深筋膜，引起骨筋膜间室压力升高。

（4）外固定过紧及外固定后肢体肿胀，未行石膏剖开及松解。重在预防，若确诊，及时行前臂筋膜切开减压。

（四）尺桡骨交叉愈合

多伴有严重的骨间膜损伤，使尺桡骨骨折端于同一血肿内相通，血肿机化后两骨交叉愈合，使前臂不能旋转。常见的原因有：

1.位于同一水平的粉碎、移位严重的尺桡骨双骨折。

2.前臂挤压伤。

3.合并颅脑损伤。

4.同一切口显露尺桡骨。

5.感染。

6.尺桡骨间植骨。

7.螺钉穿过骨间膜。

若前臂固定于较好的功能位，可不处理。前臂固定位置较差，应手术切除尺桡骨间骨桥，行筋膜或脂肪移植于骨切除部位以间隔两骨，术后早期活动，以期恢复前臂旋转功能。

（周瑜博）

第四节　尺桡骨远端骨折

尺桡骨远端骨折主要指盖氏（Galeazzi）骨折、科利斯（Colles）骨折、史密斯（Smith）骨折、巴顿（Barton）骨折、桡骨远端骨骺分离，桡骨茎突骨折及尺骨茎突骨折等。该解剖段的骨折虽不如尺桡骨近端复杂，但如处理不当仍可引起疼痛，以致影响手腕部的功能，应加以重视。

一、骨折分类

一般将尺桡骨远端骨折分为关节内骨折与关节外骨折两大类，而关节内骨折根据关节受累的程度不同又可分为部分关节内骨折及完全关节内骨折两种，前者治疗较易，预后佳；而关节面完全破坏者，手术切开复位内固定率明显较高。

二、盖氏骨折

盖氏骨折（Galeazzi fracture）指桡骨中下1/3骨折合并尺桡下关节脱位（图2－2－31），临床上较多见。该损伤早年被称为反 Monteggia 骨折，自 1934 年 Galeazzi 详加描述后，改称为 Galeazzi 骨折，其手术率较高。

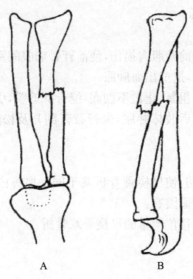

图 2—2—31　盖氏骨折意图
A. 正位；B. 侧位

（一）致伤机制

多因以下两种外力所致。

1. 直接暴力　指直接撞击或机器皮带卷压伤所致，后者损伤程度多较严重，预后差。

2. 间接暴力　多在前臂内旋位时手掌撑地跌倒，暴力沿桡骨向上传递，与身体重力相交引起桡骨中下 1/3 处骨折，并且出现尺桡下关节脱位。

（二）诊断、分型及移位特点

一般病例诊断多无困难，但平日如对此种损伤没有认识，则在观察 X 线片时易疏忽而将其漏诊。此种骨折一般分为以下 3 型：

1. 青枝型　发生于儿童，桡骨呈青枝骨折状，尺骨小头或骨骺分离或下尺桡关节呈分离状，此型治疗较易，预后佳。

2. 单纯型　指桡骨远端骨折，伴有下尺桡关节脱位患者。骨折多呈横形、斜形或螺旋形，一般均有明显移位。

3. 双骨折型　除桡骨远端骨折及尺桡下关节脱位外，尺骨干也多伴有骨折，或由不完全性骨折导致尺骨外伤性弯曲。后一情况多由机器伤所致，较严重，且常为开放性损伤，治疗较复杂。双骨折骨折断端的移位方向，主要取决于以下 3 组肌肉的作用。

（1）肱桡肌：引起骨折断端的短缩畸形。

（2）旋前方肌：使远端桡骨向内并拢。

（3）伸拇肌及外展拇肌：加强上述 2 组肌肉的作用。

（三）治疗

按分型不同在治疗方法选择上也有所差异。

1. 青枝型　均选用手法复位＋上肢石膏托，或管形石膏剖开固定＋分骨塑形，以防止桡骨内并。有短缩倾向的，可加用手指铁丝夹板牵引。

2. 单纯型　先施以手法复位，方法同前。在石膏塑形时应防止尺骨小头脱位及桡骨内并倾向。闭合复位失败，多系骨折端不稳者，则可行开放复位＋内固定术。内固定物可选用 AO

动力加压钢板(图2－2－32),由于损伤的关节囊韧带结构的修复需一定时间,应附加上肢石膏托固定前臂于中立位,3~4周后开始主动活动锻炼。下尺桡关节仍有不稳定者,复位后用克氏针或螺钉固定3周(图2－2－33),进针点位于下尺桡关节近端。对于桡骨骨折固定后仍有半脱位表现者,则应从背侧做切口进入下尺桡关节,缝合三角纤维软骨和撕裂的腕背侧关节囊韧带。

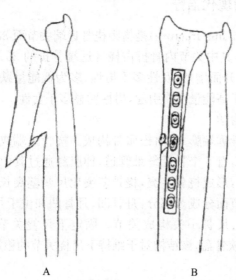

图2－2－32　盖氏骨折内固定手术前后示意图

A.术前;B.术后

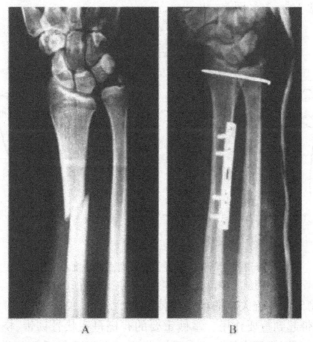

图2－2－33　盖氏骨折切开复位内固定术后X线片正侧位观

A.术前显示下尺桡关节分离明显;B.桡骨钛板固定术后下尺桡关节复位,并用克氏针固定

3.双骨折型　除个别病例外,该型大多需开放复位＋内固定术。创面较大需观察换药及

做其他处理的,可用外固定框架技术。

(四)预后

一般较好,如复位不良引起桡骨内并者功能较差。陈旧性病例可酌情行尺骨小头切除术或植骨融合术等补救。

三、桡骨远端骨折的现代治疗

桡骨远端骨折(distal radius fracture)是指距桡骨远端关节面 3cm 以内的骨折,其发病率约占急诊骨折患者的 17%,其中关节内骨折占桡骨远端骨折的 25%。桡骨远端骨折多见于老年患者,发病率随年龄上升而增加,女性多于男性,多为低能量跌伤,其原因与高龄及骨质疏松相关。年轻患者多由于高能量损伤引起,男性明显多于女性。

(一)局部解剖和生物力学

1.桡骨远端解剖 桡骨远端膨大,由松质骨构成。桡骨远端成掌、背、桡、尺 4 个面。其掌侧光滑凹陷;背侧稍突起,有 6 个骨性纤维管道,伸肌腱通过其中,桡骨远端骨折时容易损伤伸肌腱,桡侧向远端延伸,形成桡骨茎突,桡骨茎突比尺骨茎突长 1~1.5cm,是骨折诊断、复位的标志。桡骨远端关节面分成 3 部分:舟骨凹、月骨凹和位于月骨凹尺侧呈矢状位的乙状切迹,分别与舟骨、月骨、尺骨小头构成关节。固定下尺桡关节(distal radioulnar joint,DRUJ)的主要是三角纤维软骨盘,该结构对于维持下尺桡关节的稳定及旋转功能具有重要的作用。

正常桡骨远端形成 2 个倾斜角:

(1)尺偏角:正常 20°~25°。

(2)掌倾角:正常 10°~15°(图 2-2-34)。

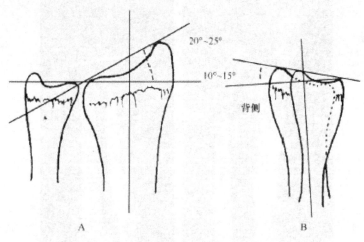

图 2-2-34 桡骨远端关节面之正常角度示意图
A. 正位:尺偏角 20°~25°;B. 侧位:掌倾角 10°~15°

2.下尺桡关节稳定性 腕关节的稳定性依靠骨性结构、关节囊、韧带和周围的肌腱共同维持,其中关节囊韧带起到重要作用。掌侧重要的有桡舟头状骨韧带、桡月韧带、尺月韧带、桡舟月韧带、月三角韧带;背侧有桡骨三角骨韧带、桡月韧带和腕骨间韧带,较掌侧韧带薄弱。三角纤维软骨起自乙状切迹的远侧缘,经过尺骨关节面的上面止于尺骨茎突基底部,形成周缘厚、中央薄的圆盘状结构,也称为关节盘,对于维持下尺桡关节(DRUJ)的稳定及旋转功能具有重要的作用。三角纤维软骨复合体(triangular fibrocartilage complex,TFCC)是由三角纤维软骨、腕尺侧副韧带、桡尺背侧韧带、桡尺掌侧韧带、尺侧腕伸肌腱鞘和尺腕韧带组成。TFCC 是 DRUJ 的主要稳定结构,提供稳定的桡尺、尺腕连接,成为连接近排腕骨与前臂骨性末端的分界面。TFCC 损伤可导致腕部活动时疼痛,特别是腕部旋转时疼痛加剧和腕部活动受限,35%的桡骨远端关节内骨折和 53%的关节外骨折病例合并 TFCC 撕裂。腕关节镜检查发现,伴随桡骨远端骨折的 TFCC 外周撕裂是导致 DRUJ 不稳且影响腕部功能的主要原因。桡骨远端骨折可合并尺骨茎突骨折,尺骨茎突基底部骨折是 TFCC 从其止点处撕脱引起,影响 DRUJ 的稳定性;而茎突尖骨折只是尺侧囊撕脱骨折所致,不影响 TFCC 在茎突基底部的止点,不影响 DRUJ 的稳定性。

3. 三柱理论 尺桡骨远端的"三柱理论"对理解腕关节骨折的病理机制很有帮助(图 2-2-35)。桡骨远端的桡侧部分构成桡侧柱(radial column,RC),包括桡骨茎突及舟骨凹;桡骨远端的尺侧部分构成中间柱(intermediate column,IC),包括月骨凹和乙状切迹;尺骨远端、三角纤维软骨复合体(triangular fibrocartilage complex,TFCC)及下尺桡关节构成尺侧柱(ulnar column,UC)。桡骨茎突对维持腕关节稳定性很重要,也是腕关节外在韧带的附着点。在生理情况下,桡侧柱承担很小的负荷,主要的负荷经月骨窝沿中柱传导。尺骨是前臂旋转的稳定部分,桡骨围绕尺骨摆动,上下尺桡关节处的韧带连接和骨间膜将尺桡骨紧密结合在一起,尺侧柱代表了这种稳定结构的远端。TFCC 是维持腕关节和前臂稳定的关键性结构,允许腕关节进行独立屈伸,尺侧偏移及旋前、旋后运动。尺侧柱也承担相当的负荷,尤其在握拳时。

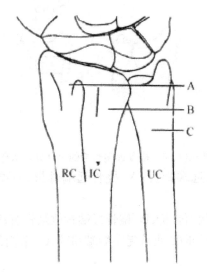

图 2-2-35 "三柱理论"示意图
A. 桡侧柱(RC);B. 中柱(IC);C. 尺侧柱(UC)

(二)分类

桡骨远端骨折的分类方法很多,目前以 AO 分类和人名命名方法最为常用。

1. AO 分类 是目前公认的较全面实用的分类方法(图 2-2-36),将桡骨远端骨折分为 A 型(关节外骨折)、B 型(部分关节内骨折)及 C 型(完全关节内骨折)3 种基本类型。每型再分成 3 组。

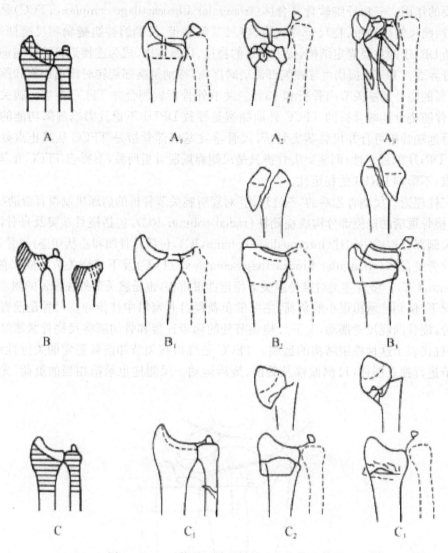

图 2-2-36　桡骨远端骨折的 AO 分类示意图

(1)A 型:A₁ 孤立的尺骨远端骨折;A₂ 桡骨远端骨折、简单或嵌插;A₃ 桡骨远端骨折、粉碎。

(2)B 型:B₁ 桡骨远端矢状面骨折;B₂ 桡骨远端背侧缘骨折;B₃ 桡骨远端掌侧缘骨折。

(3)C 型:C₁ 关节内简单骨折(2 块),无干骺端粉碎;C₂ 节内简单骨折(2 块),合并干骺端粉碎;C₃ 粉碎性关节内骨折。

加上尺骨损伤,AO 将桡骨远端骨折分为 27 类组合型式,对选择手术入路、固定方式及判断预后具有重要指导意义。

2.人名命名方法　常见的以人名命名的桡骨远端骨折有:Colles 骨折、Barton 骨折、Smith 骨折、Chauffeur 骨折、Rutherford 及 Cotton 骨折等,在以下进行分述。此外还有 Frykman、Fernandez 等分类系统。Fernandez 分类法是根据创伤机制进行分类,Frykman 分类考虑下尺桡关节损伤。但是至今还没有一种方案包括所有的骨折情况,得到一致的认可。

(三)影像学诊断

1.X线片 诊断较易,除正侧位片外,有时需摄斜位片,但有几个常见X线片诊断参数必须牢记:

(1)桡骨高度:平均12mm。

(2)尺偏角:平均23°。

(3)掌倾角:平均12°。

(4)尺骨变异:60%的人群等长。

(5)舟月角:30°～80°。

2.CT 应用于关节内和部分关节内骨折,必要时行三维重建,明确关节内骨折块位置及数量,有助于制订手术方案。

(四)稳定与不稳定骨折

1.不稳定型诊断标准

(1)粉碎:背侧,超过50%的皮质粉碎;掌侧,超过50%的皮质粉碎。

(2)骨折原始移位:横向移位大于10mm,桡骨短缩大于4mm。

(3)关节内骨折:合并尺骨远端骨折,茎突基底骨折。

(4)严重的骨质疏松:不能通过外固定维持复位。

(5)合并下尺桡不稳定:此外,临床上将桡腕关节面不平整,关节面台阶或间隙大于2mm者也作为不稳定型骨折处理。

2.手法复位后手术病例选择

(1)背倾角大于10°。

(2)桡骨短缩大于5mm。

(3)尺偏角小于15°。

(4)关节面塌陷大于2mm。

(五)治疗

文献统计桡骨远端骨折的治疗方法超过30种,本书仅列举临床上最常用的方法。

1.非手术治疗 目前仅用于简单、稳定的关节外骨折及部分关节内骨折,通常采用传统的复位石膏或夹板固定。根据骨折类型的不同,复位后需采用不同的体位予以固定:Colles骨折固定于掌屈5°～15°尺偏位;Smith骨折固定于前臂旋后和腕关节背伸位,并用超过肘关节的石膏固定。外固定不容易稳定Barton骨折,在不能采用内固定的情况下,背侧Barton骨折固定于腕关节背伸及前臂旋前位,掌侧Barton骨折固定于腕关节掌屈及前臂旋后位。上述位置固定2周后,改成腕关节中立位固定至4周。

2.经皮克氏针内固定 有多种进针方法,并可采用骨折区内克氏针撬拨技术:在C形臂X线片机监视下,先行骨折闭合手法整复,对复位困难的患者使用克氏针撬拨复位。复位满意后,助手牵引维持复位后的位置,根据骨折类型及移位倾向选择桡骨背侧结节近侧、桡骨茎突近侧、掌面桡动脉内或外侧作为进针点,设计进针方向,经皮钻入2枚以上克氏针固定,针尖穿透对侧骨皮质,必要时固定到尺骨(图2-2-37)。透视下再次确认骨折复位良好后,处理克氏针尾部,用石膏托固定腕关节于功能位,固定范围为肘关节以下至掌指关节水平。术后次日开始手指活动及肘关节活动,每周X线片复查,4～6周骨折愈合后拔除克氏针及拆除石膏,鼓励患者行腕关节功能锻炼。

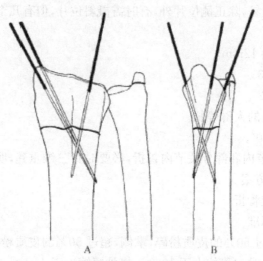

图 2-2-37　桡骨远端骨折经皮克氏针固定示意图
A. 正面观；B. 侧方观

3. 切开复位内固定术　可以恢复桡腕关节、DRUJ 的平整性及干骺端的长度和角度，予以骨折端坚强固定，从而达到早期功能锻炼、改善功能的目的。

（1）手术入路：目前应用主要 AO 组织提倡的 3 种入路。

1）掌侧入路（Henry 切口）：在前臂远端掌侧于桡侧腕屈肌和桡动脉间做直切口，注意保护桡动脉和正中神经，在桡骨干的桡侧部分切开旋前方肌，显露骨折端及移位的骨块（图 2-2-38）。该入路可以显露主要骨折块，显露桡骨茎突及舟状窝，特别是对中柱冲压骨折（die-punch）复位更加有利。

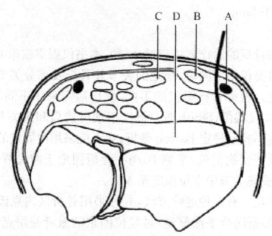

图 2-2-38　于桡骨腕屈肌腱和桡动脉间进入，切开旋前方肌以显露桡骨远端示意图
A. 桡动脉；B. 桡侧腕屈肌；C. 正中神经；D. 旋前方肌

优点为：①桡骨远端掌侧面平坦，有利于金属接骨板的放置；②旋前方肌覆盖内固定物，不会出现肌腱刺激症状；③掌侧骨皮质较厚，骨折后多可以找出复位的解剖标志，方便复位；④入路简单，可以迅速到达骨折端；⑤避免背侧软组织剥离，保留了骨的血供。

缺点为：不主张切开关节囊以免影响关节稳定性，限制了其对骨折的显露，但掌面较为平坦，可用钢板压迫纠正关节面旋转移位。

2)背侧入路:沿 Lister 结节做直切口,远端跨越桡腕关节线,止于第二掌腕关节基底部近端 1cm 处,近端向桡骨干延伸 3~4cm,在通过 2、4 伸肌间隙显露桡骨中柱,向桡侧可显露桡侧柱,保护第 3 肌间隙(图 2－2－39)。

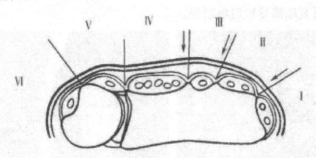

图 2－2－39 从背侧Ⅰ、Ⅱ、Ⅲ、Ⅳ肌腱间室间隙进入以显露桡骨远端背侧示意图

Ⅰ.拇长展肌和拇短伸肌;Ⅱ.桡侧腕长伸肌和桡侧腕短伸肌;Ⅲ.拇长伸肌;Ⅳ.指长伸肌;Ⅴ.小指伸肌;Ⅵ.尺侧腕伸肌

优点为:①可以显露关节面,予以直视下解剖复位,复位固定背侧移位的骨折较为理想;②可以直视下复位和固定月骨关节面塌陷骨折;③同时修复下尺桡关节损伤。

缺点为:①背侧移位骨折的背侧皮质往往粉碎非常严重,不利于复位;②破坏了背侧软组织的连续性,影响血供;③对伸肌腱装置的破坏大,容易出现肌腱激惹。

3)掌背侧联合入路:联合应用上述切口,多用于 AO－C_2、C_3 型骨折内固定。

(2)内固定种类:为 AO 组织设计的桡骨远端解剖型钢板,由早到新分为以下三大类。

1)普通接骨板:即早期的桡骨远端 T 或斜 T 板,由于为普通螺钉设计,时有螺钉松动;且较厚,易出现肌腱刺激症状。

2)锁定接骨板:即 3.5mmLCP,螺钉头、钢板为锁定设计,有良好的有成角稳定性,起到支持关节面作用,应用于骨质疏松和粉碎性骨折,分为掌侧板及背侧板。

3)低切迹解剖锁定接骨板:最新的为 AO2.4mm 锁定内固定系统提供掌、背、桡侧 3 种类型 LCP,每种 LCP 有多种可供选择的尺寸和形状,可为不同类型桡骨远端骨折提供个体化的内固定方案(图 2－2－40)。较传统 3.5mmLCP 的螺钉直径更小,增强了对细小骨折块的把持能力,内固定稳定性进一步增加;较低的切迹减少了内固定对肌腱的刺激。

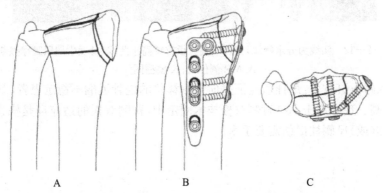

图 2－2－40 桡骨远端复杂关节内骨折用 AO2.4mmLCP 固定示意图

A.C_3 型骨折;B、C.用 LCP 固定桡骨茎突及桡尺侧骨块

(3)内固定技术:结合入路和内固定种类,分为以下 3 种。

1)掌侧入路板钉技术:最佳适应证是向掌侧移位的桡骨远端不稳定患者(图2—2—41),如掌侧 Barton 骨折和 Smith 骨折。也可用掌侧锁定板取代背侧接骨板来固定背侧移位的桡骨远端骨折。掌侧入路放置钢板时,需注意的是不能高过分水岭线(图2—2—42),否则容易发生屈肌腱与钢板反复摩擦导致肌腱断裂。

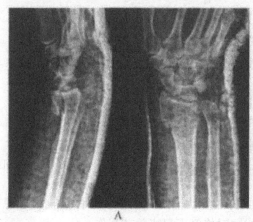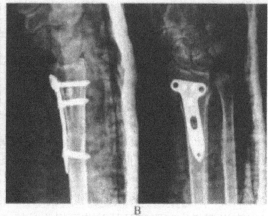

图2—2—41　AO—B₃型骨折掌侧入路锁定钛板内固定

A. 术前;B. 术后

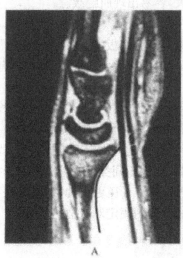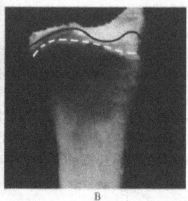

图2—2—42　实线为分水岭线,倘若掌侧钛板放置高于此线,易发生屈肌腱摩擦断裂

A. MR 侧位观;B. 模型图

(2)背侧入路板钉技术:最佳适应证是向背侧移位的桡骨远端不稳定患者(图2—2—43),肌腱并发症较高。现多用于 AO 背侧双板技术固定中,背侧双板的适应证是桡骨远端背侧移位骨折,中柱和(或)尺侧柱损伤需要手术。

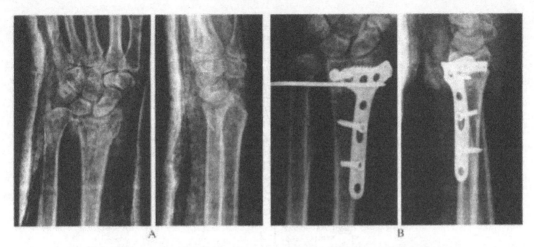

图 2—2—43 AO—C₁ 型骨折背侧入路钛板内固定手术前后正侧位 X 线观
A. 术前；B. 术后

(3)掌背侧联合入路板钉固定：联合应用上述切口，多用于 AO—C₂、C₃ 型骨折内固定。掌背侧联合固定通过板间骨块加压加强了对关节骨块的固定（图 2—2—44）。目前最为理想的选择是应用 AO2.4mm 锁定内固定系统，行掌背侧入路，于桡骨两侧置入双板或三板 LCP（附加桡骨茎突的单独板钉）固定骨折。该技术为骨折提供了坚强的内固定，允许腕关节早期活动，并减少伸肌腱刺激征。

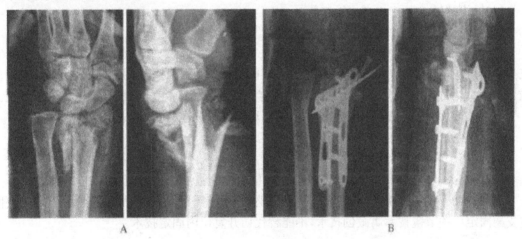

图 2—2—44 AO—C₃ 型骨折掌背侧联合入路双锁定钛板内固定手术前后 X 线正侧位观
A. 术前；B. 术后

4. 外固定支架技术 外固定支架利用骨折的韧带整复作用实现骨折复位，并通过持续牵开维持骨折对位，适用于桡骨远端开放性骨折或骨折复位后无法维持对位的患者，尤其是桡骨长度无法维持的患者（图 2—2—45）。外固定支架应用于某些关节内骨折时，可加用从桡骨茎突经皮穿针固定桡骨远端骨折块，也可通过有限切开复位＋外固定架维持复位，上述方法扩大了外固定支架的应用范围。

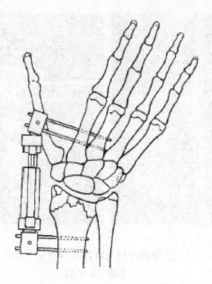

图 2-2-45　桡骨远端粉碎性骨折外固定架固定示意图

外固定支架的缺点有：

(1)维持骨折复位的能力不如板钉。

(2)桡神经浅支损伤的风险。

(3)关节僵硬。

(4)针道感染。

(5)继发严重的骨质疏松。

桡骨远端骨折的外固定支架技术分为跨关节固定和不跨关节固定。不跨关节的外固定支架固定可应用于关节外骨折和无移位的关节内骨折,但骨折远端需保留至少 1cm 的掌侧皮质。术后 1 个月拔除克氏针,2 个月拆除外固定支架。残留的腕关节僵硬,经锻炼多可恢复。

5.腕关节镜辅助下复位固定　腕关节镜可用于桡骨远端骨折,术中可以:

(1)观察关节内骨折复位和固定情况。

(2)取出关节内骨和软骨碎片。

(3)探查关节内韧带和三角纤维软骨复合体的完整性,在镜下行清理、修整或缝合。

镜视辅助下将骨折块复位,恢复关节面平整,并用克氏针固定,可加用石膏外固定或外固定支架固定。关节镜技术属微创技术,不能替代切开复位内固定技术。

四、科利斯(Colles)骨折

科利斯骨折(Colles fracture)指发生于桡骨远端 2.5cm 以远、骨折远端向背侧及桡侧移位的骨折。1814 年,Colles 详加描述后,一直沿用至今。在同一部位骨折,如远端向掌侧及尺侧移位时,则称为反科利斯骨折,又名史密斯骨折。在诊断时必须分清,以免治疗失误。科利斯骨折在临床上最为多见,约占全身骨折的 5%。

(一)致伤机制

多为平地跌倒,手掌撑地、腕关节处于背伸及前臂内旋位时,以致暴力集中于桡骨远端松质骨处而引起骨折。在此种状态下,骨折远端必然出现向背侧及桡侧的位移。此时,尺骨茎突可伴有骨折,三角纤维软骨盘也有可能撕裂。

（二）临床表现

1. 一般骨折症状　多较明显。

2. 畸形　典型者呈餐叉状畸形（图2-2-46），如局部肿胀严重，则此种畸形可能被掩盖而不明显。

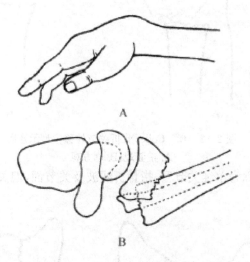

图2-2-46　Colles骨折餐叉畸形示意图

A. 手部外形；B. 骨折移位

3. 活动受限　腕部及前臂的功能均障碍，特别是骨折线侵及关节内的。

（三）诊断及分型

诊断多无困难，关键是初学者切勿将史密斯骨折与此相混淆，否则，易造成治疗（手法复位）的错误而出现不良后果。

科利斯骨折的分型意见不一，笔者建议根据骨折部位、治疗要求及预后等分为以下4型。

1. 关节外无移位型　指骨折线不波及关节面，且远端也无明显变位的，桡骨远端关节面力线正常（图2-2-47）。此型较多见。

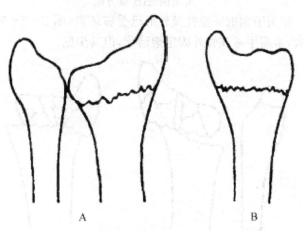

图2-2-47　Colles骨折关节外无移位型示意图

A. 正面观；B. 侧方观

2. 关节外移位型　指骨折线不侵犯关节面，但骨折端可有程度不同的向背侧及桡侧移位，也可呈嵌入状,此时关节面力线变形(图2-2-48),尺骨茎突可有或不伴有骨折,此型最多见。

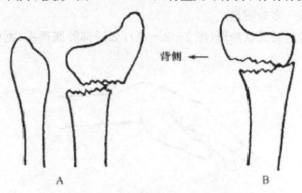

图2-2-48 Colles骨折关节外移位型示意图
A.正面观;B.侧方观

3.关节受累型 又称为单纯关节型,指骨折线波及关节面,但关节对位正常,无明显移位(图2-2-49)。

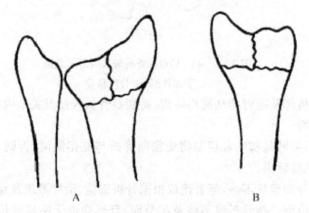

图2-2-49 Colles骨折关节受累型示意图
A.正面观;B.侧方观

4.关节碎裂型 指关节面的完整性及外形已受破坏者(图2-2-50),此型预后最差,且在治疗上难度也较大,多需手术或骨外固定架治疗,但其少见。

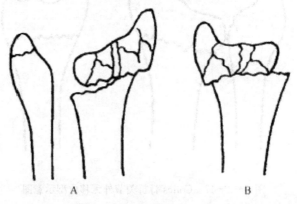

图2-2-50 Colles骨折关节碎裂型示意图
A.正面观;B.侧方观

此外还有其他分型,但基本原则大致相似,笔者认为没有必要分得过于繁杂,实际上,分得越多,越难以被临床医师所接受。

(四)治疗

根据骨折的类型、来院时间及患者具体情况等不同,酌情选择相应的疗法,一般按以下原则进行。

1. 无移位者 腕关节置于功能位,行前臂石膏托固定,并于桡骨远端的桡背侧加压塑形。3～5天局部消肿后,更换前臂石膏,并继续固定4～6周。仍取腕关节背伸30°的功能位。

2. 关节外移位型 90%以上病例可通过手法达到复位目的,操作步骤如下。

(1)麻醉:用1%普鲁卡因10ml左右注入血肿内,其麻醉效果最佳,臂丛阻滞麻醉适用于血肿已消散的患者。

(2)牵引:患者坐于靠背椅上,患肢外展,于肘上部作对抗牵引。助手以左右双手分别对患肢的拇指及另外4指持续牵引3～5分钟,骨折断端即被牵开。牵引时助手双上肢勿需用力,将肌肉放松,仅以双手持住患者手指,利用人体后仰(10°～15°)所产生的重力,即能使骨折端牵开。

(3)复位:术者立于患肢外侧,一足踏在方凳上,使患腕置于术者膝部上方;术者双手分别持在骨折端的两侧,一手向远侧牵引,另一手则增加反牵引力,持续数秒钟后,按照骨折发生机转的相反方向使骨折远端依序背伸、桡伸,再掌屈、尺屈,而后将腕部置于功能位,并双手合掌,分别挤压桡骨远端,以使骨折碎片靠拢。经如此操作,一般均可获得理想的复位。

(4)固定:助手继续维持牵引,术者以前臂石膏固定(肿胀剧烈者可先采用石膏托),等石膏成形时,按骨折移位的相反方向予以加压塑形,至此时助手方可逐渐放松牵引。

以上过程除麻醉外,大多数病例可在5～10分钟内完成操作。而后行拍片以观察复位情况并留做记录存档。复位满意者应显示桡骨远端关节面的角度恢复正常。3～5天肿胀消退后需更换石膏;制动时间一般为4周左右。

3. 关节受累型及粉碎型 其处理原则及要求如下。

(1)先施以闭合复位,方法同前,其中80%以上病例可获得满意效果。失败的考虑开放复位。

(2)骨折端粉碎或骨质疏松者,可于石膏固定的同时,对拇指、食指及中指分别加以铁丝夹板牵引,以达复位及维持对位的目的。

(3)此型以恢复关节面平整为首要目的,对复位后关节面仍不平整的,应及早行开放复位＋内固定术,可采用克氏针、桡骨远端支撑及锁定加压钢板内固定,或采用外固定支架技术固定。

(五)并发症

以损伤性关节炎及畸形愈合多见,正中神经损伤及伸拇肌腱断裂也偶见。除注意预防外,一旦发生应积极手术处理。

(六)预后

此组损伤绝大多数预后良好,可无任何后遗症。年迈患者,尤其是粉碎性骨折和骨折线累及关节者,可残留后遗症,因此对此种类型应强调功能恢复为主并注重功能锻炼。

五、史密斯(Smith)骨折

史密斯骨折(Smith fracture)又名反科利斯骨折,是指桡骨远端2.5cm以内骨折、远折端向掌侧及尺侧移位,因由R. W. Smith在1874年首次描述而被命名。因少见而易被忽视,或被误当科利斯骨折处理,以致延误早期治疗时机或产生相反复位效果,并会由此引起各种并发症。此点务必引起重视。

(一)致伤机制

以往最常见的原因是汽车司机摇发动机时,如突然松手,可被逆转的手柄直接打击所致。目前此种现象已消失,而多见于撞击性外伤(例如骑助动车或摩托车相撞)或腕背部着地跌倒所引起。

(二)诊断及分型

此种损伤的诊断一般均无困难。其临床症状与科利斯骨折相似,仅骨折断端的移位方向相反,故其外形表现为反餐叉畸形。在临床上一般可将其分为以下2型:

1. 关节外型 指骨折线不波及关节面。此型最为多见骨折线大多呈横形,少数为斜形。后者复位后维持对位较困难,多需附加手指牵引。

2. 关节受累型 凡骨折线波及关节的均属此型。由于史密斯骨折在临床上少见,因此没必要将此类患者再做更进一步的分型。

(三)治疗

基本治疗原则与科利斯骨折相似。

1. 关节外型 按科利斯骨折行手法复位,具体操作与科利斯骨折相同,只是在复位和石膏塑形时的压力方向与科利斯骨折正好相反。复位后也应检查关节面角度,要求恢复正常,否则应再次复位。

2. 关节受累型 以维持及恢复关节面的完整、平滑及角度为主,先施以手法复位,失败者可行开放复位及内固定术。

(四)预后

一般病例功能恢复大多比较理想,关节受累型复位不佳的可有后遗症。

六、巴顿(Barton)骨折

桡骨远端关节面纵斜向断裂、伴有腕关节半脱位者称为巴顿骨折(Barton fracture),因由J. R. Barton于1838年首次描述而命名。

(一)致伤机制

多是因跌倒时手掌或手背着地,以致暴力向上传递,并通过近排腕骨的撞击而引起桡骨关节面断裂,骨折线纵斜向桡骨远端,且大多伴有腕关节的半脱位。

(二)诊断及分型

这类骨折的诊断除依据外伤史及伴有腕关节半脱位的桡骨远端骨折等要点外,主要依据X线片显示。根据其发生机制及骨折线特点不同,而可分为以下两型(图2-2-51)。

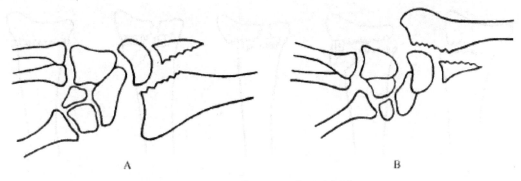

图 2—2—51　Barton 型分型示意图

A. 背侧型；B. 掌侧型

1. 背侧型　较多见，手掌着地跌倒时，由于手部背伸，以致在桡骨远端背侧缘造成骨折，骨折片多向背侧移位，并伴有腕关节半脱位。

2. 掌侧型　少见，是因手背着地跌倒，以致应力方向沿桡骨远端向掌侧走行，骨折片向掌侧位移，腕关节也出现半脱位；有学者将此型列入史密斯骨折中。

（三）治疗

1. 非手术疗法　可先行非手术治疗，在手法复位时应尽量利用牵引作用获得满意复位。背侧 Barton 骨折固定于腕关节背伸及前臂旋前位，掌侧 Barton 骨折固定于腕关节掌屈及前臂旋后位。必要时再加用手指铁丝夹板牵引，并注意定期观察与更换石膏，纠正与防止位移。上述位置固定 2 周后改成腕关节中立位固定 4 周。关节面达不到解剖对位者，则需手术疗法。

2. 开放复位内固定术　遇有对位不佳或变位的，应及时行切开复位内固定。由于骨折多呈斜形，复位后稳定性较差，一般多需较确实的内固定物。目前采用背侧入路显露背侧 Barton 骨折，采用桡骨远端背侧带锁或不带锁解剖钢板固定背侧移位骨折块，并达到桡腕关节稳定。采用掌侧入路显露掌侧 Barton 骨折，采用掌侧带锁或不带锁解剖钢板固定掌侧骨折块。

七、桡骨远端骨骺分离

在人体骨骺损伤中，桡骨远端是最易发生的部位，占全身骨骺损伤的 40%～50%。

（一）致伤机制

桡骨远端骨骺分离（fracture of the distal radial epiphysis）与桡骨远端科利斯骨折几乎完全相似，个别病例则类似史密斯骨折，多是由来自手掌或手背向上传导的暴力所致。

（二）诊断及分型

其临床表现与桡骨远端骨折完全一致，包括餐叉状畸形、肿、痛、压痛及活动受限等。但确诊仍需依据 X 线片所见，并根据 X 线片所见分为以下 5 型（图 2—2—52）。

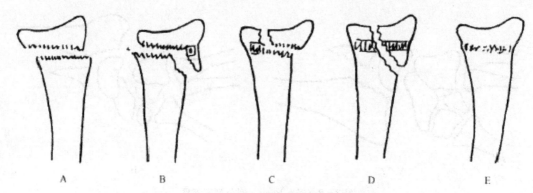

图 2—2—52　桡骨远端骨骺分离分型示意图

A. Ⅰ型；B. Ⅱ型；C. Ⅲ型；D. Ⅳ型；E. Ⅴ型

1. Ⅰ型　骨折线完全通过骺板的薄弱带。此型较少见,约占 10%。

2. Ⅱ型　与前者相似,但于骨质边缘处常有 1 个三角形骨折片被撕下,此型最为多见,约占 70%。

3. Ⅲ型　骨折线自关节面进入骨骺达骺板处,再沿薄弱一侧带到骨骺板边缘,此型少见。

4. Ⅳ型　与前者相似,只是骨折线在自关节面进入骺板后,继续向前穿过薄弱带而延伸至骨骺端,形成类似巴顿骨折样移位;且骨折片不稳定,易变位,该型罕见。

5. Ⅴ型　为压缩型,即骨骺软骨板的压缩性骨折。诊断主要依靠医师的临床经验,易漏诊,常直至晚期形成骨骺早期闭合、停止发育时才被发现,临床上必须引以为戒;对腕部外伤后疼痛、沿骨骺线处有环状压痛者,均应想到此类损伤,并予以复位及固定等治疗。

(三)治疗

与桡骨远端骨折治疗方法完全一致,但更应强调如下几点:

1. 早期　越早复位,对骨骺的发育影响越小。

2. 解剖复位　无论何型骨骺损伤,均应力争解剖对位,由于小儿骨骺小,易获得解剖对位,个别有软组织嵌顿者则需开放复位。

3. 手法复位　一般均应力争通过手法等非手术疗法达到复位,以免因开放复位操作时对骨骺的损伤。

4. 骨骺处忌用内固定　任何波及骨骺的内固定物均影响骨骺的正常发育,必须使用的应选择避开骨骺线的骨质处(图 2—2—53)。

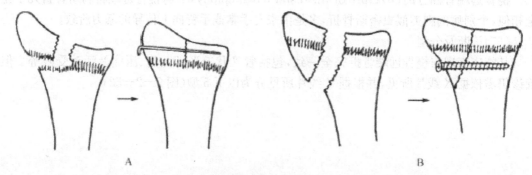

图 2—2—53　桡骨远端骨骺分离的两种开放复位及内固定示意图

A. Ⅲ型；B. Ⅳ型

5. 避免损伤 指重复多次手法操作,势必加重对骨骺的损伤而引起早闭,以致后期出现曼德隆(Madelung)样畸形,因此在操作时应争取一次到位,切勿多次重复。

(四)预后

一般病例预后较好,少数损伤较重。治疗不当而引起骨骺早期闭合的,多年后可出现尺骨长、桡骨短,手腕桡偏的曼德隆样畸形。此种畸形给患者带来不便和痛苦,可行尺骨茎突切除术进行矫正。

八、桡骨茎突骨折

(一)概述

临床常可遇到单纯的桡骨茎突骨折(radial styloid fracture),多因跌倒手掌着地,暴力通过舟、月骨传递所致。骨折片多呈横形或微斜形(图2—2—54),并向远端及桡侧位移。此外如腕部过度尺偏时,桡侧副韧带的突然牵拉,也可引起茎突骨折,外观则呈撕脱状。

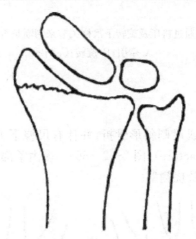

图 2—2—54 桡骨茎突骨折示意图

(二)诊断

这类骨折部位十分浅表,加上 X 线片能清楚显示骨折线,易于诊断。但骨折线波及关节面,仍属关节内骨折,因此要求尽可能地解剖复位。

(三)治疗

治疗放以非手术疗法为主,局麻后在牵引下使手掌略向尺侧偏斜,术者用拇指由桡侧向尺侧推挤骨折片,当触及骨折处并显示裂缝消失,再将患手放归原位,一般可获得满意的复位。闭合复位失败的,则开放复位,以螺丝钉或克氏针固定。术后用前臂石膏托进行保护。

(四)预后

此种损伤的预后一般良好。因属关节内骨折,有引起创伤性关节炎的可能,应注意预防。尤其注意解剖对位是获得优良疗效的关键。

九、尺骨茎突骨折

尺骨茎突骨折多与科利斯骨折伴发,但少数情况下也可单发,多是由腕关节过度桡偏所致。常伴有三角软骨损伤,后期易残留腕痛及腕部无力等后遗症,应注意。

诊断多无困难,治疗可采用尺偏石膏托固定 4~5 周,拆石膏后再用护腕保护 4~6 周。

尺骨茎突骨折与科利斯骨折伴发者,术中用克氏针复位固定。后期疼痛加剧及功能受限者,可将其切除。如果是三角软骨损伤(可用造影证实),仅将三角软骨切除即可。尺骨茎突骨折何时需要手术治疗目前存在争议,一般认为尺骨茎突的撕脱骨折及稳定的尺骨颈骨折预后较好,而当尺骨茎突基底部骨折伴 TFCC 和关节囊损伤导致下尺桡关节不稳,出现脱位或半脱位时,预后较差。术中固定桡骨远端之后,可以通过被动活动下尺桡关节(图 2—2—55)来判断是否存在关节不稳,如有不稳则需固定尺骨茎突或在术后选择 4 周的石膏外固定制动。

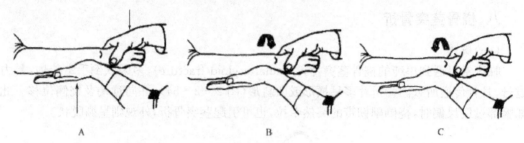

图 2—2—55　术中通过挤压及旋转下尺桡关节来判断是否存在关节不稳示意图
A. 牵引;B. 旋转;C. 判定

十、Chauffeur 骨折

(一)概述

桡骨远侧关节面的桡侧或尺侧斜形骨折,并伴有尺桡下关节分离的(主要为尺侧型)为 Chauffeur 骨折(Chauffeur fracture)(图 2—2—56)。多由掌部着地、暴力沿腕骨传导所致,根据骨折部位不同分为尺侧型及桡侧型。

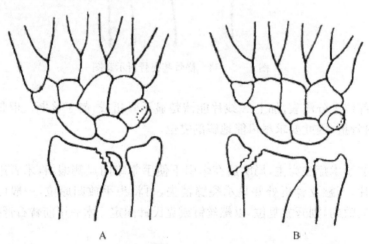

图 2—2—56　Chauffeur 骨折分型示意图

(二)诊断与治疗

诊断及鉴别诊断主要依据 X 线片。以非手术疗法为主,牵引下用双手掌部对患腕的尺侧与桡侧同时加压,即可获得复位。手法复位失败者可行开放复位+克氏针内固定术。

(周瑜博)

第三章　肘部创伤

第一节　肘关节功能解剖及生物力学特点

肘关节由肱骨下端及尺、桡骨上端组成。包括 3 个关节:肱尺关节、肱桡关节和桡尺近侧关节。肘关节具有两种不同的功能,即发生在上尺桡关节的旋转运动和发生在肱桡和肱尺关节的屈曲伸直运动。肘关节是连结前臂和上臂的复合关节,一方面协助腕关节及手的活动,另一方面起杠杆作用,减轻肩关节运动时的负担。

一、骨性结构

(一)肱骨远端

肱骨远端扁而宽,前有冠状窝,后有鹰嘴窝,两窝之间骨质菲薄,因此髁上部位容易发生骨折。肱骨的关节端,内侧为滑车,又称内髁;外侧为肱骨小头,又称外髁;二髁与肱骨长轴形成 30°～50°的前倾角。在冠状窝和鹰嘴窝两侧的突出部分,内侧为内上髁,为前臂屈肌腱附着部;外侧为外上髁,为前臂伸肌腱附着部。由于肱骨滑车低于肱骨小头 5～6mm,所以肘关节伸直时前臂与上臂不在一条直线上,形成外翻角即提携角,男性为 5°～10°,女性为 10°～15°(图 2-3-1)。

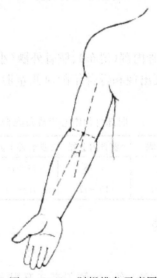

图 2-3-1　肘提携角示意图

(二)尺骨的滑车切迹

与肱骨滑车相连关节,称为肱尺关节,是肘关节的主要部分。滑车切迹似半圆形,中间有一纵形的嵴起于鹰嘴突,止于冠状突,将关节面分隔,与滑车中央沟形态一致。

(三)桡骨头

桡骨头近侧关节面呈浅凹形,与肱骨小头关节面形成肱桡关节,该关节的主要功能是协助桡尺近侧关节的运动,防止桡骨头的脱位。

桡骨头的环状关节面与尺骨的桡骨切迹借环状韧带形成上尺桡关节。该关节主司旋转活动,即桡骨头在环状韧带与尺骨的桡骨切迹共同形成的圆弧内作旋前旋后运动。

(四)骨性标志

肱骨下端内、外上髁及鹰嘴容易触及,肘关节伸直时,三点在一条直线上,肘关节屈曲90°时,三点组成倒立的等腰三角形,又称肘后三角。这一特征对肘部创伤的诊断有意义(图2-3-2)。

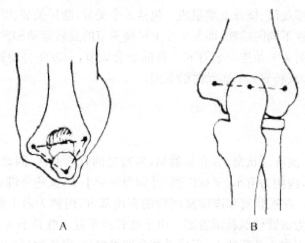

图2-3-2 肘后三角(内上髁,外上髁,尺骨鹰嘴)示意图
A. 屈肘位;B. 伸直位

二、肘部骨骺

肘部骨化中心共有6个,即肱骨内髁(滑车)、肱骨外髁(小头)、肱骨内上髁、肱骨外上髁、桡骨头和尺骨鹰嘴。熟悉肘部骨骺出现和融合年龄对儿童肘部损伤的诊断有重要价值(表2-3-1)。

表2-3-1 肘部骨化中心出现及融合时间

时间	肱骨内髁	肱骨外髁	肱骨内上髁	肱骨外上髁	桡骨头	尺骨鹰嘴
出现时间(岁)	10~12	1~2	7~8	11~13	5~7	9~11
融合时间(岁)	16~18	15~16	16~17	16~20	17~20	17~20

三、肘关节囊及其周围韧带

(一)关节囊

肘关节囊前面近侧附着于冠状窝上缘,远侧附着于环状韧带和尺骨冠状突前面;两侧附着于肱骨内、外上髁的下方及半月切迹两侧;后面附着于鹰嘴窝上缘,尺骨半月切迹两侧及环状韧带。其前后方较薄弱,又称为肘关节前、后韧带,分别由肱二头肌和肱三头肌加强。两侧有侧副韧带加强(图2-3-3)。

(二)尺侧副韧带

尺侧副韧带呈扇形,行于肱骨内上髁、尺骨冠状突和鹰嘴之间。该韧带可稳定肘关节内侧,防止肘关节外翻,尤其是当肘关节屈曲30°以上时(图2-3-3)。

（三）桡侧副韧带

该韧带起于肱骨外上髁下部，止于环状韧带。作用是稳定肘关节外侧，并防止桡骨头向外脱位（图2－3－3）。

（四）环状韧带

环状韧带围绕桡骨颈，前后两端分别附着于尺骨的桡骨切迹前后缘，形成3/4～4/5环。环的上口大、下口小，容纳桡骨头，可防止桡骨头脱出（图2－3－3）。

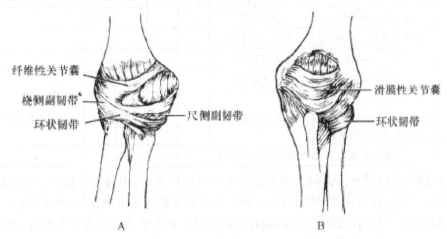

图2－3－3　肘关节囊及韧带示意图
A. 前方观；B. 后方观

四、肘关节的生物力学

（一）肘关节的力学功能

肘关节是位于上臂和前臂之间的中间关节，由肱尺、肱桡和上尺桡关节组成，三者共有1个关节腔。该关节具有3个功能：

（1）作为前臂杠杆的一部分，与肩关节一起，保证手能在距身体一定距离的空间中停留在任何位置和自由移动。

（2）前臂杠杆的支点。

（3）对用拐的患者来说肘关节为负重关节。

任何关节的作用均包括两方面：节段活动和力的传导。作用力可来自多方面，最基本的是负压。身体各部位的平衡均需要除关节外的肌肉、韧带或二者的力量，肘关节也不例外。肘关节用力有以下几种：上肢伸直推物、提物、上肢围绕身体活动、前臂于水平位举起或握持重物。

（二）肘关节的运动学

肘关节屈伸活动范围为0°（伸）～150°（屈），可有5°～10°过伸，其功能活动范围为30°～130°。旋前活动为80°，旋后活动为85°～90°，其功能活动范围为前后各50°。提携角在伸直位最大，随肘关节的屈曲而逐渐减小。

（三）肘关节的动力学

1. 肘部的肌肉及其功能　肘部的肌肉为肘关节活动提供动力，按其功能可分为屈肘肌、伸肘肌、旋前肌和旋后肌4组（表2－3－2）。

表2-3-2　运动肘关节和桡尺关节的肌肉起止点及功能

肌肉名称	起点	止点	关节功能				注
			屈曲	伸直	旋前	旋后	
肱二头肌	长头:盂上粗隆 短头:肩胛骨喙突	桡骨粗隆	√			√	能运动并加固肩关节
肱肌	肱骨前面下段	尺骨粗隆	√				
肱桡肌	肱骨外上髁稍上	桡骨茎突	√			√	
旋前圆肌	肱骨内上髁及尺骨冠状突	桡骨中段外侧	√		√		
旋前方肌	尺骨远端前面	桡骨远端前面			√		
旋后肌	肱骨外上髁	桡骨上端1/3				√	
肱三头肌	长头:盂下粗隆 外侧头:肱骨后外面上部 内侧头:肱骨后面下部	尺骨鹰嘴		√			能运动并加固肩关节
肘肌	肱骨外上髁	鹰嘴及尺骨后面上端		√			

2.骨间膜与力的传导　骨间膜的主要作用是力的传导,其力的传导能力,与原始紧张度有关。在中立位时,骨间膜处于紧张状态,旋后位时其紧张度低于中立位,但加载后二者的紧张度均立即增加。反之在旋前位,骨间膜在任何情况下均不紧张而基本上不参与力的传导。

(四)肘关节的受力分析

肘关节受力图(图2-3-4)。

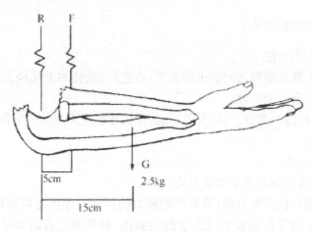

图2-3-4　肘关节受力力学关系示意图

根据力学平衡原则,相对方向的力或力矩应相等,合力或合力矩为0,即 $\sum F=0$, $\sum M=0$。根据图(如下图所示)2-3-4所示,F×5cm=2.5kg×15cm,F=7.5kg,R=7.5kg-2.5kg=5kg。即在手不持重情况下,保持肘关节90°屈曲位时,屈肘肌肌力应为7.5kg,而肘关节力为5kg。同理可以推算出前臂在不同位置,或持重情况下肘关节力和屈肘肌肌力的大小。

(五)肘关节的稳定性

肘关节的稳定性取决于:

1.关节的构型　即肱骨与尺、桡骨间的关节;另外桡骨头对外翻的稳定起到30%作用。

2.关节周围韧带　包括尺侧、桡侧副韧带、环状韧带和骨间膜。

3.关节周围的肌肉 见表2-3-2。

（水岩）

第二节 肘部脱位及韧带损伤

一、关节脱位

（一）肘关节脱位

肘关节脱位(elbow dislocation)是最常见的关节脱位,占全身大关节脱位的首位,多发生于青少年,常合并肘部其他结构损伤。

1.致伤机制及类型 肘关节脱位主要由间接暴力所致(图2-3-5)。

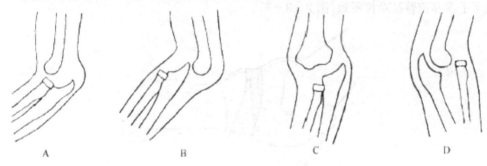

图2-3-5 肘关节脱位及分型示意图
A.前脱位;B.后脱位;C.侧方脱位;D.分离脱位

（1）肘关节后脱位:最多见,青少年是主要发病对象。当跌倒时,肘关节过伸,前臂旋后,由于人体重力和地面反作用力作用引起脱位。如有侧方暴力存在引起侧后方脱位,则易发生内、外髁撕脱骨折。

（2）肘关节前脱位:较少见,多由直接暴力作用于肘后方所致。常合并有尺骨鹰嘴骨折,软组织损伤常较严重。

（3）肘关节侧方脱位:由肘内翻或肘外翻应力引起侧副韧带及关节囊损伤所致,有时可合并内外髁骨折。

（4）尺桡骨分离性肘关节脱位:极少见。由于前臂过度旋前,传导暴力作用集中于肘关节,至环状韧带和尺桡骨近侧骨间膜劈裂,引起桡骨头向前方脱位或外侧脱位,而尺骨近端向后侧脱位或内侧脱位。

2.临床表现及诊断 有明显外伤史,时关节肿痛,半屈曲位畸形;后脱位时则肘后方空虚,鹰嘴向后突出;侧方脱位则有肘内、外翻畸形;肘窝饱满;肘后三角关系改变。X线片检查可明确诊断,判别关节脱位类型,以及是否合并骨折及移位情况。

3.合并血管神经伤 诊疗时必须考虑到脱位有可能伤及肘部的血管及神经。若合并肱动脉损伤,急诊手术予以修复。肘部周围的正中神经、尺神经、桡神经及骨间掌侧神经均可受损,以正中神经及尺神经多见,复位时上述二者也有嵌夹于关节内可能。复位前应仔细检查,以免漏诊

4.治疗

（1）手法复位：对新鲜肘关节脱位应以手法治疗为主；如有侧方移位者应先矫正；对伴有肱骨内上髁骨折者，一般肘关节复位同时，内上髁通常可以复位；如有骨折片夹在关节内时，外翻肘关节牵引可使其复位。复位后石膏固定3周。

（2）开放复位：对以下几种情况可选择手术开放复位。

1）闭合复位失败。

2）肘关节脱位合并内上髁或外髁骨折，手法不能复位。

3）陈旧性肘关节脱位（脱位超过3周）。

4）不适合于闭合复位。

5）习惯性肘关节脱位。

（二）桡骨头半脱位

桡骨头半脱位（radial head subluxation，RHS），又称牵拉肘。多发生在4岁以下的幼儿；多由于手腕和前臂被牵拉所致（图2-3-6）。

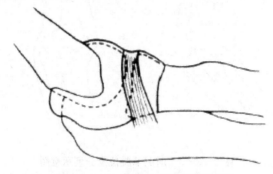

图2-3-6 桡骨头半脱位示意图

1.致伤机制　幼儿期桡骨头较小，与桡骨颈直径基本相同，环状韧带相对较松弛，当肘关节伸直、前臂旋前时，手腕或前臂突然受到纵向牵拉，桡骨头即可自环状韧带内向下滑出而发生半脱位。

2.临床表现及诊断　桡骨头半脱位后，患儿哭闹不止，拒绝伤肢的活动和使用，前臂旋前位，肘关节伸直或略屈。X线片检查常无异常发现。有明确的牵拉伤史，加上上述表现，诊断较容易。

3.治疗　手法复位效果满意。复位方法：一手握住患儿前臂及腕部轻屈肘，另一手握位肱骨下端及肘关节，拇指压住桡骨头，将前臂迅速旋至旋后位，即可感觉到桡骨头复位的弹响。此时患儿马上停止哭闹，并开始使用患肢接拿东西。复位后用三角巾悬吊上肢1周。

（三）桡骨头脱位

单纯桡骨头脱位（radial head dislocation）罕见，较多见的是尺骨近1/3骨折并桡骨头脱位（Monteggia骨折）。

1.单纯桡骨头脱位机制　可能是因为桡骨头短小，环状韧带松弛，在前臂过度旋前或过度旋后时，强力肘内翻至桡骨头脱出环状韧带，环状韧带可因此撕裂。脱位方向多在前外侧。

2.临床表现及诊断　有外伤史，多数前臂旋前位，肘前可触及隆起脱位的桡骨头，部分病例有桡神经损伤表现。

3.治疗

（1）手法复位：多数新鲜桡骨头脱位手法复位能成功。

(2)切开复位:适用于手法复位失败者和陈旧性脱位者;对于环状韧带撕裂严重,或桡骨头骨折者,也常需手术修复环状韧带或行环状韧带重建术,必要时可切除桡骨头。

二、肌腱韧带损伤

(一)肱二头肌腱断裂

肱二头肌腱断裂(biceps tendon rupture)可发生在肩胛骨盂上粗隆的长头腱起始部,肌腱上端的长短头,肌腹肌腱联合部,其中以肱二头肌长头腱的结节间沟部断裂最常见,占50%以上。

1.致伤机制 急性损伤多因屈肘位突然急剧收缩,或同时有暴力突然作用于前臂所致,多为拉断伤或撕脱伤。之所以在结节间沟部位或关节囊内易发生肱二头肌长头腱断裂,是因为该处肌腱经常受到磨损及挤压,逐渐发生退行性变及瘢痕化,加速了肌张力的减退。

2.临床表现及诊断

(1)发病年龄:急性断裂多见于青壮年,慢性磨损所致断裂多好发于中老年及运动员。

(2)病史:多数有急性外伤史,突感上臂部剧痛并闻及肌腱断裂声。

(3)症状:臂前侧疼痛,屈肘力减弱。

(4)体征:肩前侧肿胀、压痛,屈肘肌力明显下降,屈肘时可见上臂中下段有向远端退缩的二头肌肌腹隆起的包块,能左右推动,有压痛,包块近侧出现凹陷。

根据典型病史、症状及体征,急性断裂的早期诊断并不困难。但对慢性磨损所致的断裂,由于其他肌肉的代偿仍有一定屈肘力,容易漏诊或误诊。

3.治疗 一般采用手术治疗,效果良好。对长头肌腱断裂,由于肌腱本身多已有病变,常不能直接缝合,可根据情况将其固定在肩胛骨喙突,肱骨结节间沟下方,肩胛下肌、肱二头肌短头或三角肌止点处等。固定时应有适当张力。术后屈肘90°固定4~6周后逐渐进行肘关节功能锻炼。对年老体弱或皮肤病损不宜手术者,可行非手术治疗。

(二)肘关节内侧副韧带损伤

1.致伤机制 一般情况下,肘关节屈曲时内侧副韧带后束呈紧张状态,此时做肘外翻,应力不易集中于内侧副韧带,常分散至肱骨下端和尺骨上端;肘关节完全伸直时,内侧副韧带前束紧张,此时做肘外翻,应力常集中于内侧副韧带,易引起肘关节内侧副韧带损伤(elbow medial collateral ligament injuries);若内侧副韧带不断裂,则外翻应力转化为对肱桡关节的纵向压缩力而导致肱骨外髁骨折或桡骨头、颈骨折。

2.临床表现及诊断

(1)病史:多有明确外伤史。

(2)症状:肘部疼痛,活动时加重。

(3)体征:肘关节周围压痛,以内侧关节间隙压痛最明显,并明显肿胀、瘀斑;肘关节活动受限,难以完全伸直或屈曲;被动活动肘关节可致剧烈疼痛和异常外翻活动;一般外翻角达30°以上时表示肘关节内侧副韧带断裂;结合X线片检查,诊断不困难。

3.X线片检查 正常情况下肘关节内侧关节间隙无增宽,若外翻应力位X线片显示内侧关节间隙明显增宽,则表明有肘内侧副韧带断裂。同时X线片也可明确是否有骨折等并发症。

4.治疗

(1)保守治疗:对内侧副韧带损伤较轻、症状轻、被动外翻畸形较轻者,可屈肘位 70°～90°石膏固定 3 周后进行主动功能锻炼。

(2)手术治疗:对韧带损伤严重,症状明显,明显被动外翻畸形者,宜手术治疗在修复内侧副韧带同时修复撕裂的关节囊前部和前臂屈肌群起点。若合并桡骨头骨折,应在修复内侧副韧带的同时行桡骨头骨折的复位固定(图 2-3-7)。术后屈肘 90°石膏固定 2～3 周后进行主动功能锻炼。

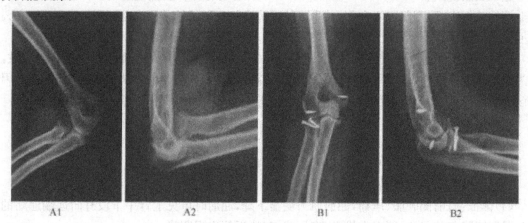

图 2-3-7 肘关节脱位合并内外侧副韧带损伤及桡骨头骨折行桡骨头切开复位空心钉内固定,同时予铆钉修复内外侧副韧带

A.术前;B.术后

（水岩）

第三节 肘关节骨折

一、肱骨髁上骨折

肱骨髁上骨折(supracondylar fracture of the humerus)常发生于 5～12 岁儿童,占儿童肘部骨折中的 50%～60%。骨折后预后较好,但容易合并血管神经损伤及肘内翻畸形,诊治时应注意。

(一)致伤机制和骨折类型

1.伸展型 占肱骨髁上骨折的 95%。跌倒时肘关节呈半屈状手掌着地,间接暴力作用于肘关节,引起肱骨髁上部骨折,骨折近侧端向前下移位,远折端向后上移位,骨折线由后上方至前下方,严重时可压迫或损伤正中神经和肱动脉。按骨折的侧方移位情况,又可分为伸展尺偏型和伸展桡偏型骨折;其中伸展尺偏型骨折易引起肘内翻畸形,可高达 74%。

2.屈曲型 约占肱骨髁上骨折的 5%。由于跌倒时肘关节屈曲,肘后着地所致,骨折远侧段向前移位,近侧段向后移位,骨折线从前上方斜向后下方(图 2-3-8)。

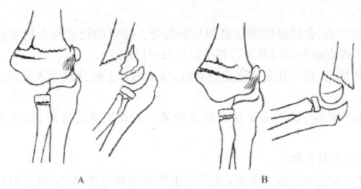

图 2-3-8　肱骨髁上骨折分型示意图

A. 伸直型正侧位；B. 屈曲型正侧位

（二）临床表现及诊断

肘关节肿胀、压痛、功能障碍，有向后突出及半屈位畸形，与肘关节后脱位相似，但可从骨擦音、反常活动、触及骨折端及正常的肘后三角等体征与脱位鉴别。检查患者应注意有无合并神经血管损伤。约15%的患者合并神经损伤，其中以正中神经最常见。应特别注意有无血运障碍，血管损伤大多是损伤或压迫后发生血管痉挛。血管损伤的早期症状为剧痛（pain）、桡动脉搏动消失（pulselessness）、皮肤苍白（pallor）、麻木（paralysis）及感觉异常（paraesthesia）等5"P"征，若处理不及时，可发生前臂肌肉缺血性坏死，致晚期缺血性肌挛缩，造成严重残疾。

（三）治疗

1.手法复位外固定　绝大部分肱骨髁上骨折手法复位均可成功，据统计达90%以上。手法复位应有良好麻醉，力争伤后4～6小时进行早期手法复位，以免肿胀严重，甚至发生水泡。复位时对桡侧移位可不必完全复位，对尺侧方向的移位要矫枉过正，以避免发生肘内翻畸形。二次手法复位不成功者则改行开放复位，因反复多次手法复位可加重损伤和出血，诱发骨化性肌炎。伸直型骨折复位后用小夹板或石膏固定患肢于90°屈肘功能位4～6周；屈曲型则固定于肘关节伸直位。

2.骨牵引复位　适用于骨折时间较久、软组织肿胀严重，或有水泡形成，不能进行手法复位或不稳定性骨折患者。采用上肢悬吊牵引（图2-3-9），牵引重量1～3kg，牵引5～7天后再手法复位，必要时可牵引2周。

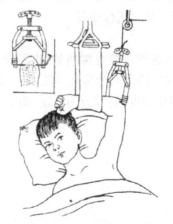

图 2-3-9　尺骨鹰嘴牵引示意图

3.手术治疗

(1)血管损伤探查:合并血管损伤必须早期探查。探查的指征是骨折复位解除压迫因素后仍有 5"P"征。探查血管的同时可行骨折复位及内固定。

(2)经皮穿针固定:用于儿童不稳定型骨折,可从内外上髁分别穿入克氏针或肘外侧钻入2 枚克氏针固定。

(3)开放复位内固定:适用于手法复位失败者。儿童用克氏针固定,成人用钢板螺钉内固定。

4.肱骨髁上骨折并发症

(1)神经损伤:以桡神经最为多见,其次为正中神经和尺神经,掌侧骨间神经损伤症状易被忽视。

(2)肱动脉损伤:由骨折断端刺伤所致,严重者可致完全断裂。典型的有 5"P"征。可发生前臂肌肉缺血性坏死,至晚期缺血性肌挛缩,最严重的会发生坏疽而截肢。确诊有血管损伤,必须立即行血管探查术。血管连续性存在但表现为痉挛者,可行星状神经节阻滞,也可局部应用罂粟碱或局麻药解除痉挛;若上述处理无效或血管断裂,切除损伤节段行静脉移植术,恢复肢体远端血供。若存在前臂骨筋膜间室综合征,必须行前臂骨筋膜间室切开减压术。

(3)前臂骨筋膜间室综合征:发生于儿童肱骨髁上者多因肱动脉损伤、血管痉挛或破裂,也有部分为前臂严重肿胀时不适当的外固定引起前臂骨筋膜间室压力升高所致。临床上必须予以高度重视,处理不当可形成 Volkmann 缺血性挛缩(Volkmann ischemic contracture)。除 5"P"征外,前臂骨筋膜间室压力测压大于 30mmHg(1mmHg=0.133kPa)可作为诊断依据。一旦确诊,必须行前臂筋膜间室切开减压术,同时探查修复肱动脉,部分病例需掌侧和背侧两处减压。对筋膜间室切开减压术,须牢记"宁可操之过早,不可失之过晚"。对于肿胀重、移位明显的肱骨髁上骨折,上肢过头悬吊牵引是最好的预防方法。

(4)肘关节畸形:可出现肘内翻及肘外翻,并以内翻常见。畸形原因为复位不良导致骨折远端成角和旋转,并非骨髁因素。可行肱骨髁上截骨矫正。

(5)骨化性肌炎:多为粗暴复位和手术所致。

二、肱骨髁间骨折

肱骨髁间骨折是青壮年严重的肘部损伤,常呈粉碎状,复位较困难,固定后容易发生再移位及关节粘连,影响肘关节功能。该骨折较少见。

(一)致伤机制及分类

肱骨髁间骨折是尺骨滑车切迹撞击肱骨髁所致,也可分为屈曲型和伸直型两类;按骨折线可分为"T"形和"Y"形;有时肱骨髁部可分裂成 3 块以上,即属粉碎性骨折。

Riseborough 根据骨折的移位程度,将其分为 4 度(图 2—3—10)。

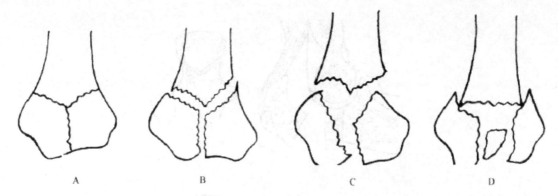

图 2－3－10 肱骨髁间骨折 Riseborough 分度示意图

A. Ⅰ度,无移位;B. Ⅱ度,有移位无旋转;C. Ⅲ度,有移位和旋转;D. Ⅳ度,粉碎性骨折

1. Ⅰ度　骨折无移位或轻度移位,关节面平整。

2. Ⅱ度　骨折块有移位,但两髁无分离及旋转。

3. Ⅲ度　骨折块有分离,内外髁有旋转,关节面破坏。

4. Ⅳ度　肱骨髁部粉碎成 3 块以上,关节面严重破坏。

(二)临床表现及诊断

外伤后肘关节明显肿胀,疼痛剧烈,肘关节位于半屈位,各方向活动受限。检查时注意有无血管神经损伤。

X 线片不仅可明确诊断,而且对骨折类型及移位程度的判断有重要意义。

(三)治疗

治疗的原则是良好的骨折复位和早期功能锻炼,促进功能恢复。目前尚无统一的治疗方法。

1. 手法复位外固定　麻醉后先行牵引,再于内外两侧加压,整复分离及旋转移位,用石膏屈肘 90°位固定 5 周。

2. 尺骨鹰嘴牵引　适用于骨折端明显重叠,骨折分离、旋转移位,关节面不平,开放性或严重粉碎性骨折,手法复位失败或骨折不稳定者;牵引重量 1.5～2.5kg,时间为 3 周,再改用石膏或小夹板外固定 2～3 周。

3. 钢针经皮撬拨复位和克氏针经皮内固定　在 X 线片透视下进行,对组织的损伤小。

4. 开放复位固定

(1)手术适应证:适用于以下几种情况。

1)青壮年不稳定型骨折,手法复位失败者。

2)髁间粉碎性骨折,不宜手法复位及骨牵引者。

3)开放性骨折患者。

(2)手术入路:采用肘后侧切口手术,以鹰嘴截骨入路最为常用(图 2－3－11),采用标准肘关节后侧入路,绕尺骨鹰嘴桡侧使其稍有弯曲,掀起皮瓣,游离及妥善保护尺神经。为显露滑车和肱骨小头,行尺骨鹰嘴截骨。将肱三头肌向上方翻起,从而显露整个肱骨远端。术后鹰嘴截骨块复位,以张力带和(或)6.5mm 松质骨螺钉固定。该入路显露良好,但有截骨端内固定失效及骨不愈合的风险。其他尚有肱三头肌腱舌形瓣法和肱三头肌腱剥离法显露肱骨远端,有导致肱三头肌腱撕脱的危险,已较少使用。

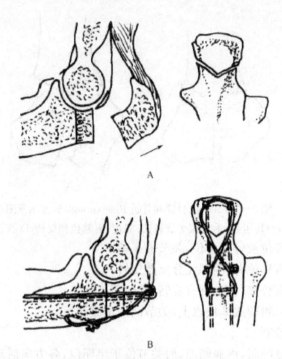

图 2—3—11　肱骨远端骨折尺骨鹰嘴截骨入路及内固定示意图

A. 鹰嘴部楔形截骨,连带肱三头肌向上方翻起;B. 术后鹰嘴骨折块复位,用克氏针张力带固定

(3)内固定种类:用克氏针张力带、重建钢板和"Y"形解剖钢板等内固定(图 2—3—12)。最近开始应用 AO 设计的分别固定内外侧柱的锁定加压钢板(图 2—3—13),双侧接骨板设计使骨折固定更为牢固;后外侧接骨板在肘关节屈曲时起张力带作用,内侧接骨板对肱骨远端内侧提供良好的支撑。强调术后早期能锻炼,防止关节僵硬。

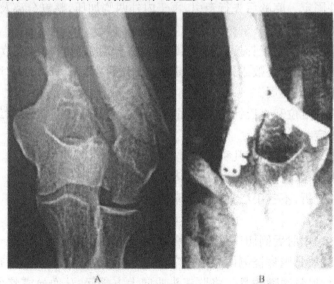

图 2—3—12　肱骨髁间粉碎性骨折"Y"形解剖钛板内固定

A. 术前;B. 术后

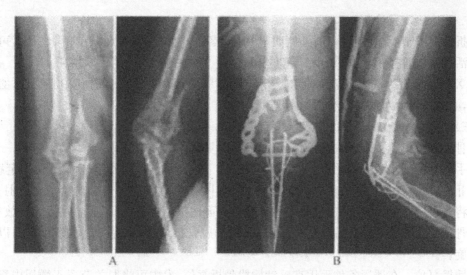

图 2－3－13 肱骨远端骨折锁定加压钛板内固定
A. 术前；B. 术后，双钛板分别位于肱骨远端的后外侧和内侧

三、肱骨外髁骨折

肱骨外髁骨折是常见的儿童肘部骨折之一，约占儿童肘部骨折的 6.7％，其发生率仅次于肱骨髁上骨折，常见于 5～10 岁儿童。骨折块常包括外上髁、肱骨小头骨骺、部分滑车骨骺及干骺端骨质，属于 Salter－Harris 骨骺损伤的第Ⅳ型。

（一）致伤机制及分类

引起肱骨外髁骨折的暴力，与引起肱骨髁上骨折的暴力相似，再加上肘内翻暴力共同所致。根据骨折块移位程度，分为 4 型（图 2－3－14）。

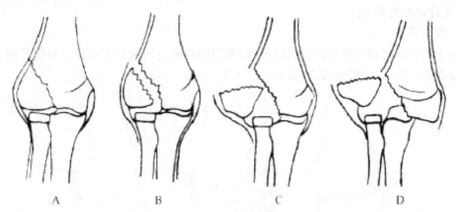

图 2－3－14 肱骨外髁骨折及分型示意图

A. Ⅰ型，无移位；B. Ⅱ型，后外侧移位；C. Ⅲ型，外侧移位加翻转；D. Ⅳ型，移位伴肘关节脱位

1. Ⅰ型 外髁骨骺骨折无移位。

2. Ⅱ型 骨折块向外后侧移位，但不旋转。

3. Ⅲ型 骨折块向外侧移位，同时向后下翻转，严重时可翻转 90°～100°，但肱尺关节无变化。

4. Ⅳ型 骨折块移位伴肘关节脱位。

（二）临床表现及诊断

骨折后肘关节明显肿胀，以肘外侧明显，肘部疼痛，肘关节呈半屈状，有移位骨折可扪及骨折块活动感或骨擦感，肘后三角关系改变。

其 X 线片表现为成人可清楚显示骨折线，但对儿童可仅显示外髁骨化中心移位，必须加以注意，必要时可照对侧肘关节 X 线片对照。

（三）治疗

肱骨外髁骨折属关节内骨折，治疗上要求解剖复位。

1.手法复位　多数病例手法复位可获得成功。对Ⅰ型骨折，用石膏屈肘 90°位固定患肢 4 周。对Ⅱ型骨折，宜首选手法复位，复位时不能牵引，以防骨折块翻转；前臂旋前屈曲肘关节，用拇指将骨折块向内上方推按、复位。对Ⅲ型骨折可试行手法复位，不成功则改为开放复位。对Ⅳ型骨折则应先推压肱骨端复位肘关节脱位，一般骨折块也随之复位，但禁止牵引以防止骨折块旋转。

2.撬拨复位　在透视条件下用克氏针撬拨骨折复位，术中可将肘关节置于微屈内翻位以利操作。此法操作简单，损伤小，但应熟悉解剖结构，避免损伤重要的血管神经。

3.开放复位　适用于：

（1）严重的Ⅲ型骨折移位或旋转移位。

（2）肿胀明显的移位骨折，手法复位失败。

（3）某些陈旧性移位骨折。复位后儿童可用丝线或克氏针内固定，成人可用克氏针及螺钉固定，术后石膏托固定 3～4 周。

四、肱骨外上髁骨折

肱骨外上髁骨折（fractures of the lateral epicondyle of the humerus）多发于成年男性患者，约占肱骨远端骨折的 7%。

（一）致伤机制

多由于患者前臂过度旋前内收时跌倒，伸肌剧烈收缩而造成撕脱骨折。骨折片可仅有轻度移位或发生 60°～180°旋转移位（图 2－3－15）。

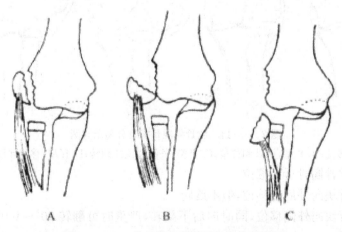

图 2－3－15　肱骨外上髁骨折的移位示意图
A.轻度移位；B.60°旋转移位；C.180°旋转移位

（二）临床表现及诊断

有跌倒外伤史；肘关节半屈位，伸肘活动受限；肱骨外上髁部肿胀、压痛；有时可扪及骨折块。结合 X 线片显示，不难诊断。

（三）治疗

1. 手法复位　肘关节屈曲 60°～90°并旋后，挤压骨折片复位，术后石膏外固定 3 周。

2. 撬拨复位　适用于手法复位困难者或骨折后时间较长、手法复位困难者。

3. 开放复位　适用于上述方法复位失败和陈旧性骨折病例，复位后用克氏钢针内固定，术后长臂石膏托屈肘 90°固定 3～4 周。

五、肱骨内髁骨折

肱骨内髁骨折（fractures of the medial condyle of the humerus），是指累及肱骨内髁包括肱骨滑车及内上髁的一种少见损伤，好发于儿童。

（一）致伤机制及分类

多是间接暴力所致，摔倒后手掌着地，外力传到肘部，尺骨鹰嘴关节面与滑车撞击可导致骨折，而骨折块的移位与屈肌牵拉有关。由于肱骨内髁后方是尺神经，所以肱骨内髁骨折可引起尺神经损伤。

根据骨折块移位情况，可将骨折分为 3 型（图 2－3－16）。

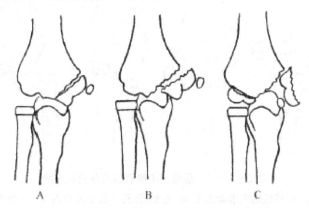

图 2－3－16　肱骨内髁骨折及分型示意图

A. Ⅰ型，无移位；B. Ⅱ型，向尺侧移位；C. Ⅲ型，旋转移位

1. Ⅰ型　骨折无移位，骨折线从内上髁上方斜向外下达滑车关节面。

2. Ⅱ型　骨折块向尺侧移位。

3. Ⅲ型　骨折块有明显旋转移位，最常见为冠状面上的旋转，有时可达 180°。

（二）临床表现及诊断

肘关节疼痛，肿胀；压痛，以肘内侧明显；活动受限；肘关节呈半屈状；有时可触及骨折块。

X 线片对肱骨内髁骨折有诊断意义。但对儿童肱骨内髁骨化中心未出现前则较难由 X 线片辨别，必要时应拍健侧 X 线片对比。

（三）治疗

1. 手法复位　一般手法复位可成功。复位后前臂旋前，屈肘 90°石膏外固定 3～5 周。

2. 开放复位　适用于：

（1）旋转移位的Ⅲ型骨折。

（2）手法复位失败的有移位骨折。

（3）肘部肿胀明显，手法复位困难的Ⅱ型骨折。

（4）有明显尺神经损伤者，复位后用克氏针交叉固定，尺神经前移至内上髁前方，术后石膏外固定4～5周。

六、肱骨内上髁骨折

肱骨内上髁骨折（fractures of the medial epicondyle of the humerus）仅次于肱骨髁上骨折和肱骨外髁骨折，发病率约为10%，占肘关节骨折的第三位。多见于儿童，因儿童内上髁属骨骺，故又称为肱骨内上髁骨骺撕脱骨折。

（一）致伤机制及类型

跌倒时前臂过度外展，屈肌猛烈收缩将肱骨内上髁撕脱，骨折块被拉向前下方。与此同时，维持肘关节稳定的内侧副韧带丧失正常张力，使得内侧关节间隙被拉开或发生肘关节后脱位，撕脱的内上髁被夹在关节内侧或嵌入关节内。尺神经受到骨折块的牵拉和挤压，严重者甚至和骨折块一起嵌入关节，引起损伤。根据骨折块移位及肘关节的变化，可将骨折分为4型（图2－3－17）。

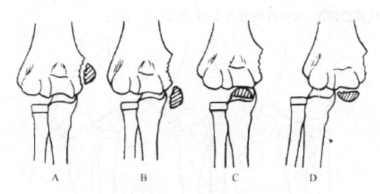

图2－3－17 肱骨内上髁骨折及分型示意图

A. Ⅰ型，轻度移位；B. Ⅱ型，移位达关节面水平；C. Ⅲ型，骨折片嵌于关节内；D. Ⅳ型，明显移位伴肘关节脱位

1. Ⅰ型 肱骨内上髁骨折，轻度移位。

2. Ⅱ型 撕脱的内上髁向下、向前旋转移位，可达关节水平。

3. Ⅲ型 骨折块嵌于关节内。

4. Ⅳ型 骨折块明显移位伴肘关节脱位，该型为内上髁最严重的损伤。

（二）临床表现及诊断

该骨折易漏诊。肘关节内侧肿胀、疼痛，皮下淤血及局限性压痛，有时可触及骨折块，X线片检查可确定诊断，有时需与健侧片对比。合并肘关节脱位时，复位前后一定要仔细阅片，确定骨折块是嵌夹于关节间隙内。但对6岁以下儿童骨骺未出现，要靠临床检查才能诊断。合并尺神经损伤并非少见，必须仔细检查手部功能，以免漏诊。

（三）治疗

1. 手法复位 无移位的肱骨内上髁骨折，不需特殊治疗，直接外固定；有移位的骨折，包括轻度旋转移位和Ⅳ型骨折，均宜首选手法复位；但复位后骨折对位不稳定，容易再移位，因此石膏外固定时,内上髁部要加压塑形,固定 4~5 周。合并肘关节脱位者,在肘关节复位时内上髁骨折块常可随之复位。骨折块嵌夹于关节内者,复位时肘外翻,紧张前臂屈肌可将骨折块拉出。

2.开放复位　适用于:

(1)旋转移位的Ⅲ型骨折,估计手法复位难成功的。

(2)闭合复位失败(图 2—3—18)。

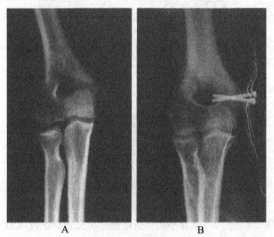

图 2—3—18　肱骨内上髁骨折手术前后 X 线正位观

A.术前骨折块侧向移位明显;B.术后采用中空螺钉内固定

(3)合并尺神经损伤者,对儿童肱骨内上髁骨骺,可用粗丝线缝合或细克氏针交叉固定,术后上肢功能位石膏外固定 4~6 周。

七、肱骨小头骨折

肱骨小头骨折(capitellum fracture)是少见的肘部损伤,占肘部骨折的 0.5%~1%。成人多发生单纯肱骨小头骨折,儿童则发生有部分外髁的肱骨小头骨折。易被误诊为肱骨外髁或外上髁骨折(图 2—3—19)。

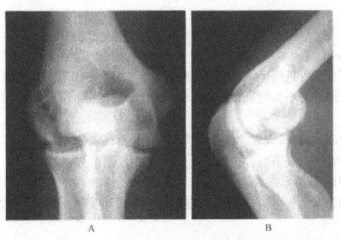

图 2—3—19　肱骨小头骨折伴外上髁骨折 X 线片观

A.正位片;B.侧位片

（一）致伤机制及分型

间接暴力经桡骨传至肘部,桡骨头成锐角撞击肱骨小头造成骨折,所以桡骨头骨折病例均应考虑肱骨小头骨折的可能(图2-3-20)。可分为Ⅳ型(图2-3-21)。

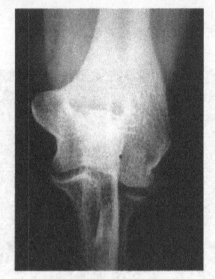

图2-3-20　肱骨小头骨折伴桡骨小头骨折正位X线片

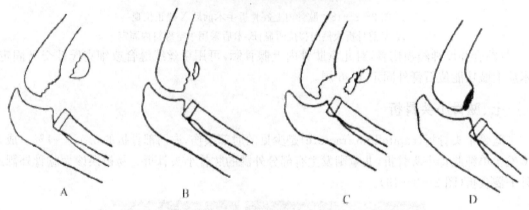

图2-3-21　肱骨小头骨折分型示意图

A.Ⅰ型,Hahn-Steinthal骨折;B.Ⅱ型,Kocher-Lorenz骨折;C.Ⅲ型,粉碎性骨折;D.Ⅳ型,关节软骨损伤

1.Ⅰ型　完全性骨折(Hahn-Steinthal骨折),骨折块包括肱骨小头及部分滑车。

2.Ⅱ型　单纯肱骨小头完全骨折(Kocher-Lorenz骨折),有时因骨折片小而在X线片上很难发现。

3.Ⅲ型　粉碎性骨折,或肱骨小头与滑车均骨折且二者分离。

4.Ⅳ型　肱骨小头关节软骨挫伤。

（二）临床表现及诊断

肘关节外侧和肘窝部可明显肿胀和疼痛,肘关节活动受限。X线片检查可确定诊断。

（三）治疗

治疗上要求解剖复位。多数学者主张先试行闭合复位外固定。

1.手法复位　牵引肘关节成完全伸直内翻位,术者用两拇指向下按压骨折片,常可复位。

复位后用石膏固定肘关节于 90°屈曲位。

2.开放复位内固定术 适用于骨折手法复位失败者。可采用肘前侧、外侧及肘后外侧手术入路,术中注意防止桡神经深支损伤。可用克氏针、可吸收螺钉、松质骨螺钉固定;选用中空微型螺钉固定时,螺钉头埋于软骨面下。

3.肱骨小头骨折片切除 适用于骨折片小而游离,肱骨小头粉碎性骨折(Ⅲ型)及老年人肱骨小头移位的Ⅱ型骨折。

八、肱骨远端全骨骺分离

肱骨远端全骨骺分离(separation of the distal humeral epiphysis)较少见,其临床特点与肱骨髁上骨折相似。由于幼儿肘部骨骺的骨化中心未出现之前发生骨骺分离,易与肱骨外髁骨折和肘关节脱位相混淆,而骨骺骨化中心出现后的全骨骺分离易诊断为经髁骨折,再加上骨骺的骨折线不能 X 线片显影,肘部损伤时的 X 线片表现相似,所以极易误诊。治疗不当易引起肘关节畸形。

(一)致伤机制

肱骨远端骨能包括肱骨小头、滑车、内上髁及外上髁,其分离部位在肱骨远端骨骺线上,分离多属 Salter－Harris Ⅱ型骨骺损伤,多由间接暴力所致。损伤时肘关节伸直或微屈手掌着地,肘部承受强大的内旋、内翻与过伸应力,引起全骨骺分离(图 2-3-22)。

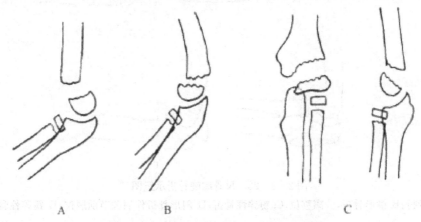

图 2-3-22 肱骨远端全骨骺分离示意图
A. 后移位;B. 前移位;C. 前外侧移位

(二)临床表现及诊断

患肘肿胀,活动障碍。诊断主要依靠 X 线片检查。其典型表现为分离的肱骨远端骨骺连同尺骨、桡骨一并向后、内侧移位,而外髁骨骺与桡骨近端始终保持正常的对位关系。读 X 线片时应注意外髁骨骺与肱骨干及桡骨近端的对位关系,有无旋转移位,以及肱骨干与尺桡骨长轴的对位关系,必要时可加拍对侧肘关节照片进行对比。

(三)治疗

治疗原则为闭合复位外固定。

1.手法复位 整复方法同肱骨髁上骨折。对尺侧方向移位必须完全矫正,以免发生肘内翻畸形。伤后肘部肿胀明显者,可复位后作尺骨鹰嘴骨牵引,3～5 天肿胀消退后再固定,外固定采用屈肘 90°位石膏固定 2～3 周。

2.开放复位　适用于手法复位失败的严重分离移位者。复位后用细克氏针内固定,术后屈肘90°石膏固定3周。

九、尺骨鹰嘴骨折

尺骨鹰嘴骨折(olecranon fracture)常发于成人,较常见。绝大部分骨折波及半月状关节而,属关节内骨折。骨折移位与肌肉收缩有关。治疗上要求解剖复位、牢固固定及早期功能锻炼。

（一）致伤机制

直接暴力与间接暴力均可导致鹰嘴骨折。直接暴力导致粉碎性骨折,间接暴力引起撕脱骨折。骨折移位与肌肉收缩有关。由于肱肌和肱三头肌分别止于尺骨的喙突和鹰嘴,二者分别为屈伸肘关节的动力,故鹰嘴的关节面侧为压力侧,鹰嘴背侧为张力侧,骨折时以肱骨滑车为支点,骨折背侧张开或分离。骨折可分为5种类型(图2-3-23)。

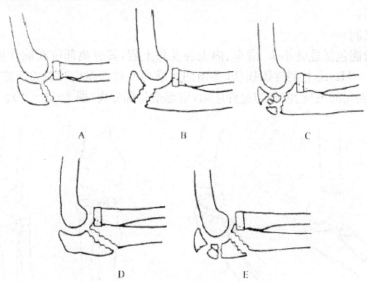

图2-3-23　尺骨鹰嘴骨折示意图

A.斜形骨折;B.横形骨折,分离移位;C.粉碎性骨折;D.斜形骨折伴肘关节前脱位;E.粉碎性骨折伴肘关节前脱位

（二）临床表现及诊断

肘后侧明显肿胀,压痛,皮下淤血;肘关节呈半屈状,活动受限;被动活动可有骨擦感,可扪及骨折线;肘后三角关系破坏。X线片检查可明确诊断及骨折移位程度对怀疑儿童骨折及骨骺分离的,可拍健侧肘关节X线片对照。

（三）治疗

1.手法复位　无移位骨折用石膏外固定肘关节于功能位3～4周、或先固定肘关节于伸直位1～2周,再屈肘功能位固定1～2周。轻度移位者则置肘关节伸直位骨折片按压复位。复位后伸直位固定2～3周,再改为屈肘位固定3周。

2.开放复位

(1)手术适应证:适用于以下几种情况。

1)手法复位后关节面仍不平滑。

2)复位后骨折裂隙仍大于 3mm。

3)开放性骨折患者。

4)合并有肌腱、神经损伤者。

5)陈旧性骨折有功能障碍。

(2)手术入路:采用肘后侧切口。

(3)内固定种类及方法:内固定需遵循张力带原则,对简单横形或斜形骨折,用克氏针张力带固定(图 2—3—24)。某些斜形骨折,尚需附加螺钉内固定。对于粉碎性骨折和累及冠状突远端的骨折,成用后方钢板固定,包括 1/3 管型钢板、重建钢板或最新设计的 3.5mm 尺骨鹰嘴解剖型锁定加压钢板固定(图 2—3—25)。必要时辅用外固定,提倡术后早期活动,防止关节僵硬。

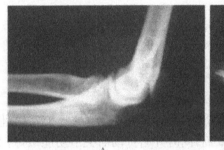
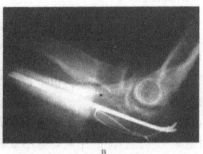

图 2—3—24 尺骨鹰嘴骨折克氏针张力带固定 X 线片侧位观
A. 术前;B. 术后

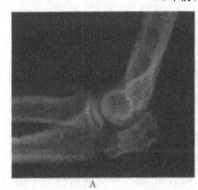
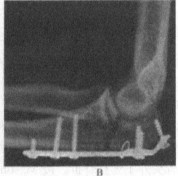

图 2—3—25 尺骨鹰嘴粉碎性骨折解剖钛板内固定 X 线片侧位观
A. 术前;B. 术后

十、尺骨冠状突骨折

尺骨冠状突主要的作用是稳定肘关节,阻止尺骨后脱位,防止肘关节过度屈曲。冠状突骨折(coronoid fracture)可单独发生,也可并发肘关节后脱位,骨折后易发生移位。

(一)致伤机制及分类

该骨折多为间接暴力所致。可分为 3 型(图 2—3—26):

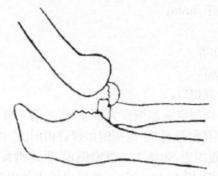

图 2—3—26　尺骨冠状突骨折并肘关节后脱位示意图

1. Ⅰ型　撕脱骨折。

2. Ⅱ型　骨折块小于关节面50%。

3. Ⅲ型　骨折块大于关节面50%。

(二)临床表现

肘关节肿胀;疼痛、活动受限。X线片检查能确定诊断。

(三)治疗包括

1. 保守治疗　多数冠状突骨折仅为小片骨折(Ⅰ型)和无移位的骨折一样,仅需屈肘位90°石膏外固定5~7天后,即改用前臂悬吊2周,同时开始主动肘关节功能锻炼;对分离较明显或Ⅱ型骨折可试行手法复位。也有学者主张牵引。

2. 手术治疗　对Ⅲ型骨折可行开放复位内固定;对骨折片分离大,骨折块游离于关节腔的,也可考虑手术切除骨折块。

十一、桡骨头骨折

桡骨头骨折(radial head fracture)多见于青壮年,发病率较高,治疗不及时可造成前臂旋转功能障碍。

(一)致伤机制及类型

跌倒时肩关节外展,肘关节伸直并外翻,桡骨头撞击肱骨小头,引起桡骨头颈部骨折;这种骨折常合并肱骨小头骨折或肘内侧损伤。由于桡骨头与其颈干不在一直线上,而是偏向桡侧,故外伤时桡骨头外1/3易骨折。按 Mason 和 Johnston 分类法可分为4型(图2—3—27)。

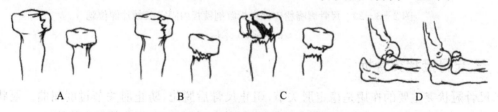

图 2—3—27　桡骨头骨折分型示意图

A. Ⅰ型,骨折无移位;B. Ⅱ型,骨折有分离移位;C. Ⅲ型,粉碎性骨折;D. Ⅳ型,合并肘关节脱位

1. Ⅰ型　骨折无移位。

2. Ⅱ型　骨折有分离移位。

3. Ⅲ型　粉碎性骨折。

4. Ⅳ型　合并肘关节脱位。

（二）临床表现及诊断

肘关节外侧肿胀，压痛，肘关节屈、伸及旋转活动受限，旋后功能受限更加明显。X线片可明确损伤的类型和移位程度，必要时可加拍对侧肘关节X线片对比。

（三）治疗

1.保守治疗　对Ⅰ型、Ⅲ型骨折无移位者，用石膏固定肘关节于功能位；对Ⅱ型骨折则采用手法复位，牵引后前臂旋前内翻，挤压桡骨头骨折复位，复位后石膏外固定3～4周。

2.手术治疗　包括以下3种术式。

（1）开放复位：适用于关节面损伤较轻，估计复位后仍可保持良好功能的Ⅱ、Ⅲ型骨折，可用微型螺钉（图2-3-28）、微型钢板及克氏针等行内固定，也可在肘关节镜下行骨折内固定术。采用微型螺钉内固定时，螺钉头必须埋于环状关节软骨面下，以免影响上尺桡关节旋转。微型钢板应置于桡骨头的前外1/3安全区内，安全区为桡骨头环状关节面上约1/3（不参与关节构成的区域），简单的临床定位为桡骨头上相当于桡骨茎突与Lister结节间的部分，在该处放置钢板可避免前臂旋转时撞击尺骨关节面，致关节疼痛及旋转受限。

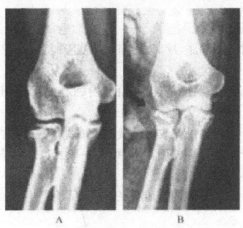

图2-3-28　桡骨头骨折微型空心螺钉固定手术前后X线正位片

A.术前示Ⅱ型骨折分离移位；B.术后示微型空心螺钉内固定

（2）桡骨头切除：适用于Ⅱ型骨折超过关节面1/3，对合不良，Ⅲ型骨折分离移位，合并肱骨小头关节面损伤及陈旧性骨折影响功能者，切除范围为桡骨头颈1～1.5cm。但对儿童则不宜行桡骨头切除。由于其有下尺桡关节半脱位、肘外翻、骨化性肌炎、创伤性关节炎等诸多并发症，已基本被内固定重建术和人工桡骨头置换术所取代。

（3）人工桡骨头置换术：适用于无法进行内固定重建的Ⅲ型、Ⅳ型骨折，内固定失败，合并有肘内侧损伤或尺骨上端骨折者，因为行人工桡骨头置换可保证肘关节的稳定性，有利于关节功能恢复。

十二、桡骨头骨骺分离

桡骨头骨骺分离（epiphyseal injury of the radial head）在儿童肘部骨关节损伤中常见。

（一）致伤机制及类型

桡骨头骨骺分离的致伤机制与桡骨头骨折相似。多属Salter-HarrisⅡ型和Ⅰ型损伤。可分为4型（图2-3-29）。

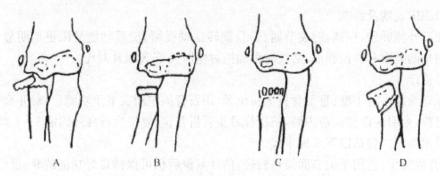

图 2-3-29 桡骨头骨骺分离分型示意图

A.Ⅰ型,歪戴帽型;B.Ⅱ型,压缩型;C.Ⅲ型,碎裂型;D.Ⅳ型,压缩骨折型

1.Ⅰ型 歪戴帽型,约占 50%。

2.Ⅱ型 压缩型。

3.Ⅲ型 碎裂型。

4.Ⅳ型 压缩骨折型。

(二)临床表现及诊断

凡肘部受伤后出现肘外侧肿胀、疼痛、压痛及功能障碍者,均应 X 线片检查以明确诊断。

(三)治疗

1.手法复位 多数病例效果良好,伸肘旋前、内翻肘关节,按压桡骨头可复位,复位后屈肘 90°石膏外固定 3 周。

2.撬拨复位 适用于手法复位无效的歪戴帽压缩骨折且分离者。

3.开放复位 适用于上述方法复位不满意者,一般复位后不需钢针固定,仅陈旧性骨折复位后要克氏针内固定,以免术后移位。

骨骺融合前的桡骨头骨骺分离不宜切除桡骨头,否则可明显影响前臂发育。

(水岩)

第四节 肘关节损伤后遗症

一、肘内翻畸形

(一)病因及机制

1.肱骨髁上骨折 是肘内翻(cubitus varus)最常见的原因,约占整个肘内翻的 80%。有报道称肱骨髁上骨折并发肘内翻的发病率可达 30%~57%。多数学者认为,发生原因是由于骨折远端向内侧倾斜。研究表明骨折后复位不良、内侧骨质压缩嵌插、骨折外侧端分开及骨折远端内旋扭转是引起骨折远端内侧倾斜的主要原因。

2.肱骨远端全骨骺分离和内髁骨骺损伤 该损伤易引起骨骺早闭或肱骨内髁缺血坏死,使得内髁生长缓慢或停止,导致肘内翻。

3.其他 肱骨内髁骨折复位不良和陈旧性肘关节脱位。

(二)临床表现及诊断

肘关节伸直位内翻角明显增大,可达 15°~35°(图 2-3-30),肘后三角关系改变,外髁与鹰嘴距离加宽;一般肘关节活动正常,但均有不同程度肌力减弱。从 X 线片上可测量出肘内翻角度。

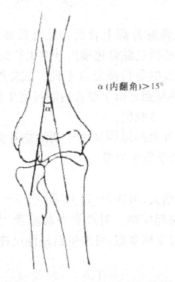

图 2-3-30 肘内畸形示意图

(三)治疗

治疗的目的是改善功能,矫正畸形。

1. 手术指征

(1)引起功能障碍或屈肘肌力减弱。

(2)肘关节疼痛尚未形成创伤性关节炎。

(3)肘内翻大于 20°,畸形已固定(伤后 1~2 年)。

(4)肘内翻同时并发迟发性尺神经炎。

2. 手术方法 肱骨髁上楔形截骨及肱骨髁上"V"形截骨,以前者常用。手术不仅要矫正内翻,同时须矫正内旋、过伸(图 2-3-31),也可采用肱骨髁上杵臼截骨术矫正。

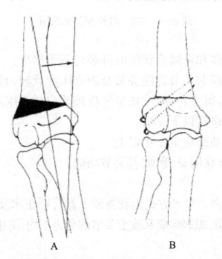

图 2-3-31 肘内翻畸形楔形截骨矫正术示意图

A. 肘内翻畸形截骨部位;B. 截骨后克氏针固定

二、肘外翻畸形

(一)病因及机制

1.未经复位或复位不良的儿童肱骨髁上骨折和肱骨远端骨折　是肘外翻(cubitus valgus)畸形发生的最常见原因。其原因是肱骨远端内外侧生长的不均衡。

2.儿童肱骨内外髁骨折未能及时复位或复位不良　肱骨外髁骨骺早闭或缺血性坏死可致肘外翻;肱骨内髁骨折引起肘外翻则是由于肱骨内髁过度生长所致。

3.未经复位或复位不良的肘关节脱位。

4.桡骨头切除后　其发生肘外翻的原因是由于切除桡骨头后桡骨近端重要的机械阻挡作用消失,使肘关节和前臂生物力学发生异常。

(二)临床表现及诊断

肘关节伸直位时肘部外翻角增大,可达30°以上(图2—3—32);肘关节活动一般无明显障碍;晚期肘关节的关节面损伤可引起疼痛。对严重外翻患者,由于尺神经处于高张力牵拉状态,或外伤后因尺神经粘连而经常受到摩擦,可发生迟发性尺神经炎而出现尺神经损伤表现。

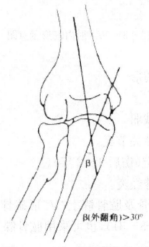

图2—3—32　肘外翻角示意图

(三)治疗

一般对无肘关节功能障碍和疼痛症状的肘外翻可不予治疗。

1.保守治疗　适用于早期肘关节骨性关节炎而临床症状轻,且肘关节功能障碍不明显的患者。疼痛是最常见的症状,可进行理疗、按摩等物理治疗或服用阿司匹林等药物。

2.手术治疗　手术指征包括以下4项。

(1)严重肘外翻畸形,且畸形稳定2年以上。

(2)关节的疼痛和无力症状明显,影响肘关节功能。

(3)伴有创伤性关节炎。

(4)伴有迟发性尺神经炎者。手术方式为肱骨髁上截骨矫正术及尺神经前移术,截骨矫形的目的主要为矫正畸形、稳定关节、减轻疼痛和改变关节的受力不均,防止关节退变的加重。

三、迟发性尺神经炎

尺神经与肱骨内上髁关系密切,肘部损伤及其后遗症很容易波及尺神经。

（一）病因

产生尺神经炎的原因多与肘部骨折及其后遗畸形或骨质异常增生有关,如肱骨外髁骨折后的肘外翻畸形、内上髁骨折后复位不佳或瘢痕增生、肘关节骨化性肌炎等均可使尺神经受到牵拉或压迫而引起损伤。

（二）临床表现及诊断

迟发性尺神经炎(delayed ulnar neuritis)引起尺神经麻痹症状,发病缓慢,开始出现手尺侧部麻木、疼痛,病程较久者则可感觉完全丧失;受尺神经支配肌肉肌力减弱,晚期出现爪形手畸形,小鱼际肌及骨间肌萎缩。可扪及肘部粗大的尺神经,Tinel征阳性。

（三）治疗

一旦出现尺神经麻痹症状,应尽早手术治疗。治疗越早,疗效越好。手术方式为尺神经前移及神经内松解术。

四、肘关节骨化性肌炎

射关节骨化性肌炎(myositis ossificans traumatica of the elbow)是肘部创伤严重和较常见的并发症,约占肘部骨折与脱位的3%。

（一）病因及机制

肘部骨折、脱位等严重损伤后,骨膜被剥离、破裂,血肿形成,或局部受到被动牵拉、手术刺激,形成血肿,这些可引起血肿骨化为主的骨化过程;血肿吸收后则逐渐向骨膜下骨化发展。目前对其机制并不十分清楚,可归纳为骨膜生骨学说和纤维组织转化生骨学说。

（二）与骨化性肌炎发生有关的因素

1.反复强力被动活动。

2.治疗时间　早期治疗可得到良好的复位,减少血肿形成,利于软组织修复。

3.年龄　儿童发生骨化肌炎的概率低于青壮年。

（三）临床表现及诊断

有明确外伤史;伤后反复被动屈伸关节;关节肿胀、疼痛持续不消伴局部温度升高;关节活动范围逐渐变小;X线片早期无特殊异常,3~4周后关节周围发现云雾状的骨化团,晚期骨化范围缩小,密度增高,界限清楚。一般伤后3~6周内有增大趋势,6~8周后趋于稳定。

（四）治疗

1.一般治疗　骨化性肌炎诊断确立后,肘关节应妥善加以保护,是否行主动关节活,动锻炼要视情况而定,如局部有肿胀、压痛及温度增高,活动时疼痛加重,则不应过度活动;如上述症状不明显,则应在疼痛可忍受情况下锻炼,以保留一定程度的关节活动和功能。

2.放射治疗　有学者认为放射治疗能影响炎性反应过程,可防止骨化性肌炎发生。每周2次,4周1个疗程,每次200伦琴。

3.手术治疗　凡影响肘关节屈伸功能,而骨化性肌炎处于静止的,即异位骨化致密硬化,界限清楚的,才可考虑手术切除。切除的目的是不使任何与骨化块有关的肌、骨组织残留,以防止复发;切除时宜切除骨化块连同一薄层正常肌肉,彻底止血。术后石膏固定1~3周。

五、肘关节强直

各种原因造成肘关节活动丧失,固定于某一特定位置,称为肘关节强直(elbow ankylosis),常可分为纤维性僵硬和骨性强直两种。

（一）病因

（1）肘关节骨折，特别是关节内骨折后，复位不当。

（2）骨化性肌炎。

（3）肌肉、肌腱、韧带、关节囊等损伤引起广泛严重粘连。

（4）肘关节创伤后治疗不当，如长期固定，强力活动，按摩治疗等。

（5）肘关节感染。

（二）临床表现及诊断

肘关节可强直于任何位置，以屈曲位最多，约占 2/3；伸直位约 1/3。无论强直于何种体位，均造成肘关节严重功能障碍，X 线片检查可帮助分析肘关节强直的原因。

（三）治疗

1.保守治疗　对纤维性强直可试行体疗，主动锻炼，配合理疗，这对早期关节内粘连者有效。切忌强力被动伸屈。

2.手术治疗　手术是治疗肘关节强直的可靠方法。一般伤后 4～6 个月进行。过早手术因骨化性肌炎未静止，易再强直；过晚手术则关节周围软组织挛缩、粘连，失去弹性，效果欠佳。手术方法包括：

（1）肘关节松解术＋可活动外固定支架。

（2）肘关节成形术，如筋膜成形术、肘关节切除成形术。

（3）肘关节融合术等。

六、创伤性肘关节炎

创伤性肘关节炎（post－traumatic arthritis of the elbow）是肘关节创伤后的继发性病变，主要表现为肘关节疼痛和活动受限，其改变主要表现在关节软骨软化、脱落，软骨下骨质增生、硬化，最后关节面大部分消失，关节间隙变狭窄。

（一）病因

创伤性时关节炎主要发生在肘关节骨折、脱位，特别是关节面的损伤后。关节软骨损伤后复位不佳；或粗暴手法加重其损伤；或骨折畸形愈合，关节负重不均，最终都可致创伤性肘关节炎。

（二）临床表现及诊断

肘关节损伤后功能基本恢复患者，又重新出现肘关节疼痛和不同程度活动障碍，并逐渐加重，伸屈活动范围越来越小，疼痛也越来越明显。X 线片早期表现不明显，晚期可出现软骨下骨质硬化，关节边缘骨质增生或关节间隙变窄。

（三）治疗

1.保守治疗　对轻型患者，可做主动肘关节功能锻炼。

2.手术治疗　适用于重型创伤性关节炎患者。手术方法包括肘关节松解，肘关节成形或肘关节融合。

（水岩）

第四章　腕部创伤

腕骨共分两排 8 块,近排从桡侧到尺侧,分别为舟状骨、月状骨、三角骨和豆状骨,远排则为大多角骨、小多角骨、头状骨和钩状骨。其命名基本与形态相符。

近排腕骨通过多个平面与桡骨远端关节面构成臼状关节,远排腕骨则分别与Ⅰ～Ⅴ掌骨近端关节面相连而形成掌腕关节,两排腕骨之间则为腕中关节。除骨质外,各关节之间还有关节囊壁及外在韧带与内在韧带相连,从而构成了其整体活动的解剖学基础。因此,任何一块腕骨损伤,势必影响到整个腕关节的稳定与活动,治疗上应加以注意。本节重点讨论舟状骨及月状骨损伤。

第一节　舟状骨骨折

舟状骨形如舟船,体积虽小,但由于血供特殊,并且腰部血循环最差,因此成为人体诸骨骼中最难愈合的一块。在诊治时必须引起重视。

一、致伤机制

主要因跌倒时手掌着地,人向前倾,前臂内旋,以致应力直接撞击舟状骨,并受阻于桡骨远端关节面。加上掌侧桡腕韧带的压应力,造成外力集中在舟状骨处,从而引起舟状骨骨折(scaphoid fracture)(图 2－4－1)。此外,如舟状骨遭受直接暴力撞击,也可出现骨折,但较少见。

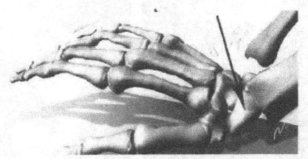

图 2－4－1　舟状骨骨折受伤机制模型图

二、临床表现

除骨折的疼痛活动受限等一般症状外,主要有以下特点:

(一)鼻烟壶凹陷消失

鼻烟壶凹陷消失是舟状骨受损的典型症状,观察时可让患者将双侧拇指呈伸展位,如显示患侧鼻烟壶的正常凹陷消失或变浅,则属异常。

(二)鼻烟壶处压痛

鼻烟壶处压痛是舟状骨所特有的,检查时应双侧对比,舟状骨骨折侧出现剧烈压痛(图 2

—4—2)。

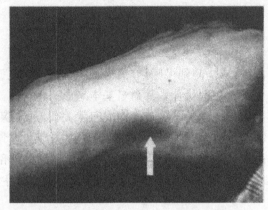

图2—4—2   舟状骨骨折时鼻烟壶处肿胀

(三)手指加压实验

即通过对拇指、中指及食指纵向加压,观察鼻烟壶处有无疼痛感,骨折者一般均为阳性。

(四)桡偏痛

让患者腕关节向桡侧偏斜,若舟状骨骨折则有痛感。

三、诊断及分型

症状多较典型,以外伤史、X线片和CT所见(图2—4—3),一般均易于诊断。如不认真检查会造成漏诊。此外还应注意以下两点:

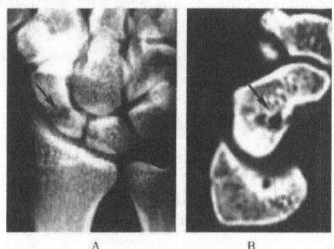

图2—4—3   X线片和CT显示舟状骨骨折

A. X线正位片;B. CT扫描所见

(一)临床症状明显而X线片上骨折线不清楚

仍应按舟状骨骨折治疗,10～14天后需再次拍片验证与确诊。对临床高度怀疑者,可行CT、MR检查进一步确诊。

(二)腕部外伤

仅看X线片而不检查患者,以致将舟状骨骨折误诊为腕部扭伤、挫伤等软组织损伤,这是骨科医师的失职行为。

1. 根据 X 线片分类 根据 X 线片显示的骨折线部位不同,一般分为以下 3 种类型(图 2—4—4)。

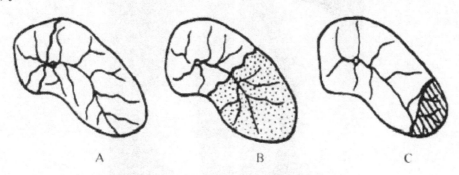

图 2—4—4 舟状骨骨折分型与血供关系示意图

A. 结节部骨折血供较好;B. 腰部骨折血供较差;C. 近端骨折血供最差

(1)结节部骨折:指骨折线位于舟状骨远端结节处,多有韧带附着,基本上属撕脱性骨折,临床上较为少见。因血供丰富,愈合较快。

(2)腰部骨折:最多见,该处血供较差,越靠近端越差,愈合时间多在 3 个月以上,约有 1/3 病例可形成骨不愈合的后果。有学者将腰部骨折再分为远端骨折及中段骨折。

(3)近端骨折:该处一旦骨折,血供几乎完全中断,是最不易愈合的部位。骨折后的骨不愈合及无菌性坏死率高达 60% 以上。

2. 根据骨折稳定性进行分类

(1)稳定型骨折:骨折无移位或侧方移位小于 1mm。

(2)不稳定型骨折:骨折移位大于 1mm,有背向移位成角,作发腕关节背伸不稳定或脱位;通常伴有严重的软组织损伤及血管损伤'非手术治疗的不愈合率可达 50%。

(三)鉴别诊断

临床上有时可遇到双分舟骨,需与陈旧性舟骨骨折相鉴别。前者舟状骨是由两个大小相近,密度相当,相互间成关节的小骨构成。和骨折鉴别要点为:多为双侧发生,间隙光滑;后者多发生于一侧,间隙毛糙,断端常有硬化及囊性变。必要时行 MRI 检查进一步确诊。

四、治疗

根据骨折处的具体情况不同,在治疗上有所差异。

(一)新鲜稳定型骨折

骨折血供较好,一般均采用外固定,即以带拇指近节指骨的前臂石膏固定 10～12 周(图 2—4—5)。腕关节置于功能位,拇指取对掌位。拆石膏后根据临床检查及 X 线片显示骨折愈合程度,再决定是否需要继续固定。未愈合的,均应继续固定,直至愈合为止,时间最长的可需 1 年。

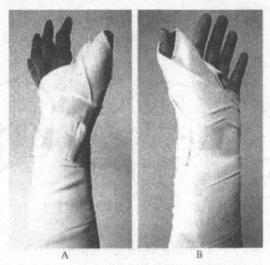

图 2-4-5　舟状骨骨折石膏固定
A. 背侧观；B. 掌侧观

（二）陈旧稳定型骨折

指伤后 3 周以上来诊者，多因延误诊治，仍应按前法行带拇指的前臂石膏固定，直至愈合。4～5 个月后无愈合迹象，考虑手术治疗。

（三）新鲜不稳定型骨折

非手术治疗该类型骨折有半数发生不愈合，准确复位是骨折愈合的前提，因此有以下治疗方法可供选择。

1. 闭合复位石膏外固定　在纵向牵引对抗下，用手指挤压骨折远端和近端使其复位，然后用长臂石膏管型做外固定。6 周后改用短臂石膏管型直至骨折愈合。

2. 闭合复位经皮穿针内固定　用于难以维持复位的骨折或复位后为增加稳定性，复位满意后经皮穿针内固定骨折远、近端，再用石膏管型外固定。

3. 切开复位内固定术　用于闭合复位失败患者，也可首选应用于新鲜不稳定型骨折。采用掌侧或背侧入路，但掌侧入路可以减少血管损伤，内固定物可选克氏针、螺钉。AO 微型空心螺钉及 Hebert 螺钉最为常用，二者均有骨折断端加压作用，促使骨折愈合。Hebert 螺钉为头尾双螺纹设计，直径相等，前端螺距大于后端，固定后钉尾没入骨内，不必二次手术取出（图 2-4-6）。

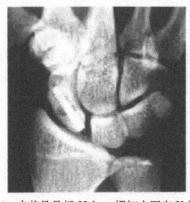

图 2-4-6　舟状骨骨折 Hebert 螺钉内固定 X 线正位片观

（四）骨折不愈合

创伤后 4～5 个月仍无愈合表现,此时 X 线片现显示骨折线已吸收,断端出现硬化,附近骨质有囊性变,若此时不及时予以积极手术治疗,可出现创伤性关节炎,可酌情选择以下几种术式。

1.植骨融合术　将骨折端钻孔,切除硬化骨,取自体松质骨条插入,再加前臂石膏固定。常用的有 Adams 骨栓植入法、Russe 掌侧入路植骨法和 Matti 背侧入路植骨法,多数取髂骨植骨;也可在桡骨远端背侧取骨,上述治疗方法的骨愈合率可超过 90％。为增加断端稳定性,可再附加克氏针、AO 微型空心螺钉及 Hebert 螺钉内固定。此外,可采用带血管的植骨块以提高骨折愈合率,最常用者为带旋前方肌骨瓣植骨,其血供来源自前臂掌侧骨间动脉分支。3个月后拍片检查,未愈合者再继续固定。

2.桡骨茎突切除术　用于腰部以外骨折。腕部活动时骨折线与茎突相碰,引起疼痛。当有创伤性关节炎倾向时,可将与骨折线相接触处以远之桡骨莲突切除,并同时行植骨融合术（图 2－4－7）。

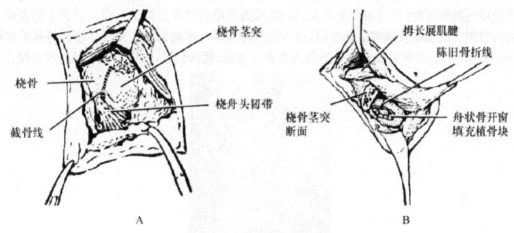

图 2－4－7　桡骨茎突切除＋舟状骨植骨融合术示意图
A.显露术野;B.施术中

3.螺钉内固定术　单纯螺丝钉固定术现已少用,多与植骨相配合。

（五）舟状骨无菌性坏死

指舟状骨全部或超过 2/3 坏死者,由于易引起创伤性关节炎,应及早处理。其术式有以下几种:

1.近侧舟状骨切除术　适用于近侧骨折段小于或等于舟骨全长 1/4 和创伤性关节炎局限在桡骨茎突,同时行桡骨垄突切除术,所留下的空隙用肌腱团填充。

2.近排腕骨切除术　适用于关节炎范围较广及不能耐受长期固定的患者,手术可缓解疼痛,保留关节部分运动功能。

3.局限性腕关节融合术　适用于桡舟关节、舟月和头月关节已有严重创伤性关节炎者,手术中需切除桡骨茎突,并行舟头、舟月和头月关节间融合。手术后疼痛多能缓解或消失,并保留关节的外形及一定活动度。

4.全腕关节融合术　适用于上述方法失败及全腕关节炎,术后关节稳定,疼痛消失,握力恢复,腕关节活动度完全消失。

五、预后

舟状骨骨折是人体诸骨折中预后最差的骨折之一,尤其是中段以近的部位骨折,其延迟愈合、不愈合及无菌性坏死率高达半数以上,因此,仍是当前骨科临床治疗学中的难题之一。另一方面,此种骨折甚易漏诊,尤其是在基层医疗单位,常因缺乏读片经验而又未认真检查患者,以致错过了早期治疗时机,从而造成一系列不良后果。

(王洪波)

第二节 月状骨骨折、脱位及坏死

一、月状骨骨折

月状骨骨折(lunate fracture)十分少见,多因跌倒手掌着地,或重物撞击所致,多表现为掌背侧极的撕脱骨折;也可因反复多次的轻微暴力作用引起疲劳骨折。临床症状主要表现为局部的肿胀、痛、压痛及腕部活动受限,沿中指纵向加压时疼痛加剧。X线片较容易显示骨折线(图2-4-8)。月状骨疲劳性骨折常为患者所忽视,就诊较迟,临床上应予以高度重视。

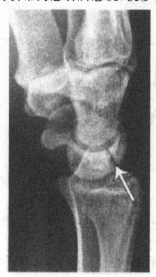

图2-4-8 腕侧位X线显示月状骨骨折

对早期来诊患者,可用前臂石膏固定4~6周,拆除石膏后拍片检查,未愈合者需延长制动时间。月状骨骨折有发生坏死可能,应注意向患者解释清楚;对已发生月状骨坏死者,则应将其切除,并酌情行硅胶人工假体置换术。

二、月状骨脱位

月状骨脱位(lunate dislocation)及月状骨周围脱位在腕部损伤中占8%~12%,多见于儿童,临床上较为少见,因此年轻医师常易忽视。月骨脱位分为掌侧(前)脱位和背侧脱位,后者极少见。

(一)致伤机制

　　月状骨形态如锥状体,掌侧面位宽大呈四方形,背侧面小而尖。当手掌着地时腕部过伸、尺偏及使腕中部强烈旋转之暴力使月状骨被挤于头状骨和桡骨之间,其形态决定其易于向掌侧脱位。若头状骨脱向月状骨背侧,舟状骨近端向背侧旋转,则为月状骨周围(背侧)脱位。这一机制已从新鲜尸体力学试验中所证实。

　　(二)临床特点

　　1.局部肿胀及压痛　以腕中部偏桡侧处为明显,并伴有压痛。

　　2.活动受限　腕关节活动明显受限,手指呈半屈曲位,系由月骨顶压肌腱所致;正中神也可经受压,手部功能也受影响。

　　3.其他　手掌部可有皮肤擦伤(以大小鱼际为多见),腕部韧带有松弛感等。

　　(三)诊断

　　1.外伤史　均较明确。

　　2.临床特点　以腕部肿痛及活动受限为主。

　　3.X线片　易明确月状骨脱位的方向及类型(图2-4-9):侧位及正位片上显示头骨向桡骨关节面靠拢,月状骨翻至桡骨前缘,像茶杯倾倒状,根据与月状骨连接的韧带损伤程度不同,其影响有所差异。

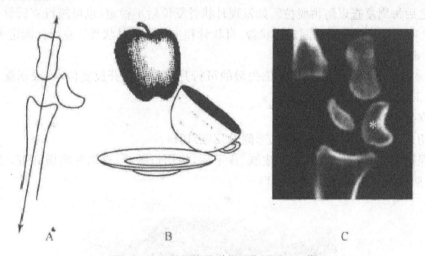

图2-4-9　月状骨脱位示意图和CT像
A.示意图;B.形象图;C.CT扫描

　　(四)并发症

　　除了一般脱位并发症外,在月状骨脱位中,主要是无菌性坏死,其发生机制与损伤时来自桡骨掌侧与背侧的前、后韧带受损情况有关。如前韧带断裂,月状骨旋转在90°左右,一般不易引起血供中断;如月状骨旋转达180°以上,甚至270°,月状骨的血供将受到部分或大部影响,呈现部分血供中断状。如前后韧带均断裂,表明月状骨的血供完全中断,而易引起月状骨无菌性坏死。有关月状骨坏死的内容请参阅以下节段。

　　(五)治疗

　　基本原则与要求如下:

　　1.立即复位　尽可能在伤后最早期复位,操作较容易,数小时后至数日内可能因局部肿胀而影响复位,但仍应尽早使其还纳。

2.一步到位　应采用效果确实的臂丛麻醉,助手徒手牵引5~10分钟,使腕关节先背屈,术者用拇指压住月状骨在使其还纳原位的同时使腕关节掌屈,当手感发现月状骨回至月状骨窝内后而使手腕呈旋前状。对单纯的月状骨掌侧脱位,术者可一手牵引,略背屈,另一手拇指将月状骨推回原位(图2-4-10),再将腕关节置于旋前位。

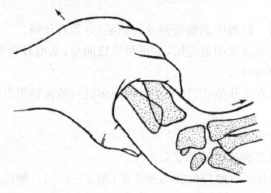

图2-4-10　月骨脱位手法整复图解

3.重视复位后处理　复位后立即用前臂石膏或石膏托固定4~6周,开始3天X线片复查一次,之后每周复查以防再脱位。如发现月状骨复位后不稳定,也可施行克氏针固定术,即在C形臂X线机透视下同时固定头状骨、舟状骨和舟状骨及月状骨。克氏针固定术后后仍需石膏固定6周左右。

4.手术复位及内固定　闭合复位失败的可行月状骨脱位开放复位术(或切除术)。其操作步骤如下。

(1)麻醉:臂丛麻醉。

(2)切口:以腕横纹为中心向近、远侧做"Z"形切口。

(3)保护正中神经及肌腱:切开皮肤、皮下后,将切口牵开,再切断腕横韧带,然后将正中神经及屈肌腱牵向两侧(图2-4-11)。

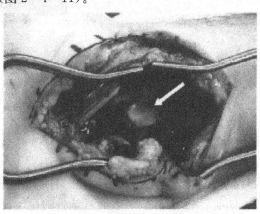

图2-4-11　掌侧入路显示月状骨脱位

(4)切开关节囊,月状骨复位(或切除):纵形切开腕关节囊即显露脱位的月状骨,在直视下,略加牵引即可放归原位。若月状骨已坏死,也可将其切除。

(5)术后:前臂石膏托功能位加塑形固定3~4周,拆石膏后加强功能锻炼。

三、月状骨周围脱位

月状骨周围脱位(perilunate dislocation)是指月状骨周围的腕骨相对于桡骨远端的掌侧和背侧脱位,与月状骨及桡骨远端的正常关系丧失,而月状骨与桡骨的解剖关系正常。月状骨周围脱位多为背侧脱位,常合并其他腕骨骨折,如经舟状骨月状骨骨折脱位等。

(一)致伤机制

基本与月状骨脱位相同。当手掌着地时腕部过伸、尺偏及使腕中部强烈旋转的暴力使舟月韧带损伤,发生舟月分离,然后作用力依次使头月关节和月三角关节分离,从而形成月骨周围脱位。

(二)诊断

主要依据是X线片(图2-4-12):于侧位片上显示头状骨位于月状骨背侧而月状骨位置未变,而舟状骨近端则向背侧旋转。正位片上两排腕骨有重叠征,舟、月骨之间可有间隙。由于舟状骨旋转,X线片上显示变短。

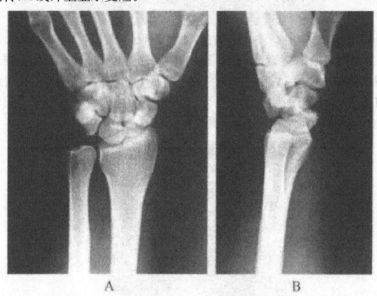

图2-4-12　X线片显示月状骨周围脱位X线正侧位观

A.正位片显示脱位的月骨呈三角形(正常为四方形),且投影与头状骨下端重叠;B.侧位像显示月骨脱向掌侧,半月形凹面也转向掌侧

1.闭合复位外固定术　其基本原则与要求与月状骨脱位一致,但以下几点仍有所不同:

(1)复位手法:采用臂丛麻醉,助手徒手牵引5～10分钟,术者用拇指压住月状骨掌侧使其稳定,先背伸腕关节再逐渐掌屈,用放在关节背侧的拇指向掌侧推压脱位的腕骨,直至头状骨回到月骨远侧凹,此时可有特征性的弹响出现。

(2)复位后处理:复位后立即用长臂石膏托将腕关节固定于30°屈曲位,前臂和手旋前位4～6周,开始3天X线片复查一次,之后每周复查以防再脱位。如发现舟月分离或骨折移位,也可加以克氏针固定术,即在C形臂X线机透视下同时固定舟头状骨、舟月状骨及远、近骨折段。克氏针固定后仍需石膏固定6周左右。

2.手术复位及内固定　闭合复位失败及经舟状骨的月状骨周围脱位的可行月状骨周围

脱位开放复位术(或切除术),其操作步骤如下。

(1)麻醉:臂丛麻醉。

(2)切口:腕关节背侧"S"形切口。

(3)切开伸肌支持带显露关节囊:切开皮肤、皮下,牵开头静脉后即显露腕背部的伸肌支持带,沿伸拇长肌腱切开腱鞘,牵开伸肌肌腱后即显露腕关节背侧关节囊(图2-4-13)。

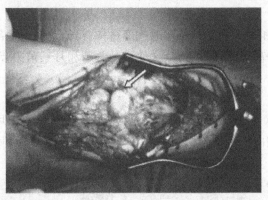

图2-4-13 背侧入路显示月状骨脱位

(4)月状骨复位或切除:"十"字形或"L"形切开关节囊,脱位的舟状骨即显露于术野,在辨清近排腕骨及头骨后,边牵引、边挤压脱位的舟状骨及头骨,使其恢复与月状骨的正常关系。如复位后呈现不稳定状,则可加用克氏针或2.0mm空心钉内固定月状骨周围关节(图2-4-14)。对已坏死的月状骨也可采用切除术治疗。

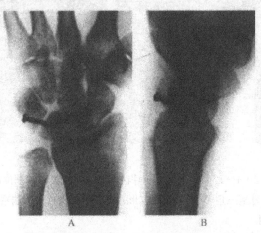

图2-4-14 空心钉内固定月状骨周围关节X线片正侧位观

A.正位;B.侧位

(5)术后:与月状骨脱位相似,只是石膏应超过肘部及拇指关节,3周后可更换前臂石膏。

3.其他 陈旧性骨折切开后仍不能复位,或软骨损伤严重的,可考虑行腕中关节融合术或近排腕骨切除术。腕骨或关节软骨广泛破坏时可做全腕关节融合术。

四、月状骨坏死

月状骨坏死(lunate necrosis)在临床上较为少见,但治疗复杂,应引起注意。其中半数以上由外伤引起。由Kienbock 1910年最早描述,因此又称为Kienbock病(图2-4-15)。

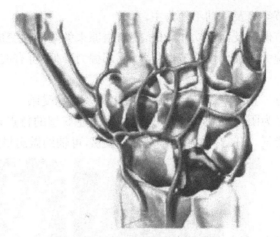

图 2—4—15　月状骨坏死模型图

（一）发生机制

目前该病公认的病理为月状骨缺血坏死,60％由手腕部外伤所致,另 40％与其他原因引起的血供障碍有关。腕部创伤可以导致月状骨内、外动脉损伤,或引起月状骨静脉栓塞,导致进行性骨坏死。此外,腕部骨骼变异,包括尺骨负变异、桡骨远端腕关节面尺偏角改变及月骨形态异常也在该病发生中起重要作用。也可发生于镰状红细胞贫血、酒精中毒等患者。青少年至中年这一年龄段好发,男性多见,一般均为一侧,多发于优势手。临床上分为以下 5 度（图 2—4—16）：

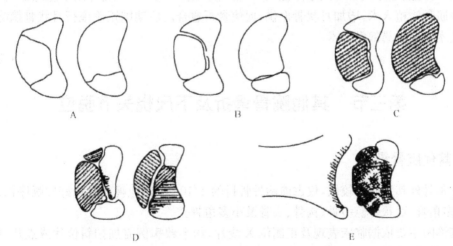

图 2—4—16　月状骨坏死临床分型示意图
A. Ⅰ度；B. Ⅱ度；C. Ⅲ度；D. Ⅳ度；E. Ⅴ度

1. Ⅰ度　月状骨内显示细微的骨折线,即骨小梁断裂征。
2. Ⅱ度　骨折线变宽,伴有脱钙征。
3. Ⅲ度　月状骨内出现骨质硬化性改变,较局限。
4. Ⅳ度　硬化范围增大,月状骨变形、塌陷,可出现继发性骨折。
5. Ⅴ度　出现腕关节损伤性关节炎样改变。

（二）临床表现

分以下 3 期：

1.早期　以腕关节疼痛及活动不便为主。

2.中期　出现关节僵硬及活动功能障碍,疼痛由原来的间歇性变成持续性。

3.后期　则出现腕关节损伤性关节炎症状,手部握力降低,可有腕管综合征症状出现。

(三)诊断

1.病史及临床特点　主要为外伤后的腕关节疼痛及活动受限。

2.X线片　初期多为阴性,中期以后可逐渐显示前述5型的特点,最后为月状骨变扁,腕关节显示创伤性关节炎征,MR对缺血性坏死极为敏感,可辅助做出早期诊断(图2-4-17)。

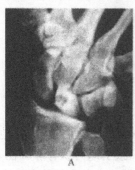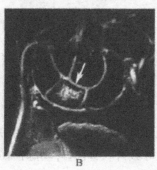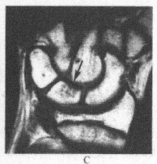

图2-4-17　月状骨坏死X线片和MR观

A. X线正位片;B、C. MRT$_1$、T$_2$加权正面观

(四)治疗

早期以休息、理疗及石膏固定疗法为主,多能奏效。中期可行腕背侧动静脉血管植入术或旋前方肌骨瓣植入术,增加月状骨血供,促使骨折愈合。后期则正确施行月状骨摘除术、月状骨置换术或腕骨局部融合术。

(王洪波)

第三节　其他腕骨骨折及下尺桡关节脱位

一、其他腕骨骨折

除三角骨外其发病率较低,仅占前两种骨折的1/10外,其他腕骨骨折好发顺序依次为三角骨、大多角骨、豆状(豌豆)骨、钩骨、头骨及小多角骨。

对其诊断主要依据临床表现及正侧位X线片,约半数病例需加拍斜位片或点片,或切位片等,用以辅助诊断。

本组病例治疗大致相似,以前臂石膏固定6周左右;头状骨颈部骨折需延长固定时间4～6周;出现腕关节不稳定的多发骨折,也可复位后选用克氏针固定3～4周。对陈旧性损伤,如已出现创伤性关节炎时,则多需行关节融合术。

(一)三角骨骨折

三角骨骨折(triquetral fracture)仅次于舟状骨骨折,占腕骨骨折的20.4%,可与舟状骨骨折同时存在。骨折发生机制也是由于腕关节过度的强力尺偏屈曲产生。

临床表现为腕尺侧肿胀及压痛,活动受限,X线斜位片易看到骨折线(图2-4-18)。治疗以前臂石膏固定4～6周。骨折不愈合时,需手术去除碎骨片,并修复损伤的韧带。

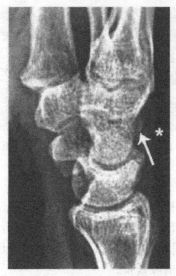

图 2-4-18 三角骨骨折 X 线片侧位观

(二)豆状骨骨折

豆状骨骨折(pisiform fracture)(图 2-4-19)常因直接暴力所致,骨折为线状或粉碎性骨折,也可由尺侧屈腕肌牵拉而引起撕脱骨折。表现为局部肿痛及压痛,用力屈腕疼痛加重,早期用前臂石膏固定 4~6 周。如拆石膏后 3 个月仍有疼痛,可能为豆、三角骨关节病变时,可将豆状骨切除。

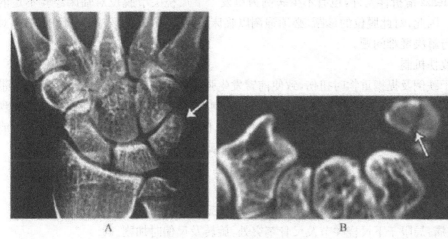

图 2-4-19 豌豆骨骨折 X 线片和 CT 所见

(三)钩状骨骨折

钩状骨骨折(hamate fracture)(图 2-4-20)少见,症状表现为腕尺侧手掌侧肿胀、疼痛、握拳时加重。该骨骨折用石膏固定腕关节背伸位 4 周即可,如同时合并有尺神经功能障碍,可酌情行开放复位切除致压骨碎块或用克氏针固定 3~4 周。如骨折不愈合或影响尺神经时,可将钩状骨手术切除。

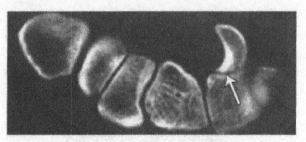

图 2-4-20　钩状骨骨折 CT 横断面所见

二、下尺桡关节脱位

下尺桡关节的功能是稳定桡骨在尺骨远端的旋转,下述结构为主要稳定因素。

①尺侧副韧带:该韧带附着于尺骨茎突尖端,止于豆状骨和三角骨。

②三角软骨盘:附着于尺骨茎突基底到尺骨边缘和桡骨凹,为腕关节提供尺侧稳定性,旋前时软骨盘后缘紧张;旋后时,前缘紧张。

③下尺桡掌背侧韧带:分别起自桡骨远端尺掌侧角及尺背侧角,经三角软骨盘的掌侧和背侧缘止于尺骨茎突;下尺桡关节旋前时掌侧韧带松弛,背侧韧带紧张,旋后时则反之,两者稳定下尺桡关节,防止其分离脱位。

④旋前方肌跨越桡骨和尺骨远端部分表面及骨间膜:是下尺桡关节旋前的始动肌。

下尺桡关节脱位(dislocation of the distal radio－ulnar joint)除可与 Colles 骨折、Smith 骨折及 Galeazz 滑折伴发外,也有不少病例为单发。下尺桡关节脱位对临床经验不足的医师常易漏诊。因此,对此脱位的诊断,必须强调以临床表现为主,同时还应尽量利用双侧对比摄片来发现与解决疑难问题。

(一)致伤机制

多见于跌倒及提携重物时扭伤,致使前臂发生强制性旋前运动。如下尺桡背侧韧带伸展断裂,则发生尺骨小头向背侧脱位;如发生前臂强制性旋后时,掌侧韧带伸展断裂则出现相反结果,且常伴有尺骨茎突骨折。另一种常见的下尺桡关节脱位,是由于桡骨下端骨折或桡骨干骨折而使桡骨短缩,即所谓的纵轴脱位。在此基础上可并发尺骨小头的背侧脱位。

(二)诊断

1.外伤史　如前所述。

2.临床特点　主要为下尺桡关节局部症状,表现为:

(1)腕痛:局限于下尺桡关节及尺骨茎突处,旋转及尺偏时加剧。

(2)弹性隆起:与健侧对比,可见尺骨小头向背侧或掌侧隆起,按压后复位,抬手即弹回原处。

(3)活动受限:因疼痛患侧前臂旋转及尺偏明显受限,伴有三角软骨损伤时更为严重。

(4)肿胀:一般较轻。

3.X线片　应双侧对比,便于观察及判定。

(三)治疗

局麻或臂丛麻醉下行手法复位。如尺骨小头向背侧脱位,复位时挤压尺骨远端前臂旋后完成复位;当尺骨向掌侧脱位时,则前臂旋前复位;复位后以前臂石膏管型固定 4～6 周。

新鲜脱位病例如复位困难,或是复位不全,以及陈旧性病例,应行开放复位,并修复三角软骨盘及尺侧副韧带,然后将腕关节置于中立位,屈肘90°,用长臂石膏固定4周。若脱位已超过2个月则应考虑做尺骨小头切除,并重建远端韧带。

三、腕掌关节脱位

闭合性腕掌关节脱位(carpometacarpal dislocation)很少见,大多见于手部开放性损伤中。单发者常与骨折,尤其是掌骨基底部骨折伴发。

（一）诊断

这种损伤的早期诊断多无困难,但因局部肿胀剧烈,如未行拍片,或拍片角度不当,则有漏诊的可能,应注意。

（二）治疗

以闭合性复位为主,麻醉后牵拉手指即可还纳,复位后不稳定者可加用铁丝夹板固定,或在铁丝夹板上另加牵引维持。晚期病例则需开放复位,已继发创伤性关节炎时,则考虑行关节融合术(功能位)或人工关节植入术,或行关节成形术。

（王洪波）

第五章　股骨干骨折

第一节　股骨干骨折的概述

一、应用解剖特点

（一）股骨干的解剖定位
股骨干的解剖范围为：股骨小粗隆下缘至股骨髁上部的解剖段。

（二）外形结构特点
股骨干是人体中最坚固和最长的管状骨，当人体直立时，其向内向下倾斜；女性的骨盆相对较宽，其倾斜度更大一些。股骨干本身还有一个向前的凸度，其外形上部呈圆柱形，下部逐渐移行呈三棱柱形，在其后面有一条纵形骨嵴称为股骨嵴或股骨粗线。向近端逐渐分为两唇，外侧唇终于臀肌粗隆，为臀大肌的附丽部；内侧唇一部分终于耻骨线，为耻骨肌附丽部，另一部分止于转子间线；股骨嵴向远端也分为两唇，分别移行至股骨内、外上髁。股骨干远端逐渐变扁增宽，在横切面上呈卵圆形。股骨干骨皮质的厚薄不一，一般中间厚，两端逐渐变薄，向远端至髁部仅为一薄层。前后面对应点的皮质厚度除股骨嵴最厚外基本一致。股骨骨髓腔横断面呈圆形，长度自小粗隆底部起至股骨下端关节面上一手掌处止，骨髓腔狭窄不一。一般自股骨大粗隆至外上髁连线上 1/4 处开始狭窄，最狭窄处在此连线中点近端 2～3cm 处。以此连线中点远近端 4cm 连线代表股骨干髓腔的中线，并沿髓内钉进入方向引线，两线的交点在近端 4～5cm 处，夹角为 5°～7°，进行股骨髓内钉固定时应注意这些解剖特（图 2－5－1）。

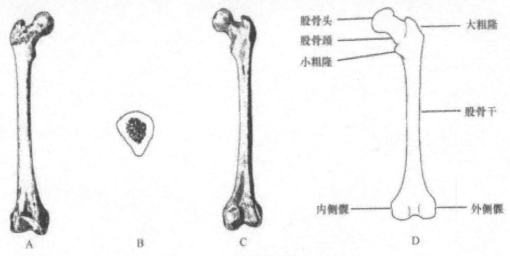

图 2－5－1　股骨的解剖特点示意图
A. 前面观；B. 横断面（中部）；C. 后面观；D. 各主要部位

（三）血液供应特点
股骨干滋养孔一般有 1～3 个，大部分为双孔，多位于股骨的中段及中上段。一般开口于股骨嵴上或股骨嵴的内外侧，上滋养孔大多位于股骨干上、中 1/3 交界处稍下方，下孔则位于上、下 1/2 交界处稍上方。滋养孔道多斜向近侧端,与股骨轴线成 45°角(图 2—5—2)。股骨滋养孔也有单孔,多集中于股骨中 1/3 处。双滋养动脉的上滋养动脉一般发自第一穿动脉,而下滋养动脉则发自其余穿动脉。滋养动脉进入皮质后其行程可长可短,入髓腔后再向上、下分支做树枝状,血流呈远心方向,供应皮质内侧 2/3～3/4。骨膜动脉为众多横形细支,来自周围肌支,呈阶梯状,只供应皮质外侧 1/4～1/3,平时作用不大。股骨干骨折后,如果主要滋养动脉缺如,骨骺动脉和骨膜动脉不能代偿股骨干远侧断端的血供,新骨形成将受到影响。如骨折发生在上中 1/3 交界处,远骨折段近侧将缺乏血供。如骨折发生在中下 1/3 交界处,同时该股骨只有 1 个滋养动脉,在皮质内行程又较长,则近断段远端的血供将发生障碍,影响愈合。

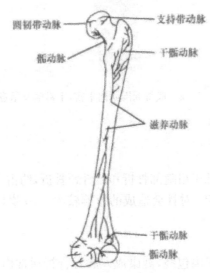

图 2—5—2　股骨滋养血管示意图

　　股骨干骨折后采用髓内钉固定,将有可能损伤滋养动脉的髓支。另一方面,由于滋养动脉在股骨嵴处进入的较多,手术时应尽量不要剥离此处,采用钢板固定时,钢板不宜放在前面,因为螺丝钉可能穿入后部股骨嵴,从而损伤滋养动脉而影响骨折的愈合。

　　(四)周围相关结构的解剖特点

　　围绕股骨有较多的肌肉,特别集中于上部及后部,因而通常从体表不易摸到股骨(图 2—5—3)。由于股骨外侧无重要血管及神经等结构,且肌肉较薄,显露股骨以外侧最为适宜。股骨中段 1/3 的全部、上 1/3 的大部以及下 1/3 的一部分全为股内侧肌、股外侧肌及股中间肌所包围,股骨干任何部分的骨折都或多或少地引起股四头肌的损伤。由于出血、水肿、渗液进而机化,如果再给予较长时间的固定,缺少必要的肌肉功能锻炼,时间一长,必然引起挛缩或纤维增生,造成粘连,特别是骨折位于股骨下部或由于渗液向下流注更易引起肌肉及膝关节囊的粘连,严重影响膝关节的活动,使得屈曲范围大受限制。

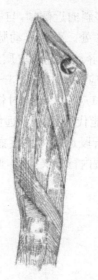

图 2-5-3　股骨周围肌肉丰富,不易触及示意图

二、致伤机制

(一)概述

股骨干骨折的发生率略低于粗隆部骨折和股骨颈骨折,约占全身骨折的 3%,但其伤情严重,好发于 20~40 岁的青壮年,对社会造成的影响较大。10 岁以下的儿童及老年人也时有发生。

(二)致伤机制

由于股骨被丰富的大腿肌肉包绕,健康成人股骨骨折通常由高强度的直接暴力所致,例如机动车辆的直接碾压或撞击、机械挤压、重物打击及火器伤等均可引起。高处坠落到不平地面所产生的杠杆及扭曲传导暴力也可导致股骨干骨折。儿童股骨干骨折通常由直接暴力引起,且多为闭合性损伤,也包括产伤。暴力不大而出现的股骨干骨折者除老年骨质疏松外,应警惕病理性因素。

(三)骨折移位

股骨周围肌群丰富,且大多较厚,力量强大,以致股骨干完全骨折时断端移位距离较大,尤其是横形骨折更明显。骨折后断端移位的方向部分取决于肌肉收缩的合力方向,另外则根据外力的强度与方向以及骨折线所处的位置而定。整个股骨干可以被看成 1 个坚固的弓弦,正常情况下受内收肌群、伸膝肌群及股后肌群强力牵引固定。股骨干骨折后该 3 组肌肉强力牵引使弓弦两端接近,使得骨折端向上,向后移位,结果造成重叠畸形或成角畸形,其顶端常朝前方或前外方。具体按照骨折不同部位,其移位的规律如下。

1. 股骨干上 1/3 骨折　近侧断端因髂腰肌及耻骨肌的收缩向前屈曲,同时受附着于股骨大转子的肌肉,如阔筋膜张肌、臀中肌及臀小肌的影响而外展外旋;近侧骨折断端越短,移位越明显;远侧断端因股后肌及内收肌群的收缩向上,并在近侧断端的后侧。由于远侧断端将近侧断端推向前,使后者更朝前移位(图 2-5-4)。

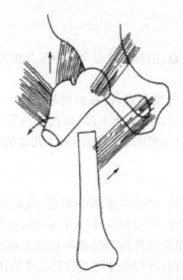

图 2-5-4 股骨干上 1/3 骨折移位情况示意图

2.股骨干中 1/3 骨折 骨折断端移位情况大致与上部骨折相似,只是重叠现象较轻。远侧断端受内收肌及股后肌收缩的作用向上向后内移位,在骨折断端之间形成向外的成角畸形,但如骨折位于内收肌下方,则成角畸形较轻(图 2-5-5)。除此以外,成角或移位的方向还取决于暴力的作用方向。这一部位骨折还常常由于起自髋部止于小腿的长肌的作用而将股骨远断端和小腿一起牵向上方,导致肢体短缩,Nelaton 线变形,大粗隆的最高点比股骨颈骨折更位于髂前上棘与坐骨结节连线的上方。其另一个特点是,足的位置由于重力的作用呈外旋位。

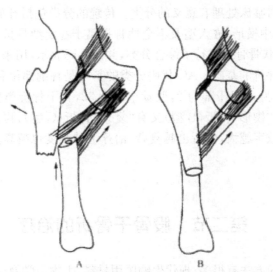

图 2-5-5 股骨干中 1/3 骨折移位情况示意图
A.内收肌处;B.内收肌下方

3.股骨干下 1/3 骨折 除纵向短缩移位外,腓肠肌的作用可使骨折远端向后移位,其危险是锐利的骨折端易伤及腘后部的血管和神经。

三、临床表现

股骨干骨折多因强暴力所致,因此应注意全身情况及相邻部位的损伤。

(一)全身表现

股骨干骨折多由于严重的外伤引起,出血量可达 1000～1500ml。如果是开放性或粉碎性骨折,出血量可能更大,患者可伴有血压下降、面色苍白等出血性休克的表现;如合并其他部位脏器的损伤,休克的表现可能更明显。因此,对于此类情况,应首先测量血压并严密动态观察,并注意末梢血液循环。

(二)局部表现

可具有一般骨折的共性症状,包括疼痛、局部肿胀、成角畸形、异常活动、肢体功能受限及纵向叩击痛或骨擦音。除此以外,应根据肢体的外部畸形情况初步判断骨折的部位,特别是下肢远端外旋位时,注意勿与粗隆间骨折等髋部损伤的表现相混淆,有时可能是 2 种损伤同时存在。如合并有神经血管损伤,足背动脉可无搏动或搏动轻微,伤肢有循环异常的表现,可有浅感觉异常或远端被支配肌肉肌力异常。

(三)X 线片表现

一般在 X 线正侧位片上能够显示骨折的类型、特点及骨折移位方向,值得注意的是,如果导致骨折的力量不是十分剧烈,而骨折情况严重,应注意骨质有无病理改变的 X 线片征象。

四、诊断

根据受伤史再结合临床表现及 X 线片显示,诊断一般并不复杂。但对于股骨干骨折诊断的第一步,应是有无休克和休克趋势的判断;其次还应注意对合并伤的诊断。对于股骨干骨折本身的诊断应做出对临床处理有意义的分类。传统的分类包括开放性或闭合性骨折;稳定型或不稳定型骨折,其中横形、嵌入型及不全性骨折属于稳定型骨折。国际内固定研究协会(AO/ASIF)对于长管状骨骨折进行了综合分类,并以代码表示,用来表示骨骼损伤的严重程度并作为治疗及疗效评价的基础。AO 代码分类的基础是解剖部位和骨折类型,解剖部位以阿拉伯数字表示,股骨为 3、骨干部为 2,股骨干即为 32,骨干骨折类型分为"简单"(A 型)及"多段",多段骨折既有"楔形"骨折(B 型)又有"复杂"骨折(C 型),再进一步分亚组。其英文字母序列数及阿拉伯数字越大,骨折也越复杂,治疗上的难度也越高其分类简图见肱骨干骨折内容。

(王洪波)

第二节　股骨干骨折的治疗

股骨干骨折的治疗方法有很多,现代生物医用材料、生物力学及医疗工程学的发展,为股骨干骨折的治疗提供了许多方便和选择。在做出合适的治疗决策前,必须综合考虑到骨折的类型、部位、粉碎程度和患者的年龄、职业要求、经济状况及其他因素后,再酌情选择最佳疗法。保守治疗的方法包括:闭合复位及髋人字石膏固定、骨骼持续牵引、股骨石膏支架等。近十年来,手术疗法随着内交锁髓内钉的发展和应用,取得了令人鼓舞的进步。但总的来说,不外乎以下方法:首先是内固定装置系统,包括传统髓内钉,又可分为开放性插钉和闭合性插

钉、内交锁髓内钉和加压钢板……中。现从临床治疗角度进行分述。外固定装置系统,此系统仍在不断改进及完善

一、非手术治疗

以下病例选择非手术疗法已达成共识。

（一）新生儿股骨干骨折

常因产伤导致,可采用患肢前屈用绷带固定至腹部的方……愈合较快,即使有轻度的畸形愈合也不会造成明显的不良后果。

（二）4 岁以下小儿

不论何种类型的股骨干骨折均可采用 Bryant 悬吊牵引,牵引重量以……拳为度,两腿相距应大于两肩的距离,以防骨折端内收成角畸形,一般 3～4 周可抬高离床一……性连接。

（三）5～12 岁的患儿

按以下步骤处理:

1. 骨牵引　Kirshner 针胫骨结节牵引,用张力牵引弓,置于儿童用 Braunes 架或 Thomas 架上牵引,重量 3～4kg,时间 10～14 天。

2. 髋人字石膏固定　牵引中床边摄片,骨折对位满意有纤维连接后,可在牵引下行髋人字石膏固定。再摄片示骨折对位满意即可拔除克氏针。

3. 复查　石膏固定期间应定时摄片观察,发现成角畸形时应及时采取石膏楔形切开的方法纠正。

4. 拆除石膏　4～6 周可拆除石膏,如愈合欠佳可改用超髋关节的下肢石膏固定。

5. 功能锻炼　拆除石膏后积极进行下肢功能训练,尽快恢复肌力及膝关节的功能。

（四）13～18 岁的青少年及成人

方法与前述基本相似,多采用胫骨结节持续骨牵引,初期（1～3 天）牵引重量可采用体重的 1/8～1/7,摄片显示骨折复位后可改用体重的 1/10～1/9;在牵引过程中应训练患者每日 3 次引体向上活动,每次不少于 50 下。牵引维持 4～6 周,再换髋人字石膏固定 3 个月,摄片证明骨折牢固愈合后方能下地负重。

二、手术治疗

保守疗法对于儿童骨折的治疗比较满意。因为股骨周围骨膜较厚,血供丰富,且有强大的肌肉包绕;成人股骨干骨折极少能被手法整复和石膏维持对位的。持续牵引由于需要长期卧床易导致严重的并发症,加重经济负担,目前已成为不切实际的做法。现代骨科对股骨干骨折的治疗,在无禁忌的情况下,多主张积极手术处理。

（一）髓内钉固定术

1. 概述　1940 年,Kuntscher 介绍髓内钉内固定用于股骨干骨折,创立了髓内夹板的生物力学原则（图 2-5-6）。目前,关于股骨髓内钉的设计和改进的种类很多,但最主要集中在以下几方面。

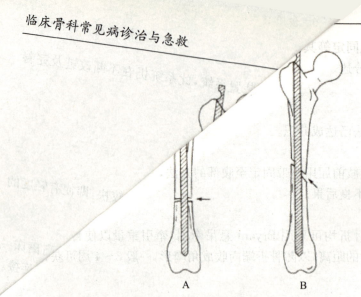

图 2-5-6　股骨干骨折髓内钉固定示意图 A. 中下 1/3 横折；B. 中 1/3 斜形骨折

(1)开放复位髓内钉固定或闭合插钉髓内钉固定。

(2)扩大髓腔或不扩髓穿钉。

(3)是否应用交锁。

(4)动力或静力型交锁髓内钉。

为了便于权衡考虑和适当选择,有必要对这几方面进行阐述。

2.开放插钉的优点　与闭合插钉比较:

(1)不需要特殊的设备和手术器械。

(2)不需要骨科专用手术床及影像增强透视机。

(3)不需早期牵引使断端初步分离对位。

(4)直视下复位,易发现影像上所不能显示的骨折块及无移位的粉碎性骨折,更易于达到解剖复位及改善旋转的稳定性。

(5)易于观察处理陈旧性骨折及可能的病理因素。

3.与闭合复位相比不足之处

(1)骨折部位的皮肤表面留有瘢痕,影响外观。

(2)术中失血相对较多。

(3)对骨折愈合有用的局部血肿被清除。

(4)由于复位时的操作破坏了血供等骨折愈合条件,并增加了感染的可能性。

4.扩髓与否　一般认为,扩髓后髓内钉与骨接触点的增加提高了骨折固定的稳定性,髓腔的增大便于采用直径较大的髓内钉,钉的强度增大自然提高了骨折的固定强度。扩髓可引起髓内血液循环的破坏,但由于骨膜周围未受到破坏,骨痂生长迅速,骨折愈合可能较快。因此对于股骨干骨折,多数学者主张扩髓,扩髓后的骨碎屑可以诱导新骨的形成,有利于骨折的愈合。对于开放骨折,由于有感染的危险性,应慎用或不用. 有文献报道,由于扩髓及髓内压力的增加,可导致肺栓塞或成人呼吸窘迫综合征,因此对多发损伤或肺挫伤的患者不宜采用。

5.内交锁髓内钉　内交锁髓内钉是通过交锁的螺钉横形穿过髓内钉而固定于两侧皮质上,目的是防止骨折旋转、短缩及成角等畸形的发生。但是髓内钉上的内锁孔是应力集中且薄弱的部分,易因强度减弱而发生折断。因此,应采用直径较大的髓内钉,螺钉尽可能远离骨折部位,螺钉充满螺孔,延迟负重时间。不带锁髓内钉以 Ender 钉、Rush 钉及膨胀髓内钉为代表,临床上也有一定的适应证。内交锁髓内钉通过安置锁钉防止了骨折的短缩和旋转,分别形成静力固定和动力固定;由于静力型固定的髓内钉可使远、近端均用锁钉锁住,适宜于粉碎、有短缩倾向及旋转移位的骨折(图 2—5—7)。静力型固定要求术后不宜早期负重,以免引起髓内钉或锁钉的折断导致内固定失败。动力型固定是将髓内钉的远端或近端一端用锁钉锁住,适用于横形、短斜形骨折及骨折不愈合者,方法为一端锁定,骨折沿髓内钉纵向移动使骨折端产生压力,因而称为动力固定(图 2—5—8)。静力固定可在术后 6~8 周短缩及旋转趋势消除后拔除一端的锁钉,改为动力型固定,利于骨折愈合。总之,由于影像增强设备、弹性扩髓器等的应用,扩大了内交锁髓内钉的应用范围。股骨内交锁髓内钉的设计较多,比较多见的有 Grosse—Kempf 交锁髓内钉、Russell—Taylor 交锁髓内钉及 AO 通用股骨交锁髓内钉,这几种髓内钉基本原理及手术应用是相似的。

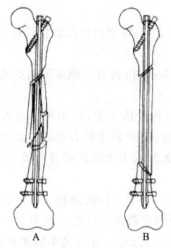

图 2—5—7 股骨干骨折动力型固定示意图
A. 粉碎性骨折;B. 上、下双折

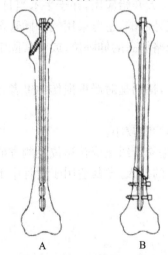

图 2—5—8 股骨干骨折静力型固定示意图
A. 上端锁钉;B. T 端锁钉

现就交锁髓内钉在股骨干骨折的应用作一介绍。

（1）手术适应证

1）一般病例：股骨干部小粗隆以下距膝关节间隙 9cm 以上之间的各种类型的骨折，包括单纯骨折、粉碎性骨折、多段骨折及含有骨缺损的骨折；但 16 岁以下儿童的股骨干骨折原则上不宜施术。

2）同侧损伤：包含有股骨干骨折的同侧肢体的多段骨折，如浮膝（股骨远端骨折合并同侧胫骨近端骨折）。

3）多发骨折：包括单侧或双侧股骨干骨折或合并其他部位骨折，在纠正休克，等呼吸循环稳定后应积极创造条件手术，可减少并发症，便于护理及早期的康复治疗。

4）多发损伤：指股骨干骨折合并其他脏器损伤，在积极治疗危及生命的器官损伤之同时，尽早选用手术创伤小、失血少的髓内钉固定。

5）开放骨折：对一般类型损伤，大多无需选择髓内钉固定；粉碎型者，可酌情延期施行髓内钉固定或采用骨外固定方法。

6）其他：对病理骨折、骨折不愈合、畸形愈合及股骨延长等情况也可采用髓内钉固定。

（2）术前准备

1）拍片：拍股骨全长正侧位 X 线片（各含一侧关节），必要时拍摄髋关节及膝关节的 X 线片，以免遗漏相关部位。

2）判定：仔细研究 X 线片，分析骨折类型，初步判断骨折片再移位及复位的可能性和趋势，估计髓内钉固定后的稳定程度，决定采用静力型固定或动力型固定。同时应了解患者患侧髋关节及膝关节的活动度，有无影响手术操作的骨性关节病变，尤其是髋关节的僵硬会影响手术的进行。

3）选钉：根据术前患肢 X 线片，必要时拍摄健侧照片，初步选择长度及直径合适的髓内钉及螺钉，一般而言，中国人男性成年患者常用钉的长度为 38～42cm，直径 11～13mm；女性常用钉的长度为 36～38cm，直径 10～12mm。在预备不同规格的髓内钉及锁钉的同时，尚需准备拔钉器械及不同规格的髓腔锉等。此外，必须具备骨科手术床及 X 线片影像增强设备。

4）术前预防性抗生素：术前 1 天开始应用，并于手术当日再给 1 次剂量。

（3）麻醉方法：常用连续硬膜外麻醉，也可采用气管插管全身麻醉。

（4）手术体位：一般采取患侧略垫高的仰卧位，或将其固定于"铁马"（骨科手术床）上（图 2－5－9），后者的优点包括：

1）为麻醉师提供合适的位置，特别是对严重损伤的患者，巡回护士、器械护士及 X 线片技术员也满意用此位置。

2）对患者呼吸及循环系统的影响较小。

3）复位对线便于掌握，特别是易于纠正旋转移位及侧方成角畸形。

4）便于导针的插入及髓内钉的打入，尤其适用于股骨中下段骨折。

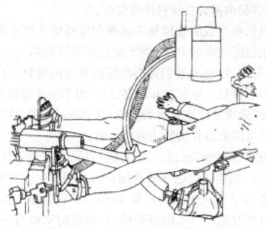

图 2-5-9　髓内钉固定常用的仰卧位示意图

仰卧位的缺点是,对于近端股骨要取得正确进路比较困难,尤其是对于一些肥胖患者。此时为了使大粗隆的突出易于显露,需将患肢尽量内收,健髋外展。

侧卧位的优点是,容易取得手术进路,多用于肥胖患者及股骨近端骨折。缺点是放置体位比较困难,对麻醉师、巡回护士、器械护士及 X 线片技术员都不适用;术中骨折对线不易控制,远端锁钉的置入也比较困难。

无论是采用哪种体位,均应将患者妥善安置在骨科专用手术床上,防止会阴部压伤及坐骨神经等的牵拉伤等。

(5)手术操作步骤

1)手术切口及导针入点:在大粗隆顶点近侧做一个 2cm 长的切口,再沿此切口向近侧、内侧延长 8～10cm,按皮肤切口切开臀大肌筋膜,再沿肌纤维方向做钝性分离;识别臀大肌筋膜下组织,触诊确定大粗隆顶点,在其稍偏内后侧为梨状窝,此即为进针点,选好后用骨锥钻透骨皮质(图 2-5-10)。

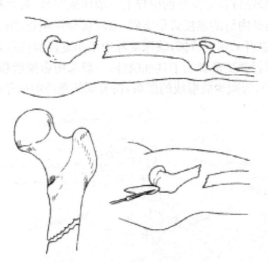

图 2-5-10　闭合髓内钉固定的切口、进针点及钻透骨皮质示意图

正确选择进针点非常重要,太靠内侧易导致医源性股骨颈骨折或股骨头坏死,甚至引起髋关节感染;此外可造成钉的打入困难,引起骨折近端外侧皮质骨折。进针点太靠外,则可能

导致髓内钉打入受阻或引起内侧骨皮质粉碎性骨折。

2)骨折的复位：骨折初步满意的复位是手术顺利完成的重要步骤，手术开始前即通过牵引手法复位；一般多采用轻度过牵的方法，便于复位和导针的插入。应根据不同节段骨折移位成角的机制来行闭合复位，特别是近端骨折仰卧位复位困难时，可采取在近端先插入一根细钢钉作杠杆复位，复位后再打入导针。非不得已，一般不应作骨折部位切开复位。

对于粉碎性骨折无需强求粉碎性骨块的复位，只要通过牵引，恢复肢体长度，纠正旋转及成角，采用静力型固定是可以取得骨折的功能愈合的。

3)放置导针、扩大髓腔(图2－5－11)：通过进针点插入圆头导针，不断旋转进入，并保持导针位于髓腔的中央部分，确定其已达骨折远端后，以直径8mm弹性髓腔锉开始扩髓，每次增加1mm，扩大好的髓腔应比插入的髓内钉粗1mm。扩髓过程中遇到阻力可能是将通过髓腔的狭窄部，通过困难时可改用小一号的髓腔锉，直到顺利完成为止。要防止扩髓过程中对一侧皮质锉得过多引起骨皮质劈裂造成骨折。

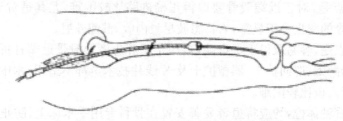

图2－5－11　插入导针、扩大髓腔示意图

4)髓内钉的选择和置入：合适的髓内钉的长度应是钉的近端与大粗隆顶点平齐远端距股骨髁2～4cm，直径应比最终用的髓腔锉直径小1mm。此时，将选择好的髓内钉与打入器牢固连接，钉的弧度向前，沿导针打入髓腔；当钉尾距大粗隆5cm时，需更换导向器，继续打入直至与大粗隆顶平齐。打入过程中应注意不能旋转髓内钉，以免此后锁钉放置困难，遇打入困难时不能强行，必要时重新扩髓或改小一号髓内钉。

5)锁钉的置入：近端锁钉在导向器的引导下一般比较容易，只要按照操作步骤进行即可，所要注意的是导向器与髓内钉的连接必须牢固，松动将会影响近端钉的置入位置(图2－5－12)。远端锁钉的置入也可采用定位器，临床实际中依靠定位器往往效果并不理想，这可能是由于髓内钉在打入后的轻微变形影响了其准确性，一般采用影像增强透视结合徒手技术置入远端锁钉(图2－5－13)，为减少放射线的照射，需要训练熟练的操作技巧。

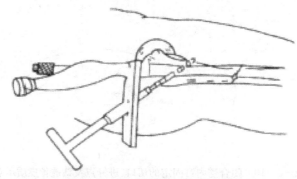

图2－5－12　近端锁钉放置示意图

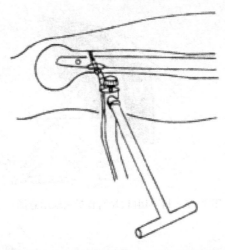

图 2-5-13　远端锁钉透视下徒手置入示意图

6. Kuntscher 钉　Kuntscher 钉是标准的动力髓内钉,其稳定性取决于骨折的完整程度及钉和骨内膜间的阻力,但适应证有所限制:一般只适宜于股骨干中 1/3、中上 1/3 及中下 1/3 的横断或短斜形骨折。此项技术在半个世纪以来,其有效性和实用性已被数以万计的病例证实一方面,其具有动力压缩作用,有利于骨折早日愈合;另一方面,由于交锁髓内钉需要在 C 形臂 X 线机透视下进行,部分医院仍不具备该设备,加上锁定孔处易引起金属疲劳断裂及操作复杂等问题,因此传统的 Kuntscher 钉技术仍为大众所选用。现将这项技术简述如下:

(1)适应证:适用于成年人,骨折线位于中 1/3、中上 1/3 及中下 1/3 的横断形、闭合性骨折,微斜形、螺旋形者属相对适应证,开放性者只要能控制感染也可考虑。该术式的优点是:操作简便,疗效确实,患者可以早日下地。

(2)操作步骤

1)先行胫骨结节史氏钉骨牵:持续 3～5 天,以缓解及消除早期的创伤反应,并使骨折复位。

2)选择长短、粗细相适合的髓内钉:梅花形髓内钉最好,一般在术前根据 X 线片显示的股骨长度及髓内腔直径选择相应长短与粗细的髓内钉,并用胶布固定于大腿中部再拍 X 线片,以观察其实际直径与长度是否合适,并及时加以修正。

3)闭合插钉:骨折端复位良好的,可在大粗隆顶部将皮肤做一个 2cm 长切口,使髓内钉由大粗隆内侧凹处直接打入,并在 C 形臂 X 线机透视下进行,其操作要领与前者相似,不赘述。

4)开放复位及引导逆行插钉:牵引后未获理想对位者,可自大腿外侧切口暴露骨折端(图 2-5-14),在直视下开放复位及酌情扩大髓腔(图 2-5-15);然后将导针自近折端髓腔逆行插入,直达大粗隆内侧穿出骨皮质、皮下及皮肤,再扩大开口,将所选髓内钉顺着导针尾部引入髓腔(图 2-5-16、图 2-5-17)并穿过两处断端(图 2-5-18～图 2-5-20),使钉头部达股骨干的下 1/3 处为止。中下 1/3 骨折患者,应超过骨折线 10cm。钉尾部留置于大粗隆外方不可太长,一般为 1.5cm 左右,否则易使髋关节外展活动受阻(图 2-5-21)。一般在 1 年后将钉子拔出,操作一般无困难,原则上由施术打钉者负责拔钉为妥(图 2-5-22)。

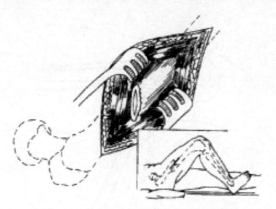

图 2－5－14　切口、显露骨折断端示意图

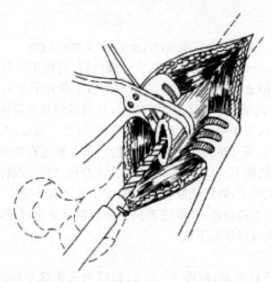

图 2－5－15　酌情扩大髓腔示意图

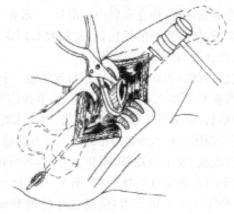

图 2－5－16　将导针逆行打入示意图

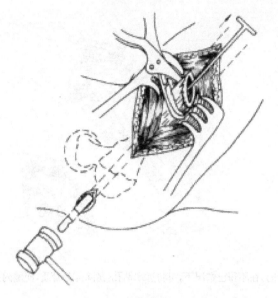

图 2－5－17　将髓内钉顺着导针打入示意图

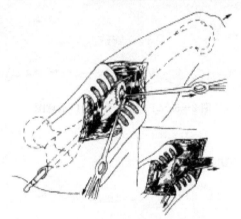

图 2－5－18　髓内钉先自股骨近端打出示意图

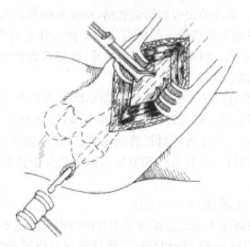

图 2－5－19　髓内钉穿过已复位的股骨骨折断端

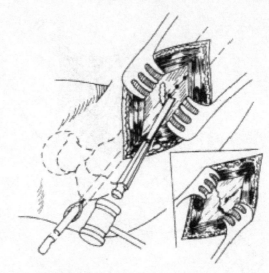

图2-5-20 遇到进钉困难时,在不得已情况下,可将远端钻孔,凿除部分骨质,使髓内钉可顺利通过狭窄区示意图

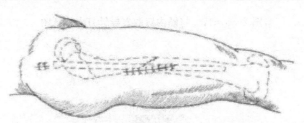

图2-5-21 术毕闭合切口示意图

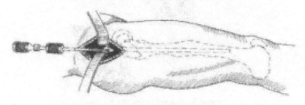

图2-5-22 拔钉示意图

5)扩大髓腔插钉术:有条件的也可选用髓腔钻,将髓腔内径扩大,然后插入直径较粗的髓内钉以引起确实固定和早期下地负重。但笔者认为如此操作会对骨组织的正常结构破坏太多,拔钉后所带来的问题也多。因此在选择时应慎重,既要考虑到内固定后的早期效果,又要考虑到拔除髓内钉后的远期问题。

6)术后:可以下肢石膏托保护2～3周,并鼓励早期下地负重,尤其是对于中1/3的横形骨折;但对中下1/3者,或是斜度较大者则不宜过早下地,以防变位。

有资料显示,欧美等发达国家近年对长管状骨骨折,又重新恢复了以髓内钉治疗为主流的趋势,其中包括交锁髓内钉等也日益受到重视。但就股骨干骨折而言,还有其他的一些可选用的手术方法。

(二)接骨板螺钉内固定术(图2-5-23)

既往认为接骨板螺钉固定术的适应证为手术复位髓内钉固定不适合的患者,如股骨上1/3或下1/3骨折者,最近对股骨干骨折切开复位接骨板螺钉固定的观点已有所不同。由于传统髓内钉满意的疗效,以及当前闭合性髓内钉手术、特别是交锁髓内钉技术的发展,人们看到更多的是接骨板螺钉内固定的缺点。没有经验的骨科医师可能会造成一些力学上的错误,如钢板选择不当、太薄或太短、操作中螺钉仅穿过一层皮质、骨片的分离等,尤其是当固定失败、发生感染时,重建就成了大问题,并且接骨板的强度不足以允许患者早期活动。此外,由于钢板的应力遮挡导致的骨质疏松,使得在拆除内固定后仍应注意保护骨组织,逐步增加应力才能避免再骨折。这些方面严重地影响了接骨板螺钉内固定术在股骨干骨折中的应用和推广,笔者建议应慎重选择。

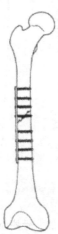

图 2—5—23 接骨板螺钉技术示意图

(三)Ender 钉技术(图 2—5—24)

Ender 钉治疗股骨干骨折曾风行多年,操作简便,颇受患者欢迎。但其易引起膝关节病废而不如选用髓内钉。因此,近年来已较少采用。

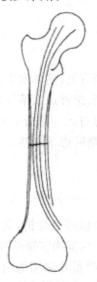

图 2—5—24 股骨干骨折 Ender 钉固定示意图

(四)外固定支架固定术(图 2—5—25)

关于外固定支架,国内外有多种设计,其应用的范围适用于股骨干各段、各种类型的骨折,对开放性骨折、伤口感染需定期换药者尤其适用。应用外固定支架患者可早期下地活动,有益于关节功能的恢复。应注意防止穿针孔的感染和手术操作中误伤血管神经。由于大腿部肌肉力量强大,宜选用环型或半环型的支架,单侧支架很难维持对位对线,除非伴有其他损伤需卧床休养的病例。

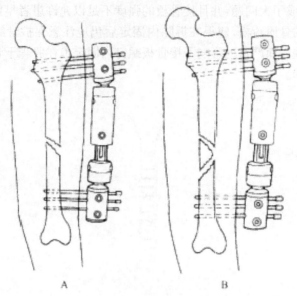

图 2-5-25　骨外固定架示意图
A.股骨中段斜形骨折;B.股骨中段粉碎性骨折

（王洪波）

第三节　股骨干骨折各种并发症的诊治

一、术中并发症

术中并发症的发生均与操作不当有关,例如术中发生新的骨折。髓内钉固定时造成新的骨折主要与髓内钉规格尺寸选择不当、进针点太偏外或偏内、髓腔扩大过度皮质偏薄有关,手术时加以注意是可以避免的。髓内钉打入一部分后处于进退不能的与术前估计不足及术中粗暴强行打入有关,应采取相应的策略防患于未然。

二、术后并发症

(一)延迟愈合和不愈合

延迟愈合多发生在开放性骨折及粉碎性骨折,主要原因大多与处理措施不当有关,可通过改进不恰当的措施、延迟固定时间、局部确实制动和外加电磁场刺激等辅助手段,大部分能取得完全愈合不愈合通常由于感染、严重骨缺损等引起,采用交锁髓内钉辅以自体植骨可以在取得骨愈合的同时照顾到膝关节功能的恢复。

(二)畸形愈合

畸形愈合和内固定不当及活动过早有关,股骨干骨折成角畸形大于 15°、旋转畸形大于20°或短缩畸形超过 2.0cm 者,均应设法矫正,小儿及老年病例可放宽标准。一般可采用人工制造骨折重新固定的方法,固定时除矫正旋转成角外,应注意维持合适的肢体长度,必要时可考虑植骨。

（三）再骨折

再骨折一般多发生在钢板固定拆除后。由于钢板的应力遮挡，局部骨质疏松，拆除后应暂缓负重，或外加石膏固定一段时间，逐步增加负重，预防应力损伤。对于已发生的再骨折，宜采用交锁髓内钉等较可靠的方法固定，一般愈合时间都较原骨折短。

（四）内植物折断

内固定植入物的断裂并不鲜见，其原因一方面与材料的质量有关，另一方面与固定不当、过早负重有关，发生在骨折愈合前的折断应视骨折对位对线情况及愈合趋势酌情处理。原则上应予去除，但技术操作困难，这种情况下如果强行取出，可能带来不良后果。

（五）膝关节功能障碍

大多由于长期固定引起股中间肌的粘连、股中间肌本身的损伤与瘢痕化，以及膝关节内和髌骨两侧囊壁的病变而引起。主张在确实固定的基础上早期活动可预防膝关节功能障碍的发生。轻者可通过理疗、加强功能锻炼得以恢复。重则行股四头肌成形术，手术松解膝关节及髌韧带下方粘连，切除已瘢痕化的股中间肌，并酌情行股四头肌延长术等。术后早期行CPM锻炼，疗效多较满意。

（王洪波）

第六章　骨盆骨折

第一节　骨盆骨折的概述

骨盆骨折占全身骨折的 2%～8%，多由于高能量损伤所致，常以车祸伤及高处坠落伤为主。据报道美国骨盆骨折的发生率为 37/10 万。15～25 岁的青少年，男性的发病率明显高于女性，且多数合并严重的创伤。超过 55 岁的中年，骨盆骨折的发生率显著增高，据报道老年女性的年发生率为 446/10 万。高能量损伤的不稳定性骨盆骨折在青年男性中常见；而低能量损伤的稳定性骨盆骨折多发生于老年人。开放性骨盆骨折占骨盆骨折的 2%～4%，多由严重的交通事故伤造成。

骨盆骨折不仅会导致骨盆本身的严重损伤，而且通常合并身体其他部位的损伤。流行病学研究显示 12%～62% 的骨盆骨折患者合并头颅、胸腹、长骨及腹部脏器的损伤。据报道骨盆骨折患者的死亡率为 5%～60% 不等，开放性骨盆骨折患者的死亡率高达 25%～50%，并发症的发生率为 10%～50%。

20 世纪 40 年代，国外开始报道骨盆骨折病例，但多为个案报道，且治疗方式以非手术方法为主；60～70 年代，随着骨盆骨折病例数的增加，对此类损伤的临床研究报道逐渐增多；80 年代后，随着对骨盆骨折各种损伤机制认识的加深和长期的临床观察，骨盆骨折的诊断治疗方案逐渐成熟；至 90 年代后，国外对复杂性骨盆骨折开始进行规范的手术治疗。

国内对骨盆骨折的认识稍晚于国外。在 20 世纪 70 年代以前，国内对骨盆骨折的治疗以非手术治疗为主，只对简单的骨盆骨折（如单纯的髋臼后壁骨折或耻骨联合分离等）进行手术治疗；80 年代以后，逐渐对一些较复杂的骨盆骨折进行手术治疗；90 年代后期，对复杂性骨盆骨折的手术治疗逐渐成熟。近年来，在国内创伤骨科专家的积极推动下，关于骨盆骨折的规范治疗逐渐在全国推广开来。

（曾庆利）

第二节　骨盆骨折的诊断

骨盆创伤的准确诊断是一切正确治疗的基础，其中最重要的是要准确判断骨盆骨折是否稳定，这对其后的治疗有重要的指导意义。

一、病史

骨盆骨折一般都有明确的外伤史，分为低能量损伤（如行走摔倒）和高能量损伤（如车祸伤、高处坠落伤或工业事故等）两种。对于同样的骨盆骨折，老年患者可能只需要很小的外力，而年轻患者则需要非常大的外力。受伤时外力的方向可以导致不同类型的骨盆骨折：前后方向的外力常导致"翻书样"损伤，但一般不会累及骶髂后韧带；剪切应力可造成骨盆垂直移位，表现为严重不稳。询问外伤史时应详细了解患者受伤时外力的性质、方向及大小，以便于判断损伤机制、骨折部位与骨折类型。

二、临床表现

骨盆环连续性未受损害的骨盆边缘骨折主要表现为局部疼痛与压痛,骨盆挤压与分离试验阴性,而骨盆环单处骨折者的挤压与分离试验为阳性。骨盆环前后联合骨折或骨折脱位时,骨盆不稳定并多有骨盆变形,且疼痛广泛。

患者入院后,初步诊断骨盆骨折的依据是:①骨盆部有受暴力冲击或挤压的外伤史。②有较广泛的局部疼痛或肿胀,活动下肢时骨盆部疼痛加重,局部压痛显著。③骨盆挤压与分离试验阳性。

不稳定性骨盆骨折患者除有上述一般表现外,还有下列表现:①下肢不等长或有明显的旋转畸形。②两侧的脐—髂前上棘间距不等。③耻骨联合间隙显著变宽。④伤侧髂后上棘较健侧明显向后凸起。⑤骨盆有明显可见的变形。

骨盆骨折出血多时可有神志淡漠、皮肤苍白、四肢厥冷、尿少、脉快、血压下降等失血性休克征象。对上述表现的患者,检查要轻柔,骨盆分离、挤压及伸屈髋关节检查应尽量避免,以免加重出血或疼痛。

另外,可以通过膀胱 X 线造影、阴道镜及肛镜检查患者的尿道、直肠以及女性患者的阴道是否损伤,从而判断是否为开放性骨盆骨折。

三、影像学检查与评估

1. X 线评估 X 线检查可让临床医生快速获取评估骨盆骨折的资料,对损伤严重的患者及时进行抢救和处理,降低骨盆骨折的病死率和致残率。骨盆骨折 X 线评估包括骨盆平片(即前后位片)、骨盆上口位片、骨盆下口位片、骨盆斜位片,其中前后位 X 线片在临床上最常用。

(1)骨盆平片:检查时患者平卧位,感光成像板水平置于骨盆下方,球管置于骨盆正上方,与身体平面成垂直位投照(图 2—6—1)。大多数骨盆骨折可以在平片上得到比较清晰的显示。骨盆后侧损伤可以表现为断端的明显移位或出现裂隙;还可以显示一些骨折不稳定有关的征象(如 L_5 横突移位的撕脱骨折常常提示骨盆不稳定);骶髂韧带起止点任一处的撕脱骨折都意味着半骨盆不稳定。

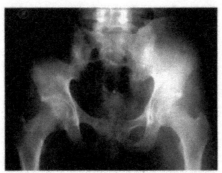

图 2—6—1 骨盆前后位片(即骨盆平片)

(2)骨盆上口位片:检查时患者平卧位,感光成像板水平置于骨盆下方,球管置于骨盆正上方偏头侧,与身体平面成 60°投照(图 2—6—2)。此投照位垂直于骨盆上口,真实地显示了骨盆的上口,可以更好地显示骨盆前后方的移位。经过骶髂关节联合体的后方移位,在上口位可最佳地显示出来。

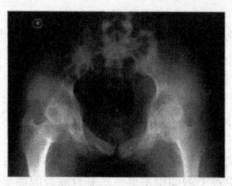

图2-6-2　骨盆上口位片

(3)骨盆下口位片:检查时患者平卧位,感光成像板水平置于骨盆下方,球管置于骨盆正上方偏尾侧,与身体平面成45°投照(图2-6-3)。该投照位可以清晰地显示骨盆前环的骨折移位情况以及骨盆后环断裂后向上移位的情况。下口位也可以清楚地显示骶髂关节的上移,表现为股骨头不在同一水平线。

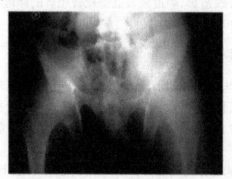

图2-6-3　骨盆下口位片

(4)骨盆斜位片:骨盆斜位片包括髂骨斜位片(图2-6-4A)和闭孔斜位片(图2-6-4B)。通过骶髂关节的斜位像对检查骶髂关节的脱位或骨折十分重要,有利于显示骶髂后复合体的骨折移位情况,也可以显示骶髂关节处的骨折是侧方挤压导致的,还是剪切应力导致的。

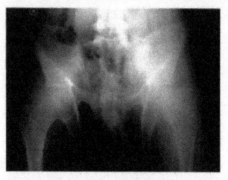

图2-6-4　骨盆斜位片

A.髂骨斜位片;B.闭孔斜位片

2.CT评估　CT平扫,即CT横断面扫描可以非常清晰地显示骨盆骨折移位情况。在普通骨盆前后位 X 线片上无法显示的细小骨折和轻度移位,在 CT 平扫图像中都可以清晰地显示出来。CT 平扫对评价骨盆的稳定性和制订治疗方案具有重要参考价值(图 2—6—5)。

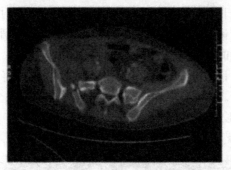

图 2—6—5　CT 横断面扫描
显示右侧髂骨骨折,后弓已完全破裂

对骨盆骨折来说,冠状面和矢状面的重建图像最有价值。临床医生通过将冠状面和矢状面的重建图像与平扫图像相结合,可以对骨盆骨折的移位情况进行综合的评价。对于骨盆单侧骨折,通过多平面重建(MPR)调整距离,消除扫描时体位不正造成的骨盆两侧不对称,然后与健侧相比较,可以精确地测量骨折移位的程度(图 2—6—6)。

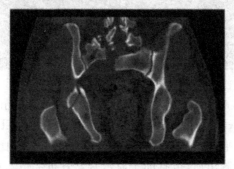

图 2—6—6　CT 冠状面扫描
显示右侧骶骨骨折,右侧半骨盆向上移位

CT 三维重建(three dimensional reconstruction,3D)可以提供直观、立体的三维图像,而且可以根据需要向任何方向旋转,使医生可以从任意角度观察骨盆骨折移位情况和骨盆环变形情况,从而得到直观印象。需要说明的是要想在三维重建图像上显示出骨折的细节情况必须进行薄层扫描,层面设定为 2.5mm 或更小(图 2—6—7)。

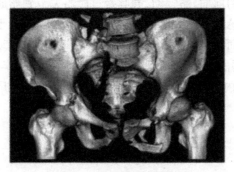

图 2—6—7　CT 三维重建
显示骨盆左侧耻骨支骨折,右侧骶骨骨折,完全不稳定

3.磁共振成像　磁共振成像(magnetic resonance imaging,MRI)是将射频电磁波与人体内的氢质子共振产生的信号,经计算机处理后转换成影像的检查方法。MRI 检查具有软组织结构显像对比好、多平面扫描、非侵袭性及无辐射损害等特点。对于骨盆骨折,MRI 检查可发现骨盆部位的肌肉、肌腱、韧带、神经等软组织损伤及隐匿性的骨盆应力性骨折。目前 MRI 不作为骨盆骨折患者常规的检查方法。

4.椎管或骶管造影 CT 扫描　椎管或骶管造影 CT 扫描是将造影剂从 $L_4 \sim L_5$ 间隙注入椎管或从骶裂孔注入骶管。在扫描摄片前定位观察,见造影剂完全充盈骶管,集中于后侧,最终到达 S_1 部位。骶管造影 CT 扫描属硬膜外造影,安全可靠,对于诊断骶骨骨折及骶神经损伤很有价值,可作为诊断骶骨骨折及骶神经卡压的放射学诊断技术(图 2—6—8)。

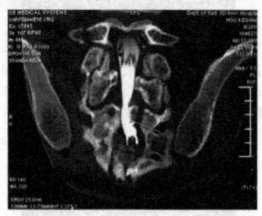

图 2—6—8　椎管造影 CT 冠状面扫描
显示骶骨骨折卡压骶骨,骶神经受压(箭头所示)

5.CT 血管造影(CTA)　CTA 即 CT 血管造影,即在进行 CT 扫描时静脉内注入血管造影剂(如^{131}I 等),这样 CT 平面扫描及之后的重建图像上就可以比较清晰地显示出血管的图像。该检查有助于诊断动脉出血,也有助于显示骨盆骨折部位与重要血管的比邻关系,有利于加强保护,减少医源性损伤。

血管的解剖位置与骨盆骨折好发部位关系密切,以下几个部位易造成血管损伤:①骨盆壁附近的主要血管:围绕耻骨上支的血管有髂外动、静脉及闭孔动、静脉;在耻骨下支、坐骨支内缘有阴部内动、静脉;髋臼窝内侧有闭孔动、静脉;髂总动、静脉经腰大肌内侧的筋膜深层下行。②骨盆后部主要有髂内动、静脉及其主要分支和属支:如臀上动、静脉经坐骨大切迹到臀区,骶外侧动脉行经骶骨的前面,髂腰动、静脉跨过骶髂关节到髂肌前面。③骨盆壁及骨盆腔内的静脉丛:骨盆壁静脉丛静脉吻合成网状,壁薄,缺少弹性。位于盆腔前部的静脉及静脉丛较大,且比动脉更靠近骨面,撕裂后易渗血,故骨折时静脉出血比动脉多见。骶骨周围血供丰富,骶骨外侧部骨折后可引起腹膜后血肿。此外,骨盆腔内还有丰富的静脉丛,为动脉面积的 $10 \sim 15$ 倍,主要围绕盆腔内壁构成"血管湖",严重复杂的骶骨骨折可致数组血管同时受损(图 2—6—9)。

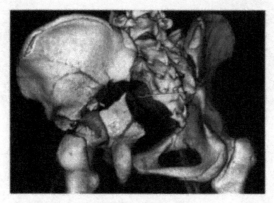

图 2—6—9　CT 血管造影(CTA)
显示骨折断端嵌压血管形成假性动脉瘤,假性动脉瘤形成于髂窝内侧(箭头所示)

（曾庆利）

第三节　骨盆骨折的分型

将骨盆骨折进行科学分类,有助于正确判断骨折的类型、受伤机制以及受伤程度,有利于正确选择手术入路、手术方法以及手术器械,可以取得更满意的治疗效果。自 20 世纪 50 年代以来,国内外学者提出了许多骨盆骨折的分类方法,但至今尚未有一种分类系统能完全、精确地反映骨盆骨折的特点。

一、按骨盆损伤的部位分类

骨盆环由前环与后环构成,前环包括耻骨联合与耻骨支,后环由两侧髂骨与骶骨构成,骨与骨之间由韧带连接,这些韧带在骨盆的稳定性中同样起重要作用。

1.前环损伤　前环损伤包括耻骨联合分离、耻骨支上下支骨折(单侧或双侧)、耻骨联合和耻骨支的联合损伤。前环损伤易于诊断,既可以由直接暴力引起,也可以由间接暴力引起。

2.后环损伤　后环损伤包括髂骨、骶髂关节和骶骨的损伤。后环损伤通过 X 线检查不易确诊。发现后环损伤时,应注意损伤部位,区分是单侧还是双侧损伤,有没有脱位,是稳定性损伤还是不稳定性损伤。

二、Young—Burgess 分类

Pennal 等提出了一种力学分型系统,将骨盆骨折分为侧方挤压型损伤、前后挤压型损伤和垂直剪力型损伤。Young 和 Burgess 在 Pennal 分型系统上,增加了一个复合外力损伤的新类型。Young—Burgess 分型主要有以下 4 个主要类型(图 2—6—10)。

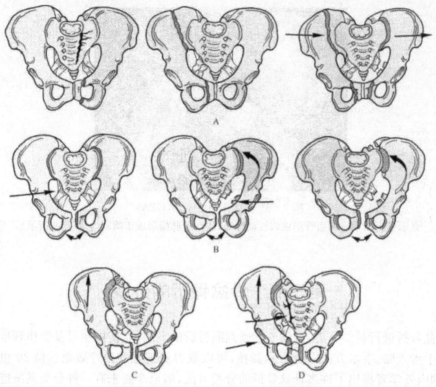

图 2－6－10　Young－Burgess 分类法

A.侧方挤压型损伤(LC 型);B.前后挤压型损伤(APC 型);C.垂直剪力型损伤(VS 型);D.复合机制型损伤(CM 型)

1.侧方挤压型损伤(LC 型)　有 3 种亚型:①LCⅠ型,后方应力使骶骨受到冲击,是稳定型骨折。②LCⅡ型,前方应力导致后部韧带结构破裂,但是垂直稳定性仍然被保留,可能伴有骶骨前方挤压伤。③LCⅢ型,侧方暴力持续通过骨盆产生双侧半骨盆的损伤,与被挤压或碾压引起的孤立性损伤类似。LCⅠ型和 LCⅡ型损伤常常并发许多其他创伤,包括颅脑外伤和腹腔内脏损伤,而 LCⅢ型损伤一般不伴有严重的复合伤。

2.前后挤压型损伤(APC 型)　可以分为 3 种亚型:①APCⅠ型,耻骨联合分离≤2.5cm,有单侧或双侧耻骨支的垂直骨折或骨盆环的破裂。②APCⅡ型,耻骨联合分离>2.5cm,伴有骶髂关节的分离,但是仍保留有垂直稳定性。③APCⅢ型,前方和后方结构的完全破裂,伴有明显的骶骨分离或垂直方向的骨折移位,该类型稳定性差,常伴有严重的复合伤。

3.垂直不稳定型骨折或剪力型损伤(VS 型)　轴向暴力作用于骨盆导致骨盆环前后韧带和骨复合物破裂,骶髂关节分离并纵向移位,偶有骨折线通过髂骨翼和(或)骶骨。这种损伤会导致不稳定性骨折,常有较严重的腹膜后出血。

4.复合机制型损伤(CM 型)　前部和(或)后部纵行和(或)横行骨折,可见于各类骨折的组合形式(LC－VS 型和 LC－APC 型等)。

三、AO 分型

骨盆骨折 AO 分型系统已逐渐被人们所接受,是应用较广泛的分型系统之一。AO 分型与 Tile 分型系统相似,但是 Tile 分型把骨盆环破裂合并髋臼骨折单独列出(见 Tile 四型)。

骨盆骨折的 AO 分型如下。

1. A 型　为稳定型,后弓完整,进一步分为 3 型。

(1)A1:后弓完整,撕脱骨折。

A1.1:累及髂前上棘。

A1.2:累及髂嵴。

A1.3:累及坐骨结节。

(2)A2:后弓完整,耻骨骨折(直接暴力)。

A2.1:髂骨翼骨折。

A2.2:单侧前弓骨折。

A2.3:双侧前弓骨折。

(3)A3:后弓完整,骶骨尾侧至 S2 的横行骨折。

A3.1:骶尾关节脱位。

A3.2:骶骨未脱位。

A3.3:骶骨脱位。

2. B 型　为部分稳定,后弓不完全破裂、旋转,进而分为 3 型。

(1)B1:向外部旋转不稳定,"翻书样"损伤,累及单侧。

B1.1:骶髂关节前方破裂。

B1.2:骶骨骨折。

(2)B2:后弓的不完全破裂,累及单侧,向内部旋转(侧方挤压)。

B2.1:骶骨前方挤压骨折。

B2.2:部分骶髂关节骨折,半脱位。

B2.3:髂骨后方不完全骨折。

(3)B3:后弓的不完全破裂,累及双侧。

B3.1:双侧"翻书样"损伤。

B3.2:一侧"翻书样"损伤,一侧侧方挤压损伤。

B3.3:双侧侧方挤压损伤。

3. C 型　后弓的完全破裂,为不稳定型。

(1)C1:后弓的完全破裂,累及单侧。

C1.1:髂骨骨折。

C1.2:骶髂关节脱位和(或)骨折脱位。

C1.3:骶骨骨折。

(2)C2:双侧损伤,一侧旋转不稳定,一侧垂直不稳定。

(3)C3:双侧损伤,双侧完全不稳定。

四、Tile 分型

Tile 基于骨盆垂直面的稳定性、后方结构的完整性以及外力作用方向将骨盆骨折分为 A、B、C3 型,按顺序表示病情严重程度逐渐增加。每型又分为 3 个亚型,每个亚型又可以进一步分型。这种分类方法现已被多数医生所接受,但是对每一个患者的具体处理,还需要个性化评估,而不是依赖死板的分类。

1. A 型(稳定型)

(1)A1 型:撕脱骨折(图 2—6—11)。

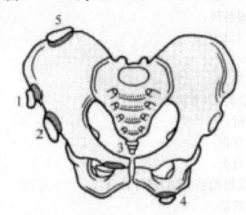

图 2—6—11 Tile A1 型(撕脱骨折)

1. A1.1 型,髂前上棘;2. A1.2 型,髂前下棘;3. A1.3 型,耻骨结节;4. A1.4 型,髂结节;5. A1.5 型,坐骨结节

A1.1 型:髂前上棘撕脱骨折,猛烈屈髋引起缝匠肌的强烈收缩所致。

A1.2 型:髂前下棘撕脱骨折,由股直肌猛烈收缩所致。

A1.3 型:耻骨结节(棘)撕脱骨折。

A1.4 型:髂结节撕脱骨折。

A1.5 型:坐骨结节撕脱骨折,由于腘绳肌的强烈收缩引起。

(2)A2 型:稳定的髂骨翼骨折或移位较小的骨盆环骨折。

A2.1 型:孤立的髂骨翼骨折(图 2—6—12A)。

A2.2 型:稳定的无移位或仅少许移位的骨盆环骨折(图 2—6—12B)。

A2.3 型:孤立前环骨折(图 2—6—12C),这种类型的骨盆骨折累及全部 4 个耻骨支而没有后部损伤。

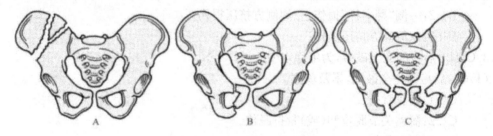

图 2—6—12 Tile A2 型损伤

A. A2.1 型,孤立的髂骨翼骨折;B. A2.2 型,稳定的无移位或仅少许移位的骨盆环骨折;C. A2.3 型,孤立前环骨折

(3)A3 型:骶(或尾骨)的横向骨折。

A3.1 型:尾骨骨折或骶尾关节脱位(图 2—6—13A)。

A3.2 型:无移位的骶骨横向骨折(图 2—6—13B),通常在 S_2 以下的骶骨横行骨折。

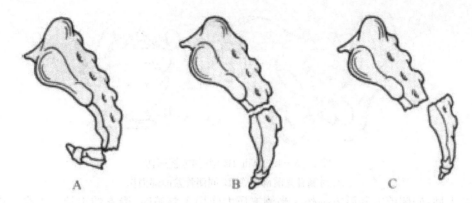

图 2-6-13 Tile A3 型,骶(或尾骨)的横向骨折

A. A3.1 型,尾骨骨折或骶尾关节脱位;B. A3.2 型,无移位的骶骨横向骨折;C. A3.3 型,有移位的骶骨横向骨折

A3.3 型:有移位的骶骨的横向骨折(图 2-6-13C),常合并重要的骶部马尾神经的损伤。

2. B 型(部分稳定型) 这类骨折旋转不稳定,但垂直方向和后方却是稳定的。垂直方向稳定的 B 型损伤可以由外部的旋转暴力(前后向的挤压)导致,也可由内部的旋转暴力(侧方挤压)导致。B 型损伤的特征是后部张力带完整以及骨盆底完整。

(1)B1 型:"翻书样"损伤(外部的旋转不稳定)。经实验研究,若耻骨联合分离<2.5cm,则不会伴有盆底或骶棘韧带的破坏;若耻骨联合分离>2.5cm,常常会伴有骶棘韧带、骶髂前韧带的断裂和盆底的破坏。这种损伤可以是单侧 B1 型或双侧 B3.1 型(图 2-6-14)。

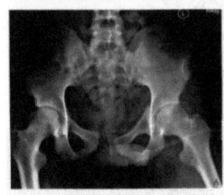
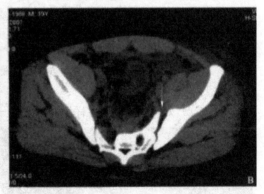

图 2-6-14 Tile B1.1 型,骶髂关节前方破裂

A. 骨盆前后位 X 线片显示耻骨联合分离、左侧骶髂关节间隙增宽;

B. CT 横断面扫描显示左侧骶髂关节前方关节间隙增宽(箭头所示)、髂骨外旋畸形

(2)B2 型:侧方挤压伤。这类损伤的特点为单侧骨盆后弓的部分破裂而维持着垂直方向或后部的稳定性(即内部旋转稳定性)(图 2-6-15)。

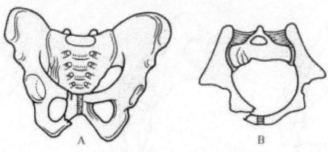

图 2—6—15 Tile B2 型(侧方挤压伤)

A.对侧骨盆前部损伤;B.同侧骨盆前部损伤

B2.1 型:同侧前方和后方损伤。当侧方压力作用于髂嵴时,受累的半骨盆承受了内旋应力,导致骨盆环的前方损伤。这种损伤可能是耻骨上下支的骨折或耻骨联合绞锁或倾斜骨折。

B2.2 型:对侧型("桶柄样"损伤)。当侧方压力联合一个旋转因素时,前方的耻骨联合分离或双侧耻骨体上下支的骨折合并对侧后部结构的损伤,这种骨折可以导致临床上骨盆环明显的旋转移位及患侧肢体的短缩移位(图 2—6—16)。

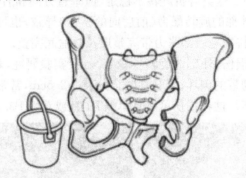

图 2—6—16 "桶柄样"损伤

(3)B3 型:双侧 B 型损伤。

B3.1 型:双侧都是"翻书样"损伤(图 2—6—17)。

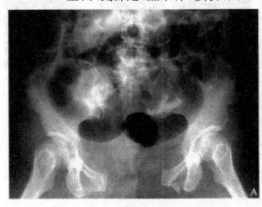
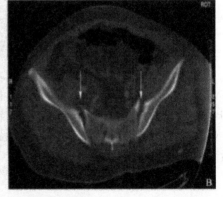

图 2—6—17 Tile B3.1 型(双侧"翻书样"损伤)

A.骨盆前后位 X 线片显示耻骨联合巨大分离、双侧髂骨外旋,双侧耻骨下支、坐骨支骨折;B.CT 横断面扫描显示双侧髂骨外旋畸形、骶髂关节前方间隙增宽(箭头所示)

B3.2 型:一侧是 B1 型损伤,即单侧"翻书样"损伤,而对侧是 B2 型损伤。B3.3 型:双侧都是 B2 型损伤(图 2－6－18)。

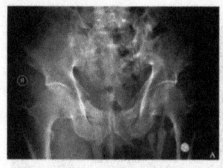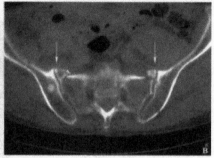

图 2－6－18　Tile B3.3 型(双侧侧方挤压损伤)

A. 骨盆前后位 X 线片显示双侧耻骨上下支骨折,重叠移位;B. CT 横断面扫描显示骶骨双侧前方压缩骨折(箭头所示),左侧髂骨后方骨折

3.C 型(不稳定型)　C 型损伤的特征是后部骶髂关节结构的严重破坏,骶骨或骶髂关节可发生严重的移位。前部的损伤可以是耻骨联合分离、单侧耻骨支或双侧耻骨支的骨折。

(1)C1 型,单侧损伤。

C1.1 型:髂骨骨折(图 2－6－19)。

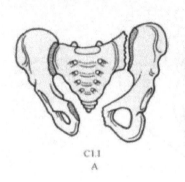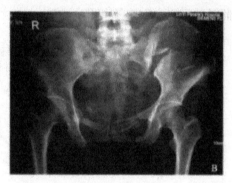

图 2－6－19　Tile C1.1 型(髂骨骨折)

A. Tile C1.1 型骨盆骨折示意图;B. 骨盆前后位 X 线片显示 Tile C1.1 型骨盆骨折,左侧髂骨骨折,双侧耻骨上下支骨折

C1.2 型:骶髂关节脱位或骨折脱位(图 2－6－20)。

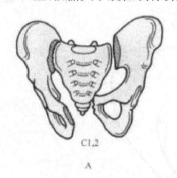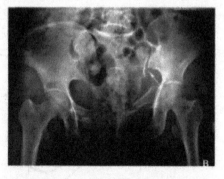

图 2－6－20　Tile C1.2 型(骶髂关节脱位或骨折脱位)

A. Tile C1.2 型骨盆骨折示意图;B. 骨盆前后位 X 线片显示 Tile C1.2 型骨盆骨折,双侧耻骨上下支骨折,左侧骶髂关节脱位(箭头所示)致左侧骨盆垂直向上移位、内旋畸形,骨盆环不连续

C1.3 型:骶骨骨折(图 2-6-21)是最常见的 C1 型损伤,骶骨骨折的分型会在后面章节详细介绍。

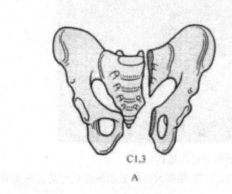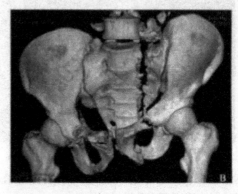

图 2-6-21　Tile C1.3 型(骶骨骨折)

A. Tile C1.3 型骨盆骨折示意图;B. CT 三维重建显示 Tile C1.3 型骨盆骨折,双侧耻骨支骨折,左侧骶骨骨折垂直移位

(2)C2 型,双侧损伤,一侧为 B 型损伤,另一侧为 C 型损伤(图 2-6-22)。这种损伤类型,通常一侧为部分不稳定的 B1 型"翻书样"损伤或 B2 型侧方挤压伤,而另一侧为经过髂骨、骶髂关节或骶骨的不稳定的 C 型损伤。

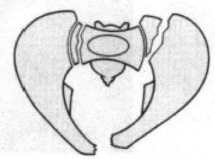

图 2-6-22　Tiie C2 型骨盆骨折示意图
左侧为 B 型损伤,右侧为 C 型损伤

(3)C3 型:双侧损伤,双侧均为 C 型损伤(图 2-6-23、1-24)。这种类型的骨折骨盆移位最严重、最不稳定并且预后最差。两侧的半骨盆都是不稳定的 C 型损伤,整个盆底双侧都受到破坏。

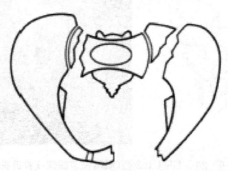

图 2-6-23　Tile C3 型骨盆骨折示意图
双侧均为 C 型损伤

2100

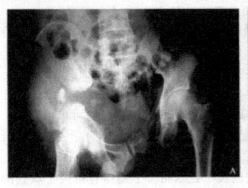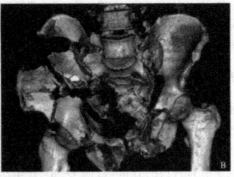

图2-6-24 Tile C3型(双侧损伤,双侧完全不稳定)

A. 骨盆前后位 X 线片显示双侧耻骨上下支骨折,右侧髂骨粉碎性骨折,双侧骶髂关节分离,骶骨骨折;

B. CT 三维重建显示双侧耻骨上下支骨折,右侧髂骨粉碎性骨折,双侧骶髂关节分离,骶骨粉碎性骨折

(4)C3 变异型:双侧骶髂关节脱位,前弓完整(图 2-6-25)。这种损伤实际上是变异的 C3 型损伤,常发生于年轻女性,多是由于患者在过度屈曲位骑马时,因马摔倒而向后摔落在地导致遭受了持续的撞击伤。从 X 线平片上看,其骨盆前部结构保持完整,但双侧骶髂关节后脱位。

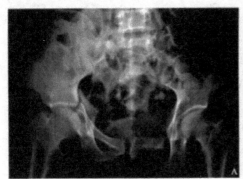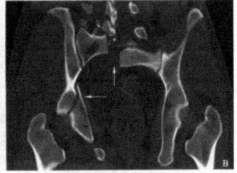

图2-6-25 Tile C3 变异型骨盆骨折示意图

前弓完整,双侧骶髂关节脱位

4. 骨盆环损伤合并髋臼骨折 大多数髋臼骨折会合并同侧骨盆环骨折或骶髂关节损伤,有些髋臼骨折也会并发对侧的骨盆环损伤。严重的骨盆环损伤合并严重的髋臼骨折时预后要比其他类型更差(图 2-6-26)。

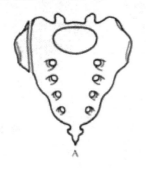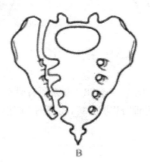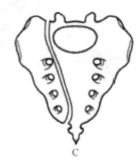

图2-6-26 骨盆环损伤合并髋臼骨折

A. 骨盆前后位 X 线片显示左侧耻骨骨折及右侧髋臼横行骨折,半骨盆垂直向上移位;

B. CT冠状面扫描显示右侧髋臼骨折及右侧骶骨骨折（箭头所示），伴有明显的垂直移位

Tile骨盆骨折分类是目前临床医师应用最广泛的分类方法，对临床医师确定治疗方案及手术方式有决定性的指导意义。

五、骶骨骨折的分型

骶骨是骨盆的一部分，骶骨骨折可与骨盆其他部位骨折合并存在，也可单独存在。由于骶骨的解剖特点，骶骨骨折极易造成神经损害或者遗留下顽固性疼痛。有学者对骶骨骨折单独进行了分型。

关于骶骨骨折的分型，目前Denis分型法已被广泛认可。Ⅰ型指骨折位于骶孔的外侧方，Ⅱ型指骨折位于骶孔区，Ⅲ型指骨折位于骶孔内侧骶骨中间（图2-6-27）。这种分类只描述了纵向骨折，而没有描述横行等其他类型骨折，但是骶骨横行骨折也被列入Ⅲ型骨折。骶骨横行骨折有时涉及骶孔并且常常呈复杂的"H"形骨折（图2-6-28A）或"T"形骨折（图2-6-28B）。这类骨折在骶骨侧位片上可见显著移位。

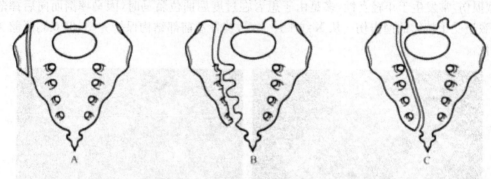

图2-6-27 骶骨骨折的Denis分型

A. Ⅰ型骨折位于骶孔的外侧方；B. Ⅱ型骨折位于骶孔区；C. Ⅲ型骨折位于骶孔内侧骶骨中间

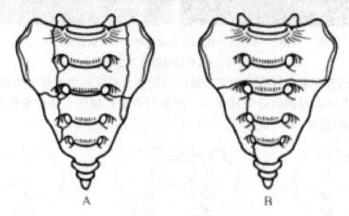

图2-6-28 复杂骶骨骨折

A. 骶骨"H"形骨折；B. 骶骨"T"形骨折

（曾庆利）

第四节 骨盆骨折的急救

骨盆骨折多为高能量损伤,不仅导致骨盆本身的严重损伤,而且常伴有复杂且严重的合并伤。资料显示,骨盆骨折合并低血容量休克的死亡率约为43%,开放性骨盆骨折的死亡率高达50%。因此,骨盆骨折的急救是降低死亡率的重要环节之一。

骨盆骨折的急救应遵循损伤控制理论(damage control surgery,DCS),基本原则为三步处理模式:第一步,抢救生命(如脑外伤、肺部损伤、大出血等);第二步,合并伤的处理;第三步,骨盆骨折的处理。

一、抢救生命

骨盆骨折急救的首要目的是抢救生命,应优先解除危及患者生命的情况,使病情得到初步控制,然后再进行后续处理。必须优先抢救的紧急情况包括呼吸心搏骤停、严重颅脑外伤、血气胸、张力性气胸、大出血和休克等。

患者入院后首先应立即对气道、颅脑、颈椎、呼吸状态、循环状态进行评估,及时发现危及生命的损伤,并迅速进行有效处理。原则上评估与治疗同时进行。在急诊室第1个小时("黄金时段")的正确处理对降低死亡率和致残率至关重要,其抢救可按照以下程序进行。

1. 心肺复苏 心搏呼吸骤停时:①应立即进行体外心脏按压,并尽快给予高浓度、高流量面罩吸氧或气管插管接呼吸机辅助呼吸。②在心电监测下电除颤,开胸心脏按压。③药物除颤等。

保持呼吸道通畅是至关重要的,血凝块、呕吐物或舌后坠等可造成呼吸道阻塞,导致通气功能障碍,可在很短时间内使患者窒息死亡,故应争分夺秒解除呼吸道阻塞,维持呼吸道通畅。如果改变体位、吸氧等措施难以维持气道通畅时,应立即行气管插管。对存在不稳定颈椎骨折脱位的患者,在行气管插管时一定要注意不要过多地搬动头部以免加重损伤。紧急情况下,气管切开术是保持气道通畅最有效的方法。

另一项重要工作是扩充血容量,维持有效循环。应迅速建立静脉通道进行输血输液,倘2~3次静脉穿刺失败,即应行静脉切开术,首先应快速滴注等渗盐水或平衡盐溶液(45分钟内输入1000~2000ml)。若患者血压恢复正常并能维持,则表明失血量较小且已停止出血;如果患者的血细胞比容为30%以上,则可继续输上述溶液(补充量可达估计失血量的3倍),不必进行输血。如果患者失血量大或继续失血则应输全血或浓缩红细胞,但仍应补给部分等渗盐水或平衡盐溶液。

2. 控制出血 在以上紧急处理的同时,应全面分析评估患者病情的发展趋势。如果病情趋向稳定,出血量比较小,可在进一步完善检查后择期处理骨盆骨折。如果生命体征经处理后仍不稳定,应考虑大出血或脏器破裂等因素的存在,进一步现场急救处理。

在3小时内出血量超过血容量的50%或24小时丢失全血容量为大出血。骨盆骨折大出血来源主要有如下方面:①骨盆壁血管。②盆腔静脉丛。③盆腔内脏器。④骨折断端。⑤盆壁软组织。由于急诊急救时常难以判断出血的来源,所以处理比较棘手。各种止血措施的应用效果与出血血管的走行分布密切相关。常见的损伤血管有:髂内血管(臀上臀下动静脉及闭孔动静脉)、髂外血管(股动静脉)、"死亡冠"(闭孔动静脉与髂外动静脉的吻合支)(图2—6

—29)等。骨盆骨折合并大出血的治疗主要是补充血容量和进行有效的止血,具体措施主要有以下几点。

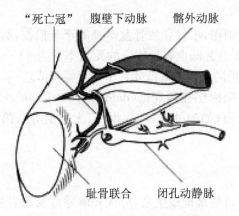

图 2—6—29 "死亡冠"解剖示意图
闭孔动静脉与髂外动静脉吻合构成所谓"死亡冠"

(1)大出血的一般治疗:主要为液体复苏治疗,包括晶体液及胶体液的支持治疗、输血(RBC、血浆及血小板等)、补充血容量及凝血因子、维持有效循环、维持患者体温以及避免出现低体温等。

(2)骨盆容积控制

1)骨盆束缚带:对骨盆大出血的患者迅速止血是多方面的,骨盆束缚带是方法之一,它可以迅速有效地减少盆腔容量以间接止血,同时有利于稳定骨盆。如果没有骨盆束缚带,可以将床单折叠固定于患者骨盆部,该方法简单、实用且有效。

2)充气式抗休克裤(pneumatic antishock garment,PASG):1903 年 Crile 首次报道了PASO 的应用,PASG 控制骨盆骨折的继发出血的作用原理总结为:①止血(填塞作"死亡冠"腹壁下动脉髂外动脉用)。②自身血液回输。③外周血管阻力升高。由于其并发症较多,目前已较少采用其控制骨盆骨折出血。

3)外固定架的应用:外固定架可以作为血流动力学不稳定的骨盆骨折患者急诊救治的重要手段。外固定架控制出血的主要机制是通过复位固定骨折,使骨折面渗血减少,同时有效减少骨盆容积并能保持恒定,从而发挥血管填塞效应,控制静脉和微小动脉的出血。

髂嵴前缘为自髂前上棘向下至髋臼边缘,髂嵴前缘较厚,为外固定架理想的进钉部位。生物力学研究显示在髂嵴下方的螺钉的拔出力量最小;反之,在低位前方置针时,髋臼上方部位的螺钉的拔出力量最大。因此,对于骨盆损伤外固定,螺钉置于髋臼上方更具生物力学优势。

骨盆骨折外固定的适应证:①严重骨盆骨折患者急诊室控制出血和临时固定。②多发伤患者早期固定有利于护理以及减轻患者痛苦。③某些骨盆骨折内外固定联合治疗方法之一。④伴有软组织条件不良,外固定是维持复位的最终方法。

骨盆外固定架种类较多,目前临床常用的骨盆外固定架有 AO 外固定架、Orthofix 外固定架、Bastiani 骨盆外固定架以及组合式外固定架等。

对于伴有骨盆后环损伤的患者,单纯的骨盆前环外固定架无法有效稳定骨盆环。20 世纪90 年代初,骨盆钳的出现为骨盆不稳定骨折合并出血的治疗增加了一种新的、快捷的方法。

骨盆钳可在急症情况下稳定骨盆后环,达到稳定骨盆并减少出血的目的,同时不妨碍剖腹探查术。目前应用的骨盆钳主要是 Ganz 骨盆钳。

进钉点的确定:在髂前上棘与髂后上棘之间划一连线,在这条线上,髂后上棘前外侧 6～8cm 作为进钉点,不要过于靠近背侧,以免损伤臀部血管和坐骨神经。在利用骨盆钳对骨盆进行加压时,应注意严防骨块对尿道、骶神经等重要组织的挤压,在术中及术后要及时观察排尿、下肢运动等情况。接近骶髂关节部位的髂骨翼骨折是使用骨盆钳的禁忌证。

3. 大出血的外科干预(出血控制)　骨盆骨折大出血时,单靠输血输液,一部分病例是能够维持生命体征而挽救生命,但是另一部分仍不能维持有效循环,而需要采取其他的止血方法来控制出血。骨盆骨折导致死亡的主要原因是早期大出血,死亡率可达 35%,导致死亡率如此之高的原因有两方面:一方面是高能量创伤,出血凶猛;另一方面是缺乏有效的止血方法。目前临床上常采用的止血措施包括动脉造影栓塞止血、暂时性腹主动脉阻断术、纱布填塞术、开放手术止血及自体血液回输机的应用等。这些止血措施均能获得良好的临床效果,但在实际应用中应当根据自己医院的具体条件灵活掌握、综合应用。

(1)盆腔纱布填塞术:骨盆骨折出血 85% 源于后腹膜静脉,由于动脉栓塞不能有效控制静脉出血,欧洲多个国家建议采用纱布填塞术控制骨盆骨折大出血。纱布填塞术控制骨盆骨折出血必须在骨盆容积得到控制的前提下才可实施,其作用机制主要为可以直接压迫盆腔静脉丛,进一步减小骨盆容积,并且能阻止骨盆的虹吸效应。该技术的优点为:①可作为紧急情况下的应急措施。②操作简单,不需要特殊设备。③适合于基层医院的急诊抢救。其缺点为对大动脉出血的止血效果差,需要二次手术取出填塞纱布,可能增加感染概率。

纱布填塞术的适应证:①经过 4～6 小时的休克抢救(输血 3000ml 及输液 3000ml),血液动力学不稳定,休克不能纠正者。②造影栓塞术后仍有出血者。③顽固性出血者。

纱布填塞术的方法:①对于开放性骨盆骨折患者,可对开放部位直接进行纱布填塞。②对于怀疑腹部损伤的患者可以行剖腹探查术同时行腹膜内填塞。③盆腔内填塞为腹膜外填塞,主要包括骶前髂窝填塞及耻骨后填塞。④填塞纱布的取出时间为患者生命体征平稳,无再出血的临床表现,一般为术后 48 小时左右;填塞纱布可一次取出,也可分次取出。

纱布填塞术的注意事项:①必须在骨盆环稳定的情况下,填塞才能达到控制出血的效果。②最好在腹主动脉阻断下填塞。③根据患者情况选择纱布填塞的方式及数量。④填塞纱布数量应明确记录。

(2)动脉造影栓塞术:经积极输液、输血等抗休克治疗情况仍不见好转,怀疑有较大盆腔血管损伤的出血者,可经选择性动脉栓塞术控制或减少出血。该方法具有微创、适合骨盆骨折中等量出血者的优点。但是该技术也存在以下缺点:①手术需在介入科进行,透视下操作,时间长,抢救条件差。②栓塞剂对盆腔内广泛小血管出血栓塞效果差,而且可能会发生阻塞不良或再出血。③该技术对医院的设备和技术要求较高,并非所有的医院都具备此种技术。

骨盆血管造影的适应证:①4～6 小时内输血超过 2000ml,有效循环尚能维持,但仍怀疑有出血情况。②骨折整复后,足背动脉搏动仍较弱。③能听到血管杂音。④有明显大血肿存在。⑤开放伤口难以止血。以上 5 项中,有任何一项存在,都应做血管造影。当动脉造影发现造影剂血管外溢现象时,应立即做血管栓塞。

动脉造影栓塞术的操作步骤:①数字减影血管造影术(digital subtraction angiography,DSA)确定骨盆骨折出血位置。②先"冒烟",明确导管位于靶血管,再行 DSA。③确定出血的动脉及部位。④选择合适的栓塞材料(常采用自体血凝块或明胶海绵)释放栓塞剂。⑤确认栓塞是否成功,根据出血部位的不同,可以采用髂内动脉栓塞(非选择性),如果明显出血的是分支血管,可采用髂内动脉分支血管栓塞(高选择性)。

动脉造影栓塞术的注意事项:①一定要评估者在造影期间无心搏骤停的风险。②在介入中严密观察患者。③注意栓塞后再次出血。④及时压迫穿刺部位(图2-6-30)。

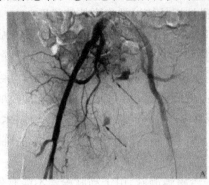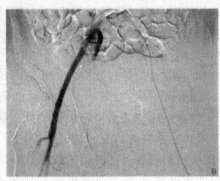

图2-6-30　骨盆骨折动脉造影栓塞术

A.动脉造影显示出血处;B.栓塞后影像

(3)髂内动脉结扎术:大出血患者如确认有大血管破裂,经积极抗休克等处理后大出血仍不能控制,患者情况持续恶化,可考虑行一侧或双侧髂内动脉结扎术。

(4)暂时性腹主动脉阻断术:该技术主要适用于3～6小时内输血3000ml及输液3000ml血流动力学仍不稳定,并且排除肝脾破裂的大出血患者(如肝脾破裂诊断明确,则急诊行剖腹探查止血)。该技术是指将导管经股动脉插入腹主动脉,并在肾动脉水平以下用球囊将其阻断(图2-6-31)。其作用机制是在此水平阻断腹主动脉,能够阻止循环血量的继续流失,维持有效循环血量并保证重要组织器官的血流灌注,为抢救生命争取时间。该技术要求在阻断水平以下的供血范围内没有对缺血较为敏感的器官,是目前临床上应用于骨盆骨折大出血的快速、有效治疗手段,止血效果显著。具体操作步骤:①股动脉插管。②置入Fogarty导管(腹股沟韧带为起点),首先阻断腹主动脉进管20cm左右,然后阻断单侧髂总动脉进管14～16cm。③气囊充生理盐水(如难以确定球囊位置,可注入造影剂定位)。

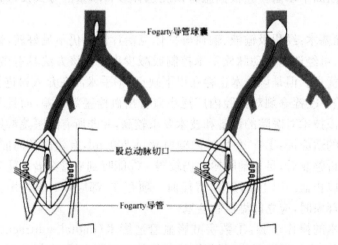

图2-6-31　暂时性腹主动脉阻断术示意图

二、合并伤的处理

骨盆骨折常见合并伤主要为腹部脏器损伤、直肠肛管损伤、泌尿系损伤、阴道损伤及创伤性膈疝,这些损伤在闭合性骨盆骨折与开放性骨盆骨折中均可发生,伴发于开放性骨盆骨折的损伤将在开放性骨盆骨折一节叙述。

1.腹部脏器损伤 骨盆骨折常伴发腹部脏器损伤,其可分为实质脏器损伤和空腔脏器损伤。实质脏器损伤如肝、胰、脾、肾损伤,主要表现为腹内出血,可有移动性浊音体征;空腔脏器损伤如胃肠道损伤等,主要表现为腹膜刺激征、肠鸣音消失和肝浊音界消失等体征。有腹部损伤的多发创伤患者常规行腹腔穿刺,有助于鉴别诊断空腔脏器损伤还是实质脏器损伤,腹部B超和CT扫描可协助确诊腹部脏器损伤。如高度怀疑或确定存在腹部脏器破裂,应立即请普外科医师会诊处理,急诊行剖腹探查术。

2.直肠和肛管损伤 直肠和肛管损伤主要由坐骨骨折端移位引起,骶骨、耻骨骨折移位也可引起。直肠损伤如破裂在腹膜反折以下,可引起直肠周围严重感染及盆腔蜂窝织炎;如破裂在腹膜反折以上,可导致弥漫性腹膜炎。因此,早期确诊并采取及时而有效的治疗是提高创伤性直肠肛管损伤疗效的关键。笔者认为直肠肛管损伤的治疗关键是早期诊断及合理处理,具体处理措施为:①直肠损伤应予急诊修补并做结肠造瘘。②低位直肠破裂处修补不满意者,必须行局部引流,而且经会阴的引流应达盆膈以上,使坐骨直肠窝完全敞开。③清创要尽可能彻底,必要时用邻近有活力的组织覆盖已暴露的骨折端。④腹股沟及其他适当位置均放置引流,必要时持续负压吸引。⑤合理使用抗生素。

3.膀胱和尿道损伤 膀胱和尿道损伤是骨盆骨折常见的合并伤,在骨盆骨折中,膀胱和尿道损伤的发生率为13%。尿道损伤常见于男性,通常是膜部的损伤;而女性患者中,膀胱损伤更常见。

尿道损伤多由于骨盆骨折时的撕裂、牵拉甚至是移位的骨折块切割所致。尿道外口滴血或有血迹、有尿意但不能排尿是尿道损伤的重要临床表现。临床上常根据膀胱破裂口与腹膜的关系将膀胱破裂分为腹膜内型、腹膜外型和腹膜内外型3种。膀胱造影检查确诊率可达85%～100%,是诊断膀胱破裂的可靠方法。一旦确诊膀胱破裂,则应根据情况施行膀胱修补术,手术适应证为:①尿液外渗或出血严重。②腹膜内型膀胱破裂。③合并后尿道断裂。④合并腹内脏器损伤。

尿道断裂如早期处理不当可导致尿道狭窄、尿失禁、勃起功能障碍等并发症,直接影响疗效和生活质量。对于能顺利将导尿管插入膀胱的尿道损伤,可以尿管为支架,留置导尿管3周。对并发于骨盆骨折的后尿道完全断裂,目前治疗方法主要有早期进行尿道吻合修复术、耻骨上膀胱造瘘延期尿道成形术以及尿道会师术等。笔者认为尿道会师术能早期恢复尿道连续性,避免了单纯耻骨上膀胱造瘘的缺点,而且手术简单、创伤相对较小,是骨盆骨折后尿道断裂较为合适、有效的方法。对于一些病情危重,血流动力学不稳定的患者,在早期急救时不适合行尿道会师术,此时应单纯行耻骨上膀胱造瘘术,待患者病情稳定后再早期行尿道会师术。

4.阴道损伤 严重的骨盆骨折可累及女性阴道,骨盆前环耻骨支、坐骨支骨折端移位可直接刺入阴道,使得骨折与阴道相通,导致开放性损伤,并可伴大量出血。骨盆骨折合并阴道损伤者应尽早在严格清创后,缝合修补阴道损伤,放置引流。如在创口内探及耻骨或坐骨骨折,应尽量使骨折复位,对于碎裂的骨块应予以取出,以免影响创口愈合,尽量使创口一期愈合。对严重骨盆骨折伴有阴道流血的患者应及时请妇产科医师会诊处理。

5. 创伤性膈疝 骨盆骨折合并创伤性膈疝的发生率为 1.9%,其发病机制是造成骨盆骨折的巨大暴力挤压盆部和腹部,使腹内压骤然升高,骤然挤压腹腔脏器穿破膈肌的薄弱区进入胸腔,同时因胸腔内负压的作用,进入胸腔内的腹腔脏器不易复位。右侧的膈疝内容物通常为肝脏,左侧通常为脾脏、胃或小肠等。当腹腔内脏器疝入胸腔可致肺塌陷或肺通气障碍,严重时纵隔移向健侧可致回心血量减少,诱发循环障碍;膈肌破裂口勒紧疝内容物,可导致其血循环中断,发生嵌顿、绞窄、坏死、穿孔及胸腔积液,最后形成脓毒血症。

当遇到如下情况应高度怀疑创伤性膈疝:①不能用其他原因解释的持续性上腹痛,或继发胸闷、胸痛、呼吸困难。②胸部听诊有肠鸣音,伴呼吸音减弱或消失。③胸腔闭式引流引出大网膜或胆汁。④胸腹部 X 线片对于创伤性膈疝有较高的诊断价值。

创伤性膈疝常见 X 线征象包括:①膈面失去正常光滑的轮廓线或全面变形、缺如,膈上有异常阴影与膈下器官影相连。②纵隔偏移。③左半胸充满血液致不透光,有时见气泡影、脾脏影、胃泡影或胃肠蠕动影。④CT 查可确诊。如怀疑创伤性膈疝时应立即请胸外科医师会诊处理。

创伤性膈一经确诊,多需急诊手术,经腹修补膈肌,虽然操作有些困难,特别是右侧的膈疝,有时需要切断右三角韧带以增加显露,但经腹修补膈肌的优点是可以同时探查和处理腹腔脏器的损伤,必要时延长切口为胸腹联合切口。

(曾庆利)

第五节　骨盆骨折的治疗

骨盆骨折常有严重的合并伤,骨盆骨折的早期治疗应以抢救患者生命为主,首先治疗危及患者生命的颅脑、胸、腹损伤,其次是治疗合并伤或伴发伤,最后及时有效的治疗包括骨盆骨折在内的骨与关节损伤。对于骨盆骨折本身来说,其治疗目的是恢复骨盆环的完整性和稳定性。对于稳定型及大多数部分稳定性骨盆骨折一般采用非手术治疗,包括骨盆束缚带、骨牵引等方法。对于某些部分稳定型和不稳定性骨盆骨折,如患者一般情况允许,应采用手术治疗。如患者不能耐受手术或存在手术禁忌证,则只能采用非手术治疗。

一、治疗原则

1. Tile A 型的治疗原则 Tile A 型骨折为不累及骨盆环的稳定性骨折,如撕脱骨折、无移位或移位轻微的骨盆前环骨折(图 2-6-32A)以及 S_2 以下的骶尾骨骨折脱位(图 2-6-32B)等,均不需要手术治疗,治疗方法主要有卧床、骨牵引、骨盆束缚带等。只有髂骨骨折移位明显者,才需切开复位内固定治疗(图 2-6-33)。

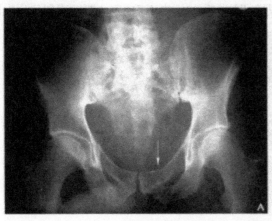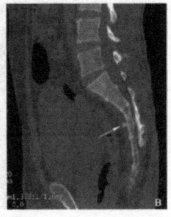

图 2—6—32　Tile A 型骨盆骨折

A.骨盆前后位 X 线片显示耻骨支骨折,无明显移位(箭头所示);B.CT 扫描显示 S_2 以下横行骨折(箭头所示)

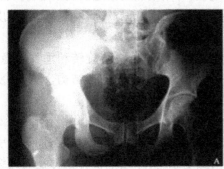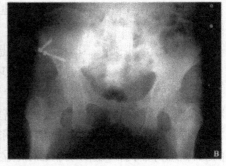

图 2—6—33　髂前上棘撕脱骨折的手术治疗

A.术前骨盆前后位 X 线片显示右侧髂前上棘撕脱性骨折、移位;B.术后 X 线片显示 2 枚螺钉固定骨折,复位固定满意

2.Tile B 型的治疗原则　保守治疗适用于耻骨联合分离<2.5cm(图 2—6—34)或无移位的耻骨支骨折等部分 Tile B 型骨折。

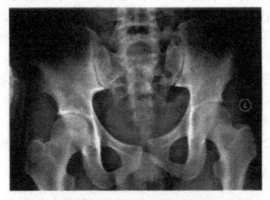

图 2—6—34　骨盆前后位 X 线片

显示耻骨联合分离<2.5cm,无需手术治疗

手术治疗适应证包括:①耻骨联合分离≥2.5cm 者(图 2—6—35)。②耻骨联合绞锁。③耻骨支骨折移位≥2cm 者。④双下肢不等长≥2cm 者。⑤耻骨支骨折伴有股神经或股血管

损伤者。⑥耻骨支移位损伤或压迫尿道、阴道者,如污染不重,可一期行清创复位内固定术。

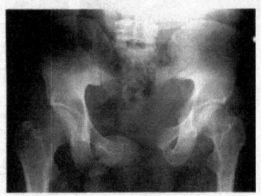

图 2-6-35　骨盆前后位 X 线片

显示耻骨联合分离>2.5cm,需手术切开复位内固定

治疗 Tile B 型骨折时,耻骨联合分离切开复位,可用重建及锁定钢板固定,亦可经皮用 1 枚或 2 枚空心螺钉固定;耻骨支骨折可用重建钢板固定,也可以在透视或导航下经皮置入空心螺钉固定。

3. Tile C 型的治疗原则　因为该型损伤是前后环均损伤,具有旋转和垂直不稳定性,原则上以手术治疗为主。治疗应同时固定前后环,使骨盆成为闭合环形结构,使其抗变形能力大大增强,这样可以获得最大限度的骨盆稳定性。

Tile C 型骨盆骨折中,后环损伤包括骶髂关节骨折脱位或移位的骶骨骨折等。对于骶髂关节骨折脱位或骶骨纵行骨折,可采用重建钢板、空心螺钉或经骶骨棒固定;而对于引起腰盆不稳定的骶骨粉碎性骨折,可采用脊柱一骨盆内固定系统,重建中轴骨和骨盆的连续性。前环损伤辅助固定的指征包括:①耻骨联合分离及移位明显的耻骨支骨折,可采用钢板或螺钉固定。②前环若是耻骨联合分离,双钢板固定的效果好于单一钢板固定。③前环若是耻骨支骨折,则可采用钢板或空心螺钉固定。手术入路采用骨盆前入路或后入路,或前后联合入路。

关于骨盆前后环联合固定的顺序,按解剖及损伤机制,应遵循由近及远、由后及前的顺序。首先复位固定后环损伤,再行前环的复位固定,后环的复位固定通常能够改善前环的移位情况。如果合并髋臼骨折,应先复位固定骨盆骨折,然后复位固定髋臼骨折。

关于骨盆骨折的手术时机的选择,首先越早复位越有利于术中的固定,患者伤后应尽早行牵引复位治疗。国内学者一致认为患者伤后 7～10 天为骨盆骨折手术的最佳时机。若患者条件不允许,如合并伤较严重,伤后以抢救患者生命为主,致使骨盆骨折的手术时间延后,进而发展为陈旧性骨盆骨折。陈旧性骨盆骨折手术中复位固定将会非常困难。如果骨盆骨折术中无法复位,只能采用骨盆截骨的方法来纠正骨盆的畸形。

下面主要介绍骨盆骨折切开复位内固定的手术入路、复位和固定方法。

二、内固定手术入路

1. 耻骨联合横切口　Pfannenstiel 入路,适用于耻骨联合分离、耻骨支骨折。

患者仰卧于可透视手术床上,在耻骨联合及耻骨上支上方约 2cm 做横行切口,可向两侧延长。切开皮下组织,平行于腹股沟韧带切开腹外斜肌腱膜,确认精索或子宫圆韧带、髂腹股沟神经,牵开并保护;自耻骨上支切断腹直肌腱膜及锥状肌;骨膜下剥离显露耻骨上支的上方、前方、后方各约5cm,到达耻骨联合后间隙,必须注意此间隙的解剖,避免损伤静脉丛或膀胱。关闭切口时应严密缝合腹直肌,缝合腹外斜肌腱膜时应注意腹股沟管内环,防止出现腹股沟斜疝。

2. 髂腹股沟入路 Letournel切口,显露骨盆前环及髋臼,能提供自耻骨联合至一侧骶髂关节前方的显露,包括耻骨支的上下表面,适用于涉及髋臼前柱的耻骨支骨折。

患者仰卧位,切口起自髂嵴中后1/3交界处,沿髂嵴内侧1cm至髂前上棘,再横过下腹部,止于耻骨联合上方2cm处。在髂前上棘下方3cm稍内侧处游离并保护股外侧皮神经,在下方切口段找到精索或圆韧带及邻近的髂腹股沟神经,游离出精索并用第1根橡胶条牵开。然后沿切口切开腹肌和髂肌在髂嵴上的起点,将髂肌从髂骨内板处做骨膜下剥离,显露髂窝、骶髂关节前方和真骨盆上缘。再沿腹股沟韧带方向小心切开腹股沟韧带,将髂耻弓从髂腰肌上分开,显露髂腰肌及股神经。用第2根橡胶条绕过髂腰肌、股神经及股外侧皮神经,向内侧牵开,在骨膜下剥离闭孔内肌至髋骨的四方区,剥离时要避免损伤髂内血管和臀上、下及阴部内血管。牵出髂耻弓并剪开至髂耻隆起,从外向内钝性分开髂外血管及淋巴管,分离髂外血管时一定要注意血管后壁有无变异的闭孔动脉,或在腹壁下动脉与闭孔动脉之间的吻合支,因这些血管损伤后很容易引起大出血,可导致患者死亡,故又称"死亡冠"(corona mortis)。用另1根橡胶条包绕髂外血管及淋巴管,留作牵引。或保留髂耻弓的完整性,将髂外血管、淋巴管连同髂耻筋膜作为1束用1根橡胶条包绕,不单独对髂外动静脉进行分离,这样不干扰髂外动静脉及淋巴管,避免了分离血管而造成对血管的直接损伤,但因游离幅度小,暴露中间窗困难。这样已用3根橡胶条分别绕过精索、髂腰肌和股神经束、血管束以便于保护和进一步暴露。对上述橡胶条做各向牵引形成外侧、中间和内侧3个窗口,由此显露、复位和固定不同部位的骨折。①外侧窗口:将髂腰肌和股神经束牵向内侧显露髂窝及弓状线。②中间窗口:将髂腰肌和股神经束向外牵引、血管束向内牵引显露坐骨棘、坐骨大切迹、坐骨小切迹、四边体、髋臼的前壁、耻骨上支的外侧和闭孔上缘。③内侧窗口:将血管束向外侧牵引、精索向内牵引显露耻骨上支、闭孔上缘和Retzius耻骨后间隙。如需暴露耻骨角和耻骨联合,将精索向外牵引即可。女性暴露时较男性容易,将股血管束、髂腰肌和股神经束分离后即形成上述3窗。

该入路可显露从骶髂关节前方到耻骨联合几乎整个髋骨的内侧面,包括髋骨的四边体、上耻骨支和下耻骨支,但坐骨内侧分不能通过该切口显露,髋骨外侧的显露有限。该入路适用于:①髋臼前壁骨折。②髋臼前柱骨折。③旋转和移位的方向位于髋臼前部的横行骨折和"T"形骨折。④前柱伴后半横行骨折。⑤后柱骨折块比较大的双柱骨折。如果后柱骨折粉碎、位于下部或合并后壁骨折则不适合应用此入路,应用前后联合入路。

该入路与Langer皮纹平行,手术瘢痕小,伤口亦较美观;创伤相对较小,术后功能恢复快;异位骨化发生率低;不切开关节囊,有利于保持股骨头的血运;易于显露和固定作为髋臼延伸段的髂骨骨折,有利于髋臼的解剖复位。但不能直视关节面是此入路的最大缺点。另外,该切口容易引起髂外血管和股神经损伤、髂外血管血栓形成、腹股沟疝、淋巴漏等并发症,术中应予以注意,操作切忌粗暴。

3. 双侧髂腹股沟入路 可显露骨盆环的前半部分,包括耻骨联合、双侧髂窝、双侧骶髂关节前方。

4. 骶髂关节前方入路(Avila切口) 主要的优点是能直视骶髂关节,适用于骶髂关节脱位和(或)累及髂骨的骨折脱位的切开复位内固定。主要缺点是有损伤神经的风险。患者取仰卧位,可在患侧骶后放置一软垫,使骨盆倾斜,也可采用"漂浮"体位。自髂前上棘以远开始,平行于髂嵴向后延长 10～15cm,切开皮肤及皮下组织后,自髂骨内侧面剥离腹壁肌肉,骨膜下钝性剥离髂肌,将髂肌及盆内脏器向内牵开,继续分离至骶髂前韧带的外侧附着部,将其自髂骨上剥离;可内收并屈曲患侧髋关节以放松腰大肌而便于显露,即可显露骶髂关节前缘和骶骨(图 2－6－36)。腰骶干位于骶髂关节内侧 2～3cm,自内上向外下走行。在向骶骨继续游离时要避免过度牵拉腰大肌,以免牵拉腰骶干。

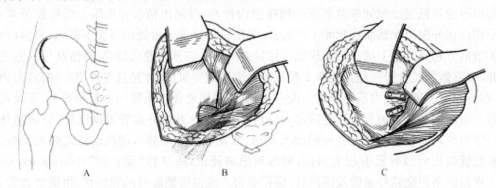

图 2－6－36　骶髂关节前方入路示意图

A. 皮肤切口自髂前上棘开始,沿髂嵴至髂结节,再向后适当延伸;B. 沿髂骨内板钝性分离腹肌与髂肌,可显露脱位的骶髂关节;C. 骶髂关节复位后可以用 2 枚 2～3 孔钢板固定,骶髂侧只能拧入 1 枚螺钉

5. 骶髂关节后方入路　主要用于显露骶髂关节的后缘。患者取俯卧位,也可取"漂浮"体位。手术切口是直切口,自髂后上棘的内侧或外侧开始,对于髂骨翼骨折、骶髂关节脱位取外侧的切口更适合;沿髂嵴的外侧缘后 1/3 至髂后上棘,向深部钝性剥离至髂嵴,切断下腰背筋膜、骶棘肌腱膜、骨膜,向内牵开,即可显露骶髂关节的后缘。显露时注意避免损伤臀上动脉。

6. 骶骨后入路　患者俯卧位,手术视野应包括双侧髂后上棘、L₄ 棘突及坐骨支近端。经平行于骶骨中央嵴的纵向中线切口,在 L₄ 和 L₅ 棘突处将腰骶筋膜切断,锐性剥离骶骨上附着的肌肉,可至骶骨外侧区,1 个切口即可获得广泛的显露(图 2－6－37)。对于涉及骶髂关节的骶骨骨折可在髂后上棘和内侧骶骨嵴之间的中线附加小切口,锐性剥离以显露双侧髂后上棘和髂后柱,便于放置内植物。

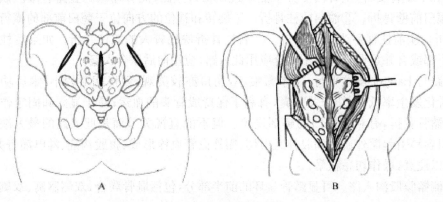

图 2－6－37　骶骨后入路

A. 后方骶骨钢板固定的切口可如上述所描述的那样,用从后方结节开始的斜切口以及中线切口来进行

复位;B.放置钢板经中线切口的深部显露便于剥离腰骶肌肉结构,显露骶骨的后面,这就使后面有广泛的显露,经较小的切口就可以从内侧骶骨嵴切除腰骶筋膜,向外拉开肌肉。

7.Stoppa 或改良 Stoppa 入路　该入路主要用于显露耻骨上支及耻骨联合,也可显露髋臼骨折和骶髂关节前缘。

患者取仰卧位,患侧下肢保持能活动。切口可选择腹部低正中切口,也可在两侧腹股沟外环之间、耻骨联合上方 2cm 做横行切口。横行切口可能更适合美容要求,但可能妨碍进一步暴露。切开皮肤及皮下组织后,沿白线切开腹直肌,向下寻找并保护膀胱,向外上牵开患侧的神经血管和腹直肌。锐性剥离显露耻骨联合及耻骨支,注意闭孔附近的血管出血;向上锐性剥离髂耻筋膜以显露骨盆缘、外侧耻骨支和髋臼内壁,屈曲患侧髋关节以放松骨盆内的结构。该入路可以显露髋臼内壁、内侧穿顶及四边体,进一步分离牵开髂外血管可显露骶髂关节和髂骨翼,但有可能损伤神经、血管及腰骶干。该入路可以作为前方入路的一种选择,因对髋臼内壁有更好的显露,适用于前壁、前柱及部分双柱骨折,特别是涉及髋臼内壁及四边体的严重粉碎性骨折。但仅用此入路不能完成对涉及髂骨翼高位双柱骨折的复位及固定,需要加用 1 个侧方的入路来完成手术。

8.骶髂关节横切口(Mears－Rubash 切口)　适用于双侧骶髂关节脱位或骶骨的纵行粉碎性骨折。患者取俯卧位,切口始于一侧髂后上棘下 1cm 处,沿骶骨中部横行至对侧的髂后上棘下 1cm 处。切开深筋膜,在双侧髂后上棘处显露臀大肌起点的上份剥离竖脊肌,自中间向两侧行髂后上棘截骨,将其与臀大肌起点一起向外牵开,这样即可显露骶骨背侧及双侧骶髂关节后缘,方便实施复位,且为放置钢板提供了一个平坦的表面。关闭时,将髂后上棘复位,以螺钉固定,将竖脊肌与臀大肌拉拢缝合(图 2－6－38)。

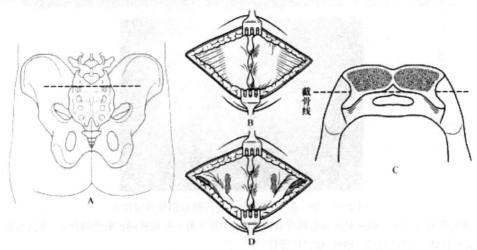

图 2－6－38　骶髂关节横切口

A.皮肤切口;B.髂嵴后方,臀大肌和椎旁肌已经显露;C.为安放钢板和螺钉而在髂后上棘所做的截骨线;D.已完成截骨,臀大肌已进一步向外侧翻转

三、复位内固定技术

1.前环损伤的复位固定技术
(1)耻骨联合分离的复位固定技术
1)手术入路:Pfannenstiel 入路。

2)体位:仰卧位。

3)复位:显露耻骨联合,在腹直肌前方,利用 Weber 复位钳夹住耻骨体前面,逐渐分次地复位。尤其是分离移位明显的,更应逐渐复位,可由助手向内挤压髂骨翼或内旋髋关节以助复位,也可于双侧耻骨体的前方各打入 1 枚螺钉,然后利用螺钉复位钳或 Farabeuf 钳夹持复位。

4)固定技术:重建钢板或动力加压钢板经塑形后,置于耻骨上方,若是单纯的耻骨联合分离,可用 4～6 孔钢板,每侧 2～3 孔,螺钉应与耻骨后侧面平行;若放置第二块钢板,则按耻骨前侧面形状塑形,且螺钉由前向后打入,不要将螺钉打入耻骨联合(图 2—6—39)。笔者认为单钢板固定适用于单纯性耻骨联合分离;而双钢板固定则适用于骨盆骨折垂直移位者。对于耻骨联合分离较大者及前后环联合损伤者耻骨联合锁定钢板已逐渐应用于临床。还可以在透视或导航下采用 1 枚或 2 枚空心螺钉交叉固定耻骨联合分离(图 2—6—40)。

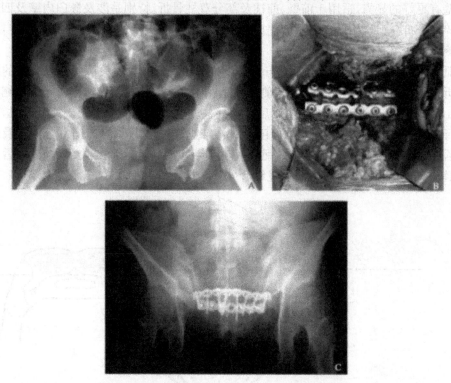

图 2—6—39　耻骨联合分离经前路双钢板固定技术

A.术前骨盆前后位 X 线片显示耻骨联合分离;B.术中用 2 枚 6 孔钢板固定耻骨联合;C.术后骨盆下口位 X 线片显示耻骨联合复位良好,钢板、螺钉位置佳

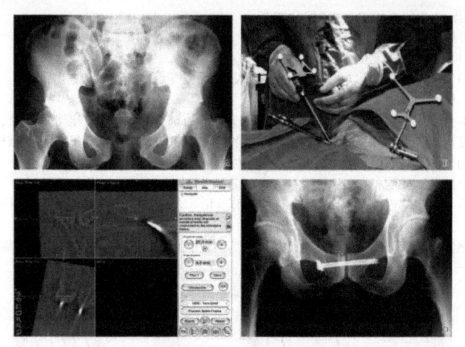

图 2—6—40　耻骨联合分离导航辅助下单枚螺钉固定技术

A. 术前骨盆前后位 X 线片显示耻骨联合分离;B. 术中采用导航系统复位置入空心螺钉;C. 术中获得的导航三维图像模拟螺钉的置入;D. 术后骨盆下口位 X 线片显示耻骨联合复位良好,螺钉位置佳

（2）耻骨支骨折的复位固定技术

1）手术入路:髂腹股沟入路或改良 Stoppa 入路。

2）体位:仰卧位。

3）复位技术:暴露耻骨骨折端,以复位钳夹持,直视下复位。主要使耻骨上支复位,因为上支复位后,同侧下支对位大多满意。不必强求下支的解剖复位,只要骨盆环的连续性恢复,则不影响骨盆的力学传导和负重作用。

4）固定技术:重建钢板固定耻骨支骨折,应精确塑形,要有足够的长度,以便每一骨折块都有螺钉固定,若钢板越过髂耻隆起外侧,则必须防止螺钉穿入髋关节。耻骨支粉碎骨折,尤其是游离耻骨支骨折,在固定时要跨耻骨联合固定（图 2—6—41）,也可在透视或导航下经皮打入空心螺钉固定耻骨上支骨折。

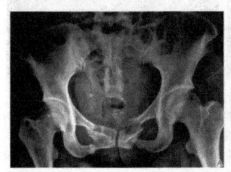
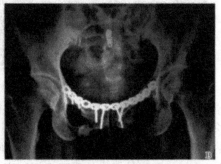

图 2—6—41　游离耻骨支骨折钢板固定技术

A. 术前骨盆前后位 X 线片显示双侧耻骨支骨折,耻骨支"游离";B. 术后骨盆前后位 X 线片显示耻骨骨折

解剖复位,"游离"耻骨支行跨耻骨联合钢板固定

2.后环损伤的复位固定技术

(1)髂骨骨折的复位固定技术

1)手术入路:骨盆前方入路或骨盆后方入路。

2)体位:半俯卧位或"漂浮"体位。

3)复位技术:骨折暴露后,在髂前上棘处安放 Schanz 螺钉,通过"T"形把手提拉、旋转使骨折复位;也可用尖端复位钳钳夹、提拉使骨折复位;对于移位明显的骨折,可借助顶棒,在骨折线两侧钻孔安放螺钉,再借助 Farabeuf 复位钳来夹闭、挤压使骨折复位。

4)固定技术:包括空心螺钉固定、钢板固定以及螺钉和钢板联合固定3种方式。

空心螺钉固定:复位后,以克氏针临时固定,用 3.5mm 或 4.0mm 空心螺钉斜行固定并加压。

钢板固定:固定器械以重建钢板为主,因为髂骨中央部骨质非常薄,钢板放置应靠近髂嵴(图 2-6-42、2-6-43)。

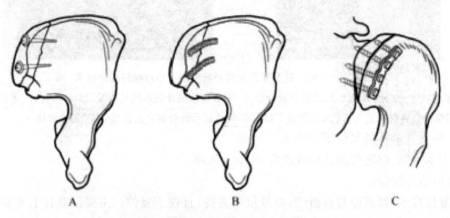

图 2-6-42 髂骨翼及髂骨体骨折的内固定示意图
A.拉力螺钉固定;B.动力加压钢板固定;C.重建钢板固定

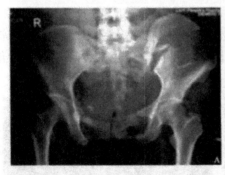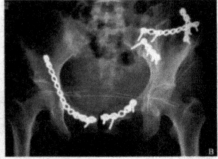

图 2-6-43 髂骨骨折的钢板固定技术

A.骨盆前后位 X 线片显示 Tile C1.1 型骨折,左侧髂骨骨折,双侧耻骨支骨折;B.术后骨盆前后位 X 线片显示 3 块钢板固定髂骨骨折,其中 2 块跨骶髂关节固定,骨盆前环 2 块钢板固定

螺钉和钢板联合固定:先在接近髂后上棘、髂后下棘、髂嵴等处打入带垫圈的拉力螺钉,拧入螺钉后可加用跨骨折线的重建钢板固定(图 2-6-44)。

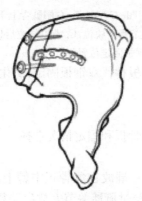

图 2—6—44　髂骨骨折的联合固定示意图

（2）骶髂关节脱位的前路复位固定：骶髂关节脱位根据不同的分类方法，可分为单侧脱位和双侧脱位，或者分为开书型和闭书型两型。治疗上应根据损伤的机制选择合适的治疗方法。如为开书型损伤可选择骶髂螺钉和前路钢板固定；如为闭书型损伤可选择骶髂螺钉、后路钢板和骶骨棒固定。

1）手术入路：骶髂关节前方入路。

2）体位：仰卧位。

3）复位技术：骶髂关节显露清楚后，观察其脱位情况。大多数情况下髂骨向后、向上脱位，所以可采用屈髋轴向牵引患侧下肢，同时用持骨钳或尖头复位钳夹在髂前上棘处的内外侧面上；也可以在髂结节处沿髂骨翼方向打入 1 枚 Schanz 螺钉，借助螺钉和（或）复位钳向上牵拉并内旋，使骶髂关节复位。一旦骶髂关节复位，应设法维持复位状态，并在关节两侧骶、髂骨上各打入 1 枚螺钉以 Farabeuf 钳或螺钉复位钳夹持以维持复位。

4）固定技术：主要以钢板固定为主。

钢板固定：可选择 2 块 3.5mm 的动力加压钢板或是 4 孔重建钢板跨越骶髂关节进行固定。一般骶骨岬上只能放置 1 枚螺钉。将钢板塑形后，2 块钢板相互交叉成 60°～90°放置，全螺纹螺钉固定。螺钉应固定在髂骨后上方骨质致密的区域，这样会有良好的把持力（图 2—6—45）。

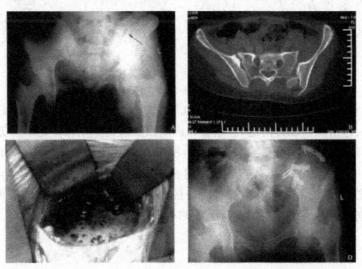

图 2—6—45　骶髂关节骨折脱位经前路钢板固定技术

A. 术前骨盆前后位 X 线片显示骨盆 Tile C 型骨折,右侧耻骨上下支骨折、左侧骶髂关节骨折脱位(箭头所示);B. CT 横断面扫描显示左侧骶髂关节骨折脱位;C. 术中复位后以 2 块 3 孔钢板固定骶髂关节;D. 术后骨盆前后位 X 线片显示髂骨及骶髂关节钢板固定位置好

我国学者应用骶髂前路蝶形钢板替代双钢板固定,简化了手术操作,提高了固定强度,获得了良好的临床效果。

(3)骶髂关节脱位后路内固定

1)手术入路:后方入路,应根据骨折和固定情况选择。

2)体位:俯卧位。

3)复位技术:①将 Weber 银的一端放在骶骨正中棘上,另一端置于髂后柱上,钳夹复位(图 2−6−46)。②经坐骨大切迹、跨过骶髂关节安放尖端复位钳,安放复位钳时必须小心,经坐骨大切迹用手指进行钝性分离骶孔外侧的骶骨前方区(图 2−6−47)。③将 Schanz 螺钉打入髂嵴用以牵拉复位,或在骶骨 I 区、髂嵴或髂后柱上拧入螺钉,以复位钳钳夹复位。

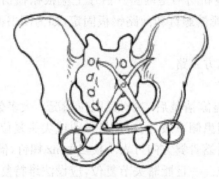

图 2−6−46 复位钳复位骶髂关节示意图

复位钳尖从 S_1 棘突跨到髂骨

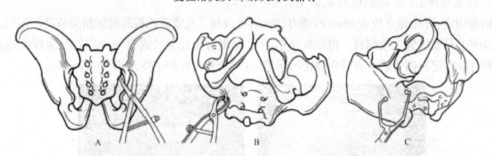

图 2−6−47 经坐骨大切迹放置锯齿持骨钳

A. 后方观;B. 前面观,显示 $S_1 \sim S_2$ 水平骶孔外侧的内侧钳爪;C. 也可使用角度复位钳

4)固定技术:包括骶髂螺钉固定、经髂骨棒固定以及骶骨后钢板固定 3 种方式。

骶髂螺钉固定:S_1 周围有很多重要的结构,所以螺钉的位置要求十分准确,打入 S_1 的螺钉的理想位置见图 2−6−48。其入点在自髂嵴至坐骨大切迹连线中点的两边,在髂嵴前方约 1.5cm 处,并与之平行,进钉方向与髂骨表面垂直。随着微创技术和理念的发展,对于骶髂关节脱位,经皮微创内固定越来越受到骨科医师的重视,临床应用逐渐增多。

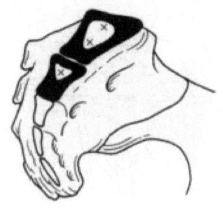

图2-6-48　骶骨的正中矢状剖面图

白色区域为打入螺钉的安全范围,不可将螺钉打入黑色区域,"x"处为拧入螺钉的理想位置

经髂骨棒固定:经髂骨棒有时也被称为"骶骨棒"。骶髂关节复位后,在髂后上棘附近以导针钻孔,经骶骨背侧打入对侧髂后上棘附近,然后在其下方2~4cm处再钻1对孔,第一根棒应放置在L_5/S_1椎间隙水平的S_1椎孔的近端,第二根棒则在S_1椎孔的远端,两根棒至少要相距2cm。若合并骶骨Ⅱ区骨折时,不要对骶骨过度加压,以免损伤神经(图2-6-49)。

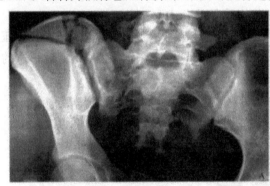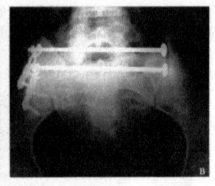

图2-6-49　经髂骨螺栓和钢板固定骨盆后环技术

A.术前骨盆前后位X线片显示Tile C型骨盆骨折,右侧骶髂关节骨折脱位并累及髂骨;B.术后骨盆前后位X线片显示钢板与经髂骨螺栓组合、固定,可见骨盆环较术前明显改善

骶骨后钢板固定:在双侧髂骨后方各做一切口,剥离至髂后柱。可使用3.5mm或4.5mm的重建钢板,将其预弯塑形后,钝性分离骶骨后方肌肉形成筋膜下隧道,将钢板经隧道穿过,经骶骨后方向下到髂骨翼,两端以螺钉固定于髂骨翼上,其中1枚螺钉要打入髂骨翼剖面,长度要足够。可将锁定钢板塑形后使用,固定加压效果更佳。

(4)骶骨骨折的复位固定技术

1)手术入路:纵行正中切口或骶髂关节横切口。

2)体位:俯卧位。

3)神经减压及复位技术:经手术入路切口显露后,利用椎板撑开器谨慎地牵开骨折线,检查并清理整条骨折线。根据术前CT检查结果来确定造成骶椎管狭窄的碎骨块位置,压迫骶神经的骨碎片要完全取出。仔细探查骶神经根至腹侧骶孔水平,操作谨慎细致,避免损伤骶前静脉丛引起出血(图2-6-50)。对于移位的骨块,可用尖端复位钳夹持骨块,轻柔操作使其复位。

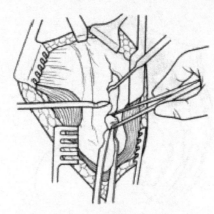

图2－6－50　骶神经根减压
通过使用椎板牵开器检查整个骨折线

4)固定技术:包括骶髂螺钉固定、骶后钢板固定、脊柱—骨盆内固定技术以及经髂骨棒固定4种方式。

骶髂螺钉固定:适用于骶骨Ⅰ区或Ⅱ区移位不严重且不伴有腰骶丛损伤的骨折,以及移位不严重的骶髂关节骨折脱位。该方法技术要求高且容易损伤邻近的血管神经,笔者所在医院采用导航系统辅助下置钉,获得了良好的临床效果。

骶后钢板固定:适用于各种类型的骶骨骨折。其优点是内固定的同时可做骶管减压。为适合骶骨后方的形态,可以把钢板预弯成"M"形,也可通过钢板螺孔,应用螺钉对移位的骶骨骨折进行复位,并增加固定的稳定性(图2－6－51)。

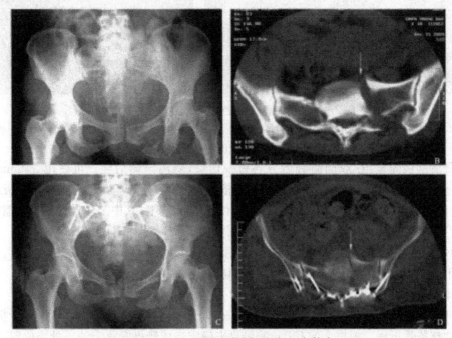

图2－6－51　骶骨骨折骶后钢板固定技术

A.术前骨盆前后位X线片显示左侧耻骨上下支骨折及左侧骶骨骨折;B.CT横断面扫描显示双侧骶骨骨折,左侧移位明显(箭头所示);C.骶骨骨折行后路钢板固定术后X线片;D.术后CT横断面扫描显示"M"形钢板固定骶骨骨折,骨折基本解剖复位(箭头所示)

　　为加强骶骨骨折的稳定性,可在其下方加用横行钢板直接固定骶骨纵行骨折(图 2—6—52)。有时骶骨骨折并非为单一骨折线,如级行骨折伴有横行骨折时,可另外加用 1 枚钢板纵行固定(图 2—6—53)。

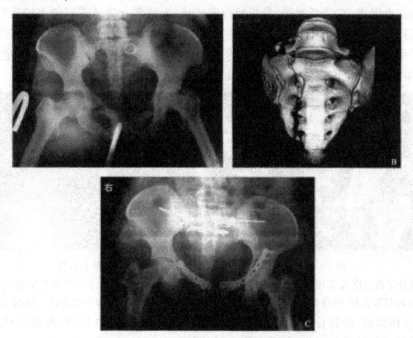

图 2—6—52　骶骨骨折骶后钢板固定技术

A. 术前骨盆前后位 X 线片显示骨盆骨折 Tile C 型;B. 术前 CT 三维重建显示右侧骶骨 Denis Ⅱ型骨折,可见纵行骨折线;C. 术后 X 线片显示为加强骶骨骨折的稳定性,"M"形钢板的下方加 1 枚横行钢板固定骶骨骨折

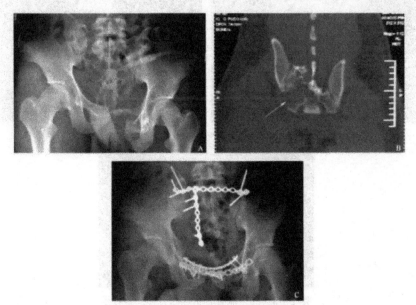

图 2—6—53　骶骨骨折骶后钢板固定技术

　　A. 骨盆前后位 X 线片显示骨盆骨折 Tile C 型,耻骨联合分离,左侧耻骨支骨折,右侧骶骨骨折,右半骨盆垂直向上移位;B. CT 冠状面扫描显示右侧骶骨骨折伴有横行骨折线(箭头所示);C. 术后骨盆前后位 X 线片

显示前环双钢板固定,后环1枚横行钢板及1枚纵行钢板固定骶骨骨折

脊柱—骨盆内固定术:即自腰椎固定至髂骨后区来获得稳定。适合于骶骨横行、"井"、"H"、"T"形等粉碎性骨折。对于伴有骶神经损伤的Ⅱ型或Ⅲ型骨折应先进行骶椎板切除、骶管减压、骶神经探查,在神经减压、骨折复位完成后,向两侧分离显露双侧髂嵴后区,分别置入椎弓根螺钉,在 L_4 和 L_5 的两侧椎弓根分别拧入2枚椎弓根螺钉,然后在双侧髂骨内各拧入1枚螺钉,采用标准的椎弓根内固定系统,插入连棒,根据骨折移位情况提升、固定钉棒。该固定系统可单侧固定,也可双侧同时固定(图2—6—54)。

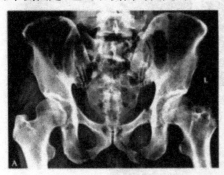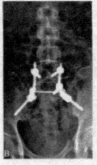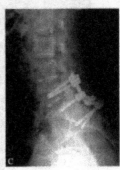

图2—6—54 脊柱—骨盆内固定系统治疗粉碎性骶骨骨折

A.术前骨盆前后位X线片显示左侧骶骨粉碎性骨折;B.术后骨盆前后位X线片显示双侧骨盆—脊柱内固定,内固定物位置良好,骨折复位可;C.术后腰骶侧位片显示脊柱内固定螺钉均在椎弓根内,位置良好

经髂骨棒固定:经髂骨棒固定的适应证是移位不严重的骶骨骨折,但要同后路拉力螺钉合用,也适用于骶髂关节脱位、骶骨双侧骨折(图2—6—55)。

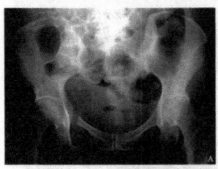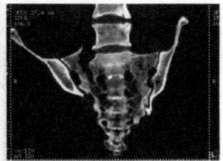

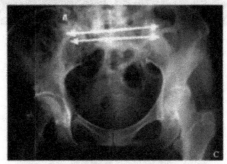

图2—6—55 骶骨骨折经髂骨棒固定技术

A.术前骨盆前后位X线片显示骶骨骨折及右侧耻骨支骨折;B.CT冠状面扫描显示骶骨Ⅰ区骨折;C.术后骨盆前后位X线片显示经髂骨棒固定骶骨,复位良好

3.前后环联合复位固定技术 骨盆骨折前后环联合损伤,可为单侧损伤,也可为双侧同

时损伤,其治疗原则均应采用前后联合固定。

(1)复位技术:前面已经详细介绍了骨盆前环及后环骨折的各种复位技术,在此不再详述,主要介绍骨盆骨折前后环损伤的联合固定技术。

(2)固定技术

1)前路钢板技术:经前路 Pfannenstiel 切口延长切口和骶髂关节前切口,标准的内固定方式是前方入路采用重建钢板固定耻骨联合或耻骨支骨折及骶髂关节(图2-6-56)。

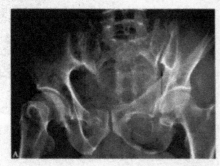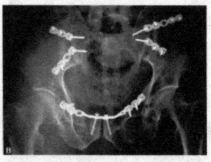

图2-6-56 经前路钢板前后环固定技术

A. 术前骨盆前后位 X 线片显示 Tile C 型骨折,双侧耻骨骨折及骶髂关节骨折脱位(箭头所示);B. 术后骨盆前后位 X 线片显示双侧骶髂关节钢板固定及耻骨支骨折行跨耻骨联合钢板固定,骨盆环较术前明显改善

2)前路钢板、后路钢板或骶骨棒技术:经前后联合切口,前环 Pfannenstiel 切口和后环骶髂关节后入路,前环采用重建钢板固定,后环采用重建钢板(图2-6-57)或骶骨棒固定(图2-6-58)。

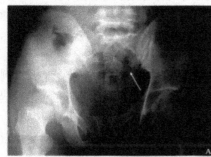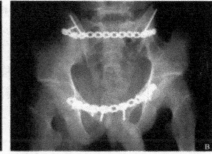

图2-6-57 耻骨联合钢板、骶髂关节后路重建钢板技术

A. 术前骨盆前后位 X 线片显示前环损伤合并单侧骶骨骨折(箭头所示);B. 术后骨盆前后位 X 线片显示以钢板固定耻骨联合、耻骨支,以"M"形钢板固定后环

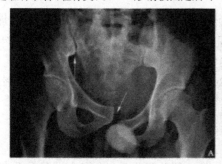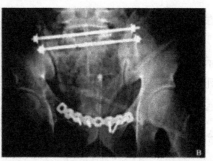

图2-6-58 骨盆前环钢板、后环经骶骨棒固定技术

A. 术前骨盆前后位 X 线片显示骨盆 Tile C 型骨折,耻骨联合垂直和旋转移位、右侧骶髂关节垂直移位

（箭头所示）；B. 术后骨盆前后位 X 线片显示前环钢板固定，后环以 2 根经髂骨棒固定，位置良好

3）前路钢板、后路空心螺钉技术：骨盆前环采用重建钢板固定，后环采用骶髂螺钉固定（图 2-6-59）。

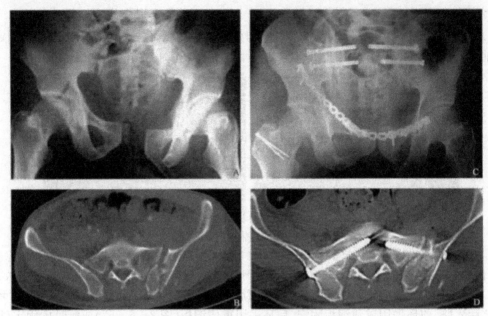

图 2-6-59　前路钢板后路空心螺钉技术

A. 术前骨盆前后位 X 线片显示骨盆骨折 Tile C 型、耻骨联合分离、左侧耻骨支骨折、右侧髋臼骨折及双侧骶髂关节脱位；B. 术前 CT 扫描显示左侧骶髂关节骨折脱位，右侧脱位；C. 术后 X 线片显示以长重建钢板固定骨盆前环骨折，双侧骶髂关节分别以 2 枚骶髂螺钉固定；D. 术后 CT 横断面扫描显示螺钉位置佳，双侧骶髂关节复位良好

4）前后环螺钉固定技术：在某些无移位或移位较轻的双侧前后环骨盆骨折病例，可在导航系统辅助或透视下，以长螺钉经髓内固定耻骨支，以骶髂螺钉固定后环的骶髂关节脱位或骶骨Ⅰ、Ⅱ区骨折。

（曾庆利）

第六节　开放性骨盆骨折

开放性骨盆骨折是指与外界（包括直肠、阴道、尿道）相通的骨盆骨折，约占整个骨盆骨折的 2%～4%，常是高能量损伤的结果，其损伤程度比闭合性损伤严重。20 世纪 90 年代国内外研究显示开放性骨盆骨折的平均死亡率为 25%～30%，明显高于闭合性骨盆骨折。开放性骨盆骨折死亡原因主要包括：①早期难以控制的大出血（最主要）。②合并伤（多且严重）。③败血症。④后期盆腔内化脓性感染。

一、分类

1. Hanson 分类法　Hanson 在 1991 年提出了一种分类方法，将闭合性骨盆骨折的分类法与长骨开放性骨折伤口的分类方法结合起来使用。分型如下：

(1)Ⅰ型:单纯髂骨或骶骨开放性骨折。

(2)Ⅱ型:骨盆穿透性损伤(包括枪弹伤)。

(3)Ⅲ型:会阴撕裂伤。这种类型最常见,又分为下述两个亚型。①单纯性开放性骨盆骨折-会阴撕裂:除骨盆开放性骨折外,会阴部有大小、深浅不一的撕裂伤,但不波及泌尿生殖道及肛门直肠。②复杂性开放性骨盆骨折-会阴撕裂:会阴撕裂伤及泌尿生殖道及肛门直肠。

(4)Ⅳ型:创伤性半骨盆离断。这是最严重的一种类型。由于一侧的髋骨从骶骨和耻骨联合广泛的分离,腹股沟区软组织大范围的撕裂,一侧髂外血管撕断,股神经及坐骨神经严重牵拉伤,患肢失去血供及神经支配,常伴有直肠肛门及泌尿生殖道的损伤,所以在解剖和功能上均已构成创伤性截肢。

2.Jones-Powell 分类法　Jones 和 Powell 于 1997 年联合提出了 Jones-Powell 开放性骨盆骨折分型,其具体分类如下。

(1)1 级:骨盆环稳定的开放性骨折。

(2)2 级:骨盆环旋转或纵向不稳定,不伴有可导致污染的直肠或者会阴损伤。

(3)3 级:骨盆环旋转或纵向不稳定,伴有可导致污染的直肠或者会阴损伤。

3.上述分类法的改良　山东省立医院创伤骨科于 2008 年结合上述两种分类方法以及开放性骨盆骨折的临床救治经验,根据抢救治疗原则的不同,提出了一种新的分类方法。

(1)Ⅰ级:单纯开放性骨盆骨折,包括贯通伤。

(2)Ⅱ级:骨折端与阴道、尿道、直肠等腔道相通(隐匿性开放)。

(3)Ⅲ级:骨折端与阴道、尿道、直肠等腔道相通,同时合并会阴道撕裂伤。

(4)Ⅳ级:骨盆半离断或碾挫毁损伤。

二、临床处理原则

开放性骨盆骨折为高能量损伤,常合并其他重要脏器损伤。本部分重点介绍开放性骨盆骨折的急救处理原则。

1.控制出血

(1)伤口加压包扎:对开放性骨盆骨折的伤口进行加压包扎要在急救室进行,并且要加压可靠,伤口内填塞纱布或用纱布垫压迫出血的创面,绝大多数出血可通过压迫而达到止血的目的。如果出血量大,局部压迫不能止血,应果断采取进一步治疗措施。

(2)骨折复位并临时固定,控制骨盆容积。

(3)暂时性腹主动脉阻断术。

(4)动脉造影栓塞止血。

(5)合并有严重的腹部外伤,一旦确诊,应急诊行剖腹探查。

2.开放伤口的处理　严重开放性骨盆骨折伤口的特点是伤口面积大、位置深、污染重,伤口可涉及会阴部、臀部和腹股沟区,并可深达肛周、直肠前和骶前间隙,出血较多。伤口处理的目的是止血、减少感染及促进愈合,除用大量生理盐水、双氧水及碘伏反复彻底冲洗伤口外,还应彻底清除伤口内的坏死组织。如果伤口条件允许,可在清创后一期缝合伤口,伤口内放置引流管。如果伤口深而狭窄,应考虑放置双腔引流管,术后从旁边的侧孔注入冲洗液冲洗伤口。

伤口的充分引流对污染重的伤口尤为重要,烟卷引流条通常在术后 2～3 天拔除,双腔引流管在术后 5 天左右拔除。多数伤口因需压迫止血而不能一期缝合,可用纱布填塞,填塞的纱布在 3～5 天后去除,然后置入双腔引流管,通过换药及冲洗伤口,使伤口逐渐缩小、愈合。如伤口较大不能自行愈合者,可二期直接缝合、植皮或转移皮瓣覆盖创面。对软组织大面积缺损的,一期不能闭合创口,可应用负压吸引技术,一方面充分引流了创面,另一方面又临时封闭了创面,为二期闭合创面创造了条件。

3.骨折的处理

(1)外固定:外固定支架是开放性骨盆骨折的传统治疗方法,其可迅速完成,并可起到预防感染扩散的作用,可用于不稳定性开放性骨盆骨折的临时固定。

(2)内固定:如果伤口位于前方且沿髂嵴走行,可以考虑用 AO/ASIF 加压螺钉和钢板内固定。耻骨联合分离常常在剖腹探查的同时使用钢板固定。骨盆骨折合并直肠或膀胱破裂时是否采用内固定,目前的意见还不一致。越来越多的学者认为,对于不稳定性骨盆骨折,在合并腹部损伤或直肠膀胱破裂需行剖腹探查时,可一并行骨折内固定。

Leenen 等对 14 例开放性骨盆骨折均一期行骨盆骨折切开复位内固定,无一例发生继发感染,取得了良好效果。决定是否可以行骨折内固定的重要因素有:患者的血流动力学情况、局部的软组织损伤状况和污染程度等。对于耻骨联合分离、耻骨支骨折等骨盆前环损伤,如需剖腹探查则可同时行前环内固定。笔者的体会:待胸腹部重要脏器损伤被排除或处理完毕后,对伤口污染较轻的骨盆骨折,可一期行内固定,但应尽可能减小软组织损伤,且不宜行复杂的内固定手术。

三、各级开放性骨盆骨折的处理

1.Ⅰ级开放性骨盆骨折　Ⅰ级开放性骨盆骨折即单纯开放性骨盆骨折,常见为髂骨开放性骨折、骶骨开放性骨折以及贯通伤。此类骨盆骨折的损伤往往并不严重,而盆腔内组织、器官可有不同范围和程度损伤。程度较轻的仅一般软组织损伤,严重的可伤及泌尿生殖系统、直肠和血管神经。Ⅰ级开放性骨盆骨折的治疗主要为处理局部伤口,清创后修复软组织损伤。若伤口条件允许,可一期缝合,对于皮肤撕脱伤的患者应彻底清创后力求一期封闭创面,对骨盆骨折视情况给予一期外固定或延期内固定。对贯通伤的处理要对伤道彻底探查止血,对周围的组织、器官要仔细辨认是否损伤,若有损伤应及时处理,对清洁伤口可一期封闭,对污染伤口(尤其是火器伤)应延期缝合。

2.Ⅱ级开放性骨盆骨折

(1)合并泌尿系损伤:开放性骨盆骨折合并膀胱破裂多由耻骨联合及耻骨支骨折脱位后间接暴力引起。①腹膜内型膀胱破裂,一旦确诊,应急诊行膀胱修补术,保持尿液引流通畅及腹腔引流通畅。②腹膜外型膀胱破裂,根据情况急诊行膀胱修补术或留置导尿保守治疗。

开放性骨盆骨折合并尿道损伤,如尿道未完全断裂,则可以导尿管为支架,保留至尿道愈合。如尿道完全断裂,笔者建议早期行尿道会师术,这样早期恢复尿道连续性,避免了单纯耻骨上膀胱造瘘的缺点,是骨盆骨折后尿道断裂较为合适、有效的方法。对于一些病情危重,血流动力学不稳定的患者,在早期急救时不适合行尿道会师术,此时可单纯行耻骨上膀胱造瘘术,待患者病情稳定后再早期行尿道会师术。

(2)合并阴道损伤:女性骨盆骨折患者如发现阴道流血应高度警惕阴道损伤,由于阴道富有动脉血供和静脉网,有时出血十分严重。但阴道又是一个肌性管道,有时创伤刺激和疼痛可致其痉挛而导致出血不明显,所以应预防漏诊,内外生殖器检查应同泌尿系统检查及肛检一样常规实施。

由于阴道的极强修复力,如系单纯的黏膜损伤无须缝合;较深的撕裂伤要准确缝合关键的出血部位;有活动出血的血管应缝扎;阴道壁破裂严重早期多伴有剧烈出血,应及时修复并用碘仿棉柱填塞止血,7天后拔除碘仿棉柱,阴道壁黏膜即可愈合。经阴道修补穹隆部裂伤时,应防止误伤腹腔脏器及邻近阴道穹隆的子宫动脉。另外,创口须充分引流以防阴道血肿继发盆腔

(3)合并直肠损伤:对于隐匿性的、会阴部无伤口的直肠损伤,其临床表现有时不典型,容易漏诊。因此若发现有腹膜炎刺激症状,应考虑到是否有直肠损伤,并立即请普外科医生进行诊治,避免漏诊。jones等报道44例伴有直肠损伤的开放性骨盆骨折患者的死亡率为45%,并且70%患者发生了全身系统性感染。笔者认为针对直肠损伤的处理策略为:①反复冲洗伤口。②彻底清创,尽量去除伤口及直肠内异物。③乙状结肠造瘘术。④彻底引流。⑤术后合理应用抗生素预防感染。Maull等认为除彻底清创及结肠造瘘外,应将造瘘口远端的肠腔内粪便清除干净,有利于预防伤口感染。此外,Jones等认为早期行乙状结肠造瘘术是治疗的关键,据其报道:伴有直肠损伤的开放性骨盆骨折患者于伤后48小时内行结肠造瘘术者死亡率为20%,而48小时以后行造瘘术者死亡率高达75%。笔者同意Maull及Jones的观点,早期行结肠造瘘术并清除远端肠腔粪便可及时有效预防后期感染的发生,降低后期死亡率。

3.Ⅲ级开放性骨盆骨折 伴有会阴部撕裂伤的开放性骨盆骨折死亡率高,在治疗方面也颇为困难。损伤情况严重者应首先抢救生命,补充血容量,待伤情稳定后即行影像学等检查,明确损伤程度并做出正确的诊断,按会阴部彻底清创、膀胱造瘘、修复尿道、坐骨直肠窝敞开引流等程序处理。

(1)治疗方案与程序

1)目的:保住生命,首先应大量输血输液、抗休克治疗。

2)伤情判定:优先处理有出血的脏器损伤。

3)清创预防感染:根据情况早期行结肠造瘘和骶骨前充分引流,尽早使用广谱抗生素,防止感染。会阴部损伤彻底清创时可用消毒液反复冲洗,清除异物,敞开伤口;72小时后失活组织界线已清楚,此时再次清创,清除坏死组织,敞开伤口;出血者可填塞纱布。直肠损伤患者应早期行结肠造瘘术,同时充分引流。结肠远端缝合前要反复冲洗,以减少残余粪便的污染。待后期会阴部伤口愈合,结肠可回纳修复。

4)膀胱尿道损伤应请泌尿外科医师会诊,并作相应处理。

5)若合并其他部位骨折,在病情平稳后择期行切开复位内固定,可控制进一步出血,减轻疼痛并便于护理。

4.Ⅳ级开放性骨盆骨折 Ⅳ级开放性骨盆骨折即创伤性半骨盆离断,是开放性骨盆骨折中最为严重的一种损伤。包括两种类型:①一侧骨盆完全离断,受损半侧骨盆离断后,下腹壁软组织大部分缺损,尿道或膀胱均可伤及,甚至伤侧腰背部软组织严重损伤。②骨盆虽然未完全离断,部分皮肤等软组织仍有连续,但髂血管和神经已完全损伤,无法保留伤侧整个肢体。此类损伤多为机动车碾压伤所致,随着交通事业的发展,此类损伤有增多趋势,应当引起

临床骨科医师的高度重视。

半骨盆离断有髂血管的断裂及骨盆底血管丛的损伤,因此创伤性休克发生早、失血量大且迅速,应迅速果断地结扎损伤的大血管及填塞加压包扎盆腹部,同时建立多通道输血输液,迅速有效纠正血容量不足,维持心脑血供,以抢救生命。当臀部及下腹部软组织缺损时,在保证内脏不外露的前提下,应采用腹壁或腰部皮瓣转移术覆盖创面,争取一期修复缺损。如软组织缺损较大,一期不能修复者,可行负压吸引术,创面条件成熟后再二期修复创面。半骨盆不完全离断伤,下肢已不能完全重建,应早期果断行截肢术。术后应用广谱抗生素以避免造成难以控制的感染。

四、术后处理原则

1.引流通畅 所有开放性骨盆骨折在彻底清创的情况下,一定要确保引流通畅。

2.保持创面清洁 对渗出、感染的创面要保持清洁(及时更换敷料),必要时反复清创。

3.抗生素应用 术后要按抗生素应用原则合理应用抗生素,可联合应用或根据药敏结果针对性用药。

(曾庆利)

第七章　胫腓骨骨干骨折

第一节　胫腓骨骨干骨折的损伤机制、分型及诊断

胫腓骨不仅是长管状骨中最常发生骨折的部位,且以开放性多和并发症多而被大家所重视。发病率约占全身骨折的 13.7%,其中以胫腓骨双骨折最多,胫骨骨折次之,单纯腓骨骨折最少。胫腓骨由于部位的关系,遭受直接暴力打击、压轧的机会较大,所以开放性骨折多见。

一、致伤机制

(一)直接暴力

指外力直接撞击引起,多见于交通事故、工矿事故、地震及战伤情况下。一般多属开放性及粉碎性骨折,在治疗上问题较多。暴力多来自小腿的前外侧。骨折线呈横断形、短斜形或粉碎性(图 2—7—1)。两骨折线多在同一平面,骨折端多有重叠、成角、旋转移位。因胫骨位于皮下,如果暴力较大,可造成大面积皮肤剥脱,肌肉、骨折端裸露。如发生在胫骨中下 1/3 处骨折时,由于骨的滋养血管损伤,血运较差,加上覆盖少,以致感染率高;所以,该处骨折易发生骨的延迟愈合及不愈合。

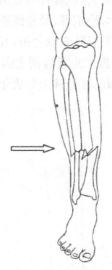

图 2—7—1　直接暴力所致的骨折示意图

(二)间接暴力

主要为扭曲暴力,多见于生活及运动伤,骨折多为螺旋形或斜形,以闭合性为常见(图 2—7—2)。如从高处坠落、强力旋转扭伤或滑倒等所致的骨折,骨折线多呈长斜形或螺旋形。骨折移位,取决于外力作用的大小、方向,肌肉收缩和伤肢远端的重量等因素。

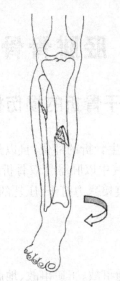

图 2-7-2　间接暴力所致的骨折示意图

二、分型

一般依据骨折后局部是否稳定而分为以下两型：

（一）稳定型

指不伴有胫腓关节脱位的胫骨单骨折，或腓骨单骨折；在胫腓骨双骨折中，至少胫骨为横形或微斜形，表明骨折复位后，断面相对稳定者；胫骨或腓骨横形或单骨折伴有胫腓关节脱位者；以及 16 岁以下的幼、少年骨折，甚至胫腓骨双骨折，其骨折线呈斜形、螺旋形及粉碎性者，或伴有胫腓关节脱位的胫骨非横形骨折。儿童病例主因其肌力较弱，加上骨膜较厚，且大多保持一定联系，复位后不易再移位，因此，在处理上与成年人有所差别（图 2-7-3）。

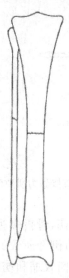

图 2-7-3　胫腓骨稳定型骨折示意图

（二）不稳定型

指胫腓骨双骨折，其骨折线呈斜形、螺旋形及粉碎性者，或伴有胫腓关节脱位的胫骨非横形骨折(图 2－7－4)。这类骨折是胫腓骨损伤治疗中的难点,其不仅暴力较重,且骨折情况多较复杂,尤其是粉碎性骨折,不仅治疗上难度较大,且易引起延迟愈合或不愈合、甚至假关节形成,从而直接影响预后。

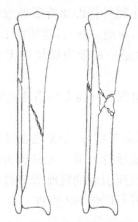

图 2－7－4　胫腓骨不稳定型骨折示意图

此外尚有依据有无创口分为开放性与闭合性;依据有无神经血管伤分为单纯型及复合型;以及按照骨折损伤程度分为轻度、中度和重度等,临床上均可酌情并用。Muller 的分类为AO 内固定等器材的使用提供了依据。

三、诊断

这种损伤的诊断多无困难,但必须注意有无神经血管的伴发伤,是否伴有肌间隔症候群,以及创口的详细情况和污染程度的评估等,均应全面加以考虑。

(一)外伤史

胫腓骨骨折多为外伤所致,如撞伤、压伤、扭伤或高处坠落伤等,应全面加以了解,包括致伤机制等,以判定有无伴发小腿以外的损伤,并询问有关小腿以外的损伤,尤其应及早注意发现头颅、胸、腹伤。对小腿局部应了解有无被挤压或重物压砸情况,以判定小腿肌群受损情况,此对早期发现肌间隔症候群至关重要。

(二)临床表现

1.症状　胫骨的位置浅表,局部症状明显,包括伤肢疼痛并出现肿胀,局部有压痛并出现畸形等。一般情况下诊断并不困难。在诊断骨折的同时,要重视软组织的损伤程度。胫腓骨骨折引起的局部和全身并发症较多,所产生的后果也往往比骨折本身更严重。尤应注意有无重要血管神经的损伤,当胫骨上端骨折时,特别要注意有无胫前动脉、胫后动脉以及腓总神经的损伤;并要注意小腿软组织的肿胀程度,有无剧烈疼痛,以判定有无小腿筋膜间隙综合征的可能。

2.体征　小腿肢体的外形、长度、周径及整个小腿软组织的张力;小腿皮肤的皮温、颜色;足背动脉的搏动;足趾的活动、有无疼痛等;此外,还要注意有无足下垂等。正常情况下,踇趾内缘、内踝和髌骨内缘应在同一直线上,并与健肢对比,当胫腓骨折如发生移位,则此正常关系丧失。

对小儿骨折,由于胫骨骨膜较厚,骨折后仍能站立,卧位时膝关节也能活动,局部可能肿胀不明显,尽管临床体征不典型,但如小腿局部有明显压痛时,应常规拍摄正侧位 X 线片,以判断有无骨折，以防漏诊。

3.特殊检查　怀疑血管损伤时，可做下肢血管造影以明确诊断。有条件的医院可做数字减影血管造影（digital subtraction angiography，DSA）检查，可清晰显示患肢血管状态；或是选用超声血管诊断仪进行检查，当小腿外伤性血管断裂或栓塞进行检测时，可在超声血管诊断仪示波器上出现无动脉搏动曲线，呈现一直线，笔描器上也呈现一直线，在流道型多普勒成像法中也不显像。超声血管诊断仪是一种较为简便的无创伤性检查，可在临床上逐步普及推广。

怀疑腓总神经损伤时，应做肌电图或其他无损伤性电生理检查。

（三）影像学检查

小腿骨折要常规做小腿的正侧位 X 线片，如发现在胫骨下 1/3 有长斜形或螺旋形骨折或胫骨骨折有明显移位时，一定要注意腓骨上端有无骨折为防止漏诊，一定要加拍全长的胫腓骨片，笔者曾遇到数例由于此种原因所引起的胫腓骨双骨折后期病例，临床医师一定要注意此点。对单纯的小腿骨折，一般无需 CT 或 MR 检查。

（郑永红）

第二节　闭合性胫腓骨骨干骨折的治疗

一、目的与要求

对闭合性小腿骨折的治疗目的主要是恢复小腿的承重功能，因此，除了需要恢复小腿的长度，对骨折断端的成角与旋转移位应同时予以完全纠正，以免影响日后膝、踝关节的负重功能和发生创伤性关节炎。对成年病例，应注意患肢的缩短不能超过 1cm，成角畸形的角度不宜超过 15°，上下两骨折端对位至少应在 2/3 以上，并根据骨折类型的不同而采取相应的治疗方法。与此同时，还应遵循骨折总论中所提出的目的与要求。

二、稳定型

为使临床医师易于掌握，在治疗方法选择上一般按以下 3 种类型进行操作：

（一）胫骨或腓骨单骨折、不伴有胫腓关节脱位者

此种骨折由于另一根未骨折的骨骼起内固定作用，较为稳定；因此在治疗上可采用下肢石膏固定。根据部位不同固定的时间不相同，胫骨上 1/3 时间较短，6～8 周即可；中下 1/3 处则较长，以防不愈合，一般多在 10 周以上。对有侧方移位者，可通过手法矫正。一般侧方移位均较轻；移位明显者，应仔细检查有无胫腓关节脱位。

（二）16 岁以下儿童骨折

大多是青枝形骨折，也有双侧完全骨折，包括斜形及粉碎性骨折；但其肌力较弱，周围骨膜较厚，将其复位后不易再移位。可于伤后早期麻醉下行手技复位，再以下肢石膏功能位固定。在石膏成形时，予以加压塑形，并注意小腿骨骼的向外及向前的生理弯曲。视年龄及骨折情况不同，石膏固定时间 4～8 周。

（三）胫骨呈横形或微斜形的胫腓骨双骨折或伴有胫腓关节脱位者

复位后，由于胫骨双侧断端相嵌呈稳定状，故早期麻醉下手法复位后可立即行下肢石膏

固定。5~7 天肿胀消退后再次更换石膏,并注意向移位相反方向加压塑形及维持正常的小腿曲度。在石膏固定期间应定期拍片观察,当发现有成角移位时(主要由于重力作用易向后成角),应及时行楔形切开矫正之;此种情况大多发生于石膏固定后 5~10 天。

三、不稳定型

主要指胫腓骨斜形、螺旋形或粉碎性双骨折,或合并有胫腓关节脱位的胫骨斜形、螺旋形及粉碎性单骨折者,其治疗方法较多,但归纳下来不外乎以下 3 类:

(一)非手术疗法

1.概述　临床上多选用骨牵引复位及石膏进行制动,随着开放复位及内固定技术所引起的诸多并发症与后遗症等问题,近年来,这种已被大量临床病例证明有效的非手术疗法又被人们所注意。现将具体操作步骤简介如下:

2.适应证　主要用于闭合性胫腓骨骨折。此外,对因骨折断端刺出的开放性骨折者也可选用,包括清创术后的病例等。

3.具体操作步骤

(1)骨牵引:麻醉下先行跟骨牵引术,在操作时应注意史氏钉位置不可偏斜,以防因牵引力的不平衡而影响复位

(2)手法复位:可在下肢螺旋牵引架上,利用骨牵引的同时行手法复位,并以小腿石膏托固定,维持对位,

(3)持续骨牵引:将患肢置于勃朗架上持续牵引 3~4 周,重量为体重的 1/14,1 周后测量肢体长度,或 C 形臂 X 线透视或拍片,如短缩移位已矫正,可将重量递减。一般病例牵引 3 周,开放性及粉碎性者则牵引 4 周,以使骨折断端纤维粘连。

(4)再次复位及更换下肢石膏:对位满意者可直接换下肢石膏固定,并再次塑形。有移位者,需在麻醉下再次手法复位,主要纠正侧方及成角移位,并换下肢石膏制动。术毕立即拍片,有成角或旋转移位者,24 小时后将石膏切开矫正。

(5)拍片复查:2 周后再次拍片,如有向后成角时,应酌情更换下肢石膏或做楔形切开(图 2—7—5)。石膏持续固定 8~12 周,达临床愈合后才可拆除。

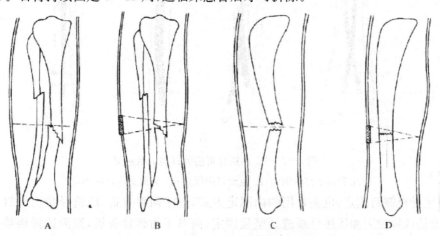

图 2—7—5　小腿石膏楔形切开示意图

A.正位楔形切开前;B.正位楔形切开复位后;C.侧位楔形切开前;D.侧位楔形切开复位后

4.功能锻炼　在石膏固定期间,应嘱咐患者做股四头肌静止运动及下肢抬高活动,每日 3 次,每次不少于 50 下,并不断活动未固定的足趾。拆石膏后应加强膝、踝关节的功能锻炼,以促使其功能恢复;必要时,可辅以理疗、水疗或蜡疗等。

前述疗效稳定,简便易行,且对关节功能影响不大。

在跟骨牵引过程中也可以夹板代替小腿石膏,有利于踝关节的功能活动;但需每日定期检查,并随时加以调整;否则易引起意外,应注意。

(二)手术疗法

指切开复位以及内固定术。

1.适应证　主要包括:

(1)多段骨折:难以利用牵引达到复位目的。

(2)手法复位失败者:多因骨折断软组织嵌顿而难以达到理想对位目的。

(3)合并血管神经损伤者:需行探查术,可同时施术将断端复位及内固定。

(4)同侧肢体多处骨折者:为避免相互牵制及影响,以开放复位＋内固定为多选。

(5)开放性骨折:在清创术的同时证明创口局部干净、条件较好、感染机会少者,也可酌情行内固定术。

2.术式选择　主要有以下 3 类:

(1)髓内钉固定:较为多用,包括 Ender 钉、"V"形钉、矩形钉及交锁髓内钉(图 2－7－6)等均可选用。但在操作时应注意到胫骨本身的生理曲度,切勿反屈(这种错误在临床上常见)。

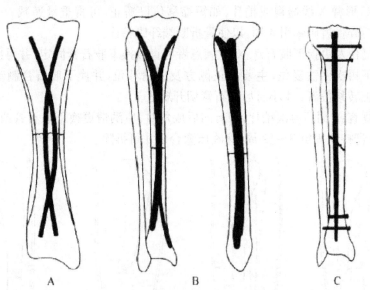

图 2－7－6　小腿骨折髓内钉固定示意图

A.Ender 钉内固定;B.矩形钉内固定;C.交锁髓内钉内固定

(2)接骨板螺钉固定:也是常用的内固定方式,对于简单骨折,应选择拉力螺钉结合接骨板技术或是选择动力加压接骨板进行坚强固定;而对于粉碎性骨折,则因选择桥接技术进行固定。虽然髓内钉技术是治疗长干骨骨折的首选,近年来,随着植入物材料的发展,锁定钢板的应用及 MIPPO 技术的普及使得接骨板技术也成为治疗胫腓骨干骨折的一种选择。

（3）钛丝结扎：因环状结扎易引起血供障碍，因此仅用于长斜形或螺旋形骨折患者；钢丝以新型钛丝为宜，由于其结扎后易松动，应有配套的锁定装置。近年来此种方法已极为少用。

3.注意事项

（1）尽量少破坏血供：胫腓骨血供较差，尤其是中下 1/3 段，在施行开放复位及内固定过程中，应尽量少地对周围骨膜或附着的肌肉剥离，以求更多地保留血供。

（2）碎骨片不可随意摘除：特别是开放性损伤，应在预防感染情况下，尽可能多地保留碎骨片，尤其是与软组织相连者，应尽量保留，否则易因骨缺损而形成骨不连后果。

（3）附加必要的外固定：不仅有利于创伤的修复，且对不确实的内固定也起到保证与保护作用。除非是坚强内固定，外固定一般多需持续到临床愈合阶段，切勿大意。

（4）关节及早进行功能活动：除股四头肌静力运动及直腿抬高锻炼外，如内固定较确实，可早日除去，或间断除去外固定（可改用石膏托等）进行关节活动。

（三）框架式外固定

前几年开展较多，但并发症明显高于前两种疗法，因此适用范围多局限于伴有创面的开放性骨折，尤其是皮肤状态不佳需进一步处理者。该方式有利于对创面的换药、观察及对皮肤缺损的修复等（图 2-7-7）。

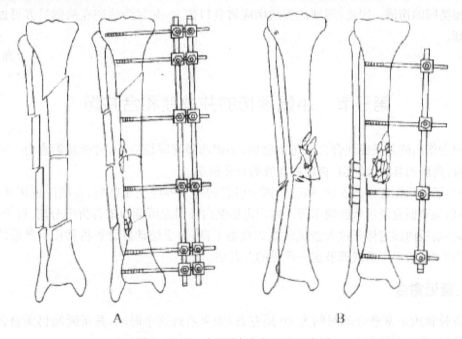

图 2-7-7　小腿骨折框架固定示意图

四、开放性胫腓骨骨折的处理

开放性骨折，尤其是自外向内的外源型，伤口污染多较严重、伴有软组织损伤或缺损、骨折端外露甚至缺失，感染率和骨不连的发生率高。严重的小腿开放性骨折，发生深部感染可达 33.33%，骨不连接者为 45.10%，二期截肢率达 27.45%。因此，处理开放性胫腓骨骨折时，软组织的处理十分重要。我们认为其基本处理方法是：通过清创术，将开放性骨折变成闭合性骨折，然后按闭合性骨折处理；但清创术一定要到位。在具体掌握上，应注意以下几点：

（一）严格清创术的基本原则与要求

由于胫腓骨表浅，污染多较明显，加上血供较差等使其感染率增高。因此更应遵照清创术的基本原则与操作程序进行，见本书有关章节。切忌简单行事，更不可单纯包扎处理。

（二）创口闭合

应尽可能一期闭合创口，尤以胫前部。对局部皮肤缺损或张力较大者，尽可能利用减张切开、皮瓣转移、交叉皮瓣或皮瓣转移＋植皮等措施来消灭骨端外露。对已超过 8 小时或污染严重者，则只好留待二期处理。

（三）大剂量广谱抗生素

自术前即开始使用，一般多为青霉素钠盐，每天 $400×10^4～800×10^4$ 单位分 2 次或 4 次肌内注射或静脉滴入；同时肌内注射链霉素 0.5g，每天 2 次。有感染可能者应加大用量，或使用第二代甚至第三代抗生素，总之，应尽全力避免骨折处感染的发生与发展。当然，最为重要的仍是合乎要求的清创术。

（四）对内源性开放骨折也应重视

自内向外的内源型小腿开放性骨折，在发生骨折断端由内向外戳出时的一刹那间，如果直接与泥土、污染河水等相接触，而后骨端又缩回皮下，外观上裂口不大，但其可引起与外源性损伤相类同的伤情。因此，遇到此类病例应将裂口扩大，并对骨端彻底清创后方可做进一步的处理。

（郑永红）

第三节　小腿创伤的并发症和合并伤

小腿创伤后的并发症和合并伤包括感染、小腿筋膜间隔综合征、骨折延迟愈合、不愈合、畸形愈合、皮肤的坏死和缺损、神经和血管的合并损伤。

此外，还包括医源性并发症，如石膏固定引起的腓总神经受压麻痹，皮肤压迫坏死、肢体坏死、晚期关节僵直及爪状趾畸形等。内固定如髓内针固定可能造成骨折端分离、钉子弯曲、钉子断裂；钢板内固定体积过大造成软组织覆盖不良、钉子松动后骨折再移位。严重的创伤或不当的治疗，最后可造成截肢这一严重的并发症。

一、延迟愈合

胫腓骨骨折正常愈合的时间为 20 周左右，如果超过这个时间，骨折断端仍无愈合的征象，可诊断为骨的迟延愈合。

在诊断胫腓骨骨折迟延愈合后，还需要对 X 线片进行分析，如果 X 线片仅仅是缺乏骨性愈合的迹象，要进行积极的治疗，加强患肢功能锻炼，在石膏固定下，进行患肢负重行走，以促进骨愈合。也有学者主张可将腓骨骨折端截除 2.5cm 左右，以增加患肢负重时胫骨骨折端的纵向嵌插压力，促进骨痂生长。术后患肢用膝关节髌韧带负荷石膏负重，促使骨折愈合。如果骨折端已有间隙，自然愈合困难时，可做松质骨移植术。骨折位置不良者，要同时行矫正和内固定术。此外，对延迟愈合的病例，采用电刺激疗法，即通过电磁场脉冲或直流电，利用电流的不同频率及波形，改变骨折部电位差，也可达到促进骨折愈合的目的。

二、不愈合(又称骨不连)

骨折不愈合与延迟愈合在时间上很难划一个界限。但是X线片上如果发现骨端有硬化、髓腔封闭、骨折端间隙形成和有杵臼状假关节等现象时,就可下骨折不愈合的诊断。除此以外,常有小腿成角畸形、异常活动、负重疼痛或不能持重等临床表现。

(一)原因

其原因较多,结合临床病例所见,我们发现以下各点为常见原因,并出现各种不利于骨折早期愈合的因素。如:

1.骨折过度粉碎　复位困难,血供中断,不易愈合。

2.骨折严重移位　损伤严重,复位困难。

3.开放伤　损伤严重,骨端被污染,易感染及不愈合。

4.皮肤缺损　骨外露,极易感染及影响骨愈合。

此外,处理不当,如过度牵引,外固定不确实或内固定应用不当,也可造成不愈合。

(二)治疗方法

对小腿骨不连接着多需手术治疗,现将较为常用的手术简介如下:

1.滑槽植骨术　滑槽植骨术是延续几十年的传统术式。由于本术式较为简便、易行,且疗效多较稳定,因此临床上仍在沿用中。但在病例选择上,应注意供骨区的骨质基本正常,尤其是在切取供骨的骨骼断面上,应包括密质骨与松质骨,这样才有利于植骨术的成功(图2-7-8)。

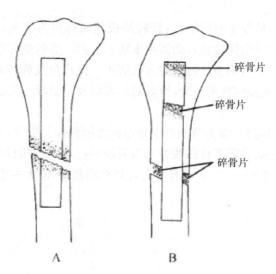

图2-7-8　骨不连接时滑槽植骨示意图
A.术前;B.术后

2.髓内钉+植骨术　对于胫骨干缺损较多的患者,可试用该术式,既可获得骨干的稳定而有利于骨愈合,又因有植骨块而为骨融合提供材料,临床多取髂骨等将其植于髓内钉4周以促进其愈合。

3.胫腓骨融合术　即在假关节的上方或下方将腓骨与腔骨植骨融合(或用交叉骨片)。术式较简单,成活率高,但肢体有可能短缩,操作时应注意(图2-7-9)。

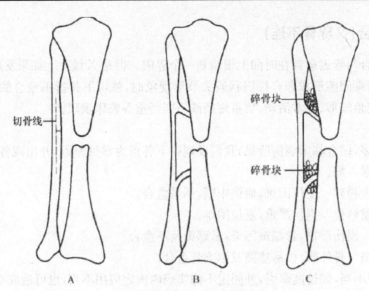

图 2-7-9 胫骨骨不连接时的腓骨带蒂植骨示意图

A. 术前；B. 腓骨桥接完成；C. 碎骨充填

4. 皮肤、肌肉及骨瓣转移术 适用于伴有明显皮肤缺损（或张力过大）者，此法虽较复杂，但疗效较佳，成功率高。只是在皮瓣选择上难度较大，因为需要行这种手术的患者皮肤大多缺损较多，因此可供选择的肌皮瓣（含带瓣者）大多十分有限，且易失败。

三、畸形愈合

骨折如处理不当，较易发生对位不佳，旋转及成角畸形更为多见，如超过 10°～15°（成人从严掌握，儿童及老年者可酌情放宽），则需手术矫正。而一般的侧方移位及不超过 2cm 的短缩移位一般无需处理，后者可用垫高鞋跟的方式解决。但成角及旋转畸形由于引起膝关节及踝关节的咬合变异易造成损伤性关节炎，因此对后者应及早治疗。其处理要领如下：

（一）旋转畸形

旋转超过 10°者易引起膝、踝关节咬合变异而诱发创伤性关节炎，需及早手术。一般多采取截骨术矫正，以胫骨上端骨膜下杵臼截骨术为简便易行，且无需附加内固定，可同时纠正成角畸形，局部愈合快（图 2-7-10）。也有学者习惯平面截骨，但大多需要配合内固定技术。

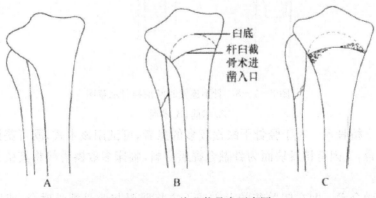

图 2-7-10 杵臼截骨术示意图

A. 术前；B. 截骨线；C. 矫正术后

（二）成角畸形

因与前者病因相似，凡成角畸形超过 5°～10°者均需及早矫正。如骨折部已骨性愈合，且位于胫腓骨的中下 1/3 处，则不必将其在该处凿开，而以选择胫腓骨近端或上 1/3 易于愈合处行杵臼截骨术为宜。据笔者多年的实践经验，疗效均较满意；也可在胫骨下端实施手术。小腿骨骨折的畸形容易发现，便于及时纠正，因此发病率低。在某种情况下，例如严重粉碎性骨折、有软组织损伤严重，以及合并感染的病例，则容易发生成角畸形愈合。但若在早期处理时加以注意，则完全可以防止。

（三）内翻、外翻畸形

这种畸形若超过 5°以上的，应及时矫正。如果已有骨性愈合，则应以患肢功能是否受到影响或外观畸形是否明显影响外观等，来决定是否截骨矫形；不应单纯以 X 线片显示作为手术依据，并应与患肢对比。

（四）旋转畸形

其中以内旋畸形的影响较大，一般内旋 5°以上，即可出现步态不正常。而外旋畸形影响较小，甚至大于 20°的畸形，也可无明显影响。

四、小腿筋膜间隙（室）综合征

（一）概况

小腿部由胫骨、腓骨、骨间膜、肌间隔及深筋膜组成骨筋膜间隙，内有肌肉及血管神经通过。当局部骨折或肌肉等软组织损伤后，以致由于创伤局部的渗出、出血、血肿及反应性水肿等病理生理改变而使筋膜间隙内压力增高、血液循环受阻，渐而出现血液循环障碍，并逐渐形成筋膜间隙综合征。其中以胫前间隙综合征的发病率最高，症状也最为典型。

除胫前筋膜间隙外，胫后 3 个间隙也可发生综合征。其中胫后深间隙综合征的发病率高于胫后浅间隙及外侧间隙，特点为后侧间隙高压时所引起的肢体疼痛、跖底麻木、足趾屈曲力减弱，被动伸趾时疼痛加剧，小腿三头肌远端内侧筋膜张力增加及局部压痛更加剧烈等。如未及时处理症状持续发展，由于动脉血供障碍，引起支配区的肌肉及神经的灌流量减少，尤其是神经组织对缺血最为敏感，最后引起小腿肌肉及神经组织的坏死、并造成间隙内肌群缺血性挛缩终局，其后果是在临床上呈现为爪形足。

（二）诊断

该综合征的诊断主要依据以下特点：

1.外伤概况　除了了解骨折受损概况外，应对软组织受累情况作全面了解，尤其是小腿是否被挤压或重物压砸等。

2.临床表现　如前所述，主要表现为小腿明显肿胀，并呈进行性。早期由于主干动脉尚且通畅，足背动脉搏动仍可摸到，但随着间隙内压升高而逐渐消失。神经缺血所引起的皮肤感觉障碍可最早出现，应注意，包括小腿剧痛、皮肤过敏、感觉迟钝、甚至消失等均属其临床表现。

3.压力测定　组织内压测定可显示肌间隙内压力可从正常的零度骤升到 10～20mmHg（1mmHg＝0.133kPa）、甚至 30mmHg 以上（图 2－7－11）。表明需及早切开减压，否则将有可能出现不可逆转的改变。

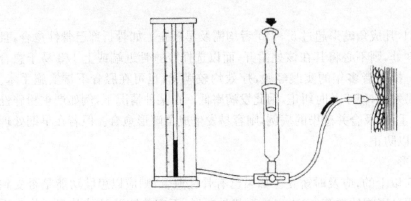

图 2-7-11　Whitesides 测定组织压法示意图

4.其他　MR 及神经电生理检查也有助于判定。并应注意与小腿动脉及神经损伤相鉴别。当然,在某些情况下,二者又构成其发病因素之一,并可相互影响形成恶性循环。

(三)手术

行小腿纵形切开,并切开深层筋膜,必要时也可将肌外膜切开,可以达到彻底减压目的。创口早期一般以敞开为宜,外加无菌敷料松散包扎,局部水肿消退后,压力恢复正常,再对创口做进一步处理。

此外应予以全身用药,一般用 20％甘露醇 250ml 静脉快速注入,每天 2 次,以减轻水肿。

(郑永红)

临床骨科
常见病诊治与急救

（下）

黄　锐等◎主编

吉林科学技术出版社

第八章 踝、足部损伤

第一节 踝部骨折

踝部骨折是最常见的关节内骨折,约占全身骨折的 3.9%,青壮年最易发生。

一、病情判断

(一)临床分型

踝部骨折,由于外力作用方向,作用力的大小和受伤时肢体的姿势不同,可造成各种不同类型的骨折。

1.力学分型 Lange-Hanson 通过尸体实验研究,根据力学机制将骨折分为以下几种类型。

Ⅰ型:旋后内收型(SA),即受伤时足处于旋后位,距骨在踝穴内受到强力内收,距小腿关节外侧受到牵拉,内踝受到距骨的挤压外力所致。Ⅰ度骨折为单纯外踝骨折或韧带断裂。Ⅱ度为同时有内踝骨折。

Ⅱ型:旋后外旋型(SE),为受伤时足部处于旋后位,距骨受到外旋应力,以内侧为轴,发生向外后方的旋转移位,冲击外踝,使之向后外方脱位。Ⅰ度为下胫腓韧带损伤,Ⅱ度为同时有外踝斜行骨折,Ⅲ度为Ⅰ度加后踝撕脱骨折,Ⅲ度为Ⅱ度加内踝骨折或三角韧带断裂。

Ⅲ型:旋前外展型(PA),受伤时足处于旋前位,距骨受到强力外展或外翻外力,距小腿关节内侧结构受到强力牵拉,外踝受到挤压外力。Ⅰ度为内踝撕脱骨折,Ⅰ度、Ⅱ度为同时有下胫腓韧带损伤,Ⅲ度为Ⅱ度加外踝骨折。

Ⅳ型:旋前外旋型(PE),受伤时足处于旋前位,踝骨受到外旋应力,以外侧为轴,向前方旋转,距小腿关节内侧结构受到牵拉破坏。Ⅰ度为内髁撕脱骨折,Ⅱ度为Ⅰ度加下胫腓间韧带损伤。Ⅲ度为Ⅱ度加外踝骨折,Ⅳ度为Ⅲ度加后踝骨折。

Ⅴ型:垂直压缩型(VC),为高处跌下等垂直暴力所致的损伤,可根据受伤时足部处于跖屈或背伸位,分为跖屈型或背伸型,表现为前缘或后缘压缩性骨折,单纯垂直位则为胫骨下端粉碎性骨折。

2.手术分型 Denis(1949)、Weber(1972)为了适应 AO 学派的手术治疗,将距小腿关节骨折分为 A、B、C 三型。

A 型:主要为旋后应力引起,外踝骨折低于胫距关节水平间隙,外踝为撕脱骨折或韧带断裂,有的可合并内踝斜行骨折。

B 型:为强力外旋引起,外踝为斜行骨折,位于胫腓联合水平,约有 50% 发生下胫腓关节损伤,并可同时有后踝、内踝骨折或三角韧带损伤。

C 型:可分 C1 型和 C2 型。C1 型为外展应力引起,腓骨骨折高于下胫腓联合水平;C2 型为外展与外旋联合应力引起,腓骨为高位骨折。两型均可同时合并后踝、内踝骨折或三角韧带断裂。

3.Ashurst 和 Bromer 分类 该方法仍被广泛采用,即按踝部外伤的基本机制与骨折特点分为内翻、外翻和外旋型骨折(图 2—8—1),并根据骨折的严重程度分为单踝、双踝和三踝骨折,以及高处坠落等所致的纵向挤压骨折和直接暴力引起的骨折。

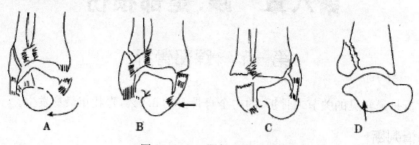

图 2—8—1　踝部骨折分类

A. 外旋型;B. 外展型;C. 内收型;D. 垂直型

(1)内翻(内收)型骨折:此种骨折为足部强烈内翻所致,如高处落下,足外缘先着地,或小腿内下方受暴力直接冲击,或行走在不平的路上,足突然内翻,距骨向内侧撞击内踝,引起骨折,可分三度。

Ⅰ度:单纯内踝骨折,骨折缘由胫骨下关节面斜上内上,接近垂直方向。

Ⅱ度:如暴力较大,内踝发生撞击骨折的同时,外踝发生撕脱骨折,称双踝骨折。距骨有移位。

Ⅲ度:如暴力较大,在内外踝骨折的同时距骨向后撞击胫骨后缘,发生后踝骨折(三踝骨折)。

(2)外翻(外展)型骨折:为足部强力外展所致。如高处跌下,足部内侧着地,或小腿下部外侧受到暴力直接冲击使足骤然外翻,或足踏入凹地,身体向腓侧倾斜。当足外翻时,暴力先作用于内侧韧带,内踝三角韧带不易断裂,而发生内踝撕脱骨折,按骨折程度可分为三度。

Ⅰ度:单纯内踝撕脱骨折,骨折线呈横行或短斜行,骨折面呈冠状,多不移位。

Ⅱ度:暴力继续作用,距骨体向外踝撞击,发生外踝斜行骨折,即双踝骨折。如果内踝骨折的同时胫腓下韧带断裂,可以发生腓骨下端分离,此时距骨向外移位,可在腓骨下端相当于联合韧带上方,形成扭转外力,造成腓骨下 1/3 或中 1/3 骨折,称为 Dupuytren 骨折(图 2—8—2)。

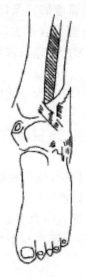

图 2—8—2　Dupuytren 骨折

Ⅲ度:如暴力过大,距骨撞击胫骨下关节面后缘,发生后踝骨折,即三踝骨折。

(3)外旋骨折:发生在小腿不动足部强力外旋,或足不动小腿强力内转时,距骨体的前外侧挤压外踝前内侧,迫使其向外、向后移位,造成腓骨下端斜行或螺旋形骨折。骨折面呈矢状,亦可分成Ⅲ度。

Ⅰ度:骨折移位较少,如有移位,其发生规律为远骨折端向后并向外旋转。

Ⅱ度:如果暴力较大,发生内侧韧带断裂或发生内踝撕脱骨折,即双踝骨折。距骨向外移位。

Ⅲ度:强大暴力,距骨向外侧移位,并向外旋转,撞击后踝,发生三踝骨折。

(4)纵向挤压骨折:高处坠落,足跟垂直落地时,暴力沿小腿纵轴向下传导;足前部着地后,撞击方向上前方反击,可致胫骨前缘骨折,伴距小腿关节向前脱位。如果暴力过大,可造成胫骨下关节面粉碎性骨折或形成 T 形或 Y 形骨折。

(5)直接暴力骨折:如重物压伤、车辆碾伤及枪弹伤等,多为粉碎性骨折,横断骨折次之,直接暴力多有软组织开放性损伤,并常与足部外伤合并发生。

凡严重外伤,发生三踝骨折时,距小腿关节完全失去稳定性并发生显著脱位,称为 Pott 骨折。有的还可同时伴有神经、血管、肌腱、韧带及关节囊损伤。

(二)临床表现

局部肿胀、压痛和功能障碍是关节损伤的主要临床表现。诊断时,首先应根据外伤史和临床症状以及 X 线平片显示的骨折类型,分析造成损伤的机制。因为不同方向的暴力,虽可发生同样的骨折,但其整复和固定方法则不尽相同。例如,外翻可以发生内踝撕脱性骨折,强力距骨压迫也可造成内踝骨折。但仔细研究 X 线平片及局部体征,可以发现外翻所致的撕脱骨折、肿胀、疼痛、压痛都限于内踝撕脱部,骨折线多为横断型。外踝及外侧副韧带一般无症状。足外翻时内踝痛加剧,内翻时外踝部无疼痛。反之,内翻所致的内踝骨折,外侧副韧带一般都有严重的撕裂伤,内翻时疼痛显著,外翻时不严重,内踝骨折缘多呈斜行。

(三)急诊检查

X 线正侧位片检查一般可以明确诊断。

二、治疗方案

(一)治疗关键

距小腿关节面比髋、膝关节面积小,但其承受的体重却大于髋膝关节,而距小腿关节接近地面,作用于距小腿关节的承重应力无法得到缓冲,因此对距小腿关节骨折的治疗较其他部位要求更高,距小腿关节骨折解剖复位的重要性越来越被人们所认识,骨折后如果关节面稍有不平或关节间隙稍有增宽,均可发生创伤性关节炎。Ramsey 等指出,距骨向外错位 1mm,即可使胫距关节面的接触减少 42%。Wilson 统计距骨有倾斜或移位者,发生创伤性关节炎者占 75%。只有精确复位,才能得到良好的治疗效果。无论哪种类型骨折的治疗,均要求胫骨下端凹形关节与距骨体的鞍状关节面吻合一致;而且要求内、外踝恢复其正常生理斜度,以适应距骨后上窄、前下宽的形态。即使简单的单踝骨折,只要移位,距骨必然发生脱位,踝穴正常的解剖关系也必然遭受破坏。治疗时对这些问题均应给予足够的重视。

(二)紧急处理

由于踝部骨折要求比较高,在骨折之后可先用石膏进行固定,避免加重损伤。

（三）治疗方案

1.无移位骨折　可用小腿石膏固定距小腿关节于背伸 90°中立位,1～2 周待肿胀消退石膏松动后,可更换一次,并在铁足镫保护下,锻炼行走。石膏固定时间一般为 6～8 周。

2.有移位骨折　可手法复位外固定。其原则是采取与受伤机制相反的方向,手法推压移位的骨块使之复位。如为外翻骨折则采取内翻的姿势,足部保持在 90°背伸位,同时用两手挤压两踝使之复位。内翻骨折,足部 90°背伸位然后外翻整复。合并胫腓骨分离者,用双手对抗挤压踝部,使之复位。三踝骨折时,应先复位内、外踝,再复位后踝。后踝复位时,足先稍向背屈,然后用力将足跟向前推挤,以矫正距骨后移,使之复位。如果后踝骨折片较大,超过关节面的 1/3 时,因失去距骨的支点而易再错位。可用袜套悬吊牵引法,即用纱套套在足部,近端包在小腿远端,用牵引绳通过滑轮将固定于足上的纱套远端悬吊牵引,利用肢体重量使后踝复位。骨折复位后,小腿石膏固定 6～8 周。

3.有胫腓骨分离的骨折　石膏固定后,患肢负重时间应在 8 周以后,以免胫腓骨负重过早发生分离。

手术复位内固定距小腿关节骨折的治疗,应要求解剖复位。虽然有文献报道手术感染率高达 18％,但对手法复位不能达到治疗要求者,仍多主张手术治疗。

（宋华）

第二节　距骨骨折

距骨骨折较少见,但并发症较多,这与血液供给特点和多个关节面有关:①距骨无单独的营养血管,血供主要来源一是通过跗骨窦内的动脉,一是通过距骨颈背侧进入该骨的一些血管,另有少量不恒定的血管通过:距骨后结节和距小腿关节侧副韧带进入距骨。由于主要血管通过距骨颈进入距骨,因此颈部骨折时可能严重损害血管,发生缺血性坏死。②距骨表面约有 3/5 为关节软骨所披覆,骨折时多波及关节面,应注意正确对位。

一、病情判断

临床主要有以下类型。

1.距骨后突骨折　发生于足部强烈跖屈时,胫骨后缘及距骨后突。或暴力向上传递时,距骨后突被跟骨冲击而折断,多为小骨块,不移位。诊断时应与先天性距骨后三角骨相鉴别,鉴别点为三角骨与距骨后侧紧密相连,骨片界线清晰、光滑且多对称。距骨后突骨折一般不需复位,用短腿石膏固定距小腿关节于 90°背伸位,4～6 周即可。

2.距骨颈骨折　骨折多为高处跌下足部着地时处于背屈姿势引起,也可发生于撞车事故时,足踏板撞击于足面,剪切暴力造成骨颈骨折,踝穴中的距骨体有跖屈倾向。按骨折移位情况,Hawkins 将其分为三型(见图 2－8－3)。

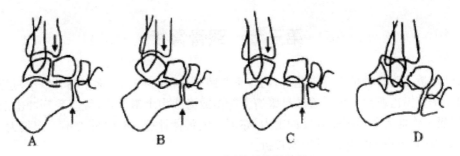

图 2-8-3 距骨颈骨折分型

A.Ⅰ型骨折线垂直未移位；B.Ⅱ型距下关节脱位；C.Ⅱ型距下关节半脱位；D.Ⅲ型距骨由踝穴及距下关节脱位

Ⅰ型：距骨颈骨折，骨折线垂直，无移位。

Ⅱ型：距骨颈移位，距下关节脱位或半脱位。

Ⅲ型：距骨由踝穴及距下关节脱位。

3.距骨头骨折 较距骨颈骨折少见，多为高处跌下，暴力通过舟状骨传至距骨时造成。一般移位不明显，治疗用小腿石膏固定 4～6 周即可。

4.距骨体骨折 多为高处跌下，暴力直接冲击所致。距骨体可在横的平面发生骨折，也可形成纵的劈裂骨折。骨折可呈线状、星状或粉碎性。距骨体骨折往往波及距小腿关节及距下关节，虽然移位很轻，但可导致上述关节的阶梯状畸形，最终产生创伤性关节炎，因此，距骨体骨折预后比距骨颈骨折更差。

二、治疗方案

（一）对症治疗

无移位骨折，石膏固定至骨愈合即可。对有移位骨折，常需开放复位，用螺丝钉做牢固的内固定。一般认为，即使骨折得到整复，亦不易得到良好的无痛运动范围，因此对粉碎性骨折，或有进行性缺血性坏死征象时，可行胫距和距下关节固定术，有距小腿关节外侧、足后外侧及外踝前下方不同进路。

（二）距骨颈骨折治疗

Ⅰ型无移位骨折，小腿石膏固定 8～12 周即可，但 4～6 周内不可负重，以防发生无菌性坏死。Ⅱ型骨折移位较轻，一般手法复位即可，术时麻醉后术者一手握住胫骨下端向前拉，另一手握住前足，先将前足轻度外翻，然后强力跖屈，再向后推，使距骨颈骨折面向后与距骨体骨折对位。经 X 线证实复位满意后，用短腿石膏固定距小腿关节及足部跖屈轻度外翻位 6～8 周，再更换石膏固定于功能位，直至骨性愈合。更换石膏时应注意不能使足强力背伸，否则有引起骨折再移位的可能。一般固定时间需 3～4 个月始能愈合，固定期不宜过早负重。

手法复位失败者约占 50%，可以手术复位。Ⅲ型骨折移位严重，约有 25% 为开放伤，须行清创手术，同时复位。闭合性骨折可行跟骨结节骨牵引，使踝穴间隙增大后，手法整复。对移位严重手法整复困难者，可开放复位，用加压螺丝钉固定。石膏固定同前。

（宋华）

第三节　跟骨骨析

跟骨骨折为跗骨骨折中最常见者,约占全部跗骨骨折的 60%。多由高处跌下,足部着地,足跟遭受垂直撞击所致。伞兵着陆足跟遭受冲击或海战中水雷爆炸,舰艇受到冲击由水面上浮时,甲板上作业人员足跟受到反冲击力,亦可发生跟骨骨折。有时外力不一定很大,仅从椅子上跳到地面,也可能发生跟骨压缩骨折。

因此若病人有足跟着地的外伤史,并有足跟疼痛时,即应怀疑有跟骨骨折的可能。

跟骨为内外弓的共同后臂,其形态和位置对足弓的形成和负重影响极大。跟腱附着于跟骨后结节,如结节因骨折而向上移位,可造成腓肠肌松弛,使距小腿关节发生过度背伸动作,从而妨碍足跟及足趾的正常功能。跟骨如骨痂形成增厚可引起站立时足跟底疼痛,足跟外翻畸形甚至可以引起痉挛性扁平足;跟距关节遭受破坏时亦可引起严重的后果。因此,跟骨骨折必须做好早期治疗,以免发生失用综合征。

一、病情判新

(一)临床特点

病人足跟可极度肿胀,踝后沟变浅,整个后足部肿胀压痛,易被误诊为扭伤。此外,跟骨属海绵质骨,压缩后常无清晰的骨折线,有时不易分辨,常须依据骨的外形改变,结节关节角的测量来分析骨折的严重程度。

(二)急诊检查

主要是行跟骨的正位以及轴位的 X 线检查,摄侧位片或加拍跟骨轴位像,以确定骨折类型及严重程度。

二、治疗方案

(一)治疗关键

1.非手术治疗

(1)无移位的跟骨骨折:包括骨折线通向关节者,用小腿石膏托制动 4~6 周。待临床愈合后即拆除石膏,用弹性绷带包扎,促进肿胀消退。同时作功能锻炼。但下地行走不宜过早,一般在伤后 12 周以后。

(2)有移位的骨折:如跟骨纵行裂开,跟骨结节撕脱骨折和跟骨载距突骨折等。可在麻醉下行手法复位,然后用小腿石膏固定于功能位 4~6 周。后结节骨折需固定于跖屈位。

(3)60 岁以上老年人的严重压缩粉碎性骨折:采用功能疗法。即休息 3~5 日后用弹性绷带包扎局部,再作功能锻炼,同时辅以理疗按摩等。

2.手术治疗

(1)跟骨舌状骨折、跟骨体横形骨折波及关节并有移位者:可在麻醉下用骨圆针撬拨复位,再用小腿石膏固定于轻度跖屈位 4~6 周。

(2)有移位的跟骨横形骨折、舌状骨折以及跟骨后结节骨折:应行切开复位,加压螺丝钉内固定。术后石膏固定于功能位 4~6 周。

(3)青壮年的跟骨压缩骨折甚至粉碎性骨折:有人主张早期即行切开复位并植骨,以恢复跟骨的大体形态及足纵弓。视情况用或不用内固定。术后用小腿石膏固定6～8周。

(4)跟骨严重粉碎性骨折:有人主张早期行关节融合术,包括跟距、跟骰关节。但多数人主张先行功能疗法,以促进水肿消退,预防肌腱、关节粘连。待后期出现并发症时,再行足三关节融合术。

(二)不波及跟距关节的跟骨骨折

1.跟骨结节纵行骨折　多为高处跌下时,足跟外翻位结节底部着地,结节的内侧隆起部受剪切外力所致。很少移位,一般无需处理。

跟骨结节骨骺分离,系骨骺未闭合前遭受上述暴力所致,骨折片可有明显的向上移位,如不整复则跟骨底不平,影响步行或站立。可在腰麻下,膝关节屈曲位用克氏针行跟骨结节牵引,助手固定足部,方向为先向后牵拉,使骨片分开再向下牵拉,使骨折复位。骨片复位后,用长腿石膏固定患足于跖屈,膝略屈位4周,必要时可将克氏针封在石膏内,1周后拔去钢针,改短腿石膏,再固定4周。

2.跟骨结节水平(鸟嘴形)骨折　为跟腱撕脱骨折的一种。如撕脱骨块小,不致影响跟腱功能。如骨折片超过结节的1/3,且有旋转及严重倾斜,或向上牵拉严重者,可手术复位,螺丝钉固定。术时可行跟腱外侧直切口,以避免手术瘢痕与鞋摩擦。术后用长腿石膏固定于屈膝30°跖屈位,使跟腱呈松弛状态。

3.跟骨载距突骨折　为足内翻位时,载距突受到距骨内下方冲击而引起,极少见。一般移位不多,如有移位可用拇指将其推归原位,用短腿石膏固定4～6周。

4.跟骨前端骨折　较少见。损伤机制为前足强烈内收加上跖屈。其是分叉状的跟舟跟骰韧带,在跟骨前上突损伤中,可能起到撕脱骨折的作用。故足的跗中关节扭伤后出现位于跟骰区的疼痛应摄X线斜位片,以排除跟骨前上突撕裂骨折。这类骨折极少移位,短腿石膏固定1～6周即可。

5.接近跟距关节的骨折　为跟骨体的骨折,损伤机制亦为高处跌下跟骨着地,或足跟受到从下面向上的反冲击力量而引起。骨折线为斜行。从X线平片正面看,骨折线由内后斜向前外,但不通过跟距关节面。因跟骨为骨松质,因此轴线位观,跟骨体两侧增宽;侧位像,跟骨体后一半连同跟骨结节向后上移位,使跟骨腹面向足心凸出成摇椅状。跟骨结节向上移位,减弱了腓肠肌的张力,直接影响跟腱的作用,跟骨结节关节角可以变小、消失或成负角(图2-8-4)。

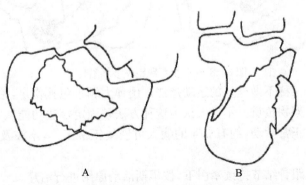

图2-8-4　跟骨体骨折,骨折线未进入跟距关节
A.侧位;B.跟骨纵轴位

治疗:可在硬膜外麻醉下整复,用双手掌鱼际部扣挤跟骨两侧,纠正跟骨体向两侧的增宽,同时在跖屈位,用力向下牵拉跟骨结节,以恢复结节关节角。复位后可用小腿石膏固定4～6周。

单纯手法整复不满意时,可行牵引复位。患肢置 Bohler 复位架上,透视下跟骨结节部横行穿过斯氏钉,先沿跟骨纵轴牵引,待骨折线分离后再向下牵引,待 Bohler 角恢复后,用跟骨夹挤压跟骨两侧,以恢复跟骨的正常宽度。但不少学者认为,Bohler 架牵引复位虽然 Bohler 角及宽度恢复较好,只是暴力较大,术后常遗留跟骨痛。因此,主张采用手法整复,早期功能运动,骨折整复虽较差,但功能恢复较强力复位效果好。

(三)波及跟距关节的跟骨骨折

1.外侧跟距关节塌陷骨折　多为高处跌下,跟骨着地所致(见图2-8-5)。骨折线自后内侧斜向前外侧,进入距下关节。由于重力压缩,常伴有外侧断端变位,带有大块距下关节面。跟骨中央的骨质亦被压缩,易发生严重创伤性关节炎。

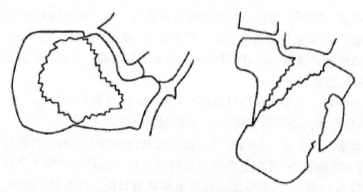

图2-8-5　外侧跟距关节塌陷骨折

2.全部跟距关节塌陷骨折　是常见的跟骨骨折(图2-8-6)。跟骨体因受挤压完全粉碎下陷,严重者可累及跟骰关节。对波及距下关节的跟骨压缩粉碎性骨折,治疗方法有以下四种。

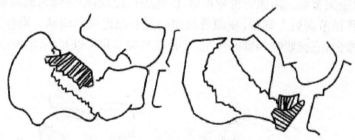

图2-8-6　全部跟距关节塌陷骨折

(1)非手术疗法:又称不做整复的运动疗法。用弹力绷带包扎伤足,抬高患肢。鼓励早期开始患肢功能运动及架拐负重。不少人认为这种方法较固定疗法功能恢复快,效果好。一般病人在半年内可恢复正常活动,约有 3/4 的病人可恢复正常工作,不波及跟距关节的跟骨压缩骨折,尤为适用。

(2)骨牵引治疗:跟骨结节持续牵引下,按早期活动原则进行治疗。

(3)开放复位:适用于青年人,距下面外侧塌陷骨折。可先矫正距骨结节关节角,及跟骨体的宽度,再手术矫正关节面。做跟骨外侧切口,将塌陷的关节面撬起,至正常位置后,用骨松质充填空腔保持复位。术后用管型石膏固定8周。有人认为术时行内固定，不做石膏外固定，疗效更满意。

（4）早期关节固定术：累及关节的粉碎性骨折，必将引起不可恢复的损害，如于伤后2～3周内手术，行三关节或跟距关节固定术，疗效较晚期手术好。

（四）跟骨骨折后遗症

跟骨骨折主要后遗症为畸形愈合及行走痛，因此不少人主张负重时间至少在8～12周以后。Lindsay及Dewar认为至少须18个月，症状始能稳定，有的病人恢复原工作4～6个月后仍有残余症状，有的病人随访10年，其症状仍在逐步改善。因此对残留症状的治疗，应在自觉症状不再改善后才可考虑。

对残余痛应从骨折类型以及是否波及跟距关节进行分析，考虑原因有以下几种。

1.距下关节痛　瘢痕及损伤性关节炎可以造成距下关节运动限制，波及关节面骨移位者尤为多见。如症状严重诊断明确者，单纯行跟距关节固定术即可得到治疗，但如跟骰关节亦受侵犯，则可行三关节固定术。

2.腓骨长肌腱鞘炎　跟骨骨折增宽时，可使腓骨受压，肌腱移位，如骨折未复位，肌腱可持续遭受刺激而发生症状，必要时可手术切除多余骨质，使肌腱恢复原位。

3.骨刺　足跟骨刺为疼痛的第三个原因，骨刺的形成多为骨折畸形愈合或跟部脂肪垫破裂，失去对足跟的保护功能，骨质直接负重引起，骨突部分骨折在任何部位均可形成痛性骨痂，如用鞋垫保护无治疗效果时，亦可手术切除骨刺。

4.跟骰关节炎　外伤时韧带断裂可以造成距舟或跟骰关节半脱位，由此形成创伤性关节炎。可的松局封可以缓解症状，如症状严重，可行三关节固定术。

5.神经卡压　较少见，胫后神经的跖内或外侧支以及腓肠神经外侧支，可受骨折部之软组织瘢痕卡压发生症状。必要时应手术松解。

（五）波及跟距关节骨折

手术治疗适应证如下。

1.后关节面移位骨折，一般认为Sanders分类中2部分及3部分移位骨折，Ssex－lopneti分类的B型及C型。总之后关节面骨折移位超过3mm者。

2.跟距角＜10°或完全消失者。

3.跟骨严重畸形，跟骨增宽，短缩及内翻畸形的骨折，后关节面高度比正常少10％以上，或轴位片病人跟骨最宽度比正常侧增加10％宜手术。

4.严重粉碎性骨折。

（宋华）

第四节　足舟骨骨折

足舟骨骨折的发生率虽不算高，但约为骰骨骨折的两倍。

一、病情判断

临床主要有以下类型。

1.舟状骨结节骨折　为胫后肌猛烈收缩引起的撕脱骨折。但胫后肌止点大部分纤维延至邻近骨上,因此骨折无明显移位。X线正位片可见舟骨结节与骨体分离,分离面参差不齐。此点可与足舟骨相鉴别。足舟骨为对称性,与舟骨体连接平面齐整平滑。

骨折多无移位或移位极微,小腿石膏固定患足于跖内收内翻位6～8周即可,移位过大非手法治疗不满意者可切开复位,克氏针内固定。

2.舟状骨背缘骨折　当前足强力跖屈,重物坠落打击或车辆挤压伤,均可发生舟骨背侧撕脱碎片骨折。单纯石膏固定即可,但如持续疼痛,可将碎片摘除。

3.舟状骨横断骨折　足部强力背伸时,舟状骨被挤压于楔骨与距骨头之间,可发生舟骨在水平位上的横断骨折。背侧骨折块大,并自距舟—楔关节向上内脱位,容易发生缺血性坏死。

二、治疗方案

根据病情采取合理治疗方案。

1.对无移位骨折　单纯石膏外固定,效果良好。

2.对有移位骨折　应予整复,但复位后不稳定,极易再脱位,可用克氏针穿过楔骨、舟骨骨折断片与距骨头行内固定。骨折块过大时,可用螺丝钉固定。损伤严重者亦可手术整复植骨固定舟楔关节。但距舟关节最好不固定,以免影响跟距关节的活动,术后小腿石膏固定3个月,待舟楔关节骨性融合后拆除。

如关节面对位不良或遭受破坏,可发生创伤性关节炎,晚期需做适当的关节固定术。

(宋华)

第五节　跖骨骨折

跖骨骨折在足部最为常见。原因有重物压伤、肌肉牵拉和严重扭伤等。重物直接降落足背击伤,可以造成任何部位骨折或多发性骨折。间接暴力多为足趾固定、足部扭曲外力,造成的跖骨干骨折,尤易造成中间三条跖骨螺旋形骨折或第5跖骨基底撕脱骨折。此外,第2、3跖骨颈部及第5跖骨近端容易发生应力性骨折。

第1跖骨较其他跖骨粗大,骨折发生率低,但第1跖骨是支持体重的重要组织。如有骨折,应力求恢复解剖轴线,使能恢复负重功能。

一、病情判断

(一)临床类型

1.无移位骨折。

2.有移位的骨折

(1)跖骨头跖曲移位:可行开放复位,如局部嵌插稳定时,仅辅以石膏外固定;对合后仍不稳定者,则需用克氏针交叉固定,7～10日后拔除,再换小腿石膏制动。

(2)跖骨干骨折:一般移位勿需手术,严重错位,尤其是影响足弓者则需切开复位,而后视骨折线形态选用钢丝、克氏针或螺钉固定。

(3)第5跖骨基底部骨折:在跖骨骨折中则较常见。跖骨基底由韧带与骰骨牢固相连。当足部跖屈、前足内翻时,腓短肌猛烈收缩,可发生第5跖骨茎突撕脱骨折。Robert Jones 本人发生该骨折后首次报道,因而名为 Jones 骨折。骨折块可由腓骨短肌牵拉移位。移位骨折块须与该部子骨相鉴别。

(4)行军骨折:症状较轻者可行弹性绷带固定及适当休息 3～4 周,骨折线明显者则需石膏固定。

(二)临床表现

1.症状 足背部肿胀,足尖负重障碍和用足跟步行等特点。皮下出血多者,足背部可呈现高度肿胀。

2.跖骨行军骨折的临床表现 主要为局部痛、压痛、疲劳无力感及继续行走受限等症状;X 线平片早期难以显示,2～3 周后方出现骨折线,后期则有骨膜增生反应改变。

(三)急诊检查

急诊 X 线检查即可确诊。跖骨基底部裂缝骨折,可因 X 线投照角度不当而难以辨认,此时应以临床诊断为主。

二、治疗方案

(一)治疗关键

根据骨折有无移位及复位情况,而酌情选择相应的治疗措施。

(二)治疗方案

1.无移位骨折 伤后或复位后患肢以小腿石膏或短靴石膏固定 4～6 周。

2.有移位骨折 尤其骨折远端与近骨折端形成重叠畸形时,必须做好复位,否则必将形成疼痛性病废,影响足部负重。一般需要用牵引复位,手法复位失败时可开放复位,采用克氏针固定。足部肿胀严重,影响血循环,单纯采用抬高患肢等方法不能缓解症状时,应及时进行足背横韧带及深筋膜切开减压。切开韧带后,可将皮肤缝合,以减少感染机会。

3.第 5 跖骨基底部骨折 治疗为石膏固定 6 周,仅极个别病人需行切开复位＋内固定术(小螺钉或克氏针等),术后仍需辅以石膏制动。

4.跖骨干横断骨折,骨折线多位于离距骨茎突 1.5cm 左右处。该处骨折的特点是移位较少,但不易愈合,容易发生再骨折。不愈合率可达 66.7%。跖骨茎突部撕脱小骨块,常可在短期内愈合,不致造成长期病废,可用小腿石膏固定 2～3 周,亦可采用弹性绷带或锌氧软膏包扎固定,早期扶拐活动,如骨折在 4～6 周后仍未愈合,一般多无症状,不须特殊治疗。跖骨干部横断骨折愈合慢,且有不愈合可能,小腿石膏固定 6 周,一般多可愈合;如果发生不愈合,亦可局部植骨。

(宋华)

第九章　骨折护理

第一节　锁骨骨折的护理

锁骨骨折(fracture of the clavicle)多发生于锁骨外、中 1/3 交界处,是常见的骨折之一,约占全身骨折的 6%。患者多为儿童和青壮年。

锁骨为 1 个"S"形的长骨,横形位地胸部前上方,有 2 个弯曲,内侧 2/3 呈三棱棒形,向前凸起,外侧 1/3 扁平,凸向后方。其内侧端与胸骨柄构成胸锁关节,外侧端与肩峰形成肩锁关节,从而成为上肢与躯干之间联系的桥梁。

一、病情评估

1. 病史

(1)评估患者受伤的原因、时间;受伤的姿势;外力的方式、性质;骨折的轻重程度。

(2)评估患者受伤时的身体状况及病情发展情况。

(3)了解伤后急救处理措施。

2. 身体状况评估

(1)评估患者全身情况:评估意识、体温、脉搏、呼吸、血压等情况。观察有无休克和其他损伤。

(2)评估患者局部情况。

(3)评估牵引、石膏固定或夹板固定是否有效,观察有无胶布过敏反应、针眼感染、压疮、石膏变形或断裂,夹板或石膏固定的松紧度是否适宜等情况。

(4)评估患者自理能力、患肢活动范围及功能锻炼情况。

(5)评估开放性骨折或手术伤口有无出血、感染征象。

3. 心理及社会评估　由于损伤发生突然,给患者造成的痛苦大,而且患病时间长,并发症多,就需要患者及家属积极配合治疗。因此应评估患者的心理状况,了解患者及家属对疾病、治疗及预后的认知程度,家庭的经济承受能力,对患者的支持态度及其他的社会支持系统情况。

4. 临床特点　局部肿胀、疼痛,锁骨中外 1/3 畸形。肩关节活动受限,患肩下垂,患者常以健手扶托患肘以减轻因牵拉造成的疼痛。局部压痛,可摸到移位的骨折端,可触及异常活动与骨擦感。

5. 辅助检查　疑有锁骨骨折时需拍 X 线片确定诊断。一般中 1/3 锁骨骨折拍摄前后位及向头倾斜 45°斜位相。拍摄范围应包括锁骨全长,肱骨上 1/3、肩胛带及上肺野,必要时需另拍摄胸 X 线片。前后位相可显示锁骨骨折的上下移位,45°斜位相可观察骨折的前后移位。

婴幼儿的锁骨无移位骨折或青枝骨折有时在原始 X 线像上难以明确诊断,可于伤后 5～10 日再复查拍片,常可呈现有骨痂形成。

锁骨内 1/3 前后位 X 线片与纵隔及椎体相重叠,不易显示出骨折。拍摄向头倾斜 40°～45°X 线片,有助于发现骨折线。有时需行 CT 检查。

二、护理问题

1.有体液不足的危险　与创伤后出血有关。

2.疼痛　与损伤、牵引有关。

3.有周围组织灌注异常的危险　与神经血管损伤有关。

4.有感染的危险　与损伤有关。

5.躯体移动障碍　与骨折脱位、制动、固定有关。

6.潜在并发症　脂肪栓塞综合征、骨筋膜室综合征、关节僵硬等：

7.知识缺乏　缺乏康复锻炼知识。

8.焦虑　与担忧骨折预后有关。

三、护理目标

1.患者生命体征稳定。

2.患者疼痛缓解或减轻,舒适感增加。

3.能维持有效的组织灌注。

4.未发生感染或感染得到控制。

5.保证骨折固定效果,患者在允许的限度内保持最大的活动量。

6.预防并发症的发生或及早发现及时处理。

7.患者了解功能锻炼知识。

8.患者焦虑程度减轻。

四、护理措施

(一)非手术治疗及术前护理

1.心理护理　青少年及儿童锁骨骨折后,因担心肩部、胸部畸形,影响发育和美观,常会产生焦虑、烦躁心理。应告知其锁骨骨折只要不伴有锁骨下神经、血管损伤,即使是在叠位愈合,也不会影响患侧上肢的功能,局部畸形会随着时间的推移而减轻甚至消失,治疗效果较好,以消除患者心理障碍。

2.饮食　给予高蛋白、高维生素、高钙及粗纤维饮食。

3.体位　局部固定后,宜睡硬板床,取半卧位或平卧位,避免侧卧位,以防外固定松动。平卧时不用枕头,可在两肩胛间垫上一个窄枕,使两肩后伸外展;在患侧胸壁侧方垫枕,以免悬吊的患肢肘部及上臂下坠。患者初期对去枕不习惯,有时甚至自行改变卧位,应向其讲清治疗卧位的意义,使其接受并积极配合。告诉患者日间活动不要过多,尽量卧床休息,离床活动时用三角巾或前臂吊带将患肢悬吊于胸前,双手叉腰,保持挺胸、提肩姿势,可缓解对腋下神经、血管的压迫。

4.病情观察　观察上肢皮肤颜色是否发白或青紫,温度是否降低,感觉是否麻木,如有上述现象,可能系"8"字绷带包扎过紧所致。应指导患者双手叉腰,尽量使双肩外展后伸,如症状仍不缓解,应报告医生适当调整绷带,直至症状消失。"8"字绷带包扎时禁忌做肩关节前屈、内收动作,以免腋部血管神经受压。

5.功能锻炼

(1)早、中期：骨折急性损伤经处理后 2～3 日，损伤反应开始消退，肿胀和疼痛减轻，在无其他不宜活动的前提下，即可开始功能锻炼。

准备：仰卧于床上，两肩之间垫高，保持肩外展后伸位。

第 1 周：做伤肢近端与远端未被固定的关节所有轴位上的运动，如握拳、伸指、分指，屈伸、腕绕环、肘屈伸，前臂旋前、旋后等主动练习，幅度尽量大，逐渐增大力度。

第 2 周：增加肌肉的收缩练习，如捏小球、抗阻腕屈伸运动。

第 3 周：增加抗阻的肘屈伸与前臂旋前、旋后运动。

(2)晚期：骨折基本愈合，外固定物去除后进入此期。此期锻炼的目的是恢复肩关节活动度，常用的方法有主动运动、被动运动、助力运动和关节主动牵伸运动。

第 1～2 日：患肢用三角巾或前臂吊带悬挂胸前站立位，身体向患侧侧屈，做肩前后摆动；身体向患侧侧屈并略向前倾，做肩内外摆动。应努力增大外展与后伸的运动幅度。

第 3～7 日：开始做肩关节各方向和各轴位的主动运动、助力运动和肩带肌的抗阻练习，如双手握体操棒或小哑铃，左右上肢互助做肩的前上举、侧后举和体后上举，每个动作 5～20 次。

第 2 周：增加肩外展和后伸主动牵伸：双手持棒上举，将棍棒放颈后，使肩外展、外旋，避免做大幅度和用大力的肩内收与前屈练习。

第 3 周：增加肩前屈主动牵伸，肩内外旋牵伸：双手持棒体后下垂将棍棒向上提，使肩内旋。

以上练习的幅度和运动量以不引起疼痛为宜。

(二)术后护理

1.体位　患侧上肢用前臂吊带或三角巾悬吊于胸前，卧位时去枕，在肩胛区垫枕使两肩后伸，同时在患侧胸壁侧方垫枕，防止患侧上肢下坠，保持上臂及肘部与胸部处于平行位。

2.症状护理

(1)疼痛：疼痛影响睡眠时，适当给予止痛、镇静剂。

(2)伤口：观察伤口有无渗血、渗液情况。

3.一般护理　协助患者洗漱、进食及排泄等，指导并鼓励患者做些力所能及的自理活动。

4.功能锻炼　在术后固定期间，应主动进行手指握拳、腕关节的屈伸、肘关节屈伸及肩关节外展、外旋和后伸运动，不宜做肩前屈、内收的动作。

（王春晓）

第二节　肱骨髁上骨折的护理

肱骨髁上骨折(supracondylar fracture of the humerus)是指肱骨远端内外髁上方的骨折。约占全身骨折的 11.1%，占肘部骨折的 50%～60%，是儿童最为常见的骨折，多见于 5～12 岁的儿童。

肱骨髁上骨折的特点：①由于骨折的暴力和损伤机制不同，分伸直型和屈曲型，并以伸直型为最常见，约占 95%；②多见于儿童，且骨折易于愈合，即使复位不理想，与肘关节活动方向一致的畸形，可在生长过程中自行矫正；③伸直型肱骨髁上骨折，近侧骨折端向前易损伤肱动脉，而产生骨筋膜室综合征，如未及时处理，可导致前臂缺血性肌挛缩也称 Vokmann 肌挛缩；

④可出现肘内翻畸形,严重者需手术矫正。

一、病情评估

1.病史

(1)评估患者受伤的原因、时间;受伤的姿势;外力的方式、性质;骨折的轻重程度。

(2)评估患者受伤时的身体状况及病情发展情况。

(3)了解伤后急救处理措施。

2.身体状况评估

(1)评估患者全身情况:评估意识、体温、脉搏、呼吸、血压等情况。观察有无休克和其他损伤。

(2)评估患者局部情况。

(3)评估牵引、石膏固定或夹板固定是否有效,观察有无胶布过敏反应、针眼感染、压疮、石膏变形或断裂,夹板或石膏固定的松紧度是否适宜等情况。

(4)评估患者自理能力、患肢活动范围及功能锻炼情况。

(5)评估开放性骨折或手术伤口有无出血、感染征象。

3.心理及社会评估 由于损伤发生突然,给患者造成的痛苦大,而且患病时间长,并发症多,就需要患者及家属积极配合治疗因此应评估患者的心理状况,了解患者及家属对疾病、治疗及预后的认知程度,家庭的经济承受能力,对患者的支持态度及其他的社会支持系统情况。

4.临床特点 局部疼痛、肿胀及畸形明显,肘关节活动障碍,检查时骨擦音及假关节活动,肘后三点关系正常。伸直型肱骨髁上骨折易损伤肱动脉及正中神经、桡神经、尺神经,引起前臂骨筋膜室综合征,治疗不及时可导致缺血性肌挛缩,严重影响手的功能。

5.辅助检查 肘部正侧位 X 线检查可确定骨折部位和类型。

二、护理问题

1.有体液不足的危险 与创伤后出血有关。

2.疼痛 与损伤、牵引有关。

3.有周围组织灌注异常的危险 与神经血管损伤有关。

4.有感染的危险 与损伤有关。

5.躯体移动障碍 与骨折脱位、制动、固定有关。

6.潜在并发症 脂肪栓塞综合征、骨筋膜室综合征、关节僵硬等。

7.知识缺乏 缺乏康复锻炼知识。

8.焦虑 与担忧骨折预后有关。

三、护理目标

1.患者生命体征稳定。

2.患者疼痛缓解或减轻,舒适感增加。

3.能维持有效的组织灌注。

4.未发生感染或感染得到控制。

5.保证骨折固定效果,患者在允许的限度内保持最大的活动量。

6.预防并发症的发生或及早发现及时处理。

7.患者了解功能锻炼知识。

8.患者焦虑程度减轻。

四、护理措施

（一）非手术治疗及术前护理

1.心理护理　因儿童语言表达能力差，不能准确叙述自己的不适及要求，应关心爱护患儿，及时解决他们的痛苦与需要。

2.饮食　给予高蛋白、高维生素，含钙丰富的饮食，注意食物的色、香、味，增加患儿食欲。

3.体位　患肢采用石膏托于肘关节屈曲位固定，于患肢下垫枕，使其高于心脏水平，减轻肿胀。行尺骨鹰嘴持续骨牵引治疗时，取平卧位。

4.合并症　伴有正中神经损伤时，注意观察神经功能恢复情况，并给予相应的护理。

5.警惕前臂骨筋膜室综合征　由于肱动脉受压或损伤，或严重的软组织肿胀可引起前臂骨筋膜室综合征，如不及时处理，可引起前臂缺血性肌挛缩。当患儿啼哭时，应密切观察是否有"5P"征象：①剧烈疼痛（pain）：一般止痛剂不能缓解，晚期严重缺血后神经麻痹即转为无痛；②患肢苍白（pallor）或发绀；③肌肉麻痹（paralysis）：患肢进行性肿胀，肌腹处发硬，压痛明显；手指处于屈曲位，主动或被动牵伸手指时，疼痛加剧；④感觉异常（paresthesia）：患肢出现套状感觉减退或消失；⑤无脉（pulselessness）：桡动脉搏动减弱或消失。如出现上述表现，应立即松开所有包扎的石膏、绷带和敷料，并立即报告医生，紧急手术切开减压。

6.功能锻炼　向患儿及家长讲明功能锻炼的重要性，取得家长的重视、理解和合作。反复示范功能锻炼的动作要领，直到家长和患儿学会为止。

（1）早、中期：复位及固定后当日开始做握拳、伸指练习。第2日增加腕关节屈伸练习。患肢三角巾或前臂吊带胸前悬挂位，做肩前后、左右摆动练习。1周后增加肩部主动练习，包括肩屈、伸、内收、外展与耸肩，并逐渐增加其运动幅度。

（2）晚期：骨折固定去除后增加关节活动范围的主动练习，包括肘关节屈、伸、前臂旋前和旋后。恢复肘关节活动度的练习，伸展型骨折着重恢复屈曲活动度，屈曲型骨折则增加伸展活动度。应以主动锻炼为主，被动活动应轻柔，以不引起剧烈疼痛为度，禁止被动反复粗暴屈伸肘关节，以免引起再度损伤或发生骨化性肌炎，加重肘关节僵硬。

（二）术后护理

维持有效固定：

1.经常观察患者，查看固定位置有无变动，有无局部压迫症状，保持患肢功能位；如肘关节屈曲角度过大，影响桡动脉搏动时，应予调整后再固定。

2.告知患儿及家长固定时限为3～4周，以便配合。

（王春晓）

第三节　肱骨干骨折的护理

肱骨干骨折（fracture of the shaft of the humerus）是指肱骨髁上与胸大肌止点之间的骨折。其发生率约占全身骨折的2.6%，多见于青壮年。

肱骨干上起胸大肌止点上缘,肱骨外科颈下 1cm,至肱骨髁上 2cm。上半部分为圆柱形,下半部为扁平状。上部前外侧面三角肌止点,内侧有胸大肌止点,中上 1/3 段交界处后外侧有桡神经沟,桡神经紧贴沟内绕行。肱骨滋养动脉自肱骨中段穿入肱骨下行,中下段骨折时,常伤及滋养动脉而影响骨折的愈合。

一、病情评估

1. 病史

(1) 评估患者受伤的原因、时间;受伤的姿势;外力的方式、性质;骨折的轻重程度。

(2) 评估患者受伤时的身体状况及病情发展情况。

(3) 了解伤后急救处理措施。

2. 身体状况评估

(1) 评估患者全身情况:评估意识、体温、脉搏、呼吸、血压等情况。观察有无休克和其他损伤。

(2) 评估患者局部情况。

(3) 评估牵引、石膏固定或夹板固定是否有效,观察有无胶布过敏反应、针眼感染、压疮、石膏变形或断裂,夹板或石膏固定的松紧度是否适宜等情况。

(4) 评估患者自理能力、患肢活动范围及功能锻炼情况。

(5) 评估开放性骨折或手术伤口有无出血、感染征象。

3. 心理及社会评估　由于损伤发生突然,给患者造成的痛苦大,而且患病时间长,并发症多,就需要患者及家属积极配合治疗。因此应评估患者的心理状况,了解患者及家属对疾病、治疗及预后的认知程度,家庭的经济承受能力,对患者的支持态度及其他的社会支持系统情况。

4. 临床特点　上臂疼痛、肿胀,功能障碍。移位明显时多有畸形,患者常用健手托扶患肢,贴紧胸廓,以减少患肢摆动引起的疼痛。局部压痛,可发现假关节活动及骨擦感。肱骨干中下 1/3 段骨折时,常合并桡神经损伤,表现为垂腕,伸拇指及伸掌指关节的功能丧失,前臂旋后障碍,手背桡侧皮肤感觉减退或消失。

5. 辅助检查　X 线正侧位片可显示骨折的部位和类型。X 线片内应包括肩关节及肘关节,以排除关节内的骨折及脱位。还应常规检查上肢神经功能及肱动脉有无损伤。病理性骨折的患者,应行 CT 或 MRI 检查,以便进一步了解病变的性质及范围。

二、护理问题

1. 有体液不足的危险　与创伤后出血有关。

2. 疼痛　与损伤、牵引有关。

3. 有周围组织灌注异常的危险　与神经血管损伤有关。

4. 有感染的危险　与损伤有关。

5. 躯体移动障碍　与骨折脱位、制动、固定有关。

6. 潜在并发症　脂肪栓塞综合征、骨筋膜室综合征、关节僵硬等。

7. 知识缺乏　缺乏康复锻炼知识。

8. 焦虑　与担忧骨折预后有关。

三、护理目标

1.患者生命体征稳定。

2.患者疼痛缓解或减轻,舒适感增加。

3.能维持有效的组织灌注。

4.未发生感染或感染得到控制。

5.保证骨折固定效果,患者在允许的限度内保持最大的活动量。

6.预防并发症的发生或及早发现及时处理。

7.患者了解功能锻炼知识。

8.患者焦虑程度减轻。

四、护理措施

(一)手术治疗及术前护理

1.心理护理 肱骨干骨折,特别是伴有桡神经损伤时,患肢伸腕、伸指功能障碍,皮肤感觉减退,患者心理压力大,易产生悲观情绪。应向患者介绍神经损伤修复的特殊性,告知骨折端将按 1mm/d 的速度由近端向远端生长,治疗周期长,短期内症状改善不明显,使患者有充分的思想准备,以预防不良情绪的产生。关注患者感觉和运动恢复的微小变化,并以此激励患者,使其看到希望。

2.饮食 给予高蛋白、高热量、高维生素、含钙丰富的饮食,以利于骨折愈合。

3.体位 U形石膏托固定时可平卧,患侧肢体以枕垫起,保持复位的骨折不移动。悬垂石膏固定 2 周内只能取坐位或半卧位,以维持其下垂牵引作用。但下垂位或过度牵引,易引起骨折端分离,特别是中、下 1/3 处横行骨折,其远折端血供差,可致骨折延迟愈合或不愈合,需予以注意。

4.皮肤护理 桡神经损伤后,引起支配区域皮肤营养改变,使皮肤萎缩干燥,弹性下降,容易受伤,而且损伤后伤口易形成溃疡。预防:①每日用温水擦洗患肢,保持清洁,促进血液循环;②定时变换体位,避免皮肤受压引起压疮;③禁用热水袋,防止烫伤。

5.观察病情

(1)夹板或石膏固定者,观察伤口及患肢的血运情况,如出现患肢青紫、肿胀、剧痛等,应立即报告医生处理;

(2)伴有桡神经损伤者,应观察其感觉和运动功能恢复情况。通过检查汗腺功能,可了解自主神经恢复情况;

(3)如骨折后远端皮肤苍白、皮温低,且摸不到动脉搏动,在排除夹板、石膏固定过紧的因素外,应考虑有肱动脉损伤的可能;如前臂肿胀严重,皮肤发绀、湿冷,则可能有肱静脉损伤。出现上述情况应及时报告医生处理。

6.功能锻炼

(1)早、中期:骨折固定后立即进行上臂肌肉的早期舒缩活动,可加强两骨折端在纵轴上的压力,以利于愈合。握拳、腕屈伸及主动耸肩等动作每日 3 次,并根据骨折的部位,选择相应的锻炼方法。

1)肱骨干上 1/3 段骨折,骨折远端向外上移位。①第 8 日站立位,上身向健侧侧屈并前倾 30°,患肢在三角巾或前臂吊带支持下,自由下垂 10～20 秒,做 5～10 次;②第 15 日增加肩前后摆动 8～20 次,做伸肘的静力性收缩练习 5～10 次,抗阻肌力练习,指屈伸、握拳和腕屈伸练习,前臂旋前、旋后运动;③第 11 日增加身体上身向患侧侧屈,患肢在三角巾或吊带支持下左右摆动 8～20 次。

2)肱骨干中 1/3 段骨折,骨折远端向上、向内移位。①第 8 日站立位上身向患侧侧屈并前倾约 30°,患肢在三角巾或吊带支持下,自由下垂 10～20 秒,做 5～10 次;②第 15 日增加肩前后摆动练习,做屈伸肘的静力性收缩练习 5～10 次。伴有桡神经损伤者,用弹性牵引装置固定腕关节功能位,用橡皮筋将掌指关节牵拉,进行手指的主动屈曲运动。在健肢的帮助下进行肩、肘关节的运动,健手握住患侧腕部,使患肢向前伸展,再屈肘后伸上臂。

3)肱骨干下 1/3 段身骨折:此型骨折易造成骨折不愈合,更应重视早期锻炼。①第 3 日患肢三角巾胸前悬吊位,上身向患侧侧屈并前倾约 30°做患肢前后、左右摆动各 8～20 次;②第 15 日增加旋转肩关节运动,即身体向患侧倾斜,屈肘 90°,使上臂与地面垂直,以健手握患侧腕部,作划圆圈动作。双臂上举运动,即两手置于胸前,十指相扣,屈肘 45°,用健肢带动患肢,先使肘屈曲 120°,双上臂同时上举,再缓慢放回原处。

(2)晚期:去除固定后第 1 周可进行肩摆动练习,站立位上身向患侧侧屈并略前倾,患肢做前后、左右摆动,垂直轴做绕环运动;第 2 周用体操棒协助进行肩屈、伸、内收、外展、内旋、外旋练习,并做手爬墙练习,用拉橡皮带做肩屈、伸、内收、外展及肘屈等练习,以充分恢复肩带肌力。

(二)术后护理

1.体位 内固定术后,使用外展架固定者,以半卧位为宜。平卧位时,可于患肢下热垫一软枕,使之与身体平行,并减轻肿胀。

2.疼痛的护理

(1)找出引起疼痛的原因:手术切口疼痛在术后 3 日内较剧烈,以后逐日递减。组织缺血引起的疼痛,表现为剧烈疼痛且呈进行性,肢体远端有缺血体征。手术 3 日后,如疼痛呈进行性加重或搏动性疼痛,伴皮肤红、肿、热,伤口有脓液渗出或有臭味,则多为继发感染引起。

(2)手术切口疼痛可用镇痛药:缺血性疼痛须及时解除压迫,松解外固定物;如发生骨筋膜室综合征须及时切开减压;发现感染时报告医生处理伤口,并应用有效抗生素。

(3)移动患者时,对损伤部位要重点托扶保护,缓慢移至舒适体位,以免引起或加重疼痛。

3.预防血管痉挛 行神经修复和血管重建术后,可能出现血管痉挛:

(1)避免一切不良刺激:严格卧床休息,石膏固定患肢 2 周;患肢保暖,保持室温 25℃左右;不在患肢测量血压;镇痛;禁止吸烟。

(2)1 周内应用扩血管、抗凝药,保持血管的扩张状态。

(3)密切观察患肢血液循环的变化:检查皮肤颜色、温度、毛细血管回流反应、肿胀或干瘪、伤口渗血等。

(王春晓)

第四节 尺桡骨骨折的护理

尺桡骨骨折是较常见的骨折,约占骨折的 7.5%。本病多发生于青少年,儿童患者多为青枝骨折。

一、病情评估

1.病史

(1)评估患者受伤的原因、时间;受伤的姿势;外力的方式、性质;骨折的轻重程度。

(2)评估患者受伤时的身体状况及病情发展情况。

(3)了解伤后急救处理措施。

2.身体状况评估

(1)评估患儿全身情况:评估意识、体温、脉搏、呼吸、血压等情况。观察有无休克和其他损伤。

(2)评估患儿局部情况。

(3)评估牵引、石膏固定或夹板固定是否有效,观察有无胶布过敏反应、针眼感染、压疮、石膏变形或断裂,夹板或石膏固定的松紧度是否适宜等情况。

(4)评估患儿自理能力、患肢活动范围及功能锻炼情况。

(5)评估开放性骨折或手术伤口有无出血、感染征象。

3.心理及社会评估　由于损伤发生突然,给患儿造成的痛苦大,而且患病时间长,并发症多,就需要患儿及家属积极配合治疗。因此应评估患儿的心理状况,了解患儿及家属对疾病、治疗及预后的认知程度,家庭的经济承受能力,对患儿的支持态度及其他的社会支持系统情况。

4.临床特点　局部肿胀、畸形及压痛,可有骨摩擦音及异常活动,前臂活动受限。儿童常为青枝骨折,有成角畸形,而无骨端移位。有时合并正中神经或尺神经、桡神经损伤,要注意检查。

5.辅助检查　尺桡骨骨折的诊断多可依靠以上的临床检查而确定,但骨折的详细特点应依靠X线检查,X线片应拍摄正、侧两个位置,并必须包括肘关节及腕关节,既能避免遗漏上下尺桡关节的合并损伤,又能借此判断桡骨近折段的旋转位置,以利之后的手法整复。

二、护理问题

1.有体液不足的危险　与创伤后出血有关。

2.疼痛　与损伤、牵引有关。

3.有周围组织灌注异常的危险　与神经血管损伤有关。

4.有感染的危险　与损伤有关。

5.躯体移动障碍　与骨折脱位、制动、固定有关。

6.潜在并发症　脂肪栓塞综合征、骨筋膜室综合征、关节僵硬等。

7.知识缺乏　缺乏康复锻炼知识。

8.焦虑　与担忧骨折预后有关。

三、护理目标

1.患者生命体征稳定。

2.患者疼痛缓解或减轻,舒适感增加。

3.能维持有效的组织灌注。

4.未发生感染或感染得到控制。

5.保证骨折固定效果,患者在允许的限度内保持最大的活动量。

6.预防并发症的发生或及早发现及时处理。

7.患者了解功能锻炼知识。

8.患者焦虑程度减轻。

四、护理措施

(一)非手术治疗及术前护理

1.心理护理　由于前臂具有旋转功能,骨折后患肢手的协调性及灵活性丧失,给生活带来极大不便,患者易产生焦虑和烦躁情绪。应向患者作好安抚工作,并协助生活料理。

2.饮食　给予高蛋白、高维生素、高钙饮食,促进生长发育及骨质愈合。

3.体位　患肢维持在肘关节屈曲90°、前臂中立位。适当抬高患肢,以促进静脉回流,减轻肿胀。

4.并发症的观察及护理　由于前臂高度肿胀或外固定包扎过紧,或组织肿胀加剧以后造成相对过紧导致骨筋膜室综合征;如果患者出现"5P"症状,应立即拆除一切外固定,以免出现更严重的并发症如前臂缺血性肌挛缩。

(二)术后护理

1.保持有效固定　钢板固定后,用长臂石膏托将患肢固定于肘关节屈曲90°、前臂中立位3~4周。髓内钉固定者,则用管型石膏固定4~6周。

2.功能锻炼

(1)早、中期:从复位固定后开始。2周内可进行前臂和上臂肌肉收缩活动。①第1日:用力握拳,充分屈伸拇指,对指、对掌。站立位前臂用三角巾悬吊胸前,做肩前、后、左、右摆动及水平方向的绕圈运动。②第4日:开始用健肢帮助患肢做肩前上举、侧上举及后伸动作。③第7日:增加患肢肩部主动屈、伸、内收、外展运动。手指的抗阻练习,可以捏橡皮泥、拉橡皮筋或弹簧等。④第15日:增加肱二头肌等长收缩练习。用橡皮筋带做抗阻及肩前屈、后伸、外展、内收运动。3周内,禁忌做前臂旋转活动,以免干扰骨折的固定,影响骨折的愈合。⑤第30日:增加肱二头肌等长收缩练习,做用手推墙的动作,使两骨折端之间产生纵轴向挤压力。

(2)晚期:从骨折基本愈合,外固定除去后开始。①第1日做肩、肘、腕与指关节的主动运动。用橡皮筋做阻力的肩屈、伸、外展、内收运动,阻力置于肘以上部位。手指的抗阻练习有捏握力器、挑橡皮筋等。②第4日增加肱二头肌抗阻肌力及等长、等张、等速收缩练习。③第8日增加前臂旋前、旋后的主动练习,助力练习,肱三头肌与腕屈伸肌群的抗阻肌力练习。有肩关节功能障碍时,做肩关节外旋与内旋的牵引,腕关节屈与伸的牵引。④第12日增加前臂旋前、旋后的肌力练习,可用等长、等张、等速收缩练习等方法。前臂旋前、旋后的牵引。⑤还可增加作业练习,如玩橡皮泥、玩积木、洗漱、进餐、穿脱衣服、上厕所、沐浴等,以训练手的灵活性和协调性。

(王春晓)

第五节　股骨颈骨折的护理

股骨颈骨折(fracture of the femoral neck)是指股骨头下端至股骨颈基底部之间的骨折。多数发生在中、老年人,与骨质疏松导致的骨质量下降有关。当遭受轻微扭转暴力即可发生骨折,多数情况下是在走路滑倒时,身体发生扭转倒地,间接暴力传导使股骨颈发生骨折。在青少年,发生股骨颈骨折较少,常需较大暴力,且不稳定型多见。

一、病情评估

1.病史

(1)评估患者受伤的原因、时间;受伤的姿势:外力的方式、性质,骨折的轻重程度。

(2)评估患者受伤时的身体状况及病情发展情况。

(3)了解伤后急救处理措施。

2.身体状况评估

(1)评估患者全身情况:评估意识、体温、脉搏、呼吸、血压等情况。观察有无休克和其他损伤。

(2)评估患者局部情况。

(3)评估牵引、石膏固定或夹板固定是否有效,观察有无胶布过敏反应、针眼感染、压疮、石膏变形或断裂,夹板或石膏固定的松紧度是否适宜等情况。

(4)评估患者自理能力、患肢活动范围及功能锻炼情况。

(5)评估开放性骨折或手术伤口有无出血、感染征象。

3.心理及社会评估　由于损伤发生突然,给患者造成的痛苦大,而且病程时间长,并发症多,就需要患者及家属积极配合治疗。因此应评估患者的心理状况,了解患者及家属对疾病、治疗及预后的认知程度,家庭的经济承受能力,对患者的支持态度及其他的社会支持系统情况。

4.临床特点　髋部疼痛、患肢短缩、外旋畸形、活动障碍、叩击患肢足跟或大粗隆处患部疼痛。无移位或嵌插骨折,患者仍可行走,但髋部疼痛,需经X线检查确定诊断。常规拍患侧髋关节正侧位X线片,可了解骨折类型。

(1)与其他骨折相比,股骨颈骨折有一些明显的特点:①患者的平均年龄在60岁以上,年龄越高,骨折愈合越困难。部分患者在受伤前即患有高血压、心脏病、糖尿病或偏瘫等疾病,受伤后可加重原发病,而致意外情况的发生。②由于解剖生理的特点,骨折部位常承受较大的剪力,骨折不愈合率较高,为10%～20%。影响愈合的因素除年龄因素外,还包括治疗时间、骨折错位程度及股骨颈受损的程度。③由于股骨头血液供应的特殊性,骨折时易使主要供血来源阻断,不但影响骨折愈合,且有可能发生股骨头缺血坏死及塌陷的不良后果,发生率为20%～40%。

(2)股骨颈骨折多发生于老年人,女性发生率高于男性。由于老年人多有不同程度的骨质疏松,而女性活动相对较男性少,由于生理代谢的原因骨质疏松发生较早,故即便受伤不重,也会发生骨折。骨质疏松是引起股骨颈骨折的重要因素,甚至有些学者认为,可以将老年人股骨颈骨折看作为病理骨折。骨质疏松的程度对于骨折的粉碎情况(特别是股骨颈后外侧粉碎)及内固定后的牢固与否有直接影响。

5.辅助检查

(1)实验室检查:血常规及生化检查是骨与关节损伤患者常用的检查指标,可以协助诊断,了解身体各系统的功能,有利于手术。

(2)影像学检查:X线检查、CT检查、MRI检查等能明确骨折的部位、类型、移位程度等情况,协助治疗。

二、护理问题

1.有体液不足的危险　与创伤后出血有关。

2.疼痛　与损伤、牵引有关。

3.有周围组织灌注异常的危险　与神经血管损伤有关。

4.有感染的危险　与损伤有关。

5.躯体移动障碍　与骨折脱位、制动、固定有关。

6.潜在并发症　脂肪栓塞综合征、骨筋膜室综合征、关节僵硬等。

7.知识缺乏　缺乏康复锻炼知识。

8.焦虑　与担忧骨折预后有关。

三、护理目标

1.患者生命体征稳定。

2.患者疼痛缓解或减轻,舒适感增加。

3.能维持有效的组织灌注。

4.未发生感染或感染得到控制。

5.保证骨折固定效果,患者在允许的限度内保持最大的活动量。

6.预防并发症的发生或及早发现及时处理。

7.患者了解功能锻炼知识。

8.患者焦虑程度减轻。

四、护理措施

(一)非手术治疗及术前护理

1.心理护理　老年人意外致伤,常常自责,顾虑手术效果,担忧骨折预后,易产生焦虑、恐惧心理。应给予耐心的开导,介绍骨折的特殊性及治疗方法,并给予悉心的照顾,以减轻或消除心理问题。

2.饮食　宜高蛋白、高维生素、高钙、粗纤维及果胶成分丰富的食物。品种多样,色、香、味俱全,且易消化,以适合于老年骨折患者。

3.体位　①必须向患者及其家属说明保持正确体位是治疗骨折的重要措施之一,以取得配合。②指导与协助维持患肢于外展中立位:患肢置于软枕或布朗架上,行牵引维持之,并穿防旋鞋;忌外旋、内收,以免重复受伤机理而加重骨折移位;不侧卧;尽量避免搬动髋部,如若搬动,需平托髋部与肢体。③在调整牵引、松开皮套检查足跟及内外踝等部位有无压疮时,或去手术室的途中,均应妥善牵拉以固定肢体;复查X线片尽量在床旁,以防骨折或移位加重。

4.维持有效牵引效能 不能随意增减牵引重量,若牵引量过小,不能达到复位与固定的目的;若牵引量过大,可发生移位。

5.并发症的观察与处理 心、脑血管意外及应激性溃疡:老年创伤患者生理功能退化,常合并有内脏疾病,一旦骨折后刺激,可诱发或加重原发病导致脑血管意外、心肌梗死、应激性溃疡等意外情况的发生。应多巡视,尤其在夜间。若患者出现头痛、头晕、四肢麻木、表情异常(如口角偏斜)、健肢活动障碍;心前区不适和疼痛、脉搏细速、血压下降;腹部不适、呕血、便血等症状,应及时报告医生紧急处理。

6.功能锻炼 骨折复位后,即可进行股四头肌收缩和足趾及踝关节屈伸等功能锻炼。3~4周骨折稳定后可在床上逐渐练习髋、膝关节屈伸活动。解除固定后扶拐不负重下床活动直至骨折愈合。

(二)术后护理

1.体位 肢体仍为外展中立位,不盘腿,不侧卧,仰卧时在两大腿之间置软枕或三角形厚垫。各类手术的特殊要求有

(1)三翼钉内固定术:术后2日可坐起,2周后坐轮椅下床活动。3~4周可扶双拐下地,患肢不负重,防跌倒(开始下床活动时,须有人在旁扶持)。6个月后去拐,患肢负重。

(2)移植骨瓣和血管束术:术后4周内保持平卧位,禁止坐起,以防髋关节活动度过大,造成移植的骨瓣和血管束脱落。4~6周后,帮助患者坐起并扶拐下床做不负重活动。3个月后复查X线片,酌情由轻到重负重行走。

(3)转子间或转子下截骨术:带石膏下地扶双拐,并用1根长布带兜住石膏腿挂在颈部,以免石膏下坠引起不适。

(4)人工股骨头、髋关节置换术:向患者说明正确的卧姿与搬运是减少潜在并发症一脱位的重要措施,帮助其提高认识,并予以详细的指导,以避免置换的关节外旋和内收而致脱位。①置患者于智能按摩床垫上,以减少翻身;②使用简易接尿器以免移动髋关节;③放置便盆时从健侧置盆,以保护患侧;④侧卧时,卧向健侧,并在两腿之间置三角形厚垫或大枕头,也可使用辅助侧卧位的抱枕,使髋关节术后的患者能够在自己随意变换体位时而不发生脱位(若患肢髋关节内旋内收,屈曲>90°就有发生脱位的危险);⑤坐姿:双下肢不交叉,坐凳时让术肢自然下垂;不坐低椅;⑥不屈身向前及向前拾起物件。一旦发生脱位,立即制动,以减轻疼痛和防止发生血管、神经损伤;然后进行牵引、手法复位乃至再次手术。

2.潜在并发症的观察与护理

(1)出血:行截骨、植骨、人工假体转换术后,由于手术创面大,且需切除部分骨质,老年人血管脆性增加、凝血功能低下,易致切口渗血,应严密观察局部和全身情况。①了解术中情况,尤其是出血量;②术后24小时内患肢局部制动,以免加重出血;严密观察切口出血量(尤其是术后6小时内),注意切口敷料有无渗血迹象及引流液的颜色、量,确保引流管不受压、不扭曲,以防积血残留在关节内;③测神志、瞳孔、脉搏、呼吸、血压、尿量每小时1次,有条件者使用床旁监护仪,警惕失血性休克。

(2)切口感染:多发生于术后近期,少数于术后数年发生深部感染,后果严重,甚至需取出置换的假体,因此要高度重视。①术前:严格备皮,切口局部皮肤有炎症、破损需治愈后再手术;加强营养;配合医生对患者进行全身检查并积极治疗糖尿病及牙龈炎、气管炎等感染灶;遵医嘱预防性地应用抗生素;②术中严格遵守无菌技术操作;③术后充分引流,常用负压吸

引,其目的在于引流关节内残留的渗血、渗液,以免局部血液淤滞,引起感染;④识别感染迹象:关节置换术后患者体温变化的曲线可呈"双峰"特征,即在术后1～3日为第1高峰,平均38.0℃;此后体温逐渐下降,术后5日达最低,平均37.0℃;此后体温又逐渐升高,术后8～10日为第2高峰,平均37.5℃。初步认为造成此现象的原因是吸收热(手术伤口的组织分解产物,如血液、组织液、渗出液等被吸收而引起的发热)和异物热(金属假体、骨水泥、聚乙烯等磨损碎屑等异物引起的发热)。当体温出现"双峰"特征时,给予解释,避免患者焦虑和滥用抗生素。

(3)血栓形成:有肺栓塞、静脉栓塞、动脉栓塞。肺栓塞可能发生于人工髋关节术中或术后24小时内,虽然少见,但来势凶猛,是由于手术中髓内压骤升,导致脂肪滴进入静脉所致;静脉栓塞,尤其是深静脉栓塞,人工关节置换术后的发生率较高;动脉栓塞的可能性较小。血栓重在预防:①穿高弹袜(长度从足部到大腿根部);②妥善固定、制动术肢;③遵医嘱预防性使用低分子肝素钙、右旋糖酐-40;④严密观察生命体征、意识状态和皮肤黏膜情况,警惕肺栓塞形成;⑤经常观察术肢血液循环状况。当肢体疼痛,进行性加重,被动牵拉指(趾)可引起疼痛,严重时肢体坏死,为动脉栓塞;肢体明显肿胀,严重时肢端坏死则为静脉栓塞。

3.功能锻炼　一般手术患者的功能锻炼在前面内容已提到,在此着重介绍髋关节置换术后的功能锻炼。

(1)术后1日可做深呼吸,并开始做小腿及踝关节活动。

(2)术后2～3日进行健肢和上肢练习,做患肢肌肉收缩,进行股四头肌等长收缩和踝关节屈伸,收缩与放松的时间均为5秒,每组20～30次,每日2～3组。拔除伤口引流管后,协助患者在床上坐起,摇起床头30°～60°,每日2次。

(3)术后3日继续做患肢肌力训练,在医生的允许下增加髋部屈曲练习。患者仰卧伸腿位,收缩股四头肌,缓缓将患肢足跟向臀部滑动,使髋屈曲,足尖保持向前,注意防止髋内收、内旋,屈曲角度不宜过大(<90°),以免引起髋部疼痛和脱位。保持髋部屈曲5秒后回到原位,放松5秒,每组20次,每日2～3组。

(4)术后4日继续患肢肌力训练。患者用双手支撑床坐起,屈曲健肢,伸直患肢,移动躯体至床边。护士在患侧协助,一手托住患肢的足跟部,另一手托起患侧的腘窝部,随着患者移动而移动,使患肢保持轻度外展中立位。协助患者站立时,嘱患者患肢向前伸直,用健肢着地,双手用力撑住助行器挺髋站起。患者坐下前,腿部应接触床边。

(5)术后5日继续患肢肌力训练和器械练习。护士要督促患者在助行器协助下做站立位练习,包括外展和屈曲髋关节。患者健肢直立,缓慢将患肢向身体侧方抬起,然后放松,使患肢回到身体中线。做此动作时要保持下肢完全伸直,膝关节及足趾向外。屈曲髋关节时,从身体前方慢慢抬起膝关节,注意勿使膝关节高过髋关节,小腿垂直于地面,胸部勿向前弯曲。指导患者在助行器的协助下练习行走:患者双手撑住助行器,先迈健肢,身体稍向前倾,将助行器推向前方,用手撑住助行器,将患肢移至健肢旁;重复该动作,使患者向前行走,逐步增加步行距离。在进行步行锻炼时,根据患者关节假体的固定方式决定患肢负重程度(骨水泥固定的假体可以完全负重;生物型固定方式则根据手术情况而定,可部分负重;而行翻修手术的患者则完全不能负重)。在练习过程中,患者双手扶好助行器,以防摔倒。

(6)术后6日到出院继续患肢肌力、器械和步行训练。在患者可以耐受的情况下,加强髋部活动度的练习,如在做髋关节外展的同时做屈曲和伸展活动、增加练习强度和活动时间,逐步恢复髋关节功能。

（平娟）

第六节　股骨干骨折的护理

　　股骨干骨折(fracture of shaft of the femur)是指转子下 2～5cm 的股骨骨折。青壮年和儿童常见,约占全身骨折的 6%。多由强大的直接暴力或间接暴力造成,直接暴力包括车辆撞击、机器挤压、重物击伤及火器伤等,引起股骨横断或粉碎骨折;间接暴力多是高处跌下,产伤等所产生的杠杆作用及扭曲作用所致,常引起股骨的斜形或螺旋骨折。

一、病情评估

　　1. 病史

　　(1)评估患者受伤的原因、时间;受伤的姿势;外力的方式、性质;骨折的轻重程度。

　　(2)评估患者受伤时的身体状况及病情发展情况。

　　(3)了解伤后急救处理措施。

　　2. 身体状况评估

　　(1)评估患者全身情况:评估意识、体温、脉搏、呼吸、血压等情况。观察有无休克和其他损伤。

　　(2)评估患者局部情况。

　　(3)评估牵引、石膏固定或夹板固定是否有效,观察有无胶布过敏反应、针眼感染、压疮、石膏变形或断裂,夹板或石膏固定的松紧度是否适宜等情况。

　　(4)评估患者自理能力、患肢活动范围及功能锻炼情况。

　　(5)评估开放性骨折或手术伤口有无出血、感染征象。

　　3. 心理及社会评估　由于损伤发生突然,给患者造成的痛苦大,而且患病时间长,并发症多,就需要患者及家属积极配合治疗。因此应评估患者的心理状况,了解患者及家属对疾病、治疗及预后的认知程度,家庭的经济承受能力,对患者的支持态度及其他的社会支持系统情况。

　　4. 临床特点　成人股骨干骨折多由强大暴力引起,内出血可达 500～1000ml,出血多时,可引起休克,应注意及时诊治。患肢剧烈疼痛、肿胀、成角、短缩、旋转畸形,髋及膝关节活动障碍,可出现假关节活动和骨擦音。股骨干下 1/3 骨折时,骨折无端因受到腓肠肌的牵拉而向后移位,有压迫或损伤腘动脉、腘静脉和腓神经、腓总神经的危险。

　　5. 辅助检查

　　(1)X 线片:包括髋、膝关节的股骨全长正、侧位 X 线片可明确诊断并排除股骨颈骨折。

　　(2)血管造影:如末梢循环障碍,应考虑血管损伤的可能,必要时做血管造影。

二、护理问题

　　1. 有体液不足的危险　与创伤后出血有关。

　　2. 疼痛　与损伤、牵引有关。

　　3. 有周围组织灌注异常的危险　与神经血管损伤有关。

4.有感染的危险 与损伤有关。

5.躯体移动障碍 与骨折脱位、制动、固定有关。

6.潜在并发症 脂肪栓塞综合征、骨筋膜室综合征、关节僵硬等。

7.知识缺乏 缺乏康复锻炼知识。

8.焦虑 与担忧骨折预后有关。

三、护理目标

1.患者生命体征稳定。

2.患者疼痛缓解或减轻,舒适感增加。

3.能维持有效的组织灌注。

4.未发生感染或感染得到控制。

5.保证骨折固定效果,患者在允许的限度内保持最大的活动量。

6.预防并发症的发生或及早发现及时处理。

7.患者了解功能锻炼知识。

8.患者焦虑程度减轻。

四、护理措施

(一)非手术治疗及术前护理

1.心理护理 由于股骨干骨折多由强大的暴力所致,骨折时常伴有严重软组织损伤,大量出血、内脏损伤、颅脑损伤等可危及生命安全,患者多恐惧不安,应稳定患者的情绪,配合医生采取有效的抢救措施。

2.饮食 高蛋白、高钙、高维生素饮食,需急诊手术者则禁食。

3.体位 抬高患肢。

4.保持牵引有效效能 不能随意增、减牵引重量,以免导致过度牵引或达不到牵引效果。小儿悬吊牵引时,牵引重量以能使臀部稍稍悬离床面为宜,且应适当约束躯干,防止牵引装置滑脱至膝下而压迫腓总神经。在牵引过程中,要定时测量肢体长度和进行床旁 X 线检查,了解牵引重量是否合适。

5.病情观察

(1)全身情况:包括神志、瞳孔、脉搏、呼吸、腹部情况以及失血征象。创伤初期应警惕颅脑、内脏损伤及休克发生。

(2)肢体情况:观察患肢末梢血液循环、感觉和运动情况,尤其对于股骨下 1/3 骨折的患者,应注意有无刺伤或压迫腘动脉、静脉和神经征象。

6.指导、督促患者进行功能锻炼

(1)伤后 1～2 周内应练习患肢股四头肌等长收缩;同时被动活动髌骨(左右推动髌骨还应练习踝关节和足部其他小关节,乃至全身其他关节活动。

(2)第 3 周健足踩床,双手撑床或吊架抬臀练习髋、膝关节活动,防止股间肌和膝关节粘连。

(二)术后护理

1.饮食 鼓励进食促进骨折愈合的饮食,如排骨汤、牛奶、鸡蛋等。

2.体位 抬高患肢。

3.病情观察 监测生命体征、患肢及伤口局部情况。

（平娟）

第七节 髌骨骨折的护理

髌骨骨折（fracture of the patella）是指由于直接暴力或间接暴力导致髌骨的完整性受损。好发于 30～50 岁的成年人，其发病率为 1.5%。暴力直接作用于髌骨，如跌倒时跪地，髌骨直接撞击地面，而发生粉碎骨折。间接暴力是指由于肌肉的强烈牵拉，如跌倒时，为防止倒地，股四头肌猛烈收缩以维持身体稳定，将髌骨撕裂而致。

一、病情评估

1.病史

（1）评估患者受伤的原因、时间；受伤的姿势；外力的方式、性质；骨折的轻重程度。

（2）评估患者受伤时的身体状况及病情发展情况。

（3）了解伤后急救处理措施。

2.身体状况评估

（1）评估患者全身情况：评估意识、体温、脉搏、呼吸、血压等情况。观察有无休克和其他损伤。

（2）评估患者局部情况。

（3）评估牵引、石膏固定或夹板固定是否有效，观察有无胶布过敏反应、针眼感染、压疮、石膏变形或断裂，夹板或石膏固定的松紧度是否适宜等情况。

（4）评估患者自理能力、患肢活动范围及功能锻炼情况。

（5）评估开放性骨折或手术伤口有无出血、感染征象。

3.心理及社会评估 由于损伤发生突然，给患者造成的痛苦大，而且患病时间长，并发症多，就需要患者及家属积极配合治疗。因此应评估患者的心理状况，了解患者及家属对疾病、治疗及预后的认知程度，家庭的经济承受能力，对患者的支持态度及其他的社会支持系统情况。

4.临床特点 局部肿胀、淤斑、疼痛，膝关节活动障碍。有移位时，可触及骨折线的间隙。膝关节积血，可出现浮髌试验阳性。①髌骨位于膝关节，受伤后易导致局部肿胀，关节内积液、积血，疼痛厉害。②在导致髌骨软骨面损伤的同时，也使相对的股骨髌面发生软骨损伤；由于软骨的再生能力极低，即使修复髌骨以后，仍可出现髌股关节创伤性关节炎。③随着骨折分离移位的程度不同，髌骨腱膜和关节囊也有不同程度的损伤，若修复不好，将严重影响伸膝功能。

5.辅助检查 应常规拍摄正位、侧位及轴位 X 线片。关节造影、CT 扫描或 MRI 检查有助于诊断边缘骨折或游离的骨软骨骨折。因正位片上髌骨与股骨远端髁部相重叠，很难进行分析，但有助于诊断星状骨折、横断骨折和下极骨折。侧位 X 线片很有帮助，它能够提供髌骨的全貌，以及骨折块移位和关节面出现"台阶"的程度。行轴位 X 线检查有利于除外边缘纵形骨折，因为它常常被漏诊，而且多无移位。

二、护理问题

1. 有体液不足的危险 与外伤后出血有关。
2. 疼痛 与损伤、牵引有关。
3. 有周围组织灌注异常的危险 与神经血管损伤有关。
4. 有感染的危险 与损伤有关。
5. 躯体移动障碍 与骨折脱位、制动、固定有关。
6. 潜在并发症 脂肪栓塞综合征、骨筋膜室综合征、关节僵硬等。
7. 知识缺乏 缺乏康复锻炼知识。
8. 焦虑 与担忧骨折预后有关。

三、护理目标

1. 患者生命体征稳定。
2. 患者疼痛缓解或减轻,舒适感增加。
3. 能维持有效的组织灌注。
4. 未发生感染或感染得到控制。
5. 保证骨折固定效果,患者在允许的限度内保持最大的活动量。
6. 预防并发症的发生或及早发现及时处理。
7. 患者了解功能锻炼知识。
8. 患者焦虑程度减轻。

四、护理措施

(一)心理护理
给予患者生活上的照顾,及时解决患者的困难,给患者以精神安慰,减轻其焦虑心理。
(二)观察病情
1. 注意观察局部的情况。
2. 手术后应观察伤口的渗出情况。
(三)疾病护理
1. 抬高患肢,保持功能位置,以利静脉回流,减轻肿胀。
2. 疼痛时遵医嘱给予止痛剂。
3. 手术者按骨科手术前、后护理常规护理。
4. 石膏固定3～4周开始功能锻炼。

(平娟)

第八节 胫腓骨干骨折的护理

胫腓骨干骨折(frature of the tibis and fibula)是指自胫骨平台以下至踝以上的部位发生骨折。占全身骨折的13％～17％,以青壮年和儿童居多。多由直接暴力引起。

一、病情评估

1.病史

(1)评估患者受伤的原因、时间；受伤的姿势：外力的方式、性质；骨折的轻重程度。

(2)评估患者受伤时的身体状况及病情发展情况。

(3)了解伤后急救处理措施。

2.身体状况评估

(1)评估患者全身情况：评估意识、体温、脉搏、呼吸、血压等情况。观察有无休克和其他损伤。

(2)评估患者局部情况。

(3)评估牵引、石膏固定或夹板固定是否有效，观察有无胶布过敏反应、针眼感染、压疮、石膏变形或断裂，夹板或石膏固定的松紧度是否适宜等情况。

(4)评估患者自理能力、患肢活动范围及功能锻炼情况。

(5)评估开放性骨折或手术伤口有无出血、感染征象。

3.心理及社会评估　由于损伤发生突然，给患者造成的痛苦大，而且患病时间长，并发症多，就需要患者及家属积极配合治疗。因此应评估患者的心理状况，了解患者及家属对疾病、治疗及预后的认知程度，家庭的经济承受能力，对患者的支持态度及其他的社会支持系统情况。

4.临床特点　小腿疼痛、肿胀、活动受限，有骨擦音，肢体成角、旋转畸形。

(1)对于儿童的青枝骨折、成人的单纯腓骨骨折，主要表现为局部的肿胀、压痛，活动受限不明显，甚至可以行走。如骨折有明显的移位，可表现为小腿的畸形、反常活动，有骨擦音、骨擦感。

(2)由于胫腓骨骨折经常合并血管、神经损伤，故临床应常规检查足背动脉和胫后动脉搏动及足背、足趾的感觉和运动状况。对于软组织损伤严重者，要认真判断其存活的可能性；对于潜行性剥离的皮肤要判断其剥离范围；对于小腿肿胀严重者，应警惕有无骨筋膜室综合征。

5.辅助检查　X线检查包括膝、踝关节的胫腓骨全长X线片检查，可了解骨折的部位和严重程度。

二、护理问题

1.有体液不足的危险　与创伤后出血有关。

2.疼痛　与损伤、牵引有关。

3.有周围组织灌注异常的危险　与神经血管损伤有关。

4.有感染的危险　与损伤有关。

5.躯体移动障碍　与骨折脱位、制动、固定有关。

6.潜在并发症　脂肪栓塞综合征、骨筋膜室综合征、关节僵硬等。

7.知识缺乏　缺乏康复锻炼知识。

8.焦虑　与担忧骨折预后有关。

三、护理目标

1.患者生命体征稳定。

2.患者疼痛缓解或减轻,舒适感增加。

3.能维持有效的组织灌注。

4.未发生感染或感染得到控制。

5.保证骨折固定效果,患者在允许的限度内保持最大的活动量。

6.预防并发症的发生或及早发现及时处理。

7.患者了解功能锻炼知识。

8.患者焦虑程度减轻。

四、护理措施

(一)常规护理

1.心理护理　多与患者沟通,了解患者的思想情况,使患者树立战胜疾病的信心。

2.活动指导　固定期间做静止位肌肉收缩锻炼,外固定解除后逐步开始功能锻炼。

3.有效固定　随时调整外固定的松紧,避免由于伤肢肿胀后外固定过紧,造成压迫。

(二)疾病的护理

1.保持环境安静、舒适。

2.抬高患肢减轻肿胀。

3.查明疼痛原因后可遵医嘱给予止痛剂。

4.告知患者如有感觉麻木、患肢憋胀等应及时告知医生、护士。

5.指导患者配合医生进行功能锻炼。

(三)病情观察

1.密切观察生命体征,如发生异常应及时通知医生处理,严密观察患肢末梢血循环情况。

2.骨牵引针眼处每日换药,保持床单位清洁。

3.及时给予生活上的照顾,解决患者的困难。

4.有较大张力性水泡形成时,应穿刺抽出液体以促进吸收。

(平娟)

第九节　胫骨平台骨折的护理

胫骨平台骨折(tibial plateau fracture)是指胫骨上端与股骨下端接触的面发生骨折。可由间接暴力或直接暴力引起。高处坠落时,足先着地,再向侧方倒下,力的传导由足沿胫骨向上,坠落的加速度使体重的力向下传导,共同作用于膝部,由于侧方倒地产生的扭转力,导致胫骨内侧或外侧平台塌陷骨折。当暴力直接打击膝内侧或外侧时,使膝关节发生外翻或内翻,导致外侧或内侧平台骨折或韧带损伤。其发病率为0.5%,多发于成年人。胫骨平台骨折的特点是:属于关节内骨折,易引起膝关节功能障碍。

一、病情评估

1.病史

(1)评估患者受伤的原因、时间;受伤的姿势;外力的方式、性质;骨折的轻重程度。

(2)评估患者受伤时的身体状况及病情发展情况。

(3)了解伤后急救处理措施。

2.身体状况评估

(1)评估患者全身情况:评估意识、体温、脉搏、呼吸、血压等情况。观察有无休克和其他损伤。

(2)评估患者局部情况。

(3)评估牵引、石膏固定或夹板固定是否有效,观察有无胶布过敏反应、针眼感染、压疮、石膏变形或断裂,夹板或石膏固定的松紧度是否适宜等情况。

(4)评估患者自理能力、患肢活动范围及功能锻炼情况。

(5)评估开放性骨折或手术伤口有无出血、感染征象。

3.心理及社会评估　由于损伤发生突然,给患者造成的痛苦大,而且患病时间长,并发症多,就需要患者及家属积极配合治疗。因此应评估患者的心理状况,了解患者及家属对疾病、治疗及预后的认知程度,家庭的经济承受能力,对患者的支持态度及其他的社会支持系统情况。

4.临床特点

(1)伤口膝关节肿胀疼痛,压痛,活动障碍,关节内积血。

(2)为关节内骨干骨折,严重者还可合并半月板及关节韧带损伤,易造成膝关节功能障碍。

5.辅助检查　膝关节前后位和侧位 X 线片常可以清楚地显示平台骨折。若怀疑有骨折,但上述 X 线片未能显示,可以拍摄内旋 40°和(或)外旋 40°X 线片。内旋斜位相可显示外侧平台,而外旋斜位相可以显示内髁。必须仔细地判定骨折的塌陷和移位,以便正确地理解损伤特点和选择理想的治疗方法。当无法确定关节面粉碎程度或塌陷的范围或考虑采用手术治疗时,可行 CT 或 MRI 检查。

二、护理问题

1.自理缺陷　与受伤后活动受限有关。

2.焦虑　与担心疾病的愈合有关。

3.有废用性综合征的危险　与患肢制动有关。

4.潜在并发症　有腓总神经损伤、膝关节僵直和创伤性关节炎的可能。

三、护理目标

1.复位后保持有效固定。

2.让患者及家属掌握功能锻炼的方法。

四、护理措施

(一)非手术治疗及术前护理

1.心理护理　老年人意外致伤,常常自责,顾虑手术效果,担忧骨折预后,易产生焦虑、恐惧心理。应给予耐心的开导,介绍骨折的特殊性及治疗方法,并给予悉心的照顾,以减轻或消除心理问题。

2.饮食　宜高蛋白、高维生素、高钙、粗纤维及果胶成分丰富的食物。品种多样,色、香、味俱全,且易消化,以适合于老年骨折患者。

3.体位　抬高患肢,预防肢体外旋,以免损伤腓总神经。

4.病情观察　密切观察患肢末梢血液循环情况,警惕并发腘动脉损伤。一旦出现肢体苍白、皮温降低、足背动脉扪不到时,应立即报告医生,必要时紧急探查。

(二)术后护理

1.体位　抬高患肢,严禁肢体外旋。如为内侧平台骨折,尽量使膝关节轻度外翻;外侧平台骨折,尽量使膝关节轻度内翻。腘动脉损伤血管吻合术后给予屈膝位,以防血管再破裂。

2.功能锻炼　原则是早锻炼、晚负重,以免因重力压迫使骨折再移位。术后2日开始做股四头肌收缩和踝关节屈伸的锻炼,4~6周后逐步做膝关节屈伸锻炼,骨折愈合后才开始负重行走。

(平娟)

第三篇　关节疾病

第一章　肩关节疾病

第一节　关节损伤与脱位

一、肩部骨折

肩部是上肢与躯干的连接部位,是上肢功能活动的结构基础。其主要由肩胛骨、锁骨和肱骨上端组成,并由韧带、关节囊和肌肉相互连接,形成肩部的四个关节:盂肱关节、肩锁关节、肩胸关节及肩胛胸壁关节。肩关节为全身最灵活的球窝关节,可作屈、伸、收、展、旋转及环转运动,由于活动范围较大,容易受到损伤。

（一）肩胛骨骨折

1.概述　肩胛骨由于自身的解剖特点,其骨折在临床上相对少见,多在遭受高能量暴力的情况下才发生骨折,肩胛骨骨折占肩部骨折的 3％～5％,占全身骨折的 0.5％～1.0％。

2.损伤机制及分型　多为高能量损伤。Zdravkovic－Damholt 分型是肩胛骨骨折常用的分型系统,将肩胛骨骨折分为:Ⅰ型,体部骨折;Ⅱ型,骨突部骨折;Ⅲ型,肩胛骨外上部位的骨折,包括肩胛颈和肩盂(图 3－1－1)。

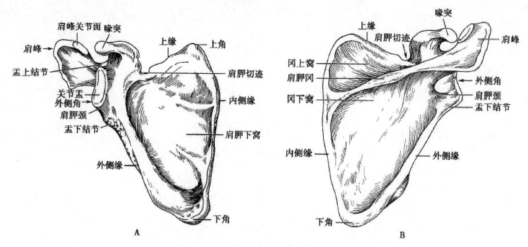

图 3－1－1　肩胛骨
A. 前面观;B. 后面观

3.临床表现　肩胛骨骨折后可出现肩背部疼痛、肿胀、肩关节活动障碍。查体可见肩胛部肿胀、局部压痛、肩关节活动障碍、外展受限,因此有假性肩袖损伤的特征。同时检查有无肋骨骨折、血气胸、腋神经损伤等。

4.相关检查

(1)X线检查：包括肩胛骨特殊位置照片(图3-1-2)。但由于肩胛骨的特殊形态及位置,X线片对骨折发现率并不高。

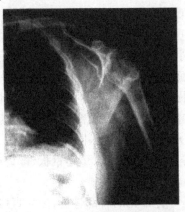

图3-1-2　肩胛盂骨折X线片

(2)CT检查：对于复杂的肩胛骨骨折,尤其是涉及肩胛盂、肩胛颈的骨折,三维CT重建对治疗非常重要(图3-1-3)。CT三维重建可以对骨折作出准确分型以制订治疗方案、手术入路及内固定的选择提供可靠的依据。

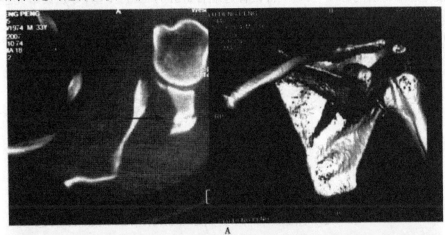

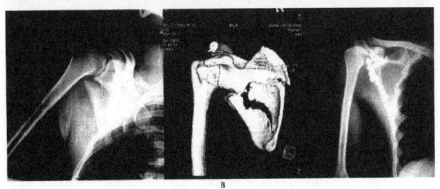

图3-1-3
A.CT显示肩胛盂骨折；B.肩胛骨骨折术前X、CT三维重建、术后X线片

(3)MRI检查:MRI检查可以判断是否存在喙肩韧带的损伤。

5.治疗

(1)非手术治疗:适应于部分青壮年肩胛骨骨折、骨折移位小的属稳定性骨折。三角巾悬吊3~4周,对症,早期肩关节功能康复锻炼。

(2)手术治疗:手术指征包括:①移位大于5~8mm肩峰骨折,下陷畸形,妨碍肩峰下关节活动;②移位大于8mm肩胛冈骨折,影响功能;③喙突骨折压迫神经血管束或存在喙肩、喙锁韧带损伤;④肩胛颈骨折横断面或冠状面上成角畸形大于40°,骨折移位大于10mm;⑤粉碎性肩胛骨骨折或肩胛骨体部外缘骨折刺入盂肱关节;⑥盂缘骨折合并肱骨头脱位,有肩关节失稳,骨折移位大于10mm;⑦盂窝骨折累及盂窝前部1/4或后部3/4,关节面阶梯移位在3~5mm以上。手术方式包括切开复位、内固定,同时修复损伤、断裂的韧带。固定方式根据患者骨折具体特点、部位、年龄等选择异型钢板、重建钢板、螺钉或克氏针等。

(二)锁骨远端骨折

1.概述 锁骨远端骨折是一种常见的肩部骨折,多为直接损伤。骨折占锁骨骨折的12%~15%,占全身骨折脱位的4.4%~5.9%,锁骨远端骨折往往伴有喙锁韧带断裂,骨折近端受斜方肌和胸锁乳突肌的牵拉向后上方移位,骨折远端端受上肢重力的牵引向下移位,使得骨折断端分离,为不稳定骨折,治疗棘手,骨折不愈合的发生率高达30%。

2.锁骨远端骨折的分型 Neer将锁骨远端骨折分为三型:Ⅰ型,喙锁韧带完整,骨折无明显移位;Ⅱ型,骨折明显移位伴有喙锁韧带断裂;Ⅲ型,骨折累及肩锁关节关节面(图3-1-4~3-1-6)。

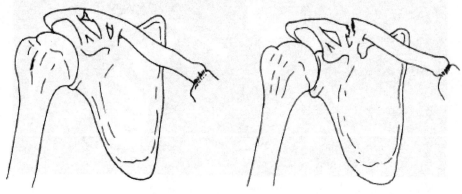

图3-1-4 NeerⅠ型锁骨远端骨折   图3-1-5 NeerⅡ型锁骨远端骨折

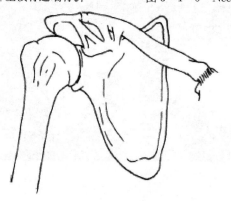

图3-1-6 NeerⅢ型锁骨远端骨折

3.临床表现　骨折后骨折断端常常发生移位出现肿胀和疼痛,皮下瘀斑。患者往往对活动肩部感到恐惧,常用健手保护患肢于内收保护体位。通常可触及骨折断端。还应仔细检查上肢的神经功能及血供情况,判断有无血管神经损伤。

4.相关检查　X线片检查包括前后位胸片,双侧肩锁关节前后位片、腋位片,标准的前后位胸片通常已经足够诊断锁骨骨折和观察骨折移位的程度。胸片应该包括胸锁关节和肩锁关节,还应该包括肱骨近端以及肺尖(图3-1-7~3-1-9)。对于Ⅲ、Ⅳ、Ⅴ型锁骨远端骨折,还可以做薄层CT扫描及三维重建,更好地显示锁骨后移的程度。

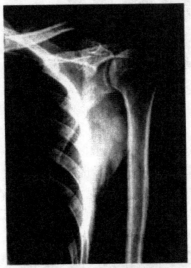

图3-1-7　NeerⅠ型

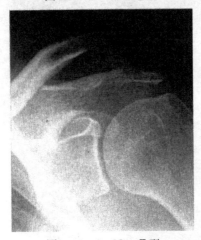

图3-1-8　NeerⅡ型

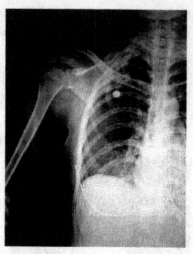

图 3—1—9 Neer Ⅲ型

5.治疗

(1)非手术治疗:对于锁骨远端骨折的Ⅰ型和Ⅱ型损伤,骨折端移位轻微,可以采用非手术治疗。目前认为只需颈腕吊带制动即可,预后良好。

(2)手术治疗:适应于锁骨远端骨折移位明显,伴有肩锁关节脱位者。可选择锁骨钩接骨板固定,利于肩锁、喙锁韧带及周围软组织愈合提供一个稳定无张力的环境下修复及早期肩关节功能康复锻炼(图 3—1—10,3—1—11)。

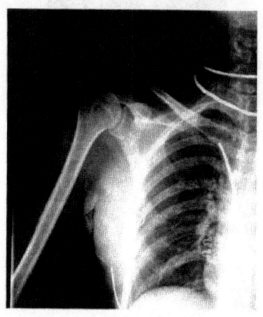

图 3—1—10 锁骨远端骨折术前 X 片

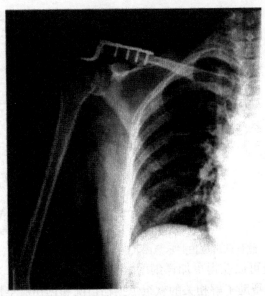

图 3—1—11　锁骨远端骨折术后 X 片

（三）肱骨近端骨折

1.概述　肱骨近端骨折是指肱骨外科颈及其以上部位的骨折,通常波及外科颈、大小结节、解剖颈或肱骨头,部分患者同时发生肱骨头脱位,少数病例合并臂丛神经损伤,国外常称之为"unsolved fracture"。多为直接或间接暴力损伤所致。特别是老年人群,由于存在骨质疏松,轻微外力即可导致骨折。肱骨近端骨折占全身骨折的 4%～5%,其中有 15% 是复杂、不稳定骨折,近年来发病率持续升高。

2.分型　目前临床上常用的是 Neer 分型和 AO 分型。Neer 于 1970 年提出肱骨近端骨折的四部分分类法,此分类法是按照移位骨块的数量(移位＞1cm 或成角＞45°,否则不能认为是移位骨块)而不是骨折线的数量分类。Neer 分类法包含有骨折解剖部位、骨块移位的程度和不同组合等因素在内,可概括肱骨上端不同种类的骨折,并可提供肌肉附着对骨折移位的影响和对肢骨头血液循环状况的估计,从而可更加准确地判断和评价肱骨近端骨折的预后。

3.临床表现　患者肩部肿胀、疼痛、功能障碍;伤后 24～48 小时胸壁、上肢、肘关节和前臂可出现明显的淤血。可触及骨擦感。还需要检查胸壁、肋骨骨折,应该注意是否有胸腔内损伤。同时要仔细检查血管神经,肱骨近段骨折后、邻近的臂丛和腋神经很容易受伤。

4.相关检查　肱骨近端骨折的影像学检查包括肱骨前后位、侧位和腋位。X 线片可以清楚的显示骨折状况。有时需要医生轻轻外展患肢并在拍片时有人扶住胳膊保持正确位置(图 3—1—12)。

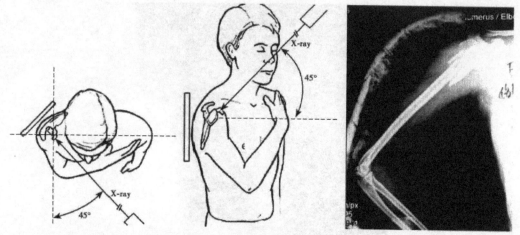

图 3-1-12　肱骨前后位拍照示意图及肱骨近端骨折正位、侧位、腋位 X 线片

CT 扫描和三维重建可以获得更加详细的骨折信息(图 3-1-13)。MRI 很少用于肱骨近端骨折的评估,但可以帮助了解相关的软组织损伤情况和创伤后早期的骨坏死。

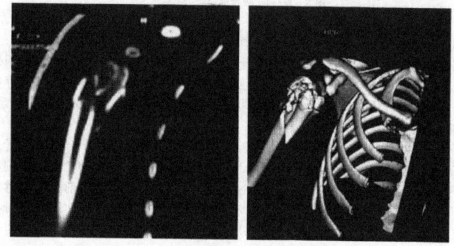

图 3-1-13　肱骨近端骨折 CT 扫描及三维重建

5.治疗

(1)非手术治疗:适应于无移位或轻度移位的肱骨近端骨折。对儿童和老人肱骨近端骨折,尤其合并骨质疏松者,多数学者主张先行保守治疗。治疗的方法有闭合复位夹板外固定、三角巾悬吊、骨牵引、肩人字石膏固定、外展支架固定等。早期开始肩关节功能康复锻炼。

(2)手术治疗:适应于有移位明显的骨折。如无其他禁忌证,应采取手术治疗。

1)闭合复位、经皮克氏针固定术:闭合复位或利用钢针撬拨复位,对肱骨头血供干扰小,肱骨头坏死率较低。骨折复位后可采用经皮克氏针固定术或外固定架固定术,具有并发症少、康复期短等优点(图 3-1-14)。

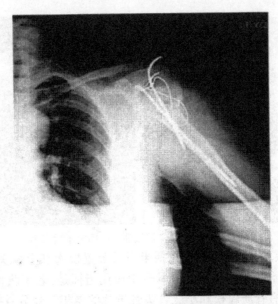

图 3—1—14　肱骨近端骨折克氏针内固定术后

2)髓内钉固定:肱骨近端交锁髓内钉可增加骨内固定物的接触表面,从而减少骨小梁劳损(图 3—1—15)。髓内针固定肱骨近端骨折可分为单针固定和多针固定,前者如 Polarus 钉、Sirus 钉,后者包括 U 形钉、J 形钉。

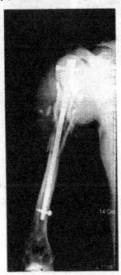

图 3—1—15　髓内钉固定术后 X 片

3)接骨板螺钉内固定(图 3—1—16):肱骨近端锁定接骨板固定是近年来肱骨近端骨折治疗的一大进步。适用于骨质疏松性骨折,且接骨板四周的缝合孔可穿过环扎钢丝或缝合线,吸收旋转肩袖的张力,从而保证复杂骨折的初始高稳定性,以便早期活动。

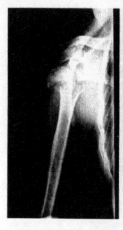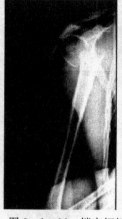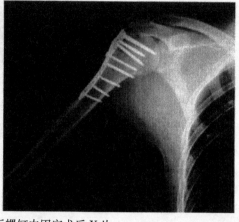

图 3-1-16　锁定钢板螺钉内固定术后 X 片

4）人工肩关节置换：肩关节置换术包括半肩关节置换术和全肩关节置换术（图 3-1-17）。人工肱骨头置换术在肱骨近端新鲜骨折中应用指征是：老年肱骨头粉碎骨折；Neer 四部分骨折并脱位；部分有骨质疏松和小肱骨头骨折片的老年三部分骨折并脱位；老年关节面骨折累及 40%～50%；部分解剖颈骨折内固定无法使用。全肩关节置换适应于骨折之前存在肩关节退行性变、关节盂磨损或发育不良等，其他适应于肱骨头置换。

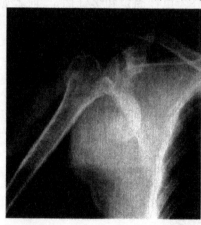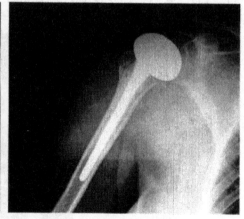

图 3-1-17　右肱骨头置换术后

二、肩锁关节与胸锁关节脱位

（一）肩锁关节脱位

1. 概述　肩锁关节脱位是肩部常见损伤之一，多由直接暴力所致，肩锁关节脱位约占肩部损伤的 12%，肩锁关节脱位发生率占所有骨折脱位的 4.00%～5.98%。男性发病是女性的 5～10 倍。年龄＜30 岁占多数，其中大部分是轻度损伤和半脱位。

肩锁关节由锁骨的外侧面与肩峰的内侧面构成滑膜关节，是上肢与躯干之间的一个重要连接点，对肩胛骨和上肢起支撑作用。纤维关节囊、肩锁韧带、喙锁韧带及其周围附着的三角肌和斜方肌的部分腱性组织参与维持肩锁关节的稳定，关节运动主要依靠周围肌肉的收缩来完成。肩锁关节脱位可导致关节周围韧带不同程度损伤、断裂，导致关节不稳（图 3-1-18）。

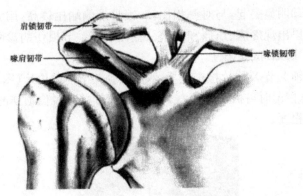

图 3-1-18　肩锁关节及韧带

2.分型　根据影像学上锁骨相对于肩峰移位程度及肩锁关节和喙锁韧带撕裂的程度,肩锁关节脱位采用 Rockwood 等分型方法:Ⅰ型,肩锁关节韧带损伤,肩锁关节完整,喙锁韧带完整;Ⅱ型,肩锁关节破坏,关节间隙增大,喙锁韧带损伤,喙锁间隙轻度增宽;Ⅲ型,肩锁关节韧带破坏,肩锁关节脱位,喙锁韧带破坏,喙锁间隙大于正常肩关节的 25%~100%;Ⅳ型,肩锁韧带破坏,喙锁韧带完全破坏,肩锁关节脱位并伴有锁骨向后移位进入或者穿透斜方肌;Ⅴ型,肩锁关节韧带破坏,喙锁韧带破坏,肩锁关节脱位,三角肌和斜方肌与锁骨远端分离;Ⅵ型,肩锁关节韧带破坏,喙锁韧带破坏,肩锁关节脱位,锁骨向肩峰或喙突的下方移位,喙锁间隙变小或者发生倒转,三角肌和斜方肌与锁骨远端分离(图 3-1-19)。

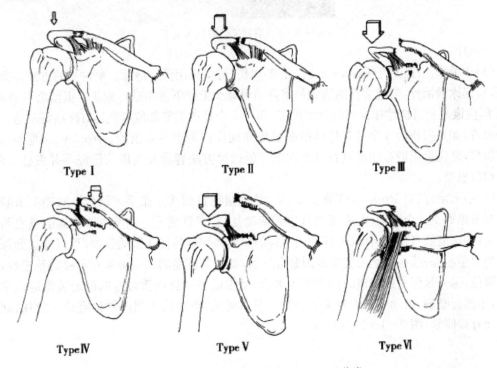

图 3-1-19　肩锁关节损伤 Rockwood 分类

3.临床表现　患者常常有明确的外伤史,直接暴力引起者在肩部受力区可以出现擦伤、挫伤和肿胀。肩锁骨关节脱位查体可以发现肩锁关节处有轻度肿胀与压痛。对于Ⅲ型以上的损伤,患者往往会用手托住伤侧肘部避免上肢晃动加重疼痛,显露双肩可以发现患侧肩部低于健侧而锁骨远端却明显突起,与对侧相比较,锁骨外侧端比较高,用力按压有弹性感觉,严重者喙锁间隙也可以出现疼痛、压痛和肿胀。急性肩锁关节损伤的诊断相对容易,琴键征阳性,Scarf 试验与 O'Brien 试验阳性。

4.相关检查　肩锁关节 X 线片检查包括:双侧肩锁关节前后位片(图 3-1-20)、腋位片及 Zanca 斜位片,特殊情况时可摄应力 X 线片。Ⅳ型肩锁关节脱位损伤时做 CT 检查可以更好地显示锁骨后移的程度。

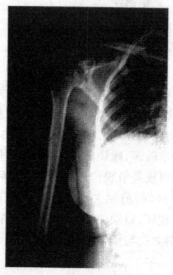

图 3-1-20　右肩锁关节脱位 X 光片

5.治疗

(1)非手术治疗:对于 RockwoodⅠ、Ⅱ型损伤,可以采用保守治疗。最常见的方式是简单止痛,局部冰敷治疗,舒适宽阔的胸颈吊带悬吊可减少上肢下垂而减轻症状。损伤之后的前 8~12 周应该避免对抗性体育活动及举重等,伤后 6 个月肩关节部位可能仍有疼痛等不适。对这些患者,如果损伤后 3 个月有持续的明显疼痛则应该考虑手术治疗。RockwoodⅢ型肩锁关节脱位,复位后用胶布固定或石膏条固定。但这种方法容易发生皮肤压疮等并发症,许多患者难以忍受。

(2)手术治疗:对 Rockwood 分型Ⅳ、Ⅴ、Ⅵ型损伤目前多主张手术治疗。肩锁关节脱位手术要考虑如下几个原则:①肩锁关节达到精确复位,恢复锁骨外侧端关节表面的垂直与水平稳定;②修复或者使用自体(局部的或远处的)/异体韧带替代撕脱的韧带,尽可能达到原有的生物力学形态;③在损伤的韧带牢固愈合之前,复位及重建的韧带必须有足够的稳定性,以免再移位;④一旦修复或重建的韧带牢固愈合,坚强的内植物或暂时性的稳定装置应该尽早去除,不然会断裂、松动或产生肩关节僵硬。手术时机:损伤后 2 周内复位容易,撕裂的韧带常常能直接修复(图 3-1-21~3-1-23)。

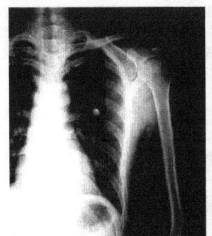
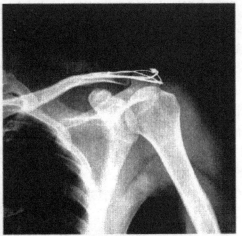

图 3-1-21 左肩锁关节脱位,克氏针张力带固定术后

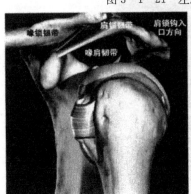
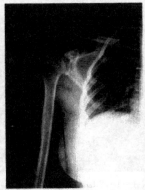
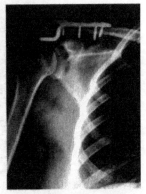

图 3-1-22 锁骨钩接骨板放置示意图,右肩锁关节脱位,锁骨钩接骨板内固定术后

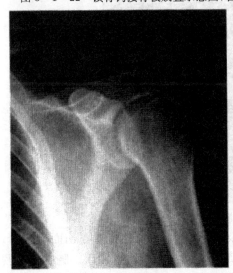
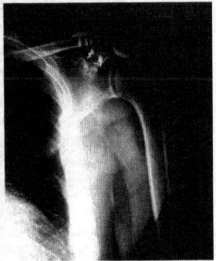

图 3-1-23 左肩锁关节脱位,锁骨钩接骨板内固定,锚钉修复喙锁韧带术后

(二)胸锁关节脱位

1.概述 胸锁关节脱位临床罕见,在所有外伤性关节脱位中少于1%,创伤性胸锁关节脱位约占肩部损伤的5%,多由高能量直接暴力或间接暴力所致。胸锁关节前后脱位发生率比

例为3∶20。向后脱出的锁骨内端压迫上纵隔内重要组织器官可导致呼吸困难、臂丛神经损伤及大血管损伤等并发症,因此对胸锁关节后脱位的早期诊断和早期有效治疗至关重要。

2.临床表现　胸锁关节脱位后局部肿胀及疼痛明显,患者多主诉胸锁关节处疼痛及上肢活动受限。查体时可见前脱位患者胸锁关节处有前凸畸形,可触及向前脱位的锁骨头;后脱位患者可触及胸锁关节前侧有空虚感。

3.相关检查　影像学检查主要包括X线片、CT,但是正位X线片由于结构重叠而难以清楚地显示胸锁关节,易导致漏诊或延迟诊断多数骨科医师认为怀疑胸锁关节损伤时应行CT检查(图3-1-24,3-1-25)。CT不仅能明确锁骨有无脱位以及脱位方向,还可观察该区域重要的神经血管有无受压。

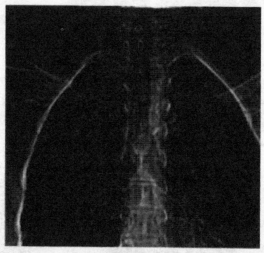

图3-1-24　左侧胸锁关节脱位X线片

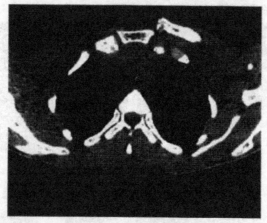

图3-1-25　左侧胸锁关节脱位CT片

4.治疗　胸锁关节脱位临床诊断并不复杂,但往往因为合并其他损伤而易漏诊,从而造成拖延治疗时机导致陈旧性脱位,引起局部疼痛不适甚至上肢活动障碍。胸锁关节脱位治疗的基本原则是:复位、固定及康复锻炼。对于胸锁关节脱位的治疗早期临床倾向于保守治疗为主,胸锁关节脱位虽然容易复位,但固定困难,保守治疗失败率较高,目前多倾向于行手术治疗。

(1)非手术治疗:非手术方式适用于无压迫症状的创伤性胸锁关节脱位早期治疗。

（2）手术治疗：适应于胸锁关节脱位不能进行手法复位，或复位后无法维持固定者；后脱位压迫胸骨后方重要组织器官导致呼吸困难、声嘶及大血管功能障碍等严重并发症者；非手术治疗后发生习惯性脱位、持续性疼痛并致功能障碍者；存在小片骨折复位后不易维持关节的对合关系者，应该进行手术治疗。胸锁关节脱位的手术治疗多种多样，其基本原则为：术中准确复位恢复胸锁关节及其周围韧带结构并采用合适的内固定方式以达到胸锁关节的牢固固定（图3－1－26）。

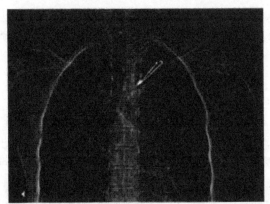

图3－1－26　左胸锁关节脱位克氏针张力带内固定术后

三、肩关节脱位与骨折脱位

1.概述　肩关节脱位是成人全身关节脱位中最常见的疾病，约占四肢大关节脱位的40％。肩关节脱位多发于青壮年，男性多于女性。

2.脱位机制　肩关节由肱骨与肩胛骨关节盂构成，关节盂小而浅，而肱骨头大，他们之间只有1/4～1/3的接触面，因此具有关节活动度大、关节盂浅的特点，而且关节囊的下壁最为薄弱，肩关节囊薄弱而松弛，肱骨头容易从此滑出，所以在大关节脱位中所占比例较大。肩关节周围肌肉组织的相互作用是维持肩关节稳定的主要来源。肩关节的稳定性取决于肩袖、关节盂、盂唇、盂肱韧带及关节囊的完整性，它们发生变异或损伤往往会导致肩关节不稳。损伤稳定结构中的任何一部分，均可导致肩关节不稳定。

3.分型　肩关节脱位根据脱位后肱骨头所处位置不同，分为：

（1）肩关节前脱位：脱位后肱骨头位于肩胛盂或喙突的前下方，占所有肩关节脱位的85％～95％肱骨头。根据肱骨头所处位置前脱位又分盂下型、喙突下型和锁骨下型（图3－1－27）。

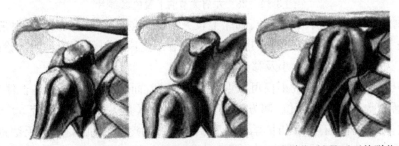

图3－1－27　肩关节前脱位：喙突下型前脱位、盂下型前脱位、锁骨下型前脱位

（2）肩关节后脱位：肱骨头在肩胛盂后的肩峰下或肩胛冈下，在脱位过程中常发生肩胛骨

关节盂后缘盂唇软骨损伤或骨折。临床较为少见，发病率不到57%脱位类型根据肱骨头脱出后的位置分为三型：①盂下型，肱骨头位于关节盂下方，此类少见；②冈下型，肱骨头位于肩胛冈下，亦少见；③肩峰下型，肱骨头位于肩峰下方，关节面朝后，位于肩胛盂后方，此类最常见。

（3）肩关节脱位伴肱骨近端骨折的临床分型：Ⅰ型，无移位或轻度移位，肱骨大结节骨折、肱骨小结节骨折、肱骨外科颈骨折三项中任意一项伴肩关节脱位；Ⅱ型，移位小于1cm或成角小于5°，肱骨大结节骨折、肱骨小结节骨折、肱骨外科颈骨折三项中任意一项伴肩关节脱位；Ⅲ型，移位大于1cm，成角大于5°、完全移位、粉碎性、旋转大于45°、肱骨头翻转移位中任意一项或一项以上，肱骨大结节骨、肱骨小结节骨折、肱骨外科颈骨折三项中任意两项或两项以上伴肩关节脱位。

4.临床表现

（1）肩关节前脱位：疼痛、畸形及方肩畸形（图3—1—27），拒绝上臂进一步的内收或内旋动作。Dugas征阳性。X线片检查可见肱骨头前下脱位。

（2）肩关节后脱位：临床表现疼痛较轻，不如前脱位剧烈。患侧上臂常处于内旋、外展和前屈位，且常用健侧手握住患肢牵向胸前，使患肩向健侧倾斜。可无方肩畸形，喙突处异常突起，而肩前侧平坦，肩峰后下方隆起并可触及脱位的肱骨头形态。患肩外旋严重障碍。体检时屈肘90°作肩外旋，常旋至中立位时很难继续外旋。X线片及CT检查可见肱骨头后脱位（图3—1—28）。

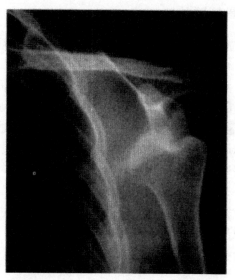

图3—1—28　左肩关节前下脱位X线片

（3）肱骨近端骨折伴肩关节脱位：临床上较为常见。创伤后肩关节疼痛、肿胀、畸形、可有方肩及肩关节弹性固定，肩峰下有空虚感，摄肩关节正位片及斜位片即可明确诊断，必要时可做CT检查以了解骨折块的大小及移位情况。

5.相关检查　X线片检查不仅可以明确脱位类型，而且有助于了解是否伴有骨折、骨性缺损、盂缘磨损等。常拍前后位、侧方穿胸位和腋窝位X线片，或上臂内旋50°～80°时拍片，可以发现肱骨头后外侧有无骨折凹陷。有时由于患肢的疼痛和肌肉痉挛，无法进行腋窝位摄片，也可以采用穿胸位X线片检查。正常人肩胛骨外缘与肱骨颈内侧皮质可连续成为一柔顺的抛物线，称为Moloney线，肩关节脱位时该线中断或增宽。

　　肩关节后脱位时,前后位 X 线片见肱骨头极度内旋,肩峰下型者肢骨头与肩胛盂后唇重叠影明显减少;肱骨颈不显示,大结节与肱骨头重叠,小结节显示在内侧,肱骨头与大小结节轮廓呈"葫芦"状影。盂下型者肱骨头位于肩胛盂下方,呈内旋位。在穿胸位肩关节侧位 X 线片上,可见肱骨头移向肩胛盂后方;Moloney 线有中断,肩峰下型及冈下型者顶端变尖锐。肩胛骨正位 X 线片,可见肱骨头与肩胛盂有重叠。

　　CT 扫描能准确地显示出肱骨头脱出的方向、旋转情况与周围结构的关系',以及碎骨块的数量、大小、位置和移位类型。MRI 能够进一步显示可能存在的肩袖损伤,对治疗方法的选择更具指导意义(图 3—1—29),CT 检查可见关节盂前下方撕裂(图 3—1—30),关节镜检查更能直视下发现关节盂唇撕裂(图 3—1—31)。

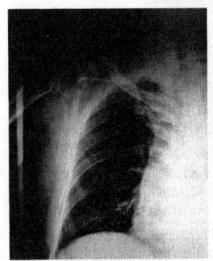
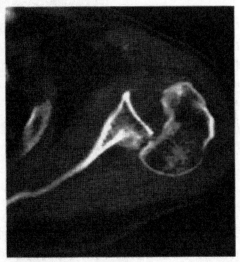

图 3—1—29　右肩关节后脱位,CT 显示头位于关节盂后方

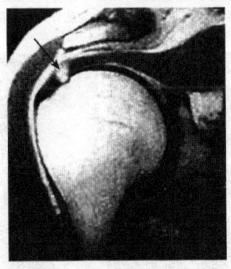

图 3—1—30　MRI 检查见右肩肩袖损伤

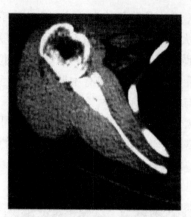

图 3-1-31　CT 检查见右侧关节盂唇前下方撕裂

6.治疗

(1)非手术治疗:对于新鲜、单纯肩关节前脱位、后脱位以及Ⅰ型、Ⅱ型肱骨近端骨折伴肩关节脱位患者都可以考虑非手术治疗,行手法复位。常采用的手法复位方法有:①Kocher法;②手牵足蹬法(Hippocrates 法);③Stimson 法牵引推拿法;④改良椅背法。

复位后逐步作肩关节的各方向主动活动锻炼,使关节囊内积血或部分关节囊挤出关节腔。腋位肩部 X 线投照和 CT 检查显示已复位后,用胸壁绷带固定,将患肢屈肘 60°~90°上臂外展外旋,前臂依附胸前,用纱布棉花放于腋下和肘内侧,以保护皮肤,接着将上臂用绷带固定于胸壁,前臂用颈腕带或三角巾悬吊胸前 2~3 周。固定可使受伤肌腱、韧带等软组织得以有良好的修复。

(2)手术治疗:适应于手法复位失败或Ⅲ型肱骨近端骨折伴肩关节脱位者根据骨折的分型、患者的年龄情况选择适当的内固定方式,包括克氏针和螺丝钉固定,小骨折块可采用张力带钢丝固定,T 形接骨板或者肱骨近端解剖型接骨板适用于不稳定的肱外科骨颈骨折,髓内针适用于较稳定的肱骨外科颈骨折。腋丛神经可因为肱骨外科颈骨折向上、向内移位和肱骨头挤压损伤,如神经无断裂可不需手术探查(图 3-1-32)。

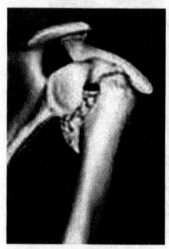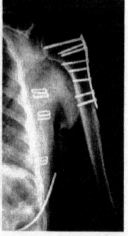

图 3-1-32　左肱骨近端骨折脱位术前 CT 三维重建,切开复位、钢板螺钉内固定

(3)治疗复发性肩关节脱位的原则是,区分创伤性脱位与非创伤性脱位。非创伤性脱位以及偶尔发作的创伤性脱位,应该进行观察和肌肉锻炼,包括肩部所有肌肉,特别是肩袖肌群

包括斜方肌、背阔肌、前锯肌、肩胛下肌和胸大肌等。对于频繁发作的肩关节脱位,影响工作和生活,应该考虑手术治疗。可以采用的手术方式有:关节囊修补;重叠紧缩关节囊及肩胛下肌;加强及平衡肌力;矫正肩关节盂以及肱骨畸形等根据手术中实际情况,采用一种或者几种手术方式联合,其中最常用的是 Bankart 修复手术。

四、肩袖损伤

1. 概述 慢性肩关节疼痛目前已经成为继慢性头痛、慢性下腰痛之后的第三大疼痛,引起肩关节疼痛的原因是多方面的,但大多数与肩袖疾病有关,肩袖损伤占肩关节疾患的 17%～41%。肩袖损伤最早是由 Smith 在 1834 年发现并命名的,但在当时并未引起重视,直到 1931 年 Codman 和 Akerson 指出本病是引起肩疼的一个重要原因。

2. 解剖及病理机制 肩袖由冈上肌、冈下肌、小圆肌、肩胛下肌肌腱组成,呈袖套样附着于肱骨上端的大小结节,其腱性部分在止点处相互交织,形成腱帽样结构,牢固地将肱骨头包于关节盂内。肩袖上方是喙肩穹,其间有肩峰下滑囊相隔,肩部活动不仅发生在肩肱关节,也发生在肩峰与肱骨头之间,有学者称其为第二肩关节。肩峰下有宽 1.0～1.5cm 前窄后宽的间隙,有肩袖和肱二头肌长头腱通过,底部为肱骨头,顶部为喙突、肩峰、喙肩韧带构成的喙肩穹。由于肩盂关节面平而浅,肱骨头球状关节面是肩盂关节面积的 3 倍,盂肱关节在三维方向具有 6 个自由度活动范围,关节囊和关节周围韧带比较薄弱,肩关节的稳定性主要由肩袖、肱二头肌长头以及肩胛带肌维持;肩袖还协同肩部其他肌肉群共同完成肱骨外展和在不同方向上的旋转。肩袖肌腱与周围组织之间的空隙非常狭小,当肩关节外展,特别是完成略带内旋的外展位姿势时,肩袖肌腱和肩峰下滑囊受到肱骨头和肩峰或喙肩韧带的不断挤压,摩擦和牵拉,易引发肩袖损伤。

创伤是年轻人肩袖损伤的主要原因,当跌倒时手外展着地,或手持重物,肩关节突然外展或扭伤而引起。外力越大,肩袖断裂越严重。手球、排球、乒乓球、水球运动员比较容易损伤肩袖。肩袖损伤的原因还有血供不足,肩袖血管造影表明,在离冈上肌腱止点约 1cm 处有一个明显的血管稀疏区,称为 Critical zone(危险区),当肱骨内旋或外旋中立位时,危险区血管最容易受到肱骨头的压迫、挤压而使该区相对缺血,这些缺乏血管区是导致肩袖退变和撕裂的内在因素。

肩部慢性撞击性损伤也容易引起肩袖损伤。Neer 于 1972 年提出肩峰撞击学说,并认为 95% 肩袖损伤由于长期肩部撞击、磨损所致,而不是循环障碍或创伤所致。肩峰形态与肩关节撞击症密切相关,肩峰分为三种类型:扁平型、曲线型、钩型,在尸体解剖完全性肩袖损伤中,73% 是钩型,24% 是曲线型,3% 为扁平型。

3. 临床表现 肩袖损伤多见于 40 岁以上的患者,特别是重体力劳动者及运动员。早期疼痛呈间歇性,夜间症状加重。在完全性肩袖断裂时,因丧失其对肱骨头的稳定作用,会严重影响肩关节外展功能。慢性损伤患者有肩袖肌群萎缩,若病程超过 3 个月,会出现继发性关节挛缩。

查体可有以下特殊体征:①肩坠落体征。②撞击试验,向下压迫肩峰,同时被动上举患肢,如在肩峰下出现疼痛或上举不能时为阳性。撞击试验中局部封闭疼痛消失,关节活动无障碍则撞击症成立;而疼痛部分缓解、关节活动仍有障碍,则可能为冻凝肩。③疼痛弧征,患肢上举 60°～120° 出现肩前方或肩峰下区疼痛。④肩肱关节内摩擦音,明显的摩擦音多见于肩峰下撞击征,尤其是伴有完全性肩袖断裂者。

4.分类　肩袖损伤的分类:肩袖撕裂位于关节侧滑囊或者两侧,根据撕裂的厚度可以分为:①一级撕裂,撕裂的宽度<肌腱的 1/4,厚度<3mm;②二级撕裂,宽度<肌腱的 1/2,3mm<厚度<6mm;③三级撕裂,宽度>肌腱的 1/2,厚度>6mm。根据肩袖撕裂大小可以分为四种:肩袖撕裂直径<1cm 为小撕裂;1～3cm 为中度撕裂;3～5cm 为大撕裂;>5cm 为巨大撕裂。根据肩袖撕裂口的形状,还可以分为水平、水平拉开、垂直、垂直＋水平型损伤。

5.相关检查

(1)X 线平片及关节造影:X 线片可显示肩袖损伤者肱骨头上移和肱骨大结节畸形,平片诊断肩袖损伤阳性率为 78%,特异性为 98%。于冈上肌出口位,准确测量肩峰与肱骨头间距(A～H 间距),<5mm 提示有广泛的肩袖撕裂。X 线平片检查对本病不具备直接诊断价值,但可作为鉴别诊断依据,是怀疑肩部损伤患者须进行的常规检查。

关节造影:正常情况下肩峰三角肌下滑囊与关节腔不通,如有肩袖撕裂,造影剂自关节内漏入关节周围滑囊,此时肩峰下可见造影剂,为阳性发现。关节造影对肩袖完全撕裂有较高的敏感性,是诊断肩袖损伤的经典方法。但肩关节造影是侵入性检查方法,对部分撕裂及其他软组织结构损伤难以显示,且存在造影剂过敏和关节感染的风险。对没有 MRI 设备条件的基层医院,肩关节造影不失为一种具有较高准确性和诊断价值的诊断方法,适合在基层医院展开。

(2)超声检查:由于超声检查具有无创、快速、可重复性、操作方便、费用低等优点目前已成为诊断肩袖损伤和观察疗效、术后随访的常用方法。如患者肩疼痛明显不能做屈曲、伸直运动,或运动范围减小不能保持屈、伸体位,以及肩袖损伤的低回声可以被钙化的异常信号重叠或掩盖等因素均会影响超声对肩袖的检查。

(3)CT 断层扫描检查:单独使用 CT 扫描对肩袖病变的诊断意义不大,CT 扫描与关节造影合并使用对肩胛下肌及冈下肌的破裂以及发现并存的病理变化有一定意义。在肩袖广泛性撕裂伴有盂肱关节不稳定时,CT 扫描有助于发现肩盂与肱骨头解剖关系的异常及不稳定表现。

(4)MRI 检查:MRI 可直接显示肩袖损伤部位及相关病理改变。肩袖撕裂后的 MRI 表现主要在于肩袖的形态和信号异常,还有滑囊周围脂肪层的改变。高场强 MRI 的出现使其诊断肩袖全层撕裂和局部撕裂的敏感性和特异性均有较大提高。肩关节体检诊断肩袖损伤的敏感度比 MRI 高,而 MRI 诊断肩袖损伤的特异度明显高于肩关节体检,且肩袖撕裂越大,MRI 的特异性越高。这提示两者结合,更有利于肩袖损伤的诊断。

(5)肩关节镜检查:可直接发现肩袖损伤,同时可对损伤进行镜下修复。

6.治疗

(1)非手术治疗:适应于病程较短(3 个月内)、损伤较小者、年龄较大对肩部功能要求不高者。非手术治疗常用的方法包括:休息、肩关节制动 2 周、中药或非甾体抗炎药口服、外敷活血化瘀、止痛类中药,配合局部痛点封闭、钙化沉淀物抽吸、理疗和肩关节 0°位牵引治疗等。统计发现,非手术疗法疗效不佳与肩袖损伤>1cm²、治疗前症状持续>1 年、有显著功能减退这三种因素密切相关。有上述情况的患者应缩短非手术治疗时间,以免延误手术治疗时机,反之则可行较长时间保守治疗。

(2)手术治疗:适用于经非手术治疗症状无缓解、有明确肩袖损伤、肩关节功能渐进性障碍者。手术目的在于修补撕裂的肩袖面,重建力偶平衡、清除不稳定的撕裂缘、扩大间隙、去除撞击因素等。肩袖撕裂的手术治疗分为开放手术(图3-1-33)和关节镜下手术。常见的开放手术方法有:单纯肩袖修补术、Mclaughlin法(图3-1-34)、肩袖修复同时行肩峰成形术、三角肌肌瓣转移术及关节镜下手术等。

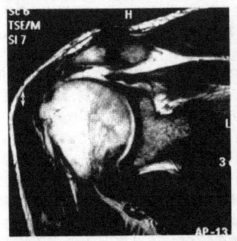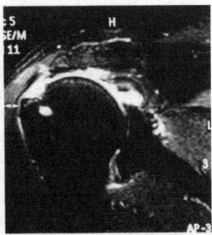

图3-1-33　肩袖损伤MRI表现 T_1 相、T_2 相

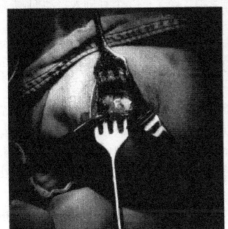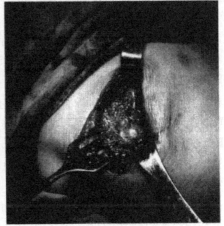

图3-1-34　右肩袖损伤术中见及开放手术修复术后

(宋华)

第二节　慢性劳损性疾病

一、肩关节周围炎

1.概述　肩关节周围炎简称肩周炎,是指肩关节周围软组织的退行性改变而致肩部疼痛,肩关节活动逐渐受限的慢性病症。多发于40岁以上,女性多于男性。广义的概念包括肩峰下滑囊炎、冈上肌腱炎、肩袖破裂、肱二头肌长头腱及其腱鞘炎、喙突炎、冻结肩、肩锁关节病变等多种疾患;狭义的概念仅指冻结肩(或称五十肩),中年以后突发性的肩关节疼痛及关

节挛缩症。

2.解剖及发病机制 肩关节的解剖特点是活动度大、滑液囊较多,其中对肩关节的发病影响最大的是肩峰下滑液囊、喙突下滑液囊、三角肌下滑液囊。此3个滑液囊中,任何1个发生炎症或变性,都会引起滑液囊粘连,出现肩关节周围炎的症状,肩峰下滑液囊对肩关节周围炎的影响尤为突出。肩部喙肱间隙内的肩关节囊在肩部活动时,由于受到长时间挤压,造成局部组织不同程度的缺血,组织坏死以及相邻组织炎性反应,从而出现肩部活动障碍,疼痛症状。

肩关节周围炎致病原因较复杂,主要与肩部相关软组织退行性变化、外伤、劳损和外感风寒等有关。如肱二头肌长、短头肌腱炎、肩峰下滑囊炎等。此外,颈椎病、颈神经根炎、颈背部肌肉筋膜炎也可引起肩臂痛和肌肉痉挛,致使肩活动受限,久之,肩周围软组织粘连。

无论何种原因造成肩部软组织非特异性炎症,最终使关节韧带失去弹性,关节囊增厚而收缩,关节腔容积可由正常时的20~35ml明显缩小,甚至减少至3~5ml,限制肩关节活动。

3.临床表现 冻结肩的病程传统上分为三期:即凝结期、冻结期、解冻期。凝结期,主要病变位于肩关节囊,关节囊紧缩,关节囊下皱褶互相粘连而消失,肱二头肌长头腱与腱鞘间有粘连。随后进入冻结期,此期除关节囊严重萎缩外,关节周围软组织均受累,退行性变加重,滑囊充血、增厚,组织缺乏弹性,喙肱韧带挛缩限制了肱骨头外旋,冈上肌、冈下肌、肩胛下肌挛缩,肱二头肌长头腱鞘炎,使肩关节活动明显受限。经7~12个月进入松动期,炎症逐渐消退,疼痛消失,肩关节活动能逐渐恢复。

患者在肩关节活动时,只能缓慢逐渐进行,可以有肌肉痉挛,三角肌、冈上肌和冈下肌可以表现有萎缩,肱二头肌肌沟有明显压痛,用拇指推动二头肌肌腱时疼痛加重,肩关节活动多方位受限。

4.相关检查 冻结肩患者肩部X线片检查大多正常,偶尔可以见到肩峰、大结节骨质稀疏、囊样改变。X线片检查主要用于排除肩部其他病变,比如结核、肿瘤、骨关节炎等。

MRI检查表现为患肩关节腔容积(5~10ml)较正常关节容积(25~30ml)明显缩小,关节囊下部皱褶消失,以及很轻微的关节囊及喙肱韧带的增厚病变,冻结肩严重者,可以出现肩峰下三角完全闭锁。

5.治疗 由于肩关节的活动度较大,参与活动的肌肉较多,冻结肩的治疗应该根据不同的病程进行相应的治疗。

(1)凝结期的治疗:在凝结期,治疗的目的主要是缓解疼痛。通常可以使用非甾体抗炎药物镇痛,必要时也可以使用其他镇痛药物。同时还可以进行理疗。在病变早期进行肩关节内类固醇激素的注射,可以减轻滑膜炎,从而缩短冻结肩的自然病程。

(2)冻结期的治疗:在镇痛后肩关节功能锻炼治疗。由于在冻结期肩关节的炎症反应阶段已经消退,不适合关节内注射类固醇激素,需要在更大范围内进行肩关节活动以恢复肩关节的活动功能,这是此期治疗的重点。患者进行较长时间的低阻抗功能锻炼,除此以外还可以进行麻醉状态下的手法松解和关节镜下肩关节囊松解术。

(3)解冻期的治疗:解冻期应该主动运动,产生一定的牵张应力,使患肩周围肌肉收缩,韧带拉伸,关节囊同时受到牵张,关节腔内滑液流动增加,不仅改善关节囊外运动,更使关节囊内运动得到改善,使肩关节在各轴位、多方向的活动范围明显增加。

二、冈上肌钙化肌腱炎

1. 概述　钙化性冈上肌腱炎是一种常见但易被忽视的肩关节疾病,发病率为 2.7%～28%。52% 为冈上肌单处沉积、25% 为冈上肌多处沉积,16% 为冈上肌与旋转肩袖其他肌腱同时沉积,还有部分表现于大圆肌、肩胛下肌、胸大肌等处受累。

2. 病理机制　病变大多发生在冈上肌腱,病因目前尚不十分明确,可能与长期的各种原因造成的肌腱磨损、退变及钙质代谢失常有关。冈上肌腱是肩关节外展 0°～15° 的始动者。静止时冈上肌腱需承受上肢重力的牵引,收缩时肌腱的乏血管区还要受到肩峰和喙肱韧带等的挤压和摩擦,加上必须克服上肢重力的作用,其所受的应力一般远远大于组成肩袖的其他肌腱。因此冈上肌腱乏血管区在应力集中、反复使用及慢性劳损或轻微外伤的作用下最易引起变性和退行性等改变,继而发生局部钙盐代谢异常而导致钙盐沉积。

3. 临床表现　患者的临床表现和疾病的病理分期有关,可以分为慢性期、亚急性期和急性期。慢性期的症状是肩部酸胀,上臂内旋、抬高时轻度疼痛,肩关节活动正常。慢性期可以持续数年,可以因为过度劳累或损伤引起症状加重。亚急性期患者可以出现肩部紧缩感,疼痛呈进行性加重,活动受限,上臂活动范围受限。急性期起病急,多数情况下与过度劳累、外伤有关。肩部出现剧烈疼痛,活动时疼痛加重,轻压肩峰下区有严重触痛点,可以放射至三角肌止点、前臂和手指。突然发生剧烈疼痛是因为钙化物周围的急性炎症反应、钙化物内压力增加所致,张力越高、疼痛越严重。如果滑囊破裂,囊内内容物流入周围软组织,囊内压力下降、疼痛减轻。

4. 相关检查　钙化病灶在 X 线片上表现为高密度影像。为更好地显示钙化物,常需要拍摄内旋位和外旋位,钙化物沉积有两种,一种是无定形的、绒毛状或者羊毛状、边缘不清楚的斑点状肿块。肩峰下滑囊有时有薄层新月形或者无定形球形块物。另一种是散在的钙化物,密度均一或呈点状,边缘清楚。有时可见患者右肩部大结节外上方有约 3cm×4cm 大小的钙化结节病灶,边界清楚,位于肩峰下方(图 3-1-35)。

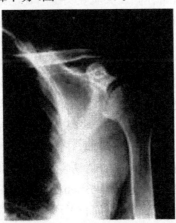

图 3-1-35　大结节外上方钙化结节病灶

对冈上肌腱炎的病灶检查,还可以通过 CT 检查来进行。可以明确钙化病灶的大小、和周围组织的关系。当数字 X 线片检查判断钙化病灶有困难的时候,可以考虑使用 CT 检查。

对于 X 线片,CT 检查不能判断的冈上肌腱炎,还可以通过 MRI 检查来帮助诊断。MRI检查还能发现钙化病灶的位置,大小以及与周围组织的关系,同时对肩袖损伤有很高的诊断价值。

5.治疗

(1)非手术治疗:于冈上肌肌腱炎的治疗先作非手术治疗,使钙化物吸收,可做穿刺、抽吸、注入类固醇激素等。一般情况下冈上肌肌腱炎通过非手术治疗均可取得一定的疗效。

(2)手术治疗:手术治疗的适应证为:急性期钙质沉积范围较大或钙质较硬,采用局部封闭、冲洗、捣碎法等治疗效果不满意者;对慢性疼痛难忍,症状持久,反复发作影响肩关节运动并有疼痛者。手术以清除钙化灶为目的。手术可行局部麻醉下切开后钙化灶清除术。另外,随着肩关节镜的不断发展,其镜下治疗和修复效果已经可与切开手术相媲美,并且有创伤小,协助诊断,解除疼痛与功能受限,把握病情,为治疗方案的制订提供依据等优点。

三、肱二头肌长头腱鞘炎

1.概述　肱二头肌长头腱腱鞘炎在临床上是一种常见病,本病好发于 40 岁左右的患者,可因外伤或劳损后急性发病,大多数是肌腱发生退行性变的结果。患者多以结节间沟处压痛,肩部活动时痛明显为主要体征。

2.解剖及病理　肱二头肌腱长头走行于结节间沟内,在小结节处明显变窄、变薄,这可能是肌腱与结节间沟内侧壁磨损的结果。反复摩擦,使肌腱发生损伤,最终发生肱二头肌长头腱鞘炎。本病的病理关键是肱二头肌长头腱损伤,肌纤维撕裂,毛细血管破裂,液体渗出,局部淤血,导致循环障碍,出现红肿疼痛。如果在急性期没有治愈,而后肌纤维又遭受多次撕裂,毛细血管反复破裂,液体不断渗出,加上该肌腱鞘也因与肌腱长期摩擦损伤引起充血、水肿,组织液渗出,充血、水肿吸收不全,损伤的组织无法修复,使局部产生慢性炎症,组织粘连,肥厚增生等组织变性。

创伤和退变均可导致肱二头肌长头腱滑车系统的损伤,如上臂外展外旋或外展内旋位时摔倒,或者向后摔倒同时手或肘部着地,可以引起肱二头肌长头腱滑车系统损伤。

3.临床表现　绝大多数患者可在肱二头肌长头腱所在的结节间沟处产生压痛,病程不长者 Speed 试验和 O'Brien 试验可很好地鉴别是肱二头肌长头腱本身还是肱二头肌长头腱滑车系统出现问题。

Speed 试验检查时嘱患者肘关节伸直,前臂外旋手掌向上前举 70°,检查者对患者的腕关节施加向下的力,患者阻抗该力时若出现肱二头肌(上臂和肩关节前方)疼痛,可嘱患者同样姿势但前臂内旋手掌向下时重复试验,若疼痛明显减轻,则认为 Speed 试验阳性。

O'Brien 试验检查时嘱患者手臂前屈 90°,内收 10°～15°,肘关节完全伸直,手臂内旋手掌向下,检查者在患者的前臂或腕关节上向下施力,在患者手臂同样的位置上,手臂外旋手掌向上,检查者重复施力。如果患者在第一次检查时诱发疼痛,而在第二次检查时疼痛减轻,则认为试验阳性。除了手臂的位置略有不同外,O'Brien 试验与 Speed 试验正好相反,Speed 试验对诊断肱二头肌长头腱本身的病变比较敏感,而 O'Brien 试验对肱二头肌长头腱滑车系统损伤比较敏感。

4.相关检查　MRI 或 MRI 关节造影检查对诊断肱二头肌长头腱及其滑车系统损伤十分敏感,尤其在横断面上正常的肱二头肌长头腱就像一个"咖啡豆"形状,而且位于结节间沟内,其周围的软组织光滑完整。

肩关节镜检查是肱二头肌长头腱滑车系统损伤诊断的"金标准",它不但可以进行定性诊断,而且可以对损伤的肱二头肌长头腱滑车系统损伤程度进行分型:Ⅰ型为单纯盂肱上韧带损伤;Ⅱ型为盂肱上韧带和冈上肌损伤;Ⅲ型为盂肱上韧带和肩胛下肌损伤;Ⅳ型为盂肱上韧带、冈上肌和肩胛下肌同时损伤。

5.治疗

(1)非手术治疗:治疗方法有局部制动、理疗或热敷、体育锻炼、推拿按摩、口服消炎止痛类药、局部封闭等方法。局部封闭只要诊断正确、封闭部位准确,绝大多数患者第一次封闭后局部疼痛就明显减轻。

(2)手术治疗:适应于Ⅲ型和Ⅳ型肱二头肌长头腱滑车系统损伤和(或)肱二头肌长头腱半脱位、脱位、断裂者。可在关节镜下或小切口切开修复冈上肌、肩胛下肌和盂肱上韧带,将肱二头肌长头腱复位。若损伤严重,无法修复者也可行肱二头肌长头腱成形术,如将肱二头肌长头腱切断或将肱二头肌长头腱融合在肱骨近端。

四、肩峰下滑囊炎

1.概述 肩峰下滑囊炎属现代医学病名,约占肩周炎发病率的50%,可因直接或间接外伤引起,但大多数病例是继发于肩关节周围组织的损伤和退行性变,尤以滑囊底部的冈上肌腱的损伤、退行性变、钙盐沉积最为常见。

2.解剖及病理 肩峰下滑囊,又称三角肌下滑囊,位于三角肌下面与冈上肌上面,分为肩峰下和三角肌下两部分,两者之间有一薄的中隔,多数是相通的。滑囊覆盖肱骨节间沟和短小旋转肌。滑囊顶部和肩峰喙突紧密相连底部与肩关节囊上部相结,并形成滑囊底部大部分。当上臂外展90°时,滑囊几乎完全藏于肩峰下。滑囊将肱骨大结节与三角肌、肩峰喙突隔开,滑囊内部有滑液膜覆盖,其主要功能是肩关节外展等运动时,肱骨结节不只在肩峰喙突下摩擦。

当肩部受到直接撞击或肩外展受到间接暴力而导致损伤时可造成急性肩峰下滑囊炎。本病的发生往往合并其他肩周软组织退变和慢性炎症,尤以冈上肌炎最易病发,这是由于冈上肌腱在肩峰下滑囊底部。所以,当冈上肌腱发生劳损或退变时,肩峰下滑囊也必然受累(图3—1—36)。

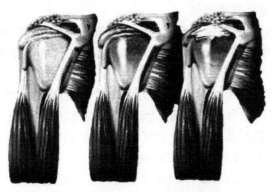

图3—1—36 肩峰下滑囊炎病理过程

3.临床表现及相关检查 肩峰下滑囊炎根据其表现不同可分为急性期、慢性期与肌肉萎缩期三个病理改变。急性期患者主诉往往在上肢外展时受到牵拉,扭闪或肩部外侧遭受猛烈撞击而导致肩峰外端及其下方疼痛、肿胀,同时由于剧烈疼痛而不敢做高举、外展、外旋等活动,触及肩峰外下方可有明显压痛与肿胀感,压痛放射至三角肌止点。损伤如不及时治疗或治疗不当,即可转为慢性,表现为疼痛减轻,但上臂外展、外旋、高举等活动受限。此类患者在检查时,肩峰外侧可触及有一大小不等结节状阳性物,但搭肩试验阴性,内收、内旋运动多不受限,一步发展,可导致冈上肌、冈下肌、三角肌出现不同程度的萎缩。

X线拍片,在患侧肩部三角肌或冈上肌附着处可见不规则斑状钙化灶影。

4.治疗

(1)非手术治疗:治疗方法包括休息制动、冰敷、口服抗炎药物、理疗及注射糖皮质激素或局麻药等,前四种治疗对肩峰下滑囊炎均有比较确切的疗效,但对于炎症位置深、顽固性难治患者及需尽快治愈重返赛场的运动员来说,局部注射疗法是一种更快速有效的治疗手段。肩峰下滑囊炎还可以通过体外冲击波进行治疗。

(2)手术治疗:对于长期顽固性疼痛而非手术治疗无效时,可以考虑行肩峰切除术或者增生肩峰下滑囊切除术,多能取得良好的效果。

五、肩胛上神经卡压综合征

1.概述　肩胛上神经卡压一直被认为是少见或罕见的周围神经卡压性疾病。肩胛上神经卡压综合征是由于肩胛上神经在肩胛上切迹部位受到卡压所致,是导致肩部疼痛的常见原因之一,很多种疾病均可引起肩部及后背部疼痛、酸困不适等。

2.解剖及病理　肩胛上神经为感觉和运动的混合神经,起自臂丛神经上干,由 C_5、C_6 神经组成,神经与肩胛舌骨肌平行走行,经斜方肌下方通过肩胛上横韧带和肩胛上切迹形成的管道进入肩胛上窝,分出 2 肌支支配冈上肌,分出 2 支或更多的细感觉支配肩关节和肩锁关节的感觉;然后该神经由外侧绕过肩胛冈、肩盂切迹、弧形进入冈下窝,发出 2 肌支支配冈下肌及到肩关节和肩胛骨的小细感觉支。肩胛上神经在肩胛上切迹和冈盂切迹处最易受压,尤其以肩胛上切迹处卡压最多见,导致肩胛上神经卡压;此外尚有骨折移位及骨赘形成造成神经受压。

3.临床表现　早期表现为肩胛部不适或困乏无力,随着病程进展症状逐渐加重,肌肉萎缩,肌力下降,外展外旋无力,电生理检查可发现肩胛上神经传导速度减慢,潜伏期延长,重者肩外展外旋起始动作明显障碍或不能。

体征:肩胛部有明显压痛,范围常常较为广泛。包括冈上、下窝均可能存在压痛。但压痛点最明显的位置是在肩锁关节内侧后方及冈上窝的外上方,相当于肩胛切迹在体表的投影点。患侧肩部肌力下降,包括外展外旋肌力。

特殊体征:①肩关节外展起始 30°时,肌力下降最明显;②双上肢于伸直位、肩关节前屈90°位,交叉于胸前时,可诱发肩胛部疼痛。该项试验的机制是:当肩胛骨贴近胸壁并向前移位时活动幅度最大,可牵拉受压的肩胛上神经,从而产生肩胛部明显不适。故我们将这项检查的阳性结果,作为肩胛上神经卡压的特殊体征。

4.相关检查　肌电图检查:有条件的医疗单位均应将肌电图结果作为重要的辅助诊断,冈上、下肌静止时的肌电可能会出现正尖波,或正尖波和纤颤波共同存在,肩胛上神经的运动传导速度减慢。同时对三角肌、腋神经作神经肌电图检查,以鉴别肩胛上神经卡压或 C_5 神经根卡压。

5.诊断　肩胛上神经卡压综合征诊断依据主要有:①肩胛部疼痛不适,同侧上肢乏力;②

冈上、下肌萎缩,肌力下降;③诱发试验阳性;④诊断性治疗有效,患者封闭治疗后肩部不适常可立即消失,肌力也随之恢复正常;⑤肌电图检查出现正向锐波、纤颤波,神经传导速度减慢;⑥肩胛骨正位 X 线检查显示肩胛上切迹狭窄、边缘毛糙、局部有钙化影及增生骨赘或骨折片等则有诊断意义。由于肩胛骨上切迹位置深,Tinel 征不明显。如果有颈肩部酸痛,冈上、下肌萎缩,外展<30°时感到无力,诱发试验阳性即可诊断为肩胛上神经卡压征,肌电图可确诊。本病应与颈椎病、肩周炎、肩袖损伤、臂丛神经上干损伤等疾病相鉴别。

6. 治疗

(1)非手术治疗:非手术治疗适用于患者肩部活动过度,神经受到反复牵拉所引起的神经充血水肿,能使局部无菌性炎症较快消退,从而改善症状。主要手段是局部封闭。选择压痛点作局部封闭(肩胛切迹处、冈下肌压痛点)为首选的治疗。

(2)手术治疗:对症状较重,冈上、下肌有明显萎缩的患者;以及肌萎缩虽不明显,但局部封闭后症状仅能改善 1~2 天或 1~2 周者,或症状反而加重者;均应积极采取手术治疗。

六、四边孔综合征

1. 概述 四边孔综合征是旋肱后动脉和腋神经或腋神经的一个主要分支在四边孔处受压所致,四边孔处压痛,并向臂部放射,伴肩臂外侧感觉障碍、三角肌功能受限等一系列临床综合征,在周围神经疾患中较少见。

2. 解剖及病理 四边孔由四个壁组成,上肢外展位观测为近似方形的肌性骨管,上壁为肩关节囊和小圆肌,下壁为大圆肌,内侧壁为肱三头肌长头,外侧壁为肱骨外科颈和肩胛下肌。将上肢标本外展 70°,测量四边孔前面上下径为(18.6±4.3)mm,左右径为(18.4±1.9)mm。

腋神经发自臂丛后束,与旋肱后血管伴行穿经四边孔向后。肩关节的运动、外伤可能使腋神经与肩关节囊、肌肉和肌腱摩擦损伤或肌纤维被拉断,产生累积性软组织损伤出血,继之瘢痕组织增生,导致腋神经通道狭窄压迫腋神经。

3. 临床表现及相关检查 四边孔综合征主要临床表现及诊断:①肩胛部不适,肩外展无力或受限;②三角肌肌萎缩、肌力减弱或麻痹;③可伴有肱三头肌肌力减弱或麻痹,但桡神经主干不受累;④肩臂外侧皮肤感觉障碍;⑤四边孔处有固定压痛点;⑥肩被动外展、上举、外旋等动作正常,但可诱发或加重症状;⑦肌电图检查提示腋神经损伤,或同时伴桡神经肱三头肌肌支损伤,但无肩胛上神经损伤;⑧诊断困难时,锁骨下动脉造影动态观察旋肱后动脉是否在四边孔处受阻,MRI 检查可见小圆肌萎缩,均有助于诊断。

4. 治疗

(1)非手术治疗:四边孔综合征的保守治疗包括肢体固定、局部封闭及电针刺激三角肌,轻者多可治愈。

(2)手术治疗:若保守治疗 3 个月未恢复,应行手术探查,不应该等到三角肌出现萎缩后再进行手术治疗。手术方式主要为腋神经探查松解术,彻底解除对腋神经造成嵌压的因素,预防性切断肱三头肌长头或小圆肌的腱性部分。根据神经病理改变情况,决定神经减压松解的方式:神经外膜松解或束间松解,必要时神经内松解。

(宋华)

第三节　特殊类型疾病

一、肩胛弹响

1. 概述　肩胛骨在胸廓上滑行,形成肩胸关节。肩胛骨和胸廓间有两块肌肉:肩胛下肌和前锯肌及数个滑囊,正常时肩胛骨滑动自如、无感觉;当该滑动引起不适、疼痛感觉,伴响声、摩擦感时,即为痛性肩胛骨弹响症。

2. 解剖及病理　弹响肩胛症的发病原因较多,可分为骨源性、肌源性和滑膜源性三类。骨源性如肩胛骨内侧角先天性弯曲度增大、肩胛骨肋面外生骨疣、肩胛骨肿瘤、肩胛骨骨折畸形愈合等;肌源性为位于肩胛骨与肋骨之间的肌肉产生类似狭窄性腱鞘炎的改变或外伤后瘢痕形成;滑膜源性为肩胛下肌或前锯肌下滑囊发生炎变所致。

3. 临床表现及相关检查　弹响肩胛症的诊断并不困难,于肩关节稳定情况下,主动活动肩胛骨,即出现弹响,这时检查者用手触诊于肩胛骨的脊柱缘,可扪及弹跳感,但若开大肩胛骨下部而作肩胛骨被动性活动时,则触不到弹跳。通常患者往往能掌握活动的规律而自行引出弹响,本病需与肩关节弹响症相鉴别,主要在于弹响部位的不同,后者发生于肩峰下,于肩胛骨稳定情况下,活动肩关节时而出现弹响。在确定诊断为弹响肩胛症以后,有必要进一步拍肩胛骨正位及斜位 X 线片,以明确有无骨源性病因存在,然后结合外伤或慢性劳损病史而得出肌源性弹响肩胛症的诊断。

4. 治疗

(1)非手术治疗:肩胛部弹响对于大多数人并无疼痛和不适感,也不会引起不良的后果,一般不需特殊治疗,绝大多数的患者,只需适当限制活动并进行理疗。疼痛明显时可行痛点封闭疗。

(2)手术治疗:适应于对于非手术治疗无效或效果不巩固者。肌源性弹响肩胛症的手术方法,主要为软组织松解术,将大菱形肌止点剥离松解,切除增厚的纤维束和粘连结缔组织,部分患者可结合施行肩胛角内缘部分切除术或胸、棘突以上软组织正中切剥术(大、小菱形肌起点)。

二、肩胛胸壁综合征

1. 概述　肩胛胸壁综合征又称肩胛肋骨综合征,是由于肩胛与胸壁之间滑囊和其他软组织异常压迫或摩擦所致。常以肩关节功能障碍和背部疼痛为主诉,是引起肩、上肢复杂疼痛的病因之一。

2. 解剖及病理　肩胛胸壁综合征是指肩胛胸壁关节由于活动不协调而导致的一种脊柱与肩胛骨之间的软组织慢性劳损性疾病,本病与肩关节活动频繁有关,由于关节肌肉长时间的摩擦,而产生炎性渗出、增生、肥厚、进而影响胸壁关节的正常活动。

3. 临床表现及相关检查　患者为中青年渐进起病,多为体力劳动和(或)机械重复劳动者,可有外伤史。主要表现为双肩胛骨间区疼痛和(或)肩胛骨深部疼痛伴颈、肩、臂、枕区放射,严重者影响工作和休息。所有患者均可在肩胛骨内缘扣及固定区痛点,可触发颈、肩、臂区域轻触觉缺失。检查应站立位进行,双臂交叉,双手搭在对侧肩上,使肩胛骨向外滑动,能比较容易找到痛点,此点多位于 $T_3 \sim T_4$ 平面,后正中线旁开 $7 \sim 8cm$ 肋骨上。

本症易与颈肩肌纤维炎,肩周炎及神经根型颈椎病相混淆,注意鉴别。

4.治疗 以非手术治疗为主。局部注射治疗可缓解肌肉痉挛,消除水肿和无菌性炎症等;手法治疗不仅可以促进局部血液循环、加速淤血吸收、改善组织代谢,还可以解除粘连、理顺筋络;TDP 治疗有较强的热渗透作用'能使局部组织血管扩张,促进血液循环和淤积代谢产物的排泄。三者合用,能起到舒筋活络、消肿止痛和促进修复的作用。由于姿势不良引起的,可通过支具或锻炼矫正。

三、肩关节挛缩

1.概述 肩关节挛缩是临床常见的疾病,腋窝烧伤后瘢痕挛缩、产瘫臂丛神经损伤所致肩关节内收内旋畸形、儿童三角肌挛缩症等是肩关节挛缩的常见病因。儿童三角肌挛缩病因目前意见不一,可能与先天因素、遗传因素、肌内注射、胶原病等有关。

2.解剖及病理

(1)烧伤后由于瘢痕增生而挛缩畸形,尤其是腋部及其周围深度烧伤后轻者于腋窝前,后缘单独或同时出现条索状瘢痕,严重时上肢与侧胸壁粘连,严重影响肩关节活动,因瘢痕挛缩形成皱褶。皮脂腺与汗腺分泌物积存或分泌不畅,易形成囊肿或囊肿感染破溃形成溃疡,严重影响患者生活和工作能力。

(2)产瘫致臂丛神经损伤多为部分损伤,伤处多保持神经连续性,神经再生能力强,大部分功能恢复良好。由于臂丛神经各部分损伤程度不同,其恢复不同步,会造成肩周肌力恢复不平衡。

产瘫后肩外展受限按其病理类型可分为 3 型:①动力型,其病理基础主要是三角肌、冈上肌及冈下肌麻痹,肩外展被动活动时无受阻因素,肩胛下肌无挛缩;②阻力型,患儿肩外展动力肌群的肌力已恢复或未受损害,但因存在肩内收肌群与肩外展肌群的同步电兴奋,当行肩外展时,外展、外旋肌收缩,同时内收、内旋肌亦收缩,形成肩外展阻力,造成肩外展活动受限,该类型最常见;③混合型,患儿肩外展受限不仅有动力不足,还伴阻力因素。

(3)其他有先天性、遗传性、胶原病、自身免疫和注射性等各种解释。

3.临床表现

(1)腋部瘢痕挛缩畸形依其严重程度可呈现三种不同形式:轻度为腋窝部蹼状、条索状瘢痕挛缩;中度为腋胸瘢痕挛缩粘连;重度为臂胸瘢痕挛缩粘连。多因创面为深度烧、烫伤,包扎不当,缺乏有效康复治疗及功能锻炼所致。

(2)产瘫致肩关节挛缩患儿,患肢上臂处于内旋内收、肘关节处于伸直位或轻度的屈曲、前臂旋前、腕关节及各指屈曲。患肢肩关节主(被)动外旋和外展均受限。

(3)儿童三角肌挛缩症临床表现包括进行性肩颈部疼痛、局部皮肤凹陷,可触及条索状物,呈翼状肩样,肩关节内收及外展受限,患侧上臂不能紧贴同侧胸壁,搭肩试验阳性。

通过主动加被动活动肩关节,可判断是否存在肩关节内旋挛缩、肩关节下部挛缩、肩关节后部挛缩。文献报道儿童三角肌挛缩症可合并臀肌挛缩症、先天性斜颈、斜方肌挛缩、胸锁乳突肌挛缩等,检查时询问相关病史并同时行其他相应肌肉的联合检查可有助于诊断。

4.相关检查

影像学检查:对于产瘫致肩关节挛缩的患儿,肩关节可摄肩关节正位片和腋窝轴位片。

建议在以下三个姿势行肩关节正位片：①肩关节内收、内旋 45°；②肩关节外旋外展 45°；③患手置于腰部，肩关节正位片能显示肱骨头、喙突、肩峰和盂肱关节等结构。

X 线正位片上的常见表现为关节盂变浅且形状不规则、肩胛骨发育迟缓、肱骨头发育不良和骨化滞后等。腋窝轴位片能清楚地显示肱骨头和关节盂的位置及相互关系，故它对肩关节后脱位的诊断价值更大。将患儿仰卧位，患肩抬高 10cm，上肢外展 90°，暗盒横置于肩上部，中心对着腋窝，并与健侧对比。由于肱骨近端骺软骨的骨化中心一般在 1～4 个月时出现，大小结节的骨化中心的出现则晚至 2～3 岁，单纯依靠 X 线片尚不足以全面观察肩关节的病理改变。

MRI 能显示肱骨头和关节盂表面软骨以及肱骨头周围软组织图的情况，特别对于肱骨近端骨化尚不明显或骨化滞后的低龄患儿，它的诊断优势较 X 线片更明显。MRI 的常见表现为关节盂后缘扁平及发育不良、后唇变钝、关节盂后份软骨受压变薄以及半脱位等。

CT 对 5 岁以上的患儿有较大的诊断价值，能清晰地显示关节盂畸形、肱骨头发育不良和畸形，以及关节脱位等病变。

超声检查：超声检查对儿童三角肌挛缩症的诊断与手术或病理比较有较高的符合率。超声检查对儿童三角肌挛缩症诊断的灵敏度和特异度均较高，分别为 88.89% 和 100%；同时，超声检查可显示病变部位及范围，为手术松解挛缩范围提供参考，是儿童三角肌挛缩症诊断的有效方法。

5.治疗

（1）腋部瘢痕挛缩：在大面积深度烧伤早期治疗过程中，应强调包括腋部在内的功能部位深度创面的早期修复和瘢痕挛缩防治。一旦形成腋窝的瘢痕挛缩畸形，通过主动、被动功能锻炼效果不满意的，也应尽早手术治疗，最大限度地恢复肩关节功能。皮瓣修复应该是腋窝瘢痕挛缩畸形修复的首选手段，术后局部皮肤柔软、弹性良好，不需要外展位固定，可于早期开始功能锻炼，对肩关节功能恢复十分重要。对于大面烧伤患者，肩关节外展、上举和前屈为首要需要解决的问题，以解决日常生活所需；外展和前屈达 90°，上肢上举达 160° 为恢复满意；外展和前屈达 75°，上肢上举达 120° 为恢复基本满意。采用 Z 成形术或五瓣成形术修复。

（2）产瘫所致肩关节挛缩：对于产瘫所致肩关节挛缩患者，传统的手术是切断肩胛下肌及胸大肌的肱骨止点，并将挛缩的肱二头肌短头和喙肱肌肌腱自喙突上剥离，以纠正患儿的内旋挛缩。由于肩胛下肌和胸大肌被完全切断，患儿术后丧失了主动肩内旋功能。此外，该手术有引起肩关节不稳甚至肩关节前脱位的可能，故目前已不再被临床采用。对于肩关节内旋挛缩畸形的手术治疗现主要有以下方法：①肩胛下肌剥离术；②肩关节前路松解术；③肱骨截骨术；④肌肉移位。

（3）三角肌挛缩：儿童三角肌挛缩患者，保守治疗无效，一经确诊应该尽早手术。

四、肩关节不稳定

1.概述　Bankart 1923 年最早使用肩关节不稳定一词，并首次描述了复发性肩关节脱位后盂唇或关节囊自盂缘撕脱现象，即 Bankart 损伤。传统的肩关节不稳定只表示前方或后方脱位。随着肩关节外科临床及基础研究的进展，肩关节不稳定内涵逐渐扩大。Cofield 将肩关节不稳定定义为：创伤或非创伤引起的向前方、前下、下方、后下、后方及前上方单向或多向脱位、半脱位。

2.解剖及病理　肩关节结构特点及稳定详见本章第一节肩关节解剖特点部分内容。各种原因所致肩关节囊韧带过度松弛、关节囊破裂、盂唇破坏,肩关节周围动力及静力稳定系统损伤,常导致肩关节多向性不稳。

3.临床表现　前方不稳是最常见的肩关节不稳类型,占所有肩关节不稳的85%~95%,18~25岁男性好发,主要发生在肩关节外展和外旋时,常伴有外伤史。前方脱位时,患者患肢常固定于轻度外展外旋位,轻微移动患肢便可产生疼痛,有时可出现短暂的感觉消失,麻木,麻刺感,即"僵臂"综合征。

后方不稳在肩关节不稳定中所占比例不足5%,伴有外伤史或自然发生,运动员后方半脱位的发生常常由于反复的微损伤以及肩袖后部的制约力逐渐减弱所导致。后方脱位时,患者患肢被固定于内收、内旋位,X线常规检查往往不能发现肱骨头的后移,因此肩关节后方脱位约有50%患者被漏诊。

关节囊韧带过度松弛容易发生多向不稳,这种关节囊韧带的过度松弛可为先天性,患者常伴有身体其他关节囊的过度松弛。

4.相关检查

(1)体格检查:加载移位试验(load and shift test):患者仰卧位,检查者一手抓住患肢前臂近肘关节处,另一手置于患肢肱骨头下方;抓住前臂的手施力将肱骨头压迫进盂窝,然后另一手向前后方移动肱骨头,并判断肱骨头移位程度(图3-1-37)。加载移位试验最常采用的分级方式为修正的 Hawkins 评分:0级:肱骨头无或有轻微移位;1级:肱骨头移位并骑跨于盂唇缘;2级:肱骨头有脱位,但可自行恢复;3级:肱骨头脱位,不能自行恢复。

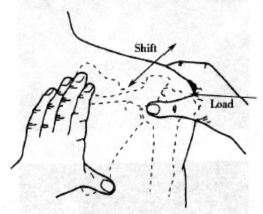

图3-1-37　加载-移位试验(Load and Shift Test)

前抽屉试验:患肩置于外展80°~120°,前屈0°~20°,外旋0°~30°;后抽屉实验,患肩外展80°~120°,前屈20°~30°,屈肘120°,检查者一手固定患肢肩胛骨,一手抓住患肢上臂向前牵拉肱骨头或在患肩前屈至60°~80°时施于肱骨头向后的应力。根据肱骨头前向或后向移位程度可分为3级:Ⅰ级:肱骨头移位大于健侧,但不超过肩胛盂;Ⅱ级:肱骨头移位并骑跨在肩盂缘;Ⅲ级:肱骨头嵌卡在肩盂缘外。

沟槽征(sulcus sign):患者坐位,放松肩部肌肉,检查者一手固定患侧肩胛骨,一手握患肢肘部施加向下的力,若肩峰下出现横沟,>2cm者为阳性。阳性结果说明下方不稳,一般均有多向性不稳存在。

恐惧试验与复位试验:主要用于检查前方不稳。患者仰卧位,检查者一手握住患者的前臂,另一只手在后方托起患者的上臂,轻而慢地外展和外旋上臂,当患者感到肩后疼痛并有即将脱位的预感而产生恐惧,拒绝进一步外旋时,恐惧试验阳性。在肩关节外展外旋的同时,对肢骨头再施加向前的应力,可进一步引发患者的恐惧感或疼痛,为加强试验阳性。进行恐惧试验后,于肱骨头施加向后的应力,当患者恐惧感减轻或消失,即复位试验阳性。

对于多向性不稳患者,可出现前后抽屉试验、下方沟槽试验、恐惧试验等多项试验阳性。但应当注意的是,仅凭以上体征不能做出肩关节多向性不稳的诊断,除非其能再现患者的症状,或发现关节内的病理改变。

麻醉下体检可用于肌肉发达者体检时不能松弛肌肉,或通过其他检查方法难以得到临床证实时,以及明显不能耐受疼痛体检者,也可用于肩关节松弛症患者健侧与患侧的相关比较,是一种敏感性及特异性均较高的检查方式。

(2)影像学检查:俯卧腋位片与喙突正位片可分别显不 Bankart 和 Hill-Sachs 损伤(图 3-1-38,3-1-39)。肩关节造影对诊断肩关节囊、盂唇及肩袖损伤有一定意义。CT 可清晰显示 Hill-Sachs 损伤、盂缘骨软骨病变及关节内游离体。磁共振造影(MRA)可清楚显示盂肱上、中、下韧带,对诊断肩关节前方不稳有较高的特异性与敏感性。

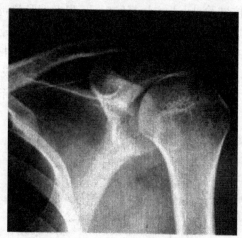

图 3-1-38 Bankart 损伤

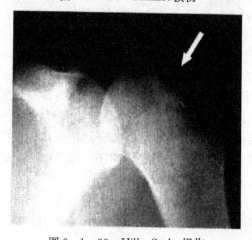

图 3-1-39 Hill-Sachs 损伤

5.治疗

（1）非手术治疗：非手术治疗的优点是不会对软组织造成进一步破坏，肌肉功能及本体感觉都能保留，对随意性、非创伤性及多向性肩关节不稳效果较好。对于肩关节前方脱位患者，保守治疗有较高的不稳定再发生率。对于急性脱位患者，明确诊断后应尽快复位，如疼痛明显可给予非甾体抗炎药口服。年轻患者由于复发率较高，可给予关节固定3～6周，以便软组织得到愈合。对于年龄＞40岁者，由于再脱位发生率不高，可于早期行康复锻炼，以避免关节僵化。康复锻炼的主要目的是恢复肩部活动范围及加强肩部肌肉如三头肌、肩袖肌群、肱二头肌肌力，以恢复肩关节稳定性。由于肌肉疲劳后会导致肱骨头活动增加，因此康复锻炼应注意对肌肉的耐力训练。

（2）手术治疗：对于保守治疗6个月无效、复发性肩关节脱位、创伤性肩关节前脱位、伴有病理损伤者可考虑手术治疗。

1）开放式手术治疗：手术方式包括：①肩胛下肌和关节囊紧缩手术通过限制肩关节的外旋动作以防止肩关节脱位，术后将不可避免地丧失较多外旋活动度，比如Putti-Platt手术（图3-1-40）。②肌腱移位术可以构筑防止肱骨头脱位的动力性结构，是肩前内侧稳定结构的动力性重建方法，比如Bristow手术（图3-1-41）。③Bankart手术或各种改良的Bankart手术主要用于修复盂唇部损伤，并行关节囊重叠缝合。由于前方脱位大部分均伴有Bankart损伤，Bankart术已成为目前应用最多的术式。④骨-喙突阻挡手术适合有肩胛盂骨性缺陷的患者，如肩胛盂撕脱骨折、反复脱位造成肩胛盂前方明显磨损及先天性肩胛盂发育不良的患者。⑤肩胛盂和（或）肱骨头近端截骨术，通过改变肩胛盂的前倾角和（或）肱骨头的后倾角度，将肱骨头维持于肩胛盂中央比如Webber截骨手术（图3-1-42）。后方不稳治疗法与前方不稳相反，例如反Bankart手术、反Putti-Platt手术、肩关节后盂唇骨阻滞术等。多向不稳多采用下关节囊提拉移位术治疗。

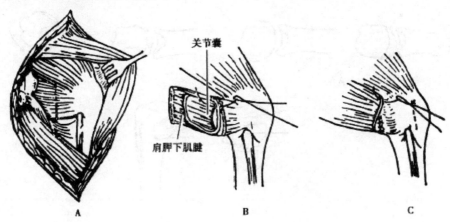

图3-1-40 Putti-Platt手术操作示意图

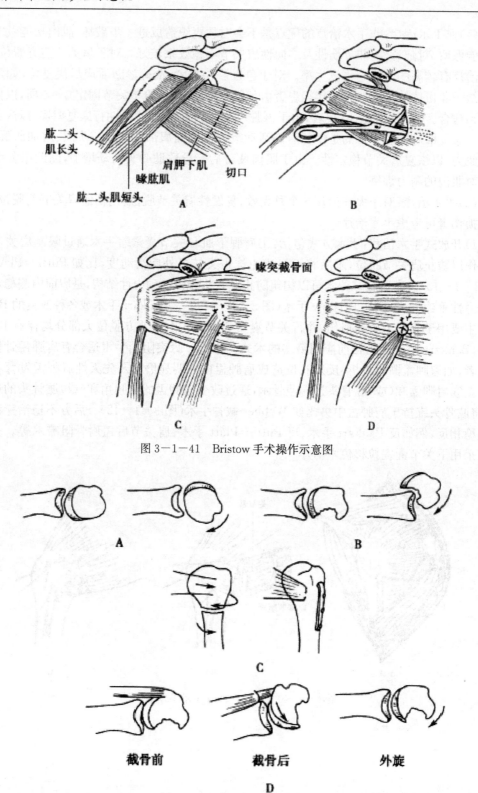

图 3—1—41 Bristow 手术操作示意图

图 3—1—42 Webber 截骨手术操作示意图

2)关节镜手术:关节镜下修复盂唇、韧带、关节囊,无大切口,损伤小,且手术精确度高,术后对肩关节活动范围影响小,已被越来越多地应用于肩关节不稳的治疗中。

五、肩关节僵硬与强直

1. 概述 关节僵硬是指关节运动受限,强直指关节骨性强直,丧失关节活动度。肩关节僵硬是肩关节周围骨折、损伤使局部软组织严重水肿、淤血、渗出,关节活动障碍,关节长期固定发生广泛粘连所致。僵硬的肩关节通常还有一定活动度,关节腔仍存在,关节软骨尚无破坏变性,故不失时机地给予松解治疗,并配合积极锻炼,仍能恢复部分关节功能。

2. 解剖及病理 骨折后所造成关节的僵硬或残疾常有发生,具体原因大概可分为:复合伤、多发伤、神经损伤致肢体活动障碍,因治疗需要不允许活动及不适当的固定,使关节内出血,血肿机化,周围软组织挛缩,纤维粘连,弹性降低;复杂性关节周围骨折,骨折的愈合周期长,固定时间长,致使关节肌腱的僵硬,血液回流受阻,邻近关节部位的骨折或骨折线波及关节面,关节面不平整致使日后的功能障碍;不适当的固定或患者复查不及时,老年人外伤骨折卧床时间长,又有畏惧心理,不愿家人或医师接触患肢,接触患肢而诉伤肢疼痛,长久卧床不起,骨折愈合而诸关节僵硬,肌肉萎缩而失用;治疗措施不得力,没有适时指导患者加强功能锻炼;术后未遵医嘱或年轻医师医嘱不清等均可导致关节僵硬,局部肿胀疼痛、麻木、肌肉萎缩等功能障碍。

3. 临床表现及相关检查 查体可见患肩无肿胀,无畸形,患肩肩袖间隙处可有压痛,肩关节被动外旋时可以出现疼痛。在检查时应以被动活动度作为某方向的最大活动范围,记录在肩关节运动中有重要意义的外展、前屈、内收及外旋活动度和内旋活动度。因肩关节内旋活动度难以准确定量,临床上常以患侧手背贴于背部,外展拇指最高能触及的棘突表示。

所有肩关节僵直患者应该进行常规 X 线检查和 MRI 等影像学检查。影像学检查排除肿瘤、骨病、感染等疾患。对于同时存在手指麻木、乏力等主诉的患者,尚需进行肌电图、颈椎 MRI 等检查,排除颈椎间盘突出、胸廓出口综合征、臂丛神经病等疾患。

4. 治疗

(1)非手术治疗:发生关节僵硬的初期,临床上常采用物理疗法、中草药熏洗等方法治疗。疗效不佳者应及时改松解治疗。

(2)手术治疗:关节僵硬病程较长者,关节周围粘连广泛、致密,伴关节囊、肌腱及皮肤挛缩,宜手术松解,包括挛缩关节囊切开、肌腱延长、纤维化肌肉切除或植皮等方法,还可以采用关节镜下进行肩关节粘连松解。患者采用沙滩椅位,全身麻醉,术前麻醉下常规体检,记录肩前屈、外展、内收及外旋活动度。检查时忌用暴力,以免引起关节周围结构损伤,或导致关节内出血影响手术。

在松解过程中,应反复检查肩关节活动度,主要是内收及外旋、上举过顶和内旋活动,必要时可适当辅助手法松解,恢复肩上举活动度,使患肢能够完成过顶动作,手可跨越头顶触及对侧耳廓;肩内收及外旋活动度达健侧水平。手法松解时切忌使用暴力,以免造成肱二头肌长头腱、盂唇等结构的医源性损伤。

(宋华)

第二章 肘关节疾病

第一节 关节损伤与脱位

一、肘部骨折

肘关节是由肱骨下端和桡、尺骨上端构成的复合关节,包括肱桡、肱尺、尺桡三个关节及其形成的 6 个关节面。三个关节在同一个关节囊内。肱骨远端前面凹陷形成冠状窝;后方凹陷形成鹰嘴窝;内侧为滑车,即内髁,为前臂屈肌腱附着部;外侧为肱骨小头,即外髁,为前臂伸肌腱附着部。内外髁连为一体与肱骨干纵轴形成 30°~45°的前倾角。同时肱骨滑车桡侧低于尺侧,当肘关节完全伸直时形成外翻角,即提携角。男性为 5°~10°,女性为 10°~15°。

桡骨头表面被软骨覆盖,顶端与肱骨小头形成肱桡关节。桡骨头侧方关节面与尺骨切迹形成近尺桡关节并被环状韧带包绕。尺骨鹰嘴与肱骨冠状突形成切迹,其半月状关节面与肱骨滑车构成肱尺关节。肱骨远端骨折主要是指肱骨髁上、髁间和单纯累及内外髁的骨折。桡骨头骨折和尺骨鹰嘴骨折在肘部外伤中均较常见。

(一)肱骨远端骨折

1.概述 肱骨远端骨折约占成人骨折的 2%。其几何形状不规则。肱骨远端包括内、外侧柱,向远端延伸张开,由鹰嘴窝分隔;再进一步靠远端,由滑车分隔。外侧柱与肱骨干垂线约成 20°偏斜角,而内侧柱与肱骨干纵轴有 40°~45°偏斜角。肱骨小头位于外侧柱最远端的前侧;内侧柱最远端是内上髁,终点是滑车近端。鹰嘴滑车切迹和滑车是最重要的屈伸弧,并维持一半的肘部固有稳定性。

2.病因学及分型 最常见的原因是创伤,包括直接暴力和间接暴力。肱骨远端骨折目前公认的分型方法是 AO 推荐的 A(关节外骨折)、B(部分关节内骨折)、C(完全关节内骨折)三型。A 型骨折占肘部骨折的 50%~60%,通过及时内固定治疗可获得较好效果。B 型骨折为部分关节内骨折,只累及内侧柱或外侧柱,肱骨小头或滑车的部分关节面。只要患者骨质较好,均应解剖复位、牢固固定、早期功能锻炼。C 型骨折为完全关节内骨折,即为髁间骨折,多见于青壮年严重的肘部外伤,多为粉碎性。严重的 C 型骨折在累及关节面同时往往还累及内外侧柱,使肱骨远端稳定性完全破坏。此类损伤,骨质条件好者仍应争取解剖复位达到满意效果。对于骨质疏松或有类风湿关节炎等关节面严重破坏疾病的患者可考虑全肘关节置换术治疗。

3.临床表现 骨折局部肿胀,可有短缩、成角畸形,局部压痛剧烈,有异常活动及骨擦音,上肢活动受限。合并桡神经损伤时,出现腕下垂等症状。

4.相关检查 肘关节前后位以及侧位 X 线片常可做出诊断。还可加做肱桡关节位 X 线片,即前臂旋转中立位,X 线管球向头侧倾斜 45°。对骨折进行切开复位内固定时,应常规行 CT 扫描,三维重建图像对制订术前计划和指导手术过程也有所帮助。

5.治疗 骨折以手术治疗为主。

(1)手术入路包括:内、外、后侧三个基本入路。内侧入路需要仔细识别内上髁、滑车及尺神经。外侧入路相对简单,可良好显露外侧柱、肱骨小头及桡骨头。后侧入路主要为尺骨鹰嘴截骨入路。该入路可充分显露滑车关节面,对复杂关节面骨折进行解剖复位,优于肱三头肌舌形瓣入路、游离肱三头肌内外侧缘入路等。

(2)骨折复位内固定治疗:对于复杂关节内骨折,现在多采用双接骨板内固定。一块接骨板安置于肱骨内侧柱内缘,一块安置于外侧柱后面,两块接骨板所在平面垂直。若髁间、髁上骨折连接处有较大间隙或骨缺损时应予松质骨植骨。

双侧克氏针张力带固定可达到双侧张力加压的目的,但克氏针可能退出。同时对于严重的粉碎性骨折,该方法可能不能做到解剖复位和牢固固定。儿童肱骨远端骨折,可采用克氏针内固定治疗,这样可减少对骨骺的损伤。

(3)肘关节置换:全肘关节置换治疗肱骨远端骨折的指征为:①年龄>65岁;②不做剧烈活动;③骨质疏松明显;④骨折粉碎难以复位和固定。

(二)桡骨头骨折

1.概述 桡骨头骨折成人多见,青少年少见。通常因疼痛症状较轻,临床上容易误诊。

2.病因学及分型

(1)病因学:常由间接外力致伤造成,比如跌倒时手掌撑地,肘关节处于伸直和前臂旋前位,外力沿纵轴向上传导,造成肘关节过度外翻,使得桡骨头外侧部与肱骨小头发生撞击,产生桡骨头、颈部骨折。骨折块常向外下或外后下方向旋转移位。

(2)分型:1997年,Hotchkiss根据患者的X线片表现、临床特征以及合并伤的情况对桡骨头骨折Mason分型进行了改良。

1)Ⅰ型:桡骨头或颈骨折,无或微小移位。①前臂旋转功能仅因急性期的疼痛和肿胀而受限;②骨折关节内移位<2mm。

2)Ⅱ型:桡骨头或颈骨折,脱位>2mm。①机械性因素引起的运动受限及不协调;②骨折经切开内固定可修复;③骨折累及桡骨头关节边缘两处以上。

3)Ⅲ型:桡骨头和桡骨颈严重的粉碎性骨折。①骨折不可修复;②为恢复运动需行桡骨头切除。

3.临床表现 桡骨头或桡骨颈的无移位或轻度移位骨折的局部症状较轻,临床上容易被漏诊,需引起注意。移位骨折常引起肘关节外侧疼痛,肘关节屈伸和前臂旋转时疼痛加重,使活动范围受限。被动旋转前臂时,偶尔可在肘外侧触及疼痛性骨擦音。

4.相关检查

(1)X线片:肘关节前后位以及侧位X线片常可作出诊断。X线片显示肘关节间隙前上方有骨折片时,很可能合并肱骨小头骨折。肘外翻应力位和前臂轴向应力位X线片有助于检查肘和前臂的稳定性。还可加做肱桡关节位X线片,即前臂旋转中立位,X线管球向头侧倾斜45°。

(2)CT扫描:三位CT扫描可以更清楚地显示骨折粉碎或移位程度,考虑行切开复位内固定时,应常规行CT扫描以完善术前计划和指导手术。

5.治疗

(1)非手术治疗:无移位或轻度移位的桡骨头骨折,前臂旋转受限在急性疼痛或肿胀期才明显,因为不形成机械阻挡,在急性期抽出关节内积血并注射局麻药物可减轻疼痛。Ⅰ型直接用石膏托或石膏管型,将肢体固定于功能位,Ⅱ型可采用手法闭合复位。患者屈肘90°位时牵引拉伸肘关节,术者按压桡骨头,同时患者做前臂旋转动作,使骨折复位,复位后用石膏固定,固定时间不宜长。

(2)手术治疗:桡骨头骨折手术治疗指征包括:①桡骨头颈部的严重粉碎骨折;②超过1/3关节面的边缘骨折,特别是累及尺桡关节的骨折;③骨折块嵌入肘关节间隙;④桡骨颈骨折有成角,影响前臂旋转功能者。内固定方式目前大多采用克氏针、微型螺钉(棒)或接骨板、Herbert钉等固定。对于桡骨头广泛粉碎骨折和明显移位骨折,不能进行重建保留桡骨头时,若不合并尺侧副韧带损伤或尺桡骨纵向分离等,可行桡骨头切除术。需要明确的是单纯桡骨头切除不作为桡骨头骨折首选治疗方法,只作为改善功能的最后选择。对于Ⅲ型骨折以及合并尺侧副韧带和骨间膜损伤,或合并尺骨近端骨折和冠突骨折常需行桡骨头置换术。目前多推崇Judet浮动杯双极钴铬合金假体,其假体头可自由转动,减少集中在假体和骨界面的应力,从而减少假体的松动和磨损。

(三)尺骨鹰嘴骨折

1. 概述　尺骨上端包括鹰嘴、冠状突和滑车切迹。肱尺关节是肘关节的主要部分。肱尺关节屈伸过程中,屈曲60°位时尺骨滑车切迹与肱骨滑车之间完全吻合,在其他角度时两者不能紧密咬合。

2. 损伤机制　尺骨鹰嘴骨折损伤包括:①直接暴力作用于尺骨鹰嘴后方,多造成粉碎骨折;②跌落伤致上肢受伤,间接作用于肘关节,发生鹰嘴骨折。当跌倒时,如手掌撑地,肘关节呈半屈曲状,由于间接暴力及肱三头肌猛烈收缩,可造成鹰嘴撕脱骨折。

3. 临床表现　尺骨鹰嘴骨折在某种程度上属于关节内骨折,常常有关节内出血和渗出。常常表现鹰嘴附近的肿胀和疼痛。骨折端可以触及凹陷,并伴有疼痛及活动受限。肘关节不能抗阻力伸肘是一个最重要体征,它表明肘关节伸肌装置的连续性中断。

4. 相关检查　肘关节侧位X线片可显示骨折线的准确长度、骨折粉碎的程度、滑车切迹处关节面撕裂的范围以及桡骨头的移位等。肘关节骨化中心在融合前有可能与骨折混淆,可疑者应摄健侧片对比。

5. 治疗

(1)非手术治疗:对于无移位的骨折可用屈肘45°～90°长臂石膏后托固定。石膏固定3周后骨折相对稳定,可在保护下进行功能锻炼,在骨折愈合之前,避免屈肘超过90°。

(2)手术治疗:移位的鹰嘴骨折是手术治疗的适应证,手术治疗目的是:①维持肘关节的伸肘力量;②避免关节面不平滑;③恢复肘关节的稳定;④防止肘关节僵硬。

常用的内固定方法是张力带固定技术。该技术基本原理是中和作用于骨折端的张力,并可将其转化为压应力。手术先用二枚平行的克氏针对骨折端进行固定,此后将钢丝的近端通过肱三头肌腱的止点和远端通过低于骨折端在尺骨后缘的横形钻孔进行8字方式的缠绕。其次是钩板治疗鹰嘴骨折。钩接骨板固定的优点是钩端与接骨板螺丝钉均置于关节外,不损伤关节面。钩接骨板可将分离的小骨折块与主骨固定在一起,因而更适用于粉碎性骨折。

二、肘关节脱位及骨折脱位

(一)概述

肘关节的稳定结构包括静力性和动力性。静力稳定结构包括:肱尺关节、内侧副韧带和外侧副韧带以及次要的静力稳定结构桡骨头、伸肌和屈肌总腱的起点以及关节囊。动力稳定结构为横跨肘关节的肌肉,对肘关节产生挤压力,包括肘肌、肱三头肌和肱二头肌。

（二）流行病学

肘关节脱位是肘关节常见损伤,占所有肘关节损伤的15%～20%。肘关节脱位多发生于青少年,成人和儿童也时有发生,又以肘关节后脱位最常见。

（三）损伤机制

暴力传导和杠杆作用是肘关节脱位的基本外力形式。肘关节后脱位时,患者在跌倒时用手撑地,作用力沿尺、桡骨长轴向上传导,使尺、桡骨上端向近侧冲击,并向上后方移位。当传达暴力使肘关节过度后伸时,尺骨鹰嘴冲击肱骨下端的鹰嘴窝,产生一种有力的杠杆作用,使止于喙突上的肱前肌和肘关节囊前壁撕裂。肱骨下端继续前移,尺骨鹰嘴向后移,形成肘关节后脱位。

肘关节前脱位多为直接暴力产生,发生时多在伸肘位、肘后暴力造成鹰嘴骨折后尺骨近端向前脱位。

肘关节处于内翻或外翻位,遭受传导暴力时,肘关节侧副韧带和关节囊撕裂,肱骨下端向桡侧或尺侧移位,产生肘关节侧方脱位。

肘关节骨折脱位亦称复杂肘关节脱位,还伤及韧带和关节囊软组织以及桡骨头和(或)尺骨近端,常见的类型有:①肘关节后脱位合并桡骨头骨折;②肘关节后脱位合并桡骨头和尺骨冠状突骨折,即肘关节恐怖三联征;③前方尺骨鹰嘴骨折脱位(经尺骨鹰嘴肘关节骨折脱位);④后方尺骨鹰嘴骨折脱位。

（四）临床表现

肘部明显畸形,肘窝部饱满,前臂外观变短,尺骨鹰嘴后突,肘后部空虚和凹陷。关节处于半屈曲位,只有微小的被动活动度。肘后三角关系改变。

（五）相关检查

X线片可判断肱骨远端与桡、尺骨近端的关节对位关系变化并可发现骨折情况。以肱骨远端为标准点,桡尺骨近端向后上方移位为后脱位,向前下方移位为前脱位,向侧方移位为侧方脱位。

（六）诊断

有外伤史,以跌倒手掌撑地最多见。肘部三角关系破坏。X线检查可确诊。

（七）治疗

1.非手术治疗 单纯的肘关节脱位通过非手术治疗可以取得满意疗效,遗留的后遗症较少。复位后将上肢用固定在功能位3周,拆除石膏后做主动功能锻炼。

2.手术治疗 复杂肘关节脱位,即肘关节骨折脱位治疗较为棘手,常需要手术治疗。治疗目的是恢复骨关节的稳定性,以使复杂的肘关节脱位变为简单的脱位。原则首先是恢复肱尺关节,复位肘关节脱位,尺骨近端(冠状突、鹰嘴)骨折的复位内固定;其次是如果肱尺关节不能恢复到正常,通过复位内固定或置换治疗桡骨头骨折恢复其对肘关节的稳定作用;最后,侧副韧带损伤应该予以修复。

肘关节后脱位合并桡骨头骨折,首先进行肘关节复位,桡骨头的治疗要根据患者因素和骨折相关因素等决定。骨折块大于桡骨头的1/3、粉碎严重不能作内固定治疗时应该作桡骨头置换。

肘关节后脱位合并桡骨头和尺骨冠状突骨折(恐怖三联征)需在完成尺骨冠状突骨折固

定、桡骨头复位内固定或置换后,修复外侧副韧带。之后还应检查肘关节的稳定性。肘关节由伸直位到屈曲位,如果屈曲未达 30°~40°时轻易发生脱位,应该修复内侧副韧带或应用铰链外固定支架固定。

经尺骨鹰嘴肘关节骨折脱位时内侧副韧带通常完整或部分损伤。常采取后侧入路,先经尺骨鹰嘴骨折整复冠状突,将其临时固定于尺骨干或肱骨远端,然后复位鹰嘴进行固定。

后方尺骨鹰嘴骨折脱位时内侧副韧带常完整。如存在肘关节不稳,则需检查外侧副韧带,如损伤应予修复。

三、桡骨头脱位

(一)概述

桡骨头参与构成两个关节,其环状关节面与尺骨桡切迹构成上尺桡关节,桡骨头凹与肱骨小头构成肱桡关节。桡骨头被环状韧带包绕,环状韧带借助肘关节桡侧副韧带远侧纤维与肱骨附着。尺骨桡切迹下缘和桡骨颈内侧缘有方韧带附着。环状韧带和方韧带对维持上尺桡关节稳定有重要作用,同时骨间膜和斜索也有一定作用。

(二)流行病学

单纯创伤性桡骨头脱位在临床上很少见。一般情况下常常合并有尺骨骨折。桡骨头脱位主要发生于 15 岁以下儿童,这与 14 岁前肘关节结构尚未发育成熟有关。

(三)损伤机制

在上肢伸直或轻度屈肘位,手掌尺侧撑地受伤时,身体围绕一侧上肢旋转,肘部受到冲击、旋转和内翻应力的作用下可发生桡骨头脱位。此外,上肢受到单纯扭转暴力,前臂过度旋转时也可发生桡骨头脱位。桡骨头前脱位由前臂旋前暴力所致。当前臂旋前,桡侧遭受暴力时即可发生桡骨头前脱位。暴力大时可将桡骨头嵌入肱肌肌腱中,常常难以闭合复位。桡骨头后脱位多为前臂轴向暴力所致。当肘关节过度屈曲时桡骨头与肱骨小头靠紧,前臂再旋前。桡骨干与尺骨干斜向交叉,纵轴方向为内下斜向外上。此时再遭受轴向暴力沿桡骨干向上传导,即可使桡骨头向后脱位。

(四)临床表现

外伤后肘关节伸屈和前臂旋转功能障碍为主要表现。此外伴有肘关节肿胀、疼痛、压痛、畸形等表现。

(五)相关检查

肘关节正位 X 线片桡骨干上段轴线向近侧延长线没有通过肱骨小头关节面中点而向内或外侧偏移。肘关节屈曲 90°位侧位片上,桡骨干轴线向近侧延长线没有通过肱骨小头中心,向前或向后移位即可判断前脱位或后脱位。仅有肘关节正位 X 线片可使桡骨头前、后脱位漏诊;仅有肘关节侧位 X 线片可使桡骨头外侧脱位漏诊。陈旧性桡骨头脱位 X 线片可见桡骨头发育为凹状,桡骨干发育较长。

(六)诊断

根据病史、临床表现以及临床查体,并结合 X 线检查即可作出诊断。

(七)治疗

1.非手术治疗　新鲜创伤性桡骨头脱位手法复位往往可获成功。前脱位患者复位后将肘关节固定在屈曲 90°、前臂旋后位;后脱位者复位后可将肘关节固定于半伸、前臂中立位。

2. **手术治疗**　适应于环状韧带等软组织破裂嵌于肱桡关节之间阻扰桡骨头复位,以及小儿陈旧性桡骨头脱位可切开复位并重建环状韧带。对于桡骨头脱位手法复位失败者,应行切开复位,同时修补环状韧带。

成人陈旧性桡骨头脱位患者可行桡骨头切除术,儿童不行桡骨头切除术。对于桡骨头呈凸状、桡骨干超长的患儿可行骨骺成形和桡骨干短缩术。

四、桡骨头半脱位

(一)概述

桡骨头半脱位多发生于 4 岁以下的幼儿。Fournier 于 1671 年首先描述其病理及损伤机制。1960 年欧阳筱玺发表文章提出其发病机制,并名之为"小儿桡骨头半脱位"。

(二)流行病学

桡骨头半脱位是临床常见的肘部损伤,占 14 岁以下儿童肘部损伤的 45.4％。

(三)损伤机制

桡骨头半脱位多发生于手腕和前臂被牵拉。幼儿时期桡骨头尚未发育健全,头和颈直径基本一样,且环状韧带相对松弛,桡骨头稳定性较差。当上肢处于伸肘、前臂旋前位时,手腕或前臂受到纵向牵拉,桡骨头即可脱出,环状韧带则滑向关节间隙嵌入肱桡关节腔内。

(四)临床表现

桡骨头半脱位后,患儿肘关节一般呈轻度屈曲或伸肘、前臂旋前位。同时患儿哭闹并拒绝患肢活动。体格检查可在桡骨头外侧压痛明显。

(五)相关检查

X 线片检查无异常。

(六)诊断

小儿有前臂牵拉或跌仆等外伤史;受伤后不愿上抬患肢,前臂不能旋后;肘关节处于伸展、前臂旋前下垂位;肘关节无畸形,一般无肿胀,但桡骨头处有明显压痛;同时 X 线片排除其他损伤即可诊断。

(七)治疗

一般采用手法复位即可达到治疗目的。通常顺序为牵引、旋后、压头、屈肘。复位时先将前臂旋后,伸肘稍加牵引,拇指压肘前桡骨头处,屈曲肘关节,必要时前后旋转前臂,感到复位的响声。复位后肘部及前臂可活动自如,用三角巾悬吊一周,应注意勿提拉小儿手臂,防止复发。

五、肘关节侧副韧带损伤

(一)概述

肘关节侧副韧带与肘关节的骨性结构及周围软组织共同为提供肘关节稳定性。内侧副韧带(MCL)可对抗外翻应力,并对肱尺关节提供支撑。内侧副韧带损伤时可出现肘内侧疼痛及外翻松弛。外侧副韧带(LCL)为肱骨、环状韧带(AL)及尺骨近端提供稳定,以维持前臂近端与肱骨滑车和肱骨小头之间的正常关系。外侧副韧带功能不全相对少见,也没有特殊的运动方式容易发生外侧副韧带损伤,临床上可表现为后外侧旋转不稳定。

(二)损伤机制

内侧副韧带包括前束、后束和横束,起自内上髁前下表面中央65%,恰位于肘关节运动轴后方。内侧副韧带复合体的功能是对抗外翻应力、维持肘内侧的稳定。内侧副韧带最常见的损伤机制是长期受到慢性损伤,如运动员的投掷运动创伤(上肢在伸肘位受伤),这是外翻和外旋应力的共同作用所致。

外侧副韧带起自肱骨外侧,滑车和肱骨小头的中心,是肘关节旋转轴的标志,在肱骨远端前侧皮质和桡骨头中心的连线内,向远端与环状韧带编织在一起。外侧副韧带和肌肉的肘外侧起点功能不全可致后外侧旋转不稳定。肘部受到轴向压缩、外旋及外翻应力的联合作用可发生外侧旋转不稳定。常见受伤机制为外侧副韧带近端变薄弱或受伤时韧带或肌肉的外上髁起点撕脱。

(三)临床表现

肘关节尺侧疼痛严重,有肿胀、压痛、瘀斑,主动运动存在但受限,被动活动引起肘部剧烈疼痛。

内侧副韧带损伤可有外翻应力试验阳性。外翻应力试验应在屈肘30°位时进行,检查者一手稳定前臂,一手置于腋部握住上臂,对肘部施加外翻应力。

外侧副韧带损伤可行后外侧旋转不稳定试验。在使前臂近端被动旋后时对肘部施加外翻应力,不稳定的表现是肱尺关节出现异常间隙及桡骨头相对于肱骨向后半脱位,旋前和增加屈肘时可复位。

(四)相关检查

X线片示无骨折、脱位。肘关节外翻应力位摄片见肘关节尺侧关节间隙增宽。

(五)诊断

有明确的外伤史,如跌倒时用手撑地,前臂呈外展伸肘位。肘关节尺侧疼痛严重,有肿胀、压痛、瘀斑,主动运动存在但受限,被动活动引起肘部剧烈疼痛。肘外翻活动超过30°。X线片示无骨折、脱位,肘外翻应力位摄片见肘关节尺侧关节间隙增宽。

在临床检查伤侧肘外翻有无异常活动时,还应注意同时检查健侧肘关节。因为少数正常肘关节的内侧副韧带带较松弛,在完全伸直位时亦可能出现一定度数的肘外翻活动。

(六)治疗

1.非手术治疗 对于有症状的投掷运动员内侧副韧带损伤的早期治疗包括休息、停止投掷运动、物理治疗及使用非甾体抗炎药物。尺侧腕屈肌和指浅屈肌的功能锻炼可防止或减轻内侧副韧带损伤。

2.手术治疗 投掷竞技运动员或重体力劳动者的内侧副韧带损伤需要进行手术修补。慢性损伤患者可行游离肌腱移植进行重建,将移植物固定在尺骨近端和内上髁部的等长位置。

外侧副韧带损伤时通过修复韧带或肌腱的外上髁起点可恢复外侧稳定性。对外侧副韧带慢性损伤患者可行游离肌腱移植重建。重建移植物的起点应位于肘部旋转中心或行等长重建外侧副韧带,止点应位于上尺桡关节的后方、尺骨的旋后肌嵴处。

(邓迎杰)

第二节　肘部神经卡压综合征

一、肘管综合征

(一)概述

肘管综合征是指尺神经在肘部尺神经沟内的一种慢性损伤,过去又称为迟发性尺神经炎,较为常见。

(二)病理生理机制

1.病因学　肘管的各种结构和形态异常均可使尺神经受到卡压。以下列几种原因较常见。

(1)肘外翻:这是最常见原因。幼时肱骨髁上骨折或肱骨外髁骨骺损伤,均可发生肘外翻畸形。尺神经被推向内侧使张力增高,肘关节屈曲时张力更高,尺神经在肘管内反复摩擦产生慢性创伤性炎症。

(2)尺神经半脱位:主要是先天性尺神经沟较浅或肘管顶部的筋膜、韧带结构松弛,在屈肘时尺神经容易滑出尺神经沟。反复滑移使尺神经受到摩擦和碰撞而损伤。

(3)肱骨外上髁骨折:如骨折块向下移位,即可压迫尺神经。

(4)异位骨化:肘关节是异位骨化最易发生之处,如肘外伤后这种异位骨化发生在尺神经沟附近,容易压迫尺神经。

2.病理生理学　尺神经在上臂下段走行于肱二头肌筋膜浅面内侧,经肱骨内髁和内上髁之间的尺神经沟到前臂尺侧腕屈肌和指深屈肌之间下行。尺神经沟的浅面有尺侧副韧带尺侧屈腕肌筋膜和弓状韧带沟通形成的顶,两者之间的通道称为肘管,尺神经即被约束在肘管之中,当肘关节屈、伸时,尺神经在肘管内被反复牵张或松弛。任何使肘管容积绝对或相对减小的因素均可引起尺神经的卡压。

(三)临床表现

主要表现为尺神经支配去感觉、激励异常,具体包括:手背尺侧、小鱼际、小指及环指尺侧半感觉麻木或刺痛;小指对掌无力及手指收展不灵活。

查体可见手部小鱼际肌、骨间肌萎缩,及环、小指正爪状畸形,尺神经支配区域痛觉减退,夹纸试验阳性及尺神经沟处 Tinel 征阳性;基础疾病表现如肘外翻、尺神经沟处增厚或有包块。

(四)相关检查

电生理检查发现肘下尺神经传导速度减慢,小鱼际肌及骨间肌肌电图异常。X 线片多见肘外翻畸形或局部有移位骨块或异常骨化等。

(五)诊断

根据临床表现并结合电生理检查即可诊断。

(六)鉴别诊断

1.神经根型颈椎病　下颈段之颈椎病可因椎间孔狭窄而发生颈神经刺激症状,以手尺侧麻木、乏力为主要表现,主要区别在于颈椎病时肘管区无异常发现。

2.神经鞘膜瘤　肘部尺神经鞘膜瘤与肘管综合征有同样表现,检查时多可扪及节段性增粗的尺神经,Tinel 征阳性,而无肘部骨关节病变,鉴别困难时需在术中或病理检查后诊断。

（七）治疗

1. 非手术治疗　适用于患病的早期、症状较轻者适用于早期、症状较轻者。防止肘关节长时间过度屈曲,带护肘可改善症状。非甾体药物偶可缓解疼痛麻木。一般不提倡肘管内类固醇激素封闭治疗。

2. 手术治疗　适应于非手术治疗无效、进行性神经损伤者。尺神经前置术是基本治疗方法。如发现尺神经较硬,应切除神经外膜,并行束间松解。术后多能较快恢复正常感觉,但已萎缩的手部小肌肉却较难恢复正常。

二、迟发性尺神经炎

（一）概述

尺神经与肱骨内上髁解剖关系密切。肘部损伤及其后遗症均容易波及尺神经而引起迟发性尺神经炎。

（二）病理生理机制

产生尺神经炎的原因多与肘部骨折及其后遗畸形或骨异常增生有关,如肱骨外髁骨折后的肘外翻畸形、内上髁骨折后复位不佳或瘢痕增生、肘关节异位骨化等均可使尺神经受到牵拉或压迫而引起损伤。病理生理学与肘管综合征相似。

（三）临床表现

迟发性尺神经炎引起尺神经麻痹症状,发病缓慢,开始出现手尺侧部麻木、疼痛,病程较久者则可感觉完全丧失。受尺神经支配肌肉肌力减弱,晚期出现爪形手畸形,小鱼际肌及骨间肌萎缩。肘部可扪及粗大的尺神经,Tinel 征阳性。

（四）相关检查

电生理检查发现肘下尺神经传导速度减慢,小鱼际肌及骨间肌肌电图异常。

（五）诊断

根据临床表现并结合电生理检查即可诊断。

（六）鉴别诊断

需要鉴别疾病同肘管综合征。

（七）治疗

治疗以手术治疗为主。出现尺神经麻痹症状,应尽早手术治疗。治疗越早,效果越好。手术方式为尺神经前移及神经松解术。

三、前臂掌侧骨间神经麻痹

（一）概述

本病又称 Kiloh－Nevin 综合征,是由 Kiloh 和 Nevin 于 1952 年报道的。随后,有关病例不断见诸报道。该病是正中神经的骨间前神经支被指浅屈肌上缘的腱弓或纤维带卡压所致（图 3－2－1）。

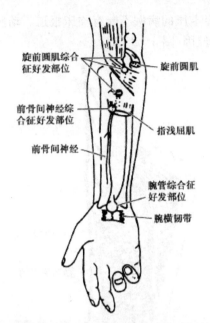

旋前圆肌综合征好发部位
旋前圆肌
前骨间神经综合征好发部位
指浅屈肌
前骨间神经
腕管综合征好发部位
腕横韧带

图3-2-1 正中神经的骨间前神经支被指浅屈肌上缘的腱弓或纤维带卡压

(二)流行病学及病因学

该病在前臂远端神经性病变中约占1%。损伤机制：①直接创伤；②部分正中神经损伤致前骨间神经损伤；③卡压或骨间前神经炎症引起的神经病变。

(三)临床表现

单纯运动神经性麻痹,表现为拇长屈肌、示指和中指的指深屈肌以及旋前方肌的肌力减弱此外,骨间前神经有一终末感觉支支配腕部的部分感觉,因此前臂和腕部的疼痛是本病的常见临床表现。屈肘时可发现旋前方肌力弱,手感觉正常,无手的内在肌瘫痪。

查体以拇长屈肌示指和中指的指深屈肌以及旋前方肌的肌力减弱为主。拇、示指捏握试验有助于诊断。

(四)诊断

典型的临床症状及拇、示指捏握试验有助于诊断。电生理检查有助于鉴别。

(五)鉴别诊断

本病应与胸廓出口综合征、神经根性颈椎病以及臂丛神经炎、正中神经部分损伤进行鉴别。

(六)治疗

1.非手术治疗　可采用休息、固定、减少前臂活动和局部封闭治疗。对创伤引起的前骨间神经损伤,一般观察3~4个月不能恢复,应进行手术治疗。

2.手术治疗　对因穿透伤引起的神经损伤,应立即进行手术治疗。对保守治疗8~12周无效者,可行手术治疗。手术应松解Struthers韧带,切除肱二头肌腱膜,对旋前圆肌进行松解等,并对骨间前神经存在的卡压因素进行松解。

四、前臂背侧骨间神经麻痹

(一)概述

1905年,Guillain报道了1例病例,一位管乐师因前臂反复的旋后和旋前,引起骨间后神经卡压。以后,对骨间后神经卡压的病例不断有临床报道。动脉瘤、肿瘤以及肘部骨折等均被认为是骨间后神经卡压的原因(图3-2-2)。

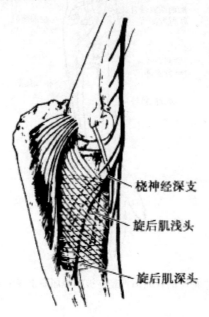

图3-2-2　骨间后神经易受压迫部位

（二）疾病流行病学

桡管综合征以优势手常见。手工劳动者及需反复用力旋转前臂的运动员易发生此病。患者以40～60岁较多见,男女比例相似。

（三）疾病病理生理机制

桡神经沿桡神经沟绕肱骨中段背侧旋向外下,在肱骨外上髁上方穿外侧肌间隔,至肱肌与肱桡肌之间,在此分为浅、深两支,深支穿旋后肌至前臂后区,称为骨间后神经。桡神经深支在穿过旋后肌处受到损伤或压迫,发生神经变性等改变,导致支配肌肉无力。发病前无明显创伤病史,以重复性前臂慢性损伤为主,症状逐渐出现。

（四）临床表现

逐渐发生伸掌指关节、伸拇、外展拇指无力,伸腕偏向桡侧。无感觉异常,无疼痛。

（五）诊断

1. 依据临床症状表现活动障碍为主。

2. 中指伸指试验　伸中指使桡侧腕短伸肌筋膜绷紧,压迫骨间后神经。肘部旋前位、前臂完全伸直时,使患者中指对抗阻力伸指,桡管区疼痛者为阳性(图3-2-3)。

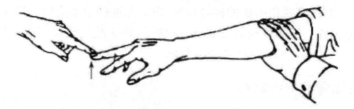

图3-2-3　肘部旋前位、前臂完全伸直时,使患者中指对抗阻力伸指,桡管区疼痛者为中指伸指试验阳性

（六）鉴别诊断

前臂背侧骨间神经麻痹与桡管综合征:两者病因相似,卡压部位相近,病理上无明显区别,临床上仅以临床表现加以区分,即前臂背侧骨间神经麻痹以运动障碍为主,桡管综合征以感觉障碍为主,运动障碍不明显。

(七)治疗

1.非手术治疗 早期可进行保守治疗,将患者前臂固定于伸腕,屈肘,前臂后旋位,达到减轻神经卡压的目的;局部封闭,每周1次,连续2~3次为一个疗程。

2.手术治疗 非手术治疗无效应及时采取手术治疗。手术常采用肘前方 Henry 切口,起于肘关节上,止于肘关节下 7cm。在肱肌、肢桡肌间隙找到桡神经,向下追踪直至旋后肌管处。手术需探查骨间背侧神经常见的卡压点,包括桡骨头前方,桡侧腕短伸肌弓和旋后肌的Frohse 弓。去除所有可能压迫神经的因素。对晚期患者,如伸肌明显萎缩,时间超过 1 年半,可考虑直接做肌腱移位术。

五、旋前圆肌综合征

(一)概述

1951 年,Seyffarth 首次报道了旋前圆肌综合征。当时其描述的旋前圆肌综合征并非都为旋前圆肌卡压,因而命名并不准确。但临床长期将此类病变称为旋前圆肌综合征,所以这一命名沿用至今。

(二)流行病学

旋前圆肌综合征发病年龄多在 50 岁左右,女性患者多于男性,为男性患者的 4 倍以上。正中神经通过旋前圆肌或指浅屈肌时神经受到卡压所致。

(三)临床表现

1.疼痛 前臂近端疼痛,以旋前圆肌区疼痛为主,抗阻力旋前时疼痛加剧。疼痛可向肘部、上臂放射,也可向颈部和腕部放射。一般无夜间痛史。

2.感觉障碍 手掌桡侧和桡侧 3 个半手指麻木但感觉减退比较轻。反复旋前运动可使感觉减退加重。

3.肌肉萎缩 手指不灵活,拇、示指捏力减弱,拇、示指对指时拇指的掌指关节、示指的近节指间关节过屈,而远节指间关节过伸,鱼际肌有轻度萎缩。

4.体格检查

(1)旋前圆肌触痛、发硬。

(2)Tinel 征:阳性率较高,常于发病 4~5 个月后出现。

(3)正中神经激发试验:①旋前圆肌激发试验:屈肘抗阻力下使前臂做旋前动作,肌力减弱者为阳性(图 3—2—4);②指浅屈肌腱弓激发试验:中指抗阻力屈曲诱发桡侧 3 个半指麻木为阳性(图 3—2—5);③肱二头肌腱膜激发试验:前臂屈肘 120°抗阻力旋前健康搜索,诱发正中神经支配区感觉变化为阳性(图 3—2—6)。

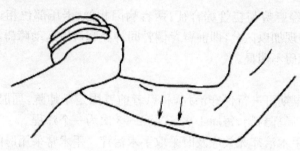

图 3-2-4　旋前圆肌激发试验:屈肘抗阻力下使前臂做旋前动作,肌力减弱者为阳性

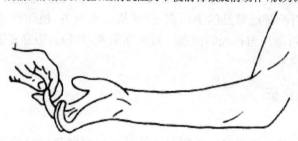

图 3-2-5　指浅屈肌腱弓激发试验:中指抗阻力屈曲诱发桡侧 3 个半指麻木为阳性

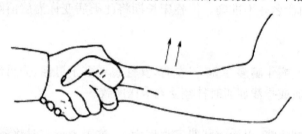

图 3-2-6　肱二头肌腱膜激发试验:前臂屈肘 120°抗阻力旋前健康搜索,诱发正中神经支配区感觉变化为阳性

(四)诊断

根据病史及临床表现。神经电生理检查有助于诊断。

(五)鉴别诊断

需与腕管综合征进行鉴别。旋前圆肌综合征与腕管综合征的临床表现相似。两者的主要相同点为:腕部和前臂痛;鱼际肌肌力减弱;桡侧 3 个半手指麻木或感觉异常。不同点为:旋前圆肌综合征无夜间痛,腕部 Tinels 征阴性,腕部神经传导速度正常,掌皮支区感觉减退。

(六)治疗

1.非手术治疗　对轻度、较重上肢劳动后引起间断性发作的病例,可行保守治疗,包括避免重体力劳动、固定、局部封闭治疗等。

2.手术治疗　一般对经 8~10 周保守治疗症状和体征不能改善者应考虑手术治疗。旋前圆肌综合征存在许多潜在卡压因素,由于临床定位往往比较困难,因此手术中应尽可能检查所有可能的卡压点并进行松解。手术沿肱二头肌腱膜间切开深筋膜,显露正中神经和肱动脉。应注意保护前臂中部和外侧皮神经。术后屈肘位石膏固定 2 周。

六、旋后肌综合征

(一)概述

旋后肌综合征是桡神经深支(骨间背神经)在旋后肌腱弓附近发生卡压,使前臂伸肌功能障碍为主要表现的一种综合征。

(二)病理生理机制

1. 病因学

(1)解剖异常的旋后肌浅层近侧缘横纤维束在旋后肌腱弓上越过桡神经深支造成压迫。腱弓狭窄,与桡神经深支及周围组织粘连等造成桡神经深支入口缩窄。

(2)桡返动脉及其分支交叉于桡神经深支上,或桡侧腕短伸肌内侧,缘腱弓牵张卡压。造成桡神经深支受压综合征。

(3)桡神经深支在旋后肌浅深层间穿越,所以旋后肌组成了该段的神经通道,称为"桡管"。前臂长期用力旋前旋后可使旋后肌肿胀、粘连,尤其是 Frohse 腱弓更易发生损伤,出现炎性水肿、瘢痕粘连等。或在桡管内有局部的占位性病变如脂肪瘤、血管瘤、血肿、腱鞘囊肿、纤维瘤等使神经间隙狭窄,出现桡神经深支(即骨间背侧神经)受压症状。

(4)孟氏骨折、桡骨头骨折或脱位时,如桡骨头向前上方移位致桡神经深支(骨间背侧神经)受牵拉或压迫。

(5)类风湿关节炎、滑囊炎、肘内翻及局部软组织损伤形成瘢痕粘连等使 Frohse 腱弓、旋后肌或桡侧腕短伸肌肿胀粘连。

2. 病理生理学　旋后肌是肘后一块小肌肉,起于尺骨上端后方桡侧,止于桡骨上段桡侧,分为深浅两层,桡神经深支经旋后肌两层之间穿过,除支配旋后肌外,还支配尺侧腕伸肌、指总伸展肌、示指和小指固有伸肌、拇长、短伸肌及拇长展肌,是一种单纯运动神经,在旋后肌浅层的近侧缘是较坚韧的腱性结构,称为旋后肌腱弓,神经常在此处受压。

3. 病理学　初期受压部位的桡神经深支与周围软组织充血水肿,渗出,无菌性炎症反应。腱弓肥厚。后期可见周围组织瘢痕粘连、纤维增生、神经肿胀、变性或淀粉样沉积等。

(三)临床表现

起病缓慢,可逐渐发生伸掌指关节,伸拇,外展拇指无力,伸腕偏向桡侧,原因是尺侧伸腕肌受累,桡侧腕伸肌完整。无虎口区感觉异常,无疼痛。本病中指试验阳性,检查时令肘、腕、指间关节伸直,抗阻力伸直掌指关节诱发桡侧腕短伸肌起点内侧缘疼痛为阳性。

(四)相关检查

电生理检查可见前述肌肉的失神经改变和前臂桡神经运动传导速度减慢而感觉传导速度正常。

(五)诊断

根据临床表现,结合电生理检查,一般可确诊。

(六)治疗

本病以手术治疗为主。诊断成立,即应行神经探查术:切开旋后肌腱弓减压,切除致压物,同时手术需探查骨间背侧神经常见的卡压点,包括桡骨头前方,桡侧腕短伸肌弓和旋后肌的 Frohse 弓。需要时作神经束间松解。经治疗后桡神经深支功能多可得到较好恢复。

(邓迎杰)

第三节　慢性劳损性疾病

一、网球肘

(一)概述

网球肘(肱骨外上髁炎)因最先发现网球运动员经常发生肘关节外侧疼痛而得名。其实，只要肘关节活动过度、强度过大者均易导致此病。该病又称为："肱桡关节滑囊炎""前臂伸肌总腱炎""肱骨外上髁炎"及"肱骨外上髁软组织劳损"等。疼痛的产生是由于负责手腕及手指背向伸展的肌肉重复用力而引起的。患者会在用力抓握或提举物体时感到患部疼痛。网球肘是过劳性综合征的典型例子。

(二)流行病学

除网球运动员外，高尔夫选手、家庭主妇、砖瓦工、木工等长期反复用力做肘部活动者等都是网球肘常见发病人群。

(三)病理生理机制

网球肘多因慢性劳损致肱骨外上髁处形成急、慢性炎症所引起。手腕伸直的肌腱在抓握东西(如网球拍)时收缩、紧张，过多使用这些肌肉会造成这些肌肉近端的肌腱变性、退化和撕裂，引起症状。前臂伸肌群的长期反复强烈的收缩、牵拉，使这些肌腱的附着处肌纤维发生产生撕裂、出血、机化、粘连，形成无菌性炎症。

(四)临床表现

发病缓慢。早期只是感到肘关节外侧酸困和轻微疼痛，患者自觉肘关节外上方活动痛，疼痛有时可向上或向下放射，感觉酸胀不适，不愿活动。手不能用力握物，握锹、提壶、拧毛巾、打毛衣等运动可使疼痛加重。一般在肱骨外上髁处有局限性压痛点，有时压痛可向下放散，有时甚至在伸肌腱上也有轻度压痛及活动痛。局部无红肿，肘关节伸屈不受影响，但前臂旋转活动时可疼痛。严重者手指伸直、伸腕或持筷子动作时即可引起疼痛。患肢在屈肘、前臂旋后位时伸肌群处于松弛状态，因而疼痛被缓解。有少数患者在阴雨天时自觉疼痛加重。

(五)诊断

肘关节外侧压痛，疼痛可沿前臂向手放射，前臂肌肉紧张，肘关节不能完全伸直，肘或腕关节僵硬或活动受限。

除局部压痛外，尚有 Mills 征阳性。患者前臂旋前位，作对抗外力的旋后运动，肱骨外上髁处疼痛者为 Mills 征阳性s伸肘位并握拳、屈腕，然后主动将前臂旋前，若引起肱骨外髁疼痛也为 Mills 征阳性。

(六)治疗

1.非手术治疗　大多数网球肘通过非手术治疗取得满意疗效，尤其是网球肘的早期或初发，通过非手术治疗措施可以消除症状，接受并坚持功能康复锻炼可以避免复发。主要非手术治疗措施包括：①休息，避免引起疼痛的活动；②冰敷肘外侧；③口服非甾体类消炎止痛药；④局部封闭治疗。

2.手术治疗　适用于顽固性网球肘，经过正规保守治疗半年至 1 年后，症状仍然严重、影响生活和工作可以采取手术治疗。手术可采用关节镜手术，清除失活组织、改善局部的血液循环,促进肌腱和骨愈合。

二、尺骨鹰嘴滑囊炎

(一)概述

在尺骨鹰嘴肱三头肌腱附着处有两个滑囊,一个位于肱三头肌腱与肘后韧带及鹰嘴之间,另一个位于肱三头肌腱鹰嘴附着部与皮肤之间。正常的滑囊有润滑肌腱来回活动及缓冲局部机械冲击、摩擦的作用。尺骨鹰嘴滑囊因创伤、劳损、感染等因素刺激而出现的滑囊充血、水肿、渗出及增生的炎症性疾病即为尺骨鹰嘴滑囊炎。

(二)流行病学

尺骨鹰嘴滑囊炎多见于学生、矿工、家庭妇女等。逐渐发病,常经数月、数年后无意中发现肘尖处有一肿物。

(三)病理生理机制

常因局部受到撞击或反复机械摩擦刺激和经常的微小损伤所致。为急、慢性创伤性炎症表现,即滑囊充血、水肿,浆液性渗出,囊壁异常增厚,滑膜增生、纤维化、钙化。

(四)临床表现

主要表现为局部肿胀、疼痛。急性损伤期在尺骨鹰嘴处骤起一肿物,压痛,张力较高,皮温可稍高,穿刺可抽出血性液体。肘关节屈伸活动受限。慢性期在尺骨鹰嘴部形成圆形或椭圆形包块,质软,无压痛,有波动,皮肤和正常处一致,囊内抽出无色清亮黏液。肘关节轻度屈伸活动受限。

(五)相关检查

X线检查提示肘后软组织肿大,慢性患者可有钙化影。

(六)诊断

阐明疾病的临床诊断,以及疾病诊断依据。

(七)鉴别诊断

肱三头肌腱炎,局部肿胀不明显,肱三头肌抗阻力试验阳性。

(八)治疗

本病亦以手术治疗为主。一般非手术治疗可治愈。主要采取休息,口服非甾体类消炎止痛药治疗。

三、肱骨内上髁炎

(一)概述

由急性损伤或慢性劳损引起的肱骨内上髁或周围软组织的炎性改变称为肱骨内上髁炎。肱骨远端内侧的内上髁处是伸指、伸腕肌肉的附着点。手部用力及腕关节活动过度会损伤肌肉附着点,造成伸肌总腱的肌筋膜炎。该处有一根细小的血管神经束,从肌肉、肌腱深处发生,穿过肌膜或腱膜,最后穿过深筋膜,进入皮下组织。肌肉附着处的肌筋膜炎将造成该神经血管束的绞窄,是引起疼痛的主要因素。肱骨内上髁肌肉附着点受到较大外力时可造成肌腱及筋膜撕裂,这也是引起疼痛的原因。

(二)流行病学

患者以从事前臂旋外、屈腕运动者为主,如以纺织工、矿工、泥瓦工和高尔夫球运动员等多见。

（三）病理生理机制

1.病因学　肱骨内上髁为桡侧腕屈肌、掌长肌、旋前圆肌、指浅屈肌、尺侧腕屈肌等附着，主动或被动牵拉这些前臂屈肌总腱时，肱骨内上髁部发生牵引应力，当牵引应力超过其适应能力时引起屈肌总腱肌筋膜的损伤。

2.病理生理学　肱骨外上髁损伤后可形成纤维增生和粘连。纤维粘连进而可刺激肘关节内侧的侧副韧带和环状韧带。损伤可反射性地造成肱桡关节滑膜炎。

（四）临床表现

主要症状是肘关节内侧疼痛。起病缓慢，无急性损伤史，劳累可诱发。如一次大量洗衣、提重物等是中老年肱骨内上髁炎的常见诱因。疼痛为持续性，呈顿痛、酸痛或疲劳痛。疼痛可放射到前臂内侧。严重时握力下降，拧毛巾时疼痛尤甚。

（五）相关检查

讲述疾病的相关辅助检查结果以及相关检查的必要性，如 X 线、CT、MRI、PET－CT 和造影等影像学检查，血液学检查等。必要时阐明检查阳性结果与病理学和病理生理学的联系。

（六）诊断

1.握物无力，不能提重物。

2.起病缓慢，逐渐出现肘关节内侧疼痛，并向前臂内侧远方扩散。

3.肱骨外上髁、桡骨头两者之间有局限性、极敏锐的压痛。

4.Mills 试验阳性伸肘、握拳、屈腕，然后前臂旋前，此时肘内侧出现疼痛。

（七）鉴别诊断

神经根型颈椎病。表现面上肢内侧疼痛，为放射性痛，手及前臂有感觉障碍区。无局限性压痛。

（八）治疗

1.非手术治疗　大多数通过非手术治疗。主要非手术治疗措施包括：①休息，避免引起疼痛的活动；②急性期可局部冰敷；③口服非甾体类消炎止痛药；④局部封闭治疗。

2.手术治疗　病情严重者，局部骨质增生明显，可行手术治疗。手术采取肘关节内侧切口、以肱骨内上髁为中心。手术中应注意避开和保护尺神经。

四、肘关节滑膜炎

（一）概述

肘关节滑膜炎主要是肘关节损伤而产生的一组综合征，多有肘过伸受伤或劳损史，主要表现为肘关节疼痛和活动障碍。

（二）流行病学

好发于中年人，男性多于女性，右侧多于左侧。

（三）病理生理机制

1.病理生理学　滑膜炎是由于微循环不畅造成的无菌性炎症，主要症状是产生积液。关节滑膜是包绕在关节周围的一层膜性组织，它不仅是一层保护关节的组织，而且还会产生关节液，为关节的活动提供润滑液。关节液的产生和吸收是一个动态平衡，当出现对关节液的重吸收障碍时,由于关节液的产生和吸收动态平衡被打破,关节液的产生大于重吸收,便会出现关节积液。

2.病理学 滑膜损伤后,滑膜呈现充血、水肿和中性粒细胞浸润。滑膜血管扩张,血浆和细胞外渗,产生大量渗出液,同时滑膜细胞活跃,产生大量黏液素。如果反复损伤,滑膜反应即可转为慢性,表现为淋巴细胞和浆细胞浸润。这些现象均为非特异性滑膜反应。

(四)临床表现

主要表现为肘关节肿胀,活动受限。症状表现为肘伸直时疼痛或伸直受限。有时屈曲时也感疼痛。肘外侧间隙饱满,慢性病例滑膜有肥厚感,或可触到捻发感。

(五)诊断

根据症状,并排除肘关节骨性结构损伤可以诊断。

(六)治疗

1.非手术治疗 主要采用非手术治疗。包括休息、口服非甾体消炎止痛药、局部物理治疗、针灸及痛点局部封闭治疗等。

2.手术治疗 症状重,保守治疗效果不佳者可行关节镜手术治疗。

(邓迎杰)

第四节 特殊类型疾病

一、肘内翻

(一)概述

肘内翻畸形是由于先天或后天因素造成尺骨轴线向内侧偏移,提携角<0°称为肘内翻。

(二)流行病学

本病可发生于任何年龄,但以儿童多见,多以单侧为主,亦可见于双侧。

(三)病因学

由各种创伤引起肘关节提携角<0°即致病。主要为:①肱骨髁上骨折,骨折后复位不良、内侧骨质压缩嵌插、骨折外侧端分开及骨折远端内旋扭转是引起骨折远端内侧倾斜的主要原因;②由于外伤或感染造成外侧或内侧骨骺生长障碍;③肱骨内髁骨折复位不良,尤其是肿胀明显情况下复位而失败,或是因复位后未能及时更换石膏所致;④陈旧性肘关节脱位。

(四)临床表现

1.肘部畸形 即在肘关节损伤经治疗后(或未经治疗),出现肘关节伸直位内翻角明显增大,肘后三角关系改变,外髁与鹰嘴之间的距离加宽。

2.功能障碍 肘关节一般活动可基本正常,但均有不同程度肌力减弱。

(五)相关检查

X线检查能确诊肘内翻并测量角度。

(六)诊断

根据查体及X线片即可诊断。

(七)治疗

1.非手术治疗 肘内翻角小、肘部疼痛轻微、肘关节功能良好者可不手术。

2.手术治疗　适应于畸形严重、内翻角为30°左右且疼痛较重、肘关节功能障碍影响日常工作和生活者。治疗目的包括消除疼痛,改善功能和矫正畸形。手术方式包括肱骨髁上截骨术矫正肘内翻畸形、恢复外翻角和楔形截骨术。

二、肘外翻

(一)概述

正常肘关节完全伸直时有一轻度外翻,男性约10°,女性约15°,称为提携角。若这个角度增大,即前臂过于外展,称为肘外翻畸形。通常儿童肱骨内外髁骨折复位不良、肱骨外髁骨骺早闭或缺血性坏死及肘关节脱位后复位不良均可致肘外翻。严重外翻患者,可发生迟发性尺神经炎而出现尺神经损伤表现。

(二)病理生理机制

1.病因学

(1)未经复位或复位不良的儿童肱骨髁上骨折和肱骨远端骨折是肘外翻畸形发生最常见的原因。其原因是肱骨远端内外侧生长的不均衡。

(2)儿童肱骨内外髁骨折复位不及时或不佳、肱骨外髁骨骺早闭或缺血性坏死可致肘外翻;其中,肱骨内髁骨折引起肘外翻的原因是肱骨内髁过度生长所致。

(3)未经复位或复位不良的肘关节脱位也可导致肘外翻。

(4)桡骨头切除后。其发生是桡骨头切除后,桡骨近端的机械阻挡作用消失,使肘关节和前臂生物力学发生异常。

2.病理学　肘外翻较严重患者,使尺神经处于高张力牵拉状态;或者外伤后尺神经粘连而经常受到摩擦,这些均可诱发迟发性尺神经炎而出现尺神经损伤表现。

(三)临床表现

肘关节伸直位时肘部外翻角增大,重者可达30°以上;肘关节活动一般无明显障碍。晚期肘关节关节面损伤可引起疼痛。严重外翻患者可出现尺神经损伤表现。

(四)相关检查

X线检查能确诊肘外翻并测量角度。

(五)诊断

根据查体及X线片即可诊断。

(六)治疗

一般无肘关节功能障碍、无疼痛症状的肘外翻可不予治疗。

手术治疗:对于严重肘外翻畸形且畸形稳定者;疼痛明显影响肘关节功能者;伴有创伤性关节炎者;以及伴有迟发性尺神经炎者可行手术治疗。手术方式为肱骨髁上截骨矫正及尺神经前移术。

截骨矫形的目的主要为矫正畸形稳定关节减轻疼痛和改变关节的受力不均防止关节退变的加重。截骨前应摄患肘伸直位正位X线片,测量出肘外翻的角度,截骨角度应为外翻角减去10°的提携角,所切除的楔形骨块底边在尺侧。

三、肘关节挛缩

(一)概述

除非常轻微的肘关节损伤外,几乎所有的损伤均可使肘关节丧失一定的活动度。通常认为肘关节的功能范围是 30°～130°。若肘关节屈曲挛缩超过 45°,将明显影响手功能。

(二)病因学

肘关节挛缩多因外伤或陈旧性损伤引发。挛缩可累及关节囊韧带结构或周围肌肉。异位骨化也可认为是一种外源性挛缩。创伤是造成肘关节挛缩的主要病因。特别肘关节脱位或骨折脱位后,跨越前关节囊的肱肌在发生肘脱位时发生撕裂,在愈合过程中发展成为瘢痕组织或异位骨化,发生关节囊挛缩。创伤患者伤后制动时间过长也是发生创伤后挛缩的主要原因之一。

(三)临床表现

患者通常最早发现的是伸肘受限,但并不影响日常活动。之后出现伸肘到终点时疼痛,且在活动范围的中间阶段没有疼痛。偶尔在完全屈肘时也可产生疼痛。一般屈曲挛缩呈进行性发展。

(四)相关检查

X 线平片检查以确定关节是否受累。肘关节前后位 X 线片可观察关节线,侧位片可观察冠状突和尺骨鹰嘴尖部的骨赘。

(五)诊断

根据损伤病史特征和物理检查进行肘部挛缩的诊断。

(六)治疗

手术治疗:肘关节屈曲挛缩超过 60°或屈肘小于 100°时,可进行关节囊松解术。术前应有对手术危险性和手术效果进行仔细评估后才能进行手术治疗,同时还应注意患者的期望值,估计手术疗效是否能满足患者的需要等。

手术入路包括外侧和内侧入路来显露关节囊。若尺神经存在症状或内侧及冠状突有广泛的病变存在,应采取内侧入路。若肱桡关节受累或仅需要简单的松解,则应采取外侧入路。

四、肘关节不稳定

(一)概述

肘关节稳定性依赖于解剖结构的完整,包括骨结构、关节囊韧带以及关节附近肌腱肌肉等。肘关节不稳包括肘关节的半脱位和完全性脱位,是肘关节常见的疾病。如果急性损伤诊治不及时、彻底,易变成慢性损伤,反复发作致患肘功能障碍,影响生活。

(二)病因学

肘关节不稳主要是由外伤引起。外伤导致的骨性结构和韧带损伤均导致肘关节不稳。骨性结构损伤包括鹰嘴、冠状突、桡骨头、肱骨内外髁、肱骨滑车的骨折、骨缺损、畸形愈合等导致的关节对合不匹配。韧带损伤包括撕裂、撕脱、病理变性、变细等。其他导致肘关节不稳的原因还包括医源性因素,即手术入路本身或手术显露中损伤了韧带复合体。

(三)临床表现

肘关节不稳主要临床表现为局部疼痛、关节弹响、交锁等症状。症状的出现还与不稳的类型有关,如外翻不稳者症状主要在肘外翻时出现;肘后外侧旋转不稳则出现于前臂旋后并伸肘时。

外翻不稳定的检查方法包括:①外翻应力试验:用于检查内侧副韧带损伤,患侧手置于检查者身体上,患肘屈曲30°,检查者对其施加外翻应力,阳性体征为肘关节内侧区出现疼痛和发现肘关节内侧间隙变宽;②外翻伸直过载试验:维持作用于肘关节上的外翻应力,同时肘关节从30°开始逐渐向下被动伸直,亚急性或慢性不稳定引起后内侧鹰嘴撞击后可产生沿鹰嘴后内侧面的疼痛,外翻力与压力作用于桡骨头关节时,在不同的肘关节屈曲角度上将前臂被动旋前与旋后,如桡骨头关节出现摩擦音或疼痛表明有桡骨头关节软骨软化。

后外侧肘关节不稳检查方法包括:①外侧轴移恐惧试验,患者仰卧位,患肢手掌向上,检查者双手分别抓住其腕部和肘部,先在腕部施力使肘关节轻微旋后和外翻,然后使肘关节边屈边施以轴向应力,这时患者会产生典型的关节即将脱位的恐惧感;②侧方轴移试验,在上述同样操作下再牵引使尺桡骨与肱骨分离产生半脱位,桡骨头在肘关节后外侧形成一明显的隆起,而在桡骨头与肱骨小头间形成凹陷后外侧旋转抽屉试验,当关节发生后外侧半脱位后,前臂的外侧相对于肱骨能以内侧副韧带为轴心来回前后旋转移位;④站立试验,当患者试图从坐位通过双手支撑座位(前臂完全旋后),就诱发出半脱位的症状。

(四)相关检查

最常见的检查方法是肘关节X线片:包括前后位、侧位及斜位片,主要用于发现骨性结构异常改变。内翻、外翻应力X线检查可观察外侧或内侧韧带断裂后关节间隙的变化。CT检查发现X线片难以发现的病变,如较小的冠状突骨折等。MRI逐渐常用,其冠状位或斜冠状位可显示内侧副韧带、外侧副韧带及屈伸总腱的全长,矢状位可检查肱二、三头肌腱及鹰嘴、鹰嘴窝,轴位可显示肱二头肌腱止点、环状韧带、关节隐窝、肱骨髁和肘部神经血管。关节镜可被同时用来诊断和治疗肘关节疾病。

(五)诊断

急性肘关节脱位的症状、体征较典型,结合X线片容易诊断,慢性肘关节不稳的症状不典型。病史对诊断有重要参考价值,如外翻不稳中的投掷运动,后外旋转不稳中的肘关节脱位的外伤史及网球肘、桡骨头手术史等均有重要诊断价值。

(六)分类

肘关节不稳定分类包括下五方面:①根据病程发展可分为急性、慢性和复发性不稳定。②根据脱位的程度可分为半脱位和完全脱位。③根据所累及关节可分为肱尺关节不稳定和桡骨头不稳定,或上述两者同时存在。其中以肱尺关节不稳定最多见。④根据是否合并有骨折分为复杂脱位和单纯脱位。在复杂脱位中,最常合并的骨折是冠状突和桡骨头骨折,被称为肘关节"恐怖三联征"。其中冠状突骨折常常提示肘关节在创伤时至少发生过部分脱位。⑤根据脱位的方向可分为外翻不稳定、内翻不稳定、前侧不稳定和后外侧旋转不稳定。其中以后外侧旋转不稳定最常见。

(七)治疗

1.非手术治疗 慢性肘关节不稳者可行保守治疗,包括休息和康复治疗,但治疗效果有限。局部注射皮质激素可能引起韧带退变,应避免使用。

2.手术治疗 肘关节不稳的治疗原则是恢复稳定肘关节的解剖结构,其中最重要的是骨与关节面的恢复,其次为韧带结构的恢复。

单纯性肘关节不稳应立即复位。复位的判断可根据鹰嘴与肱骨内、外上髁的相对位置来确定,然后将鹰嘴向远侧推移并屈肘关节而获得稳定的复位。稳定复位需要在肘屈60°至完全屈曲的范围内保证肘关节稳定。复位后肘关节固定于屈肘90°,前臂是否处于旋前、旋后或中立位取决于侧副韧带的损伤。

复合性肘关节脱位常累及的是桡骨头和冠状突,故治疗包括关节脱位复位和骨折复位固定以及早期活动,复位固定后,若仍存在关节不稳定,应行韧带修复或重建术,必要时加用绞链外固定器。手术原则包括:①修复可固定的简单的骨折或骨折脱位;②外侧关节损伤通常包括外侧副韧带撕裂和桡骨头骨折,但肱尺关节完整,此时应修复外侧副韧带和桡骨头内固定、桡骨头置换或桡骨头切除;③肱尺关节的损伤,尤其是滑车切迹的部分冠状突损伤常需要内固定;④修补了所有的结构后仍然存在肘关节不稳者可采用铰链外支架固定;⑤有骨质疏松的老年患者、严重粉碎性骨折或病理性骨折的老年患者,可行全肘关节置换。

五、肘关节僵硬

(一)概述

肘关节僵硬是各种原因造成肘关节活动功能丧失的总称,包括纤维性僵硬和骨性强直。又可分为关节内僵硬、关节外僵硬及混合型僵硬。

(二)病理生理机制

病因学

1.肘关节周围骨折 肘关节内及肘关节周围的骨折均可能导致关节的活动度下降。尤其是关节内骨折,更容易导致关节僵硬或关节强直。

2.创伤后骨化性肌炎 骨化性肌炎、异位骨化等在肘关节骨折或重度软组织创伤后较容易出现,严重者可导致肘关节的完全强直。

3.关节感染 肘关节结核、化脓性关节炎等病变都容易出现关节活动度变小,进一步发展可致关节僵硬。

4.慢性损伤 长期从事敲打、使用机械振动转等工作,可导致肘关节的活动下降。

(三)临床表现

肘关节僵硬表现为关节活动度的较小,甚至完全丧失。僵硬多在屈曲位,影响患者的日常生理活动。

(四)相关检查

X线平片检查可以确定肘关节骨性结构情况,对于异位骨化、骨化性肌炎等也有诊断意义。

(五)诊断

结合患者表现、肘关节功能受限可诊断。

(六)治疗

1.非手术治疗 非手术治疗主要有药物治疗和康复治疗两种。药物治疗具有预防和治疗的双重作用,康复治疗可改善肘关节功能。创伤后肘关节僵硬患者,损伤后 6 个月内进行非手术治疗可取得较好的效果。药物治疗用于预防肘关节周围损伤及术后异位骨化导致僵硬。

2.手术治疗 手术指征非手术治疗无效且肘关节伸直>30°或屈曲<130°;若患肘影响工作与生活也可考虑手术。手术的目的是改善活动范围,减轻疼痛,并兼顾关节稳定性。手术方法包括:

(1)肘关节松解术:这是最常用的方法,手术入路取决于皮肤瘢痕、病理定位和需同时解决的神经血管并发症等，一般采用前、后、内、外侧四种基本入路，也可联合入路。

（2）关节镜下肘关节松解术：具有创伤小、出血少、恢复快的优点。但是解剖变异是关节镜手术的禁忌，因为血管神经解剖位置的改变可能导致术中损伤。

（3）肘关节置换术：僵硬肘关节软骨受到严重破坏或骨质缺损，可考虑行肘关节置换术，提高关节活动度。

（邓迎杰）

第三章 腕手关节疾病

第一节 关节损伤与脱位

一、桡骨远端骨折

（一）概述

桡骨远端骨折是非常常见的骨折之一，约占急诊科所见骨折的1/6，所有上肢损伤的3%，仅在美国每年就有超过64万的病例。桡骨远端骨折发病年龄段有两个高峰：一为6~10岁的儿童，二为60~69岁的老人。其中女性发病率高于男性并随年龄增加而逐渐升高；多为低能量损伤如摔伤等导致。随着人口老龄化的逐渐加剧，预计这种骨折在未来20年内的发生率会增加。美国人口普查预测在下一个25年里65岁以上老年患者发生桡骨远端骨折的可能性从12%上升至19%，骨质疏松可能与老年人发生骨折有一定关系，因此改善骨质疏松可能会降低骨折的发生率。

（二）分型

正常桡骨远端关节面标准侧位X线片上可观察到在额状面向尺侧倾斜22°~25°，掌倾角4°~22°，平均10°~15°。桡骨的高度是指桡骨茎突顶端与尺骨头关节面的距离，平均高度为11~12mm。尺骨头与桡骨远端关节面的高度差被称为尺桡骨差。

临床上分为伸直型骨折（Colles骨折）、屈曲型骨折（Smith骨折）和桡骨远端关节面骨折（Barton骨折）。

1. Colles骨折

（1）概述：此种骨折由Pouteau于1783年提到，并由Abraham Colles加以详细描述，此后该类型骨折统一称为Colles骨折。Colles骨折占桡骨远端骨折的绝大部分，多为间接暴力引起，腕关节处于背伸位、前臂旋前、手掌着地时受伤所致。

（2）临床表现与诊断：伤后腕部疼痛并迅速肿胀，可见"银叉"或"枪刺样"畸形，腕背侧皮下可见瘀斑，腕关节活动明显受限。如骨折粉碎可触及骨擦音，尺桡骨茎突关系可异常。X线片检查可见骨折移位：①桡骨远端向背侧移位；②桡骨远端向桡侧移位；③骨折端向掌侧成角；④骨折近端嵌入远端，成短缩畸形；⑤骨折粉碎；⑥骨折端旋转移位。

（3）治疗

1）保守治疗：以手法复位外固定为主。局部麻醉后坐位或仰卧位，助手一手握住拇指，另一手握住其余手指，沿前臂纵轴向远端牵引，另一助手握住肘上方作反牵引。经充分牵引后，术者双手握住腕部，拇指压住骨折远端向远侧及掌侧推挤，2~5指顶住骨折近端，加大屈腕角度，纠正成角，然后向尺侧挤压，缓慢放松牵引。在腕关节轻度掌屈尺偏位用超腕关节小夹板或石膏夹板固定2周，水肿消退后在腕关节中立位继续使用外固定。总固定时间4~6周。

2）手术治疗：手术指征：严重粉碎骨折移位明显，桡骨远端关节面破坏；手法复位失败，或复位成功但外固定不能维持复位。手术方式包括经腕背桡侧（或掌侧）切口暴露骨折端，在直视下复位，松质骨螺钉或钢针固定。若骨折块碎裂、塌陷，有骨缺损，经牵引复位后，分别于桡骨及第 2 掌骨穿针,用外固定支架维持复位,植骨充填缺损,用螺钉或钢板固定。6～8 周后可去除外固定支架。术后应早期进行手指屈伸活动。若骨折短缩畸形未能纠正,使尺骨长度相对增加,导致尺、桡骨远端关节面不平衡,将导致腕关节疼痛及旋转障碍可作尺骨短缩术。

2. Smith 骨折

(1)概述:该型骨折多因跌倒时,腕关节屈曲、手背着地受伤所致,也可因腕背部直接遭受暴力打击所致,相对 Colles 骨折少见。该类型骨折于 1847 年由 Smith RW 描述,又称为 Smith 骨折。由于骨折移位方向与 Colles 骨折相反,故又称反 Colles 骨折。

(2)临床表现与诊断:伤后腕部肿胀、疼痛、下垂,外形与 Colles 骨折相反。腕部活动受限伴有明显压痛。X 线片显示桡骨骨折远端及腕骨向掌侧移位,骨折端很少嵌入,掌侧皮质常粉碎。

(3)治疗以手法复位外固定为主:神经阻滞或局部麻醉,复位方法与 Colles 骨折相反,原则基本相同。对难以复位或者复位后维持复位困难的可切开复位内固定。

3. Barton 骨折

(1)概述:此类骨折于 1838 年由 Barton 描述,并于 1860 年由 Hamilton 所命名。Barton 骨折指桡骨远端关节面骨折伴腕关节脱位,是桡骨远端骨折的一种特殊类型,多因在腕背伸位、前臂旋前位时跌倒,手掌着地,暴力通过腕骨传导,撞击桡腕关节背侧发生骨折,腕关节也随之向背侧移位。若跌倒时,腕关节屈曲,手背着地,可发生与上述相反的桡骨远端掌侧关节面骨折及腕骨向掌侧移位。这类骨折较少见,临床上常漏诊或误诊为腕关节脱位。

(2)临床表现与诊断:临床表现与 Colles 骨折相似的"银叉"或"枪刺样"畸形及相应的体征。X 线片可见典型的移位,侧位 X 线片更易发现骨折。

(3)治疗:无论骨折在桡骨远端关节面背侧还是掌侧,均先采用手法复位、夹板或石膏外固定的方法治疗。复位很不稳定者可切开复位内固定。

二、下尺桡关节分离

1. 概述　下尺桡关节是腕关节复杂而重要的组成部分,是一个可活动的、滑液性关节,是尺骨和桡骨的远端连接,提供前臂旋转的支点,在前臂和手关节之间提供重要的功能。下尺桡关节与上尺桡关节共同完成腕关节和手的旋前和旋后动作。下尺桡关节的稳定由下尺桡掌侧韧带、下尺桡背侧韧带及三角纤维软骨复合体维持,前臂旋前时下尺桡背侧韧带和三角纤维软骨复合体背侧缘紧张,旋后时则下尺桡掌侧韧带和三角纤维软骨复合体掌侧缘紧张。

2. 病因及病理生理机制　下尺桡关节分离往往是桡骨远端骨折的后遗症之一,在骨折复位后可以发现还存在下尺桡关节分离。当跌倒、扭伤或提重物时腕关节桡偏,背屈或旋转的应力可造成下尺桡关节分离。

3. 临床表现　局部肿胀、疼痛、活动受限,部分可出现局部畸形。体检见局部肿胀、压痛明显。被动活动时可感到腕关节松弛。

4. 相关检查　X 线片对下尺桡关节分离诊断具有重要价值,有时需与健侧进行对比。典型影像学表现为可见到下尺桡关节间隙增宽,严重者可发生下尺桡关节脱位。

5. 治疗　以闭合复位为主,手法复位后经桡侧向尺侧钻入 2 枚交叉克氏针后即可开始腕关节的功能锻炼,3 周后拔除克氏针并逐渐进行恢复性功能锻炼。

三、桡腕关节脱位

1.概述　桡骨远端关节面呈向尺侧、掌侧倾斜的凹陷性弧形,与以舟骨、月骨为主要的近排腕骨构成桡腕关节,其稳定性主要由桡腕背侧韧带、桡腕掌侧韧带和三角纤维软骨复合体和尺骨头构成的结构来维持。

2.病因及发病机制　由于创伤或疾病破坏了上述的稳定结构则不能维持桡腕关节的稳定而发生脱位。类风湿关节炎病变侵及桡腕关节囊和韧带造成其张力下降从而诱发桡腕关节脱位。此外腕背伸、尺偏和旋后的暴力也可以损伤桡腕掌侧和背侧韧带损伤甚至断裂,导致桡腕关节向尺侧脱位。

Colles 骨折、反 Barton 骨折或其他桡骨远端骨折畸形愈合后常发生桡腕关节背侧脱位。究其原因是骨折导致原本向掌尺侧倾斜的桡腕关节面向背侧或桡背侧倾斜从而使腕掌侧的韧带因非生理负荷过量导致张力下降。腕骨逐渐向背侧移位从而出现半脱位甚至完全脱位。

3.治疗　治疗桡腕关节脱位首选桡月关节融合,对伴有尺侧移位者可行桡腕融合。对于急性的桡腕关节半脱位可手法复位而获得治疗。因骨折畸形愈合引起的桡腕关节半脱位需行桡骨远端截骨矫形植骨纠正桡骨远端的解剖结构后才能获得良好疗效。

四、腕骨的骨折脱位

腕骨的组成特点:腕骨共有 8 块,即舟骨、月骨、三角骨、豆状骨、大多角骨、小多角骨、头状骨和钩骨,分成远、近两排排列。大多角骨与第 1 掌骨构成第 1 腕掌关节,小多角骨、头状骨、钩骨分别构成 2～5 腕掌关节。两排腕骨间形成腕中关节。近排腕骨与桡骨远端、三角纤维软骨复合体、尺骨远端对应构成桡腕关节。尺骨小头与桡骨远端、三角软骨复合体,又组成远侧尺桡关节。腕骨与腕骨、腕骨与掌骨、腕骨与桡骨之间由韧带和关节囊相连,韧带多而复杂,对腕关节的稳定起着非常重要的作用,损伤后容易出现腕关节的不稳定。腕骨的血供主要来自经韧带进入腕骨的细小血管,韧带一旦损伤,血液供应也会受到影响,甚至发生腕骨缺血坏死。

近排腕骨由舟骨、月骨和三角骨构成,许多学者将近排腕骨看成桡骨和远排腕骨的"链接部分",是协调腕关节活动和传递来自手和前臂力量的基础。

远排腕骨由大多角骨、小多角骨、头状骨和钩骨构成,比较稳定并以一个整体进行活动。大多角骨正对第一掌骨,小多角骨正对第二掌骨,头状骨对第三掌骨。头状骨和小多角骨连接紧密并与掌骨相连接,在掌骨－小多角骨关节存在 30°～40°的屈伸和旋转活动。钩骨关节面支持第四和第五掌骨。

（一）舟骨骨折

1.概述　舟骨骨折是一种常见的骨折,多是因间接暴力造成的,发生舟骨骨折后,严重影响患者日常生活和工作,同时也给患者身体和身心带来伤害,应及时治疗。舟骨靠近桡侧,其状如舟,背面狭长,粗糙不平,与桡骨形成关节。跌倒受伤时,掌心着地,舟骨受压于桡骨与头状骨之间,形成骨折。由于舟骨所处位置剪力大,血运不良,故难以愈合。

2.流行病学　舟骨骨折是最常见的腕骨骨折,占全部腕骨骨折的 60%～70%,舟骨骨折的年发生率为 43 例/10 万,其发生率仅次于桡骨远端骨折。80%的舟骨骨折发生在男性患者,其平均年龄 25 岁。

3.损伤机制 受伤机制以低能量损伤为主,其中59%为运动损伤,35%为摔倒时手腕撑地。其余为高能量损伤如高坠伤或摩托车祸所致的损伤。

4.舟骨骨折的诊断和影像学检查 诊断舟骨骨折基于临床表现,明确的病史,体格检查结果和合适的影像学结果。低能量损伤后患者往往表现为轻度腕痛,高能量损伤如摔倒时有腕关节极度背伸或掌屈、撕脱或腕部直接暴力可能导致严重腕部损伤。急性期主要表现为肿胀、活动受限、鼻烟壶区压痛和拇指轴向负荷疼痛。慢性期表现为腕关节活动范围减小、无力、不能做俯卧撑和桡侧腕痛。

5.舟骨骨折的分型 Herbert 和 Fisher 基于骨折的稳定性对舟骨进行分型。稳定性骨折为 A 型,仅需要制动即可获得较高的愈合率。其他的骨折都被认为不稳定而需要外科干预。

由于 X 线平片有时不能有效地评估骨折是否发生移位,因此建议对所有的腕骨骨折行舟骨 CT 检查。

6.舟骨骨折的治疗

(1)非手术治疗:适用于非移位性骨折。石膏固定是非移位性舟骨骨折的主要治疗手段。通常在固定 2 周后更换石膏以保证固定牢靠,6 周时复查 X 线片,如果此时可见到明确的骨折愈合证据,则继续使用短臂拇指人字形石膏并复查舟骨 CT;如果没有影像学的骨折愈合证据,无论是否有疼痛,都应该再给予肘前石膏固定 6 周。通常远侧 1/3 及腰部骨折固定 10～12 周,近侧 1/3 骨折要固定 12～20 周。

(2)手术治疗:适应于移位或不稳定骨折。对急性移位的舟骨骨折,可选择的方案包括闭合复位经皮穿针或螺钉固定、关节镜辅助下穿针或螺钉固定和切开复位内固定等多种选择。切开复位内固定手术背侧入路主要用于舟骨近端骨折;由于舟骨的主要血供位于背侧,掌侧入路对舟骨腰部或远 1/3 骨折比较安全。必要时需要的骨移植材料往往来源于桡骨远端。

(二)月骨骨折

除了 Kienbock 病,月骨急性骨折比较常见,统计显示大约占所有腕骨骨折的 1%。通常是高能量的过伸或者轴向损伤所致,可能合并有桡骨远端、头状骨或腕掌关节的骨折。此外还存在一些需要 CT 检查才能证实的微小骨折而需要在作出诊断时高度重视。

(三)头状骨骨折

头状骨骨折非常少见,和舟骨一样头状骨的骨内血供退化明显因而是骨折预后不良的原因之一。诊断困难而必须仔细读片,CT 检查往往对诊断有较大参考意义。一旦诊断确认则必须行切开复位内固定术。

(四)钩骨骨折

钩骨骨折非常少见而往往与第四、第五腕掌关节骨折脱位合并出现,矢状位 CT 扫描对明确诊断帮助较大。如果骨折未发生移位而关节可以复位的话往往采取保守治疗的方式。如果骨折移位或者不稳定,闭合复位经皮穿针或者切开复位内固定都是可以考虑的选择。

(五)三角骨骨折

单独的三角骨骨折是排在舟骨和月骨骨折之后的第三常见的腕骨骨折。最常见的致伤原因可能是腕关节被动过度背屈和尺偏时尺骨茎突在三角骨背侧近端直接作用而产生的剪切或者压迫暴力,在侧位片上可看到刨花样骨折片。尽管骨折后数月内仍然有疼痛症状,通常骨折需要 4～6 周石膏固定;如果疼痛持续存在,可考虑切除三角骨的刨花样骨片。

（六）大多角骨骨折

单独的大多角骨骨折非常罕见，占腕骨骨折的 2%～5%。包括大多角骨体部骨折和大多角骨骨嵴骨折。移位明显的大多角骨骨折需要手术治疗，切开复位内固定和牵引固定均曾见诸报道。

（七）腕骨脱位

1.概述 腕关节被认为是一个力学整体，提供手部活动并传递手部和前臂的力量。根据排列理论，腕关节由三块近排腕骨（舟骨、月骨、三角骨）和四块远排腕骨（大多角骨、小多角骨、头状骨、钩骨）组成，形成两个关节：桡腕关节和腕中关节（图 3－3－1）。腕骨分柱理论认为：腕关节由三柱组成，中间柱包括月骨近端、头状骨和剩余的远排腕骨，是主要的屈伸活动柱。桡侧柱由舟骨构成而尺侧柱或者旋转柱则由三角骨构成（图 3－3－2）。

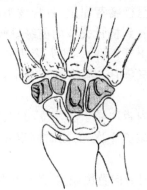

图 3－3－1 腕骨排列理论

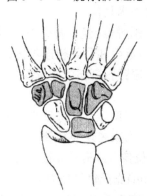

图 3－3－2 腕骨分柱理论

腕部脱位多为直接暴力所致，跌倒时手掌在不同姿势下着地，使腕过伸、尺偏及腕中部旋转等暴力所致。月骨周围脱位及月骨脱位（perilunar and lunate dislocations）占腕部损伤的 10%。

2.诊断 主要表现为局部轻度或中度肿胀，压痛较广泛，月骨及舟骨处压痛明显，腕关节活动受限，大、小鱼际处可有皮肤擦伤，韧带有松弛感。月骨压迫正中神经，手部功能出现障碍。

应激试验：在背侧和掌侧移位试验中，一手固定前臂，另一手使腕关节做背侧或掌侧的平移，正常时可出现腕掌侧半脱位而不出现腕背侧半脱位。不稳定的背侧平移对诊断舟月疾患有参考意义。对舟骨不稳定常用的检查是舟骨平移试验，阳性时高度怀疑舟骨不稳定。

3.影像学检查 影像学检查包括前后位、真正侧位、45°旋前位。在任何位置上第三掌骨的排列都应该与桡骨的方向排列一致。在正常腕关节前后位上可以画出三条光滑的弧线（Gilula线），如果这些线发生断裂则怀疑腕关节不稳。

其他投照位置：如果常规影像学检查正常而临床医生仍然怀疑腕骨不稳定，压力或活动影像就很有意义。这些投照位置包括桡偏前后位、中立前后位和尺偏前后位；握拳前后位；和桡偏、中立、尺偏侧位。这些投照位置对腕骨不稳定往往比较敏感。

4.分型及治疗

(1)背侧月骨周围脱位：较常见，侧位X线像易看出，头状骨在月骨背侧，月骨位置无变化，舟骨近段向背侧旋转。正位X线征，近、远排腕骨有重叠，舟、月骨之间可有间隙（称为Terrythomas征阳性），同时舟骨变短，骨皮质呈环影像。

(2)月骨前脱位：如跌倒时腕呈极度背屈位，月骨被头状骨和桡骨挤向掌侧脱位，侧位X线像，头骨与桡骨关节面接触，月骨到桡骨关节面前缘呈倾倒的茶杯状。桡骨与月骨掌侧缘连线不呈C状而呈V形（Taleisnik征阳性）。如头状骨向背侧轻度脱位，月骨部分前倾，正位X线像中头、月骨有重叠，月骨呈三角形。除观察X线片上的表现外，要注意有无正中神经及血管的压迫症状。

月骨脱位急性期及伤后数日内者均易于法复位，如无舟骨脱位，在腕中位或微屈腕位用石膏托固定3～4周，并每周X线复查1次，必要时固定8周。手法复位不成功时，则施行手术复位。

(3)掌侧型月骨周围脱位：即月骨向背侧脱位，此种病例少见。在腕过伸位前臂旋后手部猛然着地后可发生，易漏诊。X线片中可看到月骨掌屈，头状骨向掌侧移位。手法复位一般可以成功，如手法复位失败就需要手术复位。

(4)经舟骨骨折背侧型月骨周围脱位：经舟骨骨折的背侧型月骨周围脱位是舟骨腰部骨折后，远段随同头状骨向背侧移位，近段和月骨相连与桡骨保持正常关系。2周以内多可在麻醉下手法复位，复位后连同拇指用短臂石膏腕微屈位固定8周。陈旧性损伤，手法复位困难，需要手术复位，固定需8～12周。

(5)舟骨脱位：单纯舟骨脱位甚罕见。单纯舟骨旋转半脱位也较少见，为背侧型月骨周围脱位的第一阶段，早期诊断很重要，临床表现为月骨周围脱位。X线正位像可看到舟、月骨间隙变宽（Terrythomas征阳性），侧位像Taleisnick征阳性。麻醉下手法复位，单独用石膏固定不能保持复位，要用细（直径0.6mm）克氏针经桡骨茎突固定舟骨，同时固定舟、月骨，共固定8周。如手法复位失败或陈旧损伤则需手术切开复位，腕背侧切口，手术复位舟骨，用细克氏针固定舟、月骨及舟、头状骨，仔细修复腕背侧韧带。石膏固定手腕微屈位（0°～15°），8周时去除克氏针再用石膏固定4周。行理疗及体育锻炼以恢复腕部功能。

（王跃辉）

第二节　慢性劳损性疾病

一、腱鞘囊肿

腱鞘囊肿是关节附近的一种囊性肿块，病因尚不太清楚。有单房性和多房性之分。囊肿壁的外壁为纤维组织构成,内壁与关节滑膜相似,囊内充满无色透明胶样黏液。囊腔可与关节腔或腱鞘相通,交通处多形成活瓣结构,允许关节液进入囊肿,而囊肿内液体不能回流关节腔内。但也有与关节腔及腱鞘不相通而成封闭者。

(一)临床表现

无痛性包块:手腕背侧、掌侧或足背等处出现局部隆起包块,生长缓慢,很少有疼痛或不适(图3-3-3)。肿块呈半球形,豌豆至拇指头大小,一般不超过2cm,表面光滑饱满,与皮肤无粘连,触之坚硬,有弹性,可有囊性感,基底固定,压之有酸胀或痛感(图3-3-4)。个别发生于腕管或掌部小鱼际者,可压迫正中神经或尺神经,出现相应的感觉和运动障碍。

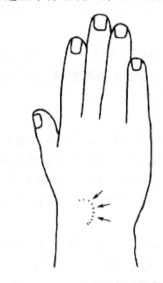

图3-3-3 腕部背侧腱鞘囊肿

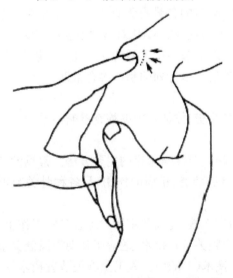

图3-3-4 屈腕位检查背侧囊肿

(二)诊断

1.腕背侧、掌侧或足背等处出现半球形、表面光滑、张力较大的囊性肿块。

2.肿块生长缓慢,压之有酸胀或痛感,基底固定。

3.X线摄片显示骨关节无改变。

（三）治疗原则

1.有的腱鞘囊肿可以自消，但时间较长。

2.浅表囊肿可用外力挤压破裂，囊液可自行吸收，但非常容易复发。

3.局麻下用粗针头穿刺，尽量抽尽胶状液，注入醋酸氢化可的松或泼尼松 12.5～25mg，加压包扎，每周 1 次，连续 2～3 次即愈。本方法简单，痛苦少，但也有较高的复发率。

4.手术治疗效果最佳。手术必须仔细将全部囊壁连同周围部分正常的腱鞘、腱膜等组织、包括关节交通口处的活瓣结构彻底切除，术后较少复发。复发者，仍可再次手术切除。

二、慢性腕痛

慢性腕关节疼痛是指腕关节疼痛时间超过三个月而引起的一组临床综合征。这些症状包括力学症状或营养不良性症状。力学症状多指弹响、交锁、捻发音或摩擦音，以及活动时疼痛，休息时减轻。

（一）病因

多由腕关节骨和韧带结构遭受外力损伤，丧失正常功能和稳定性，并可导致腕骨脱位和半脱位，甚至引起神经压迫症状及肌腱断裂，从而严重影响患者的生活质量。病因包括：创伤性关节炎、关节僵硬、陈旧性舟骨骨折及舟骨坏死、月骨陈旧性脱位、腕部神经瘤、腕关节不稳定、月骨无菌性坏死、类风湿关节炎、关节软骨损伤、远端桡尺关节不稳等。

（二）临床表现

腕关节出现疼痛、肿胀、活动障碍为其主要表现。骨质疏松或代谢性骨病的患者常伴有慢性腕关节疼痛，这些也是引起慢性腕关节疼痛的可能因素。

（三）辅助检查

影像学检查 X 线组成腕关节的各骨有无骨折、脱位、关节炎等多无异常改变。三维 CT 对于腕关节病变的显示能力大为提高。MRI 对腕关节软组织病变、微细骨骼病变和缺血后改变等具有较高的诊断价值，对腕关节不稳类型的评价优于常规 X 线和 CT，可以直接显示稳定腕关节的诸重要结构，对于外科手术计划的制订很有帮助。

（四）诊断

根据患者的创伤、手术等病史、体征及辅助检查诊断不难。

（五）治疗

1.非手术治疗　是慢性腕关节疼痛治疗的主要方法。常见的药物治疗包括以下几类：①非甾体抗炎药物（NSAID）：具有消炎、止痛的作用，是各种骨关节炎最初治疗的首选药物；②补充氨基葡萄糖药物。

2.手术治疗　非手术治疗无效、疼痛严重影响患者日常工作生活者可考虑手术治疗。

（1）腕关节融合或人工全腕关节置换术：适应于晚期类风湿关节炎和创伤性关节炎，腕关节融合术和人工全腕关节置换术（TWA）。人工全腕关节置换术手术适应证：①手的功能好，或有手术恢复的可能；②X 线片上腕骨广泛破坏；③肘关节功能基本正常；④背侧伸肌功能基本正常；⑤腕背侧皮肤完好无损；⑥患者积极接受；⑦术后患者不从事重体力劳动，最好是多关节受累的类风湿关节炎或者创伤性关节炎，术后不需要进行重体力劳动。不适合做腕关节置换或存在腕关节置换禁忌证者可选择腕关节融合术。

(2)近排腕骨切除腕关节成形术:近排腕骨切除术是指切除舟、月、三角骨以后,头骨近端与桡骨下端月骨窝之间形成一个新的球窝关节。

三、桡骨茎突狭窄性腱鞘炎

(一)病理

任何一根长的肌腱在跨越关节部位,都有坚韧的腱鞘将其约束在骨上,防止肌腱向关节屈面和两侧滑移。腱鞘和骨形成弹性极小的"骨-纤维隧道",腱鞘的近侧或远侧边缘为锐缘,肌腱在此缘上长期、用力摩擦后即可发生腱鞘炎和肌腱炎,即水肿、增生、变性、肥大等慢性炎症,但因腱鞘坚韧而无弹性,使得局部腱鞘相对狭窄,故称狭窄性腱鞘炎。在腕部为拇长展肌和拇短伸肌腱鞘炎,又称桡骨茎突狭窄性腱鞘炎。

(二)临床表现

腕关节桡侧疼痛,逐渐加重,无力提物。检查时皮肤无炎症,在桡骨茎突表面或其远侧有局限性压痛,有时可扪及痛性结节。握拳尺偏腕关节时,桡骨茎突处出现疼痛,称为Finkel-stein征阳性(图3-3-5)。

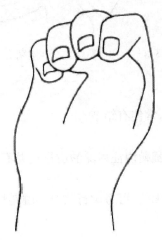

图3-3-5 Finkelstein试验

(三)治疗

1.非手术治疗 局部制动和腱鞘内注射醋酸泼尼松龙有很好疗效。但注射一定要准确,注入皮下则无效,一旦注入桡动脉浅支,则有桡侧三个手指血管痉挛或栓塞导致指端坏死可能。

2.手术治疗 如非手术治疗无效,可考虑行狭窄的腱鞘切除术。

四、手指屈肌腱鞘炎

发生在手指掌指关节处发生的狭窄性腱鞘炎被称手指屈肌腱鞘炎,又称弹响指或扳机指。

(一)病因

手指长期快速活动,如管弦乐的练习或演奏等;手指长期用力活动,如打乒乓球、写文稿、打字、织毛衣等慢性劳损是主要病因。如患者本身有先天性肌腱异常,类风湿关节炎,产后、病后虚弱无力等更易发生本病。

（二）临床表现

1.多数患者不能明确指出疼痛的部位，多主诉近侧指间关节活动不灵活或活动时弹响。

2.病变部位（掌骨头掌侧或桡骨茎突处）可触及痛性结节，关节活动时可随肌腱上、下滑动。早期表现为关节活动时弹动感或弹响，晚期表现为关节交锁，屈伸障碍（图3－3－6）。

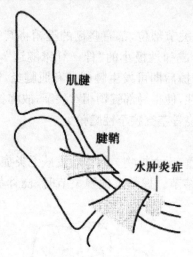

图3－3－6　肌腱狭窄性腱鞘炎

（三）诊断

1.关节的弹响或交锁。

2.局部压痛　在掌骨头掌侧，常伴有结节。

（四）治疗

1.非手术治疗　局部制动和腱鞘内注射醋酸泼尼松龙有很好疗效。但注射一定要准确，注入皮下则无效。

2.手术治疗　如非手术治疗无效，可考虑行狭窄的腱鞘切除术。

（王跃辉）

第三节　特殊类型疾病

一、掌腱膜挛缩症

手掌腱膜挛缩症（Depuytren's contracture）是手掌腱膜增殖结节样或条索状改变，致使掌指关节及指间关节发生屈曲挛缩的疾病。

（一）病因

可能与种族遗传有一定关系，同时还可能与创伤、先天性畸形、感染、胶原系统疾病及慢性劳损有密切关系。

（二）病理

掌腱膜挛缩症时，掌腱膜由于瘢痕组织增生而增厚，多在环指根部；手掌皮肤出现小结节或皱褶，多从远侧掌横纹处开始。瘢痕组织增生挛缩的结果，可将皮下脂肪、汗腺、血管、淋巴管等组织挤压以致消失。在表皮与掌腱膜之间形成坚韧的团块。病变继续发展，首先影响掌指关节的伸直,继而近侧指间关节也发生挛缩(图3-3-7)。

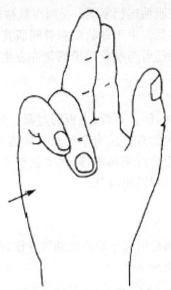

图3-3-7 掌腱膜挛缩症,近侧指间关节也发生挛缩

(三)临床表现

掌腱膜挛缩症多见于中老年人,男多于女,男女比约为7∶1,双手对称发病者多见,也有发生在单手者,以环指多见,其次为小指拇指、示指、中指少见。

该病是一种进行性疾病,侵犯掌腱膜及指筋膜,病程长,病变进展缓慢手部皮肤凹陷,皮下组织变薄,皮肤与深部掌腱膜粘连,掌腱膜增厚挛缩,手指屈曲畸形等。手指的掌指关节和指间关节屈曲,伴手掌和手指的结节样增厚,是掌腱膜挛缩症的特点。同时此病症常侵犯手掌尺侧,并常累及环、小指,其次为中指,不、拇指发病极少见。

(四)治疗

1.非手术治疗 病程早期可口服维生素E胶囊,类固醇局部封闭,理疗等方法,但其疗效不确切。

2.手术治疗 适应于屈曲挛缩已经形成功能障碍,而且仍在继续发展者。手术彻底切除病变的掌腱膜,包括掌腱膜垂直与皮肤相连的纤维,掌骨两侧的纤维间隔以及进入手指掌侧中央及两侧的索条。挛缩严重者,在掌腱膜切除后,常有皮肤血液循环差或皮肤缺损,需行皮片或皮瓣移植。

二、手内在肌挛缩

(一)病因

由于上臂骨折血管损伤、骨筋膜室综合征所致前臂缺血性肌挛缩后遗症、手部创伤、类风湿关节炎和麻风引起手内在肌痉挛最后导致挛缩。国内报道多为针刺或注射药物所致。

(二)临床表现

拇内收肌挛缩时拇指处于内收位不能被动外展。在骨间肌受累时掌指关节处屈曲位而指间关节呈伸直状,它严重影响手的功能。在受累肌肉的相应部位常可扣及明显的条索状挛缩肌肉。

（三）诊断

本病诊断不难,需与手内在肌粘连相鉴别。手内在肌粘连多发生于手部挤压或直接打击所致之外伤后,以中、环、小指多见。由于蚓状肌和骨间肌互相发生粘连,当肌肉收缩滑动时被掌骨间横韧带所阻挡,严重时还可与掌骨间横韧带亦发生粘连,临床表现为握拳时引起手掌远端部疼痛。

（四）治疗

本病重在防止手部受压缺血,防止石膏、夹板的过紧。发病早期行骨筋膜室切开术可防止本病的发生。在已发生挛缩时治疗方法有挛缩肌肉瘢痕切除术、肌腱切断术、肌腱延长术及肌前移术。将手内在肌的起点广泛剥离前移,手术创伤大,效果不满意。肌腱延长术适用于肌肉仅部分瘢痕化而尚有正常弹性肌肉时。

三、腕关节不稳

腕关节不稳常由于腕部损伤后引起早期或晚期腕骨排列正常排列关系丧失造成,如不进行有效的治疗可发展为骨关节炎。

（一）分类

1.静力性腕关节不稳　指腕关节排列不正常,腕关节能从正侧位X线片观察到。

2.动力性腕关节不稳　X线片正常,患者能自行将腕关节排列从正常位置移到异常位置,为了确诊,常需将铅标记物放在腕部压痛处,以标记稳定状态和不稳定状态的X线片。

3.舟月不稳（舟月脱位）　较常见,腕关节旋后位,尺偏、桡偏位和正位片常能确诊,其他检查包括增强影像和动态放射性核素扫描。急诊患者行手法复位,克氏针内固定或韧带修补术,慢性病例需对撕脱的韧带重建同时也应对关节改变和半脱位采用积极的补救措施。

（二）腕关节不稳的检查

1.下尺桡关节松弛的检查　表现为腕关节无力,有弹响感和尺神经受累,检查者一手稳定腕部,另一手握尺骨远端分别向背侧和掌侧移动注意弹响感和疼痛症状,两侧对比(图3－3－8)。

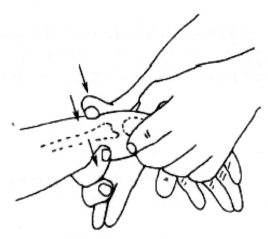

图3－3－8　下尺桡关节松弛

2.舟月不稳的检查　Wafson试验:检查者一手拇指按压舟骨结节处,另一手尺桡偏快速屈腕关节,如舟桡关节半脱位可感到弹响,放松拇指压力,可复位,伴有疼痛可进一步证实诊断(图3—3—9)。

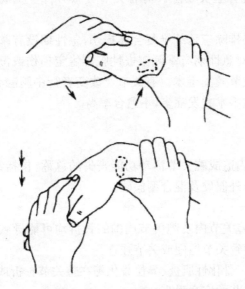

图3—3—9 Wafson's试验

3.月三角不稳的检查 Ballottement试验:检查者两拇指、示指分别捏住三角骨、月骨向背侧和掌侧反向移动以试图使两者脱位,注意观察任何相关疼痛或摩擦感(图3—3—10)。

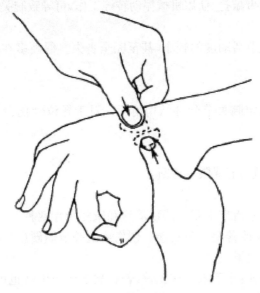

图3—3—10 Ballottement试验

4.中腕不稳的检查 检查者一手稳定前臂远端,另一手紧握患者手,将腕向桡骨处推压并缓慢将腕从尺偏位摆向桡偏位,如正常平滑的移动有不规则的表现,则该试验阳性,常伴有弹响感。

(三)治疗

6周以内的舟月分离经背侧切开复位,用两根克氏针固定舟骨到月骨或舟骨到头状骨,修复韧带。对舟月分离慢性损伤而无关节退行性改变者,可行背侧关节囊固定术和韧带重固定术。年轻、活动量大、有固定畸形者可行舟骨、大多角骨、小多角骨三关节融合,或舟骨、头状骨二关节融和术,同时行桡骨茎突切除。对有关节炎患者行中腕或桡腕融合或近排腕骨切除术。

对月三角分离,首先要排除三角纤维复合体损伤,急性期没有掌侧镶嵌性腕不稳定损伤者一般复位外固定6周。对急性期有掌侧镶嵌性腕不稳定损伤或慢性有症状者行背侧关节囊固定术,必要时行掌侧关节囊固定术。有关节炎改变者行中腕融合,即4角融合。一般不采用月三角融合术,因此类手术并发症多,不愈合率高。

四、腕关节僵硬

腕关节僵硬是各种原因造成腕关节活动功能丧失的总称,包括纤维性僵硬和骨性强直。又可分为关节内僵硬、关节外僵硬及混合型僵硬。

(一)病因

1.腕关节周围骨折　腕关节内及腕关节周围的骨折均可能导致关节的活动度下降。尤其是关节内骨折,更容易导致关节僵硬或关节强直。

2.创伤后骨化性肌炎　骨化性肌炎、异位骨化等在腕关节骨折或重度软组织创伤后较容易出现,严重者可导致肘关节的完全强直。

3.关节感染　腕关节结核、化脓性关节炎等病变都容易出现关节活动度变小,进一步发展可致关节僵硬。

4.慢性损伤　长期从事敲打、使用机械振动转等工作,可导致腕关节的活动下降。

(二)临床表现

腕关节僵硬表现为关节活动度的较小,甚至完全丧失。僵硬多在屈曲位,影响患者的日常生理活动。

(三)相关检查

X线平片检查可以确定腕关节骨性结构情况。对于异位骨化、骨化性肌炎等也有诊断意义。

(四)诊断

结合患者表现、腕关节功能受限可诊断。

(五)治疗

1.非手术治疗　非手术治疗主要有药物治疗和康复治疗两种。药物治疗具有预防和治疗的双重作用,康复治疗可改善腕关节功能。创伤后腕关节僵硬患者,损伤后6个月内进行非手术治疗可取得较好的效果。

2.手术治疗　手术指征:非手术治疗无效;若影响工作与生活也可考虑手术。手术的目的是改善活动范围,减轻疼痛,并兼顾关节稳定性。手术方法包括:

(1)腕关节松解术:这是最常用的方法,手术入路取决于皮肤瘢痕、病理定位和需同时解决的神经血管并发症等,一般采用前、后入路,也可联合入路;

(2)腕关节置换术:僵硬腕关节软骨受到严重破坏或骨质缺损,可考虑行腕关节置换术,提高关节活动度。

(王跃辉)

第四章　髋关节疾病

第一节　关节损伤与脱位

一、髋关节脱位

(一)概述

髋关节是连接肢体与躯干的关节,由较深的髋臼与股骨头构成,是典型的杵臼关节,既有较大的活动度又有较强稳定性。一般情况下髋关节十分稳定,不易发生脱位,只有遭遇强大暴力才会发生脱位。一旦发生脱位常合并周围骨与软组织损伤及血管神经损伤。

(二)脱位机制

髋关节脱位源于高能量车祸伤,其他受伤机制包括:坠落伤,运动伤。后脱位常发生于屈髋屈膝状态下,暴力作用于膝部,力量通过股骨传导至髋臼,使得股骨头从髋关节囊的后下部薄弱区脱出。前脱位主要发生在髋关节外展伸直位时。此时伤者多处于髋关节屈曲外展外旋位,肌肉处于松弛状态,突然遭受强大外力,髋关节可能瞬间转变成过伸外展外旋位,从而造成股骨头从髋关节囊前方内下部薄弱部分脱出。

(三)临床表现

髋关节脱位后髋部有明显的疼痛,髋关节弹性固定不能活动。后脱位时呈屈曲、内收、内旋、短缩畸形,大转子位于 Nelaton 线之上,臀部可触及脱位的股骨头。前脱位表现为患髋外展外旋及屈曲畸形,髋关节功能完全丧失,髋部肌肉痉挛,腹股沟下方可扪及股骨头。后脱位常合并坐骨神经损伤,复位前应仔细检查坐骨神经支配区的感觉及运动,特别是足及第一趾的背伸及足外翻功能。前脱位可合并股神经、股血管的损伤,应检查大腿前方皮肤感觉及伸膝肌力有无异常,足背动脉搏动有无减弱。由于造成髋关节脱位的暴力通常较大,有时可合并股骨骨折及膝关节损伤,个别情况下可能合并骨盆及脊柱骨折、脊髓损伤。

(四)分类

根据脱位后股骨头与髂坐线的位置关系髋关节脱位分为三种类型,即前脱位、后脱位和中心性脱位。股骨头停留在髂坐线前方者为前脱位,停留在该线后方者为后脱位。其中后脱位最多见,较前脱位发生率之比约为 9：1 股骨头穿破髋臼底进入盆腔者为中心性脱位。

(五)相关检查

髋关节后脱位时,骨盆前后位 X 线片表现为股骨头位于髋臼顶部并重叠,股骨头较健侧缩小,股骨颈变长,小转子缩小。髋关节前脱位时 X 线片股骨头位于髋臼影内侧或偏下方,耻骨上支附近,股骨头较健侧增大。必要时可行 CT 检查明确有无骨折。

(六)诊断

髋关节脱位的诊断根据外伤史、典型的临床表现及辅助检查不难作出。

(七)治疗

1. 非手术治疗　非手术治疗主要采用手法复位和适当固定制动。几乎所有的髋关节脱位均应尝试手法闭合复位,包括合并股骨头或髋臼骨折的患者。但合并无移位股骨颈骨折者是手法复位的禁忌。复位时间应尽早,最初 24～48 小时是复位的黄金时间。手法复位应在适当麻醉、肌肉松弛状态下进行,复位后应常规行 X 线检查了解复位情况,复位后患侧与健侧比较头臼匹配不满意应立即行 CT 扫描,了解髋臼内有无残留的骨片阻挡复位。

(1)髋关节后脱位闭合复位的方法有:

1)Allis 法:患者仰卧于地上,术者站在患髋旁,一名或两名助手压住并固定骨盆,术者一手握住患肢踝部,另一只手前臂屈肘套住腘窝屈髋屈膝至 90°,松弛髋关节周围韧带及肌肉。然后用套在腘窝部的前臂沿股骨干长轴用力持续向上牵引,同时用握踝部的手下压小腿,并向内外旋转股骨,使股骨头从撕裂的关节囊裂隙中回到关节囊内然后伸直外展患肢,此时可感到股骨头纳入髋臼时的弹响,畸形消失。

2)Bigelon 法:患者仰卧于地上,助手按住双侧髂前上棘固定骨盆,术者一手握住患肢踝部,另一前臂置于患者膝关节下方,沿患肢畸形方向牵引,持续牵引下内收内旋,并屈髋 90°或超过 90°,再外展外旋伸直髋关节,股骨头即可进入髋臼内,即划问号的方法。

(2)髋关节前脱位手法复位的方法:患者仰卧位,一助手按住双髂前上棘,另一助手握住小腿,屈膝 90°缓慢增加髋部外展外旋及屈曲,并向外牵引,使股骨头与闭孔或耻骨上肢分离,此时术者握住大腿上部向外下按压,一手用力将股骨头推进髋臼内同时在牵引下内收患肢。感到股骨头纳入髋臼内出现弹响时即已复位。

(3)手法复位后的处理:髋关节后脱位复位后皮牵引固定于轻度外展位,前脱位需固定于轻度内收内旋位。牵引时间 3～4 周,其后扶双拐下地活动患肢部分负重。

2.手术治疗　对于复杂的、合并骨折的、闭合复位失败的髋关节脱位均应尽早急诊施行手术切开复位。复位前应注意检查髋臼内有无碎骨块及软组织填塞。对于合并严重髋臼毁损的髋关节脱位可考虑同时行内固定,必要时可行关节融合或关节置换。

二、髋关节脱位合并骨折

(一)概述

髋关节脱位合并骨折属于高能量损伤,骨折常表现为髋臼及股骨头骨折,严重者甚至合并股骨干、股骨颈及膝关节的损伤。髋关节脱位合并骨折的类型复杂,损伤情况千差万别,切开复位手术相对困难,对手术技术要求较高。

(二)损伤机制

髋关节脱位合并骨折往往是由高能量创伤造成,外伤病史明确,高空坠落、车祸伤等为最常见的原因。高能量暴力作用于髋关节时,脱位的股骨头猛烈撞击髋臼造成髋臼处或股骨头骨折。骨折的类型复杂多样,主要受暴力的作用方式、受伤时患者的体位以及股骨头和髋臼的相对位置等因素的影响。

(三)临床表现

有明显暴力病史,临床表现与单纯髋关节脱位相比,伤后髋部疼痛及活动障碍更加明显。髋部及患肢查体与单纯髋关节脱位类似。由于造成髋关节脱位的暴力通常较大,有时可合并股骨骨折及膝关节损伤,个别情况下可能合并骨盆及脊柱骨折、脊髓损伤和头部损伤,应全面仔细查体,以免漏诊。

(四)相关检查

一般检查与单纯髋关节脱位相同。如果怀疑合并骨折时应行 CT 检查,以明确是否合并髋臼骨折或股骨头骨折。CT检查对以下情况具有较高诊断价值,包括:关节内小碎块,股骨头骨折,髋臼骨折,股骨颈骨折,头臼不对称。

(五)诊断

髋关节脱位的诊断根据外伤史、典型的临床表现及辅助检查不难做出。

(六)治疗

1.非手术治疗　非手术治疗的适应证包括:股骨头前下部小块骨折在髋关节复位后不影响关节的负重面;髋臼后壁小范围骨折复位后髋关节稳定,头臼匹配度好。

2.手术切开复位　髋关节脱位合并髋臼骨折或股骨头骨折,在髋关节复位后股骨头与髋臼匹配及相容性差,髋关节内残留骨碎块,髋臼负重面骨折移位大于2mm,均是行切开复位内固定的手术适应证。合并股骨颈骨折时,如果股骨颈没有移位应先行股骨颈骨折内固定再行髋关节复位。如果有移位,应先行股骨头复位再行股骨颈骨折内固定。老年患者易发生骨折不愈合及股骨头坏死,必要时可考虑行关节置换。

(唐洪涛)

第二节　软组织损伤与疾病

一、髋部滑囊炎

(一)概述

髋关节周围有诸多滑囊,约有13个,广泛分布于肌肉、肌腱之间或骨突起部位,是由结缔组织形成的闭合性囊腔,内层有内皮细胞分泌滑液,有时可与关节腔相通。髋关节周围滑囊的积液、肿胀和炎性反应称髋部滑囊炎,其中转子部滑囊、髂耻滑囊、臀大肌下滑囊、坐骨结节滑囊最为多见(图3-4-1)。

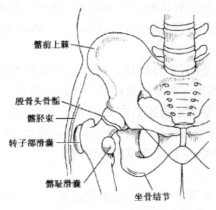

图3-4-1　髋关节周围结构及滑囊

(二)病理生理机制

发生滑囊炎的常见原因主要有:急慢性损伤、代谢性疾病、梅毒、类风湿关节炎、痛风、感染、内固定物刺激、手术创伤以及各种非特异性炎症等,主要表现为患侧关节囊滑膜肿胀、充血、渗出、关节腔积液等非特异性炎症反应,关节软骨及骨结构未见异常。

(三)临床表现

最常见的临床表现为髋部慢性或亚急性疼痛。疼痛常位于髋关节外侧、臀部或腹股沟处，行走或运动时疼痛加重，严重时可出现关节活动度下降、跛行或行走不能。查体髋部压痛，可伴有肿胀，关节活动时疼痛加重。部分患者可在体表扪及肿块，有时伴有波动感。

（四）相关检查

X线检查多无阳性发现，可用于排除有无骨质损害。CT检查可较清晰地显示滑囊肿胀情况（图3－4－2）。MRI可显示转子滑囊的异常信号强度增加，T_2加权相可显示滑囊内有液体。核素扫描可显示髋关节滑囊处核素稍浓集，在早期血液相显示增加放射性核素摄入。

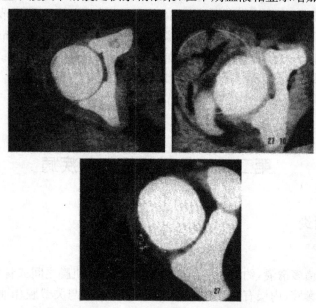

图3－4－2　CT可见髋关节囊肿胀积液

（五）诊断

主要根据临床症状和体征进行诊断，CT和MRI检查可明确诊断。如对诊断有疑问，可在疼痛部位滑囊内注入局麻药和泼尼松龙，如疼痛明显缓解则可确诊。

（六）鉴别诊断

鉴别诊断应考虑较广的范围，来自脊柱的机械性或放射性疼痛，关节内病变都可引起此处疼痛。许多研究者指出：其他一些疾病也可并发大转子滑囊炎，如腰椎疾病、同侧髋关节内病变、双下肢不等长等，类风湿关节炎也有较高的几率合并大转子滑囊炎。关节成形术后也可合并此病，比如大转子截骨术后保留的内固定物、局部缝线、外展肌腱磨损等。少见的原因如肿瘤、化脓性滑囊炎、骨髓炎、神经炎等也需要鉴别。

（七）治疗

1.非手术治疗　应用消炎镇痛药，理疗及肌肉锻炼均可缓解症状。如果滑囊炎继发于其他病变，如明显股四头肌肌力下降或双下肢不等长，则需首先针对继发病变进行治疗，滑囊炎的相关症状也会得到控制。最为有效的方式是局部浸润封闭，多数患者进行一次即可，少数需要2～3次。

2.手术治疗　对极少数保守治疗无效患者，可考虑手术治疗。手术方式包括转子滑囊清理、局部钙化灶及骨赘切除以及髂胫束松解等。

二、弹响髋

（一）概述

弹响髋是指髋关节在某种位置活动时，紧张的筋膜带在骨性隆嵴上滑动引起髋部出现可听到或感觉到的声音。常为髂胫束摩擦综合征、臀肌挛缩症和阔筋膜紧张症的伴随症状之一。可分为关节内型和关节周围型两种。

（二）病理生理机制

病理机制通常为骨突部分肌腱半脱位，也可因狭窄性腱鞘炎或关节内病变如游离体形成、髋臼盂唇病变及关节半脱位等引起。最常见的类型为髂胫束弹响和髂腰肌腱弹响。其中髂胫束弹响是由髂胫束在大转子上发生半脱位，髂胫束或臀肌的挛缩束带越过股骨大转子产生弹响并引起功能障碍。而髂腰肌腱弹响是髂腰肌腱在骨盆的髂耻隆起处滑动产生弹响。

（三）临床表现

均表现为髋部大转子处疼痛，并腿下蹲时，大转子处有弹响及弹跳，同时伴有疼痛。严重者髋关节多处于外旋位，行走呈八字步态，并腿下蹲困难，无法盘腿，对跑跳动作有明显影响。查体：Ober 征和下蹲"画圈征"均为阳性。根据弹响髋发生机制的不同在查体时可通过特殊姿势诱发出弹响：

1. 髂胫束弹响　屈髋屈膝位先做髋内收、内旋，再伸直下肢，增厚的髂胫束后缘从大转子划过时出现弹响。弹响可在大转子表面触及，患者常能自主地重复出此弹响。偶尔也可引起大转子部疼痛，伴或不伴放射至臀部或大腿外侧。严重臀肌挛缩、髋关节不能内收内旋的患者可无弹响。

2. 髂腰肌腱弹响　典型症状是患者仰卧位，髋关节从屈曲、外展、外旋位逐渐位伸直时，在腹股沟部可感觉到弹响。

（四）诊断

弹响髋的诊断主要依靠临床表现和查体。对于临床上有髋部不适，查体可触及弹响，Ober 征和画圈征阳性的患者可确诊，并可根据查体中弹响引出的特点来区分髂胫束弹响、髂腰肌腱弹响等不同类型。

（五）治疗

1. 非手术治疗　大部分患者不需治疗，当症状出现，特别是影响休息时应及时治疗。非手术治疗是首选方式，方法包括髂胫束、髂腰肌腱牵拉运动，非甾体抗炎药，以及局部激素封闭治疗。髋关节支具暂时制动能减少疼痛及由此疼痛引起的髋部外倾。

2. 手术治疗　对于极少数保守治疗效果较差、症状缓解不明显的患者，需手术治疗。手术方法视不同的弹响类型而不同，髂胫束弹响可行椭圆形髂胫束切除并做大转子滑囊切除；髂腰肌腱弹响可行腰大肌腱延长术，对在小转子隆起处引起弹响者，可行骨突切除术；股二头肌腱弹响者若发现肌腱起点处在坐骨结节上半脱位，可行残余肌腱切断，手术治疗后，患者症状即可消失。

三、臀肌挛缩症

（一）概述

臀肌挛缩症是由多种原因引起的臀肌及其筋膜的变性、挛缩，从而引起髋关节功能受限所表现的特有步态、体征的临床综合征。

（二）病因

本病的确切病因尚不十分清楚。多数患者有因感染性疾病而多次臀部注射药物的病史。另有少数病例还有臀部脓肿史，也有系先天性髋关节脱位手术后所并发。另外部分报道指出本病尚有先天因素和遗传因素。少数病例可伴其他肌肉挛缩，如股四头肌、三角肌、臀中肌等，为多发性肌筋膜挛缩症的局部表现。

（三）病理生理机制

主要表现为臀大肌挛缩。轻者局限于臀筋膜，表现为一条与臀大肌纤维走向一致的坚韧束带，可侵及浅层臀大肌的前下部分或终止于髂胫束，将髂胫束向后上牵拉，重者可侵及整个臀大肌，有时挛缩范围还可侵及臀中肌、臀小肌、梨状肌、髋关节外旋肌以及后方关节囊。挛缩部位浅表皮肤可与之粘连，皮肤与皮下组织呈现萎缩。

（四）临床表现

本病发病缓慢，局部无痛。偶尔被发现患者动作特别，无法快跑。往往发病前2～3年有多次臀部注射药物的病史。查体发现站立时下肢常呈外旋姿态，正常丰满的臀部外形消失。臀部皮肤可见一沿臀大肌肌纤维方向的凹陷深沟，并可触及一索条状物。病情严重时病变区表层皮肤萎缩，且与索状物相粘连。患者下蹲过程及坐位时，大腿外展外旋，呈典型蛙式位，即画圈征阳性。这是由于髂胫束及臀大肌纤维紧张，患者不能在中立位屈髋，必须将大腿分开才能屈髋至90°，否则将会向后跌倒。行走时无法迈大步，对侧下肢摆动期，患侧足尖离地时特别用力。如为双侧受累，则两下肢可呈向外环形运动而向前跨步，表现为"绕圈"步态或外旋位行走，奔跑时尤为明显。

（五）相关检查

X片上可发现患侧髋关节CE角及颈干角均有增大，股骨头指数可下降。CT扫描可清晰地显示臀肌挛缩的情况（图3-4-3）。

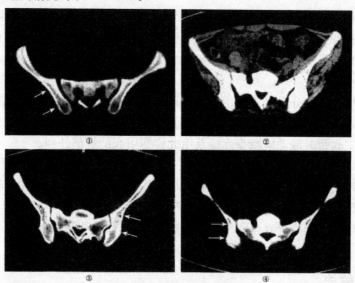

图3-4-3　臀肌挛缩症CT所见：图①正常髂骨；图臀肌体积缩小，密度不均，肌间隙增宽，以臀大肌为著；图③双侧髂骨后部臀大肌附着处增厚、变形；图④右侧臀肌挛缩症

（六）诊断

本病因有特殊病史,根据症状及体征,诊断并不困难。须与具有明确病因的疾病如小儿麻痹后遗症、感染等其他继发性臀大肌挛缩相区别。

(七)治疗

通常保守治疗无效。明显影响患者功能时均应手术治疗。手术的目的主要是切断增厚的臀肌筋膜,严重时可切除所有瘢痕及臀大肌变形部分。术中试行屈髋,如能在中立位屈髋,直至髋关节内收、内旋活动均达 10°以上,可终止手术。对浅表皮肤有挛缩者,缝合皮肤时应避免张力,否则将影响愈合及并发皮缘坏死。

术后一般不需外固定。2~3 天后即可坐起,2 周左右以后可下地屈髋锻炼。也有学者主张将双下肢固定于“并膝位”3 日。病程长者,屈髋活动不宜立即恢复,需继续康复训练,主要包括下肢交叉直线行走,并膝下蹲及坐位与卧位的膝上交叉动作。一般经过术后康复训练均可获得满意的结果。

四、屈髋肌群挛缩症

(一)概述

髋部屈曲活动主要为髂腰肌、股直肌、缝匠肌、耻骨肌及臀中、小肌前部纤维的作用。屈髋肌群挛缩症是由多种原因引起的屈髋肌群及其筋膜的变性、挛缩,从而引起髋关节功能障碍所表现的特有临床综合征。

(二)病因

当下肢广泛性肌肉瘫痪后,髋关节常处于屈曲、外展、外旋位置。这种姿势若持续数周而缺乏有效处理,即可导致继发性相应肌群挛缩。常常见于脊髓灰质炎晚期患者及大多数脑瘫患儿。

(三)临床表现

屈髋肌群挛缩通常是股直肌或髂腰肌挛缩,查体时可以进行鉴别:伸膝位做 Thomas 征,然后屈膝,如为股直肌挛缩,则屈膝动作将增加髋屈曲度,如为髂腰肌挛缩,则无变化。另外,股直肌挛缩时,患儿伸膝位坐在床边,突然屈膝可将骨盆及躯干拉向前方。患儿仰卧。膝与小腿悬于床边,如维持伸髋则膝关节无法屈曲 90°,俯卧位,被动屈膝可使骨盆抬离床面,并使腰椎前突增加。

髋关节挛缩时主要挛缩组织是髂胫束,由于髂胫束不能与骨骼同步生长,日后畸形将进行性加重。当两下肢同时负重并与躯干平行时,由于骨盆倾斜,可使对侧髋关节经常处于内收位负重,最终导致健侧股骨上端出现髋外翻,还可影响髋臼发育,发生髋关节脱位。

(四)治疗

如屈曲挛缩已造成髋关节固定畸形,并引起骨盆倾斜甚至脊柱继发性侧凸,被动伸展已无效果时,则需手术治疗。手术方式包括 Ober 术、Campbell 术等,手术主要目的是松解挛缩的屈髋肌群,恢复髋关节活动度。术后需髋人字石膏固定患肢 3~4 周,并逐渐开始扶拐下地活动。

五、股内收肌群挛缩症

(一)概述

髋关节内收 20°~30°,主要是长收肌、短收肌、大收肌的作用,因外侧关节囊、髂股韧带外侧部分及圆韧带而受限制。股内收肌群挛缩症常常并发髋关节其他畸形,多见于脑瘫患儿,患髋处于内收位畸形。

(二)临床表现

临床表现可见髋关节内收畸形,活动度差,软组织僵硬,行走时可出现明显的剪式步态。可通过2种不同活动来测定挛缩程度,即比较快速外展髋关节和缓慢外展髋关节所得的外展角度之差,差别越大,痉挛程度越重。

(三)手术治疗

如内收挛缩已造成髋关节畸形,严重影响患者日常活动,被动外展已无效果时,则需手术治疗。手术目的主要在于松解挛缩的软组织,恢复髋关节的活动度。手术方式主要包括内收肌腱切断及闭孔神经前支切除术、盆腔内闭孔神经切除术、内收肌起点坐骨结节移位术等。

六、髋部肌群瘫痪

(一)概述

髋部肌群瘫痪常由支配髋部肌肉的中枢或周围神经发生病变所致。常见的原因包括脊髓灰质炎、大脑性瘫痪和脊髓脊膜膨出等。

(二)病理生理机制

主要由支配髋部的神经发生病变而引起。脊髓灰质炎的急性期可出现肌肉疼痛及痉挛,随后可能出现髋部肌群广泛瘫痪,伴有髋关节畸形,常常称为脊髓灰质炎后遗症。大脑性瘫痪是脑运动中枢控制失调产生临床一系列症状的总称,主要是运动和姿态的异常,少数患者有感觉异常,并且症状随年龄增长有所变化。另外,也可因脊髓脊膜膨出,导致髋部肌肉瘫痪,出现相应症状。

(三)临床表现

1.脊髓灰质炎 主要是在脊髓灰质炎临床表现的基础上伴发的髋部肌群瘫痪,关节活动度下降。臀中肌瘫痪时可出现躯干向患侧摇摆的跛行步态。臀大肌瘫痪时可致腰椎前突增加,并有躯干向后摇摆的跛行步态。

2.大脑性瘫痪 瘫痪常表现为髋部活动受限,固定畸形,有脱位倾向的髋半脱位和全脱位。患者通常外展及屈髋肌群挛缩,当伸髋或外展角度小于30°或髋关节屈曲挛缩大于20°时,要高度警惕髋关节脱位的可能。

3.脊髓脊膜膨出 髋部肌群瘫痪主要与病变平面有关。对于胸髓损伤者,下肢肌肉呈广泛瘫痪,常有髋关节屈曲、外展畸形,很少能获得行走能力。对于腰1、2脊髓平面损伤者,可有轻度屈曲、内收挛缩畸形,因股四头肌无力,不易获得行走能力,部分患儿因内收肌挛缩而致髋关节脱位。

(四)诊断

在脊髓灰质炎、大脑性瘫痪和脊髓脊膜膨出等疾病基础上出现髋关节活动度下降、肌力减退等症状时应考虑髋部肌群瘫痪的可能。

(五)治疗

治疗的主要目标是最大限度恢复瘫痪肌肉功能,防止固定畸形发生。非手术治疗主要包括康复锻炼,加强肌肉力量训练,对无拮抗肌的瘫痪肌群行牵伸手法治疗。对于肌肉完全瘫痪、保守治疗效果较差的患者,应考虑行手术治疗。根据不同的病因选择不同的手术方式,主要包括：腹外斜肌移位术、髂腰肌后移术、内收肌群和屈髋肌群肌腱延长和切断术等，伴有严重髋关节畸形、软组织条件较差的患者可考虑行截骨矫形术。同时需注意原发疾病的治疗。

七、梨状肌综合征

（一）概述

由臀部外伤所继发的炎症，使得坐骨神经被压于肿胀的肌肉及骨性骨盆间所导致的卡压型神经病。本病可由多种因素导致坐骨神经受压，其中因梨状肌本身病变所致者仅占 10%，而 80% 以上是由于盆腔外口的粘连所致，故也有学者将之称为坐骨神经盆腔出口狭窄症。

（二）病理生理机制

坐骨神经可于不同情况下受压，卧床不起或昏迷患者由于髋关节长期处于过伸位，可以压迫坐骨神经，全麻或长期不良姿势同样可以导致受压。还有文献报道坐骨神经异位也有关系。其他少见的原因包括：肌内注射致药物性刺激，髋部附近骨折或手术继发血肿，坐骨结节附近瘢痕组织压迫等。

（三）临床表现与诊断

患者多有臀部外伤史，如闪、扭、跨越、下蹲、由蹲位突变直立和负重行走等，部分患者有臀部肿胀、皮下淤血史或受凉史。

主要临床表现是臀部或腰骶部疼痛。

1.症状特点为　①骶髂关节、坐骨大孔、梨状肌部位疼痛，严重者可呈牵涉样、烧灼样、刀割样疼痛，有时疼痛难忍致使患者坐卧不安或改变体位，可影响患者的精神、情绪、食欲和睡眠；②弯腰或提重物可致疼痛发作，仰卧位牵引下肢可减轻疼痛，疼痛可因腹压增大（如咳嗽、喷嚏）和体位变化（如内旋关节）等加重，致使患者呈胸膝卧位；③常有放射和（或）触电样串麻感，疼痛常沿大腿后侧向足底放射，行走困难；④有时伴有沿神经区域的感觉麻木，这与坐骨神经、腓总神经和阴部神经受损有关；⑤梨状肌部位可触及肿块并有压痛；⑥随病期延长可出现臀肌萎缩。

2.体征有　①在触诊时，梨状肌投影区大转子尖（A点）至髂后上棘与尾骨尖连线中点上方 1.8cm 处（B点），下方 1.5cm 处（C点）SPABC 三点连线区为梨状肌体表投影区有明显的深在性压痛。②直腿抬高试验在 60°以前出现疼痛为试验阳性，因为损伤的梨状肌被拉长呈紧张，加强了与周围神经的病理关系。抬腿超过 60°以后，损伤的梨状肌不被再拉长，疼痛反而减轻。③梨状肌试验：患者仰卧位将患肢伸直并作内收、内旋动作坐骨神经出现放射性疼痛，再迅速将患肢外展、外旋，疼痛有所缓解。也就是说在直腿抬高试验引起疼痛时，在大腿内旋位要比在外旋位需要的角度小。④Pace 与 Nagle 提出 Pace 征，即受累髋关节做对抗阻力的外展外旋动作时出现疼痛与乏力。

（四）鉴别诊断

应首先与坐骨神经痛的常见原因如腰椎间盘突出症、神经根管狭窄等作鉴别。肌电图及肌肉组织彩超可以帮助诊断。

（五）治疗

1.非手术治疗　首选治疗为保守治疗，包括应用消炎镇痛药、局部超声治疗、局部封闭等，也有采用康复治疗手段，如髋关节被动屈曲、内收、内旋以伸展梨状肌，随后做加强髋外展肌肌力的运动。保守疗法无效，可考虑手术治疗。

2.**手术治疗** 手术是治疗梨状肌综合征的主要方法。手术目的主要是松解受压迫的坐骨神经,改善疼痛症状。手术主要围绕坐骨神经出梨状肌下孔的部位展开。

(唐洪涛)

第三节　成人髋关节发育不良

一、概述

成人髋关节发育不良(developmental dysplasia of the hip,DDH)是儿童时期相同疾病的延续,是指由于髋臼发育缺陷导致、髋臼变浅平,对股骨头的覆盖不良,髋臼和股骨关节面匹配度和关系不正常,早期可导致髋臼盂唇撕裂,引起疼痛症状;后期随着关节面的接触应力增高,关节软骨逐渐退变而引起骨关节炎。大约50％的髋臼发育不良者在50岁之前即发展为晚期髋关节骨关节炎。

二、病理生理机制

髋关节发育不良解剖结构的异常包括髋臼、股骨侧及周围软组织异常,异常的程度取决于成人髋关节发育不良的严重程度。

半脱位患者的髋臼常常变浅,开口呈卵圆形,髋臼前壁变薄,但后方骨量较充足;高位脱位患者的髋臼小、浅、软(骨质疏松),臼窝内充满脂肪组织和纤维组织,前倾角增大。

股骨近端解剖异常包括股骨头小而扁平或形状不规则,股骨颈变短、颈干角和前倾角增大,股骨髓腔细、直,股骨前倾角随脱位程度的加重而增大,股骨大转子向后旋转。

继发性的解剖异常包括软组织和肌肉挛缩。股骨头上移导致髋外展肌呈水平走行,在全髋置换术中易造成损伤。髋关节囊常呈沙漏样变,臼缘处膨大,然后缩窄,然后再次膨大包绕脱位的股骨头。关节囊可以增生肥厚,连同增生的髂腰肌腱,限制股骨头的活动。坐骨神经相应变短,术中肢体延长过度时及其容易损伤。

三、临床表现

1.**症状** 成人髋臼发育不良在我国主要见于女性,男女之比约为1∶10。部分患者可无症状,在拍摄X线片时偶然发现。大部分患者往往在小儿时期无症状,至青年或成年后才逐渐出现髋关节的疼痛症状。Wedge等根据半脱位严重程度的不同,发现患者首发疼痛的时间呈现3个年龄高峰段:严重的半脱位者疼痛开始于20岁左右;中度半脱位者疼痛开始于30～40岁;轻度半脱位者疼痛开始于50岁以后。本病的临床表现和骨关节炎的程度明确相关,早期患者在髋关节出现疼痛以前常经历过一段时间的髋关节疲劳感,劳累或长距离行走后明显,休息后缓解。疼痛的部位常在腹股沟区和臀部深面,也有患者主诉患侧大腿前方疼痛或膝关节疼痛。髋关节半脱位或骨关节炎明显的患者可伴有不同程度的畸形。

2.**查体** 在出现髋关节疼痛症状早期,髋关节活动度正常,甚至可由于髋关节本身的半脱位状态,使其活动范围较正常人大。随着发生骨关节炎并逐渐进展,髋关节活动逐渐受到影响而较小。最早发生内外旋转受限,后随着病情发展,髋关节各方活动均受限,伴有不同程度的屈髋畸形,严重影响患者的步态和日常生活。

四、相关检查

X线检查

本病诊断需要拍摄髋关节前后位、斜位以及外展位X线片。双髋前后位片可以明确髋臼和股骨近端的畸形程度，头臼匹配关系，是否存在股骨头半脱位，骨关节炎程度以及相关的测量；斜位片能够观察髋臼前缘骨缺损情况；外展位片有助于观察不同外展角度时，股骨头臼的对合关系，找出髋臼最佳旋转角度。

1.髋关节前后位X线片上常见的测量指标

（1）CE角（center edge angle）：CE角的测量为自股骨头中心点（C）至髋臼外上缘（E）画一连线，另一条通过股骨头中心作身体纵轴线，两线之间的夹角即CE角。正常值大于25°。如果成人小于20°即可诊断为髋臼发育不良（图3-4-4），13～17岁青少年CE角小于15°为髋臼发育不良。

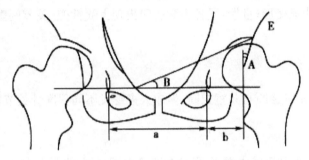

图3-4-4　A为CE角，B为臼顶倾斜角

（2）臼顶倾斜角（acetabular roof obliquity）：即负重区髋臼指数（acetabular index of the weight bearing zone），髋臼负重面（眉弓）两端连线与骨盆水平线之间的夹角，大于10°为异常。

（3）Sharp角（Sharp angle）：泪滴下缘和髋臼外上角的连线与骨盆水平线的交角。正常成人应在40°以下。

（4）髋臼覆盖率：股骨头受髋臼覆盖部分的横径（A）除以股骨头的横径（B）的比值，正常大于0.75。

（5）头臼指数（acetabular-head index，AHI）：由股骨头内缘到髋臼外缘的距离A比股骨头的横径B，其计算公式为AHI＝A/B×100。表示股骨头大小与髋臼深度不相称的状态。其特点是随年龄的增长而头臼指数随之下降，一般正常值为84～85。

（6）Shenton线：是指正常骨盆X线中耻骨下缘弧形线与股骨颈内侧弧形线连成的连续的弧度，判断是否存在髋关节半脱位。髋关节脱位，半脱位时，此线完整性消失。

2.CT扫描、三维CT可有助于判断髋臼缺损的位置和程度，对术前的准备有重要的意义（图3-4-5）。

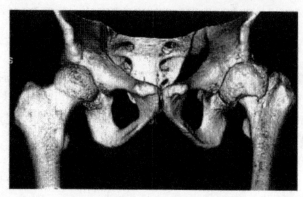

图 3—4—5　髋关节发育不良的三维重建

3.髋关节骨关节炎 Tonnis X 线分期　0 期,无骨关节炎特征;Ⅰ期,股骨头和髋臼有骨硬化,关节间隙轻度变窄,关节边缘轻度唇样增生;Ⅱ期:股骨头和髋臼出现小囊性变,关节间隙进一步变窄,股骨头明显变形;Ⅲ期:股骨头和髋臼出现大囊性变,关节间隙严重狭窄,股骨头严重变形。

五、诊断

成人髋关节发育不良诊断与儿童相同,但成人多继发不同程度骨关节炎。

六、临床分型

目前国内外最常采用的成人髋关节发育不良的分型方法是包括 Crowe 分型及 Hartofilakidis 分型。

(一)Crowe 分型

是 1979 年由 Crowe 等提出,基于股骨头相对于髋臼的脱位程度分型(图 3—4—6)。

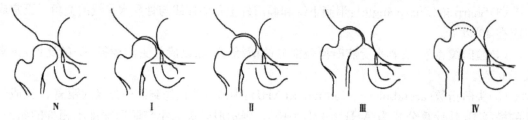

图 3—4—6　成人 DDH Crowe 分型(正常、Ⅰ～Ⅳ型)

单侧髋关节发育不良具体测量方法:正常髋关节的股骨头颈交界的下缘与两泪滴点下缘连线的垂直距离接近 0,当此垂直距离为对侧股骨头垂直直径的一半时,就可以认为髋关节不全脱位 50%。从而根据髋关节发育不良的程度分成四型:Ⅰ型:不全脱位小于 50%;Ⅱ型:不全脱位 50%～75%;Ⅲ型:不全脱位 75%～100%;Ⅳ型:不全脱位大于 100%,即完全脱位。

正常情况下,真臼高度占骨盆高度(髂嵴最高点至坐骨结节距离)的 20%。当双侧髋关节均存在发育不良时,股骨头脱位程度采用股骨头颈交界处距两侧泪滴下缘连线的垂直距离与骨盆高度百分比计算即脱位程度＝泪滴下缘连线至股骨头经交界处垂直距离/真臼高度×100%。股骨头的垂直高度以骨盆高度(髂嵴最高点至坐骨结节下缘的高度)的 20%计算,当股骨头颈交界的下缘与两泪滴点下缘连线的垂直距离为骨盆高度的 10%时,为 Crowe Ⅰ型;

10％～15％为 CroweⅡ型；15％～20％为 CroweⅢ型；＞20％为 CroweⅣ型（图 3－4－7）。

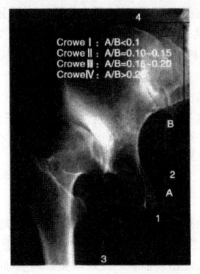

图 3－4－7　Crowe 分型法示意图

（二）Hartofilakidis 分型

Hartofilakidis 等则更简洁地将 DDH 分为以下 3 组（图 3－4－8）：半脱位组，股骨头半脱位，但是仍位于真臼内，髋臼窝变浅；低位脱位组，股骨头与假臼相关节，但假臼仍与真臼有部分重叠，股骨近段管腔基本正常；高位脱位组，股骨头常在后上方与髂骨翼相关节，真假臼完全分离，真臼臼环发育不良甚至未发育，股骨近段管腔明显狭窄。

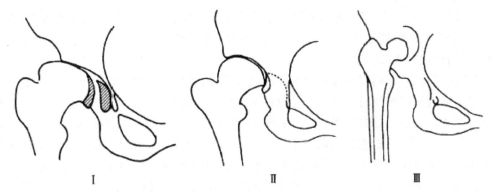

图 3－4－8　Hartofilakidis 法 DDH 分型

比较两种分级方法，CroweⅠ、Ⅱ级与 Hartofilakidis 分级的半脱位组相对应，Ⅲ级与低位脱位组相对应，Ⅳ级与高位脱位组相对应，且轻度的重复性差异对手术方案选择的影响不大，为便于术式选择及临床交流，许多学者认为 Hartofilakidis 分级的临床意义更大。

七、治疗方法选择

半脱位组患者，髋关节畸形程度轻，手术方案选择余地大，手术难度小。截骨矫形主要适应于病变早期、关节软骨无明显退变患者，通过矫正髋关节畸形，改善髋臼软骨覆盖，重建髋关节正常的力学关系，缓解症状，延缓甚至避免骨关节炎进程；关节置换适应于半脱位组病变晚期出现骨关节炎、疼痛明显患者，关节置换与常规置换无明显差异。

低位脱位组患者截骨矫形的效果不理想,继发性骨关节炎晚期患者多采用关节置换手术,根据其脱位程度,即假臼与真臼距离,手术难度存在一定差异,程度轻者,假臼与真臼位置接近,骨盆骨量仍充足,故此级 DDH 患者行人工关节置换时只需将重建的髋臼旋转中心适度上移或选用 Oblong 双球形臼杯即可;程度重者,假臼与真臼基本无重叠,假臼、真臼发育都差,需按高位脱位的原则处理。

高位脱位组患者的假臼离真臼距离远,真臼发育差甚至不发育,并不伴有患髋的继发性骨关节炎,不适合截骨手术,这类患者的关节置换手术指征是下腰椎退行性变(髋一脊柱综合征)或对侧膝关节骨关节炎。高位脱位组患者的髋臼局部骨量不足,臼侧置换难度十分大,目前各种特殊的髋臼再造方法主要针对此级 DDH 患者。

八、治疗

成人髋关节发育不良的治疗目的是纠正髋臼和股骨近端畸形,加大髋关节承重面积,恢复髋臼透明软骨的覆盖,重建髋关节正常的生物力学结构。原则上治疗越早,效果就越好。由于绝大多数的患者在成年后才出现症状和发现髋关节畸形,此时期骨的弹性和再塑形能力会明显比儿童时期下降,手术效果也随之下降。但是,在成年时期对髋关节发育不良的患者充分重视,争取在髋关节骨关节炎出现或者恶化之前纠正畸形,可以延缓或阻止骨关节炎的发展,尽量推迟行人工关节置换的年龄。

(一)髋关节截骨矫形

根据成人髋关节发育不良继发骨关节炎的不同进展期,髋关节截骨术可分为:重建性截骨术及挽救性截骨术。

1. 重建性截骨术　重建性截骨术适应于成人髋关节发育不良继发早期骨关节炎、关节软骨退变不明显的患者,通过截骨矫形改善头臼关系,增加髋臼透明软骨覆盖。手术方式包括骨盆截骨术、髋臼周围截骨术。

(1)骨盆截骨术:早期髋臼改向术主要通过对髂骨、坐骨及耻骨中的一个部位或多个部位进行截骨来实现髋臼的改向。根据截骨数目差异分为一联骨盆截骨术、二联骨盆截骨术及三联骨盆截骨术。一联骨盆截骨术,常见有 Salter 截骨术及 Pemberton 截骨术;二联骨盆截骨术,即 Sutherland 截骨法,它通过改进 LeCoeur 截骨术,将耻骨、坐骨支截骨改为耻骨联合处截骨来实现手术程序的简化;三联骨盆截骨术,最早由 LeCoeur 提出,但目前较为常用的是 Steel 截骨法,三联截骨术的矫形程度明显受骶骨骨盆韧带的限制。以上各种骨盆截骨术在骨盆及周围软组织顺应性好的儿童患者能起到一定的髋臼改向作用,但在青少年或成人由于骨盆弹性及重塑能力下降,髋臼改向程度有限,加上上述截骨可造成骨盆环的破坏,遗留骨盆畸形,甚至影响女性的骨性产道,而成人髋关节发育不良又以女性多见,因而,在成人髋关节发育不良患者中,上述方法疗效有限,后遗症常见,不适用于未生育妇女。

(2)髋臼周围截骨术:包括 Bernese 髋臼周围截骨术和髋臼周围旋转截骨术。

1)Bernese 髋臼周围截骨术(图 3-4-9):1983 年由瑞士伯尔尼(Bernese)大学的 Ganz 医生设计并实施,是目前较为流行的成人髋臼发育不良的截骨矫形术式。该术式有以下优点:髋臼周围血液循环破坏少;骨盆机械完整性佳,内固定可靠;不影响女性骨性产道;明确增加外侧及前方 CE 角,改善髋臼指数及内移髋关节旋转中心。但以下因素常提示预后不良:术前关节炎较重,关节外侧唇样变,老年患者及术后前外侧覆盖不良等。此外,Bernese 截骨即使失败,也为 THA 进行补救创造了更好的条件,更有利于臼杯置入,同时能保证髋关节的旋转中心处于正常位置。

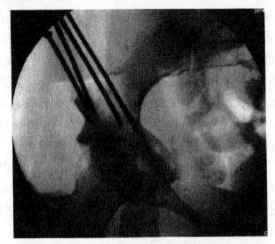

图 3－4－9 Bernese 髋臼周围截骨术后螺钉固定

2)髋臼周围旋转截骨:髋臼周围旋转截骨术先后由 Nishio、Eppright、Wagner 及 Ninoniiya 和 Tagawa 报道,此类截骨术式截骨后髋臼旋转范围大,可改善前外侧覆盖,但是对于前倾及髋关节中心外移的矫正作用有限。由于截骨线接近髋臼关节面,容易出现关节内截骨,影响髋臼骨块的血供,手术技术要求较高。

2.挽救性截骨术 挽救性截骨术适应于成人髋关节发育不良继发中期骨关节炎患者,此期患者髋臼透明软骨的破坏较重,截骨目的是增加髋臼的骨性覆盖,增加关节稳定性,而非改善透明软骨的覆盖。包括 Chiari 骨盆内移截骨术和髋臼造盖术。

(1)Chiari 骨盆内移截骨术:由 Chiari 于 1955 年提出,该术式曾作为青少年和成人髋臼发育不良的主要矫正方法,其本质是通过臼顶截骨,骨盆内移增加股骨头的覆盖。该术式对后续 THA 提供更好的臼杯覆盖。

(2)髋臼造盖术:髋臼造盖手术是一种在关节囊上方植骨的关节囊髋臼成形术,手术不改变头臼关系,经常与其他手术(如 Chiari 截骨术)联合应用。槽状髋臼加强术(slotted acetabular augmentation,SAA)由 Staheli 等设计用于 DDH 患者,术者通过髂骨取骨,在臼顶外侧、后方及前方造槽、植骨,在植骨表面缝上筋膜,术后行人字石膏固定。SAA 手术既往多用于儿童,也有人用于成人 DDH 患者,SAA 术后初期症状缓解。

(二)全髋关节置换术(total hip arthroplasty)

THA 术适应于成人髋关节发育不良继发晚期骨关节炎患者。它能迅速缓解晚期患者疼痛,恢复髋关节功能。但要实现臼杯的长期稳定,其核心在于以下两点:恢复正常髋关节的旋转中心;提供臼杯更好的覆盖,增加其稳定性。

1.髋臼侧处理

(1)臼杯安放部位:成人 DDH 骨关节炎患者接受 THA 手术时,恢复髋关节的旋转中心即真臼位安放髋臼假体,是取得良好长期疗效的有力保证。主要原因在于:①可以恢复髋臼正常的解剖关系,避免假体在非生理状态下的加速磨损;②有利于肢体的延长;③改善外展肌的功能;④大部分先天性髋关节脱位患者的假臼位于髂骨翼平面,此平面的骨板较薄,难以满足人工髋臼的深度要求。

(2)髋臼重建技巧：实现对臼杯充分覆盖，增加稳定性是保证 THA 长期疗效的关键因素。Crowe Ⅰ、Ⅱ型髋关节发育不良，可采用常规 THA，只要能保证宿主骨对臼杯的覆盖≥70%，就不需要刻意加深髋臼。对于程度较重的髋臼病变，可采用磨削加深髋臼或自体结构骨移植（通常为自体股骨头）、髋臼加强环、钽金属垫块等增加髋臼覆盖。

1)磨削加深髋臼：磨削加深髋臼是指用髋臼锉向内上方磨削髋臼至髂骨的内侧皮质，或人为造成髋臼内侧壁部分骨折内移（cotyloplasty），从而加深髋臼安置小号假体，必要时颗粒植骨。其优点是手术操作相对容易，避免植骨并发症；髋臼旋转中心无上移或轻度上移，避免单侧脱位患者术后出现双下肢髋关节活动平面的不均衡。缺点是臼杯假体的内衬较薄导致聚乙烯易磨损，患者局部的骨量无增加。

2)自体结构骨（股骨头）植骨术：髋臼外上缘自体股骨头植骨加深髋臼是指用切除的股骨头在原始髋臼后外上方植骨，并用松质骨螺钉固定，再用髋臼锉磨削成形，从而加深髋臼。其优点是提供臼杯良好支撑，有效增加髋臼侧骨量，为二次翻修手术创造条件。该方法的缺点是手术技术要求高，存在植骨块吸收后假体早期松动的可能。

3)髋臼加强环或钽金属垫块加强术：髋臼加强环或钽金属块在原始髋臼后外上方植入加深髋臼增加臼杯覆盖及稳定性。其优点是提供臼杯的良好支撑，后期加强环或钽金属与宿主骨整合快。

2.股骨侧重建

(1)股骨柄假体选择：对于 Hartofilakidis 半脱位和低位脱位的 DDH 患者，通常采用常规小号柄即可；高位脱位的患者，股骨侧重建的困难在于髓腔细小，股骨形态不规则，前倾角大，既往可能有过的截骨手术改变股骨解剖。细小的髓腔在扩髓时很容易导致皮质穿孔，引起股骨骨折。因此高位脱位患者可选择小号短直柄或组配式股骨柄。

(2)股骨截骨：当患侧肢体延长超过 4cm，坐骨神经损伤的风险将成倍增加，此时需要骨骨短缩截骨。常用的股骨短缩方法有转子间短缩截骨和转子下短缩截骨。目前多采用转子下短缩截骨结合组配式假体或非骨水泥假体（图 3-4-10）。

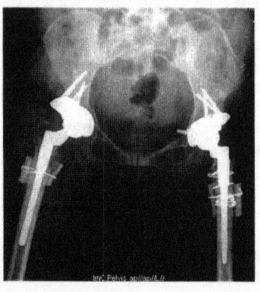

图 3-4-10　成人双侧 DDH，接受转子下短缩截骨结合组配式假体行 THA

（三）全髋关节表面置换术（total hip resurfacing arthroplasty）

适应于年轻、活动量大、股骨头颈发育较好的半脱位及低位脱位患者。与普通 THA 相比，全髋关节表面置换术不切除股骨颈，应力通过股骨头假体与股骨颈之间的传递，尽可能地保持了髋关节的正常生物力学特性，避免股骨近端的应力遮挡。手术过程中，基本不暴露骨髓腔，最大限度地保留股骨侧骨质，便于将来的翻修手术施行。术后患者可以早期负重，活动度大，脱位率低。

（黄锐）

第四节 特殊类型疾病

一、髋关节滑膜炎

（一）概述

髋关节滑膜炎，是一种由于感染、过敏、外伤等因素引起的短暂的以急性髋关节疼痛、肿胀、跛行为主的病症，又称单纯性髋关节滑膜炎、暂时性髋关节滑膜炎。

（二）流行病学

3～10 岁以下的儿童易患髋关节滑膜炎，其中以男性较常见，大多数患儿发病突然。发病高峰 3～6 岁，右侧多于左侧，双侧髋关节发病的占 5%。老年则因软骨退变与骨质增生，继发髋关节滑膜炎，男性多于女性。成年人也会发生髋关节滑膜炎，以创伤或慢性损伤为主，单侧为主。

（三）病理生理机制

1.病因学 发病原因可能与病毒感染、创伤、细菌感染及变态反应（过敏反应）有关。儿童髋关节滑膜炎一般认为它是一种由于免疫反应或过敏引起的非特异性炎症，与病毒感染、细菌感染及外伤等因素有关。老年则因软骨退变与骨质增生产生的机械性生物化学性刺激，继发髋关节滑膜水肿、渗出和积液等。髋关节扭伤、拉伤、磨损，造成关节内积液或积血，或是髋关节滑膜受到损伤，可引起急性创伤性滑膜炎；髋关节劳损使髋关节的滑膜受到损伤，逐渐出现疼痛、肿胀和功能障碍，可形成慢性损伤滑膜炎。

2.病理生理学 滑膜出现充血、水肿以及中性粒细胞浸润，血管扩张，血浆和细胞外渗，产生大量渗出液，同时滑膜细胞活跃，产生大量黏液素及炎性因子。如果反复损伤，滑膜反应可转为慢性，表现为淋巴细胞和浆细胞浸润。这些现象均为非特异性滑膜反应。

（四）临床表现

一般发病比较急、病程短，常伴有髋关节疼痛，且下肢略呈外展、外旋状，步态缓慢跛行，快走则跛行明显，平卧床上，身体摆正可见骨盆倾斜，两腿长短不齐或膝关节痛，髋关节腹股沟处有压痛，髋关节屈曲、内收活动受限，主动、被动内收、外旋髋关节时疼痛加重。儿童髋关节滑膜炎，开始疼痛呈间断性发作，且于夜间加重，而后疼痛发作时每次持续的时间较长，进行体检时可发现患儿的髋关节区饱满，"4"字试验阳性。严重时，患儿的疼痛非常严重，即使休息，疼痛也不能缓解。成人表现不如儿童明显和典型，起病或急或慢。

（五）相关检查

外周血白细胞计数和血沉正常。结核菌素皮肤试验、类风湿因子滴定、抗链球菌溶血素抗体滴定,通常是阴性。髋关节的放射学检查基本正常。B超下可以发现关节囊肿胀,肥厚,关节间隙增宽,关节腔内有积液(图3-4-11)。X线检查多无骨质破坏。磁共振检查,髋关节间隙内见少量长 T_1,长 T_2 积液影。关节镜下显示更加清楚(图3-4-12)。

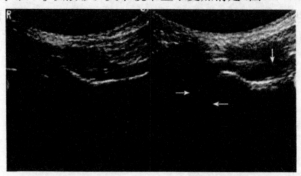

图3-4-11 B超下滑膜炎的表现

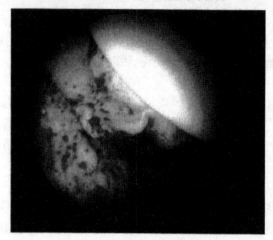

图3-4-12 关节镜下滑膜炎性充血

(六)诊断

髋关节滑膜炎的诊断,主要是根据患者的病史,年龄,发病的状态,疼痛的部位,特点,包括:髋关节区的疼痛,跛行的状态,以及髋关节的功能障碍。结合超声,CT、MRI检查,典型的病例不难诊断。

(七)鉴别诊断

1.股骨头坏死 在临床诊断上,髋关节滑膜炎容易与股骨头坏死互相混淆,而且两者症状也比较相近,较易造成误诊。但股骨头坏死则多见于30~50岁的成年人,以男性居多,并由于外伤,激素,酒精等有关,CT观察可发现多处片状低密度影和囊状透光区或髋关节腔变窄,特别是MRI检查更加明确。

2.早期化脓性髋关节炎 起病较急,有高热等中毒症状,局部红肿,白细胞增高,核左移,关节能抽出脓液。

3.结核性髋关节炎 有结核病史或接触史,低热,盗汗,结核菌素试验阳性,可出现寒性脓肿,抗结核药物有效,放射线检查,可出现死骨。

4.风湿或类风湿髋关节炎 多关节受累,可出现晨僵,病程长,常有高热,血沉增快,抗O或类风湿因子阳性,部分患者心电图有改变。

（八）治疗

不管是成人髋关节滑膜炎还是小儿的髋关节滑膜炎，都应该及时治疗，以免丧失最佳治疗时机。

1.非手术治疗　滑膜炎早期一般主要是急性期，主要是以休息制动为基础，以减少积液分泌，进一步采用抽液、口服小剂量的非甾体抗炎药（如阿司匹林等）、抗生素，以及牵引，理疗等治疗，不提倡使用肾上腺皮质激素，部分患者可以取得满意的疗效。因此合理的功能锻炼，不仅有利于积液的加快吸收，而且对于防止肌肉萎缩和关节的功能非常有益。一般来说，对于急性髋关节滑膜炎，特别是儿童，当症状消失后，再休息一段时间（7～10 天），都可以治愈，且很少复发。

2.手术治疗　如果进行上述治疗后没有效果，可考虑通过髋关节镜实施关节腔内滑膜切除术，清理其关节内的炎性组织，当影响到股骨头血运，可进一步进行小直径、多孔道钻孔减压治疗。

二、髋内翻

（一）概述

股骨颈与股骨干轴线形成的角度称为颈干角，颈干角小于 120°，就称为髋内翻。髋内翻在临床上分为先天性和后天性两类。

（二）流行病学

先天性髋内翻较少见，据文献报道发病率约占新生儿的 1/25000，单侧发病多于双侧。男女发病相近，女性发病率大于男性。后天性髋内翻相对先天性更为常见。

（三）病理生理机制

1.病因学　先天性髋内翻是发育性髋内翻，有人称为婴儿性髋内翻，本病病因不明，可能的原因有外伤、内分泌因素、遗传因素等。后天性髋内翻多继发于股骨颈骨折、转子间骨折以及股骨近端骨折。骨折愈合过程中发生髋内翻畸形，以单侧居多，特别是老年人骨质疏松明显的，发生率较高。另外，骨骼系统疾病，如骨肿瘤或肿瘤样疾患、骨质软化症等也可出现髋内翻畸形，实属少见。

2.病理生理学　先天性髋内翻位置正在股骨颈的主要负重力线径路上，股骨头内侧与股骨颈交界处是其骨发育不全区，随年龄、体重的不断增加，患儿站立行走负重，加重了股骨颈的弯曲，导致股骨头骺向内倾斜。对于后天性髋内翻来说，由于骨折及骨病所致的骨骼愈合不良产生了不利于股骨颈区的剪应力和弯应力，这些应力随股骨颈弯形而加大。髋内翻严重，颈干角进行性减小，甚至达到锐角的程度，股骨颈骨质疏松带增宽、大转子上移与髂骨相邻为止，最后髋内翻畸形呈一种手杖样的外形。

3.病理学　先天性髋内翻的股骨头内侧与股骨颈交界处见三角形骨发育不全区，三角形骨块尖端与横过股骨颈的骨质疏松带相连，病理检查为骨化延迟的软骨组织。对于后天性髋内翻，病理改变不同疾病有不同表现。

（四）临床表现

先天性髋内翻：患儿在开始行走之前一般无症状，行走后出现无痛性，渐行性加重的跛行。如为双侧病变，步态呈鸭步，大转子位置较高，转子向外上突出，股骨颈弯曲内翻形成了肢体的短缩。由于臀中肌、臀小肌松弛，Trendelenburg 征阳性，患髋无肿胀，无压痛，展、内收、旋转受限。

后天性髋内翻：由于骨折引起的髋内翻，臀部扁平增宽，走路跛行，患肢短缩，患髋外展内旋受限。骨质软化症所致的髋内翻，除具一般髋内翻的症状和体征外，骨骼的自发性疼痛和压痛发生较早，而且广泛。对于骨肿瘤或肿瘤样疾患而引起的髋内翻，往往是在没有形成内翻畸形之前，已经较早出现了该种疾病的症状和表现。

（五）相关检查

影像学检查：X线检查是髋内翻的最重要诊断手段（图3—4—13），一般表现为股骨头与股骨干轴线夹角小于120°，股骨颈短缩、增宽，股骨头位置下降，颈干角变小，大转子位置较高，Shenton线连续。

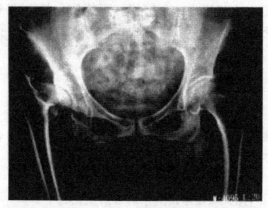

图3—4—13　右侧髋内翻

对于后天性髋内翻，由骨折引起的内翻畸形，X线检查在骨折愈合过程中出现在颈干角变小时，骨折愈合时间较短的，可见到股骨颈部，转子间部或股骨近端有骨折线或者骨折愈合情况。对于骨质软化症，X线可见骨质广泛疏松，压力畸形和假骨折，即Looser线，此线可存在数年，同时还出现身体其他部位的压缩骨折或畸形。由骨病引起的内翻畸形，会出现局部骨质的改变。

对于骨病引起的髋内翻畸形，血钙，血磷，碱性磷酸酶将有利于诊断。

（六）诊断

病史的询问，临床表现出的症状，体征，以及X线检查，特别是影像学表现为股骨颈与股骨干轴线形成的角度小于120°，股骨头位于髋臼之内，就可以诊断为髋内翻。

（七）鉴别诊断

1.先天性髋关节脱位　髋臼浅，股骨头骨骺小，出现晚，位于外上象限，沈通线不连续，颈干角增大。

2.扁平髋　为骨无菌坏死性病变，股骨头骨骺外形变扁，股骨头骨骺致密，最终股骨头变形如蘑菇状，髋臼变浅且不规则，股骨头外侧部分位于髋臼之外。

3.骨折及骨病　临床上应有外伤病史及典型的症状和体征，不难作出鉴别。

（八）治疗

1.非手术治疗　先天性髋内翻及后天性髋内翻，非手术治疗没有理想的方法。特别是先天性髋内翻，为先天性疾病，无有效预防措施，早诊断早治疗是本病的防治关键，保守治疗无效。先天性髋内翻患者在股骨头与股骨颈干之间存在非生理性的剪应力与变应力，治疗原则是应在儿童成长期减少弯曲应力使至达到正常或接近正常,变股骨头与颈之间剪应力为生理性的压应力。

2.手术治疗 先天性髋内翻一经确诊应及早手术,凡有髋内翻畸形出现,临床出现跛行、缩短、外展功能受限,X线片示颈干角一般在100°~110°,HE角>45°时,即应手术治疗。一般以4~8岁最为合适,最好不超过15岁,随年龄增长,负重活动频繁,颈干角会越变越小,甚至代偿而出现其他畸形,使手术效果不佳。但对年龄大者,为防止代偿性脊柱侧弯等畸形,仍有手术治疗之必要。对于其他原因引起的髋内翻,中年人患者也是需要矫形,应该实施截骨矫形术。手术术式有多种,主要包括:股骨转子下斜行截骨术(图3-4-14)、股骨转子楔形外展截骨术、股骨转子间倒V形插改角截骨法等。对于65岁以上,由骨折引起的髋内翻畸形,也可以选择人工关节置换。

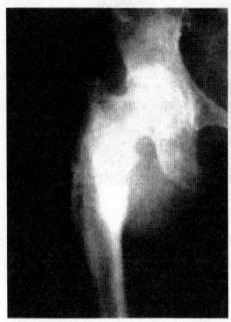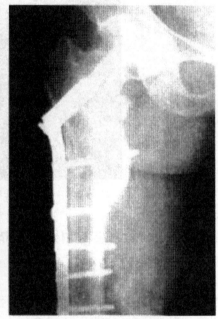

图3-4-14 股骨转子下斜行截骨术(MacEwen法和Shands法)

三、髋外翻

(一)概述

股骨颈轴线和股骨干轴线之间形成一个内倾角,或称颈干角。正常值为110°~140°。颈干角大于正常值为髋外翻。

(二)流行病学

髋外翻发生比较少见,一方面,是发生于儿童,先天性髋臼及股骨发育不良所致,年长后形成髋外翻,女多于男;另为年龄较大股骨近端发生骨折,并行手术内固定的患者。

(三)病理生理机制

髋外翻的病因包括先天性和(或)后天性。对于儿童出现髋臼及股骨发育不良,髋臼覆盖不足,未经治疗,出现髋外翻。后天性髋外翻多为股骨近端骨折造成。

先天性髋关节发育不良,使股骨颈的负重力及髋关节支点发生改变,随年龄、体重的不断增加,产生了不利于股骨颈区的剪应力和弯应力,这些应力随股骨颈弯形而加大,形成髋外翻。对于骨折手术后形成的髋外翻,是复位以及术后骨折塑形不完全所致的。髋外翻对骨及软骨影响主要是晚期出现骨性关节炎的病理改变。

（四）临床表现

患者走路跛行,患肢短缩,查体,内收,外旋受限,外展畸形超过外展活动。

（五）相关检查

X线检查可以发现股骨颈轴线和股骨干轴线夹角大于140。（图3—4—15）。

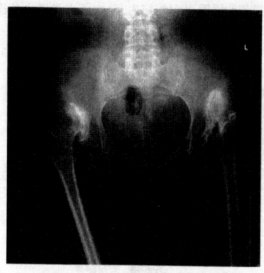

图3—4—15　左侧髋关节显示髋外翻

（六）诊断

主要通过影像学检查,患者在体位摆正情况下,颈干角大于140°,结合患者的症状,查体就可以比较明确的诊断。

（七）鉴别诊断

假性髋外翻:主要是由于臀肌麻痹和髂胫束挛缩,使股骨前倾角增大所致,在髋关节正位片上可以看到股骨颈变直与股骨干成角加大;当将患肢内旋时,使股骨前倾角恢复正常。髋关节正位片可以见到股骨颈干角即可恢复正常。这种实质颈干角正常的髋外翻,称为假性髋外翻。

（八）治疗

1.非手术治疗　单纯髋外翻,没有明显的症状,体征,对关节功能没有影响,可以暂时观察,但非手术治疗效果欠佳。

2.手术治疗　手术治疗是治疗髋外翻,最直接和有效的办法,一般采用转子下内翻截骨术,要在术前进行详细的术前设计,测量股骨颈干角,前倾角,以及截骨后的颈干角,截骨的位置,角度的维持主要使用钉板系统比较确实。髋外翻继发骨性关节炎时可行人工关节置换手术。

四、髋臼向骨盆内突入（髋臼内陷症）

（一）概述

髋臼内陷症是一种股骨头内陷突破髋臼内壁且超过Kohler线（坐骨内侧缘与髂骨内侧

缘的连线),引起关节疼痛和活动受限的疾病,国内鲜有报道。可为原发或继发性两种。本病因髋臼内壁的内陷缺损和常伴股骨颈内翻畸形而需要行全髋关节置换。

（二）流行病学

原发性髋臼内陷症少见,常累及双侧髋关节,年轻女性多发,继发性髋臼内陷症临床上多见,多累及单侧关节,大多数为成年患者。

（三）病理生理机制

原发髋臼内陷症即关节内陷症 Otto 病,较早出现疼痛等症状继发髋臼内陷症临床上多为其他疾病导致的继发性内陷,可见于 Paget 病、Marfan 综合征、强直性脊柱炎、类风湿关节炎、感染、创伤和骨软化症、佝偻病、骨质疏松症等。

关节软骨面出现萎缩、变薄或破坏,软骨失去基质中的支持物质,以致软骨萎缩、变薄,最后消失,进一步使软骨下骨遭到破坏。由于髋臼的松质骨强度低,髋臼受力后,导致髋臼内壁加深,使髋关节中心内移,同时由于臼底的不断修复重建,最后形成髋臼的内陷。

（四）临床表现

最早的表现是出现行走时疼痛,进行性加重,同时伴有越来越严重的关节活动障碍,内收,内旋,屈曲受限,下肢肢体短缩,肌肉出现萎缩,行走困难并跛行逐渐加重。

（五）相关检查

1.影像学检查　骨盆正位 X 线片为最重要和常见的检查项目,一般应用髋臼底与 Kohler 线的相对位置判断是否有髋臼内陷,具体采用 Sotello－Garza 和 Charnley 分级法,在骨盆正位 X 线片如髋臼底位于 Kohler 线内侧 1～5mm 者为轻度髋臼内陷,6～15mm 为中度髋臼内陷,＞15mm 为重度髋臼内陷。另外 CT 检查以及 CT 三维重建对于了解髋臼缺损程度会有更加精确的认识。

2.实验室检查　化验室检查包括血沉,类风湿因子,抗链"O"等可以进一步有易于判断髋臼缺损的病因。

（六）诊断

髋臼内陷症的诊断通过患者的病史,症状,查体,以及最直观的影像学检查可以较为明确确诊,但对于判断原发还是各种继发原因,需要结合多方面因素来考虑。

（七）鉴别诊断

髋关节中心脱位:常常同时伴有髋臼骨折,来自侧方的暴力,直接打击坐股骨转子区,可以使股骨头水平移动,穿过髋臼内侧壁而进入骨盆腔,不同的受力机制,会引起髋臼的不同区域都有毁损,并可出现髋关节的中心脱位。

（八）治疗

1.非手术治疗　非手术治疗只针对没有明显症状,髋臼内陷较轻,病情无进展的患者,可以进行对症处理。

2.手术治疗　大多数髋臼内陷的患者,都需要通过手术来治疗。手术治疗的目的是恢复髋关节特别是髋臼的正常解剖位置,髋臼内壁残留的腔隙性和节段性缺损必须重建,重建方式有髋臼缺损区自体或异体植骨重建、骨水泥修复重建以及植骨加骨水泥联合重建,进行人工关节置换(图 3－4－16)。

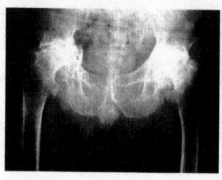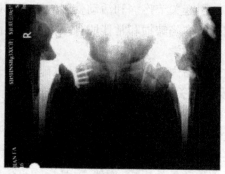

图 3-4-16 右侧髋关节内陷，全髋关节置换术中行打压植骨加强环固定

五、髋关节僵硬与强直

（一）概述

髋关节僵硬与强直是某些疾病所表现出来的体征，而不能认为是一种诊断。髋关节僵硬指某种原因使髋关节主动被动活动变小，活动不灵活、屈伸不利、下蹲困难的一种病理情况。

髋关节强直可分为纤维性强直与骨性强直两类，是指在类风湿、外伤、炎症、结核等各种因素作用下，关节活动功能丧失，形成纤维性或骨性融合畸形的总称。

（二）流行病学

髋关节僵硬主要发生在关节周围的骨折，关节炎，股骨头坏死以及关节周围手术后影响到关节周围软组织修复，张力和弹性恢复的患者，男性多于女性。绝大多数于 40 岁以前发病，以 20～30 岁为发病高峰年龄。

（三）病理生理机制

髋关节僵硬多数是因为关节周围的骨折、关节炎、股骨头坏死以及关节周围的手术，使关节囊粘连及周围软组织挛缩引起。髋关节强直大多继发于类风湿关节炎、化脓性关节炎、严重的骨性关节炎、股骨头和髋臼骨髓炎、髋关节外伤及髋关节结核的中晚期。

髋关节僵硬和强直是逐渐发展形成的，当关节病理状态下，主动和被动活动减少，引起软组织的挛缩及粘连，导致僵硬。当相邻关节面破坏修复后，由纤维组织连接固定造成的关节强直为"纤维性强直"。随后，当严重的关节破坏愈合后，构成关节的各骨之间由骨性连接为"骨性强直"。髋关节僵硬及髋关节强直后关节周围和关节囊的挛缩变性，导致关节内压力极度增高，进而致使关节囊的硬化、钙化，甚至骨化。

（四）临床表现

髋关节僵硬可以表现为髋关节不灵活、屈伸不利、下蹲困难以及髋关节发出响声、下肢肌肉萎缩，还会出现腰酸、下背痛、脊柱侧弯等情况。

髋关节强直表现为髋关节的主动及被动活动部分或全部丧失，临床上常见的髋关节非功能位的强直畸形多为屈曲、内收及内旋畸形，其次为屈曲、外展外旋畸形。单侧髋关节强直走路虽然跛行，由于健侧髋关节和腰椎、骨盆的部分代偿，工作与生活虽然受影响但患者尚能忍受；如为双侧髋关节强直，则走路难以跨步，不能下蹲，穿脱裤袜也极为困难。

（五）相关检查

1.影像学检查 髋关节僵硬可以通过影像学检查发现引起僵硬表现的相应疾病，如早期的股骨头坏死可以表现出髋关节的僵硬，通过 MRI 的检查，便可以根据此症状得以确诊。髋关节纤维性强直,X线片上(图3-4-17)只显示关节间隙不同程度的狭窄,看不到骨组织穿过关节间隙,常见于关节结核。严重的关节破坏愈合后,髋关节的骨性强直,X线片上除关节间隙全部或部分消失外,并可见骨小梁通过原关节间隙,CT可以看到骨性愈合。

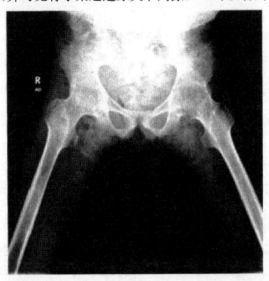

图3-4-17　髋关节纤维性强直,X线片上只显示关节间隙不同程度的狭窄,看不到骨组织穿过关节间隙

2.血清学检查　引起髋关节僵硬和强直的疾病,需要搞清原发疾病,可以进一步进行包括血常规,血沉,抗链"O",类风湿因子,结核抗体等检查。

(六)诊断

主要依赖患者的症状和详细的查体,包括伸、屈、外展、内收和旋转情况,髋关节僵硬有一定的活动度,而强直的髋关节没有活动度。同时结合患者的疾病以及影像学资料来进行综合判断。

(七)鉴别诊断

主要同高位神经系统的疾病进行区别,比如脑干损伤出现关节的强直,同时,这样的患者不仅病史比较明确,查体会出现典型的痉挛瘫,这样高位神经损伤的表现。

(八)治疗

1.非手术治疗　对于髋关节僵硬的患者,我们可以针对原发病治疗的同时,进行理疗,及合理的康复训练,如患者从开始适度屈伸和外展活动,循序渐进,到逐步扶助行器部分负重练习行走,并需要坚持不断的进行训练。必要时,可以在麻醉的条件下,实施手法被动活动。但对于严重的髋关节僵硬,以及髋关节强直的患者,非手术治疗都是无效和危险的,被动的康复练习,容易造成骨折。

2.手术治疗

(1)软组织松解:长期骨性或纤维性融合的髋关节,髋周韧带组织都有不同程度的挛缩、粘连。在髋关节强直于伸直位的患者,术中要求有限松解,但对于强直在屈曲位的,关节前方软组织必须进行大量松解。术后将患髋置于屈曲位,待麻醉苏醒后3天内逐步伸直。

(2)人工关节置换:为了恢复关节的功能,提高患者的生存质量,对那些关节强直的患者,人工关节置换是目前最有效的治疗手段。

(黄　锐)

第五章　膝关节疾病

第一节　关节损伤与脱位

一、膝关节周围骨折

（一）股骨远端骨折

1. 概述　股骨远端骨折一般指股骨远端距股骨髁关节面 9cm 范围内的骨折，包括髁上和髁间骨折，常伴有严重的软组织损伤。由于股骨远端骨结构主要是骨松质、骨皮质甚薄，骨折后骨松质压缩形成骨缺损以及骨折端常有粉碎，骨折线延伸到膝关节和伸膝装置，易并发腘血管损伤、膝内外翻畸形、关节粘连、僵直及继发骨关节炎等并发症。这些因素导致其临床疗效不满意，是骨关节创伤中治疗较为困难的问题之一。

2. 流行病学　股骨远端骨折占所有股骨骨折的 4%～7%。多发生于青年人和老年人两个群体，前者多由高能量交通伤多见，占 55%，绝大多数年龄为 15～50 岁，男性占主导。后者主要为低能量的摔伤，占 33%，中老年患者的骨质疏松是主要易患因素。

3. 损伤机制　多数股骨远端骨折的受伤机制被认为是轴向负荷合并内翻、外翻或旋转的外力引起。在年轻的患者中，常发生与摩托车祸相关的高能量损伤，这些骨折常有移位、开放、粉碎和合并其他损伤。在老年患者中，常由于屈膝位滑倒和摔倒，多为骨质疏松性不稳定性粉碎性骨折。

4. 分类　股骨远端骨折还没有一个被广泛接受的分类，所有分类都涉及关节外和关节内以及单髁骨折，进一步分类主要依据骨折移位方向、粉碎程度和对关节面的影响。常用的分类方法包括：Hohl 分类、AO 分类、Neer 分类和 Seinsheimer 分类，其中最常用的是 AO 分类（图 3－5－1）。

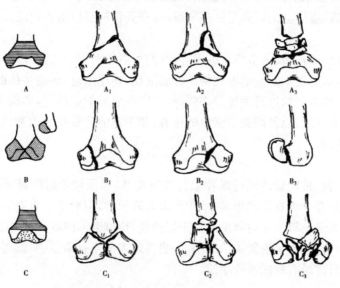

图 3－5－1　股骨远端骨折的 AO 分类

5.临床表现 患者明确外伤史,伤后患者出现膝部疼痛、并迅速出现肿胀,股骨髁部增宽,可见畸形。膝关节主动或被动活动时,可感到骨擦音。股骨髁骨折后必须注意血管神经的情况,肢体远端脉搏减弱或消失应立即行血管彩超并记录,必要时进行血管造影。患者的神经系统检查同等重要,也要予以记录。对筋膜室综合征予以警惕。对待开放性伤口应仔细检查是否与骨折端和膝关节相通,骨缺损、异物残留。

6.相关检查 常规摄膝关节正侧位 X 线,如果骨折粉碎,牵引下摄正侧位 X 线片可更清楚地显示骨折形态,有利于骨折的分类,当骨折涉及膝关节、骨折粉碎和合并胫骨平台骨折时,倾斜 45°位摄片有助于明确损伤的范围,对累及关节面的骨折进行 CT 检查可以明确关节面损伤、软骨下骨折。如果合并膝关节脱位,怀疑韧带和半月板损伤,应进行 MRI 检查。怀疑血管损伤时常规行血管彩超或造影。

7.治疗

(1)非手术治疗:非手术治疗仅用于对功能要求较低或者有手术禁忌证的患者。传统的非手术治疗包括闭合复位骨折、骨牵引和石膏或夹板固定。非手术治疗虽然避免了手术风险,但是患者卧床时间较长、花费大,护理困难,不适合多发损伤患者和老年患者。

(2)手术治疗:手术适应证为:①有移位的关节内骨折;②开放性骨折需清创治疗;③伴有血管神经损伤;④同侧胫骨干骨折,形成"浮膝";⑤双侧股骨骨折,不能耐受长期卧床牵引治疗;⑥多发伤患者,早期骨折的稳定有利于多发伤的恢复及严重并发症的防治;⑦合并膝重要韧带损伤,不能复位的骨折或病理性骨折。

手术治疗的基本要求应达到关节面平整,维持正常的力线关系,在双髁骨折更应注意恢复髌股关节面的平整,恢复髌骨在股骨髁前方骨面上的正常滑动轨迹。

(二)髌骨骨折

1.概述 髌骨骨折是常见的损伤之一,以髌骨局部肿胀、疼痛、膝关节不能自主伸直为主要临床表现,常伴有皮下瘀斑以及膝部皮肤擦伤。

2.流行病学 髌骨骨折是膝部常见的骨折,占所有骨折的 0.5%～1.5%,并可见于所有的年龄组;主要发生于 20～50 岁的年龄组,儿童和青少年发病率仅占 0.44%。男性大约是女性的 2 倍。

3.损伤机制 髌骨骨折的原因可能为直接暴力、间接暴力或两者的结合。直接损伤来自对膝关节前方的暴力,如直接跪倒在地;交通事故伤直接暴力作用于髌骨。间接损伤来自膝关节屈曲时股四头肌的强力收缩,髌骨被撕开,并伴随有伸膝装置中髌骨两侧支持带的撕裂。

4.分类 按照损伤机制分为直接暴力和间接暴力骨折。按骨折形态分为 6 种类型(图 3-5-2):横行骨折、星状骨折、粉碎骨折、纵形或边缘骨折、近端或下极骨折和骨软骨骨折。

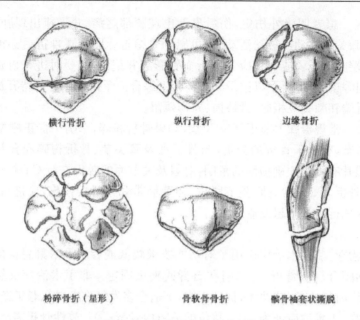

横行骨折　　　　　纵行骨折　　　　　边缘骨折

粉碎骨折（星形）　　　　骨软骨骨折　　　　髌骨袖套状撕脱

图 3－5－2　髌骨骨折的形态分类

5.临床表现　直接损伤患者有明确的外伤史,如膝部直接撞击后出现疼痛、肿胀及乏力。间接损伤后膝部出现凹陷,伴有疼痛和肿胀。通过触诊可发现压痛范围,骨折块分离或缺损的情况。无移位骨折仅出现中度肿胀,解剖关系正常,但骨折端压痛是最重要的临床表现。

查体包括检查皮肤有无擦伤、挫伤及皮肤裂伤,关节内积血时浮髌征阳性。对有皮肤裂伤者要明确是否为开放骨折以及是否与关节腔相通。如果骨折移位明显,可触及骨折的间隙。如果骨折间隙很大,则提示有支持带的严重撕裂。可以通过局麻下直腿抬高或对抗重力伸膝来检查伸膝装置。患者能够伸膝并不能排除髌骨骨折,但可以简单估计支持带是否完整。如果不能伸膝,一般提示伸膝装置的连续性中断。如果伴有髌骨的骨折,则提示股四头肌内侧和外侧扩张部撕裂。

6.辅助检查　应常规拍摄斜位、侧位及轴位 X 线相。因正位上髌骨与股骨远端髁部重叠,很难进行分析,因此多采用斜位,以便于清楚显示髌骨,侧位 X 线相很有帮助,它能够提供髌骨的全貌以及骨折块移位和关节面出现"台阶"的程度(图 3－5－3)。行轴位 X 线检查有利于除外边缘纵行骨折,因为它常常被漏诊,而且多无移位。CT 扫描或 MRI 检查有助于诊断边缘骨折或游离的骨软骨骨折,特别是 X 线无法发现的隐匿骨折。

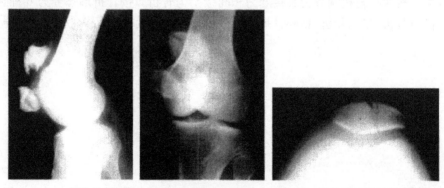

图 3－5－3　侧位及斜位的 X 线显示髌骨粉碎骨折,移位明显。轴位片显示髌骨纵行骨折

7.治疗　髌骨骨折治疗的目的是保证恢复伸膝装置的连续性,保护髌骨的功能,减少与关节内骨折有关的并发症。治疗原则是尽可能保留髌骨,充分恢复关节面的平整,修复股四头肌扩张部的横行撕裂,早期练习膝关节活动和股四头肌肌力。即使很大的骨折分离和移位,也不主张部分切除或全髌骨切除术。

(1)非手术治疗:对无明显移位骨折或纵行骨折移位小于 2mm,以及伸膝装置良好的髌骨骨折,可行保守治疗。早期可用弹力绷带及冰袋加压包扎,以减少肿胀;亦可对关节内积血进行抽吸,以减轻肿胀和疼痛以及关节内压力。而后将患膝于屈膝 10°位石膏固定 4～6 周,石膏固定范围自内踝上几厘米到腹股沟(不是大腿中段)。早期应进行直腿抬高训练,并且贯穿石膏制动的全过程,并可带石膏部分负重,纵行骨折可完全负重。如果患者依从性好,可以用锁定于伸膝位的铰链型膝关节支具代替石膏。固定 6 周后复查 X 线显示骨折稳定,无移位愈合,可以逐步开始主动活动练习,并去除外固定。

(2)手术治疗:所有移位大于 2mm 的骨折均需要手术治疗。根据骨折类型选择不同的内固定方法(表 3-5-1)。对未累及髌骨关节面的髌骨下极粉碎骨折也应解剖复位固定。

表 3-5-1　髌骨骨折的手术治疗

髌骨骨折类型	治疗方法
非粉碎骨折	
横行	改良钢丝张力带固定
	可吸收空心螺钉结合爱惜邦缝线
	张力带双重固定
极部	髌骨部分切除
尖端	改良钢丝张力带固定
基底部	
粉碎型	
星形	改良钢丝张力带固定
	前方纵行张力带钢丝加钢丝环扎
横行	独立加压螺钉和改良张力带钢丝
	固定
	可吸收空心螺钉结合爱惜邦缝线
	张力带双重固定
	前方纵行张力带钢丝
	髌骨部分切除
极部	髌骨部分切除
严重移位粉碎	改良钢丝张力带固定
	前方纵行张力带钢丝固定
	髌骨部分切除
	髌骨全切除

笔者采用可吸收空心螺钉拉力固定结合 2 号爱惜邦缝线张力带双重固定的方法治疗横行髌骨骨折或者骨块较大的粉碎性髌骨骨折,取得了较好的临床效果,避免了克氏针、钢丝等

金属内固定物造成的并发症,同时不需要行内固定取出,避免了二次手术。

(三)胫骨平台骨折

1. 概述　胫骨平台骨折指胫骨近端累及关节面的骨折,好发于交通伤,特别是摩托车伤,高处坠落伤,运动损伤等,低能量损伤以中老年为主,而高能量损伤好发于青壮年。但是如果复位不满意,固定不恰当,则容易造成膝关节内、外翻畸形,创伤性骨关节炎,关节僵硬等并发症,尤其合并韧带损伤易导致不稳。

2. 流行病学　按照 Hohl(1991)的统计,胫骨平台骨折占所有骨折的1%,老年人骨折的8%。已发表的资料表明,外侧平台受累最为多见,占 55%～70%,内侧平台损伤占 10%～23%,内外侧平台同时受累占 10%～30%。

3. 损伤机制　造成胫骨平台骨折的病因仍为直接暴力或间接暴力,直接暴力直接作用于胫骨近端,造成胫骨平台或胫骨上段爆裂,临床表现为粉碎性骨折,如为开放性骨折,膝周软组织损伤较重,有时合并有神经血管损伤,膝周韧带及半月板损伤。间接暴力常指膝关节内外翻,或过屈,过伸,膝关节垂直或旋转暴力,造成胫骨平台内侧和(或)外侧劈裂骨折,或塌陷骨折。

4. 分类　目前临床最常用的分类系统是 Schatzker 分型(图 3-5-4)主要分为六型:Ⅰ型:单纯胫骨外侧髁劈裂骨折;Ⅱ型:外侧髁劈裂合并塌陷骨折;Ⅲ型:单纯外侧平台塌陷骨折;Ⅳ型:单纯内侧髁劈裂或塌陷骨折;Ⅴ型:内、外侧髁骨折(又称双髁骨折);Ⅵ型:双髁骨折伴有胫骨干骺端骨折。

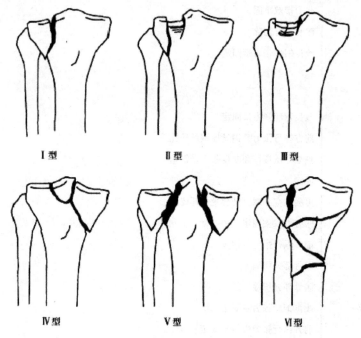

图 3-5-4　胫骨平台骨折的 Schatzker 分型

5. 临床表现　患者伤后膝部疼痛、肿胀,不能负重。膝关节肿胀、畸形,局部皮肤擦伤或皮下淤血,关节腔积血,浮髌征(+),膝关节主动或被动活动明显受限,局部压痛存在。部分患者出现膝关节不稳定,同时应注意检查有无血管神经损伤,是否存在小腿骨筋膜室综合征。若有开放伤口,应检查其与骨折端和膝关节之间的关系。同时注意胫骨平台骨折可合并内、外侧副韧带损伤,半月板损伤及前、后叉韧带损伤,尤其对于复杂平台骨折患者。

6.辅助检查 为了明确诊断,需拍摄前后位、侧位和双斜位 X 线片,检查侧副韧带损伤应拍摄应力位 X 线片,牵引位摄片可以明确牵引的效果及依靠韧带复位的可行性。要进一步对骨折类型和移位情况进行分析,应选择 CT 扫描。MRI 对软骨损伤、合并半月板和韧带的损伤者比 CT 更具优越性。

7.诊断 胫骨平台骨折结合外伤史、查体及影像学检查不难作出诊断。

8.治疗 胫骨平台骨折治疗目的:恢复关节面平整和下肢力线,重建膝关节稳定性,早期活动,防止膝内外翻畸形、创伤性关节炎和关节僵硬。

(1)非手术治疗:主要适用于无移位或移位不明显的骨折。治疗包括手法复位固定,骨牵引或石膏/支具制动。治疗首先抽出关节内积血或积液,加压包扎,以长腿石膏管型或支具固定,然后开始练习股四头肌活动,4～6 周后除去石膏或支具,练习膝关节伸屈活动。为防止粘连亦可行牵引治疗,牵引同时早日练习膝关节活动,4 周后去除牵引。尽力避免手术治疗的风险,但却易造成膝关节僵硬和对线不良。

(2)手术治疗:手术适应证主要包括:①开放性胫骨平台骨折;②骨折伴骨筋膜间室综合征;③经关节面骨折移位超过 3～5mm,对于年轻或活动多者骨折移位超过 2mm;④轴向对线不良。相对指征包括:①可导致关节不稳定的外侧平台骨折;②多数移位的内侧平台骨折;③多数移位的胫骨双侧平台骨折。

手术治疗的目的首先是要恢复膝关节的力线,其次要尽量解剖复位胫骨平台关节面。对关节面塌陷骨折整复后,其下的骨缺损,应填充植骨支撑,保持关节面平整。为防止术后骨折再倾斜移位,可应用支撑钢板—螺钉内固定。笔者采取可吸收拉力螺钉固定Ⅰ～Ⅱ型骨折也取得了较好的疗效。对同时有半月板滑膜缘撕裂者,应原位缝合修复。如半月板破裂,应修整成形。韧带损伤,应同时修复。

二、膝关节脱位

(一)概论

膝关节脱位是指组成膝关节的胫骨与股骨间失去正常的对位关系。膝关节脱位并不常见,只有在强大的外力及高能量损伤作用下才可能发生脱位,常伴有周围广泛软组织、关节囊、韧带结构、腘肌腱、半月板和关节软骨的损伤,极易导致腘血管神经损伤等严重的并发症。膝关节脱位可由外伤性因素、先天性的因素或病理性因素引起,本节所讨论的主要是外伤性膝关节脱位。

(二)流行病学

据报道,膝关节脱位的发生率为 0.001%～0.013%。其中前脱位和后脱位占所有脱位发生率分别为 40% 和 33%;内侧脱位占 18%,外侧脱位占 4%;旋转脱位占 5%。由于致伤能量高,20%～30% 的脱位是开放性的。

(三)损伤机制与分类

强大的暴力作用于胫骨上端或股骨下端,是引起创伤性膝关节脱位的原因,在我国常见于摩托车祸、运动伤等。当外力引起膝关节完全性脱位时,其脱位的方向决定于暴力方向、着地姿势和着力部位。根据胫骨上端在股骨下端的移位方向,可将膝关节脱位分为五种,即前侧脱位、后侧脱位、内侧脱位、外侧脱位及旋转脱位(图 3-5-5)。

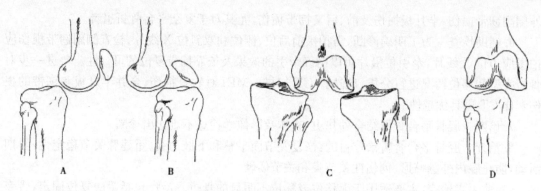

图 3—5—5　膝关节脱位分类

A. 后脱位；B. 前脱位；C. 内或外侧脱位；D. 旋转脱位

（四）临床表现

患者有明确的膝关节外伤史，伤后患膝疼痛剧烈，活动功能丧失，膝关节可有不同程度的畸形。但因膝关节的胫骨平台与股骨髁之间不易交锁，常可自行复位，所以有时可不出现畸形，对此类患者应特别注意不要漏诊。如合并骨折、神经血管损伤，则出现相应症状。

查体关节肿胀显著、压痛明显、活动受限。由于交叉韧带和内外侧副韧带撕裂，膝关节可有明显异常活动，关节各方向稳定性均受到影响。但患者就诊时多为急性期，由于疼痛、卡锁未复位等，有时无法第一时间进行关节稳定性的检查。同时应对足背动脉、胫后动脉进行触诊，对下肢远端血供情况进行判断，对腓总神经、胫神经功能进行检查。

（五）辅助检查

X 线片可明确显示胫骨与股骨间完全失去正常的解剖对位关系，另外还应注意有无骨折存在，特别是韧带附着处的撕脱骨折（图 3—5—6）。一旦怀疑有血管损伤者应立即行彩色多普勒或血管造影检查。MRI 对骨挫伤、韧带损伤有较好的显示（图 3—5—7）。对有骨折的患者还应行 CT 检查，了解骨折的具体情况。

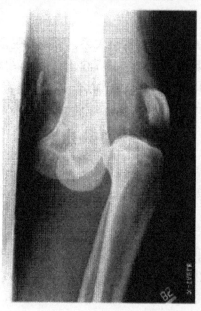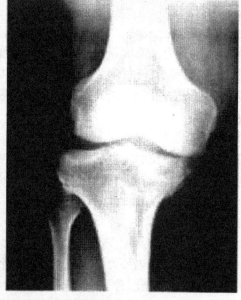

图 3—5—6　X 线显示膝关节前脱位和外侧旋转脱位

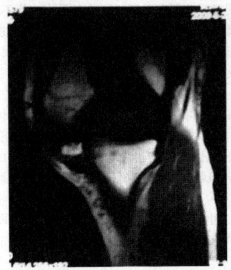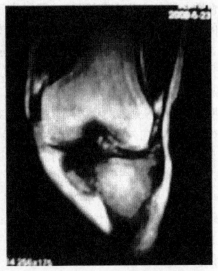

图 3-5-7 MRI 显示膝关节脱位合并前交叉韧带损伤(左),膝关节脱位合并内侧副韧带及关节囊破裂(右)

（六）治疗

1.非手术治疗 所有膝关节脱位应作紧急处理,如为单纯性脱位,无血管损伤,应及时实施闭合复位术。复位中要注意避免暴力牵拉,以防神经血管损伤。复位完成后用长腿石膏夹板将小腿上段向前托起固定在屈膝 30°位;若急性期不行手术治疗的患者,伤后 1 周改成屈膝 5°~10°位固定 6~8 周。≥70 岁的老年患者可不采用手术治疗。在固定期间应积极锻炼股四头肌,以利早日步行,1 个月后带石膏夹板行走加强功能锻炼。对关节活动和股四头肌力量恢复较慢者,应加用物理治疗和适当的体育疗法。

2.手术治疗 对于开放性脱位,应急诊行清创术,根据情况决定是否闭合创口,同时复位关节,复位后外固定维持。对于闭合性脱位,若手法复位不成功应考虑手术切开复位,同时修复内侧关节囊。如有血管损伤则在关节复位后行血管探查,并根据情况行血栓取出、血管吻合或大隐静脉移植;如有神经损伤则行神经探查修复。合并关节囊、韧带损伤的膝关节脱位,需要一期或二期进行修复和重建。对稳定性无法恢复、关节功能差的年老患者,可后期行人工全膝关节置换术。

三、髌骨脱位

（一）概述

髌骨脱位是指髌骨移动或滑动使其脱离正常的解剖位置,临床上以外侧移位最常见,而且常易复发。根据病因和病史一般可分为急性髌骨脱位、复发性脱位、习惯性脱位和持久性脱位。急性髌骨脱位一般是由创伤引起的脱位。这些患者膝关节解剖结构正常或伴随有先天和后天的关节、韧带或肌肉的组织结构或功能异常。而其他几种脱位多伴有先天或后天的结构或功能异常。本章只涉及急性髌骨脱位。

（二）流行病学

各种原因导致的髌骨脱位,在儿童及青少年期比较常见,但是因暴力直接导致的儿童急性髌骨脱位则比较少见。

（三）损伤机制

急性髌骨脱位主要为直接暴力,偶尔为间接暴力所致。产生脱位的暴力大小不一,如在有异常的解剖结构时发生损伤,即可发生在较小暴力的情况下。髌骨脱位的方向取决于直接暴力的方向和膝关节的屈伸状态一般将其分为外侧、内侧、上、下、关节内和髁间脱位 6 种。其中髌骨外侧脱位最为多见,髌骨内侧脱位较为罕见。

(四)临床表现

有明显的外伤史。通常状况下,主动或被动的伸膝动作容易使髌骨复位。但查体时症状体征仍比较明显。向外脱位者伤处肿胀明显,压痛集中在髌骨的内侧缘,活动明显受限。如果内侧支持带完全断裂,则在髌骨内侧的股内侧肌附丽处可触及塌陷。若向外脱位的髌骨未复位时,在膝关节的外侧可扪及大的包块。若发现髌骨内侧有瘀斑,明显的压痛,将髌骨向外侧推移时有松动感,膝关节不能屈曲,如果将复位的髌骨向外侧推挤时有剧烈的疼痛或患者有恐惧感,则为恐惧试验阳性。膝关节屈曲位可以摸到髌骨不在股骨髁间凹内而向外侧移位。向上脱位者可以检查到髌骨位置偏高 3 关节内出血可导致关节肿胀,严重的关节肿胀则提示有骨软骨骨折存在的可能性。

(五)辅助检查

X 线片检查应摄标准的前后、侧位和轴位片,前后位可评价股胫角,内和外侧间隙的改变、髌骨的大小、位置和完整性(图 3-5-8)。侧位片有助于评估髌骨相对于关节线的高度。轴位片有助于判断髌股的关系和排除有无骨软骨骨折。关节穿刺,如抽出的关节内血液有脂肪滴,应考虑有骨软骨骨折。在脱位已复位的情况,诊断更为困难,可仅仅发现内侧关节的疼痛和渗出,必须排除是否有骨软骨骨折。

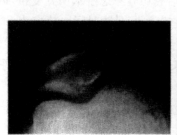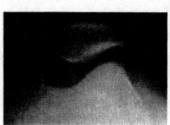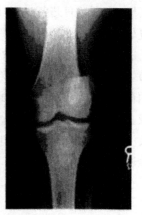

图 3-5-8　X 线轴位及正位均显示髌骨外侧脱位

CT 检查使髌骨脱位的诊断和判断有无发育异常,具有更确切的诊断目的。在 CT 平面上也易判断髌骨关节面的形态及隐匿骨折(图 3-5-9)。MRI 检查还可发现股骨外髁软骨与骨损伤,股四头肌腱、支持带及髌韧带的损伤。

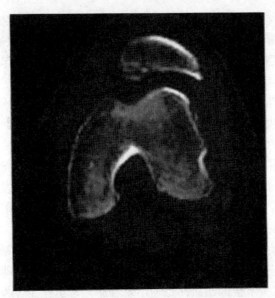

图 3-5-9 CT 显示髌骨外侧脱位,内侧髌股间隙增大,髌骨内侧骨折

（六）治疗

1. 非手术治疗 大部分急性髌骨脱位均可自行复位,如就诊时髌骨仍处于脱位状态,应立即复位。儿童很少需要手术复位,复位时患者取坐位,屈髋放松股四头肌,逐渐伸膝,轻轻向内侧推髌骨以达到复位。单纯髌骨脱位固定 2～4 周后,应进行功能锻炼以增加股四头肌力量并进行膝关节活动的适当锻炼。

2. 手术治疗 适用于脱位合并骨折、关节内游离体及韧带断裂者,包括股内侧肌从髌骨的内侧完全撕脱、骨软骨骨折形成游离体、股四头肌腱、髌韧带断裂或撕脱造成的关节内脱位。手术方式有关节镜下清除游离体及韧带修复、开放手术骨折复位固定、韧带修复等。术后早期股四头肌、膝关节功能康复锻炼。

四、膝部韧带损伤

（一）概述

膝关节由股骨下端、胫骨上端、髌骨构成骨性支架,同时由四大韧带（前后交叉韧带、内外侧副韧带）及其他韧带、内外侧半月板、关节囊及膝关节周围肌肉肌腱组成软组织稳定结构。膝关节的静力稳定作用主要由四大韧带承担,即前、后交叉韧带及内、外侧副韧带。主要的动力结构是前方的股四头肌和后方的股二头肌、半腱肌、半膜肌、股薄肌及腓肠肌等。

（二）分类

膝关节韧带损伤常见于体育运动中的接触性和非接触性损伤,同时交通事故中骨折合并韧带损伤也不少见。《Lange 现代骨科诊断与治疗》将膝关节韧带损伤分为三级：Ⅰ级,韧带被拉长,但没有关节不稳定的症状;Ⅱ级,韧带被拉长,有关节不稳定的症状,但韧带的连续性尚存在;Ⅲ级,韧带完全断裂,连续性中断,膝关节明显不稳定。

（三）损伤机制

膝关节韧带损伤与外伤机制密切联系：内翻应力常导致外侧副韧带损伤;外翻应力常导致内侧副韧带损伤;胫骨上段相对股骨下段受到由后向前或由前向后的暴力作用后,常会发生前交叉韧带或后交叉韧带损伤；多韧带损伤常可见于前交叉韧带和内侧副韧带同时损伤导致膝关节前内侧旋转不稳定，后交叉韧带和外侧副韧带同时损伤导致后外侧旋转不稳定，甚至膝关节的前、后交叉韧带和内、外侧副韧带都完全断裂，表现为膝关节的完全脱位。

1.前交叉韧带损伤

(1)概述：前交叉韧带主要作用是限制胫骨向前过度移位，此外还有限制胫骨内旋和在膝关节伸直位时限制膝过度内翻或外翻等活动。前交叉韧带损伤是指暴力作用于前交叉韧带，使其被拉长甚至是连续性中断。

(2)病因学：致伤原因主要为大腿下段由前向后(或小腿上段由后向前)的剪切暴力、过伸暴力及外翻暴力是前交叉韧带损伤的常见原因。前交叉韧带损伤常发生于篮球、足球、橄榄球和滑雪等运动项目，其中篮球运动的发病率最高。在我国，非机动车或摩托车车祸也是引起前交叉韧带损伤的常见原因之一。

(3)临床表现：患者有明确外伤史，常常伴随膝关节过伸和膝关节被脱位复位的经历。受伤时常可听见或感觉到前交叉韧带断裂的响声。伤后倒地后不能立即站起，行走变得困难。在伤后的几个小时内，膝关节会因出血而迅速出现肿胀。若出血少伴发少量关节积液会导致髌韧带两旁隐窝消失，若出血多则表现为髌上囊的肿胀，此时检查浮髌试验阳性。前叉韧带损伤后未及时治疗转变为慢性后(≥3周)，膝关节活动时常表现为错动感，易反复发生膝关节"扭伤"，且一次比一次加重。若伴发半月板撕裂伤，常有膝关节弹动或卡锁的症状以及伴随膝关节部分伸屈功能受限。

查体时膝关节明显关节松弛，轴移试验、前抽屉试验阳性。前向拉格曼试验(Lachman test)通常对胫骨前移位很敏感，约有95％的敏感度。检查时，膝关节屈曲20°，检查者左手固定大腿下段股骨远端，右手抓住小腿胫骨上段向前拉。韧带完整时，胫骨几乎没有向前移位，同时可以感觉到坚韧固定的终末点。前交叉韧带损伤时，胫骨向前移位明显，终末点有松软感或不明显(图3—5—10)。检查时注意和健侧对比。

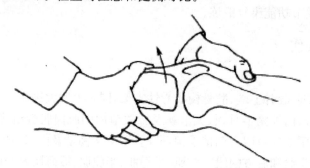

图3—5—10　Lachman试验

前抽屉试验(anterior drawer test，ADT)是检查前交叉韧带损伤的一种方法。其敏感性不如Lachman试验，患者仰卧位，屈膝90°(屈髋大约45°)，检查者坐于患者脚背上帮助固定，双手握住小腿上段胫骨近端。腘绳肌放松后向前牵拉胫骨，判定胫骨前移和终末点的情况(图3—5—11)。

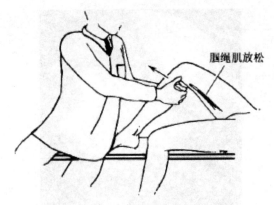

图 3-5-11 前抽屉试验操作示意图

胭绳肌放松

（4）辅助检查：膝部 X 线片可以显示胫骨的前交叉韧带止点有无撕脱性骨折，应力侧位（屈膝 90°）片上可显示胫骨相对股骨向前移位的表现。MRI 是诊断前交叉韧带损伤最有价值的检查。急性期 T_2 像表现为髁间窝血肿，韧带不连续。另外股骨外髁和胫骨平台后方会出现骨挫伤。慢性期表现为前交叉的信号中断，或者韧带信号影增粗、移位，或者扭曲、松弛呈波浪状（图 3-5-12）。现在的 MRI 技术对前交叉韧带损伤的诊断准确性达到 95%~100%。

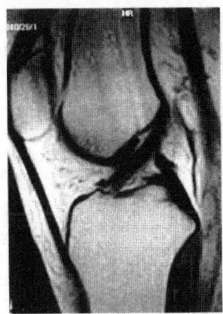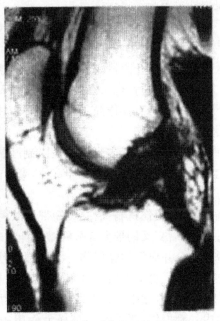

图 3-5-12 正常 ACL 及 ACL 损伤（增粗毛糙）的不同 MRI 表现

关节镜镜检对前交叉韧带损伤的诊断最重要，目前已经成为"金标准"（图 3-5-13）。急性创伤性关节血肿患者大多数在查体时体征阴性或者可疑，但是关节镜镜检绝大部分可以发现前交叉韧带损伤。

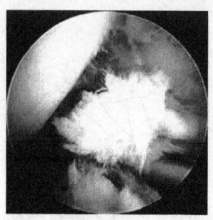

图 3-5-13 膝关节镜下可见前交叉韧带完全断裂

（5）治疗：前交叉韧带损伤患者的主要问题是关节不稳和疼痛，应根据前交叉韧带损伤具体情况来决定治疗方法。

1）非手术治疗：非手术治疗适用于对体育运动的要求很少的、单纯前交叉韧带损伤的老年患者或前交叉韧带Ⅰ级损伤但无关节不稳定症状患者。它的目的主要是恢复大部分日常活动，无法满足剧烈运动的要求。新的保守治疗旨在康复，即支具或石膏固定患膝 3 周后开始患肢肌力即关节活动度锻炼。

2）手术治疗：适应证包括前交叉韧带完全断裂、合并半月板或其他韧带损伤、参加高运动水平的体育运动、年轻患者。前交叉韧带胫骨附着点撕脱骨折最易发生于胫骨棘附丽区，股骨附丽区罕见。韧带止点撕脱骨折可采用骨折复位螺钉、缝合等固定，也可同时采用几种固定方式。手术切开进行，也可在关节镜下进行。前交叉韧带重建术多用于韧带的修复治疗。关节镜下手术技术具有操作简单、创伤小和固定可靠的优点。

2. 后交叉韧带损伤

（1）概述：后交叉韧带主要作用是限制胫骨后移，同时又是控制外旋及内、外翻的稳定结构。无论膝关节处于屈曲位或是伸直位，来自前方的或后方的使胫骨上端相对股骨向后移的暴力都可能导致后交叉韧带断裂。

（2）病因学及损伤机制：后交叉韧带可以由过伸、全屈、膝内外翻造成损伤。①过伸损伤：膝关节过伸时，后交叉韧带大部分纤维在伸直时紧张，可能导致后交叉韧带撕裂，严重者造成膝关节脱位及合并血管神经损伤。②全屈损伤，为后交叉韧带最常见的损伤机制。屈膝时，来自前方暴力致胫骨上端后移，可导致后交叉韧带损伤。如在运动中由前向后重击胫骨上段前方、车祸中驾驶台撞击胫骨上段前方或者膝屈曲位时跌倒地板上等均可导致后交叉韧带损伤。③膝内外翻损伤：严重的外翻暴力作用于膝关节时，随着内侧副韧带、前交叉韧带的损伤，后交叉韧带可能随之断裂。

（3）临床表现：患者可有外伤史，伤患者感觉有关节错动感，可听到或感觉到韧带断裂时发出的响声。急性期伤后患膝立即出现疼痛，不能负重，伴伤后膝关节快速肿胀。慢性期的患者最常见的症状是膝关节错动感及疼痛，可逐渐加重，以长距离行走及下楼梯为著。多数后交叉韧带损伤常合并内侧复合体或外侧复合体的损伤，以外侧复合体损伤常见，可出现典型的患膝内翻步态，合并外侧复合体损伤或原始损伤为膝关节脱位时，容易合并腓总神经损伤及腘血管损伤。

查体患者膝关节可有肿胀,有明显的"小腿上段后倒征",后抽屉试验和后向拉格曼试验 (Lachman test)阳性,以及"台阶征"消失,屈曲90°位胫骨向后松弛最明显。后抽屉试验指膝关节屈曲90°,给胫骨近端向后的压力,胫骨上段向后移位大于3mm为阳性。台阶征是指膝关节屈曲90°时,检查者用拇指指腹沿股骨内髁向下滑动,正常者可触及胫骨内侧平台前缘向相方突出1cm,称为"台阶征"(图3—5—14)。

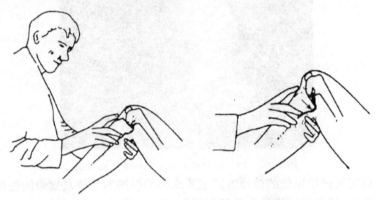

图3—5—14 正常台阶征(左)及台阶征消失(右)

(4)辅助检查:急性期关节穿刺抽出血性关节液。膝关节屈曲90°胫骨上段向后应力侧位 X线片有助于诊断,可见胫骨相对于股骨向后移位,腓骨头撕脱骨折表明外侧复合体损伤。

MRI确诊后交叉韧带损伤的准确率在90%以上。直接征象表现为后交叉的连续性中断,或者韧带信号影增粗、边缘毛糙局部信号影增高,或者扭曲、松弛呈波浪状(图3—5—15)。但MRI的诊断与后外侧复合体的松弛度并不成比例,所以不能完全用来判断手术适应证。

关节镜检能准确诊断后交叉韧带损伤。后交叉韧带损伤的间接征象包括:前交叉韧带假性松弛(图3—5—16)、内侧半月板相对于股骨内髁后移、内侧室及髌股关节软骨退变现象等。

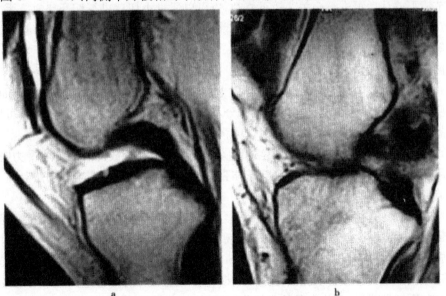

图3—5—15 所示为(a)正常PCL及(b)PCL损伤的MRI表现:PCL信号中断

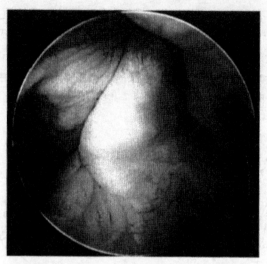

图 3—5—16　关节镜下前交叉韧带松弛皱褶

（5）治疗：后交叉韧带损伤的治疗方式主要取决于损伤的部位及韧带的松弛程度。

1）非手术治疗：后交叉韧带的实质部分损伤，Ⅰ度和Ⅱ度损伤的治疗方案较为统一，最好采用非手术治疗。急性期治疗包括保护性负重、早期关节活动度锻炼、积极的康复治疗，强调股四头肌肌力训练和恢复本体感觉功能。在经过 4～6 周的正规康复训练后，股四头肌和腘绳肌肌力可恢复至正常的 90％，膝关节活动度恢复正常，此时可恢复体育运动。陈旧的Ⅰ度和Ⅱ度损伤保守治疗通常也有效。对于低度的陈旧后交叉韧带损伤不推荐使用支具治疗机手术治疗。支具不能纠正胫骨后沉，手术治疗并不能确保完全恢复后交叉韧带的稳定性。

2）手术治疗：适应于后交叉韧带胫骨附丽点的骨性撕脱，股骨附丽点损伤常为非骨性撕脱。胫骨撕脱骨折采用腘窝内侧切口行切开复位内固定术，预后较好；股骨侧非骨性撕脱损伤经关节镜下确认后可进行全关节镜下修补，也可以通过小切口进行切开修复。手术方式包括：关节镜下单束重建，即重建后交叉韧带的前外束；关节镜下双束重建；Inlay 技术重建后交叉韧带等。

3. 内侧副韧带损伤

（1）概述：膝关节内侧副韧带起自股骨内上髁，呈扇形止于胫骨内侧髁的内侧面，分为浅层和深层两部分，浅层是内侧稳定的主要部分，深层与关节囊和半月板紧密结合，可增强膝关节内侧的稳定性。内侧副韧带在伸膝时最紧张，半屈膝时最松弛。

（2）病因学：损伤多发生于半屈曲位的膝关节突然遭受外翻或外翻加外旋暴力时，如足球运动员用足内侧踢球用力过猛 3 膝关节于伸直位也可发生损伤，如站立时突然有强大外力撞击膝关节引起。

（3）临床表现：有明确的膝外翻或外旋应力作用外伤史，受伤时可能听见或感觉到膝关节内侧韧带断裂的声音。如损伤较轻，内侧副韧带仅有部分断裂时，疼痛较轻，走路时加重，但尚能完成日常活动。如果损伤严重，内侧副韧带完全断裂，则伤后出现膝关节内侧局部肿胀、疼痛，甚至关节内积血，患肢不能负重。如果损伤后很短时间内出现全膝关节肿胀，应该考虑可能合并有叉韧带断裂、关节内骨软骨损伤、关节内撕脱性骨折或半月板撕裂等。

查体沿韧带走行区存在压痛，局部肿胀。膝关节伸直时，完整的后关节囊可以维持外翻稳定。故怀疑内侧副韧带损伤时，应仔细检查膝关节其他结构，特别是交叉韧带和内侧半月板,以避免漏诊。检查内侧副韧带时应屈曲 30°膝做外翻应力试验。侧方应力试验用于检查侧副韧带。如果出现疼痛或发现外翻角度超出正常范围并有弹跳感时,则为外翻应力试验(图 3—5—17)阳性,提示内侧副韧带损伤。急性期作侧方应力试验是很疼痛的,可以等待数天后进行检查。

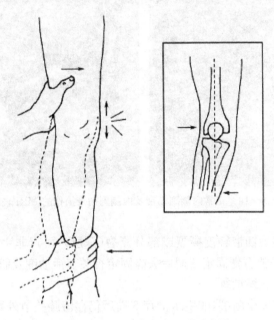

图 3—5—17 外翻应力试验示意图

(4)辅助检查:膝关节普通 X 线可显示有无撕脱骨折,外翻应力正位 X 线片可见膝关节轻度外翻,内侧关节间隙增宽(图 3—5—18)。

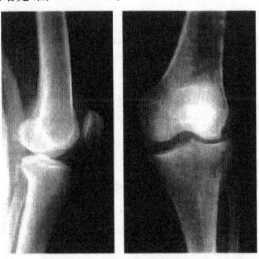

图 3—5—18 外翻时左膝关节内侧关节间隙增宽

MRI 是诊断内侧副韧带较为准确的方法。可较清晰显示内侧副韧带及周围软组织损伤、肿胀的情况。内侧副韧带损伤在 MRI 上表现为其信号改变、不连续等(图 3—5—19),急性期冠状位扫描还可发现损伤部位软组织内出血及水肿信号。关节镜镜检对内侧副韧带损伤的诊断可有一定的参考价值。

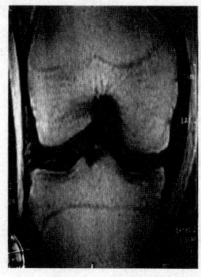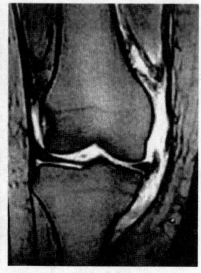

图 3—5—19　正常内侧副韧带及内侧副韧带损伤的 MRI 表现

(5)治疗：

1)非手术治疗：内侧副韧带轻度撕裂或部分撕裂(深层)，可行非手术治疗。膝关节屈曲20°～30°内翻位支具或长腿石膏固定 6 周后去除固定行关节活动度及肌力训练。固定期间可行股四头肌、腘绳肌等长收缩训练。

2)手术治疗：若韧带完全断裂，非手术治疗 6 周后仍存留膝关节外翻不稳定时，可行内侧副韧带缝合修复、肌腱转位或游离腘绳肌腱重建内侧副韧带手术。如果合并半月板损伤和前交叉韧带损伤者则应同时采用手术治疗。

4.外侧副韧带损伤

(1)概述：外侧副韧带为一独立的圆索状韧带结构，不与关节囊相连，起自股骨外上髁，止于腓骨头。外侧副韧带在伸膝位最紧张，半屈膝位最松弛。因为外侧髂胫束比较强大，单独的外侧副韧带损伤少见，常合并交叉韧带和后外侧复合体的损伤。

(2)病因学：外侧副韧带损伤主要为膝内翻暴力所致，多发生于摔跤、舞蹈运动、车祸等。强大的内翻暴力可同时造成髂胫束及腓总神经损伤。临床上所见临床所见膝关节外侧副韧带断裂，多合并外侧关节囊的损伤，有时甚至合并腘肌腱、十字韧带，半月板、腓肠肌外侧头、腓总神经、髂胫束或股二头肌等的损伤及骨折发生。

(3)临床表现：有明确的膝外翻受伤史，伤后患膝外侧明显疼痛、肿胀，关节活动受限，伴有关节内结构损伤的患者可有关节肿胀积血、积液。

查体沿外侧韧带走行区存在压痛，局部肿胀，完全断裂时可触及断端凹陷。膝内翻应力试验时膝关节外侧疼痛。内翻应力试验检查方法与外翻应力试验相似，检查时首先膝屈曲30°做内翻应力试验，然后伸膝做内翻应力试验。膝关节严重内翻损伤时，腓总神经可能牵拉受伤，因此必须作腓总神经功能检查。伴有后外侧复合体损伤可出现胫骨外旋角度增加。

(4)辅助检查：膝关节内翻应力正位 X 线片可见膝关节内翻，外侧关节间隙增宽，并可发现腓骨小头处有无骨折。MRI 对外侧副韧带的诊断有一定的帮助，可较清晰显示外侧副韧带及周围软组织损伤、肿胀的情况。MRI 上表现为其信号改变、不连续等，急性期冠状位扫描还可发现损伤部位软组织内出血及水肿信号。关节镜镜检对外侧副韧带损伤的诊断价值不大。

(5)治疗：较轻微的外侧副韧带部分损伤可采用非手术治疗，膝关节屈曲 20°～30°外翻位支具或长腿石膏固定，6 周后去除固定行关节活动度及肌力训练。固定期间应加强股四头肌、腘绳肌等长收缩训练，防止发生失用性萎缩。

外侧副韧带完全断裂一经确诊则应早期手术治疗。急性损伤多采用直接缝合修复治疗，慢性损伤可采用股二头肌肌腱中 1/3 转位股骨外侧髁止点处钻孔骨隧道内挤压螺钉挤压固定重建外侧副韧带。多发韧带损伤时，修复后外侧复合体，包括外侧副韧带，并作交叉韧带的重建。这类损伤的常见后遗症是关节僵直和关节不稳。

5.半月板损伤

(1)概述：半月板是膝关节内的新月状纤维软骨结构，内外侧各一，分别位于内外侧胫股关节间隙之间，并覆盖胫骨平台的 1/2～2/3。内侧半月板较外侧半月板活动度小，直径更大，边缘更薄，当在股骨髁和胫骨平台间移动时更容易撕裂。外侧半月板小于内侧半月板，承受的外侧室的压应力大于内侧半月板承受的内侧室的压应力。在半月板不存在的情况下，股骨髁和胫骨平台直接接触，关节吻合不良，造成关节面的接触面积减小，关节面承受的压力增大而加速关节退变。

(2)病因学：半月板损伤主要发生在与关节间隙不匹配（如盘状半月板）和过度移位活动（暴力作用及膝关节不稳）情况下，在胫股之间研磨撕裂。损伤可分为退变性和创伤性，在屈膝位，当股骨髁相对于胫骨平台旋转时，半月板受到碾压力，如果半月板本身已经发生退行性变或者结构上存在缺陷，那么很小的应力就可以造成半月板撕裂，这些患者一般没有显著的外伤史。先天性的半月板发育异常，特别是盘状半月板，更容易发生退化性或者损伤性破裂。如果半月板本身没有退行性变、自身结构完好，那么在外力较大时才发生半月板的撕裂，这类患者一般都有较为明确的运动损伤或扭伤史，并常常以前交叉韧带损伤的伴随形式出现。

(3)分类：O'Connor 把半月板损伤分为以下几类：①水平撕裂；②纵形撕裂；③斜形撕裂；④放射状撕裂；⑤其他，包括盘状半月板损伤，复合损伤和退行性撕裂等。急性损伤多为纵形撕裂，慢性损伤多为复杂性撕裂。当半月板有退变时，可表现为水平裂。当新鲜的半月板纵形撕裂较大且不稳定时，撕裂部分向髁间窝移位形成桶柄样撕裂（图 3－5－20）。横行的、放射状的和斜向的撕裂伤可能发生在双侧半月板，但是在外侧半月板更常见。盘状半月板损伤最常发生在儿童。盘状半月板的退化和撕裂都可能不断加重，以纵形及水平撕裂常见。

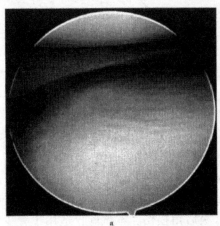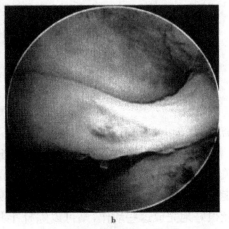

图 3－5－20　(a)正常半月板与(b)半月板桶柄样撕裂

(4)临床表现:部分急性病例大多有明确的外伤史,慢性病例可能没有外伤史。伤后随即出现疼痛,如果半月板损伤发生在红区则可能出现关节积血,而无血运区损伤则不会出现急性关节内积血,一般是第二天出现肿胀,积液性质多为淡黄色透明关节液。急性期过后,关节肿胀逐渐消退,关节活动度亦可恢复。但患膝常因活动而出现疼痛,打软腿,并出现间断性肿胀,典型者出现活动时关节间隙弹响感,甚至膝关节"交锁"症状,即患膝半屈曲固定,伸直障碍,但可屈曲。卡锁发生后反复轻微活动小腿,可以解除卡锁,解锁后,关节又可恢复活动度。

查体半月板损伤后多数患者可出现膝关节间隙局限固定的压痛,根据压痛点部位,可以大致判断出半月板损伤的部位,部分患者伴有股四头肌萎缩。MeMurray 试验和 Apley 试验是检查半月板损伤的最常用的试验。

McMurray 试验:患者仰卧,患侧髋膝关节完全屈曲,检查者左手各指指腹位于关节间隙处作触诊,右手握住足后跟缓慢做小腿大幅环转运动,内旋环转检查外侧半月板,外旋环转试验检查内侧半月板,在维持旋转位置下将膝关节逐渐伸到 90°。在关节完全屈曲位下触及关节间隙弹动,表示半月板后角损伤;关节伸到 90°时发生弹动,表示体部损伤;在旋转位置下伸直至 0°位出现弹动,提示半月板前角损伤。McMurray 试验阴性不能排除半月板撕裂,特别是位于游离缘的放射状撕裂可无弹动出现(图 3-5-21)。

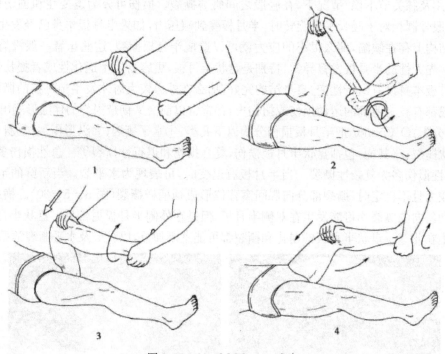

图 3-5-21 McMurray 试验

研磨试验(Apley test):此法用于检查髋关节强直患者的半月板。患者俯卧位,膝关节屈曲成 90°,大腿前面紧贴在检查床上。检查者将小腿用力下压,并作内旋和外旋运动,使股骨与胫骨关节面之间发生摩擦。若外旋产生疼痛,提示内侧半月板损伤。

蹲走试验(Squat test):患者完全蹲下,重复做几个蹲走的动作,并不时向内或向外。如果患者能很好地完成这些动作,则可以除外半月板后角损伤。本试验仅适用于青少年患者,特别适用于大规模体检时检查半月板有无损伤。

(5)辅助检查:

1)X线片:前后位、侧位及屈膝髌骨轴位片是常规的X线检查位。常规的X线片不能诊断半月板损伤,但可以排除骨折,游离体,骨关节炎等。在无明显骨关节炎的X线片若发现外侧间隙明显增宽,且较内侧增宽(≥2mm),或呈开口向外的喇叭口样改变,则高度提示外侧盘状半月板可能。

2)关节造影:关节造影是诊断膝关节半月板损伤的传统方法,诊断阳性率偏低。随着CT和MRI的不断进步,关节造影逐渐趋于淘汰。适用于不能行MRI检查患者术前诊断,以及半月板缝合修复术后愈合程度的研究。

3)CT:如同X线片一样,CT对半月板损伤诊断意义较小,但可更明确了解骨性结构病变。高分辨率CT可以帮助诊断半月板损伤,对合并有髌股关节异常和其他关节周围的软组织疾病也有一定意义。

4)MRI:MRI是目前非侵入性诊断关节疾病的敏感性较高的方法,精确度超过95%。MRI检查的目的不仅是辅助诊断半月板损伤,而且要辅助确定时候伴随其他损伤、病变及其程度。根据半月板内部信号特征,半月板损伤分为三度:Ⅰ度:半月板内部出现球状或不规则形高信号区,未达关节面;Ⅱ度:半月板内部高信号呈线状,可达半月板与关节囊连接处,但不与关节囊相通;Ⅲ度:可呈现多种表象,常见的有:①其中半月板内部高信号区累及关节面;②半月板断裂;③半月板与关节囊分离;④半月板信号缺失;⑤异常位置出现半月板信号(图3-5-22,3-5-23)。

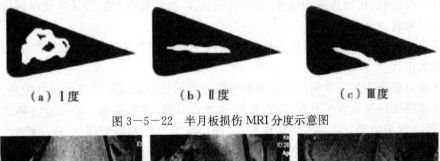

(a)Ⅰ度   (b)Ⅱ度   (c)Ⅲ度

图3-5-22 半月板损伤MRI分度示意图

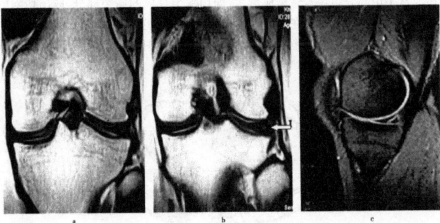

图3-5-23 (a)外侧半月板Ⅰ度损伤;(b)外侧半月板Ⅱ度损伤;(c)外侧半月板Ⅲ度损伤

关节镜外科在过去的20多年间发展速度很快。关节镜革命性的改变了骨科医生诊断治疗各种关节疾病的方法。关节镜可以作为半月板损伤确诊的手段,而且关节镜已经成为半月板损伤最主要的治疗手段(图3-5-24)。

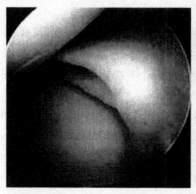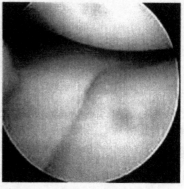

图 3-5-24 关节镜下正常的半月板及水平撕裂的半月板

(6)治疗：半月板损伤的治疗分为非手术治疗和手术治疗。一般来说 MRI 上显示Ⅰ、Ⅱ度半月板损伤采用非手术治疗，Ⅲ度半月板损伤则应根据患者的症状、体征以及半月板损伤的不同部位，以及有无合并损伤进行选择。

1)非手术治疗：非手术治疗的适应证主要有：①不全半月板损伤或小于 5mm 稳定的边缘撕裂伤并且没有合并任何其他损伤；②稳定的纵形半月板撕裂：长度短于 1cm 的纵形半月板裂伤被认为是稳定的；③中心游离缘≤3mm 的损伤。

非手术治疗主要是对膝关节进行制动，同时辅以康复锻炼。一般采用长腿石膏托或等长的膝关节支具进行制动，固定时间一般 3～4 周。在此期间，患者在医师的指导下进行股四头肌、腘绳肌、腓肠肌、比目鱼肌和髋部的伸肌、屈肌、收肌和展肌等的等长运动以保持肌肉的强度。一般可取得较好的疗效。

2)手术治疗：绝大多数半月板损伤都应采用关节镜下手术治疗，或如果经过非手术治疗后症状再次出现。

目前半月板损伤的手术治疗可采用半月板撕裂部分切除成形术或者半月板缝合修复术。术中应使用探钩仔细检查半月板，以便发现隐匿的损伤，避免漏诊。半月板内侧 2/3 没有血运，损伤后通常采用部分切除术修整成形术，即切除半月板的撕裂部分，取出切除的碎片，剩余部分修整为光滑的弧形，避免在锯齿状边缘出现进一步的撕裂(图 3-5-25)。合并有韧带损伤时，应同时治疗恢复膝关节稳定性。对完全缺如的半月板，年龄≤40 岁的成人，骨骼发育正常以及稳定关节可行同种异体半月板移植重建。

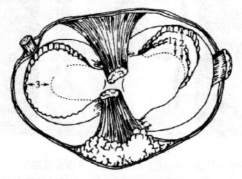

图 3-5-25 半月板切除成形术示意图
1.部分切除；2.大部分切除；3.全部切除

（王跃辉）

第二节 髌股关节疾患

一、髌骨不稳定

（一）概述

髌骨不稳定是指外伤、先天性或后天性疾病使髌骨周围结构平衡受到破坏，髌骨偏离正常位置而发生脱位、半脱位或倾斜，以外侧移位最常见，且易复发，故又称复发性脱位（半脱位）或滑动髌骨。髌骨不稳定是前膝痛的常见原因，是髌股关节常见疾病，是髌股关节骨关节炎的重要病因之一。

（二）病因及发病机制

引起髌股关节不稳定、髌骨偏移或半脱位的病因，实际上包括了膝前区每一结构的异常，概括分为四类：

1. 股四头肌及其扩张部的异常 包括股内侧肌的萎缩或发育不良，内侧支持韧带松弛、断裂或撕裂，外侧支持韧带的挛缩，髌韧带附着点偏外侧，股外侧肌止点异常。

2. 膝关节力线异常 包括 Q 角增大，以及膝内、外翻和膝反屈等。

3. 髌骨形状异常 如分裂髌骨（patella bipartite）、异形髌骨，高位髌骨，髌骨发育小而偏平等。

4. 先天因素 主要指股骨髁的发育不良、继发变形或股骨外髁形状异常等。

上述改变的共同特点是髌股关节失去正常的结构，导致作用于髌骨的牵拉和应力异常，或出现髌骨运动轨迹异常，使髌骨处于不稳定状态。

（三）分类

髌骨不稳定按髌骨形态不同可分为：髌骨对线不良、髌骨形态变异和高位髌骨。按脱位状况分类可分为：复发性髌骨脱位、习惯性髌骨脱位、持久性髌骨脱位、持久性髌骨外侧半脱位、髌骨髁间移位。另外，Fulkerson 对髌骨不稳定的分类已为国内外学者普遍接受，即分为髌骨半脱位、髌骨倾斜及两者结合三种类型。

（四）临床表现

疼痛和"打软腿"是最主要的症状，以膝前内侧为多见。疼痛可因活动过多而加重，特别是上下楼、登高或长时间屈伸活动时更为明显。在走路负重时打"软腿"，甚至有时可摔倒。查体髌骨内缘及内侧支持带处压痛，髌骨可有挤压痛。股四头肌萎缩，以股内侧肌为重。在髌骨不稳定的严重病例，因股四头肌无力而导致滑膜炎，患者出现关节肿胀，浮髌试验、轨迹试验以及恐惧征均阳性。急性期患者可出现膝关节迅速肿胀及关节腔积血。

轨迹试验：患者坐于床边，双小腿下垂，膝关节屈曲 90°，使膝关节慢慢伸直，观察髌骨运动轨迹是否呈一直线。若有向外滑动，则为阳性，是髌骨不稳定的特异性体征。

恐惧征：患者膝关节处于轻度屈曲位，检查者向外推移其髌骨诱发半脱位或脱位时，患者产生恐惧不安和疼痛，使膝关节屈曲而使疼痛加剧。恐惧征亦是髌骨不稳定的特异性体征。

（五）辅助检查

1. X 线片检查 X 线片检查是诊断髌骨不稳定的基本方法，应摄标准的前后、侧位和轴位片。膝关节前后位主要评价股胫角，内和外侧间隙的改变、髌骨的大小、位置和完整性。在正常的情况下髌骨的中点应位于下肢轴线上或稍内侧,下极应位于两侧股骨髁最低点的连线之上,若高于此连线 2cm,应认为是高位髌骨。侧位片有助于评估髌骨相对于关节线的高度,评价方法包括:

(1)Blumensaat 法(图 3-5-26):膝关节屈曲 30°,髁间窝顶部的连线向前延长,正常髌骨下极应与该线相交,若髌骨下极位于该线近侧超过 5mm,则为高位髌骨。

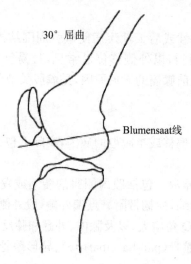

30° 屈曲

Blumensaat线

图 3-5-26　Blumensaat 法

(2)Labelle 和 Laurin 法(图 3-5-27):屈膝 90°的侧位片,沿股骨骨皮质前缘向远端引线,髌骨上极通过此线,高于或低于此线为高位或低位髌骨。

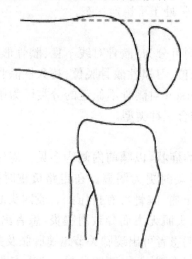

图 3-5-27　Labelle 和 Laurin 法

(3)Insall 和 Salvati 法(图 3-5-28):摄屈曲 30°位的侧位片,测量髌骨最长对角线的长度和髌骨下极至胫骨结节顶点上缘的髌腱长度,屈曲膝关节的角度可容许有变化(20°~70°),两者粗略相等,平均比值是 1.02,有标准的偏差是 0.13,髌腱的长度不应大于髌骨长度的 20%。

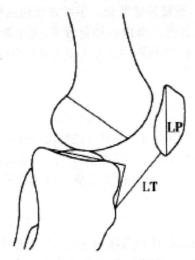

图 3—5—28 Insall 和 Salvati 法 LP 髌骨长度 LT 髌腱长度

膝关节轴位 X 线片有助于判断髌股的关系和排除有无骨软骨骨折,如骨折片很小,就可能在 X 线上漏诊。髌骨位置的判断指标包括:沟角、合适角、髌股角、深度指数等。

2.CT 检查 CT 检查可在膝关节伸直位的情况下对髌股关节任何一处行断面扫描,图像清晰,重复性好,便于测量和计算,是髌骨脱位检查的有力诊断方法。在 CT 平面上也易判断髌骨关节面的形态。

3.MRI 检查 MRI 检查有助于评估软骨的损伤,但有关该技术的髌股角度关系尚无标准资料。该检查结果表明,关节积血、股骨外髁和髌骨内侧挫伤以及支持带破裂是该病的典型病变所见。

4.关节镜 关节镜可直接观察髌骨与股骨的位置关系,运动轨道,髌骨与股骨关节软骨的改变。关节造影不仅能观察髌骨软骨的改变,还可以对比检查髌骨两侧支持带以及诊断滑膜皱襞综合征。但是关节镜对髌骨不稳定的评估有主观性,并且受一些变化的影响,包括关节位置、关节扩张程度和关节镜入口的选择。但作为一种手术方式已被普遍应用。

(六)治疗

1.非手术治疗

(1)限制活动:限制患者日常生活中的某些活动,如登高、爬坡等,可减轻髌股关节的负荷,减少髌股关节磨损,特别是当了解到某项活动与症状加重有明显关系时,采用限制这项活动的方式,可以达到改善症状的目的。

(2)股四头肌练习:亚急性或慢性病例常伴有明显的股四头肌萎缩、肌力减弱,特别是股内侧肌斜头肌力的减弱,可进一步加重膝关节的不稳定,使关节肿胀,症状加重,因此应加强股四头肌练习,改善股四头肌与腘绳肌的肌力比值。

(3)支具治疗:髌骨支具有限制及稳定髌骨的作用,它用于急性患者,或在参加某项运动或活动较多时使用。长期佩戴可使患者感到局部不适,并易导致股四头肌萎缩。

(4)药物治疗:非甾体抗炎药可减轻髌股关节的骨性关节炎症状。但也有学者认为该药除减轻髌股关节骨关节炎症状外,其他治疗意义不大。

2.手术治疗 如患者症状较重,经非手术治疗效果不显,多项检查证明其症状与髌股关节结构异常或髌骨力线不正有关,可考虑选用手术治疗。手术的核心目的是改善髌骨力线,恢复髌股关节正常的适合关系，重建伸膝装置。手术方式包括包括单纯松解术、外侧松解加内侧紧缩术、股内侧肌前置术、胫骨结节内移加前置术、关节置换等。应根据患者的不同年龄、不稳定程度、不同的病理因素，选择不同的方法单独或联合应用。

二、髌骨软化症

（一）概述

髌骨软化症就是髌骨的软骨损伤引起的退行性变化，包括软骨的肿胀、碎裂、脱落和腐蚀等病变而产生的一系列症状。最后股骨与髌骨相对应的关节面也发生同样的变化，并逐渐形成髌股关节的反应性增生，后期将形成骨性关节炎。该病常见于运动员，因此又称为"跑步膝"。

（二）流行病学

该病常发生于田径、篮球、排球、体操等项目中，其次为田径和举重。弹跳项目和需膝关节扭伤的运动项目容易发生本病。据调查，髌骨软化症患病率达 36.2%，30～40 岁的女性发病率高达 50%。

（三）病因学

本病病因尚不明确，故关于本病的病因学说很多，包括创伤或过劳损学说、髌骨不稳学说、髌股压力学说、自身免疫学说、软骨营养障碍学说以及软骨溶解学说等，其中过劳损学说最有理论依据，损伤后可能引起软骨代谢异常，从而使软骨形成退变。目前，多数学者倾向于认为髌骨软化症是多种因素综合作用的结果，各种因素致髌股关节压力改变是外因，自身免疫反应、软骨营养障碍是髌骨软化症发生的内因。

（四）分类

根据髌骨软化的病理过程可分为 4 级。Ⅰ级，软骨改变局限，无表面破坏；术中利用钝性器械压迫病变区可见软骨变软，亦可见表面颜色改变；Ⅱ级，软骨表面因纤毛样变和裂痕使其不平衡；Ⅲ级，包括明显的纤毛样变，软骨裂缝深达软骨下骨，关节镜下呈典型的肉外观；Ⅳ级，为部分软骨面完全消失，软骨下骨外露并被侵蚀。

（五）临床表现

多数患者主诉膝关节前钝痛、酸痛或不适、在长久蹲或坐位站起时尤为明显，后者常被称为"电影院症状"，可有关节弹响、打软腿或"交锁"现象。打软腿和疼痛在下楼时更为明显。体检时可见膝关节肿胀，髌研磨试验和单腿下蹲试验以及髌骨加压股四头肌收缩试验阳性等。亦可发现其他与髌骨病变有关的异常所见，如肌力不平衡或骨对线不良等。

髌骨压磨试验：检查时使髌骨与其相对的股骨髁间关节面互相挤压研磨或上下左右滑动，有粗糙的摩擦感、摩擦声和疼痛不适；或检查者一手用力将髌骨推向一侧，另一手拇指按压髌骨边缘后面可引起疼痛。有关节腔积液时，浮髌试验可呈阳性。

单腿下蹲试验：患者单腿持重，逐渐下蹲到 90°～135°时出现疼痛，发软，蹲下后单腿不能起立。

（六）辅助检查

X 线检查早期无异常所见，晚期可因软骨大部磨损，髌骨与股骨髁部间隙变窄，髌骨和股骨髁部边缘可有骨质增生。CT 检查对诊断髌股排列错乱及股骨髁发育不良有诊断价值，可作为 X 线片诊断的补充手段，MRI 对髌骨软化症有较大的诊断价值。放射性核素骨显像检查时,侧位显示髌骨局限性放射性浓集,有早期诊断意义。关节镜检查是确诊髌骨软骨软化症最有价值的方法。

（七）诊断

髌骨软化症的主要依据是髌骨后的疼痛,髌骨压磨试验和单腿下蹲试验引起髌骨后疼痛。应该注意检查有无合并半月板损伤和创伤性关节炎等。

（八）治疗

本病的治疗包括非手术治疗和手术治疗两种。治疗方案应针对病因,并根据髌骨关节面改变程度而定。

1.非手术疗法　主要包括:注意避免直接撞击髌骨和减少髌骨摩擦活动,如上下山、上下楼、骑自行车等活动;口服非甾体消炎镇痛药物,加强股四头肌功能锻炼,局部理疗;口服氨基酸葡萄糖有助于软骨中蛋白黏多糖的合成;关节腔内注射透明质酸有助于改善症状。

2.手术疗法　如非手术治疗无效或者病变严重或有明显关节、骨、软组织畸形,对线不良可考虑手术治疗。手术方案也应针对病因,主要包括:髌骨软骨切削术、髌骨成形术、髌骨切除术、胫骨结节抬高术等。

（邓迎杰）

第三节　慢性劳损性疾病

一、膝关节周围滑囊炎

（一）概述

膝关节滑膜是人体关节中面积最广、最复杂的,也是形成最大的滑膜腔,由于膝关节滑膜广泛并位于肢体表浅部位,故遭受损伤和感染的机会较多,因此,临床上滑膜炎多表现在膝关节滑膜炎。

（二）病因学

膝关节滑囊炎往往由于碰撞、创伤,或反复摩擦、挤压等机械因素,或无外因引起。根据引起滑囊炎的病因可分为创伤性滑囊炎、化脓性滑囊炎、结核性滑囊炎、类风湿性滑囊炎、痛风性滑囊炎、化学性滑囊炎等。

（三）分类

膝关节滑囊炎有急性和慢性之分,以慢性滑囊炎多见。急性者囊壁发生炎性反应,滑液分泌增加,同时有液体渗出,使滑囊膨大,多为血性慢性滑囊炎,以后呈黄色,至慢性期则为黏液。慢性滑囊炎的囊壁水肿、肥厚或纤维化、滑膜增生呈绒毛状,有的囊底有钙质沉着,影响关节功能。另外,膝关节滑囊根据部位分为髌前侧、内侧和外侧滑囊炎。

（四）临床表现

急性滑囊炎的特征是肿胀、局限性压痛和活动受限。如为浅部滑囊受累如髌前,局部常红肿化学性(如结晶所致)或细菌性滑囊炎均有剧烈疼痛,局部皮肤明显发红、温度升高。发作可持续数日到数周,而且多次复发。

慢性滑囊炎是在急性滑囊炎多次发作或反复受创伤之后发展而成。由于滑膜增生,滑囊壁变厚,滑囊最终发生粘连,形成绒毛、赘生物及钙质沉着等。因疼痛,肿胀和触痛,可导致肌肉萎缩和活动受限。

（五）辅助检查

X线片尽管无法显示滑囊，但可显示局部软组织肿块，有助于判断是否存在骨折、肿瘤或关节炎等疾病。彩色多普勒使用声波构建体内组织的图像，可用于观察受累滑囊的肿胀。MRI特别适用于观察如滑囊等软组织的病变，表现为囊性病灶（图3—5—29）。

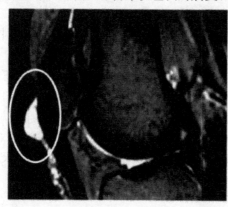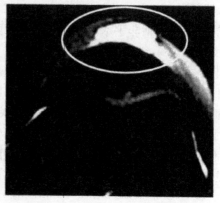

图3—5—29　MRI矢状位和轴位显示髌前滑囊炎（T_2像高信号改变）

（六）治疗

1. 病因治疗　去除引起滑囊炎的病因，减少滑囊处的机械性摩擦，如骨的畸形突起应予切除；改变不适当的工作姿势等。并应适当地休息。

2. 物理疗法　理疗、针灸、拔火罐，同时关节适当制动，避免病变部位继续摩擦和压迫。

3. 封闭疗法　慢性损伤性滑囊炎，可穿刺抽出囊内积液，然后流注入醋酸泼尼松龙（醋酸氢化可的松）或生物蛋白胶等，加压包扎，多可治愈。

4. 手术治疗　滑囊炎经上述非手术治疗无效者或滑囊炎致滑囊增厚、增大严重影响关节功能者，可手术切除。滑囊炎继发感染者应行外科切开引流，并全身应用抗生素，待炎症消退后再行滑囊切除术，以防复发。

二、腘窝囊肿

（一）概述

腘窝囊肿也称贝克囊肿（Baker's cyst），是腘窝内滑膜囊肿的总称。其中以半膜肌腱滑液囊肿和腓肠肌内侧头与半膜肌之间的滑液囊肿为多，常与关节腔相通。除此，还可发生在股二头肌、半腱肌、韧带和关节囊。临床上多见于中年以上发病率最高，男性多于女性，单侧多余双侧。

（二）病因学

腘窝囊肿可分为先天和后天两种。前者多见于儿童或青少年，病因不明，发病率为2.4%～6.3%，很少合并关节内疾病。后者可由滑囊本身的疾病如慢性损伤等引起，发病率约20%，其中有的是滑囊无菌性炎症积液膨胀而由深部向后膨出，有的是继发于膝关节内疾病而产生的滑膜腔的渗出物，如骨性关节炎、类风湿关节炎及半月板损伤等。老年人发病则多与膝关节病变和增生性关节炎有关（图3—5—30）。

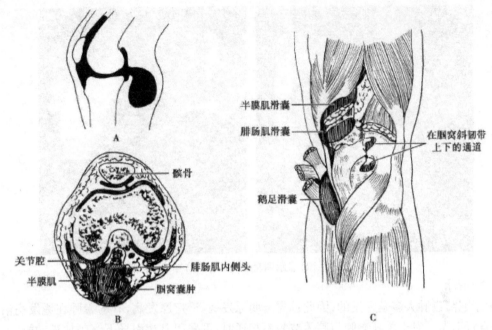

图 3－5－30 腘窝囊肿

A.关节囊疝出性囊肿(贝克囊肿);B.常见的囊肿与关节囊相通的横断面;C.另一常见的通道口部位

(三)分类

主要改变有三型:①纤维型;②绒毛型;③纤维素型渗出型。镜下分型有四种:①纤维囊肿;②滑膜囊肿;③先天性囊肿;④移行囊肿。

(四)临床表现

患者可觉腘窝部不适或行走后胀感,有的无自觉症状。老年人多表现为膝关节无力、软弱、关节后部疼痛等。囊肿较大时可妨碍膝关节的伸屈活动,自觉有酸胀不适,甚至可影响腘窝的静脉回流。

查体在腘窝部可触及有弹性的波动性肿物,表面光滑,质地较软,压痛不明显,而且和皮肤或其他组织不粘连,伸膝位隆起明显,屈膝位缩小或消失。如果囊肿与关节相通,持续挤压可使其缩小。压迫胫神经和腓神经可出现相应神经损伤的症状与体征。囊肿破裂可出现小腿肿胀、疼痛,严重的可并发后间隔综合征。囊肿压迫腘血管可诱发动脉缺血性疾病和静脉血栓形成而出现下肢疼痛、间歇跛行等症状。

(五)辅助检查

超声检查对诊断腘窝囊肿较准确,并可用于鉴别动静脉瘤、动脉外膜囊性疾患。MRI 是诊断腘窝囊肿的有效方法,具有很高的敏感性和特异性(图 3－5－31)。此外,关节镜检查有助于诊断,且能在镜检的同时行手术治疗。

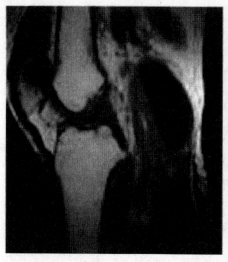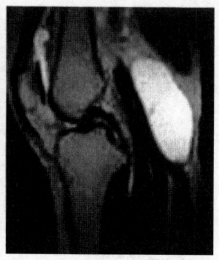

图 3-5-31　MRI 显示腘窝囊肿，T_1 低信号，T_2 高信号

（六）治疗

由于腘窝囊肿大多是继发的，因此首先查明原发病，治疗原发病，有的囊肿在原发病治愈后，会自行消失。对于单纯囊肿与膝关节腔不相通时，可采用 B 超引导下穿刺抽液，并注入糖皮质激素，使其粘连，疗效较好。对于囊肿较大，非手术治疗效果不佳，并影响关节活动的可采用手术治疗。对于儿童手术治疗应谨慎，因儿童的腘窝囊肿有些是生理性的，常能随年龄增长自行消散。

三、膝关节皱襞综合征

（一）概述

滑膜皱襞是由滑膜向关节内突出而形成。膝关节有许多皱襞，其中髌骨内侧缘皱襞是迄今为止最容易引起症状的皱襞。滑膜皱襞如经反复挤压性损伤，可发生出血、肥大和瘢痕化，临床上表现出膝关节疼痛、肿胀和关节弹响。这种症状被称为滑膜皱襞综合征。

（二）临床表现

多数患者主诉膝前疼痛，活动时加剧。因髌内侧滑膜皱襞受累者为多数，所以主诉髌内侧疼痛较多。伸屈膝关节时可引起低沉的弹响，可有打软腿和关节肿胀。体检时可见髌骨内侧压痛，让患者屈伸膝关节时有时可触及痛性条索滑过或弹过股骨内。膝屈 20°～60°时疼痛明显，称为疼痛弧。

（三）辅助检查

X 线检查对膝关节皱襞综合征诊断价值有限。关节充气造影有时可见增厚的皱襞。MRI 对软组织分辨率高，可明确显示滑膜皱襞，是滑膜皱襞检查的最佳选择。其中"眉毛征"、"不全性分隔征"及"髌下脂肪挚假撕裂征"是滑膜皱襞的 MRI 特征性表现。由于滑膜皱襞含水量少，呈长 T_1 短 T_2 信号表现，在 T_1、T_2 像均表现为线状低信号。膝关节镜检查可直接诊断滑膜皱襞综合征（图 3-5-32）。

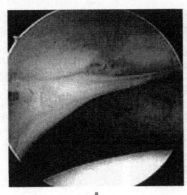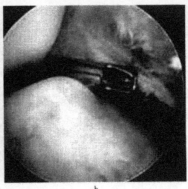

图 3—5—32 关节镜下显示膝内侧滑膜皱襞(a)及关节镜下皱襞切除术(b)治疗

（四）治疗

早期应非手术治疗。常见非手术治疗的方法包括股四头肌功能锻炼、局部理疗或冰袋、穿戴髌骨暴露的活动性支具和非甾体抗炎药物。50%～70%的患者经非手术治疗症状缓解或治愈。

如非手术治疗无效可行经关节镜手术治疗。采用关节镜可详细了解关节内情况，如发现明显增厚肥大的滑膜皱襞可经关节镜切除之。彻底切除滑膜皱襞是成功治疗的关键。如诊断明确亦可经膝前内侧切口切除病变的滑膜皱襞。

四、髂胫束摩擦综合征

（一）概述

髂胫束摩擦综合征为膝关节髂胫束过度摩擦股骨外髁引起的过劳性损伤性疾病。多见于竞赛、竞走和自行车项目中，尤以中长跑项目多发。以运动性外侧疼痛为主要表现。

（二）病因学

当膝关节屈伸时，髂胫束与股骨外上髁之间滑动，形成摩擦刺激和滑囊炎，引起疼痛。致病的因素是多方面的，包括膝关节的结构性异常，髋关节外展无力，肌腱的柔韧性差，过度的足内旋，膝内翻，过度训练以及不正确/不合适的训练技巧等。其中膝内翻被认为是危险因素。

（三）临床表现

长期进行长跑、竞走或自行车训练后出现症状，有过度训练史。起初在运动后出现外侧疼痛，疼痛位置较深，屈膝 30°角时疼痛最重，偶有外侧局部交锁感。严重者可以出现训练时疼痛，并影响训练，休息后缓解。压痛位于股骨外上髁，局部轻度肿胀。伸屈膝时髂胫束滑过股骨外上髁时疼痛。被动膝内翻屈伸时疼痛加重，外翻后减轻。Noble 试验阳性：对外侧髁施加压力，同时伸膝约在 30°时出现疼痛。Ober 试验可以判断髂胫束是否过度紧张。

（四）辅助检查

诊断多依赖临床检查。X 线往往是正常的。MRI 可以局部可出现水肿以及滑囊炎的征象，邻近髂胫束的股骨外侧髁局部可出现水肿带及骨坏死信号，髂胫束可不增粗（图 3—5—33）。

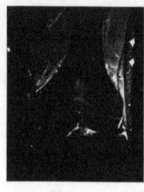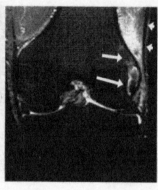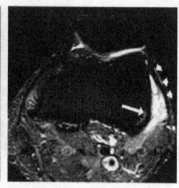

图 3-5-33　MRI 显示髂胫束无明显增厚,股骨外髁水肿坏死灶,滑囊炎形成

（五）诊断

诊断的关键是仔细检查关节间隙的压痛以及进行针对膝关节外侧间室的加压及屈曲检查。注意与外侧半月板损伤,股二头肌腱和腘肌腱炎、髌股关节病鉴别。

（六）治疗

调整训练动作,停止诱发疼痛的训练。患者可以在大腿外侧面进行冰敷按摩和伸展训练。允许进行无痛性身体锻炼,但是应该避免进行下山跑步锻炼和在坚硬的地上跑步。加强外侧牵拉练习,服用非甾体类抗炎药、理疗和按摩有治疗作用。如果症状严重需停止训练一段时间。局部封闭治疗在早期可获得的治愈。如果保守治疗无效,可以行手术治疗。在疼痛部位椭圆形或三角形切除部分髂胫束,术中确认不再有摩擦即可。术后 3 周内逐渐恢复训练。关节镜下或开放切除膝关节外侧滑囊也可取得较好的效果。

五、髌下脂肪垫挤压综合征

（一）概述

髌下脂肪垫是位于髌韧带后侧的一团脂肪组织,呈四角锥体形,底栖于髌韧带,向上可延及髌骨关节面中点,向两侧可超出髌骨侧缘 1cm。如脂肪垫过大或股四头肌肌力减弱,在伸膝位时,脂肪垫可被挤压与股骨和胫骨之间,造成损伤。由于脂肪垫组织很敏感,所引起的疼痛会非常明显。反复的挤压可使脂肪变性、坏死、出血、炎症或肥厚,从而引起临床症状,称为髌下脂肪垫挤压综合征,又称 Hoffa 病。

（二）临床表现

多发于中老年和青壮年。患者往往有长期跑步、负重运动史或膝过伸史（膝反屈）。主诉关节活动时髌韧带后方或髌腱两旁疼痛,位置较固定。上下楼或半蹲时疼痛明显,休息、口服消炎止痛药后疼痛可减轻。行走时不敢完全伸直患膝,其原因是肥大的脂肪垫阻碍了正常的膝关节伸直运动。可出现膝关节假性交锁、关节肿胀和打软腿。髌骨下缘周围压痛和髌骨下方脂肪垫肿胀,髌韧带两侧压痛"象限"消失。局部注射麻药后如疼痛明显缓解则支持诊断。

Hoffa 征阳性:患者屈膝,用两手拇指按压膑骨下方髌腱内外侧,然后让患者伸膝,在此过程中如果出现疼痛或者恐惧感,即为阳性。

（三）辅助检查

膝关节切线位 X 线片可见髌软骨下骨硬化或髌骨骨质疏松。MRI 是诊断 Hoffa 病的有效手段,表现为矢状面及冠状面像上脂肪垫肥大并出现程度不等且不规则的中度信号,突入髌股间隙、胫股间隙及髁间窝,部分病例可见相应挤夹部位骨髓水肿,甚至软骨下骨破坏(图3-5-34)。关节镜检查可确诊。

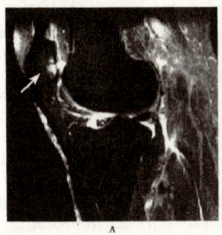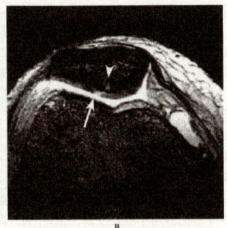

图3-5-34　A. MRI T_2 相显示髌下脂肪垫没有明显异常,但是髌骨软骨面有破坏征象;B. MRI 轴位相显示髌骨软骨面约Ⅱ级的损伤

(四)治疗

对症状较轻的患者可采用非手术治疗,包括:休息,避免剧烈活动;疼痛剧烈时可使用支具;股四头肌功能锻炼;局部热敷、理疗或按摩;口服 NSAIDS 药物;绑扎髌骨。但治疗不彻底,症状容易反复。

症状严重、保守治疗效果较差的患者可采用手术治疗。手术主要采用关节镜技术行髌下脂肪垫切除术。

(邓迎杰)

第四节　特殊类型疾病

一、膝外翻

(一)概述

膝外翻指膝关节向外翻转、股骨关节面向外倾斜,站立式双踝关节不能并拢。双侧发病者称为 X 形腿,单侧发病者称为 K 形腿。畸形以股骨侧多见。

(二)病因

主要病因包括:骨代谢和各种内分泌异常,如各种佝偻病、骨质软化病、原发性甲状旁腺功能亢进症。骨发育紊乱引起的软骨发育不全、干骺端软骨发育不良、软骨与纤维组织的发育紊乱。非化脓性关节炎、创伤、脑性瘫痪、小儿麻痹症等也可引起膝外翻。

(三)病理生理机制

当膝关节发生内、外翻畸形后,正常的内外侧膝关节的应力分布遭到破坏,表现在某侧关节面上承受的压力显著增加,而对侧关节面上的压力则显著减少。其次,出现压力减少侧的韧带张力骤增,进而发展为关节松弛和稳定性下降,反之,膝关节韧带松弛又可加重畸形的发展。膝关节软骨在应力集中侧逐渐软化,丧失弹性,不能承受所受的压力,易发生磨损、裂缝。随着病损加重,逐渐出现骨关节炎表现。

（四）临床表现

站立和行走时,双踝关节不能并拢,双膝外翻者可表现步态蹒跚,单侧者则表现跛行。常合并其他畸形,如扁平足,胫骨外旋,髌骨脱位等。畸形严重者可继发内翻足及前足内收畸形。内侧韧带与前交叉韧带可被拉长而松弛,造成膝关节不稳、易疲劳易受伤,膝关节内侧或大腿内侧肌群疼痛等。有时整条腿痛会腰痛。患者站立时,双膝相碰,常使一侧稍屈而处于另一膝的前方;另一膝则过伸而处于后方。此种姿势也容易引起疲劳。在快步行走或奔跑时,双膝易碰撞而摔倒。

查体时,患者平卧位,伸直下肢,双膝并拢,正常时双踝可并拢,如不能并拢,测量两内踝间的距离,即为膝外翻的大概程度。一般认为,间距在 3cm 以内为轻度,3～10cm 为中度,10cm 以上者为重度。此外还以股骨轴线为基准,用量角器测量小腿外翻的度数,或用量角器测量正常下肢力线与小腿轴线的夹角,作为外翻度数。此夹角越大,表明外翻越严重。

（五）相关检查

X线表现:正常情况下,股骨外角为 80°,胫骨外角为 93°,两者之和为股胫角,正常 171°～175°（平均 173°）。膝外翻患者大于 175°（图 3—5—35）。

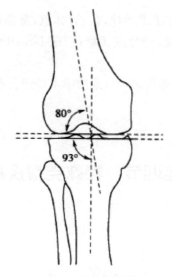

图 3—5—35　X线测量股胫角示意图

（六）治疗

1.病因治疗　膝外翻畸形可由多种疾病引起,当这些原发疾病引起的早期畸形尚不明显时,如能针对原发疾病及时治疗,有时可避免畸形发生,即使畸形已经产生,有些畸形还可终止发展。如维生素 D 缺乏性佝偻病,可通过改善喂养,增加阳光照射,以促进维生素 D 和钙的吸收。

2.外科治疗　外科治疗主要包括手法治疗和手术治疗。手法治疗方法包括手法矫正术、夹板矫正术、布带捆绑矫正法、鞋垫矫正法、手法折骨术等（图 3—5—36）。

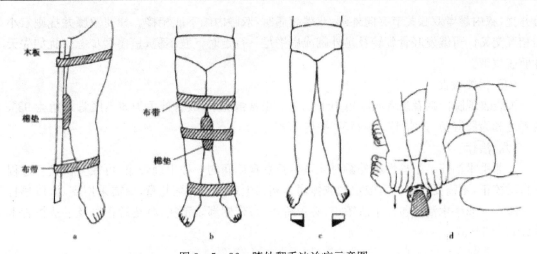

图 3－5－36　膝外翻手法治疗示意图

a.夹板矫正；b.布带矫正；c.垫高鞋底矫正；d.手法折骨

手术适应证：①年龄＞5 岁，畸形严重，或骨质已较坚硬，手法折骨未能成功者；②畸形最显著处位于关节附近而不能施行手法折骨术；③年龄＞12 岁，双膝外翻者的踝间距＞8cm 者；单侧膝外翻者，踝间距＞5cm 者；④佝偻病或骨质软化症患者，经内科治疗病变完全静止，血钙磷及碱性磷酸酶正常，并在 X 线片上显示骨质有明显恢复者；⑤成骨不全者，宜在青春期后进行手术。

手术禁忌证：①佝偻病或骨质软化症尚在活动期的患者禁作截骨术；②对肾性佝偻病、Fanconi 综合征、肾小管性酸中毒等可能有肾功能不全的疾病，在儿童时期禁作矫形手术，至成年期可慎行手术；③由先天性疾病形成的膝外翻畸形，手术宜在青春期后进行，否则易复发。

二、膝内翻

(一)概述

膝内翻是下肢常见畸形，表现为膝部向内成角，双下肢伸直或站立时两膝之间形成空隙，不能靠拢。膝内翻以双侧居多，偶有单侧畸形。严重者膝部近似 O 形，因而又称为罗圈腿。单下肢内翻者，形如 D 形，因而又称为 D 形腿。

(二)病因

常见原因有佝偻病、外伤、炎症、先天性骨骺生长障碍性疾病(Blount)、肿瘤、脊髓灰质炎及脑瘫等。其中 40％以上的膝内翻发生于婴幼儿时期的佝偻病，30％左右发生于青春期迟发性佝偻病。

(三)分类

膝内翻根据畸形弯曲的中心部位分为小腿内翻(上段、中段、下段)，大腿内翻或大腿与小腿皆内翻。

根据膝内翻的畸形程度分为轻度(畸形在 20°以内)，中度(畸形 20°～40°)，重度(畸形大于 40°)。成人重度膝内翻畸形多合并膝外侧韧带的松弛和踝关节代偿性的畸形改变。

(四)临床表现

站立或行走时，双膝不能并拢，检查时，患者取平卧位，伸直下肢，双足并拢，正常时双膝可并拢，膝内翻者双膝关节突向外侧，双踝相遇时，双膝内缘不能相接。如使双膝并拢则双小腿相互交叉。可继发胫骨旋转及足外翻或扁平足。行走时下肢不稳，呈摇摆步态。犹如先天性髋脱位者。

（五）相关检查

X 线表现膝内翻者患者股胫角小于 171°。正常情况下，股骨外角为 80°，胫骨外角为 93°，两者之和为股胫角，正常 171°~175°（平均 173°）。

（六）治疗

1.非手术治疗　生理性膝外翻时儿童生长发育期间的一种生理现象，可在生长发育过程中自动校正，不需要处理。对较重的或体弱多病的生理性膝内翻儿童，尚需采用支具，以早日矫正畸形。非手术治疗包括手法矫正、夹板矫正、布带捆绑矫正法、鞋垫矫正以及手法折骨术等（图 3-5-37）。

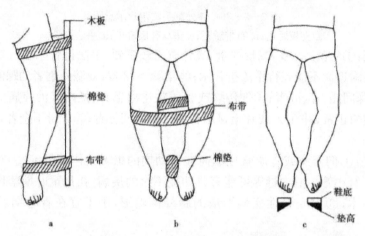

图 3-5-37　膝内翻手法治疗示意图

a.夹板矫正；b.布带矫正；c.垫高鞋底矫正

2.手术治疗　手术适应证：轻度膝内、外翻畸形于 12 岁以上手术，但严重畸形者不宜限制手术年龄，早期治疗可减少骨骼生长发育的障碍；单侧膝内翻其膝踝间距＞5cm，双侧者＞8cm 者应考虑手术。手术目的：防止因下肢力线不良、膝关节内侧间室过度负重而过早引起关节软骨退变和磨损，其次还可通过矫正畸形而改善下肢外观。佝偻病或体质性骨病患者所导致的膝内翻畸形，经系统内科治疗病变静止，X 线片上显示骨质有明显恢复时方可施行手术。成骨不全等体质性疾病形成的膝内翻畸形宜在青春期后下肢发育接近停止后再施行矫形手术。

三、膝反屈

（一）概述

膝反屈，又称膝过伸，膝反张，凡膝关节向后成角者均属此类，即膝关节过度伸展，表现为站立或行走时腿向后弹出，人的重心明显往后倾斜，甚至过伸至 90°。常见于脑瘫患儿。女性比男性多见。

（二）病因

膝过伸畸形可继发于外伤、骨关节感染或破坏、神经瘫痪等。临床常见的是继发于脊髓灰质炎后遗症之大腿肌肉广泛性瘫痪者,此外有胫骨上端骨骺早期愈合者。先天性膝反屈是指不伴有膝关节脱位的,屈膝功能正常,但有膝过伸表现者。此外长期仰卧,垫高足部可形成膝过伸畸形。

(三)分类

根据成因可分为:①膝前瘫痪或肌力低下型:由于股四头肌瘫痪或肌力低下,腘绳肌力增强,膝关节不能稳定于伸直位,负重时强迫后伸位行走;②膝后瘫痪或肌力低下型:腘绳肌及小腿三头肌均瘫痪或肌下低下,膝后包括关节囊、韧带等松弛,引起膝关节过伸;③膝关节本身骨性变化,致膝关节位置不正常;④股四头肌挛缩造成的膝关节被动过伸。前两种都是因为控制能力较差膝关节本体感觉消失所引起。

根据膝反屈程度,分为轻度(10°以下)、中度(10°~30°)和重度(30°以上)。根据有无关节结构的破坏可分为功能性膝反屈和器质性膝反屈。

(四)临床表现

患者站立时膝部过伸,腘窝后挺。诉关节前内侧和后外侧疼痛,日常生活当中感觉到膝关节不稳定。由于疼痛、足下垂等原因可造成走路迈步时丧失正常的5°~10°的屈曲角度,而形成膝关节向后的反屈,姿态僵硬。患者往往合并由同侧肢体的外翻畸形,或者对侧肢体内翻畸形。部分患者可有外伤史,受伤过程中膝关节出现过伸,可合并后叉韧带损伤。

(五)辅助检查

X线有助于诊断,侧位上可明显发现膝关节股骨侧向前倾斜,严重折膝关节呈脱位状态。

(六)治疗

膝反屈是一种比较严重的畸形,其治疗效果较慢,耗时较长。目前的治疗原则:①一旦发现该畸形,必须尽早矫正,日久会引起膝关节软组织、骨骼结构上的改变,尤其是胫骨上关节面倾斜,后期纠正困难;②对10°以下的膝反屈,有利于稳定膝关节,可以不矫正;③如有髂腰肌、臀肌等麻痹,应先重建上部的肌力,达到以上带动下,以上固定下的目的;④如为膝前麻痹型,则应重建股四头肌肌力为主。

四、盘状半月板

(一)病因

盘状半月板是半月板的一种形态学变异,其原因尚无定论。文献报道盘状半月板多见于外侧,而内侧罕见。其中亚洲人群中发病率最高,达16.6%。在欧美国家,盘状半月板少见。

(二)分类

Smillie分类方法将盘状半月板分为原始型、中间型、婴儿型。Watanabe分类方法分为三型,包括完全型盘状半月板、不完全型盘状半月板、特殊盘状半月板。

(三)病因及发病机制

盘状半月板对胫骨平台关节面的覆盖较多并且比正常半月板肥厚,导致半月板的适应性运动受到限制,对半月板形成异常剪切力而导致损伤,这可能是其力学方面的损伤机制。盘状半月板没有规则排列的径向和环形纤维,更没有纵向排列的纤维,其纤维的排列杂乱无序,同时内部有许多均质的胶原结构。因此盘状半月板不能很好地完成负荷的传递和转化,承受负荷尤其是在膝关节运动不协调时半月板易撕裂,这可能是盘状半月板损伤的另一重要机制。

（四）临床表现

一部分盘状半月板患者不产生症状，有症状的盘状半月板多见于青壮年，也可见于儿童。多数患者可有扭伤、外伤史；少数患者也可无外伤史。较常见的症状是关节内疼痛、弹响、关节交锁，还可出现关节失稳及踩空感，患肢乏力。有明显外伤史患者还可有关节肿胀，一部分患者可出现腿部肌肉萎缩。

重力试验阳性：患者侧卧于健侧，患侧大腿外展，因小腿重力作用，使患膝内收，外侧关节间隙加大，股骨外髁对外侧半月板压力减少，如盘状半月板位于外侧，则弹响减弱。患者侧卧，患肢在下，使患侧小腿悬于床边外，做屈膝伸膝活动，出现明显的屈及伸弹响。

麦氏试验阳性：检查盘状软骨较灵敏的临床试验。

（五）辅助检查

膝关节 X 线片显示股骨外髁平直，胫股关节外侧间隙增宽，腓骨小头高位，外侧髁间嵴发育不良等。关节造影主要表现半月板肥厚加长。目前，MRI 是盘状半月板诊断的重要工具。MRI 尤其是 3D 成像 MRI 可以对盘状半月板的类型和损伤的范围、程度作出准确地判断（图 3—5—38）。膝关节镜检查对于诊断盘状半月板及其撕裂仍是临床上最好的手段（图 3—5—39）。

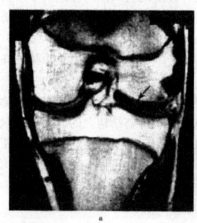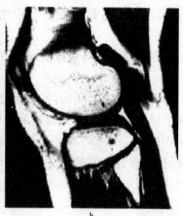

图 3—5—38

a. MRI 显示左膝外侧盘状半月板，外侧膝关节间隙变大，胫骨平台变平；b. 典型的盘状半月板，可见外侧半月板明显增厚，中底部增宽呈条带状

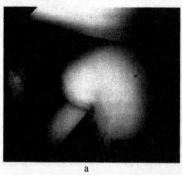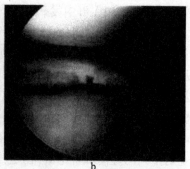

图 3—5—39　a. 关节镜下显示外侧盘状半月板完全覆盖了外侧胫骨平台；b. 关节镜下对外侧盘状半月板行修整成形术，半月板后外侧可见水平撕裂

（六）治疗

诊断明确后应尽早手术。现多主张对盘状半月板施行成形术,切除以过多的纤维软骨,将盘状软骨修整成接近正常半月板的形状,适应股、胫关节正常的传导载荷。切开关节及关节镜下进行都可以。半月板成形术后疼痛持续、可行手术切除盘状半月板。儿童或青少年盘状半月板行全切除术后出现关节软骨退变以致骨关节炎的几率较成人半月板切除者更严重,出现时间亦更早。

五、股四头肌进行性纤维变性

(一)概述

本病为由股四头肌的一部分发生挛缩而引起膝关节屈曲功能的进行性丧失。本病常发生于婴儿和儿童,其中女孩比男孩多见。

(二)病因学

目前,确切的病因尚不清楚。可能由先天性和继发性原因两种。先天性原因即在出生时已经存在,可能与先天性肌肉发育异常,或先天性肌肉发育不全有关。继发性主要考虑出生后接受肌内注射治疗的后遗症有关。作过肌内注射或这种皮下输液的小儿,其肌肉常有出血水肿,几个月或几年后肌肉纤维化的后遗症就会显示。类似的病理改变同样发现在肌内注射过的臀大肌和三角肌。

(三)临床表现

病儿多系早产儿,在出生后患过较危重的疾病,且在下肢作过注射疗法。本病的发病年龄为6个月至3岁。可以发生在单侧亦可为双侧。主要表现为屈膝受限,而且是进行性的加重,有的甚至完全失去屈膝功能,但在整个病程中患者不感到疼痛。其膝关节屈曲受限和其他膝关节疾病引起的受限不同,即在作主动或被动屈膝时多在同一角度受限,受限时就像被一骨块突然阻挡,并非由于疼痛引起活动受限。当被动活加大屈曲度时,疼痛并不明显,但可在大腿前方扪到一条索样物隆起。

(四)辅助检查

X线片可发现患侧髌骨较健侧为小,且位置较高。X线片上还可见到股骨外髁失去了原来隆起之外形而变扁平。MRI可以显示股四头肌成片的纤维化和脂肪减少,特别是股外侧和股中间肌,有助于术前对纤维化范围的判断(图3-5-40)。

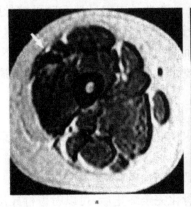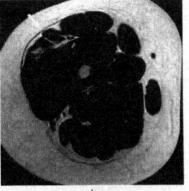

图3-5-40 MRI双像均显示股外侧肌萎缩,肌肉纤维化

(五)治疗

保守疗法对本病效果欠佳,必须依靠手术才能恢复其功能。手术方式及范围应根据每一个不同病例的具体病理变化而定。对年龄小的病儿,在继发性病变出现以前,早期切断挛缩的肌肉或简单的变性肌肉切断术即可取得良好结果。对股直肌变性者可作 Z 形延长术或 Bennett 延长术。如作单纯挛缩索带切断术,可待切口拆线后即除去外固定开始锻炼屈伸功能。如已作延长术,术后石膏固定 4 周,再开始练习行走和屈伸膝关节。

六、股四头肌创伤性骨化性肌炎

(一)概述

股四头肌骨化性肌炎指股四头肌肌腱、腱膜及骨骼肌的胶原性支持组织的异常骨化现象。分为创伤性骨化性肌炎、神经性骨化性肌炎和进行性骨化性肌炎三种类型。本节主要探讨创伤性骨化性肌炎,也称局限性骨化性肌炎,多为单一病灶。

(二)病因学

病变常出现在易受外伤的部位。最初软组织内出血形成的血肿很可能是造成骨化的原因。主要病理表现为结缔组织基质的特殊变化,有未分化间质细胞的明显增生。新形成的骨通常为海绵状,类似于骨折后形成的骨痂,在邻近长骨的骨干部分,沿骨干方向排列,呈层状骨化,常有一处或数处与邻近骨相联。病变很少伸延到骨端及关节的部位。

(三)临床表现

患者常有大腿的外伤或反复受伤后形成的血肿。病灶区肿胀、疼痛、运动受限,随着肿胀疼痛的消失,病灶区可触及变硬肿块,运动可因肿块的阻挡或肌肉伸缩性减低而受限。大多数病例中,病情发展比较缓慢,一般不影响被动运动,但是一些异位骨化很严重的病例可以限制关节的被动运动。

(四)辅助检查

X 线表现在早期为软组织内不规则棉絮样模糊阴影。以后逐渐骨化成熟,则为边缘较光滑的骨质密度样阴影,边缘可有骨小梁结构,阴影之范围较前缩小而集中。CT 及 MRI 检查对早期病例可显示异常,并分辨不同层次,提供异位骨化区与周围组织的关系。放射性核素锝扫描在伤后 1 周可发现浓集,该项检查具有早期诊断价值。

(五)鉴别诊断

需要与骨旁性骨肉瘤和骨软骨瘤相鉴别。骨旁性骨肉瘤虽然有时可被骨膜性纤维层与邻近骨分开,但它不像外伤性骨化肌炎那样完全分离开,而有根部相连,此外,骨旁性骨肉瘤以其中心部及与骨相接触的基底部钙化最重,而其边缘部浓度不大甚至边界不清,生长较快。骨化性肌炎的位置靠近骨干,骨肉瘤则一般靠近干骺端。骨软骨瘤为骨的肿瘤,与皮质骨间没有透亮带,而且骨髓腔延伸到骨软骨瘤部。

(六)治疗

早期对于较大的固定的血肿进行抽吸可以防止异位骨化形成。同时注意抬高患肢,休息,局部加压包扎止血,可以阻止进一步肿胀。一旦骨形成发生,其余受累部位也将骨化。适当锻炼有助于防止关节僵硬,但过度锻炼会导致病情加重,甚至丧失劳动力。

如果异位骨化局部疼痛重并功能受限,在骨化完全终止后,可以考虑行异位骨化切除术。但要注意,在骨化未成熟之前切除骨化组织可能导致更大量的骨化发生。一般创伤性骨化肌炎,需要等待 1 年左右才能成熟。异位骨可靠的成熟指标是两次核素扫描显示局部核素吸收无增加现象。总的切除原则是显露骨块后,于异位骨块中央部分做楔状切除,使关节活动能满足基本功能活动即可,骨桥两端不一定强求彻底切除,否则因过多渗血和血肿形成容易复发。

七、膝关节不稳定

(一)概述

膝关节的稳定性取决于四方面结构的维持,包括胫股关节骨,髌骨及髌股关节;内、外侧半月板;膝周韧带和关节囊以及膝周肌肉。膝关节为全身大、结构复杂的关节,所处的位置又较特殊,所以,结构上的任何异常都将造成其功能障。这种障碍以膝周韧带损伤所致者为常见,表现以膝关节不稳现象为主的临床现象。本节以韧带损伤为主进行介绍。

(二)病理生理机制

外伤造成的新鲜韧带损伤,临床上并不冠以不稳定。临床上的不稳定实际上指其晚期的后遗症。当一组韧带损伤后,可能早期并未表现出不稳定,但由于韧带组合的整体稳定作用的破坏,使得膝关节在运动时失去了运行的规律性,加重了其他未受伤的韧带和半月板负担,甚至反复的异常牵拉,某些韧带或关节囊乃渐渐继发松弛,造成临床晚期不稳定。

(三)临床表现

侧方直向不稳:膝关节在冠状面上发生超正常生理范围的内翻或外翻运动,称为外侧直向不稳和内侧直向不稳。应于膝关节 0°(即伸膝于 18°位)及 30°位时,给膝部以外翻或内翻应力,膝部出现超过正常范围的外翻或内翻活动,并与腱侧膝关节进行比较。

前后直向不稳:膝关节在矢状面上胫骨出现超过正常生理范围的前移或后移,分别称为前直向不稳或后直向不稳。于屈膝 90°位和屈膝 30°位,进行前,后抽屉试验,与健侧比较进行判断。

旋转不稳:由于膝内旋转轴即垂直轴在不稳的关节内发生移位,而可表现出前内侧、前外侧、后外侧和后内侧旋转不稳。没有旋转轴移位的单纯旋转度增加者不属于旋转不稳定。

前内侧旋转不稳:为临床常见类型。系旋转轴移向前外侧,胫骨内髁向前旋转半脱位。患膝为过度外展外旋造成,其损伤的顺序一般是内侧关节囊韧带,内侧副韧带,后斜韧带,前十字韧带和内侧半月板。但是由于受伤时膝关节所处姿势的差异,引起损伤组织及其顺序也各有不同。检查时可表现膝外旋位抽屉试验阳性,若前十字韧带未受损伤,检查可无明显阳性体征。

前外侧旋转不稳:系前交叉韧带和外侧副韧带等损伤所致。患膝的旋转轴移向前内侧,胫骨外踝向前旋转半脱位。当屈膝 90%内旋 30°位,其前抽屉试验阳性。在膝关节接近伸直位出现的不稳,出现 Jerk 试验(或称 Pirot shift 试验)阳性。

后外侧旋转不稳:系强力膝内收、内旋及过伸造成膝外侧结构及十字韧带损伤所致。患膝的旋转轴向后内侧移,胫骨外髁向后旋转半脱位。王亦璁认为单纯后交叉韧带损伤也会引起同样异常运动,除在外旋 15°位后抽屉试验阳性外,外旋过伸试验出现患膝过伸,胫骨外髁后移和外旋现象。

后内侧旋转不稳:对这一类不稳尚有争议。可能系膝内侧韧带及后十字韧带损伤后所致。患膝的旋转轴移向后外侧,胫骨内髁向后旋转半脱位。当将患膝置于内旋 30°位,其后抽屉试验阳性。

膝关节复合不稳:在临床所见的膝关节不稳较多系复合不稳,单纯某方位的不稳较少。常见的复合不稳的组合形式有如下数种:内-前内、内-前内-前外、前-前内-前外、前外-后外以及外-前外等组。

(四)诊断

患者在急性膝损伤的肿胀和疼痛时,膝部检查难以得出正确判断。因此,为争取早期的治疗时机,不得不借助于麻醉下使肌肉放松后,再行进一步检查,帮助诊断。

(五)辅助检查

X线检查可显示韧带止点处有无撕脱骨折。在体征上有所怀疑或混淆时,应力X线片可做出明确诊断(图3-5-41)。侧位应力像片在膝关节0°应力状况摄片,测量内外侧间隙的改变;前后应力像应在屈膝90°摄片,以股骨髁后缘的切线位基线进行测量;也可将下肢置于支架上,以重量悬垂进行被动应力摄像检查,或主动收缩应力摄像检查。

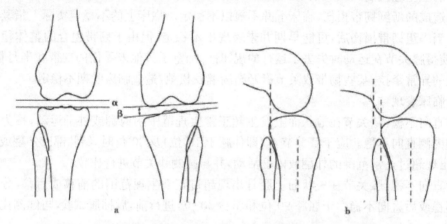

图3-5-41 侧方应力(a)及前后应力(b)X线摄片测量示意图

B超检查对交叉韧带损伤诊断价值如何,目前经验不多。而对内侧结构的损伤诊断有肯定作用。是一种经济、实用、可重复、无损伤的检查手段。

CT检查对半月板和叉韧带损伤诊断意义较小,但可更明确了解骨性结构病变。高分辨率CT可以帮助诊断半月板损伤,对合并有髌股关节异常和其他关节周围的软组织疾病也有一定意义。

MRI检查对半月板的损伤有很高的敏感性和特异性。MRI和关节镜检查联合诊断几乎可以诊断所有的半月板损伤,对前后交叉韧带的损伤准确率高达90%以上,对外侧副韧带的诊断有一定的帮助,可较清晰显示外侧副韧带及周围软组织损伤、肿胀的情况。

关节镜检查是交叉韧带和半月板损伤的"金标准"。对内侧副韧带损伤的诊断可有一定的参考价值。

(六)治疗

1.非手术治疗对膝关节不稳的治疗尚有争议。部分学者认为急性期良好固定制动,使损伤部得到修复,后期确需手术治疗者仅为少数。

2.多数学者认为诊断一经明确,断裂的韧带应予及时、全面地修复。对陈旧性韧带损伤关节不稳的处理,一般主张手术修复。手术治疗应首先考虑患者存在的实际困难与膝不稳的原因和程度;其次要考虑患膝关节面状况,如果退行性变程度轻而局限,修复韧带的效果一般较好;再者应视患膝的肌肉条件,即使施行了手术,然无良好的肌肉控制,同样不能达到满意的疗效;第四,年龄,职业因素不能忽视。手术主要采用关节镜对膝关节损伤的韧带进行修复。

八、膝关节僵直与强直

（一）概述

膝关节僵直一般是由于膝关节内或其周围组织结构受损伤所致,尤其是伸膝结构损伤,表现为膝关节主动或被动活动范围部分,影响患者的日常活动;一旦膝关节活动完全丧失,关节间隙间有骨性结构通过,则称之为强直。本节主要以膝关节僵直进行讲述,

（二）病因及发病机制

造成膝关节主动或被动活动范围受限的原因很多,急性受伤期或关节炎症处理不当、关节内外韧带损伤、不正确的围术期功能锻炼、不理想的移植物、术者不正当的操作等都可引起关节粘连,最终引起僵硬与强直。主要表现为关节内肉芽组织增生、结缔组织变形挛缩、增生性闭塞性脉管炎及巨细胞反应;滑膜及结缔组织增生;软骨退行性变,软化、骨化;钙化及新生骨形成;肌腱及韧带和支持带退行性变。

（三）分类

膝关节僵直的分类,国际上尚无统一标准。根据粘连部位将其分为关节内型、关节外型和混合型;根据屈伸角度可分为伸直受限、屈曲受限和混合型。

（四）临床表现

患者往往有明确创伤史、手术史及以往的治疗史。膝关节伸屈功能不同程度的受限,伸屈活动时可出现关节疼痛,严重者伸直位出现膝关节强直;膝关节周围软组织肿胀、硬韧、无弹性;股四头肌及肌腱纤维化、挛缩,弹性及活动度减小;髌骨活动度变小;皮肤挛缩。

（五）辅助检查

X线可见骨质疏松,软组织钙化,特殊病例可见骨畸形。MRI可明确关节内外的结构病变的部位和程度,为手术做参考。

（六）治疗

1.非手术治疗　对于粘连不严重、病变轻、时间不长(＜3个月)者,多采用正规的手法松解的体疗康复或推拿按摩,大部分患者可治愈。3个月至半年多者可考虑在麻醉下手法松解才能成功。

2.手术治疗　粘连时间超过半年以上,非手术治疗效果欠佳以及合并伸膝装置损伤的患者应考虑手术治疗。另外患者对其膝关节功能恢复的期望值,也是考虑是否手术治疗的重要参考因素。最常见的外科处理方法是行粘连松解术,以往以关节切开松解及股四头肌成形术为主,经典术式为Thompson及Judet的股四头肌成形术,还有一些在此基础上的改良术,适用于由股四头肌短缩引起者。

目前普遍认为此类手术缺点为手术创伤大、疼痛剧烈、影响康复训练。近年来,关节镜下行粘连松解术在国内外应用日渐普及,相对于传统切开松解术来说,有创伤小、适应证广、效果好、术后可以早期开始康复训练的优势。关节镜下松解术主要适用于关节内粘连和关节囊挛缩引起的关节僵直。

（黄锐）

第六章　踝、足关节疾病

第一节　关节损伤与脱位

一、踝关节损伤与脱位

(一)概述

踝关节是人体负重最大的关节,日常生活中行走和运动等活动时承受着 2~5 倍人体重量的应力。踝关节的组成和稳定主要是依靠骨性结构和韧带结构。骨性结构包括胫腓骨远端和距骨,其中胫骨远端膨大并向内下方突出形成内踝,胫骨下端后缘向后突出形成后踝,腓骨远端膨大形成外踝。由内踝、外踝和胫骨下端关节面构成踝穴,包容距骨体。距骨分为体、颈、头三部分,其中距骨体马鞍形顶与胫骨平台所构成的关节是踝关节的主要组成部分,其两侧的关节面还与相应的内、外踝构成关节。韧带结构主要包括下胫腓复合体和内外副韧带复合体(图 3-6-1)。下胫腓复合体由下胫腓前韧带、下胫腓后韧带和骨间韧带组成,而内侧副韧带(三角韧带)由浅层的胫跟韧带和深层的前后胫距韧带组成,外侧副韧带由距腓前韧带、跟腓韧带和距腓后韧带组成。上述骨性结构和韧带的损伤可引起踝关节骨折或脱位,对关节功能造成严重影响,最终可能导致踝关节骨关节炎的发生。

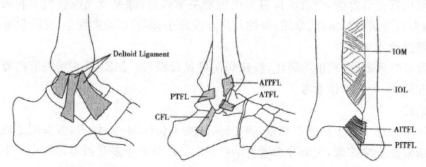

图 3-6-1　踝关节韧带复合体的组成:左图:内侧副韧带复合体(三角韧带);中图:外侧韧带复合体:PTFL 距腓后韧带、CFL 跟腓韧带、ATFL 距腓前韧带;右图:下胫腓联合复合体;IOL 骨间韧带、IOM 骨间膜、AITFL 下胫腓前韧带、PITFL 下胫腓后韧带

(二)病因损伤机制及分类

踝部骨折脱位多由间接暴力所致,偶尔由直接暴力引起。大多数是在踝跖屈扭伤时,暴力传导引起踝部骨折。由于间接暴力的大小、作用方向、受伤时踝部姿势各不相同,因此踝部骨折脱位的表现常常不同。

踝部骨折脱位最常用的分类方法是 Lauge-Hansen 分类。根据踝关节受伤时外力作用的方向、足部所处的位置以及不同的创伤病理改变,分为旋后-内收型、旋后-外旋型、旋前-外展型、旋前-外旋型和旋前背屈型(图 3-6-2~3-6-5)。Lauge-Hansen 分类方法按照损伤机制进行分类,对手法复位及固定具有指导意义,同时也便于发现韧带损伤等隐性损害。但该类分类方法主要针对间接暴力,没有对直接暴力造成的损伤进行分类。

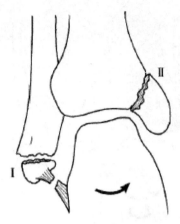

图 3-6-2 旋后-内收型：足受伤时处于旋后位，距骨在踝穴内受到强力内收的暴力导致外踝受到牵拉、内踝受到挤压所造成的损伤。分为两度：Ⅰ度：腓骨在踝关节平面以下横行撕脱骨折或者外侧副韧带撕裂；Ⅱ度：Ⅰ度伴有内踝垂直骨折

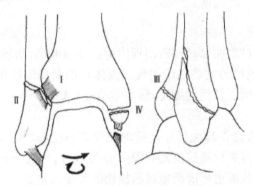

图 3-6-3 旋后-外旋型：最为常见。足受伤时处于旋后位，距骨受到外旋外力作用，或小腿内旋而距骨受到相对外旋的外力，导致距骨在踝穴内以内侧为轴向外后方旋转，冲击外踝向后移动。分为四度：Ⅰ度：下胫腓前韧带断裂或胫骨前结节撕脱骨折；Ⅱ度：Ⅰ度伴有腓骨远端螺旋形或斜行骨折；Ⅲ度：Ⅱ度伴有后踝骨折或下胫腓后韧带断裂；Ⅳ度：Ⅲ度伴有内踝骨折或三角韧带断裂

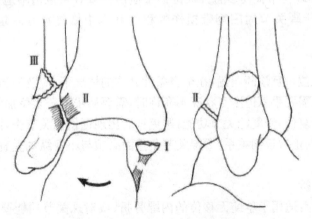

图 3-6-4 旋前-外展型：足处在旋前位，距骨在踝穴内受到强力外展的暴力，导致内踝受到牵拉、外踝受到挤压所造成的损伤。分为三度：Ⅰ度：内踝横行骨折或三角韧带断裂；Ⅱ度：Ⅰ度伴有下胫腓韧带损伤或其附着点撕脱骨折；Ⅲ度：Ⅱ度伴有踝关节平面以上腓骨水平或斜行骨折

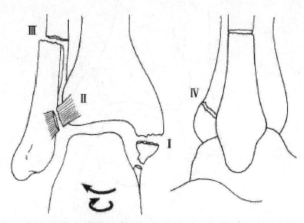

图3-6-5 旋前-外旋型:足受伤时处于旋前位,当距骨在踝穴内受到外旋外力时,踝关节内侧首先损伤而丧失稳定性,距骨以外侧为轴向前外侧旋转移位。分为四度:Ⅰ度:内踝横行骨折或三角韧带断裂;Ⅱ度:Ⅰ度伴有下胫腓前韧带断裂;Ⅲ度:Ⅱ度伴有踝关节平面以上腓骨斜行骨折;Ⅳ度:Ⅲ度伴有后胫腓韧带撕裂或胫骨后外侧撕脱骨折

（三）临床表现和诊断

踝关节受伤后,局部肿胀明显,瘀斑,出现内翻或外翻畸形,活动障碍。局部肿胀、压痛和功能障碍是踝关节骨折脱位的主要临床表现。查体可扪及局限性压痛点。诊断主要依靠有无暴力史,查体有无明显畸形及活动障碍,影像学检查可确诊。

（四）相关检查

1.X线片　常用的踝关节X线摄片包括踝关节正侧位和功能位摄片。对于复杂的不能完全排除的踝关节损伤,需要行特殊位置的踝关节X线片,如踝穴位（踝关节内旋20°行前后位摄片）、斜位和应力位,从而更加准确地显示损伤的程度和类型。

2.CT扫描　在轴位、矢状位和冠状位对踝关节进行扫描,有助于评估骨折的范围、骨折块大小、移位程度等,能更好地显示关节内骨折,尤其是在诊断距骨滑车骨折时有特殊意义。术前CT三维重建图像对制订术前计划和指导手术也有很大帮助。

3.MRI扫描　踝关节损伤多合并周围韧带损伤。MRI可以清晰地显示肌肉、肌腱、韧带等软组织影像,对于踝关节周围韧带损伤的程度和术中修复具有一定的参考价值和指导意义。

（五）治疗

踝关节骨折脱位一旦诊断明确,在全身条件允许的情况下,应及早治疗,包括闭合复位或切开复位内固定。需要手术但全身状况不允许时,需要初步闭合复位加临时固定。治疗的目的在于良好的骨折复位,恢复踝关节功能,避免日后出现创伤性关节炎,因此在治疗时应尽量达到:①恢复踝穴的正常解剖关系;②踝关节负重面必须与小腿纵轴垂直;③踝关节的关节面应尽量光滑。

1.单纯内踝骨折

（1）非手术治疗:适用于单纯无移位的内踝骨折、或对踝关节功能要求不高的患者,可选择石膏固定。

（2）手术治疗:对于踝关节功能要求较高、移位的内踝骨折,可选择内固定治疗。骨折块复位后根据骨块大小可选择用2枚4mm的松质骨拉力螺钉固定,或1枚拉力螺钉、1枚克氏针固定,对于骨折块太小或粉碎性骨折无法使用螺钉时,可用 2 枚克氏针加张力带钢丝固定。对于单纯内踝骨折应考虑有无外侧副韧带损伤可能。

2. 单纯外踝骨折 对于单纯的外踝骨折而言,在选择治疗方式时应更加慎重。对于同时伴有内踝骨折、踝关节稳定性丧失的患者,外踝的复位固定非常重要。

3. 双踝骨折 双踝骨折伴有或不伴有内外侧副韧带联合损伤,踝关节的稳定性受到破坏,胫距关节接触面减少,关节的正常应力传导受到影响,应选择手术切开复位内固定。手术多在伤后早期 12 小时内、软组织肿胀不明显时进行。若伤后时间超过 12 小时、软组织明显肿胀,则需要延长手术等待时间至伤后 1～2 周、肿胀消退后。骨折的固定以钢板+螺钉内固定为主,或拉力螺钉固定。

4. 三踝骨折 三踝骨折指除内外踝骨折外,胫骨远端后唇同时发生骨折移位,造成踝关节后外侧移位和足部旋后的外旋畸形,多由外展或外旋暴力造成。该类骨折的治疗原则及复位指征与双踝骨折相同。后踝骨折若累及 25%～30% 以上的踝关节负重面,则应该行解剖复位和内固定。术中需先复位外踝,由于下胫腓后韧带的牵拉,外踝的复位可以使后踝骨折块满意复位。另外也可采用用力背伸踝关节,通过后关节囊的牵拉作用来复位后踝骨折块。对于后踝骨折块的固定可选用松质骨螺钉由后向前固定或埋头拉力螺钉由前向后固定。

5. 难复性踝关节骨折 难复性踝关节骨折脱位常常发生在外踝骨折伴有内侧副韧带或下胫腓联合损伤的情况。由于撕脱的内侧副韧带或胫后肌腱、血管神经嵌在内踝和距骨之间,闭合复位往往不能取得满意效果,多采用手术复位。术中需要将内踝处的嵌入物清除,重新修复内踝处撕裂的韧带并复位外踝的骨折块。

二、足部骨折脱位

(一)概述

足部共计有跗骨 7 块、跖骨 5 块及趾骨 14 块。26 块骨之间形成复杂的关节,包括距下关节、距舟关节、跖趾关节等,以满足人体对足功能的要求。关节周围有众多韧带结构对关节进行加固。足按稳定性可分为内侧柱、中柱和外侧柱。按功能解剖可分为前足、中足和后足。前足由 5 块跖骨和 14 块趾骨组成,两者之间共同形成跖趾关节。中足由 5 块跗骨组成,包括 3 块楔骨、舟骨和骰骨。后足由跟骨和距骨组成。

正常情况下足非常稳定,一方面依赖于足部骨骼之间的紧密结合,另一方面依赖于关节周围的软组织结构,包括关节囊和韧带。足弓的存在使得重力从踝关节经距骨向前分散到跖骨小头,向后传向跟骨,以保证直立时足底支撑的稳定性。上述足部骨骼或关节的损害都可能引起骨折脱位,使得正常人体足的应力传导受到影响,从而影响足的功能。

(二)距骨骨折脱位

1. 概述 距骨参与形成踝、距下和距舟等关节,在下肢功能中起重要作用,一旦损伤对患者足功能影响巨大。但目前距骨骨折脱位仍然是一种使骨科医生感到棘手的损伤类型,缺乏一种明确而有效的方法对其进行治疗。

2. 病因学及分类 距骨骨折脱位最常见的原因是创伤,包括直接暴力和间接暴力。距骨骨折脱位临床常用的分类包括 Coltat 分类和 Matti-Weber 分类。

3. 临床表现 有明确的外伤史,多为高处跌落的直接暴力造成。临床常表现为踝关节下方肿胀、疼痛,不能站立和负重行走。距骨颈骨折常表现为踝关节前下部有压痛和足的纵轴挤压痛。伴有距骨脱位者可见局部有明显凸起,踇趾多有屈曲挛缩,足外翻、外展。若为距骨后突骨折,可有明显踝关节后部压痛,同时在踝关节背伸或跖屈状态可引起疼痛加重。

4.相关检查　距骨的正位和侧位 X 线片常可作出诊断。对骨折进行切开复位内固定时,应常规行 CT 扫描,三维重建图像对制订术前计划和指导手术过程也有所帮助。对于距骨坏死的诊断早期常采用敏感性较高的 MRI。

5.诊断　有明确暴力史,踝关节下方明显肿痛伴有活动障碍应考虑距骨骨折可能。X 线片可明确诊断。

6.治疗

(1)距骨头骨折:无移位的、稳定的距骨头骨折应采用非负重小腿石膏固定 4 周,并逐渐过渡到负重行走。不稳定的、明显移位的骨折需要行手术切开复位内固定。手术入路常常采用前内侧入路,经胫前肌肌腱内侧进行切开复位。距骨头骨折很难使用钢板固定,固定方式往往选择克氏针、螺钉或可吸收螺钉。术后 2 周左右进行早期锻炼,6 周左右逐渐负重。对于粉碎性骨折,若距骨头形态恢复可,可使用外固定器固定;若无法复位固定,可行距舟关节融合。

(2)距骨颈骨折:距骨颈骨折约占距骨骨折的 50%。由于供应距骨的血供由距骨颈处进入距骨,因此距骨颈骨折后易引起距骨坏死。距骨颈骨折常常根据 Hawkins 分类来选择治疗方式。Hawkins 将距骨颈骨折分为四型(图 3－6－6):Ⅰ 型,无移位的距骨颈骨折;Ⅱ 型,移位的距骨颈部骨折合并距下关节脱位或半脱位;Ⅲ 型,移位的距骨颈部骨折伴有距骨体完全脱位和距下关节脱位;Ⅳ 型,上述后两种类型同时伴有距舟关节脱位。

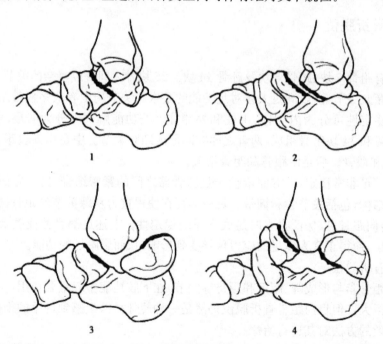

图 3－6－6　距骨骨折的 Haekins 分型:Ⅰ 型:无移位的距骨颈骨折;Ⅱ 型:移位的距骨颈部骨折合并距下关节脱位或半脱位;Ⅲ 型:移位的距骨颈部骨折伴有距骨体完全脱位和距下关节脱位;Ⅳ 型:Ⅱ 型或Ⅲ 型同时伴有距舟关节脱位

Hawkins Ⅰ 型,即无移位的距骨颈骨折,常常采用非负重小腿石膏固定 6～12 周,其后逐渐过渡到负重。于 Hawkins Ⅱ型、Ⅲ型和Ⅳ型骨折损伤,由于闭合复位很难达到解剖复位,原则上应尽快行切开复位内固定。早期的手术复位可能会降低距骨发生坏死的几率。手术入路常常选择经前内侧入路,能较好的暴露骨折并且容易延长切口以便做内踝截骨。多选择螺钉固定,内固定的最佳部位是距骨头外侧,从后向前植入螺钉。对于合并距下、距舟关节脱位者,还需要进一步复位脱位关节。术后需要石膏固定 6~8 周,并逐渐负重。

(3)距骨体骨折:距骨体骨折同样可能发生坏死,同时相对于距骨颈骨折而言,其发生创伤后距下关节炎的可能性明显增加。无明显移位的距骨体骨折可采用石膏固定 6~8 周,其后逐渐负重。对于有移位的距骨体骨折,如手法复位效果较好,可在手法复位后予以石膏固定。如复位失败,应予以切开复位内固定。手术入路多选择内外侧两个切口分别进入踝关节和距下关节,充分显露骨折和距骨关节。对于较小的骨折片可予以切除。严重的粉碎性骨折,若无法有效复位,可能需要切除距骨体,同时行 Blair 融合术或跟-胫融合术。

(4)距骨外侧、内侧或后侧突骨折:距骨骨折可累及距骨体的外侧突、后侧突或三角韧带深部附着部的内侧突。对于该类骨折而言,若无明显移位或骨折未累及距骨后关节面,常采用非负重石膏固定 6~8 周,并逐渐负重。如果骨折有明显移位,则具有手术治疗指征,手术方式可选择切开复位内固定或骨折块切除术。

(三)跟骨骨折脱位

1.概述 跟骨是由一薄层的骨皮质包绕松质骨组成的不规则长方形结构,包括六面和四个关节面,其中前距、中距和后距分别与距骨的前跟、中跟和后跟组成距下关节。跟骨外侧皮质较薄,骨面较为平坦。内侧皮下软组织厚,骨面呈弧形凹陷,载距突在内侧中 1/3 形成突起。跟骨后方宽大,向下移行为跟骨结节。跟骨常用的测量指标包括 Bolher 角和 Gissane 角(图 3-6-7)。正常跟骨参与足部的负重和运动,其与距骨形成的距下关节主要运动方式为跖屈-旋后-内收,能在足部活动中很好的辅助踝关节活动。跟骨骨折脱位是足部常见的损伤,多见于青壮年,严重损伤时多遗留并发症。

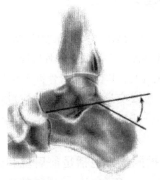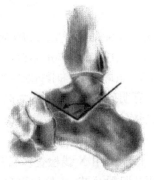

图 3-6-7 左图 Bolher 角:跟骨后关节面最高点分别向跟骨结节和前结节最高点连线所形成的夹角,正常为 25°~40°;右图 Gissane 角:跟骨外侧沟底向前结节最高点连线与后关节面线之夹角,正常为 120°~145°

2.病因学及分类 跟骨骨折的病因多为暴力损伤,其中以直接暴力多见。按暴力作用的机制不同分为三类,包括撕脱应力、垂直压缩应力和剪切力。跟骨体骨折 Sanders 分型基于冠状面 CT 扫描,将跟骨骨折分为四型(图 3-6-8):Ⅰ型:无移位骨折(移位<2mm);Ⅱ型:一条骨折线、两部分骨折块,骨折移位明显(移位>2mm),根据骨折位置在 A、B、C 不同的三点又分为ⅡA 型、ⅡB 型、ⅡC 型;Ⅲ型:两条骨折线、三部分骨折,根据骨折位置分为ⅢAB 型、ⅢBC 型、ⅢAC 型;Ⅳ型:三条骨折线、四部分骨折块及以上,即ⅣABC 型。

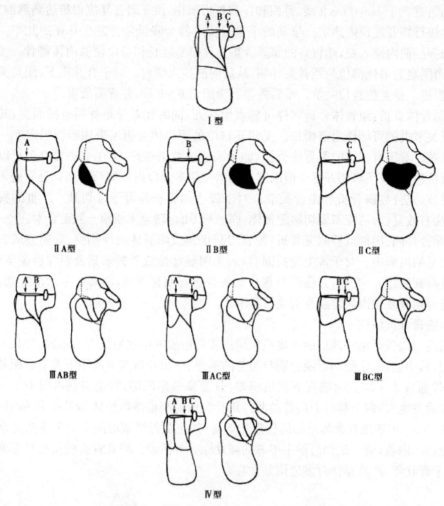

图 3-6-8　跟骨骨折 Sanders 分型：在冠状面上选择距骨后跟关节面最宽处，从外向内有两条线将其分为相等的三部分，分别由 A、B、C 代表等分点，跟骨骨折后在后距关节面上的骨折线以其相对应的 A、B、C 点分别代表骨折线的位置。根据骨折块和骨折线的多少、有无骨折移位将跟骨骨折分为 I～Ⅳ 型

3.临床表现　有明确的外伤史，多为高处跌落或交通事故。男性青壮年多见。临床常见足部明显肿胀，剧烈疼痛伴有足部功能障碍。部分严重患者可出现足部感觉障碍及足部明显畸形。

4.相关检查　诊断常用 X 线检查。常用的投照位置包括足前后位和侧位。其中前后位可判断骨折是否波及跟骰关节，侧位片可显示 Bolher 角和 Gissane 角的变化。部分患者可拍摄跟骨轴位片以显示跟骨宽度变化及跟骨内外翻情况。关节内骨折或需要行手术治疗的患者需行 CT 检查，以了解关节面损伤情况。

5.诊断　有明确暴力史，后足明显肿痛伴有活动障碍应考虑跟骨骨折可能。X 线片可明确诊断。

6.治疗　跟骨骨折治疗方案的选择应该根据患者的年龄、全身情况、局部情况、损伤后时间、骨折类型、软组织情况和医生的经验进行综合判断。对于关节外骨折、移位不明显者多采用保守治疗，包括闭合复位石膏固定、牵引固定或穿针固定等。切开复位可可很好的恢复关节面和跟骨轴线,并可纠正短缩畸形和内外翻畸形,常常用于关节内骨折、移位明显的患者。手术多选择外侧 L 形切口,固定方式可根据骨折类型选择钢板或螺钉。术后患者可早期活动,术后 6～10 周部分负重,12～16 周逐步完全负重。

（四）跗跖关节骨折脱位

1. 概述　跗跖关节是由足部三块楔骨和骰骨的远侧面与 5 个跖骨底构成的平面关节,跗跖关节损伤又称为 Lisfranc 骨折,涉及轻度扭伤、轻度半脱位、骨折脱位、骨折明显移位等多种范围。跗跖关节是中足的重要结构,在行走时完成将重力由中足向前足传导,并在行走步态中支撑体重。因此,跗跖关节一旦损伤会严重影响步态。

2. 病因学和分类　跗跖关节的损伤常常由暴力造成,包括直接暴力和间接暴力。直接暴力多由重物坠落砸伤及车轮碾压所致,其作用机制相对简单,不同的直接暴力造成不同的骨折、脱位类型。间接暴力的作用机制相对复杂,常见的两种类型包括前足外展损伤和足跖屈损伤。前者是由于后足固定、前足受到强力外展应力时发生的跗跖关节损伤。后者是由于足极度跖屈时、足的纵轴受到压缩外力的影响造成跗跖关节脱位。临床常常根据 X 线片对跗跖关节损伤进行分类,多分为 A 型、B 型、C 型三类(图 3－6－9)。A 型又称为同向型损伤,即所有 5 个跖骨同时向一个方向脱位,通常向背外侧脱位,常伴有第 2 跖骨基底或骰骨骨折。B 型又称为单纯型损伤,即仅有 1 个或几个跖骨脱位,其中 B1 型为单纯第 1 跖骨脱位,B2 型为外侧数个跖骨脱位。C 型又称为分离型损伤,即第 1 跖骨与其他 4 个跖骨向相反方向移位,其中 C1 型只波及部分跖骨,C2 型波及全部跖骨。

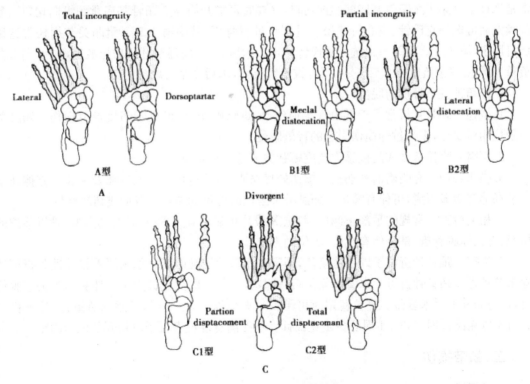

图 3－6－9　Lisfranc 骨折的分型

3. 临床表现　常常有外伤史。临床常见中足肿胀,剧烈疼痛伴有足部功能障碍。患者不能负重是跗跖关节损伤的间接表现。查体可发现中足局部压痛和肿胀,部分皮肤出现淤血。

另外可采用旋转试验对跗跖关节进行检查,该方法具体为提、压第 2 跖骨头,通过对第 2 跗跖关节施加应力来诱发跗跖关节疼痛进而获得阳性结果。对于跗跖关节损伤的诊断应全面而仔细,以便发现微小损伤,特别是通常在 X 线片上不显示移位的第 1 跗跖关节。

4.相关检查　对于跗跖关节损伤常规行 X 线片检查,包括正侧位片和 30°斜位片。其中具有重要参考价值的指标包括:①前后位 X 线片中可见第 2 跖骨干内侧面与中间楔骨内侧面在一条直线上;第 1、2 跖骨间的基底间隙和内、中楔骨的间隙基本相等。②斜位 X 线片中可见第 4 跖骨干内侧面与骰骨内侧面在一条直线上;第 3 跖骨内缘和外侧楔骨内缘在一条直线上;第 2、3 跖骨基底间隙和内、中楔骨间隙相等。上述指标正常时,还需要拍摄负重位、应力位 X 线片,以利于发现隐匿性损伤,对于复杂的、需要手术治疗的跗跖关节损伤还需要行足部 CT 扫描,从而更加清晰地明确跗跖关节的解剖关系,有助于发现轻微损伤,并且可显示软组织与骨折块嵌塞情况。

5.诊断　有明确暴力史,中足明显肿痛伴有活动障碍应考虑跗跖关节骨折可能。X 线片和 CT 可明确诊断。

6.治疗　对于跗跖关节损伤而言,其治疗原则是恢复受累关节的解剖对线。对于无明显移位或移位小于 2mm 的损伤可采用闭合复位,复位后予以非负重石膏固定 6~8 周再予以负重石膏固定 4~6 周。对于复位后石膏固定不稳、可能出现再次移位时,可予以克氏针经皮交叉固定或空心钉固定,再用石膏联合固定。术后 6~8 周取出克氏针。对于闭合复位失败、骨折移位明显、解剖结构异常的患者,需要行切开复位内固定,以便尽可能达到解剖复位。切口常常选择足背第 1、2 跖骨基底间纵向切口,必要时可加开第 4、5 跖骨基底背侧纵向切口。复位满意后可选择克氏针、空心钉或松质骨螺钉进行骨折,其中第 1、2、3 跗跖关节损伤常选用螺钉固定,第 4、5 跗跖关节常选用克氏针固定。术后 2~3 周逐渐开始功能锻炼,4~6 周部分负重,6 周后完全负重。术后 6~8 周可拔出克氏针,术后 3 个月取出螺钉。

(五)跖趾关节骨折与脱位

1.概述　跖骨骨折常见于暴力直接损伤,如重物砸伤,也可见于间接暴力损伤。跖趾关节脱位相对少见,多为过伸损伤引起的背侧脱位。

2.病因　直接暴力或间接暴力造成跖趾关节骨折与脱位。

3.临床表现　有明确的外伤史。损伤处疼痛明显,伴有局部皮肤肿胀及瘀斑。查体跖趾关节局部有明显压痛,可伴有畸形。跖趾关节脱位时可见远端趾骨背伸或跖屈移位。

4.相关检查　常规的足部正侧位、斜位 X 线片可显示有无骨折,骨折的类型,骨折移位的情况,有无撕脱骨折,是否伴有脱位,脱位的方向。

5.治疗　趾骨骨折可予以手法复位,固定在相邻的足趾即可。如为严重粉碎性骨折可切除末节趾骨。跖骨骨折可予以骨折复位石膏固定,也可采取克氏针固定。伴有跖趾关节脱位时,可与局麻下手术复位。复位稳定时可予以小夹板固定 3~4 周,后逐渐负重;复位不稳定时可予以克氏针固定,3~4 周后拔出克氏针。不能满意复位者可予以切开复位内固定。

三、韧带损伤

(一)概述

踝关节的韧带结构主要包括两个韧带复合体,即下胫腓联合复合体和内外侧副韧带复合体。下胫腓联合复合体包括了下胫腓前韧带、下胫腓后韧带、下胫腓横韧带和骨间韧带三部分,其中骨间韧带最为坚强,下胫腓前韧带最为薄弱,因此下胫腓联合后方的损伤多表现为胫骨后结节的撕脱骨折,前方的损伤多表现为下胫腓前韧带的撕裂。踝关节内外侧副韧带从两侧加强关节囊,其中外侧副韧带自前向后分为距腓前韧带、跟腓韧带和距腓后韧带。外侧副韧带主要作用为防止足内翻,并且可以防止距骨向前移位。内侧副韧带主要由浅层的胫跟韧带和深层的前后胫距韧带组成,其主要作用为对抗后足的外翻应力,并且能限制距骨侧向移位。与骨折脱位相比,上述踝关节韧带结构的损伤同样可以引起踝关节不稳,损伤严重时还需要行手术治疗。

（二）下胫腓联合损伤

1. 病因及损伤机制　下胫腓联合损伤的常见机制为暴力使距骨在踝穴内外展或外旋,从而导致韧带损伤。其中外旋应力是引起下胫腓联合损伤的主要暴力原因。当外旋暴力作用于踝关节时,腓骨远端发生外旋和后移,进而使得下胫腓前韧带张力逐渐升高直至断裂,而下胫腓后韧带保持完整并作为铰链连接胫骨和腓骨远端,使两者之间保持最低分离。当外旋暴力过大或伴有足外展并累及骨间膜时,则下胫腓联合主要韧带完全断裂,下胫腓联合完全分离。目前对下胫腓联合损伤的分类无统一标准,主要可以分为韧带部分损伤和完全损伤。

2. 相关检查和诊断　对于下胫腓联合损伤的诊断主要依靠影像学检查。国外文献指出,X线片正常的下胫腓联合的解剖关系包括:前后位或踝穴位片上下胫腓骨间隙≤6mm;前后位片上胫腓骨重叠>6mm 或大于腓骨宽度的 42%;踝穴位片上胫腓骨重叠影>1mm。上述指标的异常应怀疑有下胫腓联合损伤。另外有学者指出,在没有腓骨骨折的情况下,踝关节内侧间隙增宽是判断下胫腓联合分离的最可靠 X 线证据。在常规 X 线片无法明确而又高度怀疑下胫腓联合有损伤的情况下,应该进一步行双侧踝关节 X 线片对比或拍摄应力位 X 线片。必要时可考虑进一步行 MRI 检查以明确是否有韧带损伤以及损伤的程度。另外,术中 Cotton 试验、外旋试验、挤压试验、腓骨横移试验和侧向试验等对于下胫腓联合损伤的诊断具有一定的参考价值。

3. 治疗　恢复下胫腓联合的解剖关系对于踝关节的功能非常重要,治疗的原则主要是复位和固定。大多数急性单纯性下胫腓联合损伤(隐性)可通过保守治疗达到较好的效果,治疗方法多采用非负重石膏固定 6～8 周,其后逐渐负重。

目前认为手术治疗的适应证包括:腓骨骨折线在踝关节水平以上 4.5cm 同时伴有三角韧带断裂;不行固定的腓骨近端骨折合并下胫腓联合损伤;术中在固定内、外踝骨折后,向外牵拉腓骨外移超过 3～4mm;陈旧性的下胫腓联合分离;保守治疗复位后不稳定,保守治疗失败。固定方法多采用 1～2 枚直径 3.5～4.5mm 的皮质骨螺钉紧靠下胫腓联合的上方、平行于胫距关节且从后向前倾斜 25°～30°进行固定。固定下胫腓联合时踝关节应处于背伸位,可以避免踝穴狭窄而导致关节背伸受限。其目的在于使踝关节在活动中适应下胫腓联合的正常微动。皮质骨螺钉至少穿透 3 层骨皮质,也有研究认为需穿透 4 层骨皮质。术后需制动并限制负重,以防内固定松动断裂。术后 8～12 周应常规取出内固定材料,以免限制踝关节活动或导致螺钉断裂。

（三）外侧副韧带损伤

1. 病因及损伤机制　相对于内侧副韧带而言,外侧副韧带的损伤在临床上更为常见。其原因主要是外踝较内踝位置更低,外侧副韧带较内侧副韧带薄弱且足内翻肌群的肌力较外翻肌群更大。当快速行走或运动时,足若来不及协调位置,容易造成内翻跖屈位着地,足受到内翻应力,从而使得外侧副韧带受到牵拉直至损伤。暴力较大时可引起外侧副韧带的完全断裂。临床上将外侧副韧带损伤分为部分损伤或完全断裂。

2.相关检查和诊断　对于外侧副韧带损伤的诊断主要依靠病史和影像学检查。患者有明确外伤史,查体踝关节外侧明显肿胀、压痛,伴有或不伴有骨折脱位,可考虑外侧副韧带损伤可能。目前临床上常用三个试验来判断踝关节侧副韧带损伤的范围及踝关节不稳的程度,包括:内翻或外翻应力试验、前后位应力试验、关节造影术。影像学检查常拍摄踝关节正位和侧位,必要时可加摄应力位。目前的研究结果认为,正常踝关节内翻位下距骨的倾斜度最大不超过 10°,若距骨倾斜在 5°～15°者为距腓前韧带损伤,15°～30°者为距腓前韧带和跟腓韧带损伤,30°以上者表明外侧副韧带复合体完全断裂。对于 X 线片无法确诊而高度怀疑有外侧副韧带损伤者,可行 MRI 检查,对于软组织损伤的诊断具有一定的参考价值。

3.治疗　对于外侧副韧带损伤而言,如为单纯的距腓前韧带损伤,可通过制动来治疗,常用的方法为足外翻、踝背屈位 8 字绷带加压包扎制动,或辅以石膏固定,2～3 周去除固定。对于胫腓前韧带合并跟腓韧带损伤者,可予以手术治疗,主要通过缝合撕裂的韧带末端来达到恢复外侧韧带支撑的目的。韧带止点撕脱者,可将韧带缝于邻近的腱膜组织上,或在骨上钻孔缝合,也可采用铆钉重建韧带止点。对于外踝远端撕脱骨折者,可予以吸收缝线经骨折近端钻孔与穿过韧带近骨折片部位缝合固定。若撕脱骨折片较大,可用小螺钉固定,或选择克氏针加张力带钢丝固定。术后常予以石膏外固定 3～4 周。外侧副韧带完全断裂相对少见,常予以手术治疗,其治疗方法与胫腓前韧带和跟腓韧带损伤相似。

(四)内侧副韧带损伤

1.病因　踝关节内侧副韧带较为坚固,且外翻肌群力量相对不足,故足外翻暴力一般引起外踝骨折,单纯的内侧副韧带损伤较为少见。内侧副韧带损伤多数情况下易合并胫腓下联合韧带损伤或内踝撕脱骨折,有时可伴有下胫腓韧带、骨间膜的损伤,出现下胫腓分离。

2.相关检查和诊断　有明确受伤病史,临床主要表现为内踝处肿胀、疼痛,伴有内侧副韧带止点压痛。相对于外侧副韧带损伤而言,内侧副韧带损伤无确定的检查方法,有部分学者建议采用外翻距骨倾斜试验。影像学检查 X 线片可见踝穴增宽,距骨体和内踝间隙增大。MRI 检查具有一定的参考价值。

3.治疗　单纯的内侧副韧带损伤可予以石膏固定于内翻位 4～6 周,然后穿矫正鞋 4～6个月。如有证据显示患者在受伤时出现无法复位的移位,可考虑手术探查切除嵌入关节间隙的软组织。合并外踝骨折时可予以手术治疗固定外踝骨折并石膏固定。如有明显的外翻不稳时,可手术探查内侧副韧带,如从韧带止点上撕脱可予以铆钉重建止点。

(陆锡平)

第二节　慢性劳损性疾病

一、跗管综合征

1.概述及解剖　跗管综合征又称为踝管综合征,1982 年 Keck 首先报道该病,其主要原因为胫后神经在胫骨内踝下后方被屈肌支持带与跟骨组成的骨—韧带管卡压而引起的一系列临床表现。一般以单侧发病多见,有时可与腕管综合征同时发病。

　　跗管位于踝关节内踝的后下方,是一无弹性的骨纤维管道,由屈肌支持带、内踝、距骨、跟骨、三角韧带和跟腱共同形成(图3-6-10)。跗管内包含多种内容物,由前向后依次为胫后肌腱、趾长屈肌肌腱、胫后动静脉、胫神经和蹞长屈肌。胫神经从小腿后部伴行胫后动静脉进入跗管,在跗管上段变粗变扁并分为两条终末支,及足底内侧神经和足底外侧神经。当跗管内压力增高时,足底内侧神经始端和胫神经末端将直接或间接受到压迫,先出现足底内侧神经分布区的症状,而后出现胫神经分布区的症状,临床称之为跗管综合征。

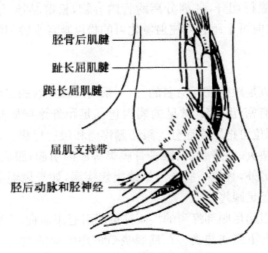

胫骨后肌腱
趾长屈肌腱
蹞长屈肌腱
屈肌支持带
胫后动脉和胫神经

图3-6-10　跗管的解剖结构

　　2.病因　本病最常见的原因是踝关节反复扭伤,足踝部过量活动或突然急剧增加踝关节的活动,跗管内肌腱因摩擦增加而产生腱鞘炎,使肌腱水肿增粗,从而使得跗管内压力增加,胫神经受到压迫而产生相应症状。跟骨或距骨的内侧部位骨折压迫跗管外侧壁,形成瘢痕或骨性增生,也可减少跗管的容积,使得胫神经受压。另外,跗管内产生的神经鞘瘤或蹞展肌肥厚,也可使跗管内压力增加而产生神经受压的症状。其他的先天性异常如外展蹞趾肌肥大或出现副外展蹞趾肌也可引起该病。全身性疾病如甲状腺功能不全引起的水肿等也可诱发该病。少数老年人因足弓塌陷,足内部肌肉挛缩或跗跖关节炎也可表现出该病。跗管内压力增加,使神经受压发生功能性改变,神经短期受压与缺血,产生神经支配区的疼痛和感觉异常。长期压迫可引起神经变性,肌肉萎缩、乏力等症状,解除压迫后症状恢复不明显。

　　3.临床表现　本病好发于青年男性,最早症状表现为长久站立或行走时内踝后下部有轻度麻木及烧灼样疼痛,局部有压痛。休息制动后症状减轻或消失,活动后症状加重,反复发作。其后患者症状逐渐加重,疼痛延伸至足底,表现为沿足内侧至足底、足趾有烧灼样疼痛,夜间或行走时疼痛加重。疼痛可向膝部放射。同时可伴有足底皮肤感觉减退或感觉异常。后期上述症状继续加重,并可出现神经营养和自主神经功能障碍,表现为足趾部皮肤干燥、不出汗、脱皮、皮色青紫等表现,严重者可出现蹞展肌、小趾展肌、第1和第2骨间肌的肌肉萎缩。查体踝关节外翻时因牵拉作用可使疼痛加剧。叩击内踝屈肌支持带时可出现疼痛加剧并向足底放射,或出现足底针刺样疼痛,即Tinel征阳性。

　　4.相关检查　X线检查少数患者可见距骨或跟骨内侧有骨刺或骨桥形成。MRI检查可见跗管内炎症水肿影响。胫神经肌电图检查有助于明确诊断。

　　5.诊断　根据病史、体征和辅助检查明确诊断。

6.治疗 对于初次发作、临床症状轻微的患者,可予以限制活动、休息制动等保守治疗。局部热敷对疼痛的缓解具有一定的帮助。对于休息后疼痛缓解不明显者,可予以局部封闭治疗,常用氢化可的松跗管内注射,能减轻神经水肿和粘连,明显缓解症状。

对于保守治疗效果不佳或无效、症状反复发作,或跗管内器质性病变,如跗管周围外伤或骨折引起跗管内瘢痕形成或骨质增生,均应采用手术治疗。手术的目的是切开跗管并切除跗管内增生组织,松解粘连从而解除神经压迫。手术常取内踝后缘至内踝尖的弧形切口,显露跗管处的屈肌支持带并纵行切开,仔细分离跗管内容物,松解粘连,清除多余骨质或腱鞘囊肿,解除神经压迫。必要时可于跗管内注射氢化可的松以减轻水肿和防止术后粘连。

二、跟痛症

1.概述 跟痛症是以足跟疼痛而命名的、由一系列疾病导致的足跟部疼痛综合征。跟痛症的发生与劳损和退化有密切关系,常见的病因包括足跟纤维脂肪垫炎、跟骨骨刺、跖筋膜炎、跟骨滑囊炎等。按部位可把跟痛症分为跟跖侧疼痛和跟后疼痛。跟跖侧疼痛常有跖腱膜炎、跖腱膜断裂、跟脂肪垫炎、跟骨骨折、跟骨骨膜炎等原因引起;跟后疼痛主要由跟腱炎、跟腱滑囊炎等原因引起。另外,其他一些全身结缔组织疾病,如类风湿关节炎、痛风性关节炎、强直性脊柱炎等也可引起足跟疼痛。

2.病因 任何可能引起足跟部疼痛的疾病都可能引起跟痛症,主要原因病因包括跖筋膜炎、跟腱止点滑囊炎、跟骨下脂肪垫炎。跖筋膜炎造成跟痛症的主要原因是由于年龄增大使得足部肌肉、韧带力量减弱,造成跖筋膜牵拉跟骨的力量增大,进而引起跖筋膜起点部发生微小撕裂,继发炎症引起疼痛。另外,跖筋膜跟骨止点处的骨膜炎和跟骨内侧结节的疲劳骨折,以及屈趾短肌止点炎症和水肿导致足底外侧神经卡压也是跖筋膜炎出现跟痛症的原因之一。跟腱止点滑囊炎引起跟痛症的主要原因是由于鞋后方与跟骨结节之间反复摩擦,导致跟骨结节处滑囊发生慢性无菌性炎症,使得滑囊增大、囊壁增厚,从而引起跟痛症表现。跟下脂肪垫在外伤后可出现局部充血、水肿、增生,进而导致跟痛症的发生。

3.临床表现 本病多发生于中年以后的肥胖者,男性发病率高于女性,一侧或两侧同时发病。大多数为慢性起病,常伴有类风湿关节炎、骨关节炎等。主要临床表现包括站立或行走时跟骨跖侧疼痛,疼痛可沿跟骨内侧向前扩展到足部。清晨起床后行走时疼痛最为明显,进一步活动后疼痛可逐渐缓解,但长期活动后症状可再次出现。查体可见足跟前内侧肿胀,跟骨内侧结节及跖腱膜起点 2～3cm 处有明显压痛。

4.相关检查 辅助检查主要依靠影像学。部分 X 线片可见跟骨结节跖侧有骨刺形成。B 超或 MRI 检查可发现跖腱膜增厚、水肿。

5.治疗 对于早期的、临床症状轻微的跟痛症,多数患者可采用保守治疗。适当减少活动量,减少跟骨受到撞击的活动,多休息患肢。肥胖患者需控制体重,减轻体重对跟骨的压力。对于跟腱挛缩引起跖筋膜炎、进而诱发跟痛症的患者,适度牵拉跟腱和跖筋膜有助于炎症的消退。对于经过牵拉锻炼后疼痛缓解不明显的患者,可予以局部痛点封闭治疗,常用氢化可的松 12.5～25mg 加入 1‰～2‰普鲁卡因 0.5～2ml 局部注射,每周 1 次,1～3 次为一疗程。体外震波疗法对诸如跟痛症等慢性疼痛性疾病具有一定的疗效。对于保守治疗无效的患者可考虑行手术治疗。手术方式主要采用跖筋膜部分切除术,即从跖筋膜止点内侧切断 35%左右,必要时可同时切除增生的跟骨骨刺。由于跖筋膜对维持足弓有重要作用,完全切断跖筋膜可引起患者步行无力,因此目前不主张完全切断跖筋膜。

(陆锡平)

第三节　特殊类型疾病

一、行军足

1.概述　行军足又称为跖骨疲劳性骨折,多见于长途行军的战士。行军足好发于第2、3跖骨,是由于肌肉过度疲劳导致足弓下陷,引起第2、3跖骨负重增加,超过跖骨头自身负荷极限而引起的骨折。

2.病理生理机制　正常骨骼的破骨和成骨活动处于平衡。如果对骨骼施加的应力超过了其本身负荷的极限,会引起破骨代谢增加。当破骨代谢明显增加而成骨活动又不能及时加以修复时,就可能在骨骼局部发生微细的骨折,其继续发展就可能造成疲劳性骨折。在行走或运动中,足的第2、3跖骨需要承受较大的应力。长期剧烈的运动或长途行走后可能出现第2、3跖骨微骨裂,严重时可出现骨折,即行军足。

3.临床表现　近期有剧烈运动或长途行走史。临床主要表现为前足局部疼痛,不能正常行走。查体第2、3跖骨局部压痛明显,足背局部可有肿胀,少数可出现瘀斑或皮下淤血。后期疼痛症状逐渐好转,2~3周后在前足局部可扪及隆凸。

4.相关检查　早期X线检查可能为阴性,发现明显骨折征象时多见于骨折后2~3周。放射性核素扫描可早期帮助确诊。

5.诊断　根据病史、查体、辅助检查可明确诊断。

6.治疗　多选择保守治疗。X线片尚未确诊骨折时应按骨折进行治疗。减少运动,适当休息,缓解足部疲劳性应力传导。穿前足免负重鞋或采用石膏固定6~8周,后逐渐负重。对于骨折延迟愈合或不愈合者,可采用手术治疗,切除硬化骨质,打通骨髓腔,断端植骨并用内固定。

二、平足症

1.概述　平足症是指足内侧纵弓平坦,负重力线不正常,出现疲乏或疼痛症状的足扁平畸形。平足症根据软组织病理改变程度不同分为姿态性平足症和痉挛性平足症。姿态性平足症相对多见,主要表现为负重时足呈扁平畸形,除去负重后足部可立即恢复正常,病理改变主要是软组织松弛,但仍保持一定的弹性,经治疗后可获得较为满意的效果。痉挛性平足症多由于骨性联合异常所致,表现为足在负重和非负重条件下均为扁平畸形,手法不易纠正,多合并跟骨外翻、距骨头内移等畸形。另外,还可以根据负重时足纵弓的改变情况将平足症分为三类,包括:1型(轻型),足纵弓降低;2型(中型),足纵弓消失;3型(重型),足纵弓消失,伴有足内侧缘凸起、距骨头移位、跟腱短缩及后足外翻。

2.病因学　引起平足症的主要病因包括先天性或后天性因素。先天性因素包括:①足副舟骨或舟骨结节过大,胫后肌附着处薄弱;②第2跖骨较短,其他跖骨承受重力过多,长期重力压迫造成足弓扁平;③足跗骨间软骨性或纤维性联合,如跟距、跟跗间联合造成足弓扁平。后天性因素包括:①足部长期过度负重,包括体重过重、长期过量运动等,造成维持足弓的肌肉、韧带、关节囊及腱膜等组织张力逐渐下降；②营养不良或长期卧床的患者，缺乏锻炼，造成足部肌肉萎缩，张力减弱，从而造成负重时足弓消失；③足部疾病如类风湿关节炎、骨关节结核等造成足部软组织结构破坏，从而引起足弓消失；④其他因素，包括穿鞋不当，鞋跟过高等。

3.临床表现　姿态性平足症初期发现时可无明显症状，足弓外形无异常。但行走或劳累后可出现足部疲劳或疼痛，伴有小腿外侧及外踝处疼痛不适。查体可发现足底中心和脚背有肿胀，舟骨结节处压痛明显，局部皮温升高伴有发红。部分患者可发现足活动时内翻轻度受限。

痉挛性平足症多见于青壮年，部分是由姿态性平足症发展而来。临床主要表现为站立或行走时足底疼痛，可呈八字步态。部分患者可因腓骨长肌强直性痉挛而出现足内、外翻和外展活动受限。部分患者可在平足的基础上出现足跟变宽、足底外翻、跟腱向外偏斜、前足外展、舟骨结节完全塌陷。严重的平足患者可出现足部僵硬并固定于外翻、外展和背伸位，活动明显受限，休息后缓解不明显。部分患者可继发腰背部疼痛及髋膝关节疼痛。

4.相关检查　平足症的辅助检查主要依靠 X 线片，往往需要拍摄足部的正位片、侧位片和负重位片，并常常需要通过对 X 线片进行测量。常用的测量指标包括距骨跖屈角、距舟背跖角。距骨跖屈角是指沿足跖侧画一条水平线与距骨中轴线相交，正常值为 26.5°。当距骨有跖屈畸形时该角度增大。距舟背跖角是指在负重的正位片上沿舟骨远端关节画一水平线，再画一条距骨中轴线，两线相交所形成的内侧角即为距舟背跖角。正常值为 60°～80°，该角度＞60°时考虑距骨移位。

5.诊断　平足症的诊断主要依靠临床表现和影像学检查。久站或行走后足部不适或疼痛、休息后疼痛缓解者应考虑平足症。查体可见跟外翻足扁平，前足外翻舟骨结节处肿胀和压痛。足正位 X 线片可见足弓消失。自跟骨结节底部至第一距骨头底部作一连线，舟骨结节到该连线的垂直距离多小于 1cm。部分患者可见舟骨结节完全塌陷，与载距突的距离增加。

6.治疗　本病早期或症状较轻时可以通过减少活动、适当休息来处理，而不需要特殊治疗。国外的研究认为通过赤足在沙滩或草地上行走，可以达到训练小腿及足部肌肉、增加足部关节稳定性和提高足弓的目的。另外，有研究报道认为通过穿平足矫形鞋可以治疗平足症。平足矫形鞋通过矫正下肢负重力线，使负重应力偏离足弓，从而减少足弓的压力。对矫形鞋的设计要求鞋底内侧厚度稍高于外侧，可以使得足部外侧更多的受力，以降低内纵弓的压力。对于年龄小于 10 岁、有明显症状的中度扁平足患者，可采取被动或主动牵伸小腿三头肌的办法来缓解肌肉的痉挛，达到缓解足部症状的目的。另外，足弓垫是否能有效改善平足症患者的症状目前还有待争议。对于非手术治疗无明显效果、症状持续加重的患者，可采取手术治疗。手术的方式有肌腱移位、韧带紧缩的软组织手术，可有跗骨关节融合、三关节固定、跗骨截骨等骨性手术。目前的研究认为，单纯的软组织手术或骨性手术对于平足症的治疗效果不太理想，目前多倾向于软组织和骨性手术联合应用，其治疗效果相对于单纯的软组织或骨性手术有所提高。

三、弓形足

1.概述　弓形足又称为高弓足、爪型足，是足部常见的畸形之一，临床典型表现为前足固定性跖屈、足纵弓增高，偶可伴有足内翻。弓形足常被分为高弓仰趾足、局弓爪状足、局弓内翻足、局翻足和闻弓跟行足五类。其中高弓仰趾足和高弓跟行足主要是由于腓肠肌和比目鱼肌瘫痪、而足背拮抗的背伸肌力正常多引起，常常合并跖筋膜挛缩。高弓爪型足主要是由于足内在肌或足外在肌群肌力减弱所致。内外肌力不平衡可出现高弓内、外翻畸形。另外，临床上还可根据足弓增高的程度和是否伴有其他畸形，将弓形足分为单纯性弓形足、内翻型弓形足、跟行型弓形足、跖屈型弓形足。

2. 病因学　弓形足发病原因非常复杂，可以分为神经肌肉性、先天性、获得性。其中神经肌肉性最为常见，占发病原因的80%左右，多由于神经障碍引起肌肉力量改变，伴有或不伴有拮抗肌力量改变，如胫前肌和小腿三头肌肌力减弱伴有足跖侧内在肌挛缩引起的足弓增高。神经肌肉性弓形足的病因包括脊髓皮质炎、下肢神经麻痹、遗传性共济失调、脊柱裂、大脑性瘫痪、神经管闭合不全、脑脊髓脊膜膨出等，这些神经肌肉性疾病可在大脑锥体系、脊髓皮质束、脊髓前角细胞、周围神经细胞等不同水平影响足部肌肉的正常代谢，从而造成弓形畸形。另外，某些弓形足患者有明确的家族史，同时不伴有神经肌肉病变，则属于先天性高弓足的范畴。

3. 临床表现　弓形足的临床典型表现为前足固定性跖屈、足纵弓增高呈拱桥形，在此基础上不同的亚型可出现其他特征性临床表现。单纯性弓形足主要是前足固定性跖屈畸形，第1和第5跖骨均匀负重，足内外侧纵弓均匀增高，不伴有或伴有轻度的外翻畸形，足跟仍保持在中立位。内翻型弓形足主要表现为足内侧弓增高，即前足内侧第1和第2跖骨的跖屈畸形，而外纵弓基本正常。该类患者的第1跖骨头为前足的主要负重点，为缓解疼痛患者往往采取足内翻姿势负重，导致晚期出现后足固定性内翻畸形。跟行型弓形足主要是由于小腿三头肌麻痹所致，临床表现为前足跖屈固定伴有跟骨背伸，常见于脊髓灰质炎、脊膜脊髓膨出等。跖屈型弓形足除前足固定性跖屈外，常伴有后足、踝关节的跖屈畸形，多见于先天性马蹄内翻足手术治疗之后。各型弓形足的临床表现有所不同，但均有前足固定性跖屈畸形。弓形足逐渐发展至晚期可见足趾爪形，严重者足趾不能触及地面。另外由于跖趾关节背伸畸形可引起跖趾关节半脱位，加重跖骨的跖屈畸形，导致负重区皮肤增厚，胼胝体形成，甚至形成溃疡或溃烂。

4. 相关检查　临床最常用的检查为X线片，常规拍摄足部负重位的前后位、侧位片。弓形足患者典型的X线片表现为前足有跖屈畸形，同时伴有Meary角增大和Hibbs角减小。Meary角为距骨中轴线与第一跖骨中轴线的夹角，正常时两条线相互连续，该角增大时证明足部有跖屈畸形。Hibbs角为跟骨中轴线与第一跖骨中轴线的夹角，正常值为$150°\sim175°$，该角减小时证明足部有跖屈畸形，小于$20°$时说明后足有内翻畸形。另外，由于，弓形足多系神经肌肉性疾病引起，临床常采用肌电图、头颅或脊髓MRI等检查来明确原发病灶。

5. 治疗　早期、畸形程度不重的弓形足可采取保守治疗，主要方法包括被动牵拉足底挛缩的跖筋膜和足底内在肌。另外，为缓解跖骨头压力可在鞋内跖骨头着地区域加厚，缓解行走时跖骨头受到的冲击力。对于足部弓形明显、进行性加重、严重影响患者日常生活的患者，需要进行手术治疗。手术方式可选择软组织松解或截骨矫形。原则上先行软组织松解手术，如足跖侧软组织松解、胫前胫后肌腱移位及趾长伸肌后移等。截骨矫形手术方式较多，目前尚无统一标准，包括第一楔骨开放性截骨、跗骨背侧截骨、跟骨后移截骨等。手术后常需要石膏固定6周左右，其后逐渐负重。

四、踇外翻、踇内翻

(一)踇外翻

1.概述 踇外翻是指第1跖骨内翻、踇趾斜向外侧的足趾部畸形,常常伴有其余足踇趾复合畸形。通常认为第1、2跖骨间的正常夹角不超过8°～9°,第1跖趾关节的夹角不超过15°。而踇外翻患者踇趾骨与第1跖骨之间的关节角度多大于15°。踇外翻好发于中老年女性,男女比例约1∶30,是足部常见的畸形之一。

2.病因 引起踇外翻的病因多种多样,可分为先天性和后天性两类。先天性踇外翻多由关节、肌肉、神经发育不良继发足底软组织力量不平衡而引起。后天性踇外翻的主要原因是不合脚的穿鞋习惯。长期穿着高跟鞋、前方太尖和过窄的鞋子会对脚趾造成挤压和摩擦,影响脚趾的伸展和活动。行走时全身重量落在足的前方可造成脚趾逐渐变形,出现踇外翻的现象。

3.临床表现 踇外翻多为对称性,临床主要表现为足部畸形和疼痛。常见踇外翻畸形为踇趾外翻,向其他脚趾方向偏斜。第1跖骨内翻,跖骨头明显突出,严重时第1跖骨头突出可呈半球形。疼痛主要是由于跖骨头突出部分受压引起,跖骨头长期受到鞋帮的挤压、摩擦,使得该处皮肤增厚,胼胝体形成,可出现皮肤发红并继发滑囊炎,部分严重患者可出现第1跖趾关节骨关节炎。另外,第2、3跖骨头可向脚背方向突起,从而继发出现胼胝或鸡眼。

4.相关检查 X线片可见第1趾骨呈外翻畸形,伴有第1跖骨内翻,跖趾关节可出现轻度脱位。第1、2跖骨间夹角常大于10°,第1跖趾关节夹角常大于15°(图3-6-11)。部分严重患者可见第1跖趾关节间隙狭窄、骨赘形成,呈骨关节炎改变。

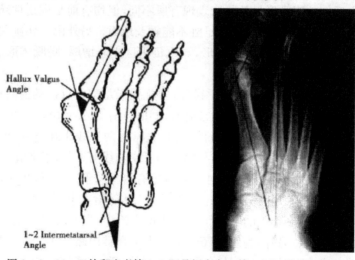

图3-6-11 踇外翻患者第1、2跖骨间夹角和第1跖趾关节夹角增大

5.治疗 踇外翻应该以预防为主,平时应穿着宽松、舒适的鞋子,让脚趾有足够的活动空间,避免穿着尖头、足跟过高的鞋子。对于轻度的踇外翻畸形,可定时用将外翻的踇趾向内侧扳动,可有效防止畸形加剧。同时可在第1、2趾间夹棉垫,夜间在踇趾内侧用小夹板固定,对踇外翻可起到一定的治疗效果。另外可借助踇外翻矫形器进行畸形的矫正。保守治疗效果较差、症状严重的患者可考虑行手术治疗,手术方式主要包括:内收肌腱切断术和第1跖骨截骨矫形术,对于并发滑囊炎或骨赘的患者可行滑囊骨赘切除术。

（二）踇内翻

1. 概述 踇内翻是踇趾在跖趾关节处向内侧偏斜成角的畸形,常伴有第 1 跖趾关节过伸、踇趾趾间关节屈曲等。踇内翻可以分为先天性踇内翻或获得性踇内翻。其中先天性踇内翻又分为原发性和继发性两类,获得性踇内翻又分为医源性、外伤感染性、跖趾关节炎性,其中医源性踇内翻在获得性踇内翻中最为常见。另外,根据内翻畸形的程度以及是否能被动矫正可以将踇内翻分为动力型和静力型两类,其中可被动矫正的称为动力型,不能被动矫正的称为静力型。

2. 病因 引起踇内翻畸形的病因很多,主要可以分为先天性和后天性两大类。目前的研究结果认为,先天性踇内翻发生的原因是由于患者在胚胎期出现了踇趾内侧的副踇趾。随着胚胎的继续发育,副踇趾与周围的纤维组织结合并形成一紧张的弓状组织,将发育完全的踇趾牵拉至内翻的位置。后天性踇内翻主要由医源性造成,多在足部手术或踇外翻矫形术后发生。另外,外伤感染、关节炎等疾病可以造成跖趾关节面的破坏,继发关节周围瘢痕挛缩和韧带松弛,这些都是后天性踇内翻畸形发生的原因。

3. 临床表现 踇内翻多为单侧发病,主要临床表现为踇趾内翻畸形,并可能伴有踇趾关节活动受限或背伸畸形、跗骨痛、足底胼胝体形成等其他症状。踇内翻畸形可同时伴有疼痛,疼痛常局限在踇趾内侧,多由于踇趾内缘在鞋内受压造成软组织炎症反应而引起。

4. 相关检查 常见的踇内翻 X 线表现为:第 1 趾骨向内倾斜成角,跖趾关节夹角增大伴有跖趾关节半脱位,第 1、2 跖骨间夹角减小,严重时可出现第 1 跖趾关节间隙变窄、骨赘形成呈骨关节炎表现等。

5. 治疗 对于早期、畸形较轻的踇内翻患者可先行保守治疗,常用的方法包括被动牵拉或穿矫形鞋。部分动力型踇内翻可予以夜间夹板固定。保守治疗无效、畸形程度逐渐加重的患者可予以手术治疗,手术方式包括软组织松解、跖骨截骨矫形、跖趾关节切除成形、第 1 跖骨头内侧植骨、肌腱转位等。目前尚无统一的手术方式,应根据患者的症状、畸形程度、动力或静力畸形、软组织条件等多方面因素来选择最终手术方案。

五、跟距连接

1. 概述 跟距连接指跟骨载距突向后上方增大,并与距骨体内侧向下增大的骨块相连接而形成的畸形,部分患者跟骨和距骨连接处借软骨成纤维组织而形成纤维连接或关节。患者常常以足部疼痛、活动受限为主诉就诊。临床常根据 X 线片的不同将跟距连接分为关节增生硬化型、关节融合型和骨桥型。

2. 病因 跟距连接的成因一般分为先天性和后天性。大多数跟距连接为先天性,多系胚胎发育期间发育异常,导致跟骨载距突增大与距骨内侧骨块间形成纤维和骨性连接,后期骨化成为骨桥。后天性原因包括扭伤、感染、骨关节炎及全身结缔组织疾病引起跟骨和距骨之间的纤维瘢痕形成,后期钙化形成骨性连接。

3. 临床表现 本病较早可见于青春期前后的青少年,部分患者可有足部扭伤史。患者的主要症状为足部疼痛及活动受限,部分患者可出现足部的畸形。患者常不能适应长距离行走或跑跳,且易于疲劳。查体可见患足呈不同程度的扁平畸形,且多为强直性。内踝下后方软组织饱满,可扪及骨性突起,后足内外翻活动部分受限。

4. 相关检查 X 线片上可见跟距关节内侧的骨性突起,表面光滑、致密,距骨内结节增大,呈帽状覆盖于异常增大的载距突上,可伴有跟距关节边缘硬化、变尖,关节间隙狭窄。病情严重者可见跟距关节间隙消失,跟骨载距突和距骨内侧结节之间骨性连接密度增高,形成拱桥样弧形骨桥。

5.治疗 跟距连接一般在12~16岁可发生完全或不完全骨化,故多见于年长儿童或成人。对于早期患者可予以保守治疗,常用的方法包括使用矫形鞋、矫治器或短腿石膏固定,可适当延缓病情并纠正畸形。症状明显、保守治疗无效的患者可选择手术治疗。对于手术治疗目前尚无统一的标准,手术的主要目的在于缓解疼痛,纠正畸形,避免病情继续加重,手术方式包括三关节融合、跟骨截骨、局部骨桥切除等。目前的研究认为,早期、畸形不严重的年轻患者可选择单纯跟距连接或骨桥切除术,手术效果较好,部分严重的患者可联合跟骨截骨等其他手术方式。病程较长的老年患者可选择行三关节融合术。

六、踝关节挛缩

1.概述 踝关节挛缩是指各种原因引起的踝关节周围组织的变性、挛缩、僵硬或关节破坏等。踝关节挛缩在临床上较为常见,主要以屈曲挛缩为主,严重影响患者的行走功能和日常生活,严重时患者难以直立行走,合并滑膜炎、关节病变时可出现踝关节疼痛。

2.病因 引起踝关节挛缩的病因多种多样,主要包括先天性和后天性。其中先天性因素包括先天性多发性关节挛缩症、脊柱裂等。后天性因素包括炎症性疾病,如类风湿关节炎、化脓性坏关节炎、血友病性踝关节积血、强直性脊柱炎等。另外,神经肌肉性病变也可引起踝关节挛缩,包括脑性瘫痪、脊髓灰质炎、周围神经病变等。上述疾病引起踝关节挛缩的主要机制包括肌肉张力增高、拮抗肌肌力下降、缺血挛缩等。

3.临床表现 踝关节挛缩的临床表现主要是皮肤挛缩,肌腱粘连和短缩、肌肉萎缩、关节囊挛缩伴有踝关节屈曲畸形等。查体可扪及挛缩的软组织,常伴有踝关节活动度下降和屈曲畸形。

4.相关检查 X线片可发现骨性异常,同时可发现关节是否受累。MRI有利于发现软组织异常,对治疗有参考价值。

5.诊断 根据损伤病史特征和物理检查进行踝关节挛缩的诊断。

6.治疗 早期的踝关节挛缩可采取保守治疗。严重的、伴有明显踝关节畸形的患者可考虑手术治疗,治疗方案包括关节囊松解、肌腱松解延长、截骨矫形等。肌张力增高多引起痉挛性踝关节屈曲挛缩,需要在纠正畸形的同时平衡周围软组织的张力。若单纯行跟腱延长或软组织松解可能增加术后复发的可能。对于创伤性的踝关节挛缩可分为缺血性肌挛缩和继发性肌挛缩。缺血性肌挛缩引起的踝关节挛缩,若早期行跟腱延长往往能取得较为满意的治疗效果。对于创伤后继发的踝关节挛缩往往需要采用多种治疗方法,在松解软组织的同时还需要行截骨矫形。对于矫形后皮肤缺损的患者需要通过转移皮瓣等方法来解决踝关节挛缩。

七、踝关节不稳定

1.概述 任何原因引起的踝关节稳定因素破坏都可引起踝关节不稳定。踝关节的稳定性是动力稳定因素和静力稳定因素相互配合的结果,其中包括骨骼、关节囊、韧带和相关肌肉。对于踝关节不稳定有多种分类方法,其中主要根据损伤的性质可以分为结构性不稳定、功能性不稳定和混合型不稳定。结构性不稳定主要是指踝关节结构性损伤引起的不稳,包括韧带撕裂、滑囊炎、内外踝骨折脱位等。功能性不稳定是指踝关节功能异常引起的不稳定,包括肌力下降、平衡缺陷、本体感觉异常等。另外,根据踝关节不稳定发生的时间可以分为新鲜性不稳定和陈旧性不稳定,其中新鲜性不稳定主要是指新鲜骨折或关节韧带断裂引起的不稳定。新鲜性不稳定如果诊治不及时或治疗不及时可能转变成陈旧性不稳定,导致踝关节功能障碍,影响患者生活。

2. 病因 踝关节的结构复杂,其稳定性首先取决于结构的完整性。外伤可引起踝关节周围结构的破坏,是引起踝关节不稳定的主要因素。外伤导致的骨性损伤、韧带断裂、关节囊松弛等均可引起踝关节不稳定。骨性损伤包括踝穴和距骨滑车骨折、骨缺损、畸形愈合等。韧带损伤包括踝关节内外侧副韧带复合体、下胫腓联合韧带的撕裂或断裂等。除结构性因素外,维持踝关节稳定性的动力因素受损也可引起踝关节不稳定,包括踝关节周围肌肉萎缩、肌力下降,患者自身位置觉、运动感觉异常等。另外,手术入路或不正确的治疗所引起的医源性踝关节不稳定也是原因之一。

3. 临床表现 既往可有踝关节外伤史或反复踝关节扭伤病史。主要临床表现包括局部疼痛、关节异常活动、弹响等。查体可有内踝压痛,内外翻应力试验可出现异常活动。踝关节前抽屉试验可出现阳性。

4. 相关检查 X线片可发现踝关节有无骨性异常及异常活动。常规拍摄踝关节正位片和侧位片,以明确有无骨折、距骨是否倾斜移位、下胫腓联合是否分离等。同时应拍摄踝关节的内外翻应力位 X 线片并与健侧对比,可检查有无韧带损伤。其中外翻应力位 X 线片中距骨倾斜大于 10°应考虑内侧副韧带损伤可能,若同时伴有距骨外移应考虑下胫腓联合损伤可能。内翻应力位 X 线片中距骨倾斜大于 5°可考虑外侧副韧带损伤可能。CT 检查可发现 X线片难以发现的微小损伤。MRI 检查对软组织的损伤可提供更多的参考价值。

5. 诊断 根据损伤病史特征和物理检查进行踝关节不稳定的诊断。

6. 治疗 新鲜的踝关节不稳定可予以保守治疗,常用手法复位加石膏固定 6～8 周,然后逐渐负重。对于新鲜的隐性踝关节不稳定应引起重视,防止隐性不稳转变成显性不稳。对于陈旧性踝关节不稳定常常采用手术治疗,恢复踝关节的解剖位置、加强踝关节稳定性是治疗的两个原则。解剖结构的恢复以骨与关节面恢复为主,韧带结构恢复为辅。骨性损伤畸形愈合引起的踝关节解剖异常可采用截骨矫形来恢复结构,骨缺损可通过结构性植骨恢复结构。目前越来越强调外踝在踝关节稳定性中的作用。韧带撕裂或完全断裂需手术修复,具体修复方式目前尚无统一标准,可根据韧带损伤的类型、程度等具体情况制订方案。解剖结构恢复后可通过韧带、肌腱或关节囊等结构来加强关节稳定性。对于踝关节不稳定、伴有骨关节炎形成的患者可考虑行关节融合,老年患者可行踝关节置换。

八、踝关节僵硬与强直

1. 概述 踝关节僵硬与强直是由各种原因造成踝关节活动功能丧失的总称,包括纤维性僵硬和骨性强直。受累关节常常固定在非功能位,对患者日常生活产生明显影响。

2. 病因 踝关节僵硬和强直可继发于多种疾病,包括踝关节周围骨折、创伤后骨化性肌炎、关节感染、全身结缔组织疾病等。踝关节骨折或不恰当的治疗均能导致关节活动度下降,后期可出现关节僵硬和强直,尤其是关节内骨折。踝关节骨折或重度软组织创伤后出现的骨化性肌炎、异位骨化等也可引起关节僵硬与强直。另外,踝关节结核、化脓性关节炎或类风湿关节炎等疾病都容易出现关节活动度丢失,进一步发展可出现关节僵硬。踝关节僵硬和强直发生的病理机制在于,在上述致病因素的反复作用下出现滑膜的水肿充血与渗出增加,进而导致关节软骨的坏死,关节间隙狭窄或消失。同时滑膜与关节囊、关节软骨等粘连,最终形成纤维连结和骨性强直。

3.临床表现　既往常有踝关节损伤或感染病史。临床症状主要为踝关节活动度减少,甚至完全丧失。非功能位僵硬或强直的患者可出现走路跛行,常伴有足内翻畸形。同时可见原发疾病的临床症状。

4.相关检查　X线片常可以见到关节间隙狭窄或模糊不清,严重时关节间隙完全消失。骨性强直患者可见到骨小梁穿过关节间隙。另外,X线片对于原发疾病、异位骨化、骨化性肌炎等也有一定的诊断意义。

5.诊断　结合患者既往病史,踝关节固定于功能位或非功能位、关节活动基本丧失等临床症状可确诊。

6.治疗　对于踝关节僵硬、尚未达到骨性强直的患者可先采取保守治疗,主要方法包括药物治疗和康复治疗。药物治疗具有预防和治疗双重效果,康复治疗主要目的在于恢复关节活动度。对于关节活动度完全丧失、已经发生骨性强直的患者可行手术治疗。手术的目的在于改善关节活动度、缓解疼痛、改善患者生活质量。手术方式包括软组织松解术、关节镜下踝关节松解术、踝关节置换术等。其中关节周围软组织松解术最为常用,主要适用于踝关节周围软组织粘连较重的患者。通过关节镜来松解踝关节具有创伤小、恢复快等优点。对于年龄较大、关节软骨破坏明显的患者可采用踝关节置换,术后可较好的恢复关节活动度,改善生活质量。

(陆锡平)

第七章　发育性关节疾病

第一节　软骨发育异常

一、概述

软骨发育异常(dyschondroplasia)又称多发性软骨瘤病(enchondromatosis)、多发性内生性软骨瘤病、软骨结构不良、Ollier病等,多见于短管状骨,当同时存在皮肤、软组织和内脏的血管瘤时称为Maffucci综合征。1899年首先由Ollier所描述,所以称为Ollier病,但Ollier病通常指病变广泛的患者。

二、流行病学

本病发病率不高,文献报道内生软骨瘤病患病率为1/100000,散发性病例占90%。

三、病理生理机制

(一)病因学

本病病因不明,无遗传性及家族史。为先天性发育畸形。男性稍多于女性,在儿童期或青年期发病。

(二)病理生理机制

多发性内生软骨瘤是由于骨骺发育过程中,软骨内化骨紊乱、迟缓而致骺软骨不能进行正常的骨化,在胚胎期存留在骨骼内的成软骨细胞不能正常的成熟,伴随骨的增长而残留在干骺端,且保留了增生的能力发展成软骨性肿块或软骨柱。

(三)病理学

肉眼见瘤体呈边界清楚的软骨结节性改变,位于髓腔内,偶位于骨表面,切面观察组织为白色,质脆呈半透明状。镜下可见在骨髓组织和薄层小梁状骨包绕的基质中有不同发育时期软骨细胞,从小的成软骨细胞一直到比较成熟的大的空泡状软骨细胞,无序成团状排列。软骨细胞分化相对差,表现细胞多、核大,双核较多见,病灶内有纤维性间隔及黏液变性区。并有钙盐沉积成斑块状及点状的砂粒样组织。

四、临床表现

通常发病年龄为10岁以内,男性多于女性。本病好发于干骺端,如膝关节上下、尺桡骨下端、肱骨上端,而手部特别是指骨是最常见的部位。在骨盆好发于髂嵴。由于软骨骨化不能正常进行,骨骺生长不对称导致肢体缩短弯曲畸形,内翻或外翻畸形,如前臂向尺侧弯曲畸形、膝外翻等,严重病例可有病理骨折。一般到达成年后肿瘤即停止生长。成人多发内生软骨瘤病可发生恶性变,临床出现明显疼痛和肿块进行性增大,应高度怀疑恶变可能。恶变发生率为20%~40%。

查体可触及干骺端肿块,很少有触痛。Maffucci综合征时伴有软组织血管瘤,可以是海绵状血管瘤或毛细血管瘤,少数为淋巴管瘤。

五、影像学

(一)X线片

在干骺端有大小不等、形状各异、边界清楚的软骨化区,呈柱状排列,干骺端不规则扩大,骨干增厚、缩短、弯曲,相邻骨骺呈斑点状(图3-7-1)。在指骨,有不规则膨大的囊性透亮区,其中夹杂致密的条索及斑点样钙化,使指/趾骨变形(图3-7-2,3-7-3)。在髂骨可见软骨柱呈扇形放射至髂嵴,到了青年期,软骨细胞柱呈现致密斑点,提示病变趋向愈合。

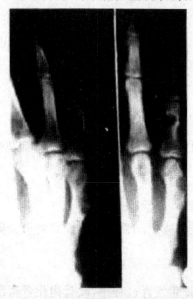

图3-7-1 小指掌指骨可见膨胀性骨破坏,边缘硬化,其内可见点状钙化

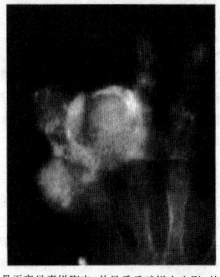

图3-7-2 指骨干旁见囊样膨出,并见乒乓球样突出影,其内见片絮样钙化

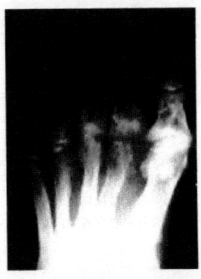

图 3－7－3　趾骨、跖骨头可见囊样膨胀性破坏

（二）CT

CT 检查可以明确病灶大小及评价周围骨质破坏程度，特别对于怀疑恶变的病灶有助于判断周围软组织是否受侵袭。

（三）MRI

T_1 加权像上病灶内非钙化的组织呈中到低信号强度，T_2 加权像上病灶内非钙化的组织呈中到高信号强度。

六、诊断

如果从局部单个病变来诊断，很难与内生软骨瘤区别；但多发性软骨瘤病多部位发病，特别是长骨骨端、髂骨、脊柱。有时可出现肢体、关节畸形结合年龄、性别、查体及影像学检查结果，可以做出诊断。特别是可疑人群，应拍双手 X 线片。

七、鉴别诊断

（一）骨干连续症

有明显的遗传性，表现为多发性外生性骨疣，干骺端膨大如喇叭状。

（二）脆弱性肌硬化（骨斑点症）

骨斑点广泛分布全身，骨结构正常，无内生软骨性肿块。

（三）纤维结构不良

虽为囊性病变，但好发于骨干及颅骨，边缘不清楚，常伴有骨硬化，X 线上呈毛玻璃样改变。

（四）软骨肉瘤

内生软骨瘤病恶变为软骨肉瘤临床上出现局部明显疼痛，检查发现骨破坏加重、病灶内钙化不明显，并突破周围骨性包壳侵入周围软组织。

（五）遗传性多发性骨软骨瘤

发生与干骺端，向骨外生长，而内生性软骨瘤病的损害主要在骨内，X 线上可以区别两者的表现。

八、治疗

（一）非手术治疗

主要针对无临床症状患者。可以不予特殊治疗，但应密切随访观察，同时注意检查大脑及腹部有无隐匿的损害。

（二）外科治疗

适应证为病变部位疼痛、肢体进行性畸形或恶变倾向、恶变者。手术方式有：①病灶刮除、植骨术，主要针对有疼痛的病灶，可同时活检排除恶变时能；②骨骺阻滞术，主要针对清除发育期畸形进展较快的患者；③截骨矫形或肢体延长术，主要针对已经存在的肢体内、外翻畸形，或肢体不等长；④根治性手术，主要针对恶变者，可做病变彻底切除，或截肢。

（陆锡平）

第二节　软骨发育不全

一、概述

软骨发育不全（achondroplasia，ACH）是一种常染色体显性遗传疾病，是人类骨骼发育异常中常见的类型，主要为骨骺软骨的骨化过程营养障碍，以长管骨明显，表现为短肢型侏儒，出生时就很明显。

二、流行病学

活产儿的患病率为 1.5/40000～1.5/15000，其中 80%～90% 的患者为散发。

三、病理生理机制学

软骨发育不全为常染色体显性遗传，致病基因位于 4 号染色体短臂末端。但由于很多患者未婚育，因而影响到遗传形式，80%～90% 的软骨发育不全患者没有家族史，而是由于基因突变引起的散发病例。

基本病理改变发生在软骨化骨过程，骨骺软骨细胞不能正常钙化与骨化。软骨细胞排列不规则、分散，骨骺软骨静止区、增殖区、肥大钙化区紊乱。软骨黏液样变性，细胞肿胀，细胞核增大，基质呈半流体结构。软骨化骨过程紊乱导致长骨纵向生长受阻，而膜内化骨过程不受影响，故骨干的直径发育正常。

四、临床表现

1.侏儒　本病是侏儒的最常见原因。胎儿娩出时即可见其身体长度正常而肢体较短，近端肢体如肱骨及股骨比远端更短。身体矮小，男性身高平均为(131±5.6)cm，女性为(124±5.9)cm。身体中点在脐以上，有时甚至在胸骨下端。上肢短缩，不能向正常人那样可以达到大腿下 1/3。

2.头颅增大　部分患者轻度脑积水，穹隆及前额突出，鼻梁呈马鞍型，扁平鼻。

3.胸椎后凸,腰椎前凸,以后者为明显。骶骨较水平使臀部突出。

4.胸腔扁而小,肋骨异常的短。

5.手指粗而短,分开,常可见4、5指为一组,2、3指为一组拇指为一组,似"三叉手"部分患者伸肘轻度受限。

6.下肢呈弓形,走路有滚动步态(rolling)。长管状骨骨干短粗,髓腔变窄,干骺端增宽。

7.智力发育正常,牙齿、肌力及性功能正常。

五、相关检查

(一)X线表现

1.头大,前额突出,顶骨及枕骨亦较隆突,但颅底短小,枕大孔变小而呈漏斗型,其直径可能只有正常人的1/2。如伴发脑积水侧脑室扩张。

2.长骨变短,骨干厚,髓腔变小,骨骺可呈碎裂或不齐整。在膝关节部位,常见骨端呈 V 形分开,而骨骺的骨化中心正好嵌入这 V 形切迹之中。由于骨化中心靠近骨干,使关节间隙有增宽的感觉。下肢弓形,腓骨长于胫骨,上肢尺骨长于桡骨。

3.椎体厚度减少,但脊柱全长的减少要比四肢长度的减少相对少很多。自第一腰椎至第五腰椎,椎弓间距离逐渐变小。脊髓造影可见椎管狭小,有多处椎间盘突出。

4.骨盆狭窄,髂骨扁而圆,各个径均小,髋臼向后移,接近坐骨切迹,有髋内翻,髋臼与股骨头大小不对称。肋骨短,胸骨宽而厚。肩胛角不锐利,肩胛盂浅而小(图3-7-4~3-7-7)。

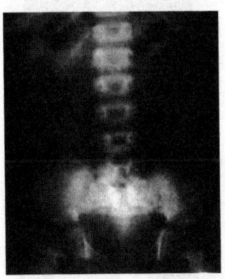

图3-7-4 髂骨相对增大,短而宽,髋臼角变小,股骨头较小

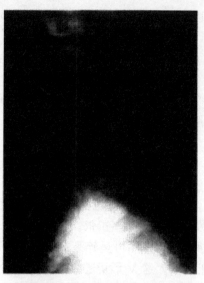

图3-7-5　腰椎略变扁,椎体后缘凹陷,骶骨明显后翘

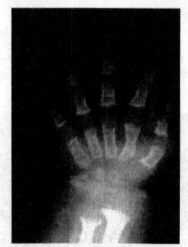

图3-7-6　掌指骨粗短,呈"三叉手"状。尺桡骨粗短,干骺端增宽

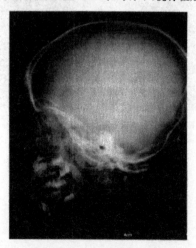

图3-7-7　颅底短小,斜坡变深,面部塌陷,下颌突出

（二）ACH 超声诊断

孕中期以后，患者示头颅较大，骨化差，肢体非常短小，长骨弯曲，股骨回声差，声影减弱，胎儿水肿，肢体软骨组织回声增加，羊水过多如早期发现胎儿畸形则可早行选择引产。由于胎儿在宫内大腿活动受限制，故测量股骨长度更为准确。

（三）基因筛查

对软骨发育不全家族史的患者行 PCR 扩增－限制性内切法是国内外诊断 ACH 最有效的方法。

六、诊断

根据临床表现及影像学表现，诊断一般不难。90% 以上 ACH 系 FGFR3 新生突变，这与父亲的生育年龄有关，生育年龄越大，生育 ACH 患儿的危险性越大。

七、鉴别诊断

（一）脊柱－骨骺发育不全（spondylo－epiphyse－aldysplasia）

亦为短肢型侏儒，但常有近端大关节的破坏，颅骨正常，脊椎椎体变扁，椎体骨化中心互相吻合，胸廓发育不良如铃形。

（二）软骨－外胚层发育不全（chondro－ecto－dermaldysplasia）

即 EllisVan－Creveld 综合征，为短肢型侏儒，伴有胸部畸形和心脏病变、并指、指甲牙齿发育不良。肢体缩短的部位常发生在远段骨骼。

（三）佝偻病及克汀病

佝偻病有典型的临床及 X 线表现，容易区别；而克汀病常伴有智力发育不良。

（四）假性软骨发育不全（PSACH）

PSACH 患者通常在 2 岁后出现生长缓慢、步态蹒跚、关节及韧带松弛等症状，X 线检查显示椎体改变呈"花瓶状"或"台阶状"，无椎管狭窄，无椎体后缘凹陷；长骨干骺端"边刺征"明显；肋骨后端有"括弧征"。

（五）黏多糖病Ⅳ型

本病椎体变扁以胸椎为著，畸形椎体前缘中部呈舌状突出；角膜混浊、听力损害，头部、智力正常，无特殊面容。实验室检查黏多糖试验阳性等。

（六）甲状腺功能低下导致的侏儒症出生患儿正常，随年龄增大，身材矮小越明显，同时存在智力障碍，X 线显示各长骨骨化中心出现的时间显著推迟。

八、治疗

（一）非手术治疗

主要针对青春发育期患者，肢体未出现明显畸形。

1. 补充生长激素 皮下注射重组生长激素。文献报道生长激素治疗具有一定疗效，存在个体差异。

2. 支具保护 为预防脊柱后凸畸形加重，禁止患儿早期坐起或使用支具使患儿坐起时上身曲度<60°等。

3. 阻止 FGFR3 过度激活 抑制 FGFR3 酪氨酸激酶活性或干预 FGF－FGFR3 结合，但目前处于实验研究阶段存在。

(二)手术治疗

主要针对骨骼发育成熟、存在明显畸形者。

1.肢体延长术　采用双下肢延长术,下肢骨骺牵开,胫骨干骺端截骨和股骨转子下截骨等术式在延长过程中通过调节外固定架逐渐矫正下肢畸形。

2.截骨矫形术　对于永久性胸腰段后凸患者,为避免后凸畸形的进行性发展和神经系统的损伤,可考虑手术矫形治疗,20%～50%的 ACH 患者可出现椎管狭窄的症状,多为神经源性跛行、感觉异常和神经根性疼痛。狭窄的部位大部分在腰椎,偶有在颈椎或胸椎。常用的治疗方法为狭窄节段椎管减压并植骨融合术。

(陆锡平)

第三节　多发性骨骺发育不全

一、概述

多发性骨骺发育不全(multiple epiphyseal dysplasia,MED)是少见的先天性骨发育障碍,又名遗传性内生软骨发育障碍,为常染色体显性遗传性骨病,仅侵犯骨骺软骨,特点是二次骨化中心对称性骨化不规则又称 Catels 病、遗传性内生骨软骨发育障碍等;1947 年,Fairbank 首次将其命名为 epiphyseal dysplasia multiplex(EDM),1956 年,Shephard 将其更名为 multiple epiphyseal dysplasia,即 MED。

二、流行病学

该病的发病率没有明确的报道,一般认为大致为 1/20000～1/10000。

三、病理生理机制

(一)病因学

目前发现有 6 种基因变异与 MED 疾病发生有关,遗传方式以外显完全的常染色体显性遗传为主,少数隐性遗传。MED 由于编码三种软骨结构蛋白的基因突变,软骨低聚物基质蛋白(cartilage oligomeric matrix protein,COMP)、Ⅸ型胶原(a1 链 COL9A1 基因,a2 链的 COL942 基因,a3 链的 COL9A3 基因)、Matrilin-3(细胞外基质蛋白之一),以及畸形发育不良硫酸盐转移因子(DTDST)基因,其中 COMP 基因突变最常见。前三者的突变均导致显性遗传的 MED,DTDST 基因突变与隐性遗传的 MED 相关。

(二)病理生理学

基因突变改变类钙调蛋白区的局部构象,一方面降低了可结合的钙离子数,另一方面降低了与Ⅰ、Ⅱ、Ⅸ型胶原蛋白的锌依赖性结合。最终导致细胞外基质形成障碍。Ⅸ型胶原蛋白是透明软骨结构成分之一,它可能直接或间接与软骨细胞膜受体相互作用,根据它们周围理化性质改变为细胞提供信息。

这种信息传递异常导致软骨细胞外基质中糖蛋白硫酸化不足,进而导致软骨和骨骼发育异常。

（三）病理学

组织学改变主要为骨骺、骺板软骨细胞功能不全，骨骺、骺板不规则，软骨小柱排列不整齐，骨小梁缺乏，骨骺半乳糖胺减少。

四、临床表现

显畸形多在 4～6 岁出现，走路不稳、横距宽、个子矮小，青春期前可出现关节疼痛。多数病例只累及四肢，不累及脊柱与躯干，个别病例可出现脊柱侧弯。四肢受累一般是对称的，以髋、肩、膝、踝关节部位骨骺更为明显。手指短粗，指甲短而钝，重者握物能力明显降低。11～12 岁时症状最明显，青春期后病变可自限，症状可改善、减轻或消失，但残留关节畸形和早发性退行性病变。

五、影像学

X 线表现：股骨头二次骨化中心出现延迟往往是最早的 X 线征象，可以延迟到 1～2 岁才出现。四肢骨骺对称性骨骺骨化不规则，密度增加、不均匀、斑驳、破碎，下肢病变较上肢明显，大关节较小关节为重，但干骺融合时间正常。待发育成熟、骨骺闭合后，关节面不规则，呈桑椹状，股骨颈干角减小、短颈、扁平髋，膝关节力线不良（内翻或外翻），踝关节踝穴变形，距骨滑车塌陷变扁、距骨颈变短、距骨头扁平、距骨缺血坏死，距骨外上部发生代偿性过度生长，使胫距关节形成自外上向内下的倾斜，跗骨扭曲，趾骨短缩，肘关节、腕关节间隙明显变窄，尺桡骨发育不对称，腕骨扭曲，掌骨变短。本病有时也累及脊柱，表现为环状骨骺化骨不规则和椎体前方上下角不整齐，前方稍呈楔状变形（图 3－7－8，3－7－9）。

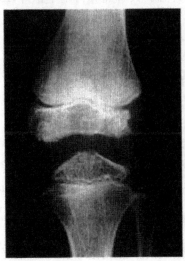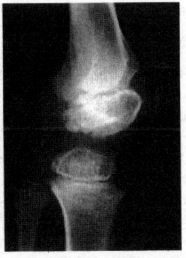

图 3－7－8　MED 患者，12 岁，左膝关节 X 线检查显示膝关节骨骺不规则骨化，髌骨骨骺骨化延迟

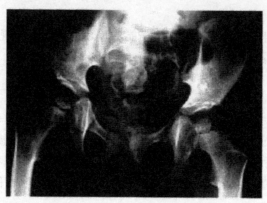

图 3-7-9　MED 患儿,5 岁,骨盆平片显示双侧股骨头骨骺骨化中心较小,大转子骨骺骨化延迟,髋臼顶部呈斜坡状

六、分型

多发性骨骺发育不全分为三型,Ⅰ型为轻型(Ribbing 型),特点为身材矮小,骨骺扁平,髋关节早发性骨关节炎,轻度腕关节受累或没有;Ⅱ型为严重型(Fairbank 型),其特征是侏儒、手指短粗,多个关节呈现小骨骺,尤其是髋关节,股骨头小而圆,与其他型扁平型股骨头不同,掌骨和指趾骨骺不规则,腕骨和跗骨也有严重改变;Ⅲ型为未分类型。

七、诊断

诊断主要根据明确的家族史,临床上表现为侏儒、关节痛和行走不稳等,X 线上对称性四肢骨骺发育不良。

八、鉴别诊断

1.双侧扁平髋　除骺有变化外,干骺端同样受累,表现为骨坏死、硬化。

2. Morquio 病　短躯干型侏儒,脊椎与髋臼变化是特有的,椎体普遍变扁及脊柱后凸畸形,髋臼平直,边缘不整。

3.克汀病　骨成熟严重延迟,长骨骨骺呈点状及分节。

4.假性软骨发育不全(pseudoachondroplasia,PSACH)　PSACH 是常染色体显性短肢侏儒,几乎完全由 COMP 基因突变所致;PSACH 患者通常在 2 岁后出现生长缓慢、步态蹒跚、关节及韧带松弛等症状,典型的放射线观察可见干骺端不规整呈 V 形凹陷;锥骨扁平,上、下缘隆起,前缘呈舌状突出。

5. Stickler 综合征(遗传性关节眼病)　该病患者存在非创伤性视网膜剥离,内眦赘皮和颧骨发育不全、鼻柱扁平的面部特征。

6. Legg-Calve-Perthes 病　该病多为单侧发病,即使双侧股骨骨骺受累,但无其他骨骺同时受累。

7.点状骨骺发育不良　骨骺出现多个骨化中心,密度增加,斑点布满全骺。本病在出生后即有改变。

九、治疗

（一）非手术治疗

关节未出现严重畸形前没有特殊治疗，可通过减少活动、控制体重减轻关节骨骺的负荷，并定期随访观察。

（二）手术治疗

如畸形严重，明显影响活动，则需手术矫正畸形。矫形手术不宜过早进行，否则畸形易复发。晚期退行性病变严重，功能障碍明显的患者，可行关节置换术。

（陆锡平）

第八章　化脓性关节疾病

第一节　急性化脓性关节炎

一、概述

急性化脓性关节炎是发生于关节内的急性化脓性感染,临床上并不少见,但随着抗菌药物的广泛应用,耐药菌的出现,典型的病例并不多见。常见致病菌有金黄色葡萄球菌、链球菌。

二、流行病学

急性化脓性关节炎在儿童、婴儿多见,随着年龄的增长,发病率逐渐减少,男性多于女性,髋,膝关节为易发部位,其次为肘,肩,踝关节。病变多为单发性。儿童可累及多关节。多由于其他部位出现感染灶而继发产生的,原发多为直接感染所致。

三、病理生理机制

(一)病因学

同急性化脓性感染一样,急性化脓性关节炎是由化脓性细菌感染所致,金黄色葡萄球菌是最常见的致病菌,达到85%以上;其次为白色葡萄球菌,淋病奈瑟菌,肺炎球菌和大肠埃希菌等。

急性化脓性关节炎的发病原因已比较明确,主要通过4方面途径引起关节内的感染。血源性感染:由身体其他部位的感染灶,形成的细菌栓子,脱落进入血液循环中,在关节部位停留后,大量繁殖,进而导致关节内的感染;直接感染:开放的创口使关节腔内直接受到污染,在周围软组织损伤重,身体抵抗能力下降,特别有异物残留时,容易发生关节内的感染;医源性感染:关节的无菌操作相比较其他部位来说更加重要,在消毒范围不足,操作不严格时,细菌将直接进入关节内,而引发感染;关节周围感染直接蔓延:存在于关节周围的感染病灶,在没有及时控制的情况下,就会通过周围的软组织的侵袭,导致关节内的感染。

(二)病理生理学及病理学

典型的急性化脓性关节炎的病变演变过程可以分成三个阶段,三个阶段都有比较典型的特征,但病情发展是动态和连续的,往往由于病情发展迅速而难以区分出是哪个阶段。

1.浆液性渗出期　细菌侵袭关节腔后,感染了关节的滑膜,刺激关节滑膜组织引起机体的炎性反应,导致滑膜的充血,水肿,产生滑膜组织的炎性渗出,关节表面的软骨并没有发生器质性改变,此期的渗出物多呈淡黄色,镜下为大量的白细胞浸润的浆液性渗出物。当诊断正确,治疗正确,这种渗出物可以完全被吸收而不会遗留任何问题,关节功能恢复正常,是可逆性的,因此此期的治疗极为关键。

2.纤维素性渗出期　当病情没有有效控制,炎症反应继续进展,渗出物由相对清亮过渡到混浊而黏稠,镜下看到白细胞数量大量增加,滑膜充血,水肿进一步加剧,关节表面软骨也失去光泽。这个阶段，往往是由于滑液中出现了酶类物质，使血管的通透性增加。同时，大量的纤维蛋白也出现在关节液中，不仅影响关节软骨的代谢，而且还妨碍软骨内代谢产物的释放和滑液内营养物质的摄入。不及时处理，就会发生软骨面破坏。导致不可逆的软骨崩溃，断裂与塌陷，远期出现关节粘连与功能障碍。

3.脓性渗出期　渗出液转为脓性，关节液呈黄白色，脓液内含有大量细菌和脓细胞，不仅死亡的多核粒细胞释放出蛋白分解酶破坏软骨下骨，而且引起周围软组织的蜂窝织炎。病变严重者，虽经治疗得以控制炎症，但病变为不可逆性，修复后关节重度粘连或骨性强直，遗留有重度关节功能的障碍。

四、临床表现

(一)全身症状

起病急，病情重，发展迅速，全身不适，无力，甚至疼痛等菌血症表现，体温可达 39℃ 以上，伴有寒战高热，儿童可由于高热引发惊厥，谵妄等表现。

(二)局部表现

病变关节迅速出现疼痛与功能障碍，对于浅表的关节，如膝、肘、踝关节，局部皮温升高更加明显，深部的关节，如髋关节，局部表现可能并不明显，但都会表现出局部的剧痛，并无法承受主动和被动的活动，关节常处于半屈曲位，以缓解疼痛。另外，关节的肿胀也会越来越明显，如膝关节感染后，髌上囊隆起，浮髌试验阳性。

当炎症引发的脓液穿透至软组织，局部的压力迅速减低，疼痛会明显缓解；形成窦道后，全身与局部的表现进一步缓解，病变转为慢性阶段。

五、相关检查

(一)实验室检查化验

1.血常规检查　为最快，最有效判断炎症的全身检查，往往急性关节感染的患者白细胞在 $10 \times 10^9/L$ 以上，显现中性多核细胞升高。

2.关节穿刺液检查　为最直接的检查，镜下可见大量炎性细胞，革兰染色，可见成堆阳性球菌。细菌培养为最准确的诊断，寒战期抽血培养可检出病原菌，可以同时进行药敏试验，为下一步抗菌药物的应用提供积极的指导。另外，关节穿刺液还可以最直观的判断关节内炎症的演化阶段：浆液渗出期(清亮)，纤维素性渗出期(混浊)，脓性渗出期(黄白色)。

3.血沉、C反应蛋白(CRP)　炎症初期红细胞沉降率、CRP往往增快明显，当炎症得以有效控制时，血沉、CRP将逐渐恢复正常，这对判断炎症的变化，提供一个很好的参考指标。

(二)影像学检查

X线在早期见到关节周围软组织肿胀的阴影，但对早期诊断往往比较困难，当出现骨质改变时，时间较晚，往往第一征象为骨质疏松；既而发生关节软骨破坏，关节间隙进行性变窄；严重会出现虫蛀状骨质破坏(图 3-8-1)。磁共振检查(MRI)是目前最准确和快捷的检查，早期诊断，以及对关节内软骨，关节腔积液情况有很好的评价(图 3-8-2)。CT检查同样在一定程度上，能够比较有效地早期判断出炎症对关节损害的情况。

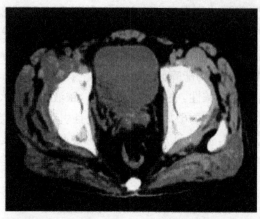

图 3—8—1　CT 显示右侧髋关节周围软组织肿胀,表现为与病灶相邻的肌肉肥厚,其密度下降,脂肪间隙模糊或消失

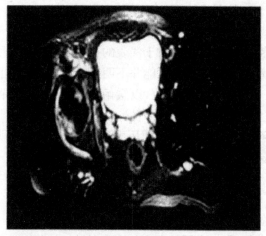

图 3—8—2　MRI 较 CT 可更好地显示周围软组织肿胀,呈长 T_2 信号影,边界不清;股骨头及颈部髋臼骨质结构破坏,与健侧对比髋关节间隙变窄,关节腔内可见软组织影

六、诊断

依据局部和全身症状,化验室血常规以及关节穿刺液的检查、MRI,典型的急性化脓性关节感染诊断并不困难。往往急性化脓性关节炎表现并不典型,主要是因为耐药菌的出现,抗菌药物不合理的应用,给疾病早期诊断带来困难,关节穿刺和关节液检查对早期诊断很有价值,应在应用抗菌药物前,及时作细胞计数,分类,涂片染色检查,同时抽出物应作细菌培养和药物敏感试验,能够提高阳性率。同时要注意到 X 线表现出现往往较迟,不能作为诊断依据。

七、鉴别诊断

(一)关节结核

起病并不急骤,关节局部表现并不明显,虽然疼痛,肿胀较明显,但出现局部不红,不热寒性脓肿的表现,甚至可以在关节远处发现流注脓肿。影像学可以看到早期骨不同程度的破坏。

(二)类风湿关节炎

病程长,多发,关节肿胀但不红,关节内无脓,细菌培养阴性。

（三）创伤性关节炎

有明显的外伤病史,病情逐渐加重,休息后可以明显缓解,血象没有明显改变,关节肿胀为创伤性的滑膜炎,菌培养为阴性,影像学表现出创伤所引起的关节间隙变窄,边缘硬化,关节表面不平。

（四）痛风

多为成人,有饮酒史,关节的炎症表现并不明显,关节穿刺不会出现脓性改变,化验室检查可以发现血尿酸升高明显。

八、治疗

（一）加强营养

纠正贫血、低蛋白血症,及足量热量的供给,补充维生素矿物质,提高机体抵抗力。

（二）制动

急性期、疼痛、炎性反应明显时可采用皮牵引或石膏固定制动患肢。

（三）药物治疗

主要适用于早期、无骨破坏患者、表现症状较轻的患者。早期足量全身性使用针对细菌培养和药敏试验的抗菌药物和关节腔内注射抗菌药物。每天都需要进行关节穿刺,抽出炎性关节液后,将抗菌药物注入关节腔内。同时要密切观察病情的发展状况,当观察到抽出液逐渐变清,关节的局部症状和体征缓解,说明治疗有效,可以继续使用,直至恢复正常;当抽出液变得更为混浊,炎症症状越来越明显,应及时停止穿刺治疗,改为灌洗或切开引流。应该注意到的是:关节腔内注射往往容易对抗菌药物产生耐药,不利于长期治疗。

经关节镜灌洗:适用于表浅的大关节,是一种简便而有效的手段。随着关节镜的广泛开展,微创治疗越来越受到青睐,对于在关节内的感染,在通过关节镜灌洗后,关节内留置两根导管,一根为灌洗管,一根为引流管。经灌洗管滴入抗菌药物溶液。直至病情好转,稳定,引流液转清,细菌培养阴性,方可拔除引流管。

（四）手术治疗

感染不能控制、软骨、骨破坏进行性加重时,应及时进行手术治疗。包括切开引流、病灶清除、置管冲洗。关节切开引流对于治疗关节的感染尽管创伤较大,但是最为充分和有效的,更适用于较深的大关节,如髋关节,可以将关节内的脓性组织清除干净,用过氧化氢溶液,消毒剂反复清洗,还可以进行置管灌洗引流,能够有效地保护关节,因此发生关节内感染发展到一定程度时,为了保护关节,有必要切开时,必须切开。

（闫厚军）

第二节　慢性化脓性关节炎

一、概述

急性化脓性关节炎未得到有效控制,病变逐渐侵入软骨及骨质,若穿破皮肤,形成窦道,经久不愈,全身与局部症状缓解,病变演变成慢性化脓性关节炎。

二、流行病学

本病常见于 10 岁左右儿童。成年人少见,男多于女。最常发生在髋关节和膝关节。以单发关节为主。

三、病理生理机制

(一)病因学

慢性化脓性关节炎的致病菌也多为葡萄球菌,其次为链球菌,淋病双球菌,形成窦道,容易形成混合感染。

(二)病理生理学及病理学

细菌侵入关节后,先有滑膜炎,关节渗液。当病情发展后。积液由浆液性转为浆液纤维蛋白性,最后则为脓性。死亡的白细胞变成脓细胞后释放出大量的溶酶体酶,引起关节软骨破坏、降解;关节软骨被破坏后,即可进一步破坏软骨下骨质。最早出现在关节面的相互接触部分,即负重部分。表现为关节面模糊和不规则。继而形成较大的破坏区,形成死骨。由于机体的修复作用,肉芽组织变成了纤维组织,引起关节内粘连,破坏区周围因骨质增生而密度增大,关节边缘有唇样骨质增生。当骨小梁贯穿关节间隙以连接两侧骨关节面时称之骨性强直。

四、临床表现

关节有肿胀及疼痛,活动受限,有同关节相通的窦道,内有脓性分泌物流出,全身症状轻,时有发热,全身不适。

五、相关检查

(一)实验室检查

血常规:白细胞总数升高,中性粒细胞增多;血沉增快,C反应蛋白升高;窦道内流出物经培养可呈阳性。关节滑液检查:是诊断的关键,宜尽早进行。滑液为浆液性或脓性。白细胞总数常大于 50×10^9 /L。甚至高达 $100 \times 10^9 \sim 200 \times 10^9$ /L。中性粒细胞大于80%。革兰染色可找到细菌。细菌培养阳性,但一次培养不能说明问题,需要多次培养。多为混合感染,同时作药敏试验。

(二)关节镜检查

可直接观察关节腔结构,取滑液或组织检查。

(三)影像学检查

X线检查关节周围软组织肿胀影,骨质疏松,常伴有关节间隙变窄,骨质破坏及增生。晚期关节呈纤维性或骨性融合,死骨形成,可出现关节脱位。CT可出现明显关节表面侵蚀。

六、诊断

根据急性化脓性关节炎的病史,以及局部关节的表现,如出现窦道,以及影像学的表现,以及关节镜下的观察,细菌培养的结果,能够诊断出慢性化脓性关节炎。

七、鉴别诊断

本病需与下列的几个疾病进行鉴别。

（一）类风湿关节炎

多侵犯四肢小关节。为对称性多发性关节炎。类风湿为因子阳性。

（二）风湿性关节炎

为游走性大关节炎。伴有风湿热的其他表现。如心肌炎、皮下结节、环形红斑等。抗"O"增高。对水杨酸制剂疗效好。炎症消退后关节不留畸形。

（三）结核性关节炎

病程长，反复发作，滑液呈渗出性为淡黄色，结核菌素试验呈强阳性，抗结核治疗有效。

八、治疗

（一）非手术治疗

全身情况差、不能耐受手术，或抗菌药物治疗有效。

（二）手术治疗

全身情况稳定、窦道流脓、骨结构破坏、抗感染治疗有效时可采取手术治疗。手术方式包括关节切开引流、关节内的清理手术，或关节融合术。术后肢体保持在功能位，防止挛缩畸形或纠正已有的畸形。晚期关节功能恢复治疗与关节功能畸形矫正手术治疗。

（闫厚军）

第九章 关节结核

第一节 概述

一、概述

骨关节结核(tuberculosis of bone and joint)是由结核菌经呼吸道或消化道侵入人体,形成原发灶,在原发灶处结核菌进入淋巴或血液系统播散到全身各脏器,特别是单核—吞噬细胞系统包括骨关节等部位,但多数较小的播散病灶被吞噬细胞所吞噬清除,而极少数播散病灶则潜伏下来,一旦人体抵抗力降低,潜伏病灶中的结核分枝杆菌即繁殖,突破周围组织而播散发病。

二、流行病学

我国是全球 22 个结核病高负担国家之一,结核患者数居世界第二位。结核病死亡率为 9.8/10 万,每年死于结核病者达 13 万,为其他传染病和寄生虫死亡率总和的二倍。2000 年全国第四次结核病调查结果表明,我国疫情尚较严重,结核病的感染率占全国人口的 44.5%,现有肺结核患者约 500 万,其中有传染性者 157.8/10 万,且耐药率达 46%,耐多种药占 10.7%。患病率随年龄的增长,呈上升趋势,53 岁以后明显上升,至 75 岁达到最高峰。骨关节结核占肺外结核的 19.8%,骨关节结核的患病率占所有结核患者的 3%~7%。近年来骨关节结核患者病灶中,有耐多药结核分枝杆菌出现,治疗困难。

三、病理生理机制

(一)病因

多继发于肺或肠结核,结核分枝杆菌由原发病灶经淋巴血液侵入关节或骨骼,当机体抵抗力降低时,可繁殖形成病灶,并出现临床症状。根据病变部位和发展情况可分为单纯性骨结核、单纯性滑膜结核和全关节结核。

(二)病理生理学

1. 渗出为主的病变 渗出性病变出现在结核性炎症早期或机体免疫力低下、菌量大、毒力强或变态反应强时,表现为浆液性或浆液纤维性炎。在病变中可见到中性粒细胞、淋巴细胞、巨噬细胞及多核巨细胞;在渗出液、巨噬细胞及多核巨细胞内可查到结核分枝杆菌。当机体抵抗力强时,渗出性病变可完全被吸收,或转化为增生性病变。若机体抵抗力低下亦可发展为以坏死为主的病变,使病情恶化。

2. 增生为主的病变 当结核菌量少,毒力低或机体免疫反应较强时,则发生以增生为主的变化,形成具有一定诊断特征的结核结节 D 典型的结核结节中央常见干酪样坏死,周围放射状排列类上皮细胞和多少不等的 Langhans 巨细胞,外围有淋巴细胞和一些成纤维。结核结节是在细胞免疫的基础上形成的。当结核分枝杆菌侵入机体后,血液循环中的单核细胞来源的巨噬细胞吞噬和杀死结核分枝杆菌,结核分枝杆菌菌体破坏后释放出磷脂,在其作用下巨噬细胞体积增大逐渐转变为类上皮细胞。Langhans 巨细胞可由多个类上皮细胞相互融合而成或由一个类上皮细胞经多次无丝分裂而成。类上皮细胞、Langhans 巨细胞都是增殖性病变中的主要成分。

3. 坏死为主的病变 当侵入的结核分枝杆菌数量多,毒力强,机体抵抗力弱或变态反应增强时,渗出性病变和增殖性病变可继发出现坏死。结核性坏死组织内含脂质较多,呈淡黄色,坏死物均匀细腻,质地较硬,形似奶酪,故称为干酪样坏死。镜下干酪样坏死为红染无结构的均匀颗粒状物,它的形态特点对帮助诊断结核具有一定意义。干酪坏死物质在一定条件下可发生软化和液化,其机制尚不完全清楚,可能与中性粒细胞分解产生的蛋白分解酶有关,也可能与机体变态反应有关。液化有利于干酪样坏死物的排出,但也成为结核分枝杆菌在体内蔓延播散的来源。干酪样坏死组织内一般都含有一定量的结核分枝杆菌,在坏死不完全的周边常较中心区更易查到结核分枝杆菌,这与坏死中心区在缺氧条件下不利于细菌繁殖和坏死物中释放出的脂酸、乳酸等能抑制和杀灭细菌等因素有关。

上述渗出、增生和坏死三种基本病变,常常同时存在并以某一种变化为主,而且可相互转化。转化条件可取决于治疗和机体免疫力的情况。渗出性病变经过正规治疗或机体免疫力增强时可转化为增生性病变;反之,未经正规治疗或机体免疫力低下或处于较强的变态反应状态时,增生性病变亦可转化为渗出或坏死性病变,或原来的渗出性病变转化为坏死性病变。因此,在结核病的发展和治疗过程中,结核的病理变化是复杂多变的。

(三)病理学

关节结核的基本病理变化主要包括渗出性病变、增生性病变和变质性病变三种,而上述三种病变在骨关节结核的发生、发展过程中又不能截然分开,可同时存在于同一病灶中,只是因结核分枝杆菌与机体状态的不同,病变性质可表现为以一种变化为主。

1. 单纯性骨结核 结核病灶局限于骨组织,多见于脊柱、骨盆、腕骨、跗骨和管状骨两端的松质骨。发生在松质骨中心部位时,病变特点是骨组织的浸润和坏死,坏死与活骨分离后形成死骨,吸收后形成空洞。发生在松质骨边缘时仅形成局限性骨质缺损。皮质骨结核多自髓腔开始,以局限性溶骨性破坏为主,一般不形成大块死骨。儿童与青少年的骨干结核可有大量的骨膜新骨形成,成人则新生骨很少,而老年人仅见溶骨性改变。

2. 单纯性滑膜结核 多发生于滑膜较多的关节,如膝、髋、踝、肘等关节,病灶从关节滑膜开始,进展缓慢。滑膜感染结核后,其表层充血,水肿,浆液渗出和单核细胞浸润,关节液增多,常呈混浊。以后滑膜由浅红色变为暗红色,表面粗糙,晚期则纤维组织增生而肥厚变硬。如病变逐渐扩散,关节软骨及骨质破坏,形成全关节结核。

3. 全关节结核 单纯骨或滑膜结核进一步发展,关节软骨也发生破坏或被剥离,而发展为全关节结核。关节软骨再生能力很差,一旦破坏,即使病变停止,缺损处也只能被纤维组织修复'失去其原有的光滑面,使关节发生纤维性或骨性强直,从而丧失关节功能。发展成全关节结核后,全身或局部症状均较显著,可有寒性脓肿形成,经组织间隙向他处扩散,有的自行穿破或被误切开,引起继发性感染,窦道经久不愈。

骨与关节结核的破坏与扩散,一般较缓慢,少有新骨增生及修复过程,即结核性肉芽组织逐渐变为成熟的结缔组织,有的发生骨化,因而关节后期出现纤维强直少有骨性强直。单纯性骨结核,病灶未侵入关节前即予治愈,可避免发展为全关节结核;单纯滑膜型结核,早期治愈滑膜病灶可防止其发展为全关节结核,并可保留关节部分功能;全关节结核病灶清除和关节融合、结核治愈后,虽然保存肢体,单关节功能几乎完全丧失。因此,及时适当的治疗对关节结核的发展及预后有决定性的影响。

四、临床表现

(一)全身症状

骨关节结构约94%病例为单发病灶,起病多缓慢,可经历数月或1~2年,患处疼痛,患者可能有倦怠,食欲减退,37%~80%午后有不同程度发热,夜间盗汗和体重减轻等全身中毒症状。在病变恶化时如脓肿增大扩展至新的肌肉间隙,滑膜结核病变累及关节腔,以及免疫抑制剂诱发结核的病例常呈急性发作,突然发热38.5~39.0℃,不易与其他原因的急性感染相鉴别,病情好转后全身症状又以慢性过程出现。特别提出,少数病例可无上述全身症状或症状较易被忽视。

(二)局部症状与体征

骨关节结核病的局部症状包括功能障碍,肿胀,窦道,疼痛和畸形,特别是早期病例所表现的症状和体征均无特异性,也可见于其他原因的炎症性关节疾患。病情隐匿、进展缓慢,患者对自己起病的明确时间多记忆不清,是骨关节结核病特点之一。可作为与骨关节急性感染鉴别依据之一。

1.关节功能障碍 患病关节功能障碍比局部疼痛出现更早,详细检查并与健侧比较常能早期发现。

2.关节肿胀 位置表浅的肘,腕,膝,踝以及手足等处病变,关节肿胀或寒性脓肿容易发现。位置深,周围肌肉丰富的脊柱,肩,髋等病处,早期局部肿胀或脓肿不易发现。

3.疼痛 初期局部疼痛多不明显,当病变发展到刺激邻近的神经时,如髋关节结核沿闭孔神经放射至同侧膝关节。为了减轻局部疼痛,肌肉常处于痉挛性状态。患者在夜间熟睡时失去肌肉痉挛保护作用而引起疼痛,因而患儿常有夜啼。这些放射痛为疾病定位和X线摄片,CT检查等提供重要的线索。

4.寒性脓肿或窦道 当脓肿移行至体表时,局部皮肤受累,可见表皮潮红,局部温度增高,破溃形成窦道,日久可合并继发感染。

5.关节畸形 病初期为减轻患部疼痛,患病关节被迫处于特殊位置,如膝,肘关节呈半屈曲位;踝关节处于下垂位。髋关节炎症患者取屈曲、外展外旋的位,晚期呈屈曲内收位。

五、相关检查

(一)实验室检查

1.血常规、血沉检查 患者多有轻度贫血,血红蛋白<100g/L,多发病灶或合并继发感染者,贫血加重,白细胞计数增加。血沉加快,但少数病例也可正常,所以血沉检查不能作为本病的诊断唯一的依据。在诊疗过程中,定期复查血沉和(或)C反应蛋白,有助于判断病情发展,好转或治愈。

2.肝肾功能等检查 骨关节结核化疗开始之前以及治疗过程,应常规检查肝,肾功能,血糖,乙,丙肝相关项目等。抗结核药物对肝肾功能多有损害,应定期检查。艾滋病患者最常见的感染是结核病,占所有艾滋病患者的20%~50%,且其中有1/3死于结核病,故应警惕艾滋病和结核病双重感染的可能。此外,糖尿病和结核病并存相互影响,结核病情多较为严重,又如抗结核药物中异烟肼对胰岛素有拮抗作用,糖尿病不易控制。

3.结核菌素纯化蛋白衍生物(PPD)实验　PPD 阳性表示受试者曾感染过结核菌,或接种过卡介苗,或体内可能有活动性结核,但不能判定是否现在患有结核病。因此临床作用有限。

(二)影像学检查

1.X 线片　骨关节结核病程进展较为缓慢,早期 X 线片可无改变。经过数周后,可表现为骨质疏松、骨破坏、骨碎屑。病变趋于好转静止期,破坏区周围可出现致密硬化带。早期滑膜结核 X 线摄片应与健侧比较,可见骨关节广泛性脱钙和软组织肿胀,在骨骼边缘滑膜附着处可出现腐蚀性破坏,严重的关节间隙狭窄,当关节积液时关节间隙反而增宽。

2.计算机体层摄影(CT)　CT 扫描可分辨骨、关节软骨、关节囊、肌腱、肌束和韧带,肢体病变与周围器官和组织的关系,特别是骨骼细微结构的改变优于 MRI。骶髂、髋、膝、肩关节、腕骨和跗骨等 CT 扫描与健侧比较可发现较轻微骨骼破坏、肿胀或死骨,有助于早期诊断;还可早期发现病变复发,有助于疗效的判断。

3.磁共振成像(MRI)　对骨骼周围软组织分辨率较 CT 高。增强 MRI,在寒性脓肿可见增强的边缘,有助于感染性病变的诊断与鉴别诊断。

4.骨核素扫描(ECT)　骨结核患者可见核素浓集的"热区",较 X 线摄片改变出现更早,但用过激素的患者可呈阴性。

5.B 型超声检查　可发现关节周围,特别是深部关节如髋关节周围寒性脓肿、关节积液等。

(三)结核分枝杆菌培养、涂片染色检查

骨关节病灶中结核菌量比开放性空洞肺结核少,培养阳性率较低,涂片抗酸染色阳性率仅为 11%～20%,培养阴性和涂片阴性均不能除外骨关节结核。

(四)病理学检查

经系统临床、影像学、实验室等检查,约 20% 病例特别是部分病例经过治疗或长期慢性病程,仍未能在病原上确定诊断者,应考虑针吸或手术活检以明确诊断。

六、诊断

有结核病接触史,或有结核病原发病灶髋、膝关节结核可见跛行,间歇性疼痛或关节肿胀,活动受限;起病缓慢,可先有低热,乏力,厌食,全身不适等结核中毒症状;贫血,血白细胞轻度上升,血沉加快,PPD 试验阳性;脓肿液或关节腔穿刺液涂片、培养、PPD－IgG、PCR－TB－DNA 阳性有助于诊断;X 线检查可见关节间隙变窄,以及骨质疏松、破坏等病变。对单纯关节滑膜结核,有时须靠细菌学或病理学检查,才能作出明确诊断。

七、鉴别诊断

(一)类风湿关节炎

单纯关节滑膜结核有时不易与类风湿关节炎鉴别。确诊常需要关节活检和(或)关节液的细菌学检查,典型的类风湿关节炎多为多关节受累,而且常受限侵犯双手、足等小关节。

(二)强直性脊柱炎

男性居多,早期常只侵犯一侧骶髂关节或髋关节,容易误诊为髋关节或骶髂关节结核,但强直性脊柱炎常发展为对称性、多发性,并从骶髂关节开始逐渐向上蔓延至脊柱,最后形成脊柱强直畸形,从不会形成脓肿和窦道。血清白细胞组织相关抗原(H1A-B27)阳性率较高。

（三）化脓性关节炎

急性化脓性关节炎不易与结核混淆。但当关节结核呈急性发展,或化脓性关节炎呈亚急性或慢性经过时,两者则不易区别。病史、查体、其他部位结核或化脓病灶的存在以及关节穿刺液的细菌学检查会有助于鉴别。

（四）化脓性骨髓炎

急性化脓性骨髓炎起病急、症状重,容易和骨结核区别。但位于骨干或干骺端的慢性化脓性骨髓炎与骨干或干骺端结核,临床表现和X线检查表现基本相似,有时很难鉴别。此时需要脓液细菌培养或病理组织检查,才能加以鉴别。

（五）骨肿瘤

骨干结核应与无文肉瘤相鉴别。

八、治疗

（一）非手术治疗

关节结核的治疗主要为两部分,全身治疗和局部治疗。局部治疗又分非手术治疗和手术治疗。全身和局部治疗的密切配合,非手术和手术治疗的正确选择可使关节结核的治愈率大大提高。

1. 全身治疗

（1）支持疗法:改善营养不良,可增加高蛋白、高维生素、高热量饮食,纠正贫血、低蛋白血症。局部酌情制动。

（2）全身抗结核治疗:由于结核耐药菌株的增加,单一用抗结核药物并长期应用更易致耐药菌株产生,因此在用药过程中应密切观察疗效选择合理用药。一般应做到早期、联合、适量、规律和全程用药。合理的联合用药,可使较小的剂量既达到有效的血浓度,并且毒性低、不良反应少。一般常用的抗结核药物如下:

1）异烟肼:成人0.3～0.6g,分次或顿服,一般用药时应不少于6个月,最长可达2年。此药为抗结核首选药,效果好、毒性低。主要副作用为肝损害。常可加用VitB$_6$以减少毒性反应。

2）链霉素:成人每天肌注1g,最长连续使用6周,可间隔2周后再重复使用。主要副作用是第8脑神经损害,特别是儿童要注意用药期间的听力变化。此药为抗结核首选用药。

3）对氨基水杨酸钠:成人每天6～12g,分3次口服,3个月一个疗程,可连续使用1～3疗程。此药抑菌作用较强,与其他药联合应用能使结核菌耐药性延缓发生,但胃肠道反应大,有被利福平和乙胺丁醇取代趋势。

4）利福平:成人每天顿服450～600mg,一般有消化道不适和短暂的肝功能损害。因此服药时常加保肝药同服。

5）乙胺丁醇:成人每天250mg/kg顿服,8周后改为每天15mg/kg维持量。可有胃肠道不适和引起球后视神经炎。

6）吡嗪酰胺:成人每天1.5g,分3次口服。大量服用亦可引起肝损害。

上述抗结核药物中,利福平、异烟肼和乙胺丁醇同为首选一线抗结核药物。二线药物为链霉素、对氨基水杨酸钠和吡嗪酰胺。另外卡那霉素可作为代替链霉素来应用。因此在同时应用 2~3 种药,甚至 2~4 种药联用的同时,还要有足量的疗程。一般全身抗结核药的使用时间为 1~2 年。

2.局部治疗

(1)局部制动:关节采用石膏或牵引等制动措施,一般经 4~6 周关节周围纤维化形成疼痛可缓解,可防止关节畸形复发。骨骼破坏阶段,可采取骨牵引以矫正关节畸形或脱位,通常需 8~12 周。

(2)寒性脓肿和窦道的处理:体表有较大的寒性脓肿或关节大量积液可穿刺抽液,减轻局部胀痛,缓解全身中毒症状,必要时可重复进行。如脓肿大并有大量干酪坏死物不易抽出,或表皮潮红有继发感染时,可在无菌技术下可置管闭式引流。窦道继发感染,根据细菌药敏试验,给予抗菌药物治疗。

(3)局部注药:局部注射抗结核药物适于病程长的患者。单纯滑膜结核抽尽关节内积液后注入药物。常用异烟肼 0.2~0.3g 或链霉素 0.5~1g,儿童用量酌减,每周 1 次。链霉素局部反应大,表浅关节可选用异烟肼。

(二)手术治疗

手术治疗必须在抗结核药物治疗基础上进行,通常在至少抗结核治疗 2 周进行。

1.脓肿处理　适用于较大无法吸收或穿刺消除的较大脓肿,常需要切开排脓。切开排脓往往与病灶清除术同时进行。

2.病灶清除术　适用于存在明显死骨、较大的脓肿或经久不愈的窦道,非手术治疗未能控制的单纯骨结核或滑膜结核。在抗结核药物配合下,通过不同的手术途径显露病灶,彻底清除脓液、干酪样物质、死骨、肉芽组织及坏死组织。

3.关节融合术　关节融合术用于后期成人全关节结核、关节结构破坏严重者。

(三)关节结核治愈标准

关节结核在采用了正确有效的化疗或配合外科手术治疗,骨关节结核病灶经历的浸润、破坏、控制、恢复最终达到治愈。

(郑永红)

第二节　髋关节结核

一、概述

髋关节结核是一种继发病,多见于学龄前儿童。发病缓慢,最早症状为步态发生变化,行走时健侧肢体着地负重而患肢轻,略显跛行。约 95% 继发于肺结核,是结核分枝杆菌经原发活动病源通过血液回流浸入关节而引起感染。儿童髋关节结核,由于股骨上端骨骺板受到破坏,可引起肢体缩短,也可因炎症刺激骨骺,出现肢体增长。本病早期经抗结核药物治疗和手术等方法,治愈率较高。疗效欠佳多因髋关节部位深、早期症状不明显和不易发现、延误诊断治疗以及未经正规治疗和未及时接受治疗者。

二、流行病学

髋关节结核中以单纯滑膜结核较多,其次为单纯骨结核和晚期全关节结核。本病占全身骨与关节结核的第三位,仅次于脊柱及膝关节结核,最常发生在 10 岁以下儿童,男孩较多见。

三、病理生理机制

但发生在儿童期的髋关节结核,对患肢生长发育有一定影响。单纯滑膜结核和髋臼结核、或是距骨骺较远的股骨颈基底部结核,可刺激骨骺而加速生长,股骨头逐渐增大,股骨颈变长,呈髋外翻,股骨较健侧较长。相反,距骨骺板头颈部结核,因骨骺板破坏,股骨头颈发育受到抑制,致股骨头颈缩小或消失,颈部变短呈髋内翻同时股骨上端吸收变细生长发育抑制,患肢短缩。此外,患肢长期牵引可损伤股骨下端骨骺,使骨骺提前闭合造成下肢短缩。

髋关节结核可在臀大肌深面或穿破髋臼底在骨盆内形成脓肿;股骨颈部结核脓肿可流注到大转子和大腿外侧。股骨头圆韧带严重破坏,股骨头可发生半脱位或脱位(通常为后脱位)。

四、临床表现

疼痛,活动障碍和肌萎缩是髋关节早期三个具有特征性症状。髋关节结核通常起病缓慢,全身结核中毒症状不甚明显,小儿、乏力懒于行走夜啼。有时髋关节结核的痛点并不在髋部,而在膝部,常见于儿童。关节功能障碍是髋关节结核的主要症状。体检常可发现关节活动受限,而关节后伸和内旋活动受限是早期髋关节结核最常见的症状。肌肉萎缩和肌肉痉挛是髋关节结核具有特征性的症状之一。臀肌萎缩最为明显,患髋消瘦、臀沟平和臀下折皱下垂,这在鉴别早期髋关节结核时,具有重要意义。

髋关节结核随病变进展关节肿胀明显,疼痛亦明显加重。关节周围肌肉痉挛常使关节处于强迫体位,以后逐渐发生肌肉挛缩,引起患肢处于典型的畸形位置。开始短期内是轻微屈曲、外展、外旋,以后很快变成内收内旋,顽固的屈曲、内收畸形是髋关节结核的典型体征。临床上常用 Thomas 征检查髋关节结核的屈曲挛缩畸形。

下列各种检查试验有助于诊断:

1."4"字试验　本试验包含髋关节屈曲、外展或外旋三种运动,髋关节结核者本试验应为阳性。

2.髋关节过伸试验　可用来检查儿童早期髋关节结核,患儿俯卧位,检查者一手按住骨盆,另一手握住踝部把下肢提起,直到骨盆开始桌面升起为止。同样试验对侧髋关节,两侧对比,可以发现患侧髋关节在后伸时有抗拒感觉,因而后伸的范围不如正常侧大,正常侧可以有10°后伸。

3.托马斯征　托马斯征阳性用来检查髋关节有无屈曲畸形。髋关节结核可出现阳性。

五、相关检查

影像学检查:早期髋关节结核 X 线征象缺乏典型表现不易分辨,或仅表现为局部骨质疏松。髋关节单纯骨结核可见股骨头轮廓模糊不清,有局限性骨质破坏,边缘可有轻度硬化,其间可有死骨存在。来自滑膜结核的全关节结核骨质破坏较均匀,骨小梁模糊不清,而来自骨结核者则骨质破坏大多严重,且周围骨质密度亦都增高(图 3—9—1)。

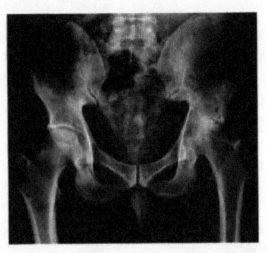

图 3-9-1 左髋关节结核,关节面破坏,并有死骨

CT 检查常有助于早期全关节结核的发现,如关节软组织肿胀、关节囊肥厚、积液和积脓以及关节间隙的狭窄或消失,限局性骨质破坏等(图 3-9-2)。RMI 检查可见骨、关节腔及周围组织呈高信号,并可发现周围寒性脓肿(图 3-9-3)。

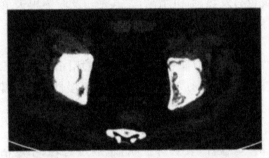

图 3-9-2 左髋关节结核,关节周围软组织肿胀、关节间隙消失,限局性骨质破坏

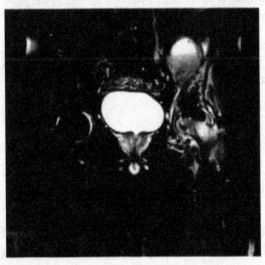

图 3-9-3 左髋关节结核,股骨颈以及关节周围软组织高信号,髂窝寒性脓肿包块,高信号

六、诊断

有结核病史及结核病患者接触史，可有结核中毒症状，髋关节部疼痛、活动障碍、跛行、屈曲内收畸形。托马斯征阳性。结核活动期血沉增快，CRP升高。X线摄片或CT扫描可显示髋臼或股骨头有骨质破坏，关节间隙狭窄等改变。

七、鉴别诊断

根据病史、症状与影像学表现，髋关节结核诊断不难，须与下列疾病鉴别：

（一）过性滑膜炎

多为一过性。7岁以下儿童多见，有过度活动的病史，表现为髋部疼痛和跛行，X线片未见异常，卧床休息2周即愈，没有后遗症。

（二）儿童股骨头骨软骨病

本病X线表现特殊，初期关节间隙增宽，接着骨化中心变为扁平和破碎以及囊性改变，血沉正常，但早期滑膜结核却与儿童股骨头骨软骨病难以区别。

（三）类风湿关节炎

儿童型类风湿关节炎也有发热、血沉增高，尤其是初发时为单关节时很难区别，但本病的特征为多发性和对称性，经过短期观察不难区别。

（四）化脓性关节炎

起病急，病程短，关节软骨和关节面迅速破坏，骨破坏同时多伴有增生硬化，骨质疏松不明显，间隙均匀性狭窄或消失，最后形成骨性强直。对于慢性低度感染或已用抗生素却未完全控制的化脓性关节炎，穿刺抽脓有助于鉴别。

（五）儿童Perthes病

患儿一般情况好，无消瘦、盗汗、发热等症状，患髋可有轻、中度活动受限，Thomas征阳性，无肿胀，骨骺与髋臼间距离增宽，骨骺延迟出现，变小变形，密度增高，股骨头变扁甚至碎裂，颈干角变小，髋臼无明显破坏。

（六）先天性髋脱位

女孩多见，可单侧或双侧发生，股骨头骨骺出现晚，髋臼变浅，股骨颈变短，无明显骨破坏或骨质疏松，Shenton线不连续。

八、治疗

（一）非手术治疗

早期单纯滑膜结核，关节滑膜处于充血、渗出和轻度水肿阶段。关节内压增高，关节间隙增宽，患者自觉关节酸胀疼痛及行走乏力等，此时可暂时采用非手术疗法治疗。

（二）手术疗法

1.单纯滑膜结核　滑膜切除适应于非手术治疗病情控制不理想，患髋有进一步骨破坏趋势。髋关节结核滑膜切除有全滑膜切除术和次全滑膜切除术。抗结核药物的支持下，次全滑膜切除术被广泛应用与治疗效果同全滑膜切除术，同时缩短了卧床时间，加快了关节功能的恢复，不切断圆韧带股骨头不脱位。术后将患肢置于外展、内旋位牵引，重量为2.5～5kg，4～6周后去牵引床上练习活动，6周后下地拄拐行走。为了尽量减少术后关节粘连，使患肢早日恢复关节功能。

2.单纯骨结核病灶清除术 适应于骨病灶范围小、无死骨形成非手术治疗无效,可行病灶清除、骨缺损较大时可取同侧髂骨或带血管蒂髂骨植骨。术后处理同滑膜切除术。臀部脓肿者,可考虑采用髋关节后方入路清除骨病灶和臀部脓肿,术中应注意避免损伤臀上动静脉及坐骨神经。

3.早期全关节结核病灶清除术治疗 适应于股骨头及髋臼关节软骨面破坏不足整个关节软骨面的1/3,病变范围不甚广泛,关节功能大多尚存在,经非手术治疗无法改善关节功能者。应尽早实施髋关节病灶清除手术治疗,终止病变进程,抢救残存关节功能。术后处理同滑膜切除术后处理。对于不能合作的儿童,术后可作短期单腿髋人字石膏固定,4~6周后,拆除石膏练习床上活动。

4.晚期全关节结核的治疗 晚期全关节结核的手术治疗应包括关节内外病灶清除与关节功能重建两方面。

(1)晚期全关节结核的病灶清除:适应于晚期全关节结核病变范围广,关节主要结构大部受损,关节内外有大量结核性坏死物质、脓液、肉芽、干酪、死骨、滑膜组织肥厚变性坏死,骨缺损,关节软骨面大部分破坏缺损者。抗结核药物治疗的前提下,尽早进行彻底的病灶清除术。术后处理同滑膜切除术。

(2)关节融合术:适应于年轻、从事体力劳动的单侧髋关节结核,关节软骨严重破坏;陈旧性髋关节结核或病变已治愈的髋关节结核,因关节纤维强直行走疼痛。关节融合术使其获得一个无痛稳定,足以胜任体力劳动的稳固的髋关节。术毕患髋关节固定在屈曲10°~20°,外展10°~15°,外旋5°~15°位(图3-9-4)。3个月后拍片检查,如骨性愈合可下地站立或扶拐行走。如未达骨性愈合,可将膝关节下方石膏拆去,解放膝关节,以免固定时间太长膝关节强直。髋关节持续固定,直至骨性融合后方可下地行走活动。

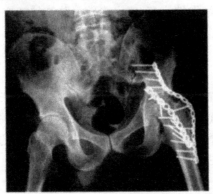

图3-9-4 左髋关节结核性病灶清除、自体松质骨植骨、钢板螺钉内固定融合术后

5.关节功能重建 在彻底的病灶清除的基础上,根据不同情况进行不同的关节功能治疗。

(1)关节成形术:晚期全关节结核病变已静止,或病变在抗结核药物的治疗下病变已稳定,无严重屈曲,内收畸形和肢体短缩,无严重混合感染者。患者不需要长时间站立或行走工作,可考虑在彻底的病灶清除术后行关节成形术。常采用的关节成形方式包括关节头(颈)臼成形术、关节面成形术、头颈切除成形。

(2)截骨矫形术:晚期髋关节结核骨性强直合并有屈曲内收畸形者可借助截骨矫形术矫

正畸形改善肢体功能。临床常用的截骨矫形术有：股骨转子下斜面截骨术，头、颈切除转子下截骨术，转子间杵臼截骨术。

（3）人工髋关节置换术（图 3—9—5）：髋关节置换术适应证：病变治愈或病变控制静止 2 年以上，近期无其他感染疾患、患髋肌肉条件良好、年龄在 40～50 岁者。

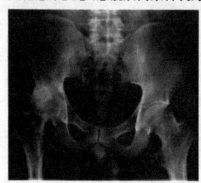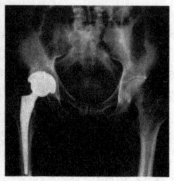

图 3—9—5　男性，右髋关节结核治愈后 26 年，继发右髋骨关节炎，行右全髋关节置换术

（郑永红）

第三节　膝关节结核

一、概述

膝关节结核（tuberculosis of the knee joint）是最常见的关节结核，由于膝关节滑膜面积大，松质骨丰富，下肢负重大、活动多且易扭伤等有关因素，因此，患病率较高。膝关节结核与其他骨关节结核一样是一种继发性病变，绝大多数由肺结核转变而来。膝关节结核通常分为单纯滑膜结核、单纯骨结核和全关节结核。

二、流行病学

国外文献报道，膝关节结核的发病率也是在脊柱之后，居于 6 大关节的首位或第 2 位。膝关节结核以 10 岁以下儿童多发，性别上无明显差别，儿童膝关节结核由于病程长，易累及骨骺，故常常引起患肢的发育生长畸形。在国内大宗结核病例的报道中，膝关节结核的发病率仅次于脊柱结核，在 6 大关节中居首位。

三、病理生理机制

膝关节结核的发生除与结核菌的数量和毒力有关外，也与膝关节本身的解剖力学特点和机体的抵抗力密切相关。膝关节是全身最大的屈戎关节，它的关节面是由半球形和平台组成，不相适应，也不稳定，容易损伤。膝关节位于下肢负重的中点，关节所受的杠杆作用力很大，因此膝关节容易发生劳损和扭伤，从而造成关节血肿滑膜损伤。另外，膝关节是全身滑膜最多的关节，有着丰富的末梢血管网，血流缓慢，结核菌易在此沉积生长。这些因素的变化均可能是膝关节结核发病的诱因。

但膝关节结核有其特殊性。如晚期全膝关节结核，由于软骨及骨质的大量破坏，关节囊和侧副韧带松弛,在腘绳肌和髂胫束的牵拉作用下,胫骨可向后外侧脱位,当胫骨结节或胫骨上端髌板前部破坏时,可致膝反张。如儿童期股骨和胫骨上端的骨骺板破坏,可导致患肢的生长发育障碍,造成肢体短缩或过长。晚期膝关节结核由于关节周围韧带、软组织纤维化、形成瘢痕,可引起膝关节形成纤维性或骨性强直,此时关节常并有屈曲及内外翻畸形,特别是胫骨的外翻、屈区、外旋半脱位。

四、临床表现

膝关节结核患者多为儿童及青壮年,单发,双侧很少同时受累。通常全身症状较轻,如合并全身其他活动性结核时则症状可加重。全身中毒症状不明显。疼痛与压痛、肿胀、肌肉萎缩、功能障碍跛行是膝关节典型临床表现,甚至部分病例出现膝关节病理性半脱位等畸形。部分晚期病例可形成脓肿及窦道。

五、相关检查

(一)影像学检查

1. X线表现

(1)单纯滑膜结核可见软组织肿胀和骨质疏松,股骨下端及胫骨上端可出现普遍的骨质疏松。关节间隙可因较多的关节积液或滑膜增生肥厚而扩大或狭窄。

(2)单纯骨结核可有中心型和边缘型结核两种,常见于股骨下端和胫骨上端,髌骨结核少见。中心型病变多见于股骨和胫骨的干骺端或骨骺,X线片可呈磨砂玻璃样改变。以后可见死骨、空洞。

(3)全关节结核可在骨质边缘见到小而局限的溶骨破坏,软骨下骨板大部分保持完整,关节间隙正常或稍窄。

(4)晚期全关节结核可见骨破坏明显增加,软骨下骨破坏消失,关节间隙狭窄或消失,严重者可有骨性强直(图3-9-6)、病理性脱位、膝关节屈曲及内外翻,儿童患者可见股骨和胫骨的发育障碍,长期的混合感染可见到骨质增生硬化性改变,存在时间较长的冷脓肿可发生钙化。

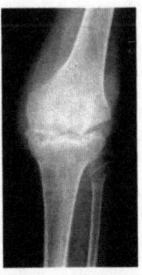

图3-9-6 左全膝关节结核,骨质边缘见到小而局限的溶骨破坏

2.CT 与 MRI 检查　通过 CT(图 3—9—7)与 MRI 检查可以看到普通 X 线片上不能显示的病灶,特别是 MRI 检查,具有早期诊断价值。

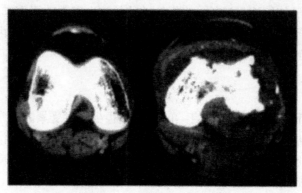

图 3—9—7　左膝关节结核,CT 扫面显示股骨髌骨破坏,周围软组织肿胀

(二)关节镜检查

关节镜检查对早期诊断膝关节滑膜结核具有独特价值,在检查的同时可取活检组织及行关节镜下滑膜切除术。

六、诊断

膝关节疼痛、肿胀、压痛、活动障碍、浮髌试验阳性,可发生屈曲畸形,甚至有病理性半脱位;可发生寒性脓肿,溃破后形成窦道;结核活动期血沉增快。根据病史、症状、体征和 X 线表现可做出诊断。早期通过腹股沟淋巴结活检有助于膝关节滑膜结核的诊断。

七、鉴别诊断

膝关节滑膜结核应与以下疾病鉴别:

(一)类风湿关节炎

早期常开始于单侧膝关节发病,故与单纯滑膜结核不易区别。可通过类风湿因子、结核菌素试验,关节液结核菌涂片镜检或关节液结核菌培养和滑膜活检来明确诊断。

(二)创伤性滑膜炎

通常有明确外伤史,青壮年发病多,没有全身结核症状。以局部关节肿胀积液为特点,关节穿刺液可为淡黄清亮或血色,X 线片无骨质变化。

(三)骨关节炎

主要是老年人发病,关节疼痛以休息后痛及行走劳累后疼痛为特点,常合并有腘窝囊肿存在,囊肿大小常随关节疼痛严重程度变化,休息一段时间,囊肿常缩小或消失。抽液则与普通关节液相同,血沉及 C 反应蛋白常正常,通常无骨质破坏。

(四)色素绒毛结节性滑膜炎

本病为类肿瘤病,分为绒毛和结节两型。以膝踝关节多发,病史可长达数年到数十年之久。关节肿胀,扪之可有"面团"感或结节感。关节功能一般不受影响,血沉不快,长期病例可在骨质边缘有小的溶骨破坏,行关节穿刺可抽出暗血性或咖啡样液体。病理活检可确诊。

(五)血友病性关节炎

多见于男孩,常有母系家族史,平时患者即有出血倾向,关节积液反复发作,关节抽液为血性,X线片表现为骨膜下血肿钙化,关节间隙狭窄,关节面不规则,尤以股骨髁间沟变深加宽为特点。

（六）夏科关节病

此病为神经系统疾病继发而来。关节本身失去疼痛性的自我保护,不断造成创伤。故亦称神经性关节病。其特点为关节破坏严重关节肿胀、出血、关节面破碎而关节功能不受限并局部疼痛没有或极轻微。有些患者关节的异常活动还增加。神经系统检查可见患肢深感觉减弱或消失。

（七）化脓性关节炎

急性感染易鉴别,慢性感染鉴别较困难。慢性感染常发生在全身其他部位的化脓性感染之后。故常需作关节穿刺液的细菌学检查。

（八）骨脓肿

此病为低毒性局限性的骨感染。发病缓慢,隐痛,劳累后加重。好发于股骨下端和胫骨上端干骺区。X线片可见局部溶骨破坏,周围骨硬化,并有骨膜反应和新骨生成。通过病理学和细菌学检查可确诊。

（九）肿瘤

滑膜肉瘤疼痛剧烈,病程进展快,触之滑膜肿块呈大块分叶状,可有钙化,可侵蚀破坏骨骺。滑膜软骨瘤病可见滑膜肿胀,触之有很多活动小结节,X线片可见关节腔内有很多游离体或钙化点。另外其他好发于股骨下端胫骨上端的肿瘤有:骨巨细胞瘤,骨肉瘤、纤维肉瘤、尤因瘤和网织细胞瘤等,一般鉴别不困难或全脱位的发生给患者遗留下终生的痛苦。

八、治疗

膝关节结核的治疗主要为两部分,全身治疗和局部治疗。局部治疗又分非手术治疗和手术治疗,全身和局部治疗的密切配合;非手术和手术治疗的正确选择可使膝关节结核的治愈率大大提高。

（一）非手术治疗

膝关节结核非手术治疗详见本章第一节的非手术治疗部分内容。

（二）手术治疗

目的是清除病灶,矫正畸形,尽量保存关节功能。术前均应进行不少于2周的抗结核治疗。术后还应进行抗结核治疗。

1.膝关节滑膜次全切除术　适用于单纯滑膜结核患者非手术治疗无效、或晚期滑膜结核滑膜肥厚的,15岁以下儿童早期全关节结核。术后早期无痛情况下积极开始膝关节功能康复锻炼。术后全身用药时间应不少于6～12个月,局部用药时间2～3个月。术后1个月扶双拐下床活动。

2.膝关节结核病灶清除术　适用于病灶接近关节,易侵入关节或有死骨及骨脓肿,对于保守治疗无效的单纯骨结核。术中要点是在清除病灶时,切忌刮除时不要用力过猛,以免穿入关节。

3.关节融合术(图3—9—8)　当膝关节结核骨或关节破坏严重,用其他方法不能止痛和稳定关节,则需行膝关节加压融合术。此手术为目前临床上治疗晚期全膝关节结核的最常用最有效的方法。

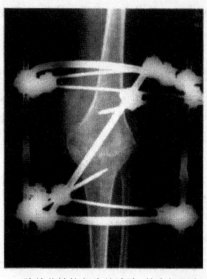

图 3—9—8 膝关节结核行病灶清除、外支架固定融合术后

手术适应证：①晚期全膝关节结核，结核病变已愈，但遗留严重关节屈曲畸形者；②晚期全膝关节结核，病变尚在进行中，局部仍有脓肿，窦道和混合感染，已不存在抢救关节功能的问题；③15岁以上的晚期全膝关节结核。8~15岁儿童患者如需手术时，应避免损伤骨骺板，以免影响患肢体的生长发育，造成肢体短缩。8岁以下儿童因软骨成分多，不宜做关节融合手术。

（郑永红）

第四节 肩关节结核

一、概述

多发生于肱骨头，也可发生在关节盂或滑膜；可形成脓肿向肱二头肌沟、喙突或腋下扩散，穿破后形成窦道。

二、流行病学

肩关节结核比较少见，只占全身骨关节结核的 1.06％，成人比儿童较多见，以 21~30 岁最多。男性略高于女性。

三、病理生理机制

肩关节结核的特点是，肩关节周围肌肉丰富，局部血运良好，脓液易被吸收，因此干性骨疡在肩关节比较常见。特点是渗出及肿胀均不明显，而以萎缩为主。由于三角肌和冈上肌、冈下肌的萎缩，且上肢长期下垂而使肱骨头向下半脱位。如果病变破坏了儿童肱骨上端骨骺，将来可发生短肢畸形。有时邻近部位（如肩峰或肩峰下滑囊）结核蔓延也能侵犯肩关节。

四、临床表现

肩关节结核无并发症时,多无明显全身症状,局部症状一般比较轻微,常就医较晚,病程最长的达十年以上。当继发感染或骨病灶脓汁穿破骨质进入关节内,才有明显的全身和局部症状。

患肢于肩活动时肌肉无力,有沉重感,运动时肩痛,这是最早出现的症状。其后,疼痛加重,肌肉痉挛,肩关节固定于内收位,各个方向运动都受限,特别是肩外旋、外展受限明显,肌萎缩。

查体可见患肢各方向运动均受限,尤其外展和旋转受限显著,晚期因盂肱关节已纤维性强直或骨性强直,肌肉痉挛消失,胸锁关节活动反而增加。婴幼儿及儿童由于骨骺破坏可产生短肢畸形。

五、影像学检查

疾病早期尤其是单纯滑膜结核,X线摄片仅见明显骨质疏松和关节囊肿胀有时可见关节间隙增宽。病变侵犯软骨板时,关节边缘皮质模糊,起初关节间隙扩大,以后关节间隙变窄,倘若病情进行性发展,则出现局限性溶骨性破坏、关节间隙明显狭窄(图3-9-9)。单纯骨结核,常见于关节盂和肱骨头,为中心性破坏,可有死骨形成。晚期全关节结核关节严重破坏,关节间隙变窄,肱骨头变形,有时可见半脱位。

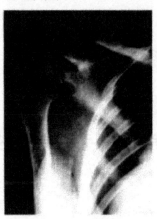

图3-9-9　右肩关节结核,骨质疏松,关节间隙变窄、边缘毛糙,肩胛盂关节面局限性散在溶骨性骨破坏

六、诊断

有结核病史或与结核病患者接触史;可有结核中毒症状;肩关节疼痛、压痛、肿胀、活动度受限,三角肌显示萎缩;可出现寒性脓肿,溃破形成窦道;结核活动期血沉增快;X线摄片可显示肱骨头或肩关节有骨质破坏。

七、鉴别诊断

1.化脓性关节炎　骨关节结核主要侵犯干骺部、骨干和滑膜,而干骺部和滑膜结核者可并发关节感染。关节的骨结核型早期,可为边缘性骨破坏,通常不发生骨膜反应,如果出现也很轻微。有时少数病例发生明显骨膜反应,与化脓性关节炎相似,值得注意。

2.有寒性脓肿形成时,很像肿瘤,应注意鉴别。其他应与梅毒性骨软骨炎、急性化脓性关节炎、类风湿关节炎、夏科关节、冻结肩、钙化性肩袖炎等鉴别。

八、治疗

由于肩部肌肉肥厚,血运丰富,多数病例保守治疗均能使病变逐渐吸收而治愈。不过,除单纯滑膜结核外,肩关节功能恢复常不满意,而且也不能及时防止关节病变的继续发展。因此,早期手术治疗对于骨结核和早期全关节结核是完全必要的,手术也适用于滑膜结核。任何已决定手术的患者,术前可酌情用抗结核治疗药物2~3个月。

(一)外固定

在药物治疗过程中常用来制动关节,保持肢体在功能位及完全休息位。通常采用肩人字石膏固定于肩外展60°、外旋25°,前屈30°位置。如此肩即使强直也处于功能位,在成人肩仍可保持90°外展,上臂能下垂于体侧。

(二)手术疗法

1.单纯滑膜结核　保守无效者可采用滑膜切除术。

2.单纯骨结核　若无手术禁忌证,应早期手术,彻底清除骨病灶,防止病变蔓延扩大。

3.早期全关节结核　早期全关节结核是结核病灶清除术指征,术后病变迅速治愈,尚可保留关节部分功能。

4.晚期全关节结核　12岁以下患儿晚期全关节结核应予注意,为了避免骨骺损伤,日后影响肱骨发育,宜采用保守治疗。此外,多发性结核、重要脏器疾病、年老体弱者均不适于手术治疗。其余无手术禁忌证者应采取手术治疗,手术方式包括:肩关节固定术、肱骨头切除术、肱骨上端外展截骨术。根据患者具体关节破坏程度、年龄、工作、生活习惯,选择合适的手术方式。

(郑永红)

第五节　肘关节结核

一、概述

骨结核近年有增多趋势,常造成关节或肢体病残,日渐成为临床骨科医生所关注。

二、流行病学

肘关节结核在上肢三大关节中居首位,占全身骨关节结核的0.92%,患者以青壮年最多,男女患者和左右侧大致相等。有报告同一患者双侧肘关节均受累。多数患者合并其他器官结核。

三、临床表现

肘关节结核早期症状和体征并不明显,常表现为上肢软弱无力及关节屈伸活动受限。以后有运动后疼痛和局部压痛,关节肿胀以单纯滑膜结核最为明显。单纯滑膜结核关节运动受限较单纯骨结核严重。肘关节全关节结核时,上臂肌萎缩明显,关节肿胀。脓肿常于关节内经肱骨外髁上部及尺骨鹰嘴向前臂流注,并破溃形成窦道。关节破坏严重者可发生关节脱位,并多为后脱位。随病变趋向静止,关节逐渐于屈曲位发生纤维性或骨性强直。

四、X 线检查

单纯滑膜结核可见关节间隙增宽,周围骨质密度减低疏松,软组织肿胀影略宽。单纯骨结核边缘型骨质破坏,呈密度降低边界不清。全关节型关节间隙狭窄或消失,病变靠近干骺部的可见骨膜下新骨形成,关节软骨下骨板广泛破坏,软骨剥脱,骨质缺损。关节失去正常形状,发生屈曲畸形,侧向移位和关节脱位半脱位(图 3-9-10)。

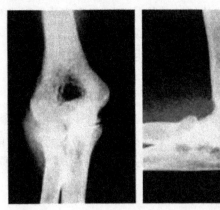

图 3-9-10 肘关节结核,关节周围骨质疏松,关节边缘骨质破坏,关节间隙消失

五、诊断

根据病史、症状、体征和 X 线表现可做出诊断。与其他关节结核相比较,肘关节结核易显示骨膜反应并较广泛(但当有大量骨膜性骨沉着时仍须考虑为继发感染)对诊断有困难者可行滑膜活检。

六、鉴别诊断

应与化脓性关节炎,类风湿关节炎,创伤性关节炎,老年性关节病及夏科关节病相鉴别。

七、手术治疗

适应于结核病灶有脓肿死骨形成,或累及周围组织广泛,或累及肘关节骨破坏。手术治疗前,先行两联或三联抗结核药物治疗 2~3 周后。手术方式包括:病灶清除、肘关节融合和肘关节置换术。

(郑永红)

第六节 手、腕关节结核

一、概述

腕关节结核病灶多开始于骨骼,或同时累及滑膜,单纯为滑膜型者少见。病理上干酪型多于肉芽型。

二、流行病学

腕关节结核比较常见,占全身骨关节结核的 3‰左右,在上肢三大关节中占第 2 位,患者多为 20～30 岁的青壮年,儿童少见,男性多于女性。

三、病理生理机制

构成腕关节滑膜面积较小,单纯滑膜结核发病率较低。由于腕骨和掌骨基底小,该部位的结核病变很快侵犯构成腕关节的邻近其他骨组织而演变为全关节结核。晚期腕关节结核可致前臂旋前、腕下垂及尺偏畸形,并逐渐出现纤维性或骨性强直。小儿患者若桡骨远端骨骺被病变破坏,因桡骨生长障碍,患肢可发生明显的桡偏畸形。

四、临床表现

腕关节结核以局部肿胀、疼痛和功能受限为主。寒性脓肿和窦道常见于腕背侧。关节破坏严重可发生腕下垂或尺偏畸形。当病变发展为全关节结核时,功能障碍显著。为减轻疼痛,腕关节常处于前臂旋前位,时间长久即成为固定畸形,如桡骨缩短可出现桡偏畸形。

五、X 线表现

单纯滑膜结核仅见软组织肿胀及骨质疏松,发展至全关节结核,则原病灶处骨质进一步破坏,腕骨轮廓模糊、间隙扩大,排列紊乱,有的腕骨因血运差而呈相对致密状。晚期可看到部分骨性强直,腕关节病理性半脱位。

六、诊断

根据患者腕关节疼痛、肿胀,疼痛常呈持续性,结合 X 线检查 CT、MRI,绝大多数可作出诊断。

七、鉴别诊断

腕关节结核应与下列疾病鉴别:

(一)类风湿关节炎

腕关节为周围型类风湿关节炎的好发部位。单纯性滑膜结核不易与早期单纯腕关节的类风湿关节炎相鉴别。确诊往往要靠病理及实验室检查。

(二)月骨无菌性坏死

多发生于青壮年体力劳动者。主诉为腕部的慢性肿痛,常有外伤史。X 线片初期表现为月骨致密,晚期表现为月骨变扁。患者血沉不快,其他腕骨正常。

(三)桡骨远端骨脓肿

桡骨远端偶尔可见到慢性骨脓肿。X 线片见桡骨远端有局限性溶骨性破坏,一般无死骨,周围骨稍硬化,常不易与中心型骨结核鉴别,确诊须靠手术探查、细菌培养和病理检查。

(四)腱鞘结核

受累腱鞘呈葫芦形肿胀,所属手指功能受限。鉴别要点为 X 线片阴性,肿胀与压痛只限于腕或手掌的一侧。

（五）腕部肿瘤

桡骨远端是原发性骨肿瘤的好发部位之一，巨细胞瘤、网状细胞肉瘤都能见到。肿瘤较小时须与中心型结核的骨空洞鉴别，前者系溶骨性破坏，后者空洞壁有反应性致密骨。

（六）腕骨囊性变

患者多为风钻或铆造工人，发生原因为腕骨受到剧烈振动，导致局部出血，骨小梁吸收所致。X线片软组织不肿，腕骨内有多数散在的小囊形影像，关节间隙正常。

八、治疗

（一）非手术治疗

对病变范围较小，短时间没有侵犯关节可能的单纯骨结核及早期滑膜结核或不适于手术治疗的老弱患者都可采用非手术治疗方法。

（二）手术治疗

非手术治疗无效和全腕关节结核考虑手术治疗。由于腕关节背侧伸肌腱比较分散，又无重要的血管、神经，所以，手术显露以背侧入路为佳。

1. 病灶清除术　非手术疗法无效或有明显死骨的都应及时手术清除病灶。术中注意避免损伤神经、肌腱。病灶清除后可用短石膏托将患处固定3～4周后去托练习活动。

2. 全腕关节结核　主要针对晚期全关节结核、骨破坏明显者。将腕关节融合与功能位，术后长臂管形石膏固定屈肘90°，腕背伸20°，前臂旋转中立位和拇指对掌位固定6～8周。

3. 截骨矫形术　主要针对结核治愈后遗留腕关节畸形者，手术时机为病变停止、关节发生骨性或纤维性强直。腕骨切除术或桡骨远端楔形截骨术纠正明显腕下垂及尺偏畸形，有前臂旋转障碍者可通过另一尺侧切口同时切除尺骨小头。术后石膏托固定6周。

（郑永红）

第七节　足、踝关节结核

一、概述

踝关节结核中主要是滑膜结核，病变迁延日久易发展为全关节结核，尤其是胫骨下端结核和距骨结核。踝关节脓肿易溃破形成多个窦道，以前侧及外侧多见。病程长久后常出现足下垂并内翻，儿童由于骨骺刺激或破坏而致生长加速或生长障碍，最终发生畸形。

二、流行病学

踝关节结核占全身骨关节结核的3.4%，在六大关节中居第四位，在下肢三大关节中最少见，但较腕肩关节稍多。

三、临床表现

踝关节结核常见于30岁以内，10岁以下的儿童较多。男性略多于女性。踝部疼痛、肿胀、畸形及功能障碍是踝关节结核的主要临床症状。常有扭伤史，亦可出现全身症状或因骨关节破坏严重而致肢体缩短、跛行等。

晚期由于关节要韧带和骨质破坏,骨质疏松,常可发生肢体短缩、关节脱位、病理骨折及骨关节畸形。

四、影像学检查

早期滑膜结核表现为踝关节周围骨密度降低,进一步发展呈磨砂玻璃样,后期出现死骨或空洞、形成死骨。晚期全关节结核则见关节边缘大部分模糊、破坏、关节间隙变窄或消失,常合并畸形甚至脱位或强直(图 3—9—11)。

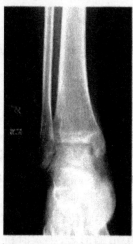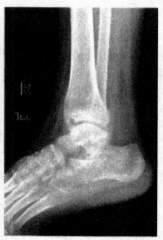

图 3—9—11　踝关节结核,胫距关节间隙变窄,关节面毛糙,关节周围骨质疏松,局部软骨下骨溶骨性破坏

五、诊断

踝关节疼痛、肿胀、畸形和功能障碍,后期可出现关节畸形,全身结核中毒症状可不明显。部分病例可出现窦道。结合病史、查体及影像学和实验室检查,可作出诊断。

六、鉴别诊断

踝关节结核应与以下疾病鉴别:

(一)类风湿关节炎

滑膜结核易与周围型类风湿关节炎混淆,但结核很少累及手足小关节。类风湿关节炎多见于 10～20 岁男性和绝经期妇女,结核则很少发生于中年以后患者。

(二)化脓性关节炎

关节结核急性发作时易与化脓性关节炎混淆,但关节结核常有肺结核病史或在慢性关节肿痛基础上突然加剧。

(三)化脓性骨髓炎

骨髓炎患者多无结核病史或接触史,而存急性骨髓炎发作史,且易反复发作,应用抗结核药物疗效差。辅助检查特别对 X 线片有重要意义。

(四)色素绒毛结节性滑膜炎

膝、踝关节较多见,虽然有关节明显肿胀,但从不破溃,关节穿刺液呈咖啡色,活动障碍亦少见,血沉正常,必要时可行活组织检查。

（五）嗜酸性肉芽肿

系溶骨性病变,边缘清晰、致密,但不规则,骨干外有丰富骨膜新生骨。必要时行活组织检查。

（六）骨肿瘤

骨干结核易与无文肉瘤、骨囊肿、软骨肉瘤等混淆,可根据年龄、临床特征及 X 线摄片等进行鉴别。必要时可行活组织检查。

七、治疗

（一）非手术治疗

对病变范围较小,短时间没有侵犯关节可能的单纯骨结核及早期滑膜结核,或不适于手术治疗的老弱患者都可采用非手术治疗方法。

（二）手术治疗

手术适应证包括:①病灶内死骨或冷脓肿较大且不易吸收,窦道经久不愈者;②单纯滑膜结核保守治疗无效者;③单纯骨结核可能向关节内溃破;④全踝关节结核;⑤病灶痊愈、关节强直,或虽能活动但处于非功能位者。手术方式包括滑膜切除术、病灶清除术及踝关节融合术。术后继续应用抗结核药物 12～18 个月。

手术禁忌证:①经抗结核药物等保守治疗后,病情无好转者;②其他部位有严重原发或继发结核病灶,或有严重心肺肝肾疾病,年老体弱者;③单纯骨干结核或松质骨结核死骨未分离界限不确定者。

1.滑膜切除术　适用于早期单纯滑膜结核、关节软骨、骨无明显破坏者。术后患足用短腿石膏固定,3～5 周后练习功能活动。

2.结核病灶清除术　适用于单纯骨结核、关节结构尚完整、具有一定活动度者。可以防止病变的发展或愈后复发,保留全部或一部分关节功能,矫正或防止畸形的发生。

3.踝关节融合术　适用于年龄超过 12 岁的晚期全关节结核。在病灶清除后进行关节融合术,将踝关节融合于功能位。方法有多种,以加压固定最佳,亦可行胫骨滑槽植骨法或骨圆针固定,腓骨固定。

（郑永红）

第十章　其他关节疾病

第一节　类风湿性关节炎

类风湿关节炎(rheumatoid arthritis,RA)是一种以慢性多关节炎为主要表现的全身性自身免疫性疾病,主要侵犯关节滑膜,其次为浆膜、心、肺、血管、眼、皮肤、神经等结缔组织。更确切地说,其名称应是类风湿病。因为它不但侵犯关节滑膜,也常累及其他器官,除关节炎外,还可引起皮下结节、心脏炎、心肌炎、胸膜炎、间质性肺炎、眼损害、淀粉样变、血管炎以及神经损害等。虽然如此,它毕竟是以关节症状为主,关节仍然是类风湿病的主要受害者,有人将类风湿性肉芽比作局部恶性病变,因为它毫不留情地侵蚀和破坏关节的软骨面、软骨下骨质、关节囊、韧带和关节附近的肌腱组织,造成关节脱位、畸形或强直,最后使受害关节完全丧失功能,故人们习惯上仍称其为类风湿关节炎。

我们目前所说的类风湿关节炎(RA)通常是针对成人而言,与之相对应的幼年类风湿关节炎(juvenile rheumatoid arthritis,JRA),尽管对其病因、病理的认识与类风湿关节炎有相似之处,但临床特点可先表现为发热、脾肿大、淋巴结肿大,是一种与成人完全不同的慢性多关节炎,许多权威著作中把它称为 Still 病,认为是类风湿关节炎的一种变异型,都把它当作一个独立的疾病来讲述。因此本章不作相应的阐述。

一、诊断要点

(一)实验室检查

1. 常规检查

(1)血红蛋白和红细胞(Hb 和 RBC):病情较重或较长者,血红蛋白和红细胞计数多有轻度降低,网织红细胞轻度增高,属于正血红蛋白或低血红蛋白性贫血。

(2)白细胞(WBC):白细胞计数通常在正常范围内或仅轻、中度升高,升高一般发生在病情急性发作或突然加剧时,白细胞分类计数通常在正常范围内,但急性发作病例中性粒细胞可增加,病情严重者有约 40% 可见到嗜酸性粒细胞超过正常值 5%,少数可见到白细胞减少。

(3)淋巴细胞(L):类风湿关节炎患者可见到淋巴细胞计数增加。淋巴细胞是一类有各种亚群的细胞群,每种亚群在免疫反应中的功能稍有不同,与类风湿关节炎有关的主要为 T 淋巴细胞和 B 淋巴细胞。有关淋巴细胞及亚群的实验室检查结果与类风湿关节炎的诊断关系目前尚处于研究报道阶段,还没最后结论。

(4)血沉(ESR):尽管不是类风湿关节炎的特异性指标,却是一项简单、灵敏、反映炎症活动度和病情缓解的可靠指标。在类风湿关节炎活动期,血沉一般均为升高,经治疗缓解后下降;若关节炎临床表现已消退,血沉仍升高而不下降,表明本病有可能复发或恶化。

(5)C-反应蛋白(CRP):与血沉类似无特异性,但对判断炎症程度和治疗效果有较大意义。类风湿关节炎活动期,C 反应蛋白可升高,升高率达 70%~80%,经治疗病情缓解,C 反应蛋白则下降。

(6)抗链球菌溶血素"O"(抗"O"):在类风湿关节炎活动期,部分患者抗链球菌溶血素"O"

可升高。

2.类风湿因子(RF)　检测 RF 是类风湿关节炎最常用的一种实验室检查方法,RF 可分为 IgM 型 RF、IgG 型 RF、IgA 型 RF、IgE 型 RF 等四种类型。RF 是类风湿关节炎的诊断标准之一,但并不具特异性,许多风湿性疾病、感染性疾病和一些非感染性疾病亦可出现 RF 阳性,正常健康人群亦有 5％阳性,相反,RF 阴性并不能排除类风湿关节炎,必须结合临床综合考虑。

3.关节液检查类风湿关节炎患者受累关节关节液可明显增加,关节穿刺发现关节液为半透明,草黄色渗出液,白细胞$(2\sim7.5)\times10^9/L$,中性粒细胞增多,可达 50％以上,细菌培养阴性。活动期应用免疫荧光法和电镜可见具有特征性的"类风湿细胞"。此"类风湿细胞"多为中性粒细胞吞噬 3～5 个补体结合免疫复合物而形成,而免疫复合物包含变性的 IgG 或 IgM 和 RF 等。关节液黏度较低,若加入数滴稀醋酸作凝固试验,就会出现凝块松散,称为黏蛋白缺少试验阳性。关节液糖含量减低,比血糖稍低,一般患者$<3.9mmol/L$。关节液中还有 RF 可阳性,免疫复合物滴度升高,补体水平降低等改变。关节液检查能起辅助诊断作用。

(二)关节镜及病理检查

关节镜、病理检查主要对象为滑膜,检查关节则以膝关节为主。

1.关节镜检查　类风湿关节炎早期的滑膜改变为非特异性,和一般滑膜炎一样,仅为滑膜充血、肿胀,有的滑膜绒毛增生,而其他关节内组织,如关节软骨面、半月板等无明显改变,诊断比较困难。进入渗出期可见有混浊细长绒毛增生、发红、水肿,有丝状、膜状及不规则块状渗出称之为"纤维素"。病程进展时,绒毛呈膜样息肉或块状增生,关节腔内可见纤维素坏死的沉积。进入慢性期,则滑膜有纤维组织修复性绒毛,新旧交替。

2.病理检查　典型的改变为淋巴滤泡形成,类纤维蛋白变性和炎性肉芽肿形成,滑膜中还有 IgG、IgM、补体及 RF 的沉积。

(三)影像学检查

1.X 线检查类风湿关节炎的 X 线表现,可因受累关节、病变程度和病程的不同阶段有较大差异,目前一般分为四期,即骨质疏松期、关节破坏期、严重破坏期及强直期。

(1)骨质疏松期:主要表现为关节肿胀、骨质疏松、无关节破坏征象。X 线检查可见关节软组织肿胀,早期表现为局限性骨质疏松,严重时长骨干骺端、关节周围弥漫性骨质疏松。

(2)关节破坏期:主要表现为明显骨质疏松,关节间隙轻度狭窄,严重者可见局限性软骨下骨侵蚀破坏。早期仅有关节间隙轻度狭窄,较严重者则关节面边缘模糊不清,凹凸不平或囊状透亮区。

(3)严重破坏期:关节间隙明显狭窄,多处软骨下骨破坏,广泛骨质疏松,关节变形。X 线检查关节间隙尚可见,骨质广泛明显疏松,关节呈现不完全性或完全性脱位,关节变形。

(4)强直期:关节间隙完全消失,关节融合、强直。关节呈畸形位纤维性或骨性强直,在大关节可见骨质增生或硬化表现,关节功能严重障碍或全部丧失。

2.CT 和 MRI 检查　CT 对软组织的分辨能力远高于常规 X 线检查,且有助于早期发现骨侵蚀病变,特别是对一些关节畸形明显,且平片难以显示病变者可选用 CT 检查,如类风湿关节炎引起髋关节中心性脱位,颈椎环枢关节受累。MRI 对显示关节渗出的敏感性及以此判断疗效方面优于其他影像学检查,还可显示关节内软骨、肌腱、韧带、滑囊和脊髓等改变。而且许多研究表明 MRI 对发现类风湿关节炎患者的早期关节破坏很有帮助。目前随着影像学的发展及整个社会生活水平提高,CT、MRI 逐渐已用于类风湿关节炎患者的临床检查,对早期诊断类风湿关节炎应该会有很大的帮助。

3.高频超声检查　高频超声检查对软组织特别是含液体的软组织细微结构具有很高的分辨力,它能弥补 X 线检查对关节滑膜及周围软组织病变不敏感,不能显示类风湿关节炎早期改变的缺陷。因此高频超声检查是显示类风湿关节炎关节病变敏感而准确的方法,在显示滑膜渗出积液、滑膜增厚、血管增殖及早期骨质侵蚀等方面明显优于 X 线检查。

二、常见功能障碍的评估

对功能障碍要进行分析评估,包括炎症活动性的分析与评估和肌肉关节运动功能的分析与评估。由于类风湿性关节炎病变主要表现在关节运动系统,是产生功能障碍的主要原因。故对肌肉关节功能的分析与评估尤为要。

1.肌肉萎缩的分析与评估　病变关节周围及肢体肌肉萎缩是由多种因素引起的。关节炎症的刺激传导至脊髓前角引起支配肌肉的神经紊乱和脊髓前角细胞及周围神经萎缩。自主神经功能紊乱,血管炎和肉芽肿所致肌纤维变性以及肌肉失用性变化均可引起肌肉萎缩。肌肉萎缩的程度在肢体可用肢体周径的变化莫测来表示。

2.肌力的测定与评估　患有单神经炎、多发性单神经炎时,肌力测定采用徒手肌力试验法。作为主要受累的手,肌力评估常用握力计。由于手指畸形,一般握力难以准确显示。目前普遍采用血压计,将袖带卷摺充气至 4kPa,保持此压力,让患者左右手分别紧握充气袖带。前臂不能依靠在桌面,读数减去 4kPa,即为所得握力。就测两平均值。

3.关节活动范围的分析与评估　关节活动在生理范围内进行了取决于三个因素:

(1)没有关节结构方面的缺陷;

(2)关节活动时主动肌的肌力健全;

(3)拮抗肌能充分活动。

因此任何一种或多种因素的作用,均可使关节活动范围受影响。

三、临床治疗

1.活动期治疗　本期康复医疗的总方针是缓解疼痛,防止或矫正畸形,控制炎症和全身症状,恢复和改善功能。

(1)抗风湿性药物的选用

1)第一线药物:常用有阿司匹林、布洛芬、消炎痛、萘普生、炎痛喜康等。这些药物主要作用为抑制炎症介质前列腺素的形成。因此不能改变本病原有的病理过程。应用时注意:药物剂量个体差异较大,不能一概而论。应根据每个人情况选择用药与剂量;由于无法改变本病原有的病理过程,同一种药物应用数月无效,即应改换,如 1~2 年内一线用药无效则改为二线用药。

2)第二线用药:如金霉素、青霉胺、氯喹等,这些药物能影响本病的原有病理过程。故在一线用药无效的情况下可改用二线用药。

3)第三线用药:主要为免疫抑制剂,常用的硫唑嘌呤、环磷酰胺等。当前多用甲氨蝶呤(MTX),采用小剂量 10~15mg 每周肌注 1 次。一般认为对一、二线用药无效者有一定效果。这类药物毒副作用大,应用宜慎重。常用的联合治疗方案包括:甲氨蝶呤＋柳氮磺吡啶、甲氨蝶呤＋羟氯喹、柳氮磺吡啶＋羟氯喹。此外还有甲氨蝶呤＋硫唑嘌呤、甲氨蝶呤＋金诺芬、甲氨蝶呤＋柳氮磺吡啶＋羟氯喹、甲氨蝶呤十来氟米特、甲氨蝶呤＋环孢素、环孢素＋羟氯喹等,其中甲氨蝶呤＋环孢素、环孢素＋羟氯喹被认为是难治病例的联合治疗方案。

4)肾上腺皮质激素:虽然用药后症状明显减轻,但并不能影响原有的病理过程。副作用大,必须严格按适应证应用,切不可滥用。

5)其他:如免疫调节剂左旋咪唑、胸腺素等可试用。血浆交换方法对重症患者有一定效果,表藤碱,昆明山海棠亦可用。雷公藤既有抗生育作用,又有免疫抑制作用,且出现疗效比较快,是一种比较有希望的药。应注意其毒副作用。

(2)运动与休息:适当的卧床休息结合全面主动运动的锻炼,对维持和改进关节、肌肉的功能,防止因长期卧床休息所造成的不良反应有一定好处。休息时间视病情而定。活动期患者需要完全卧床休息。某些患者持重关节受累即使不是活动期,也需有一定时间休息。关节处于炎症渗出期除卧床休息外,必要时用各种类型的夹板作短期固定。一般不超过三周。不论是否用夹板固定,每日均应在床上进行关节体操。休息是否适宜,可通过休息能否消除疲劳,消除关节局部炎症作为标准。

(3)物理疗法

1)温热疗法:其目的在于镇痛,消除肌痉挛,增大软组织的伸展性。有扩张局部血管使毛细血管内压上升,增大毛细血管通透性。增大胶原纤维伸展性。急性炎症期渗出明显,有发热等情况,不可使用。待炎症程度减退后可以逐渐加用。

2)冷疗或寒冷疗法:用20℃以下温度作用于人体。具有促进血液循环,改善营养状态。短时间作用减少组织液的渗出和外溢。长时间作用促进组织水肿的吸收。加速局部新陈代谢。还能增加胶原组织的弹性,软化僵硬的肌纤维组织,有利于肌肉的伸屈功能锻炼。改善挛缩关节活动度,促进功能恢复。还有镇痛作用。适用于急性炎症期。治疗时注意避免引起冻伤。

3)水疗法:利用不同水温、压力,水中所含不同成分的理化特性作用于人体。急性活动期患者,全身浸浴温度以38～40℃为宜。有发热者不做全身水疗法。水疗法包括矿水浴、盐水浴、硫化氢浴、腐殖酸浴等。根据直流电离子导入方法的原理,急性期用枸橼酸钠、水杨酸钠等,也有合用锌离子导入。

4)运动疗法:急性炎症期,关节肿胀,渗出明显,伴有全身症状的情况下,应当卧床休息。病变关节用夹板作短期固定。在此期外,患者每日坚持:关节体操目的在于增大或保持关节的活动度。每次关节活动均应尽量达到最大限度。如果肌力无明显减弱,以主动运动为主。固定关节:除每日定期除去固定作关节活动范围训练外,在固定期间每日应作等到长肌收缩练目的在于防止肌肉萎缩。按摩:病变关节及邻近软组织采用一定手法进行按摩。

5)低频电疗法:直流电与直流电离子导入疗法:常用直流电离子导入法。如水杨酸负阴极导入。患者处于焦虑状态伴有自主神经功能紊乱者采用钙离子导入领区式或短裤式。低频脉冲疗法:具有止痛、促进血液循环,渗出物吸收作用。

6)中频电疗法:干扰电疗法:有镇痛、缓解肌紧张、促时局部血液循环和渗出吸收作用,用于本病活动期。由于采用了将三路流动在三维空间的5kHz的中频电流互相叠加交叉输入人体形成立体干扰电。改善血液循环、减轻疼痛要优于普通干扰电。调制中频正弦电疗法:采用间调、变调,具有镇痛,改善局部血液、淋巴循环,消炎作用。活动期有炎症者可采用。

7)高频电疗法:短波、超短波、微波在急性炎症消退后,可以由无热量转为微热量。微波如用较大剂量则有利于增强组织吸收,促进再生。

8)光疗法:红外线:有改善局部血液循环,促进局部渗出吸收,消肿止痛作用。急性炎症期应用小剂量。紫外线:对急性关节炎症渗出期,选择红斑量紫外线关节局部照射。或肾上腺区照射。具有改善血液循环、消炎、脱过敏作用。激光治疗:采用氦—氖激光,二氧化碳激光局部或穴位照射。

9)磁疗法:选用旋磁或交变磁场法,有镇痛、消肿、消炎作用。

(4)心理康复治疗

1)支持疗法:使患者对医务人员有高度的信赖与合作。医务人员要同情患者,深入解释病情变化,安慰、鼓励、说服、开导甚至在某些问题上应做出保证。

2)心理疏泄:给患者以安静、舒适的环境。无任何干扰,使患者无所顾虑地倾诉其内心的烦恼、苦闷、委屈、忧虑甚至对他人的怨恨,对生活的看法等。当患者内心之苦充分发泄之后,心情反而会舒畅些。此时可再给其他心理治疗方法。

3)认识调整:对患者的错误认识,无端的焦虑,给以解释。灌输正确的新认识,使患者作认识的自我调整。逐渐使旧的错误的认识消除,建立新的认知,而达到治疗目的。

(5)预防畸形:①采取正确体位,如卧床时床垫不宜太软,取仰卧位,枕头不宜过高。前臂保持外旋,经常做上肢伸屈运动。可能时每日取俯卧位1~2次,每次5~20分钟。髋关节、膝关节尽量伸直。膝下不要垫置枕头等物,以免屈曲挛缩。踝关节避免下垂,因此脚尖避免受被褥压迫,必要时可用支架保护。②采用预防变形的各种支具如夹板等。③强化病变关节伸肌肌力,以对抗屈肌挛缩所致畸形。④已经产生畸形的病变关节,采用变形的矫正器,如适用于天鹅颈变形的近端指间关节屈曲辅助矫形器。

2.稳定期治疗

(1)运动与休息的调整,此期患者应由以休息为主逐渐转为以运动为主。

1)病情趋于稳定后,患者关节活动范围练习由主动运动过渡到辅助运动,然后到被动运动。必要时作牵引,以增加关节活动范围。

2)肌肉由等到长收缩转为等到张收缩。最后为抗阻运动以增加肌力。

3)进行矫正练习,根据畸形的表现,编制体操,器械辅助运动以加强因畸形而降低的肌力,改善韧带的牵扯,牵伸挛缩的肌肉和韧带,使躯体肌力恢复平衡动作协调。

4)当患者可以起床时,应注意坐姿,避免跪坐,盘腿坐。坐椅高矮需适宜,使两脚能平置于地面。坐时尽量紧靠椅背。站立时双眼平视,下颌回收,避免颈部前屈,肩部放松,避免驼背和弯腰,使脊柱保持生理弯曲。髋膝关节不要屈曲,把体重平均分配在左右两脚。行走时,上肢肌肉要放松,举步时两手适当摆动。摆动期要注意脚尖离地面,不要拖着肢走路,也不要伸膝举步。在支撑期要尽量避免膝和髋关节屈曲。避免腰椎前屈。

5)一些稳定期患者还可采用传统的运动疗法,如气功,一般采用松静功,其特点是练气时结合练意,默念"松静"二字,逐步用意识使全身放松。有精神分裂症、精神忧郁症、癔病,高热大出血等患者禁作气功。个别患者心理反应处于抑郁状态,应当慎重。太极拳是由练身、练意、练气三者结合而成。"练身"即全身放松,动作柔和和缓慢。根据自己身体情况动作由易到难,由简到繁地进行。"练意"是指练拳时心静神凝,专心一致。使大脑神经得到休息,做到身心俱健。"练气"是指练拳时达到自然深呼吸,特别是腹式深呼吸,从而起到康复医疗作用。

6)训练时应该注意的问题:即使病情处于急性期,病变的关节每日也要进行了1~2次允许范围的关节活动。防止关节粘连。任何一种运动进行之后,如果在24小时内疼痛加重,关节肿胀,僵硬感增加,即应减量或改进方法。合适的运动不会使疼痛加剧。即使慢性期也不要进行连续一个小时以上的锻炼,中间需有短时间的休息。锻炼期间如有肌肉痉挛,应停止活动。主动运动量过大时,也可出现肌肉萎缩。各种运动应当缓慢地循序渐进。不应操之过急。各种锻炼后,一定有对等的休息时间。

(2)药物与理疗的调整:急性活动期为了有效迅速控制全身症状与局部炎症,除了卧床休息外,应以药物治疗为主。随着病情的稳定,抗风湿药物逐渐减量直至完全停用。而物理治疗则应增加,以解决功能障碍的问题。前者以一般非甾体抗炎止痛药为主。后者可能考虑:

1)中频电疗法:中音频电疗具有软化瘢痕和松解粘连的作用,对慢性炎症所致粘连有一定治疗作用。

2)高频电疗法:中短波治疗选用温热量。

3)超声波疗法:与其他理疗合用,能取得比单一治疗更好的效果。如超声与弱直流电或间动电流复合应用。

4)温热疗法:本期患者可用各种温热疗法,如热袋疗法、石赌疗法等。

5)水疗法:包括部分药浴、电水浴等。所用水温较活动期略高。为了增加关节的活动范围,在全身水浴的同时可进行医疗体操。或施行按摩、各种手法治疗对关节功能恢复,改善畸形均有良好的作用。

(李心欣)

第二节　强直性脊柱炎

类风湿性脊柱关节炎是类风湿因子血清阴性脊柱关节病的一个代表性疾病,近年来也称之为强直性脊椎炎。强直性脊椎炎常见于青年男性(占90%以上),男女发病比在(10~14):1。一般于15岁以后发病,20~40岁多见。多数脊柱的韧带、软骨发生钙化、骨化,相邻的椎体间形成骨桥,最后脊柱发生强直。中医学称本病为"脊痹"。了解强直性脊椎炎的病理改变与临床表现,掌握治疗方法,是临床医生的基本要求。

强直性脊椎炎亦称强直性脊柱炎,因发病多自骶髂关节起始,渐渐向上蔓延,故又称上行性脊柱炎。因病变可引起脊柱畸形,而又称为畸形性脊柱炎。中医学将本病例入骨痹范畴。

强直性脊椎炎为脊柱各关节(包括骶髂关节、关节突关节、肋椎关节)及关节周围组织的侵袭性炎症。病程进入晚期,各关节发生骨性融合,韧带钙化,脊柱呈强直状态。

一、病因病机

自类风湿因子在类风湿性关节炎患者中查出后,表明强直性脊椎炎与类风湿性关节炎是两种不同的疾病,前者为"血清阴性"多发性关节病。近年来在强直性脊椎炎患者中发现多数有组织相溶性抗原HI$-$A$-$B$_{27}$,证明该病有遗传因素,并发现发病与感染,如克雷伯杆菌属有关。

强直性脊椎炎和类风湿性关节炎的早期病理改变相似,但邻近的关节骨质增生较类风湿性关节炎多,软骨和关节下的皮质骨损毁,常有纤维和骨质融合,关节周围组织变性和钙化。

病变最初在骶髂关节下 1/3 处,继后发生骨突炎及肋椎关节炎。脊柱的其他关节由下而上地相继受累,脊柱前纵韧带和椎间盘的周围部分显著钙化,在椎体之间形成骨桥,呈竹节样畸形。

二、临床表现

强直性脊椎炎起病缓慢,早期表现为不明原因的腰痛及腰部僵硬感,行走、活动后症状减轻。随着病程进展,疼痛逐步向上发展,胸椎及胸肋关节出现僵硬,呼吸时胸部扩张度减小并伴有较剧烈的疼痛,有时有肋间神经痛。病变发展到颈椎,出现颈椎伸屈受限,转头不便。本病经历 3～5 年,患者及医生往往未予重视而发生漏诊。病变长达 10 余年,其间有病变缓解期,疼痛缓解,但数月或数年后又复发,最后整个脊柱呈强直状态,疼痛症状消失。

三、诊断要点

1.本病多见于 15～30 岁的男性青年,多有家族遗传史。

2.病变在骶髂关节和腰椎发生时,患者感腰骶部疼痛,晨僵或有髋痛和坐骨神经痛。病变发展至胸椎和肋椎关节时,可出现背痛或束带样痛。颈椎受累后,颈部疼痛和活动受限。病变的迁延使整个脊柱发生强直,常合并严重的屈曲畸形。

3.病程可长达数年或数十年,活动期以疼痛和发僵为主要表现,并伴有食欲减退、乏力、低热、消瘦、贫血等症状,病变部位完全强直后,疼痛消失,后遗严重脊柱强直畸形。

4.一般检查 患者消瘦,面容疲乏,身体常成弓形,步态摇摆,胸部和腰部明显平坦或见硬背肌萎缩,呼吸运动时胸部扩张受限,颈、腰部不能旋转,侧视时必须转动全身,晚期呈驼背畸形。触诊时两侧骶棘肌显著痉挛,脊柱僵硬,颈、腰、膝、髋关节活动均受限,一侧或两侧骶髂关节及腰部有压痛或叩击痛。

5.实验室检查 轻中度贫血,活动期血沉加快,抗“O”值不高,类风湿因子多阴性,患者多数有 $HI-A-B_{27}$。

6.X 线表现 骶髂关节最早出现改变在骶髂关节髂骨处出现硬化,关节边缘模糊不清。随后出现骶髂关节面边缘不整齐、硬化,两侧骶髂关节均出现改变。

胸腰椎体早期出现骨质疏松,以后出现骨增生,骨纹理增粗,椎小关节、肋椎关节处骨质模糊,边缘不清晰。椎间盘狭窄,椎间隙纤维环出现钙化。前纵韧带、后纵韧带均出现钙化,使相邻椎体相互连接,形成竹节样脊柱;在此病晚期,脊柱常呈驼背畸形。

髋关节常被病变侵犯、关节间隙逐渐变窄,而破坏区常只限于表面骨质。

7.肺功能检查 肺活量明显减少。

四、诊断要点

凡有典型的病理改变、并具有以下临床表现即可确诊:①中青年男性患者;②腰背痛、发僵感超过 3 个月并经休息不缓解;③颈、腰、骶、髂关节活动明显受限;④合并虹膜炎。

五、鉴别诊断

1.类风湿性关节炎 女性多见;20％患者出现皮下结节;70％～80％血清因子试验为阳性反应;无虹膜睫状体炎;极少侵犯骶髂关节。

2.致密性髂骨炎　强直性脊椎炎早期,病变局限于骶髂关节时尤应与本病鉴别。本病足、髂骨耳状关节部分的骨质密度增高,且多见于经产妇;病变只侵犯髂骨,多为单侧,致密带整齐,界限清楚,关节间隙清晰;不发生任何关节强直。

3.骶髂关节结核　一般表现单侧受累,以关节破坏为主,骨质硬化不明显,疼痛局限于臀部。

4.脊椎骨性关节炎　多见于 40 岁以上。X 线改变为椎体缘增生和椎间隙狭窄,使小关节改变少,骶髂关节不受累。

六、临床治疗

重要的是保持和恢复脊柱、脊肋关节的活动度。虽然晚期的变化包括椎间关节的融合。而早期的僵硬和活动受限有相当部分是可以避免的,甚至是可逆的。

1.抗风湿药物的选择　各种非甾体抗炎药均可选用。保泰松效果较好,甚至作为强直性脊柱炎诊断性用药。其主要缺点是引起粒细胞减少、贫血、血小板减少,个别可能引起白血病。在英国平均 100 万张处方中有 16 人死亡。因此国内已禁用。而国外仍有短期应用。

消炎痛效果好,较安全,可列为首选用药。每日用量 100mg 较为安全。以下为强直性脊柱炎患者的治疗方案。

2.休息与运动的平衡　总的原则是当疾病处于活动期、关节伴有明显炎症时,以休息为主。睡硬床垫,枕头不能过高,保持脊柱的生理弯曲。患者应当戒烟。

关节炎症明显时,也要用夹板作短期固定。每日要进行关节活动范围的运动。即使用夹板固定的关节,每日也要拆除夹板进行了关节活动范围的活动。

为了减轻或防止肌肉萎缩,保持最大限度肌力。关节炎症明显时由等长肌肉收缩活动开始,随炎症减轻转为等张收缩,直至采取阻抗运动。

患者关节有明显炎症时,各种活动均应在床上进行。以免导致关节创伤和疼痛。以后视病情离床活动。

3.物理疗法

(1)急性关节炎症期物理疗法的应用:炎症明显有渗出者采用冷敷法,用冰块加少量水置入塑料袋中,将口扎紧不漏水,置于患部。每次 20~30 分钟,每日 1 次。必要时每日 2~3 次。红斑量紫外线病变处的照射,每日 1~2 次,5~7 次为 1 疗程。

关节疼痛明显红外线以舒适的温热感为准,每次照射 20~30 分钟。能促进炎症渗出的吸收、消肿、止痛。

高频电流中超短波、微波常用弱剂量于急性炎症期。如果有全身症状特别发热,各种热疗包括全身水浴均不宜进行。

(2)以解除疼痛为目的的所用的物理疗法:疼痛作为关节炎症的一种表现,一旦炎症消退后,疼痛相应减轻。但亦有部分患者,关节炎炎症不明显,而疼痛较为突出。此时采用干扰电、立体干扰电,调制中频正弦电,各种热疗法水疗,电水浴均可以应用。

疼痛因为肌肉痉挛所致,各种热疗如蜡疗、矿泥包敷以及高频电疗均有效。轻手法的按摩常能缓解肌痉挛。

(3)运动疗法:强直性脊柱炎患者中以规律性呼吸锻炼,姿势训练和脊椎运动锻炼,特别水中锻炼可作为物理疗法的基础。锻炼的目的在于保持关节的活动和建立对抗畸形方向的肌肉力量。

医疗体操是运动疗法首选的方法。强直性脊柱炎患者常用的医疗体操有：

1）深呼吸体操和上背部伸展体操。其目的在于使横膈活动代偿性增加，防止胸廓活动进一步受限。增加肺活量有利气体交换。背部伸展体操，可加强伸肌肌力。保持脊柱直立姿势。

2）颈椎活动体操，避免头部活动受限制。

3）髋关节体操，用来保持髋部伸肌、阔筋膜张肌和腘绳肌群的最大弹性。通过学习这些体操以保持髋关节的最大屈曲度提供了能在功能上代偿脊柱失去的屈曲度的灵活性。

4）如果关节间隙存在，而有明显功能障碍的患者，采用关节牵引常能取得一定效果。当然肌力的恢复更为重要。

5）常利用室内肋木练习下蹲，矫正脊椎畸形，并有助于肩关节的上举、后伸等动作的运动。

6）为了矫正脊柱后突，髋关节屈曲畸形，每日俯卧 1～2 次。每次 5～20 分钟。也可编制体操和器械辅助运动以加强因畸形而减少的肌力。改善韧带牵扯造成的慢性劳损。同时牵引伸屈所致的肌肉和韧带挛缩，促使躯体肌力恢复平衡动作协调。

7）病情稳定，疼痛不明显者，可作网球、羽毛球、高尔夫球等运动。有条件者参加游泳是最为理想的一种锻炼。因为游泳运动是全身性活动。

8）传统的体育疗法如气功、太极拳等，可根据病情加以采用。

（李心欣）

第三节　风湿性关节炎

风湿性关节炎是人体因感受风寒湿邪而发生的一种慢性而又反复急性发作的关节炎性疾病，主要表现为关节肿大、疼痛、屈伸不利等症状，是风湿病的主要表现之一。现代医学认为该病是风湿病的一个症状，而风湿病是一种常见的反复发作的急性或慢性全身性胶原组织炎症，它以心脏和关节最为显著。本病的发病原因一般认为与咽部链球菌感染所引起的变态反应有密切关系。

一、病因病机

本病是风湿病的一个症状，而风湿病是一种常见的反复发作的急性或慢性全身性胶原组织炎症，它以心脏和关节受累最为显著。所谓风湿热，是指风湿病的急性期或慢性期活动阶段。临床表现以心肌炎或关节炎为主，伴有发热、毒血症、皮疹、皮下小结、舞蹈病等症状。急性发作后常遗留心脏损害。风湿病的确切病因迄今尚未完全明了，但就临床、流行病学及免疫学等方面的资料分析表明，A 族乙型溶血性链球菌感染与风湿病的发病有关。目前也注意到病毒感染与风湿病的发生有一定关系。15 年前曾发现柯萨奇 B4 病毒可使爪哇猴发生类似风湿性全心炎以及在慢性心瓣膜患者的左心房及心瓣膜上曾发现嗜心脏病毒，故此病毒感染发病学也应深入探讨。

风湿热的病理改变是结缔组织炎症，主要累及心瓣膜、心肌间质小动脉以及浆膜腔。关节的病理改变主要是关节滑膜及周围组织的水肿，关节囊液在有纤维蛋白粒细胞渗出，活动期过后不遗留任何关节畸形。

二、临床表现

1. 关节炎 典型者少见,其特点为多发性、对称性、游走性,多侵犯四肢大关节、不遗留关节畸形。游走性关节炎常由一个关节转移至另一个关节,常对称地累及膝、踝、肩、腕、肘、髋等大关节,局部里红、肿、热、痛的炎症表现,但永不化脓。部分患者可几个关节同时发病,亦可波及手、足小关节或脊柱关节等,成人比较显著。不典型者仅有关节酸痛,而无其他炎症表现。急性炎症消退后,关节功能完全康复,不遗留关节强直或其他畸形。常有复发。

2. 急性期或慢性期活动阶段 急性期可同时见到其他多种急性风湿病的临床表现,如上呼吸道感染、发热、心肌炎、皮肤病变、舞蹈病、胸膜炎、腹膜炎、脉管炎、肾炎、虹膜睫状体炎以及大、中型动脉病变。如果风湿病处在慢性阶段,则可见到各种风湿性心瓣膜病的改变。

三、实验室检查

1. 血清抗乙型链球菌各种抗体的测定 仅表现有近期乙链感染的证据,如:①抗链球菌溶血素"O"滴度)500U;②抗链球菌透明质酸酶>1.024U;③抗链球菌激酶>80U;④特异性高检查,尚有抗 M 蛋白抗体、抗 DNA 酶 B 及抗核甙酶测定。

2. 反映血中白蛋白和球蛋白改变的检查 ①红细胞沉降率增快,与血中白蛋白降低,γ 及 α_2 一球白增高有关。②血清 C 反应蛋白阳性,表明血清中有能沉淀肺炎双球菌膜上 C 多糖体的 α 球蛋白。

3. 反映结缔组织胶原纤维破坏的检查 血清黏蛋白的改变。

四、诊断要点

1. 发病前有扁桃体炎或咽喉炎等上呼吸道感染史,多数为大关节游走性、多发性疼痛或固定不移。

2. 急性风湿活动时,局部关节红、肿、热、痛,活动障碍,或关节腔有积液,并伴有不同程度的发热、汗多或鼻出血。躯干或四肢皮肤可出现环形红斑。在关节伸侧或四周。可能触到绿豆大小的皮下结节,数周后可逐渐消失。

3. 如有心慌气急、心音低、心率快、心律不规则、心脏扩大等症状体征时,提示有风湿性心脏炎(即心内膜、心肌、心包膜发生炎性损害),严重的可引起心力衰竭。心内膜炎可发展成慢性风湿性心瓣膜病。

4. 目前大都仍采用 1965 年修订的 Jones 标准,即以心脏炎、多发性关节炎、舞蹈病、形红斑及皮下结节作为主要诊断依据,以既往风湿热史或风湿性心脏病证据、关节痛、发现血沉增快、C 反应蛋白阳性白细胞计数增多及心电图 P—R 间期延长作为次要依据,结合近期乙链感染和其他病毒证据等而做出诊断。

五、鉴别诊断

风湿性心脏炎应与亚急性感染性心内膜炎和病毒性心肌炎相鉴别;风湿关节炎应与类风湿性关节炎和结核变态反应性关节炎相鉴别;风湿热应与系统性红斑狼相鉴别。

六、临床治疗

1. 一般治疗　急性期应卧床休息,加强护理,适当注意营养,补充维生素 C 等。症状消失及实验室检查正常 2 周后逐步增加活动。

2. 控制乙链感染　成人青霉素水剂肌注 80 万 U,每日 2 次,共 10～14 日。对青霉素过敏者,改用羟氨苄青霉素口服,也可选用红霉素、螺旋霉素等治疗。

3. 抗风湿药物　有助于消除全身症状及渗出性炎症,尚未肯定有预防形成瓣膜病变作用。诊断不明确时勿滥用。

(1)非甾体制剂

1)水杨酸制剂:对无心脏炎者为首选,有解热、镇痛、消炎效果。用药至症状消失、正常 2 周后减半量,共服 6～12 周。①阿司匹林,每日用量为 4～6g,分 4～6 次服。②玻璃酸钠,每日用量成人为 6～8g,分 4～6 次服。宜饭后服用,加服铝镁乳或三矽酸镁可减轻胃刺激。忌用碳酸氢钠,因其可减少水杨酸钠吸收及促其从肾排出,降低血浓度。③苯来乐(benory-late),系阿司匹林与扑热息痛的酯化物,对胃刺激很轻,吸收后在血中缓慢释放入水杨酸分子中,日量 1.5～4.5g。

水杨酸类药物的副作用有耳鸣、耳聋、头痛等,可抑制凝血酶原合成并阻断前列腺素代谢,降低血小板黏附性,忌用于溃疡病及出血素质患者。过敏性皮疹及急性再生障碍性贫血偶见。

2)其他:氯灭酚(抗风湿灵)0.2～0.4g,每日 3 次;甲氯灭酸 0.25g,每日 3 次;或消贞 25～50mg,每日 3 次。对水杨酸类无效或不能耐受时可选用,疗程与水杨酸类同。

(2)糖皮质激素:消炎作用较强,用于有心脏炎或其他抗风湿药无效时。常用量:强的松 40～60mg/d,地塞米松 6～9mg/d。对严重心肌炎患者,静滴氢化可的松 200～300mg/d。

4. 中医中药

(1)辨证论治

1)风寒湿型:关节或肌肉酸痛,阴雨天加重,反复发作,时轻时重,苔白或白腻,脉弦疼痛呈游走性,涉及多个关节的为风湿性;疼痛剧烈,痛有定处,活动受限,局部怕冷,得热为舒的为寒胜;痛处重着不移,关节局部肿胀,皮色不红的为湿性。治宜祛风散寒除湿。

方药举例:蠲痹汤加减羌活、独活、桂枝、防风、制川乌、川芎、秦艽、威灵仙、桑枝、海风藤、鸡血藤。

2)风湿热证:病势较急的关节局部红肿热痛,触之痛甚,日轻夜重,屈伸不利,甚则不能活动,伴有发热,汗多畏风、口渴、烦躁、苔薄黄或黄腻,舌质微红,脉数。治宜清热祛风化湿。

方剂举例:桂枝白虎汤加减桂枝石膏知母防己、忍冬藤、甘草、地龙、蚕砂、黄芩、栀子。如湿热下注,下肢关节红肿疼痛,尿黄,酌加炒苍术、黄柏、土茯苓;皮肤有红斑结节或关节红肿明显,加丹皮、赤芍、生地;湿热伤阴,低热持续不退,汗多,口干,舌质红,去桂枝、石膏、晚蚕砂,酌加秦艽、银柴胡、鳖甲、生地。

3)血瘀痹阻:病程较长,反复发作,局部关节疼痛,遇冷加重;关节处变形,强直肿大,苔白或腻,舌质紫,脉缓小。治宜化痰行瘀,搜风通络。

方药举例:制南星、制白附子、白芥子、僵蚕、炙全蝎、蜂房、炮山甲、土鳖虫、桃仁、红花、虎杖。如痛甚,可酌加炙乳香、炙没药、炙蜈蚣、乌梢蛇等。

4)气阴两虚:关节疼痛微肿,心悸,气短,胸闷,自汗,舌体胖,舌质红,舌苔淡白,脉濡数或细数。治宜补气活血,滋阴通络。

方药举例:生脉散加白术、苡仁、防己、木瓜、秦艽、当归、丹参、生甘草。有人报道,丁公藤注射液、风湿寒痛片、活络丹等对本症有显著的疗效。

有学者报道用痛风汤治疗湿痹症的体会,治疗120例,有效率96.6%。痛风汤方出自《丹溪心法?痛风门》,由威灵仙、防己、苍术、制南星、黄柏、川芎、桃仁、红花、桂枝、白芷、羌活、龙胆草等组成,具有祛风寒,利痰湿,通经络,止痛痹作用。

(2)外治法:

针灸治疗:无心脏损害的急性期患者,可辨证局部取穴与循经取穴,予以中强度刺激,每日1次,10次为一疗程。发热者加大椎、曲池;关节红肿者,可用三棱针刺病灶周围小静脉至出血。患部怕冷者可加灸。

5.物理疗法　急性期可采用紫外线局部照射。也可采用直流电(调制中频电疗法)疗法或中药离子导入。关节红肿热痛者用10%雷公藤,肿而不红者用20%竹节参,以痛为主者用20%乌头作为导入剂,慢性期可用传导热(石蜡、蒸汽等)疗法。

6.预防与调护

(1)要改善工作生活条件,避免久居潮湿之处。平日要注意气候变化,积极防寒保暖,谨防呼吸道感染。

(2)注意休息,急性期宜卧床休息2～3周,然后逐渐起床活动。

(3)应加强体育锻炼,如跑步、打球、骑自行车等,以提高机体抗病能力。

(4)预防链球菌感染,若已感染扁桃体炎、咽峡炎、猩红热、丹毒等,要及时治疗。

(5)饮食要有规律,平日可多选用赤豆、薏米、扁豆等健脾除湿之品,亦可适当多食黄鳝、泥鳅、蛇肉或狗肉、羊肉之类。

(6)平日要保持心情舒畅,避免暴怒、思虑过度或悲伤。

(李心欣)

第四节　痛风性关节炎

一、概述

高尿酸血症是痛风的重要标志,当尿酸生成增多或尿酸排泄减少时,均可引起血中尿酸浓度的增高。尿酸是人类嘌呤代谢的终末产物,国内男性平均值为5.7mg%,女性为4.3mg%。人体内尿酸的生成有外源性和内源性两种,从富含核蛋白的食物(如肝、肾、脑、鱼子、蟹黄、豆类等)分解而来的属外源性;从体内氨基酸、磷酸核糖及核酸等分解代谢而来的属内源性,内源性代谢紊乱较外源性因素更为重要。原发性痛风患者,部分由于酶及代谢缺陷,尿酸生成增加,另一部分主要由肾脏清除减退所致。继发性痛风患者,除由于细胞核破坏过多,核酸分解加速使尿酸来源增加外,大多由于尿酸排泄减少所致,尤其是各种肾脏疾病及心血管疾病晚期,肾衰竭致使尿酸大量滞留体内。需要指出的是血尿酸增高者并不一定都产生痛风症状,肾衰竭、白血病、红细胞增多症、血性贫血症、恶性贫血、铅中毒、饥饿症和急性感染患者的血中尿素虽有增高现象,但极少发生痛风症状。所以高血尿酸仅是痛风病的一种标志,并不等于或代表痛风。

痛风性关节炎是由于嘌呤代谢紊乱致使尿酸盐沉积在关节囊、滑囊、软骨、骨质、肾脏、皮下及其他组织而引起病损及炎症反应的一种疾病。其临床特征为高尿酸血症伴急性痛风性关节炎反复发作,痛风石沉积,病程迁延则表现为慢性痛风性关节炎和关节畸形。此病欧美国家较我国更为多见,肥胖及饮食条件优良者较易发病。好发于 30～50 岁的中青年男性及绝经后妇女。男女比例 20∶1。现代医学认为痛风分为原发性和继发性两种。原发性者与家族遗传有关,根据英国文献,有家族史的患者占 50％～80％;继发性者可由肾脏病、心血管疾病、血液病等多种原因引起。近年来有人发现痛风患者有过敏体质的表现,如某些患者误食一种食物后,同时可引起痛风和其他过敏症状,如哮喘、荨麻疹等。此外,外伤、过度运动、饮酒、过量进食高蛋白饮食、肥胖、急性感染和外科手术等,都能导致痛风的复发。从病理变化看,痛风完全是由尿酸盐类在组织中沉淀造成。但尿酸盐类因何由血中析出而沉淀于组织之中,目前尚无圆满的解释。有以下几种学说:①血清碱性减低学说:痛风患者的血清碱性减低,能影响尿酸在血中的溶解饱和度。②同质异性物学说:尿酸有两种,一种尿酸的溶解饱和度为 18.4mg％,另一种尿酸则为 8mg％。痛风患者血清所含尿酸大多属第二种,故易被沉淀于组织中。③外伤和局部坏死学说:局部关节组织因受外伤而坏死,常促进尿酸在坏死组织中的沉淀。

二、临床表现

痛风为一种忽发忽愈、有急性症状的慢性无菌性关节炎,多有家族史,好发于 30～50 岁的男性。其临床症状可分为以下四期。

1. 早期　此期患者除血尿酸增高外无其他症状,历时很长,不少患者第一次关节炎症状发作出现在高尿酸盐症持续 20～30 年后,只有 1/3 左右的患者在以后出现关节炎症状。

2. 急性期　首次发作多在夜间,85％～90％的患者第一次发作时只累及一个关节,75％左右发生在大踇趾的跖趾关节,患者常因受累关节极度疼痛而惊醒,并发现局部红肿,表皮干燥发亮,稍活动或轻触患趾,即可引起难以忍受的疼痛。但一到天亮,疼痛即自动缓解。如能及时给予正确治疗,症状可在 12～24 小时内完全消失,否则,夜间疼痛又可加剧。发作时常伴有发热、多汗、头痛、心悸等症状。这种日轻夜重的疼痛如不治疗,亦可能持续 1～3 周后渐渐见轻或自愈。

其次也可发生在足背、足跟、踝、膝等关节。青年患者常为暴发型,表现为突然高热,并同时累及多个关节,受累关节在数小时之内明显肿胀,局部温度升高,皮肤暗红,压痛明显。引起急性发作的诱因常为暴饮暴食、着凉、过劳、精神紧张、手术刺激等。

3. 间歇期　可为数月或数年,在此期内患者多无明显症状,以后发作次数逐渐增加,间歇期逐渐缩短,受累关节数目增多,最后发展为慢性关节炎期。

4. 慢性关节炎期　约 50％患者在急性发作数年或数十年后受累关节僵硬、变形,关节炎的发作已不明显,部分晚期病例可在耳廓、尺骨鹰嘴和受累关节附近出现直径 1mm 到数厘米的痛风石。局部皮肤溃破后可流出白色牙膏样物质。约 1/3 的病例同时有肾脏病变继发性痛风患者也可经历上述四个阶段,但间歇期较短。

辅助检查方面,血尿酸增高,超过 5mg％为可疑,超过 6mg％可肯定诊断。白细胞可以增高。痛风石镜检可见针状结晶。痛风石尿酸盐试验可呈阳性反应(痛风石末加稀硝酸 5 滴,加热蒸发干燥后再加氨溶液,即变为紫红色)。X线检查:可见关节旁骨质多发性溶骨性破坏,多位于关节面及近关节面的部位。此外,尚可见到软组织肿胀、关节间隙狭窄、关节不规则、骨赘、骨刺等增生关节炎的改变。

三、临床治疗

治疗总原则:治疗痛风应从以下几方面入手:①随诊有阳性家族史的患者,如有可疑立即预防治疗;②制止即将复发的痛风;③治疗已经复发的急性症状;④注意间歇期的治疗;⑤必要时处置痛风石;⑥注意并发症的治疗。

1. 药物治疗

(1)保泰松:有明显消炎、镇痛作用,对发病已数日者仍有效,但毒副作用较明显,一般只在耐受秋水仙碱或其无效时使用。初剂量 0.2~0.49 口服,以后每 4~6 小时口服 0.1~0.2,症状好转改为 0.1,每日 3 次,维持 3 天。

(2)秋水仙碱:是急性痛风的特效药,初用时每次口服 0.5mg,每小时 1 次。第 1 日总量 4~6mg,至症状控制或出现腹泻等胃肠反应改为维持量,每次 0.5mg,每日 2~3 次。

(3)消炎痛:疗效与保泰松相仿。初始剂量 25~50mg,每 8 小时 1 次口服,次日起 25mg,每 8 小时 1 次口服。

(4)促肾上腺皮质激素(ACTH):对病情严重而秋水仙碱等治疗无效时,可采用 ACTH 25mg 加入葡萄糖中静脉滴注,或用 40~80mg 分次肌内注射。此药疗效迅速,但停药后容易复发,可加用秋水仙碱 0.5mg,每日 2~3 次口服,以防症状"反跳"。

(5)激素的使用:由于多种抗炎药物治疗本病都有效,不必全身性应用皮质激素。个别病例,急性期症状反复发作十分严重,其他药物治疗无效或不能耐受者,可使用激素治疗。如强的松每日 5~15mg,分 2~3 次内服。症状控制后应及时减量或停用。急性痛风性关节炎累及单关节时,关节腔内注入去炎松可改善症状,对于难以控制的关节炎可试用。

间歇期及慢性期以排尿酸及抑制尿酸生成的药物为主,使尿酸值保持在 6mg% 以下,防止痛风石形成。丙磺舒初用 0.25mg,每日 2 次,两周内增至 0.5g,每日 3 次。最大剂量每日不超过 2g。异嘌呤醇:常用剂量为每次 100mg,每日 3 次口服,如病情需要,剂量可增大至每次 200mg,每日 3 次。服药过程中如有尿酸转移性痛风发作,可辅以秋水仙碱治疗。

2. 外治法

(1)针灸疗法:针灸可在痛区周围取穴及循经取穴,耳针取压痛点。

(2)外敷疗法:风湿热型,关节红肿疼痛,可局部外敷金黄膏、玉露膏、双柏膏等,风寒湿型,可局部外敷温经通络膏;瘀血型可局部外敷万应膏。

(3)中药离子导入疗法:可用山慈姑 10g,生南星 10g,加 75% 酒精浸泡,做痛区离子导入。

3. 手术疗法　慢性期患者,若局部痛风石巨大,影响功能,或破溃经久不愈,可手术刮除痛风石。

四、预后

本病如早期发现、及早预防和治疗,预后较好,但应加强调护,注意以下几点:

1. 饮食宜忌饮食禁忌是预防本病发作的关键,一定要严格禁食富于嘌呤和核酸的食物,如羊心、胰、浓缩肉汁、肉脯、鲱鱼、沙丁鱼、酵母、凤尾鱼、鳕鱼、马哈鱼、鲭鱼、鲑鱼、扇贝肉、咸猪肉、鹅肉、鸽肉、牛肉、动物肝、肾、脑、鱼子、蟹黄、鸡肉、野鸡、鸭肉、羊排、猪肉、兔肉、舌、虾、酸苹果、小扁豆、蘑菇或菌类制品、豆制品、青豆、豌豆、菠菜及花生等。

2.急性期处理应卧床休息,局部固定冷敷,24 小时后可热敷,并大量饮水。

3.防止复发可长期服用小剂量秋水仙碱。

4.起居调养肥胖患者应控制饮食,减轻体重。避免精神刺激、受凉或过劳。

5.预防并发症若有高血压、肾炎、肾结石等并发症者,可给予相应的治疗。

6.预防性治疗有痛风家族史的男性应经常检查血尿酸,如有可疑,即给予预防性治疗。

(李心欣)

第十一章 关节镜

第一节 上肢关节镜

一、肩关节镜

20 世纪 80 年代后期,肩关节镜已成为诊断肩关节疾患的常规方法,随着关节镜手术经验的积累和器械的改进,在肩关节镜下施行各种手术同时获得了较大的进展,取得了满意的临床效果。目前,其应用范围还在不断扩大,在肩关节疾病的诊治中发挥越来越重要的作用。

(一)肩关节镜手术的适应证、禁忌证

1.适应证

(1)退行性肩关节疾病的评价和治疗。

(2)肩关节内游离体。

(3)肱二头肌腱长头及肩袖损伤的诊断、清理和修复。

(4)盂唇撕裂的诊断和镜下切除或修复术。

(5)肩峰撞击综合征的诊断和关节镜下肩峰成形。

(6)肩关节周围炎的治疗。

(7)复发性肩关节脱位、盂肱关节不稳的评价与治疗。

(8)滑膜炎性病变的诊断、活检及治疗,包括肩关节感染性关节炎的清理、冲洗与引流。

(9)肩关节疼痛、弹响或交锁,查体及辅助检查不能明确诊断,需要进一步明确病因及治疗。

2.禁忌证

(1)手术局部皮肤感染。

(2)患者有严重的心、肝、肾等重要脏器的功能障碍,不宜行手术治疗。

(二)肩关节镜检查

1.麻醉 肩关节部位特殊,无法运用止血带,为减少术中出血,保证手术视野清晰,可采用全身麻醉,术中控制性降低血压,收缩压控制在 95mmHg 左右。也可采用颈路臂丛神经阻滞联合颈丛神经阻滞麻醉,麻醉药剂量应略减少些,以保证手指在术中仍能活动。麻醉成功后,首先进行肩关节活动度和稳定性的检查,并与正常侧对照。有报道肩关节镜手术时大量灌注液可能外渗并进入颈部组织,导致快速进行性的完全性气道阻塞,术中应注意监测。

2.体位 手术体位应根据以下因素考虑:提供理想的入路,同时术中易于改变;便于检查和治疗操作;不增加患者痛苦,使其较长时间耐受和配合手术。一般体位如下:

(1)侧卧位(图 3-11-1):患者健侧卧位,肩关节外展 40°~70°,前屈 15°~20°;维持上臂位置行悬吊牵引,其方向与肱骨纵轴保持平行,牵引力不宜过大,一般 3~5kg,以免患者头部抬离手术床面,避免臂丛牵拉伤。消毒、铺巾后应允许无菌条件下可被动活动患肢。如要观察肩关节下 1/3,同时方便对盂唇前下方进行手术操作,可将体位改为侧仰卧位、稍后倾、患侧抬高,使盂肱关节呈水平位。

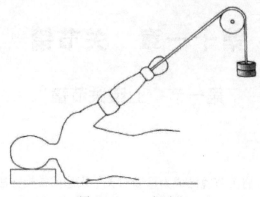

图 3－11－1　侧卧位

（2）沙滩椅位（图 3－11－2）：上身后倾 70°～90°，屈髋 90°，屈膝 50°左右，肩胛骨内缘齐床缘，头部、躯干固定可靠。这种体位不要求固定牵引，同时为开放手术提供了最大的灵活性，尤其是前方稳定性重建术。最常见的问题是灌注液易流入摄像头，使影像变模糊。

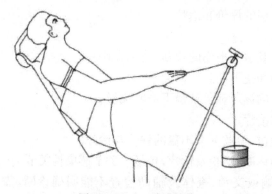

图 3－11－2　沙滩椅位

无论采用何种体位及牵引方式，均需保证关节镜及器械在关节腔内操作，避免神经、血管损伤。

3.术前准备　用标记笔将肩部骨性解剖标志及入路标记出来。骨性标志包括肩峰的前、外、后缘，肩胛冈，锁骨远端和喙突；入路主要包括后入路、前入路和外侧入路。

在肩关节区消毒铺巾，横过关节的前后方，分以下四步：

（1）用大块塑料巾铺盖患者，保持干燥。

（2）三块大单分别为腋下至足部一块，胸前、后至颈部两块，巾钳固定。

（3）上臂下半至手及牵引绳均用塑料薄膜覆盖包裹。

（4）最后用孔巾覆盖于手术野下方。

注意：铺巾须用无菌防水塑料薄膜，将肩关节与非消毒区隔离开来。

4.入路

（1）后方入路（图 3－11－3）：后方入路大约在肩峰后外侧角内侧 1cm，下方 1～2cm 处（最低不超过肩峰下 3cm），这里为肩关节后方的软点，可在三角肌下方、冈下肌和小圆肌间隙用大拇指触摸到，示指触及喙突前缘，确定后方入路及穿刺方向。入路若过高或过低，将导致前方入路位置的偏移，使关节内器械操作困难。内、外旋肱骨头时拇指可触及盂肱关节间隙的位置。该入路通过三角肌和冈下肌到达关节腔，与腋动脉和旋肱后动脉存在一定距离，比较安全,但仍需注意该入路内侧的肩胛上血管、神经。后方入路能提供最广泛的关节镜视野。

(2)前方入路(图3-11-3):建立后方入路后,在镜下进行初步观察,确定肩胛下肌腱、关节盂和肱二头肌长头。中央前方入路即位于上述三者所组成的三角形内,通过这个区域建立前方入路远离神经血管,较为安全。前方入路还有高前方入路、前中关节盂入路和低前方入路。

(3)外侧入路(肩峰下入路,图3-11-3):外侧入路是肩峰下手术的主要入路,在肩峰外缘外侧周围半环区内(2~3cm)已建立了多个手术入路,此入路需穿过三角肌。腋神经位于肩峰外缘向下约5cm处,手术中应注意避免损伤。

通过使用盂肱关节镜后方入路和前入路皮肤切口,通过三角肌后将镜套鞘向上改变角度,均可进入肩峰下滑囊,完成关节镜检查。

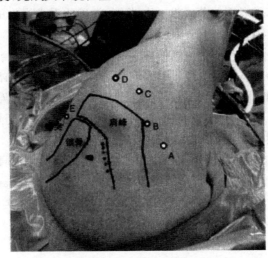

图3-11-3　常用肩关节镜入路

A.后方入路;B.肩峰下后外侧入路;C.肩峰下外侧入路;D.上外侧入路;E.前方入路

此外,还有其他几种肩峰下入路的报道。后外侧入路:肩峰后外侧角内下1cm,常用作入水口及关节镜入口。外侧中心入路,可作肩峰切除切口。前外侧入路用于评价肩峰前下方和喙锁韧带。肩锁关节上方入路,沿肩锁关节前缘从上而下插入。

总之,肩峰下区入路定位必须考虑:肩峰的正常弧形,入路位置最远端在肩峰下缘下方2cm处,将镜鞘插入肩峰下区,可观察整个肩峰下区结构。如果入路位置太高,检查将会受限。

5.肩关节镜检查　一般采用后方入路进行肩关节镜检,检查需按一定的顺序进行。首先找到肱二头肌腱长头,并将其作为肩关节镜下定位的解剖标志。按系统顺序进行检查:肱二头肌腱长头、结节间沟、肱骨头关节面、前盂唇、前关节囊及盂肱中韧带、肩胛下肌深面和后下隐窝、肩袖底面(冈下肌、冈上肌)、关节盂面、上隐窝、下隐窝、后关节盂唇。随后将关节镜移至前方入路,将镜插向后上方,观察小圆肌的下方和后关节囊。最后进行肩峰下间隙检查,动态观察肩袖和肩峰有无撞击。

(三)肩关节镜手术

目前已经开展的肩关节镜下手术包括游离体取出术、盂唇修复术、滑膜切除术、二头肌腱长头止点固定术、肩峰成形术、锁骨远端成形术、Bankart损伤修复术、肩袖修补术、关节囊挛缩术、关节囊折缝术、肩袖间隙闭合术、肩关节松解术、囊肿切除术，部分肿瘤切除术等很多手术，取得了与切开手术同等甚至更满意的临床效果，其中比较重要的是盂唇撕裂修复术、肩峰成形术、Bankart 损伤修复术及肩袖缝合修复。

1. 关节镜下肩峰成形术　肩峰下撞击征发生于肱骨头和喙肩弓之间，常造成冈上肌腱的损伤。以往切开肩峰成形术创伤大、术后常出现三角肌无力，而关节镜下肩峰成形术则具有创伤小、不损伤三角肌止点、恢复快、术中可以准确评估肩峰下间隙和肩袖损伤程度并进行治疗等优点。自从 1987 年 Ellman 首次报道以来，关节镜下肩峰成形术已广泛应用于临床。关节镜下肩峰成形术与切开手术的疗效基本相似。术前应对肩峰下间隙充分评估，切除过多可引起肩峰骨折，切除过少则难以起到减压效果。诊断和手术失误是手术失败的主要原因，常见的诊断失误包括将关节不稳引起的继发性撞击误诊为原发性撞击、未能排除由其他疾病引起的肩部疼痛，如肩关节或肩锁关节骨性关节炎等；常见的手术操作的错误主要是肩峰骨质切除过多或过少。

关节镜下肩峰成形术适应证有：肩峰撞击综合征(1,2 期)；疼痛持续已经 12 个月或保守治疗至少 6 个月效果不好；肩峰为Ⅱ或Ⅲ型肩峰；肩袖全层撕裂；肩袖滑囊侧部分撕裂。麻醉采用全麻，最好同时控制性降压，把收缩压控制在 90～95mmHg。沙滩椅位或侧卧位下手术。手术包括 4 部分：肩峰下滑囊切除、喙肩韧带切断、肩峰前外下部分切除及肩锁关节下骨赘切除，使肩峰下表面呈Ⅰ型肩峰。

2. 肩袖全层撕裂的缝合修复术手术　肩袖是维持肩关节稳定和肩关节功能的重要结构。肩袖损伤按其损伤的程度通常分为部分厚度损伤和全层损伤。Ellman 将部分厚度损伤分为 3 类，即滑囊侧部分撕裂、肌腱间部分撕裂和关节侧部分撕裂。每一类根据撕裂深度又分为 3 度：Ⅰ度＜肩袖厚度的 1/4(3mm)，Ⅱ度＜肩袖厚度 1/2(3～6mm)，Ⅲ度＞肩袖厚度 1/2 (6mm)。全层肩袖损伤可分为小撕裂(＜10mm)、中度撕裂(10～30mm)、大撕裂(31～50mm)和超大撕裂(＞50mm)。基于撕裂的形状和边缘的活动性，肩袖撕裂也可分为 4 型：①新月形撕裂；②U 形撕裂；③L 形撕裂；④巨大的回缩的不能松解移动的撕裂。新月形撕裂可以直接将腱无张力缝合于骨上；U 形撕裂是向内侧回缩的较大的撕裂，撕裂的顶点在关节盂水平，直接将撕裂缘缝合于骨面上会导致张力过大，需要先应用边缘对合缝合技术将撕裂边缘以前 2 后方向缝合缩小裂隙，再以内 2 外方式将撕裂缘缝合在骨面上，L 形撕裂有沿着肩袖纤维方向的长轴裂缘和止点万向的横轴裂缘，修补时需先将长的撕裂缘以前、后方式无张力缝合，再将剩余的横轴撕裂缘缝合在骨面上；巨大的回缩的不能移动的撕裂约占 9.6％，可分为新月形和 L 两种亚型，前者撕裂范围往往更广，修补难度更大。

手术适应证：①肩袖损伤诊断明确后经封闭、理疗等保守治疗 1～2 个月无效；②存在明确外伤史，经保守治疗 3～4 周肩关节疼痛、力弱无任何改善；③病史超过 3 个月，短期内出现进展性的肩关节疼痛、力弱症状。关节镜下治疗肩袖损伤术式的选择常与手术医生掌握的技术及具体的损伤程度密切相关，包括单纯肩关节镜下修复术、关节镜辅助小切口肩袖修复术、肩峰下减压成形和肩袖修复术。目前肩袖修复技术主要有端端缝合术和锚钉固定术。

关节镜下修补术以往的一个缺点在于肩袖重建后接触面积较少。常规的开放穿骨道缝线缝合肩袖手术可以重建肩袖止点 85％的面积，而镜下锚钉缝线单排重建只能重建 67％的面积。双排重建技术将肩袖残端作内、外两层双排固定，内层固定在肱骨头贴近关节面外缘处，外层固定在大结节的陷落点内缘骨床的外侧面，双排重建技术可以减少术后肩袖再撕裂，改善术后疗效(图3—11—4)。

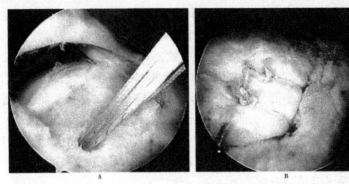

图3—11—4　肩袖损伤采用单排锚钉缝合修复前(A)、后(B)情况

3.肩关节前方不稳镜下手术

(1)肩袖间隙闭合技术:肩袖间隙是指冈上肌前缘和肩胛下肌上缘之间的间隙,其间有盂肱上韧带和喙肱韧带肩袖间隙对约束关节囊的半脱位和维持肩关节的稳定性起着重要的作用,是肩关节外展0°～30°时对抗前方与下方不稳的主要结构。其发生病变时常表现为膨出、增宽甚至穿孔。因此手术中须对肩袖间隙进行缝合。

(2)关节镜下关节囊紧缩术:目前常用的技术有关节囊折缝术和关节囊热疗皱缩技术。其原理是利用激光或射频仪在关节镜下对肩关节囊进行作用可产生瞬间固缩,使多余的关节囊消失。但目前认为单纯关节镜下关节囊紧缩术疗效尚不十分肯定,需谨慎对待。

(3)关节镜下Bankart修复术(缝合锚钉技术):运用带线锚钉修复前下方盂唇、盂肱韧带及关节囊,增强肩关节前方稳定性。手术适应证:①肩前向不稳和关节前下盂唇撕脱,即Bankart损伤等。②创伤引起的初次发病的患者,而且很明确是前向不稳且为单向性不稳。③非创伤性多向性肩不稳(AMBRI)的患者伴有盂唇损伤。关节囊冗长的因素要同时进行处理,否则将影响前盂唇修复。④希望最大限度保留外旋功能(如投掷运动员)的患者。⑤从事非接触性运动的患者伴有Bankart病变,而且其盂唇本身没有变性。

4.肩关节上唇前后位病变　肩关节上唇前后位病变(superior labrum anterior and posterior lesions,SLAP lesions)是由Snyder等在1990年在关节镜下首先分型和命名的,指肩胛盂缘上唇自前向后的撕脱,撕脱止于肩胛盂切迹的中部,累及肱二头肌长头腱附着处。尽管肩关节影像学检查近期取得了一些进展,但肩关节镜检查仍是确诊SLAP病变的最主要方法。

Snyder等将SLAP病变分为4型:Ⅰ型为上盂唇的磨损和退变,尚未撕脱,一般不引起临床症状;Ⅱ型指上盂唇及肱二头肌长头腱从盂上结节分离,随后Morgan等又将Ⅱ型病变分成3种亚型,分为Ⅱ型前部病变、Ⅱ型后部病变和Ⅱ型前后部联合病变;Ⅲ型则是上盂唇呈桶柄样撕裂向关节内移位,但肱二头肌腱附着部未受累及,仍附着于肩胛盂上;Ⅳ型上盂唇也呈桶柄样撕裂,并累及肱二头肌腱,撕裂的肱二头肌腱常随上盂唇一起移位嵌入关节腔内,有时肱二头肌长头腱可完全撕脱。

上述4型中,Ⅱ型最为常见。大多数SLAP病变可在肩关节镜下治疗,不同类型的病变有不同的治疗方法。对于Ⅰ型病变可在关节镜下行清理术,打磨变性的盂缘组织,术中须小心保留正常的盂缘上唇组织及肱二头肌长头腱附着处。Ⅱ型病变的重要特征是肱二头肌腱的病理性不稳,只进行简单的盂缘清理术而不处理不稳定的肱二头肌长头附着处,疗效较差,故建议对于Ⅱ型损伤行清理术和肱二头肌长头腱固定术,将肱二头肌长头固定于原位。目前常用的有缝合锚钉技术和可吸收钉技术。对于Ⅲ型病变,术中可将桶柄样撕脱部分切除后,如检查确认肱二头肌腱完整,往往可得到好的疗效。Ⅳ型损伤的治疗根据肱二头肌长头腱撕脱情况而定,同时还要考虑肱二头肌长头腱的附着处的稳定性。大多数情况下,此型损伤包括关节盂唇的桶柄样撕脱和小部分的肱二头肌长头腱撕脱。如肱二头肌腱撕裂小于30%,关节镜下切除撕脱组织即可;如肱二头肌腱损伤超过30%,则应用缝合锚钉技术,因为关节盂唇和肱二头肌长头腱同时都需要修补和固定;如肱二头肌长头腱损伤超过50%,特别是老年人,且症状明显者,可以直接行肱二头肌长头腱固定术。

(四)肩关节镜手术常见并发症

1.由于入口定位偏差,插入关节镜或操作时,损伤重要的血管和神经。

2.损伤肱骨头或肩脚盂软骨面,造成软骨剥脱或缺损,这与牵引不足,强行推进关节镜或手术器械有关。

3.关节腔内或周围软组织感染。

4.输入关节腔的液体误入关节周围组织,可以造成暂时性压迫性臂丛损伤。

二、肘关节镜

肘关节前方有较多神经、血管结构,曾被认为不适于关节镜手术。但随着手术体位和手术入路的改进,以及临床经验积累,肘关节镜手术的危险程度明显降低,手术指征不断扩展,严重并发症逐渐减少,使得肘关节镜手术已被普遍接受并日趋成熟。

(一)肘关节镜手术的适应证、禁忌证

理论上,肘关节镜可用任何肘关节内病变的诊断和治疗。过去一般认为,关节骨性强直和严重的纤维性僵直应列为禁忌证,但随着镜下松解创伤性或特发性肘关节屈曲挛缩取得满意结果的报道出现,肘关节镜用于粘连松解逐渐增多。游离体摘除,早期类风湿行滑膜部分切除长期疗效较满意。而关节严重退行性变,剥脱性骨软骨炎行软骨成形术,疗效较差。具体的适应证及禁忌证如下。

1.适应证

(1)有典型的关节交锁、弹响症状,明确诊断或高度怀疑关节内游离体的患者,可行肘关节镜检查、关节清理及游离体取出术。肘关节内游离体常见病因是剥脱性骨软骨炎、骨软骨损伤、滑膜软骨瘤病、退变性关节炎及创伤性关节炎等。

(2)不明原因的肘关节疼痛,严重影响日常生活,非手术治疗无效或效果不明显,病程超过6个月。

(3)滑膜炎性病变,包括非特异性滑膜炎、类风湿性滑膜炎、色素沉着绒毛结节性滑膜炎等,可行滑膜活检或滑膜切除术。

(4)创伤性关节炎、骨关节炎及剥脱性骨软骨炎等的评价、关节清理、骨赘切除及软骨修复等。

(5)肘关节内骨折的评价与治疗,如桡骨头骨折、鹰嘴骨折、冠突骨折、肱骨髁骨折等,其中桡骨头骨折的关节镜下处理较为成熟。

(6)肘关节内粘连、关节囊挛缩、侧副韧带挛缩等所致屈曲挛缩畸形的患者可行粘连松解术。

(7)肱骨外上髁炎、桡骨头切除等。

2. 禁忌证

(1)局部皮肤感染。

(2)患者有严重的心、肝、肾功能障碍时不宜作肘关节镜检。

(3)有肘关节手术史,改变了神经血管的解剖位置。

(4)肘关节骨或软组织解剖结构严重扭曲、变异。

(二)肘关节镜检查

1. 麻醉　通常采用全身麻醉,特别是俯卧位时患者需要全身麻醉以保持气道通畅。全麻下患者肌肉完全松弛并可消除患者在术中的不适感。仰卧位及侧卧位时也可采用臂丛麻醉,同样具有良好的镇痛及肌肉松弛作用,如神经受到刺激会做出反应,缺点是对止血带耐受性较差。局部浸润麻醉较少采用。

2. 体位　肘关节镜技术的发展与手术体位及手术入路息息相关。手术体位经历了仰卧位、俯卧位、侧卧位的发展历程。

(1)仰卧位:患者仰卧,手及前臂用无菌防水弹性绷带包扎。肩关节外展90°,肘关节屈曲90°使肘前窝血管神经结构松弛,通过手腕部牵引套与定滑轮装置悬空上臂于手术台上,牵引重量5～6磅(2.27～2.72kg)。后间室检查常屈肘20°～30°,使肱三头肌及后方关节囊松弛。该体位使肘关节内外侧的器械操作较为方便,双侧肘关节可同时手术,悬吊牵引可由助手提起前臂代替。手术台面不宜过宽,以免影响操作。

(2)俯卧位:俯卧位技术被认为是肘关节镜技术的重要进步之一,该体位提高了肘关节活动度,使关节镜操作更加容易,改善了后入路,具体为:患者俯卧位,胸部垫圆柱形垫,上臂近端扎充气止血带。于手术台平行于臂水平放置臂板,臂板上放置沙袋将肩部和上臂近侧垫高,不用牵引。肩关节外展90°,肘关节屈曲90°,手指垂向地板。手术医生站于手术台一侧,关节镜显示器和其他设备放于手术台对侧。手术台高度平胸部水平,术中注意避免手部污染。

(3)侧卧位:由俯卧位改良而来减少了对患者胸腹部的压迫,有一定的优越性。患者取健侧卧位,使用固定器保持侧卧体位,止血带上于上臂根部。上肢放于支架上,该支架置于手术部位之外,并允许肘关节屈曲90°悬吊,不妨碍手术操作及前、后入路的建立。

目前3种体位都有应用,但最常用的体位是俯卧位和侧卧位,尽管俯卧位时患者需要全身麻醉以保持气道通畅,但对于大多数手术适应证,特别是后间室的疾患,多数临床医生认为俯卧位是肘关节镜手术的理想体位。

3. 术前准备　肘关节解剖复杂,周围神经血管丰富,因此在关节镜检查之前须用记号笔将骨性标志和入路位置标出。关节外侧有肱骨外侧髁和桡骨头;内侧有肱骨内上髁;后方有尺骨鹰嘴等。需要标记的入路通常有:正外侧、前外侧、前内侧、近端内侧、后外侧和正后方入路。止血带尽可能置于上臂近端,消毒范围从止血带至腕关节。前臂用无菌巾包裹,注意勿影响肘关节伸屈及前臂旋转活动,用防水巾隔离手术野与非消毒区。

选用直径4mm、30°关节镜,备用刨削器、等离子刀和手动关节镜器械。灌注液高于手术台约1.5m,如使用灌注泵则保持灌注压40～60mmHg。使用套管建立工作通道,可避免器械进出关节引起的组织损伤,从而减少灌注液体外渗。

4.入路　肘关节镜入路很多,必须因人而异。如果术前未能确定病变部位或病变可能在肘关节后方,则应首先检查肘关节后间室,最常用后外侧入路。肘关节前间室病变,则常用前内侧或前外侧入路。如病变位于前内侧间室,则关节镜通过前外侧入路进入,手术器械通过前内侧入路进入。相反如病变位于前外侧,则关节镜通过前内侧入路,手术器械通过前外侧入路。除前内侧、前外侧、后外侧入路外,常用的入路还有近端内侧、中前外侧入路、正后方入路等。

(1)前内侧入路:位于肱骨内上髁前 2cm,以远 2cm,在进入关节囊之前穿过旋前圆肌的腱膜部以及指浅屈肌的外侧部。在屈肘 90°位关节囊最大限度扩张的前提下,套管经过正中神经和肱动脉后方,距离正中神经平均14mm,距离肱动脉平均17mm。建立该入路时正中神经指浅屈肌肌支可能被损伤。尺神经可能向前方脱位,手术时需特别注意保护。

(2)前外侧入路:目前根据前外侧入路与肘关节距离的远近,可分为远端前外侧入路、中间前外侧入路和近端前外侧入路。传统前外侧入路即远端前外侧入路,位于桡骨头与肱骨小头的关节间隙中,约在外上髁前方1cm,远端 2~3cm 处。关节镜穿过桡侧腕短伸肌,在桡神经深面进入关节腔。一般入路越偏向近端越容易建立,且损伤神经的几率越小。通过前外侧入路通常可看到肱骨滑车,屈伸活动肘关节可观察到冠突。

(3)后外侧入路:患者仰卧位时,入路定位在鹰嘴尖近端 2~3cm 处贴近肱骨外上髁后下方,肱三头肌腱边缘外侧。穿刺时肘屈 20°~30°,放松肱三头肌并扩张关节囊。如采用俯卧位,肘关节屈曲 90°,入路则位于鹰嘴尖近端 1.5~2cm,肱三头肌腱外缘处。建立该入路有可能损伤前臂外侧皮神经。尺神经位于肘关节中央内侧 2.5cm,如果穿刺时过分靠近内侧也有损伤尺神经的可能。通过后外侧入路可观察到鹰嘴及肱骨远端背侧部分,肘关节屈伸活动可使上述结构显示更加充分。

(4)近端内侧入路,又称髁上前内侧入路:患者俯卧,入路位于内上髁近端 2cm 处。用小刀片作纵形皮肤切口,套管穿过肌间隔前方,以避免损伤尺神经,穿刺时套管紧贴肱骨远端骨面可防止损伤正中神经和肱动脉。穿刺时对着桡骨头方向插入套管。如果确定病变在前间室,可经前外侧入路插入手术器械。

(5)正后方入路:患者仰卧位时,入路位于鹰嘴尖后方 3cm,距后外侧入路内侧 2cm,恰好位于肱三头肌肌腱中心,穿刺时沿纤维走行方向分开三头肌腱。如采用俯卧位,肘关节屈曲 90°,入路则位于鹰嘴尖近端 1.5~2cm,肱三头肌肌腱中心处。因后内侧入口损伤尺神经的危险较大,当后方病变需经第二入路插入手术器械时,采用正后方入路。

(6)外侧入路:位于肱骨外上髁、鹰嘴、桡骨头构成的三角形的中心,经皮肤、皮下、肘后肌、关节囊进入关节腔的后部。可观察到肱骨小头与桡骨头的后份,滑车鹰嘴窝。前间室的关节内结构不易看到,常用于最初的诊断性检查。

5.肘关节镜检查　前间室检查一般先采用前外侧入路,一般可以检查尺骨冠状突、冠突窝、滑车嵴和内侧关节囊,屈肘关节可检查冠状突有无撞击。将关节镜向外回拉,可观察部分桡骨头和肱桡关节。采用前内侧入路在伸肘位时桡骨头和肱骨小头的关节面显露充分,通过该入路可观察桡骨头和肱骨小头的关节面。前臂旋前旋后活动时,缓慢后撤关节镜,可见部分冠突。偶尔可见环状韧带。因为前外侧室的病变较多,而且前内侧入路损伤正中神经比前外侧入路损伤桡神经的可能性小,所以目前多数学者主张先采用前内侧入路。

后间室检查,可先采用直接外侧入路,在关节镜直视下建立后外侧入路,行肘关节镜检,主要是观察鹰嘴窝、尺骨鹰嘴及滑车后方,游离体也常因重力作用存留在此处。

手术过程中,可有较多灌注液渗入关节周围软组织。术中勿使灌洗液外漏,并注意肘前窝软组织张力。如肘关节周围软组织张力进行性加重,则应放弃关节镜检。

(三)肘关节镜手术

1.游离体取出术 肘关节内游离体常见病因是骨软骨损伤、滑膜软骨瘤病、退变性关节炎及创伤性关节炎等,但也有时找不到原发病灶。游离体可有蒂状维持联系,也可完全游离。全游离体容易沉积在前间室和后间室的陷凹中。实际看到的游离体,往往大于X线所示。剥脱性骨软骨炎产生的游离体通常于桡骨头附近,骨软骨损伤产生的游离体常于损伤处附近,滑膜软骨瘤病的游离体则一般位于前间室。对于较大的游离体取出,常需要扩大入路,从关节内侧取出相对安全,以避免扩大入路时伤及桡神经,最好在完成所有关节内检查及操作后再行取出,以避免灌注液流失或液体渗入周围软组织内。

2.骨关节炎清理术 肘关节镜通过清除骨赘及游离体可治疗轻至中度的肘关节骨性关节炎。肘关节骨性关节炎并不多见,占退行性关节炎的1‰～2‰,好发于中年人,特别是投掷运动员及经常抬举重物的劳动者,病理特征是滑膜慢性非特异性炎症、骨赘形成、冠状凹和鹰嘴凹变浅。治疗肘关节骨性关节炎时,俯卧位或侧卧位具有优势,因为术中可以较大范围的屈伸肘关节来检查是否存在撞击,若存在撞击或屈伸受限,用磨钻清除骨赘或鹰嘴尖可以改善症状。桡骨头切除也常用于治疗较为严重的肘关节骨性关节炎。

3.滑膜切除术 多种原因可导致肘关节滑膜炎,常见的有反复创伤引起的创伤性滑膜炎、类风湿关节炎、结晶体沉着性关节炎或滑膜软骨瘤病等。关节镜下滑膜切除术,手术疗效肯定。肘关节类风湿关节炎的关节镜治疗近年来报道较多,比较一致的看法是肘关节镜对于Larson Ⅰ、Larson Ⅱ级的类风湿关节炎效果良好,晚期病例效果良好者甚少。

4.剥脱性骨软骨炎清理术 肘关节剥脱性骨软骨炎好发于青年人,特别是投掷运动员或体操运动员,以肱骨小头最为常见,可能与反复的肱骨骨骺微损伤影响局部血流供应有关。临床表现为关节外侧的钝痛及肘关节活动范围减小,尤其是伸肘活动受限,部分患者有关节弹响或交锁。青少年肱骨小头剥脱性骨软骨炎一般采用保守治疗,手术指征是保守治疗无效或疾病有进展,包括:①X线片上出现有症状的游离体;②X线片上没有游离体,但存在肘关节疼痛和交锁感;③肘关节有疼痛,X线片显示骨坏死。关节镜下可对剥脱软骨行清除及微创软骨成形术,固定肱骨小头上松动的骨软骨碎片与切除相比未显示出更良好的效果。

5.肘关节内骨折 肘关节内骨折的关节镜治疗近年来取得很快的进展。关节镜下手术具有创伤小和恢复快的优点。在急性肘关节创伤中,关节镜技术不仅可以进行小骨折块或脱落软骨的清理,还可行复位内固定术。如桡骨头骨折、鹰嘴骨折、冠突骨折、肱骨髁骨折等复位内固定术均有报道,其中桡骨头骨折的关节镜处理较为成熟,常采用近端内侧入路放置关节镜,克氏针通过近端外侧入路或前外侧入路固定骨折块,后外侧入路为工作通道。

6.肱骨外上髁炎 镜下治疗肱骨外上髁炎(网球肘)是肘关节镜技术近年来的一项重大进展。对于肱骨外上髁炎,保守治疗一般可以取得良好的效果。手术治疗的指征是经过正规保守治疗仍长期疼痛或肘关节功能受限的患者,症状至少持续6个月才考虑手术治疗。相对于开放手术,肘关节镜治疗肱骨外上髁炎具有优势,因为镜下手术可以保留伸肌腱的共同止点,且可以彻底检查节腔,处理并有的滑膜炎或关节囊损伤。镜下手术时,近端内侧入路可用于放置关节镜;近端外侧入路作为工作通道。术中彻底清除桡侧短伸肌在肱骨外上髁的止点至关重要,通过对桡侧短伸肌在外上髁的止点处进行磨钻或去除骨皮质可增加疗效。对桡侧短伸肌肌腱的清除不应超过桡骨头以避免医源性的关节不稳。

7.肘关节僵直　肘关节僵直的关节镜治疗要求术者具备丰富的肘关节镜经验及肘关节解剖知识。引起肘关节僵直的病因可分为关节内及关节外因素。关节内因素包括关节内创伤、游离体、滑膜炎及关节内异物;关节外因素包括关节囊挛缩、侧副韧带损伤及粘连、伸屈肌肉挛缩、异位骨化、皮肤瘢痕挛缩等;全身因素如脑外伤、脑瘫、神经功能紊乱等也可引起肘关节僵直。镜下治疗肘关节僵直仅适用于关节内病变、关节囊挛缩、侧副韧带损伤挛缩、伸肌粘连挛缩的病例。镜下手术的主要指征是肘关节达屈曲 30°以上,保守治疗无效,功能受限的患者。禁忌证是有肘关节手术史,改变了神经血管的解剖位置。镜下松解肘关节时所有操作不可穿透肘部肌肉,避免进一步深入伤及正中神经、桡神经及肱动脉。清理内侧间沟时必须使用末端封闭的刨削器,刨削刀头开口或切割面朝向关节内,以避免损伤尺神经。

8.桡骨头切除术　关节镜下桡骨头切除术近年来已渐成熟,与开放手术相比,关节镜可对桡骨头及其与肱骨小头所形成的关节面进行全面观察、评估,并进行操作,且神经血管损伤的发生率较低,术后康复快。镜下桡骨头切除术的常见适应证为:Mason Ⅲ型桡骨头骨折、骨性关节炎并继发僵直、类风湿关节炎、创伤后肱桡关节炎,对于骨骼生长成熟后发生的肱骨小头剥脱性骨软骨炎,Fieldt 等也将其列为治疗的适应证。行此手术,关节镜放置于近端内侧入路,从近端外侧入路置入磨钻去除近端前面 2/3、3/4 的桡骨头,包括残留的关节软骨,此时必须注意保持环状韧带的完整性。然后关节镜转换到后正中入路,从中外侧入路置入磨钻切除剩余部分,将前臂全面旋前、旋后以及屈曲和伸直,若未发现撞击表示切除完毕。

(四)肘关节镜手术常见并发症

肘关节镜并发症可分为严重和轻度并发症两大类。严重并发症包括:①永久性神经损伤;②骨筋膜室综合征;③术后关节感染;④血管损伤;⑤肘关节活动度丧失>30°。轻度并发症包括:①一过性神经损伤;②关节镜入路引流时间超过 5 天或浅表感染;③器械断裂;④肘关节活动度丧失<30°。在肘关节镜手术中多见为轻度并发症,除肘关节轻度挛缩外,所有轻度并发症均可自行缓解,不作任何特殊处理。上述并发症按照发生的时间分类,又可分成两大类,即手术后立即发生(包括神经损伤、骨筋膜室综合征、血肿和器械断裂)和手术后延迟发生(包括肘关节运动丧失、关节感染和关节镜入路引流时间延长或浅表感染)。一过性神经损伤并发症大多发生在类风湿肘关节炎、肘关节挛缩和施行肘关节囊切除、切开或松解手术病例中。永久性神经血管损伤、血肿和骨筋膜室综合征等很少发生。

三、腕关节镜

(一)腕关节手术的适应证、禁忌证

1.适应证　腕关节疾病通过病史、体征及 X 线、MRI 等辅助检查仍不能明确诊断,或者需要行镜下手术治疗均可采用腕关节镜作为诊断或治疗手段,主要包括以下几种情况。

(1)关节软骨损伤:各种原因所致关节内软骨病损如创伤所致软骨损伤、剥脱,骨软骨炎,退行性骨关节病。由于关节内软骨损伤、剥脱引起腕关节疼痛和功能紊乱,可通过腕关节镜检查明确病史部位及范围。同时,在关节镜下进行病理性关节软骨面清创及病灶修整术,若软骨损伤严重则可行关节融合术。

(2)关节内游离体:关节内游离体或者异物均可通过关节镜取出,同时寻找其产生的原因。如果关节软骨面上无相应缺损,应考虑滑膜病变,可同时作滑膜活检。

(3)三角纤维软骨盘损伤:关节镜可直接观察到三角纤维软骨盘损伤的实际情况,并可根据情况同时施行手术。

(4)关节内韧带损伤及关节不稳定:腕关节韧带结构复杂,各排腕骨间及腕骨与尺、桡骨间均有韧带相连,这些韧带的断裂或损伤均可引起腕关节慢性疼痛和不稳。临床诊断很困难,即使通过造影等辅助检查得出诊断,但要准确定位仍十分困难。而腕关节镜检则能直接观察到或配合探针检查发现韧带断裂的准确部位,并可根据情况施行清创术、韧带修复术等。

(5)慢性滑膜炎:对诊断不明确的腕关节慢性滑膜炎,腕关节镜检不仅能观察到滑膜病理改变,而且能准确夹取病变滑膜组织活检。对于诊断明确的早、中期滑膜结核、类风湿性滑膜炎及其他滑膜病变未累及关节囊的纤维层时,还可行镜下滑膜切除术来达到治疗目的。

(6)化脓性关节炎:腕关节的化脓性关节炎同样可通过关节镜的灌注冲洗,清除纤维蛋白凝块从而促进炎症消退,减少软骨破坏,应尽早施行。

(7)辅助腕部骨折复位、固定:腕关节镜可用于辅助舟骨骨折复位及固定,桡骨远端骨折复位、固定,使关节面尽可能达到解剖复位。

2.禁忌证

(1)局部皮肤感染。

(2)患者有严重的心、肝、肾功能障碍时不宜作腕关节镜检。

(3)有腕关节手术史,改变了神经血管的解剖位置。

(4)腕关节骨或软组织解剖结构严重扭曲、变异,或关节间隙过窄。

(二)腕关节镜检查

1.麻醉 采用局部麻醉或臂丛麻醉。因为需要用指套牵引或止血带,所以采用臂丛麻醉更为有利。

2.体位 牵引装置用于放松腕关节,以牵引架较常用,其优点在于可无菌消毒,并高度灵活,允许腕关节在手术中有一定的屈、伸、尺偏和桡偏的活动度。患者平仰卧位,患肢放在手术台旁的小手术台上,选第2~4指中的2个或3个手指套上手指牵引套进行牵引,或者用特制固定架固定上臂,肩外展90°、肘屈曲90°、腕关节伸直指尖向上垂直牵引,牵引重量3~5kg。应该注意使各牵引指受力均衡,且每隔半小时放松1次。

3.术前准备 在上臂上1/3束气囊止血带,需要时才充气,能在处理关节内骨折时使视野更清晰。国人腕关节镜的直径以2.3~2.7mm和25°~30°最为合适。

4.入路 因为腕部重要神经、血管均位于掌侧,腕背侧较安全,所以腕关节镜入路均位于腕背侧。腕关节镜手术入路包括桡腕关节入路和腕中关节入路(图3-11-5)。

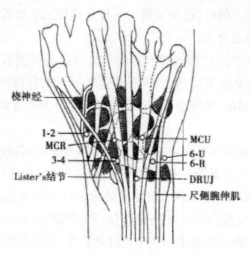

图 3-11-5 腕关节镜入路

桡腕关节入路取名于相关的伸肌肌腱分隔和相互联系，依次命名为 1-2、3-4、4-5、6R 和 6U。1-2 入路位于桡侧腕长伸肌腱的桡侧和桡骨远端的远侧，通常用作辅助操作入路。3-4 入路位于拇长伸肌腱和指伸肌腱之间，Lister 结节远端，为最常用和最方便的入路，除了远端的尺侧结构如月三角韧带外，它几乎能到达桡腕关节的任何区域。4-5 入路位于指伸肌腱和小指伸肌腱之间，其非常便于关节内操作，因为手术器械能够到达桡腕关节的尺侧和桡侧。6R 入路位于手背尺侧腕伸肌腱的桡侧，能够进行清创和修复三角纤维软骨复合体。6U 入路位于尺侧腕伸肌腱的尺侧，通常用做出水道，也可用于修复 1B 型三角纤维软骨复合体损伤。

腕中关节入路以关节的位置命名，包括腕中桡侧（MCR）、腕中尺侧（MCU）、舟大小多角关节（STT）和三角钩关节（TH）。MCR 是腕中关节检查最常用的入路，MCU 用作引流或手术器械的进入处。STT 适宜作导水口或处理舟骨病变，但由于结构紧密，应用较少。

5.腕关节镜检查   首先在开始手术操作前标记出伸指肌腱及桡骨远侧结节等骨性标志的位置。必要时可定位照片。自 3-4 入路插入关节镜，为避免遗漏，关节镜检查应按顺序进行。一般按自桡侧向尺侧、自远端向近端、自掌侧向背侧、自韧带向软骨的顺序进行。先从桡侧开始，找到舟骨近端、月骨与桡骨下端关节面后，向外侧轻轻移动镜子，便可全面观察桡骨远端关节面包括桡骨茎突、桡骨沟；舟骨的近侧及桡侧关节面和关节囊。前后移动关节镜还可检查腕掌侧韧带如：桡舟头韧带、桡月三角韧带、舟月韧带、桡舟月韧带。桡侧结构检查完毕后将关节镜向尺侧深入，检查月骨及三角纤维软骨盘。

如需进一步检查或施行手术，可建立 4-5 入路，使用探针检查三角纤维软骨。有时三角软骨还易被滑膜挡住，须刨削切除部分滑膜后才能检查。3-4、4-5 入路可互换使用。关节镜自尺侧入路进入可更清楚地观察三角纤维软骨盘，并且检查尺腕韧带（包括尺月及尺三角韧带）、月三角骨间韧带、三角骨近侧和尺骨沟。

检查腕中关节则须采用腕中关节桡侧或尺侧入路，自 RMC 入路插入关节镜。自桡侧依次可以观察到舟骨与大小多角骨间关节面、舟月骨间关节、月三角骨间关节、头状骨、钩骨关节面及头钩骨间关节。牵拉活动关节有助于发现隐匿的关节内病变。通过 UMC 或 STT 入路插入手术器械，可完成相应镜下手术。此操作需要更为谨慎小心，因为头状骨软骨面很容易被损伤。如果 2.7mm 直径关节镜检查腕中关节有困难,不应勉强,应改用更小直径的关节镜,避免造成关节软骨损伤。

(三)腕关节镜手术

腕关节镜除能够仔细检查腕关节内韧带及关节软骨外,还可对某些病变同时施行镜视下手术,主要包括:

1. 韧带损伤　对于早期韧带损伤可行清创术清除损伤韧带残端,减轻因断端嵌入关节引起的疼痛。对新鲜的韧带损伤,必要时可经皮置入克氏针于受损关节修复韧带,已有报道这种方法取得了较为满意的效果。

2. 关节软骨损伤、退行性关节病　关节软骨损伤程度轻、范围小时,可行关节清理术。关节镜下清理、灌洗等可在一定程度上减轻腕关节疼痛,恢复部分功能。若软骨损伤程度较重或范围大则可行关节融合术,或者先行关节清理术,若症状仍不能缓解甚至加剧再考虑行关节融合术。

3. 三角纤维软骨盘损伤　腕关节镜检查可清楚地看到三角纤维软骨盘及其破裂部位。同半月板滑膜缘损伤一样,对于边缘型三角纤维软骨盘撕裂也主张尽可能不切除而是予以缝合修复。如撕裂无法缝合修复,则应行清理术,清除软骨碎片,关节镜下手术比开放手术更为清楚。

4. 关节内游离体或异物　镜检发现关节内软骨、骨软骨游离体或异物,多数能于镜视下取出。

5. 滑膜病变　关节镜视下可取明显病变滑膜组织送病理检查,并且应该在不同部位采集多点送检。对诊断基本明确、病变未广泛累及关节囊纤维层时,可用刨削器进行滑膜切除术。施该手术必须在止血带控制下进行,否则容易造成软骨损伤及附近神经、肌腱损伤。

6. 辅助骨折复位固定　有作者报道于关节镜辅助下进行舟骨骨折复位及固定,协助桡骨远端骨折复位、固定,使关节面尽可能达到解剖复位的要求。

(四)腕关节镜手术常见并发症

腕关节镜术后并发症发生率很低,主要并发症有:

1. 关节软骨损伤　这是腕关节镜手术最常见的并发症。多由粗暴操作或大器械勉强操作引起,应尽量避免。

2. 肌腱及神经损伤　解剖不熟、术前未作标记以及镜下视野不清晰时进行手术操作有可能损伤伸指肌腱及桡神经浅支。当腕掌侧的滑囊受损而出现水肿,可使腕管内压力增高致腕管综合征,出现正中神经受损症状。

(许金松)

第二节　下肢关节镜

一、髋关节镜

1939 年 Kenji Takagi 首先报道了髋关节镜的临床应用。但由于髋关节解剖结构较为复杂,关节处于多层肌肉及髋臼遮盖之下位置较深、关节间隙狭窄、关节囊紧张,并有髂股韧带等多组韧带加强,加之重要神经血管在髋关节周围分布等解剖特点,使得髋关节镜的操作难度大,较之其他部位的关节镜技术发展相对缓慢。20世纪70年代后期,由于设备的改进,磁共振的出现,微创的需要才使髋关节镜由单纯的诊断工具扩展成治疗工具,并促使髋关节镜在诊断和治疗髋关节疾病方面取得长足进步,髋关节镜可以明确髋关节内正常的解剖结构,发现既往无法发现的病损和不明疼痛的原因。

（一）髋关节镜手术的适应证、禁忌证

1.适应证　髋关节镜的适应证不是绝对的,随着器械的改进、技术的熟练和经验的积累,髋关节镜适应证正在不断拓宽,从最初的单纯检查到目前几乎可对所有髋关节内疾患进行诊断和治疗。从手术的目的和作用来看,可分为诊断性和治疗性两大类。

髋关节镜主要适应证包括:盂唇撕裂、游离体或异物取出、髂股韧带缺陷所致关节囊松弛、股骨髋臼撞击和股骨头颈偏距缩小、外侧撞击损伤、髋臼或股骨头软骨损伤、圆韧带损伤、游离体和关节外问题、股骨头缺血坏死、滑膜病变(类风湿、滑膜软骨瘤、色素性绒毛结节性滑膜炎等)、结晶性髋关节病(痛风和假痛风)、关节内感染,清理创伤后关节内碎屑,伴有机械症状的轻度至中度髋关节骨关节炎。近年来已陆续有文章报道将髋关节镜应用于强直性脊柱炎并发髋关节炎。此外,对长时间髋关节疼痛不缓解,物理检查阳性而保守治疗无效的患者施行髋关节镜术也可帮助明确诊断和治疗。

2.禁忌证　髋关节镜的禁忌证包括:关节强直、关节融合、表浅感染、蜂窝织炎、髋关节开放伤口或关节囊有较大破裂、股骨颈应力性骨折,以及严重髋关节发育不良和股骨头稳定型缺血性坏死。此外,密集的异位骨化、病态肥胖等限制髋关节头臼分离的情况也被列为髋关节镜的禁忌证。

（二）髋关节镜检查

1.麻醉　髋关节是一深在的杵臼关节,周围有强大的关节囊、韧带、肌肉附着,且髋臼对股骨头的包容较好。髋关节手术一般需要在特殊的牵引设备下进行,以获得关节镜操作时足够的关节间隙,合适、安全的器械操作空间约需要10mm。因此,髋关节镜诊疗术需在牵引床上施行,采用全身麻醉或腰麻有利于充分牵引患侧下肢暴露头臼间隙。

2.体位及牵引　髋关节镜通常采用的体位有仰卧位和侧卧位两种,二者无明显差异。仰卧位对建立所有标准入路都简单有效,特别对于周围区和髂腰滑囊,且可减少灌注液渗入腹腔内过度积聚的风险。仰卧位的优点是体位摆放容易、定位方便、操作简单,可使用普通骨科牵引床,而为骨科医生所习惯。而侧卧位适合肥胖患者,过多的脂肪组织因为下坠而容易建立通道,且术中操作容易。同仰卧位相比,它在处理关节后方、下方结构更具有优势,但术中需调节牵引位置,相对耗时。

采用仰卧位时,患髋外展45°、屈曲10°、旋转中立位或轻度外旋位,松弛外侧关节囊,轴向牵引以增大髋关节间隙8~12mm,以便能够使穿刺针及镜头进入中央区。牵引部位可于大腿远段和踝部,患髋可轻度屈曲外展使关节囊松弛,会阴柱将患肢股内侧向上顶起,避开穿过耻骨支的阴部神经分支。一般情况下,牵开髋关节的力量需要11.34~22.68kg,最大牵引重量一般不超过40kg,牵引时间一般不应超过2小时。牵引力太小,关节间隙拉不开,影响镜下视野;牵引力太大,又会损伤神经,具体重量应在术中根据情况调整。总之,牵引力大小应当考虑到患者自身体型差异及手术麻醉方式对于肌张力的影响情况,并可采用间断性牵引,以减少并发症。

镜下可以将髋关节分为两区,即中央区和周围区,前者包括髋臼窝、股骨头圆韧带、股骨头负重区;后者包括股骨头非负重区、关节囊及盂唇侧壁结构。显然,只有在头臼分离的状态下才能进入中央区(轴向牵引以增大髋关节间隙8～12mm),在先行中央区检查的前提下,解除牵引后,周围区可以得到良好的检查。

3.术前准备 术前体表定位:髋关节周围可触及的表浅骨性标志有大粗隆、髂前上棘,深部骨性标志有股骨头颈和髋臼。术前应将髋关节周围的表浅骨性标志、血管神经走行、关节镜和器械入口标出。进入髋关节后,深层的骨性标志用穿刺针和套管针均可探及。常规消毒铺巾,但要露出足趾,以便术中观察。

4.入路 髋关节周围的解剖结构比较复杂,重要的神经血管较多,手术入路较为困难,不同学者根据各自经验提出不同方式的手术入路目前髋关节镜入路包括:前方入路、外侧入路、前外侧入路、后外侧入路以及后侧入路。

(1)前方入路:双侧股骨大粗隆顶部连线与患侧髂前上棘垂线交点即为前方入路,关节镜与冠状面和矢状面各成45°角,由外下向内上进入髋关节。股外侧皮神经在前方入路水平分成3～4个分支。前方入路与这些分支的距离通常在几个毫米之内,如果皮肤切口过深很容易伤到其分支。前方入路在从皮肤到关节囊的行进中几乎垂直于股神经的轴线,在关节囊水平更为接近,平均距离3.2cm。旋股外侧动脉升支与前方入路的关系有一定变异,但一般都位于前方入路以下约3.7cm处。在关节囊周边几毫米处有该动脉的一支终末支,操作时应予以注意。

(2)外侧入路:大转子正上方2cm处。另两个入路(前方和后方入路)分别在此入路的前后各2cm处。有作者通过解剖标本研究,这两个入路与股神经和坐骨神经至少有2cm的安全范围,但在穿刺时仍应特别注意。

(3)前外侧入路:患侧股骨大粗隆前缘即为前外侧入路穿刺点。前外侧入路位于关节镜检安全区的最中央,一般首先建立前外侧入路。前外侧入路在关节囊外侧的前缘穿过臀中肌,与其关系比较密切的结构是臀上皮神经,该神经出坐骨窝后,自后向前横向走行,经过臀中肌深面。该神经与前后两个外侧入路的距离相差不大,平均4.4cm。此外,股外侧皮神经的走行与该入路比较接近,做切口时同样应注意。

(4)后外侧入路:患侧股骨大粗隆后缘即为后外侧入路穿刺点。穿刺针穿过臀中肌和臀小肌后到达外侧关节囊后缘,走行于梨状肌前上方,在关节囊水平邻坐骨神经,与坐骨神经外侧缘平均距离2.9cm。建立后外侧入路时,可在关节镜监视下进行操作,将关节镜的镜头向后旋转,可看到穿刺针在后盂唇下方的进入部位,从而保护坐骨神经免受损伤。大转子是重要的解剖标志,应保证髋关节处于旋转中立位。当下肢处于旋转中立位时,股骨头前倾使得关节中心位于大转子中心的前面,减少了坐骨神经靠近关节囊的机会。穿刺建立入路时,髋关节外旋会导致大转子后移,会增大坐骨神经损伤的风险。

完整的关节镜的检查至少需要3条入路,一般采用前方入路、前外侧入路和后外侧入路。关节镜下的手术操作需要选择2个最相邻的入路:前入路可以和前外侧入路或外侧入路配合,前外侧入路可以和外侧入路或前入路配合,外侧入路也可以和后外侧入路配合,但前入路和后外侧入路的配合则非常困难。各入路之间的协同运用使得髋臼上部负重区、陷窝及圆韧带,上、前外的髋臼盂唇得到有效观察,同时配合术中髋关节内外旋可以达到股骨头的大部分观察,并完成关节镜的系统检查及操作,且避免神经血管出现相应损伤。

5.髋关节镜检查 为全面检查、避免遗漏,髋关节镜检需遵循一定的顺序进行。Takatoshi 等将髋关节分为股骨颈区、外侧区、负重区、内侧区、后外侧区五个区，髋关节镜检查时由浅入深顺序进行；Villar 则建议对髋臼盂唇按钟面法进行分区，检查时按顺时针或逆时针方向逐区进行。这些方法对髋关节镜检查时避免遗漏并对病变进行准确定位十分有用，术者可根据自己的习惯进行选择。内旋和外旋髋关节能够准确地观察到髋臼上方负重区的滑膜、圆韧带以及髋臼盂唇的前、后和外侧面、股骨头负重关节面的大部分区域。前外侧入路最适宜观察髋臼前壁和前盂唇，后外侧入路最适宜观察髋臼后壁和后盂唇，前方入路最适宜观察外侧盂唇及关节囊返折部。为了观察髋关节周缘及关节囊，应将关节镜向回抽，然后减少牵引力，直到股骨头回到髋臼内。观察股骨头颈交界区可以采用远端外侧入路，定位点在前外侧入路、前侧入路连线中点以远约 4cm 处。如果 30°关节镜不能很好地观察髋臼边缘和盂唇，可以使用 70°关节镜。较大的骨刺可能阻挡前方入路，侧后方入路则不会被阻挡，一般可通过该入路顺利进入髋关节。

（三）髋关节镜手术

1.髋关节内游离体　很多疾病都可引起游离体，髋关节内游离体常见的病因有创伤、退变、滑膜软骨瘤病和白塞病引起的关节软骨炎。主要症状为患者在活动时出现髋关节交锁、疼痛。游离体可以是单个的，也可以多发。游离体可以引起髋臼和股骨头软骨的继发性损害，取出后可明显地缓解症状和减少磨损，因此无论是单发还是多发游离体，关节镜下进行游离体取出术是非常好的选择。术前需借助 X 线片确定游离体的数目、大小、位置等。对于 X 线片不显影的游离体则需结合 CT 或 MRI 显示。游离体可能粘连于髋臼陷窝周围的滑膜上，也可能本身就来源于滑膜，术中应认真辨识准确诊断疾病。对于软骨已有明显损伤的患者应同时清理损伤的软骨。术中应按一定顺序全面检查髋关节腔内各个部位，避免遗漏，同时结合透视及术前判断尽量将游离体取净。尽管关节镜术后可能有部分游离体残留使病情反复，但与开放手术相比，其并发症明显减少。

2.髋臼盂唇损伤　髋臼盂唇附着于髋臼边缘，起到加深髋臼深度、增加股骨头容纳度的重要作用。盂唇沿髋臼周围环形走行，直至髋臼窝基底，前后与髋臼横韧带相连。盂唇受神经末梢支配，包括本体感受器和痛觉感受器，这就可解释盂唇撕裂的人为何出现本体感觉减退和疼痛。髋臼盂唇与膝关节半月板在解剖结构上有一定的相似性，大部分盂唇缺乏血运，伤后愈合困难。至少有 5 种盂唇撕裂的原因：①创伤；②松弛/过度活动；③骨性撞击；④发育不良；⑤退变。

髋臼盂唇撕裂是导致髋关节机械性疼痛的重要原因，也是关节镜检查能确定的最常见髋痛原因，除引发髋痛外，还伴有运动能力和日常生活受限。盂唇撕裂患者常表现出机械症状（交锁和痛性弹响），可伴有活动度受限，如治疗不及时可导致骨关节炎。由于髋关节位置深在，周围组织丰厚，盂唇损伤的临床诊断比较困难，X 线片和 CT 扫描等影像学检查也难以显示病变。

对于髋痛症状持续大于 4 周，临床体征、影像检查符合盂唇撕裂者可考虑行髋关节镜。关节盂唇损伤是髋关节镜手术的重要指征，可占到髋关节镜检查中病理改变的 90％。虽然学者报道盂唇切除术效果不一，但总体效果较满意。

3.髋臼撞击综合征（femoroacetabular impingement，FAI）　多因股骨头形态异常、股骨头颈偏心距减小（凸轮型）、髋臼后倾和股骨颈前倾过小或髋臼前缘的过度突出（钳夹型）引起，导致股骨头颈交界处与髋臼缘在屈曲内旋位的撞击，造成盂唇和髋臼缘处软骨损伤，表现为腹股沟疼痛、髋关节弹响或交锁。FAI有两种主要类型：凸轮样撞击，髋关节屈曲活动非球形股骨头颈交界处与髋臼前缘撞击；钳夹样撞击，活动髋关节时突出的髋臼前缘和股骨颈撞击。凸轮样撞击中髋臼盂唇可出现磨损或撕裂，处理方法是对盂唇损伤切除或修补，磨削成形减压以恢复股骨头颈交界区正常外形。Mardones等建议股骨颈部减压时骨质去除不能超过股骨头颈交界区的30%，否则会增加股骨头颈部骨折的可能。典型的钳夹样损伤是髋臼前上缘骨质的硬化。镜下确定撞击部位及范围后，将损伤的无法修复的盂唇部分切除至正常、稳定。磨钻磨去发生撞击的部位。若发现撞击部位的盂唇完整，可自基底将盂唇与髋臼分离，再用锚钉将盂唇固定至髋臼。

4. 髋关节骨关节炎　髋关节骨关节炎多见于老年退性改变、先天性髋臼发育不良或髋关节创伤。患者由于长时间关节软骨退变和损伤，产生大量碎屑、软骨降解微粒和大分子炎性致痛因子滞留在关节腔内，刺激滑膜组织充血、水肿、增生和炎性渗出，表现为髋关节负重行走时疼痛伴跛行，休息后症状减轻。关节内游离体、盂唇损伤和增生肥厚滑膜组织嵌入关节间隙，也可出现交锁症状。查体显示内收肌紧张并压痛，髋关节内外旋转活动受限，4字试验阳性。髋关节骨关节炎在一般普通X线平片上可以观察到髋关节退变的情况，表现为关节间隙狭窄、骨赘形成、软骨下骨硬化或囊性变等退行性变。即使是双侧间隙轻度的不对称，也可能预示着病变严重。关节清理术对保守治疗疗效不理想，关节间隙尚好，活动度正常的年轻人以及由于游离体引起交锁症状的患者来说是首选的治疗方法。髋关节清理术有助于清除关节内微结晶和磨损颗粒等致痛物质，可阻断炎症过程的恶性循环，减轻疼痛、改善功能、延缓病情的发展，对推迟甚至避免关节置换术有一定帮助。多数患者经关节镜清理术后临床症状明显减轻，关节功能较前改善。但是如果造成疼痛的机械原因没有解除，症状的改善只是暂时的。因此，如果X线片表现出典型的骨关节炎改变，则意味着已不适合于关节镜手术。

5. 髋关节滑膜疾病　髋关节滑膜疾病分为局限型和弥漫型。局限型病变限于髋臼窝，此区的炎症反应有时会引起剧烈疼痛，虽然疼痛原因不详，但关节清理后疼痛会明显缓解。治疗方案应根据病变是局限性或弥漫性、自限性或持续性来选择。传统的开放滑膜切除术要求把股骨头从髋臼脱出，这本身就存在股骨头缺血坏死的危险性。髋关节镜下滑膜切除创伤小，康复快，且能避免因暂时的脱位造成股骨头的缺血坏死，因此对各种保守治疗措施无效的严重髋关节疼痛可进行关节镜手术。关节镜下行髋关节滑膜切除术可治疗的疾病包括继发性滑膜炎症、滑膜软骨瘤病、色素沉着绒毛结节性滑膜炎等。手术包括冲洗、滑膜活检和（或）滑膜切除术及对并发关节软骨损伤的治疗。肥厚的滑膜会影响股骨头和髋臼的观察，应予以清除。尽管不能完全切除滑膜，但仍能达到缓解症状的目的；同时术中滑膜活检有助于准确诊断。大部分滑膜位于关节囊内侧，关节镜下只能看到部分滑膜。关节囊周围间室前方的滑膜容易切除，其次是外侧和内侧。后方间室空间较小不容易切除，且邻近坐骨神经，所以在进行后方滑膜切除术应特别注意。

对滑膜软骨瘤病和色素沉着绒毛结节性滑膜炎的关节镜下滑膜切除，尽管很难达到根治的目的，但多能明显缓解症状。类风湿性滑膜炎行滑膜切除，可以缓解症状，但滑膜切除后的效果取决于软骨面损伤的程度。在目前技术条件下，将滑膜完全切除几乎是不可能的。镰状细胞贫血、血友病等血液疾病所致的关节滑膜炎可引起明显的关节症状，关节镜处理包括清除血肿、切除粘连、大量冲洗及滑膜切除术。这种微创手术较开放手术出血少，术后治疗效果会更好。

6.股骨头缺血坏死(avascular necrosis,AVN)　股骨头缺血坏死疼痛的原因除了缺血和骨内压增高之外,还与股骨头坏死软骨下骨塌陷后髋关节的球形曲面结构发生改变,继发性髋关节骨关节炎和滑膜炎有关。关节镜检查发现髋关节内有不同程度的滑膜组织增生肥厚、充血水肿,关节腔内有大量漂浮颗粒、碎屑和组织碎片,股骨头形态和软骨损坏。如果只单纯的股骨头髓内减压,忽略了股骨头坏死后造成的髋关节腔内继发性的病理改变和髋关节内环境紊乱,将影响其疗效。根据Sekiya等的描述,股骨头坏死镜下表现分为正常关节软骨、关节软骨面出现裂隙、可复性关节软骨凹陷、关节软骨塌陷、软骨剥脱、软骨下骨外露以及髋臼软骨面退变等6期。关节清理术可以有效清除增生肥厚、充血水肿的滑膜组织,关节内碎屑游离体、结晶体、软骨降解微粒、大分子成分和炎性致痛物质,而达到改善关节内环境的目的。一般来说,Ficat 0期关节内以滑膜炎改变为主,关节软骨及负重区改变不明显。Ⅰ期股骨头负重区软骨面有$1\sim2mm$的凹陷,Ⅱa期股骨头表面凹陷$>2mm$,Ⅱb期关节面呈橘皮样不平,负重区软骨龟裂说明软骨下骨已有微小骨折发生,Ⅲ期关节软骨呈"火山口样"变化,有的软骨下骨分离、剥脱,软骨下骨髁露,关节内有游离体形成。关节清理术的目的就是清除增生肥厚、充血水肿的滑膜组织、关节内碎屑游离体、大分子成分和炎性致痛物质,改善髋关节内环境,解除影响关节活动的因素和关节内功能紊乱,阻断炎症过程的恶性循环。

Ficat分期0~Ⅱ期股骨头坏死X线片显示关节间隙和外形基本正常,股骨头无塌陷。以股骨头钻孔减压植骨术为代表的方法已沿用多年,为延缓病程发展、减轻临床症状起到了一定的作用。近年来开展的在关节镜监视下钻孔减压,可有效地防止关节软骨面穿透伤。对于年龄较轻、早期病变以及保守治疗无效的患者,采用钻孔减压和髋关节镜清理术,将有助于减轻关节疼痛、改善功能、延缓病情发展,但术中要防止钻头穿透关节囊。

关节镜对股骨头坏死的治疗作用仍存在争论,其焦点在于关节扩张所增大的压力是否会加重股骨头缺血状态,有人报道没有发现关节镜术会加重病情变化。

7.圆韧带损伤　圆韧带损伤是持续性髋痛的原因之一,损伤的原因可为股骨头后脱位等引起,同时可能伴随髋臼发育不良、关节退变。圆韧带特有解剖结构造成其损伤多发生于髋关节极度内收位,在屈髋90°同时内收髋关节,并施加轴向应力即可激发疼痛情况的出现。Byrd等对271例髋关节镜手术进行回顾性分析,发现圆韧带损伤并不少见(达41例,其中23例为创伤性,18例为退变性),但术前影像学诊断困难,若有明显外伤史、腹股沟痛、关节交锁、弹响、失稳等症状应警惕。由于早些时候因与其他髋关节疾病相鉴别的特异性体征较少而使得诊断上的困难,即使X线、CT、MRI等影像学检查亦缺乏对于圆韧带损伤提供直接征象,髋关节镜的出现成为圆韧带损伤诊断的"金标准"。Gray等将关节镜下圆韧带损伤分为完全断裂型、部分断裂型和退变型三种类型。镜下可根据损伤情况施以韧带清创术或肥大韧带整修术。

8.髋关节镜在髋关节置换术后的应用　关节镜在髋关节置换术后显示出一定的作用,诊治诸如感染、骨水泥颗粒异物、假体磨损颗粒、术后疼痛及撞击的原因等。还可以在镜下行滑膜组织活检、异物或磨损颗粒冲洗与清理术,观察骨水泥的厚度和结合强度,聚乙烯的磨损情况,假体是否松动等。

9.关节外病变　关节外源性疼痛较关节内源性疼痛更为常见,故此,在行髋关节镜术前必须全面鉴别和排除关节外的病变。髋关节外源性疼痛包括内侧弹响髋(髂腰肌与髂耻嵴的摩擦),外侧弹响髋(髂胫束与大转子的摩擦),大转子滑囊炎,累及髋关节屈肌、收肌和展肌的肌腱炎等。

(四)髋关节镜手术常见并发症

髋关节镜并发症较少,包括血管神经损伤、感染、皮肤及关节面损伤等,发生率为0.5%～6.4%。术中过度牵引时会阴柱压迫可导致会阴部神经、坐骨神经或股神经损伤等相应神经症状的出现,常见为暂时性神经麻痹,多能在3周内恢复。在血管损伤中,大血管贯通伤十分罕见,偶尔可见因牵引时间过长而致下肢青紫,但放松牵引后迅速缓解。术后关节镜入点出血多见于肥胖患者,多为皮下血管损伤所致,经制动加压包扎后可以缓解。关节软骨损伤多由术中手术器械错误、粗暴操作等引起,钝性穿透器的应用降低了医源性关节软骨的损伤。其他少见并发症包括直接血管神经损伤、液体外渗、医源性盂唇损伤以及会阴部挤压伤等。Haupt等报道了1例术中术后灌注液腹腔内及腹膜后渗漏的严重并发症,认为术中患者体温降低时应警惕。

二、膝关节镜

(一)膝关节镜手术的适应证、禁忌证

膝关节是关节镜技术应用最早和最完善的关节。由于膝关节镜手术有诊断和治疗的双重性,同时创伤小、恢复快、疗效确切,容易被患者接受。因此,关节镜诊断的适应证极为广泛。

1.适应证 由于技术熟练水平的不断提高,镜下手术治疗的不断完善,很多膝关节疾患可通过关节镜手术获得较好的疗效。目前,膝关节镜下可完成滑膜切除、半月板缝合修复及切除、关节软骨病灶清理、游离体取出、交叉韧带重建、软骨移植等手术。

(1)膝关节损伤的检查诊断和治疗:常见膝关节损伤有:①半月板损伤;②交叉韧带损伤;③骨软骨损伤等。上述损伤的缝合修复、重建等绝大部分均可在关节镜下完成。由于急性创伤期关节积血肿胀、关节囊水肿及病变本身的影响,患者往往出现关节疼痛和活动受限而无法进行一些必要的物理学检查。对于创伤后关节腔内出血,临床检查已发现关节内损伤,需要进一步明确诊断和早期修复治疗(如半月板缝合)的患者,应争取时机进行关节镜检查。创伤后膝关节原因不明的持续性疼痛,经药物治疗无法控制也是关节镜检查和治疗的指征。

(2)免疫性关节疾病:如类风湿关节炎、系统性红斑狼疮等引起的关节疾病,通过膝关节镜可评估关节病变的严重程度,并行滑膜组织活检、切除和关节软骨损伤清理等治疗。

(3)化脓性关节炎:关节灌洗、清除脓液及坏死组织、滑膜切除和持续置管冲洗引流治疗

(4)结核性关节炎:滑膜组织活检、病灶清除;对于终末期的全关节结核,可在关节镜辅助下进行彻底的病灶清除,行关节融合术。

(5)肿瘤性疾病:观察关节腔内病变侵及的范围、关节内肿瘤组织活检,如色素沉着绒毛结节性滑膜炎、滑膜血管瘤等患者可在关节镜下行肿瘤切除术。

(6)退行性关节炎:包括骨关节炎和创伤性关节炎等。膝关节镜可评估关节的功能状况,同时施行关节清理术,并可根据情况行外侧支持带松解等治疗关节间隙严重变窄、明显内外翻和屈曲挛缩畸形的晚期骨关节病例为相对禁忌证。

(7)代谢性关节病:如痛风性关节炎、假性痛风等,通过关节灌洗、关节清理、病灶清除、滑膜切除和持续置管冲洗引流等治疗,同时配合相应药物治疗,可获得较好的疗效。

(8)出血性关节疾病:血友病性关节炎等,通过滑膜切除、关节清理等关节镜下手术,可有

效延缓关节病情的进展。

(9)关节内游离体、异物以及内固定取出:膝关节镜可用于关节内的游离体、异物以及内固定取出,消除机械卡锁等症状。

(10)关节粘连松解:对于关节间隙尚可进行膝关节镜操作的关节粘连屈伸活动受限的患者,可在膝关节镜下行关节内外粘连松解术。

2.禁忌证　由于膝关节镜检查和治疗非常安全,而且较易施行,应用范围广,禁忌证较少。只有在膝关节本身有严重损害和疾病,全身和手术局部有伤口、炎症或感染病灶(膝关节本身有感染者除外),以及膝关节发生严重的纤维僵硬、强直,无法放入关节镜及器械进行操作等情况时不宜行镜检和治疗。年龄大小不影响镜检手术。膝关节镜检查的相对禁忌证还有严重的心血管疾病、糖尿病全身病变等。

(二)膝关节镜检查

1.麻醉　全麻、腰麻、硬膜外麻醉和股神经、坐骨神经阻滞麻醉均可选用。神经刺激仪定位技术的临床应用,提高了外周神经阻滞的准确性和阻滞效果。由于手术需要在止血带下完成,单纯神经阻滞麻醉下患者对止血带可能无法耐受,而且多数手术需要一定程度上的肌松,所以神经阻滞麻醉一般需要复合静脉麻醉或全麻。作者在进行膝关节镜检查和治疗时多选用下肢主要神经阻滞麻醉复合喉罩全麻,麻醉效果好,无明显不良事件,能降低老年患者心肌缺血、术后肺不张、肺部感染、低氧血症、深静脉血栓、肺栓塞的发生率。

2.体位　膝关节镜手术患者采用仰卧位,通常采用的包括两种体位:一种是双下肢置于手术台上,操作时可将受检膝关节屈曲、内外翻或呈4字形放在台面上;另一种是将双小腿自然下垂,悬吊于手术床尾部。根据习惯可选用大腿外固定架。具体手术体位可根据术者习惯及具体手术内容进行选择。

3.术前准备

(1)消毒、铺巾:消毒的范围上至大腿根部止血带处,下至踝关节处,足部需要用无菌巾包裹。关节镜手术需要持续生理盐水灌洗,为避免灌注液体污染手术台和地面,铺巾最好采用防水铺巾,在膝关节下方套入接液袋。

(2)止血带的应用:术中需要使用气囊止血带,减少关节内出血,保持术野清晰。气囊止血带位置位于患侧大腿根部,最好在患者清醒时即绑好,以调节松紧程度。止血带充气前应充分驱血,但如果是肿瘤或感染患者则一般不用驱血带驱血,可利用体位驱血。止血带压力设置一般为患者收缩压+100mmHg,连续使用止血带时间一般不超过1.5小时,以避免发生止血带麻痹。如手术时间较长,超过1.5小时,则需将患侧膝关节加压包扎后松弛止血带10分钟,方能再次使用止血带。

4.入路　膝关节镜手术入路有十余个之多,可分为常规入路和非常规入路两类。常规入路包括前外侧入路,前内侧入路,后内侧入路,髌外上入路。

(1)前外侧入路:关节镜检首选入路,定位于外侧膝眼,膝关节屈曲80°～90°时外侧关节线上1cm与髌韧带外缘1cm左右交界处。正确选择入路非常重要,因为如果位置太低接近关节线,关节镜可能通过半月板下面,损伤半月板,而且使关节镜在关节腔内活动的范围减小,影响对关节腔内的结构的观察。入路位置离关节线太高,则不能有效地观察到半月板后角等结构。离髌韧带太近,可能引起关节镜在关节腔内观察和操作困难。经前外侧入路进镜,选用直径4.0mm、30°镜,几乎能观察到关节内所有结构,特别便于观察外侧半月板后角和内侧半月板体部及前角，但不能充分观察后交叉韧带、外侧半月板前角。与前内侧入路交替应用可施行关节腔内大多数手术操作。

（2）前内侧入路：膝关节检查与镜下手术的重要入路之一，位于内侧关节线上 1cm 与髌韧带内缘 1cm 左右交界处。主要用于关节腔外侧室的辅助性观察，或经此入路进入探钩，探查内外关节腔的结构。经此入路进手术器械，十分方便于外侧半月板体部和前角、内侧半月板后角、髁间窝、髌上囊外侧面及相应部位其他结构的手术操作。其定位可根据需要完成的手术操作进行适当调整，如前交叉韧带解剖重建时可选用低位前内侧入路。

（3）后内侧入路：主要观察膝关节后间室，选用 30°镜，经此入路可以满意地观察到后内侧室的所有结构，如内侧半月板后角的边缘撕裂，后交叉韧带撕裂纤维或关节游离体等，刨除后间隔后还可观察后外间室结构。后内侧入路恰好在股骨髁的后内缘与胫骨后内侧缘构成的小三角形的软组织区域内，定位为：关节腔充盈的状态下，膝关节屈曲 90°，外旋，在关节镜监视下于内侧副韧带及股骨内髁后侧关节线上 1cm 处。

（4）髌外上入路：位于髌骨外上角上方 2.5cm 的股四头肌外缘，是放置关节镜灌洗管的最佳入路。选用 70°镜，经此入路将关节镜置于髌股关节之间，可较好地观察髌骨关节面、股骨滑车及在不同屈膝角度两者的对合情况。

（5）非常规入路：用于特殊的检查和镜下手术。

1）后外侧入路：位于膝外侧间隙，腓骨头近侧，后外侧关节线上方 2cm，与髂胫束后缘和股二头肌腱前缘交界处，为定位准确以及避免损伤腓总神经、韧带、关节软骨等结构，穿刺应在膝关节内旋，屈膝 90°，关节囊充分充盈状态下进行，随后作 1.5cm 皮肤切口，用关节镜鞘和穿破器穿透关节囊，当触及股骨髁后缘时，稍微刺向内方即可进入后外关节间室。应特别注意勿损伤关节面和血管神经束。经此入路主要用于后方侧室和腘窝的观察和镜下手术操作，可观察到外侧半月板后侧的边缘、腘肌腱、前交叉韧带外侧面等结构。

2）髌内或外侧中部入路：位于髌骨中部最宽处的内缘或外缘。选用 30°镜，用于进一步观察前室结构、半月板、关节囊结构、腘肌腱，减少在这些部位进行多器械手术时的器械相挤。经此入路不能观察到半月板后角和后交叉韧带的胫骨附着点。

3）髌韧带正中入路，位于髌骨下极下方 1cm 的髌韧带正中。应根据髌骨位置的高低和髌韧带的内外位置变化进行适当调整。有报道经髌韧带正中入路因手术损伤髌韧带而引起术后疼痛症状。目前，在手术器械日益发展和改进的情况下，其临床应用逐渐减少。

一般情况下，选用 2~3 个标准入路基本能满足膝关节镜检查与手术的需要。某些特殊部位的检查和特殊的术式仍需要附加个别非常规入路。膝关节镜手术需要几个入路或选择哪几个入路应按手术要求和个人习惯具体而定。

5.膝关节镜检查　在施行膝关节镜检查时，应有完善的术前检查和准备，对受检关节有比较确定的临床诊断，明确关节检查的目的和拟解决的诊断问题及可能遇到的困难。特别是需要镜下手术治疗时，则更应该慎重。关节镜检查诊断的目的是进一步详细了解受检关节病损范围和功能状况，辅助确定治疗方案。

选择前外侧入路作为关节镜检首选入路。若要成功、准确、彻底地检查诊断膝关节内损伤，其关键就在于系统地进行观察。要建立一个有条不紊地从一个关节间室到另一个间室规范的检查顺序。一般按照关节镜下解剖的特点，将膝关节划分为以下腔室，并按顺序系统检查：①髌上囊与髌股关节；②内侧隐窝；③内侧室：内侧股骨髁、胫骨平台、内侧半月板；④外侧室:外侧股骨髁、外侧胫骨平台、外侧半月板、腘肌腱;⑤外侧隐窝;⑥髁间窝:髌下脂肪垫、胫骨髁间嵴、前交叉韧带;⑦后内侧室:后关节囊、股骨内髁后方、内侧半月板后缘、后交叉韧带。经前外侧入路进镜能够充分检查整个关节腔室,必要时可附加1~2个辅助入路。

(三)膝关节镜手术

1.关节镜下半月板切除及缝合术 治疗半月板损伤的手术方式包括三种,一种是半月板部分切除、修整成形术;另一种是半月板缝合修复术;第三种手术方式包括异体和组织工程半月板移植,属于运动医学研究的前沿领域。由于半月板对膝关节有着重要的生理功能,除后膝关节骨关节炎的发病率显著升高。因此半月板破裂的治疗方法,首选缝合修复;如果半月板的破裂无法缝合修复或修复后不能愈合时,则应行部分切除,在不引起疼痛、卡锁等症状的前提下尽量保留半月板组织。异体和组织工程半月板移植目前尚不够成熟。

半月板损伤是否切除或修复取决于多种因素,包括损伤的部位、形态、长度、患者的年龄、术者所选用的修复方式和技术水平等。

(1)损伤部位:半月板的外缘三分之一区域包含血管网,基于这个研究发现,人们把半月板分为三个区。红一红区位于血管区内,半月板修复具有较高的愈合率。红一白区位于血管区和非血管区之间,修复后有一定的愈合率。白一白区位于非血管区,修复后愈合情况差。半月板体部的血管分布呈上、中、下三层,层与层之间吻合较少,并且在临床上发现即便是半月板外侧缘血供丰富区的水平破裂也很难愈合。半月板角部血供丰富,血管分布于整个区域,提示角部损伤修复后愈合情况好。因此对于白一白区的半月板损伤和半月板的水平撕裂,主张切除撕裂的半月板,然后对其形态进行修整。

(2)裂口形态:桶柄样撕裂(图3-11-6)和纵向垂直式的撕裂容易还原与固定,而放射状、瓣状、水平撕裂不太适合修复,可直接将撕裂部分切除。在对半月板超微结构的研究中发现放射状撕裂的半月板,其周围的环形纤维被破坏,其本身的约束功能已明显减弱。

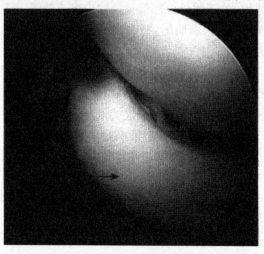

图3-11-6 右膝内侧半月板的体部呈桶柄状撕裂(黑色箭头)

(3)裂口长度:撕裂长度小于1cm,移位小于3mm的半月板损伤,由于半月板的稳定性较好,可不作缝合修复。

(4)半月板质地及形态:发育正常的半月板损伤后缝合修复相对容易一些。而对于如先天性盘状半月板来说,由于形态发育异常、厚度较大,加之半月板质地较差,损伤后缝合修复较困难,一般采用部分切除修整成形术。

(5)患者的年龄:年龄越大,半月板发生退行性撕裂的几率越大,半月板的血供也越差,所以对于老年患者,半月板切除的指征可适当扩大。

(6)术者的技术水平:半月板的修复指征与术者的技术水平是密不可分的。技术水平高的术者,半月板的修复指征可相应扩大;而初学者可选择难度较小的病例行半月板缝合修复,由易到难,不断提高自己的技术水平。

目前,半月板缝合材料多种多样,使用也很方便,术者可根据自己的习惯进行选择。笔者采用的自体肌腱纤维缝合修复半月板的方法取得了较好的疗效(图3—11—7,3—11—8)。采用腘绳肌腱代替缝合线对撕裂半月板进行缝合修复,因为肌腱由致密的胶原纤维构成,有足够的强度能满足缝合线的要求,且具有延伸性和弹性,当膝关节运动时可随半月板一起发生位移;同时肌腱再血管化帮助半月板引入血供、各种炎性细胞及细胞因子,刺激半月板纤维软骨细胞增殖并合成基质,能够促进其愈合。

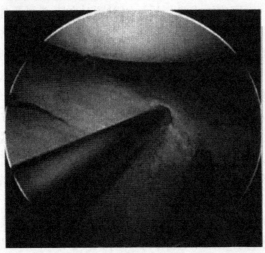

3—11—7 采用由内向外的缝合方法水平褥式缝合修复半月板撕裂(黑色箭头)

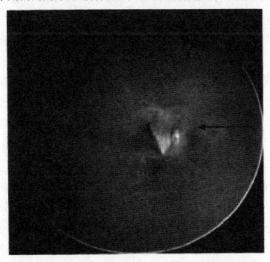

图3—11—8 水平褥式缝合的肌腱将半月板撕裂边缘重新固定(黑色箭头)

2.膝关节清理术 1941年,Magnuson首次提出了"关节清理术"的概念,认为彻底去除所有关节退行性病变所产生的机械性刺激物可使大多数患者的症状消失。膝关节骨关节炎关节镜下清理术包括游离体及软骨碎块取出、骨赘切除、滑膜切除、半月板修整成形、软骨修整成形等。由于这种手术是减轻症状而不是根治,因而必须始终保持认识到:去除过多的半月板、关节软骨,切除过多的滑膜都将加重病情。

(1)手术目的和原则:解除关节内产生机械性刺激症状的原因,恢复膝关节的功能;切除部分炎性滑膜,减轻膝关节的肿胀积液;冲洗关节腔,清除关节液中的炎性因子;尽早恢复膝关节功能。

(2)适应证:进行关节镜治疗的骨关节炎患者应该是没有明显膝关节力线异常的骨关节炎患者,包括:存在关节内游离体;骨赘增生造成伸屈膝功能障碍,以及韧带磨损和撞击;长期膝关节肿胀积液,伴或不伴腘窝囊肿,内科治疗无效;年轻、不适合进行人工关节置换或不愿进行人工关节置换的膝关节骨关节炎患者。

(3)手术操作:包括游离体取出,骨赘切除、髁间窝扩大成形、半月板成形,滑膜切除,关节软骨成形,微骨折技术等。完成手术操作后运用射频对滑膜创面及骨赘切除后的创面进行止血。随后用生理盐水对关节腔进行彻底地冲洗,吸出隐藏的骨屑、软组织屑。吸引时关节腔内为负压,因此在吸引的同时注意观察有无出血点,并再次进行止血。

3.滑膜切除术　膝关节滑膜病变在临床上并不少见,不少疾病表现为不明原因的膝关节肿胀积液、滑膜增生肥厚,需要进行滑膜活检、切除;而另一些疾病诊断清楚,但治疗较为棘手,如弥漫性色素沉着绒毛结节性滑膜炎,以往常采用开放手术的方法进行治疗,极易复发。但是,开放手术难以彻底切除病变滑膜,且滑膜广泛切除后,常会造成严重的膝关节伸屈功能障碍。因此,如何彻底切除滑膜又尽可能地保留膝关节功能,是治疗的关键。在常规关节镜入路的基础上,结合常规手术入路和后内侧、后外侧入路,可对膝关节病变滑膜进行全切,获得良好效果。

屈膝疼痛、胫骨内侧皱襞部位压痛、髌股关节压痛的滑膜皱襞综合征,关节镜既可诊断,又可镜下手术治疗,手术具有创伤小、恢复快等优点。对于 Hoffais 患者(髌下脂肪垫滑膜挤夹综合征),可通过关节镜下部分切除肥厚脂肪垫治疗,其疗效与全切除疗效相似,且部分切除损伤更小,恢复更快。对膝关节病史不清、诊断不明确的滑膜炎患者均可行关节镜检查,镜下取病变组织或关节内组织碎屑送病理检查、微生物学检查明确诊断,同时也可在镜下行病灶清除术。

在做滑膜切除前,外科医生必须彻底了解完全滑膜切除的不同滑膜室入路,以及可以切除的结构和必须保护的结构。要做彻底的滑膜切除,应系统地检查以下这些部位:髌上囊,内、外侧间沟,前内侧和前外侧室,后内侧和后外侧室,以及髁间窝。在不损伤相应结构的同时,还必须仔细切除以下区域的滑膜:半月板两面及半月板与关节囊结合部下;腘肌,前交叉韧带,以及髌骨、股骨和胫骨关节面边缘的滑膜血管翳。

不同的滑膜病变,滑膜切除的范围和深度有所不同,故手术操作技巧也有所不同。一般的关节镜下滑膜活检,只需在关节镜直视下使用游离体取出钳等器械夹取病变滑膜送检即可。①类风湿关节炎的早期、感染性滑膜炎、弥漫性色素沉着绒毛结节性滑膜炎、滑膜巨细胞瘤、滑膜血管瘤等容易复发,且后果较为严重的滑膜病变,应尽可能多的切除病变滑膜,且切除的深度必须足够,尽量切除滑膜全层,而保留关节囊纤维层。操作时,刨刀口对准病变滑膜,同时施加一定压力,尽量达到滑膜全层切除。②对于弥漫性色素沉着绒毛结节性滑膜炎、滑膜巨细胞瘤、滑膜血管瘤等肿瘤性滑膜病变,切除时尽量将刨削下来的碎屑完全吸出关节腔,术后采用持续冲洗引流,避免关节腔种植播散。③对于骨关节炎和创伤性滑膜炎等滑膜病变则只需适当将明显的炎性滑膜切除即可,不需要行全滑膜切除;切除的深度也较浅,不需要全层切除。对于滑膜皱襞综合征的患者,除切除病变的滑膜皱襞(一般为内侧滑膜皱襞)外,同时还应对伴有的其他损伤进行清理,如软骨面损害、半月板损伤等。④痛风性滑膜炎、假性痛风性滑膜炎、感染性滑膜炎(化脓性关节炎早期、结核性滑膜炎)等除了需要彻底切除病变滑膜外,还应该在术后采用持续冲洗引流及相应的药物治疗,减少复发率。⑤对于滑膜软骨瘤的患者,应在关节镜下摘除全部的滑膜软骨瘤体,并切除瘤体附着部位的部分滑膜,因为残留病变组织是影响疗效的主要原因。

4.交叉韧带重建术　前、后交叉韧带是维持膝关节前后向稳定性最重要的韧带,其损伤后愈合能力较差,多采用重建手术恢复其功能。但对于交叉韧带股骨起点及胫骨止点撕脱骨折,而韧带实质未受损伤的患者,可做关节镜下或切开后骨折复位内固定,恢复关节的稳定性。在关节镜下重建前交叉韧带不仅创伤小、视野好、定位准确,而且可以同时对关节内其他结构进行关节镜检查和处理,其他的优点还有手术时间短、术后恢复快等。

手术指征方面,年龄、韧带松弛度、患者的活跃度和其他并发的膝关节损伤,都是不可忽略的因素。对于有膝关节不稳症状,反复受伤的患者;膝关节前后向松弛度大于健侧5mm,经康复锻炼等非手术治疗后仍无法消除关节不稳感的患者均应进行手术治疗。手术最主要目的是恢复膝关节稳定性,避免再次损伤,即保护膝关节不要发生继发性损伤。如导致继发半月板破裂、关节软骨面损伤,最后导致创伤性关节炎。手术还可以同时处理关节内其他结构的损伤。

目前,自体腘绳肌肌腱是最近被广泛采用的重建前交叉韧带的移植物,它具有强度高、取材方便、取材处并发症少,可用于双束重建的优点,缺点是腱骨愈合是其薄弱环节,但随着固定方式的逐步改进,移植物腱骨愈合得到加强。其他的如髌韧带中1/3移植物无法进行双束重建,且容易遗留膝前疼痛;股四头肌肌腱取材创伤较大,术后易发生关节粘连;人工材料过于昂贵;异体移植物有感染和传播疾病的风险。

保留交叉韧带残端,前、后交叉韧带双束重建,Inlay技术重建后交叉韧带以及交叉韧带的解剖重建是目前交叉韧带重建领域较为热门的话题。对于保留交叉韧带残端的交叉韧带重建,术中钻取骨隧道时尽量保留原交叉韧带残端,以促进重建韧带的愈合与再血管化。交叉韧带双束重建是不仅能恢复膝关节的前后方向上的稳定性,还能恢复其旋转稳定性,使重建韧带的功能最大限度接近正常的交叉韧带。Inlay技术重建后交叉韧带可以避免胫股骨隧道的"killer turn",减少重建手术失败的风险。

5.关节镜下骨软骨移植术　在股骨内外髁处,会因骨折、无菌坏死、剥脱性骨软骨炎等原因,造成全层关节软骨缺损。它可包括全软骨层,也可包括软骨层或软骨下层。以前曾使用钻骨术来处理,但生长出的组织往往为纤维软骨,还有使用异体软骨或软骨及软骨下层组织做修复的,但经过长期随访,发现软骨层最后往往退化,长期效果不佳。目前最新的使用方法是使用自体骨软骨块来进行修复,特别是通过关节镜技术,不但效果好,而且创伤小、恢复快。目前仅应用于股骨髁的骨软骨缺损,需要处理的病损最好是全层缺损,直径至少10mm,但不要超过30mm,深度不要超过6mm。禁忌证为:退行性骨关节病及关节内感染。

6.关节粘连松解术　膝关节粘连一般是由于膝关节内或其周围组织结构受损伤所致,尤其是伸膝结构损伤,表现为膝关节主/被动活动范围部分/完全受限,影响患者的日常活动。它可由很多原因引起,以关节创伤、膝关节内韧带重建、全膝置换、关节制动、骨折内固定及关节感染或炎症等较为常见。临床上往往以膝关节手术后远期并发症的形式出现,而由其所致功能障碍则往往重于原有下肢疾患本身。Jane将膝关节粘连定义为伸直受限≥15°和(或)屈曲角度≤75°。膝关节粘连最常见的外科处理方法即行粘连松解术,以往以关节切开松解及股四头肌成形术为主,1927年开始,O'Connor及其他医生开创性地采用关节镜下粘连松解,常获得比较满意的效果。

膝关节粘连时间超过半年以上,非手术治疗效果欠佳或麻醉下手法松解困难,容易出现骨折或韧带断裂等并发症,此时可考虑手术治疗。另外患者对其膝关节功能恢复的期望值,也是考虑是否手术治疗的重要参考因素。对于考虑手术的患者,术前要弄清手术针对的是膝关节纤维性僵直而不是骨性强直的患者。手术主要的禁忌证如同骨科开放手术或关节镜手术的禁忌证,比如:骨折不愈合、感染、无关节间隙等。有关节内感染及严重关节内骨折的患者合并有明显软骨损伤及缺损,松解后活动范围增加,骨关节炎的症状反而加重,不利功能康复。还有一些重要因素在关节活动范围充分增加后变成患者主诉,如关节软骨的退变(创伤所致)、膝关节稳定性下降、下肢负重力线改变等,松解手术前必须充分估计及与患者和家属沟通,成为相对禁忌证。

关节内外粘连松解手术程序简单,但必须仔细、详尽,做到松解彻底,此种手术可取得较好的临床效果,其中主要是针对髌上囊、内外侧间隙及股骨中间肌间隙的松解。松解手术操作时一定要循序渐进,认清正常结构和粘连瘢痕组织,多种器具联合使用,配合手法明确未松解的粘连所在以及决定是否该放弃松解的限度把握,尽量避免并发损伤发生。创面的止血采用射频刀是最基本和所必需的,术后采用持续冲洗及引流防止血肿形成继发再粘连具有益处,术后的CPM康复和镇痛也同等重要。当主要粘连的病理改变位于关节内的时候关节镜具有明显的优势和最为有效。当关节活动度减小表现为多种因素或者包含了关节外的结构时,通常会采用关节镜或结合其他入路关节外松解进行手术。总的来说,这种处理方式的结果比开放手术来得理想,主要是因为开放手术创伤大、松解范围不够、不如关节镜下松解广泛,带来更多的损伤及术后粘连瘢痕的再形成。

7.处理关节内骨折

(1)骨软骨骨折:强大的扭转暴力,可导致骨软骨急性损伤,一般以内侧股骨髁外侧负重面最为多见。骨软骨骨折后,关节腔内出血,浮髌试验阳性。有时能在髌上囊扪及游离的骨块一般在X线片上无明显改变,有时能见到软骨下骨的致密性阴影,极少数能看到软骨下骨的缺损。关节镜下可观察游离于关节腔内的骨软骨片以及骨折的创面,应尽早将骨折片解剖复位及行内固定治疗。

(2)胫骨平台骨折:胫骨平台骨折为关节内骨折,在治疗上要求早期解剖复位。此骨折常合并有关节内其他损伤,如半月板损伤和韧带损伤。膝关节镜检查为本病的早期准确诊断提供了可靠的保证。在关节镜下可清楚观察到X线片显示不清的局限凹陷性骨折及其表面状况。除在关节镜下处理半月板破裂等其他损伤外,尚可在关节镜直视下施行撬拨复位,尽可能地恢复关节软骨的平整。此治疗准确、可靠,损伤小、恢复快。

(四)膝关节镜手术常见并发症

膝关节镜检查及镜下手术治疗本身创伤小,并发症少,国外文献报道为0.78%～1.80%。

其中主要的并发症包括关节积血、感染、止血带麻痹、下肢深静脉血栓、医源性软骨及韧带损伤、血管损伤、神经损伤、器械断裂等。充分的术前准备、熟练的关节镜技术和恰当的术后处理能减少并发症的发生。术中仔细止血可减少关节积血的发生率。术中轻柔、准确的操作能避免医源性软骨、韧带损伤以及器械断裂。神经、血管损伤是较严重的并发症，应尽量避免。如建立后内侧入路时，注意保护大隐静脉和隐神经；建立后外侧入路时，注意保护腓总神经；切除后内侧、后外侧室后壁的病变的滑膜层，要避免造成腘血管、神经损伤。

三、踝关节镜

(一)踝关节镜手术的适应证、禁忌证

踝关节由于其特殊的结构和负重大、活动多的特点，发生损伤及疾患的机会较多。有些病例通过询问病史，详细的物理学检查，X 线摄片，甚至 CT 和 MRI 检查，仍无法明确诊断。还有部分患者即使诊断相对明确，但疗效不佳，尤其是某些反复发作的滑膜疾患，或损伤后关节面不平整及软骨脱落形成游离体的患者，除了手术外，往往没有其他有效的治疗手段。关节镜技术的逐渐普及，为踝关节损伤及疾患的诊治提供了新的途径。由于踝关节表浅，关节镜检查入路方便、损伤小、安全、准确性高，发生关节粘连及感染等并发症十分少见，故踝关节镜检查具有很高的临床实用价值。另一方面，踝关节由于关节狭小使得踝关节镜的应用开展比膝、肩相对滞缓。近年来，随着关节镜技术的进步和手术器械的完善，踝关节镜手术的适应证逐步拓宽。

1.适应证

(1)游离体取出。

(2)滑膜炎性病变行滑膜活检或滑膜切除。

(3)距骨和胫骨软骨面软骨或骨软骨缺损的评估、清创、钻孔或软骨面固定。

(4)粘连松解。

(5)急性骨软骨骨折的诊断和处理。

(6)感染性关节炎的清理、冲洗和引流。

(7)肿瘤类病变切除。

(8)创伤性或退行性关节炎的关节清理术。

(9)不稳定性踝关节术前的评估。

(10)原因不清的持续性踝关节疼痛而系统治疗又无效者，可行关节镜检查以及镜下关节清理术。

2.禁忌证 全身或局部软组织化脓性感染尚未累及踝关节者；严重的踝关节退行性改变，踝关节僵直，关节间隙过于狭窄者禁止行关节镜检。相对禁忌证包括严重肿胀神经血管异常，局部皮肤不健康，足趾低度或潜在的感染等。

(二)踝关节镜检查

1.麻醉 可选择神经阻滞、硬膜外麻醉、腰麻或全身麻醉。

2.体位及牵引 由于踝关节间隙狭小而不规则，在手术配合中需提供良好的牵引，使踝关节的牵引间隙增大，这是保证手术成功的关键之一。患者的体位则可根据医生的经验有不同的选择。一般情况下，患者取平卧位，患侧大腿根部置气囊止血带，患足伸至手术床尾，呈跖屈位。常规消毒铺巾、包扎小腿后，前足套无菌手套，具体牵引方法可有如下选择。由于骨牵引有较多的并发症,而且视野增加并不很多,所以一般不推荐侵入性骨牵引法。使用非侵入性牵引更加安全,笔者一般采用助手徒手牵引法。

(1)徒手牵引:一手握住足跟,另一手握住足背向远端牵拉,该方法简单有效,助手牵引还能同时调整踝关节的跖屈角度,保证病灶位于视野中。缺点是很难持续维持患者的体位和牵引,如手术时间过长或者关节过紧一般不选用。

(2)绳结牵引:患者平卧,膝关节屈曲90°位,手术床升高后小腿垂于床缘,绳结扣于踝关节下方,两端悬于地面,医生或助手用足踩住悬挂的绳结进行持续牵引。

(3)水平牵引:将无菌踝套牵引带套于患肢踝关节关节线以下,牵引受力区位于足背及足跟部(两处分别有海绵衬垫,避免局部皮肤受压),用消毒绷带连接踝套牵引带,一种方法是将绷带直接系于手术医生或助手腰上(包裹式手术衣);另一种方法是将绷带系于牵引器上,牵引器位置与患肢在同一水平线上,由台下巡回护士通过增减牵引器的砝码重量来调节牵引力的大小,一般8~10kg的牵引力是安全的。

(4)外固定器牵引:患者平卧位,髋、膝关节屈曲置垫保持55°~60°,足置于踝关节支撑架上。上方骨圆针,从外踝上方4.5~5cm处钻入胫骨内。下方骨圆针从跟骨的后缘前方3.5~4cm,下缘上方3.5~4cm处斜行从腓骨长肌腱附近进针,安装骨外固定器行踝关节牵引。

3.术前准备

(1)术前1天:用高锰酸钾液泡脚,修剪趾甲和治疗脚癣,清洗备皮。

(2)术前仔细描出内、外踝和距骨骨性边界,并通过踝关节背屈和跖屈运动来确定关节线。准确定位入口,标记胫前肌、趾长伸肌、趾总伸肌和足背动脉。

(3)止血带工作压力300mmHg。

(4)关节镜器械:2.7mm或4.0mm 30°关节镜及相应的电动刨削、汽化系统;2.7mm的关节镜一般能进入到胫距关节后部,可较清楚地探查整个踝关节。

(5)持续高压关节内灌注系统的使用以较好扩充关节腔及达到较好关节腔内冲洗。

4.入路 踝关节镜检主要入路共有8处,前方3处,后方2处及经踝入路2处,经跟腱入路1处。施行关节镜术特别是行镜下手术时,通常可根据病损的位置和类型选用几个入路。单纯性关节镜检查,只需1~2处以上入路,但同时施行镜下手术操作时,尚需要其他辅助入路。踝关节表面血管和肌腱、神经分布较密,术前仔细标记、控制切皮深度,以及小心钝性分离,避免锐器穿刺,可以更好地避免误伤。

(1)前外侧入路:位于胫距关节水平,紧邻腓骨肌腱和趾长伸肌腱外侧。腓浅神经的中间背皮支从前方走行进入外踝,应尽量避免损伤。在跖屈内翻牵引时常常可触及此神经,经前外侧入路可良好地观察踝关节的内侧部,当踝关节外翻位使外侧关节囊和韧带放松时,能看到外侧隐窝和距腓关节软骨面。

(2)前中央入路:位于胫距关节线水平,伸拇长肌外侧,伸趾长肌肌腱和足背动脉内侧。此入路容易损伤血管神经束,应避免损伤腓浅神经内侧背皮支、足背动脉和腓深神经。尽管此入路能满意地观察胫距关节后侧室,但踝关节牵引后前方其他入路可达到同样的效果。因此,临床很少应用这一入路。

(3)前内侧入路:位于胫距关节水平,紧邻胫前肌腱内侧。大隐静脉和神经位于内踝的正前方,一般紧贴肌腱建立入路可以避免损伤大隐静脉和神经。先经前外侧入路置入关节镜,在关节镜透光下可看到神经血管影,这样再建立前内侧入路比较安全。

(4)后内侧入路:位于关节线水平,紧邻跟腱内侧缘和趾长屈肌腱后侧。胫后动脉和胫后神经恰好位于此入路内侧,动脉分支、神经根内侧支从入路下通过。由于此入路容易伤及血管神经结构,因此,多数学者建议不要采用此入路。后内侧入路或经跟腱入路能充分观察到踝关节后侧室的情况。

(5)后外侧入路:位于后关节线水平,紧贴跟腱外侧。此入路偶尔可损伤一些小神经、小隐静脉和腓骨肌腱。因此注意切口不要偏外,以免损伤小隐静脉及腓肠神经。可以通过此入路放置进水管,将游离体冲到前侧室。

(6)经跟腱入路:在后关节线水平,经过跟腱和纤维组织。其应用指征与前外侧入路相同,其优点在于可避免损伤胫后神经血管束。一般只是在距骨后方的软骨损伤需要钻孔时才选择该入路,位于踝尖上方 2～3cm。

(7)经内踝或外踝入路:在经前方入路的关节镜直视下,用 0.16cm 粗的骨圆针和前交叉韧带重建导针打孔,在踝关节以上 2～3cm 处。一旦骨圆针进入关节腔内,可通过跖屈或背伸踝关节进行病灶的手术。该入路应避免用于骨骼发育未成熟、关节积脓、慢性感染和交感神经反射性骨萎缩的患者。应注意此入路可导致骨内压升高或关节面缺损的问题。

5.踝关节镜检查 最大限度全面系统的关节内检查是对病变的诊断和手术治疗操作前的必备条件。一般交替使用前内和前外两个入路,全面检查踝关节各个部位。在关节镜透光条件下观察肌腱、神经和血管的走行,避免损伤神经和血管。内侧应观察:内侧胫距关节、内侧距骨、内踝间关节面、内踝、内侧滑膜壁和三角韧带的深部。外侧应观察:外侧胫距关节、下胫腓关节、外踝、距骨和外踝间关节面、外侧滑膜壁、距腓前韧带。更重要的是中央区观察胫骨的穹隆部、相应的距骨关节面,以及胫骨前唇和距骨颈的骨赘。通过距骨的跖屈背伸运动,使观察更加充分。由后外侧入路观察后间室:胫骨后穹隆部及相应距骨关节面,外踝及胫腓下关节后部分等,确定下胫腓后韧带是否松弛和有无损伤。

关节镜检查按以下顺序进行:①胫距关节,包括距骨体、胫骨穹隆;②外侧沟,包括距腓韧带、腓距关节面、距骨外侧面;③距骨颈;④内侧沟与三角韧带;⑤后关节囊壁与后侧腔室。在关节镜直视观察下,经对侧入路进手术器械可施行滑膜活检、刨削切除、游离体取出、软骨损伤及软化病灶清理修整等手术治疗。手术治疗操作应轻柔、适度,避免造成血管、神经及关节软骨面、韧带等的损伤。

(三)踝关节镜手术

1.创伤性踝关节不稳 踝关节扭伤后虽无骨折脱位,但常不能痊愈,长期存在肿胀、疼痛症状,在临床中较为常见。创伤性踝关节不稳可能为其重要原因之一,踝关节镜检查可以检查距腓前韧带和距腓后韧带、跟腓韧带、深三角韧带、联合韧带,甚至踝关节后外侧和距下关节囊。Schafer 和 Hentermann 对 110 例行踝关节镜检查,有 64% 确诊为距腓前韧带撕裂、41% 跟腓韧带断裂和 6% 三角韧带损伤。有些学者的研究也证实慢性踝关节外侧不稳定伴有软骨损伤和关节内病变。骨赘形成是骨折或扭伤后的复发性踝关节不稳等创伤的继发表现,典型的前方骨赘常导致踝关节前方疼痛,伴有踝关节活动范围受限,尤其是背伸受限,常主诉进行性上下楼梯或山坡时关节不适感和不稳定感。软组织撞击病损多发生于踝关节内翻扭伤后,关节镜下可见局限的伴增殖性的滑膜炎、滑膜出血甚至纤维化组织,可表现为踝关节撞击综合征(见后述)。此外,踝关节反复不稳可导致关节软骨及软骨下骨块在关节内形成游离体;关节软骨进行性变性、破坏等可引起继发性慢性滑膜炎,滑膜充血、血管增生或局灶性出血,有炎性细胞和单核细胞浸润、淋巴滤泡形成和滑膜绒毛增厚。

踝关节镜下治疗,主要是对关节腔内增生滑膜、纤维束带、不平整关节软骨面等刨削、修整,并射频治疗。国外文献报道,此类患者经关节镜治疗后短期内症状明显改善,稳定性踝关节的软骨骨折有 75%的病例获得满意效果,而不稳定性踝关节仅 33%获得满意效果,骨软骨炎经损伤和磨损处的切除后,治疗也能获得效果。但是,对于明显不稳的踝关节,仅行关节镜检查、关节清理还不够,在明确诊断后还应进行韧带修复、重建手术,以恢复踝关节稳定性。

2.关节软骨损伤及骨关节炎

(1)关节软骨退变以及骨关节炎:有些患者有外伤病史和持续性踝关节疼痛、弹响,X 线检查无异常或显示关节退变。有学者将距骨顶部的骨软骨损伤分为 4 期:①软骨下骨小面积的压缩。②骨软骨片部分分离,但软骨面完整;形成瓣状结构。③骨软骨片完全分离,但仍位于骨折部位。④骨软骨片形成游离体并脱于关节腔内。经关节镜检查,可见关节软骨面早期退变以及创伤性关节炎。经关节施行软骨病灶清理和充分灌洗治疗可取得较好的短期治疗效果。

(2)剥脱性骨软骨炎:当诊断有距骨顶剥脱性骨软骨炎时,可经关节镜对软骨面进行评估及手术治疗。手术内容包括游离体取出、滑膜切除、软骨面清创修整、软骨下骨微骨折技术、撞击的骨赘及软组织切除。踝关节软骨性或骨性游离体主要发生于骨软骨骨折及剥脱性骨软骨炎,关节软骨面的退化和破坏过程。摘除游离体时,应尽可能地判断其来源,并对相应部位的创面施行清创术。关节软骨成形者 6 周内避免负重。

3.滑膜炎及关节内感染　踝关节非特异性滑膜软组织病变包括粘连和慢性创伤性滑膜炎。关节镜下可对踝关节非手术治疗无效的滑膜病变进行活检和较彻底滑膜切除术,减少了切开手术机会。

踝关节的特异性滑膜病变主要包括类风湿关节炎、色素沉着绒毛结节性滑膜炎、滑膜软骨瘤体病、某些血友病性滑膜病变。踝关节类风湿病变,以双侧踝关节肿痛及滑膜肥厚为主要表现,关节镜手术主要以切除增生滑膜为主,同时术后送病理检查明确诊断。病程较短的患者在未见明显软骨破坏之前手术,术后结合药物治疗,能很好地延缓关节病变的进程。其他滑膜病变的处理主要也是以切除增生滑膜为主。

踝关节化脓性关节炎具有典型化脓性感染的全身及局部症状和体征,关节穿刺抽出脓液,实验室细菌学检查确诊。一旦确诊,应行急诊关节镜手术,术中可见关节腔内纤维蛋白渗出物,滑膜明显充血、水肿,手术反复冲洗并进行部分缺血、坏死滑膜组织清除,并由关节镜前内外侧入口放入两根进、出冲洗硅胶管,术后持续抗生素盐水冲洗至体温、血象完全正常,关节冲洗液清亮方拔除引流管。

踝关节结核性滑膜炎的处理与化脓性感染基本一致,同时必须配合药物治疗。如果为全关节结核,则可在关节镜下行病灶清除术,配合外固定器行关节融合术。

4.踝关节软组织撞击综合征　踝关节撞击综合征是指距腓前韧带、前下胫腓韧带远侧束损伤后瘢痕化,滑膜炎症反应以及受到距骨撞击所致踝关节肿胀疼痛。因以踝前外侧最为常见,也称为踝关节前外侧撞击综合征。根据病史、症状、体征及 MRI 检查诊断为踝关节软组织撞击综合征后,如果非手术治疗疗效不佳,则可行踝关节镜手术。应用关节镜对于踝关节撞击综合征既能明确诊断,又能取得满意疗效,并具有创伤小、痛苦少、恢复快等优点,较易被患者接受,是踝关节撞击综合征的有效诊治技术。

Akseki 等认为,前下胫腓韧带远侧束是引起前外侧撞击的原因,治疗 21 例患者均发现前下胫腓韧带远侧束肥厚。另一些学者认为,增生的滑膜和掀起的软骨瓣挤夹于关节外侧沟间隙,也可能是引起疼痛的原因。此外,外侧沟相对应的距骨前外侧软骨损伤,损伤程度由轻微的关节软骨龟裂至深达骨质的软骨缺损不等,形成局限性的创伤性关节炎。

手术治疗主要为关节镜下关节清理术,取出游离的软组织块及软骨,用离子刀消融增生的滑膜和挤夹的软组织团块。修整关节软骨,对小面积软骨缺损处作软骨下骨钻孔处理,使软骨下骨再血管化并形成纤维蛋白凝块,生成纤维软骨修复软骨组织缺损。去除多种致病因素,解除关节症状。

(四)踝关节镜手术常见并发症

尽管并发症发生率很低,踝关节镜技术也可能多种并发症。相对常见的有神经损伤、血管损伤和感染,少见的并发症包括滑膜疝、关节粘连、骨折、器械折断和反射性交感神经营养不良等。熟悉踝关节的解剖、生理和病理情况,可尽量减少并发症的发生。同时具备良好的关节镜操作基础,并熟练掌握操作技术,也是满意地完成各种踝关节检查和手术,减少医源性损伤的必要基础。

(许金松)

第四篇　脊柱外科疾病

第一章　颈椎病

第一节　概述

颈椎病是指颈椎间盘退行性改变及其继发性椎间关节退行性改变所致邻近组织（脊髓、神经根、椎动脉、交感神经）受累而引起的相应的症状和体征，称为颈椎病。为了更好地诊断、评估和治疗此常见病，临床医师认识此退变过程是非常重要的。

一、颈部解剖特点

（一）颈椎间盘的解剖特点

第一颈椎与第二颈椎之间为关节，无椎间盘。从第二颈椎至第一胸椎，共有六个椎间盘，每个椎间盘由纤维环、髓核和椎体的透明软骨板所组成。纤维环前部厚，后部较薄，其上下纤维均由软骨细胞与软骨板相连接，组成一个封闭的球体样，不论外力从上下来还是从左右来，它的体积均不变，压力则平均地分配至各个方面。它的营养来自渗透过软骨板及纤维环的淋巴液，它无神经及血管，故一经损害就无修复能力（图4-1-1）。

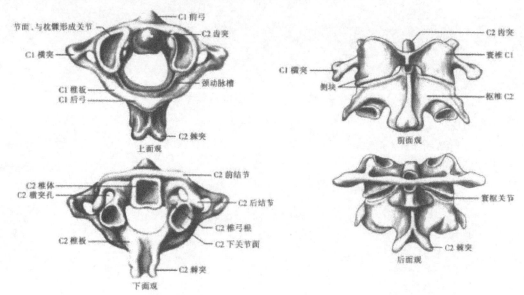

图4-1-1　寰枢椎的解剖

（二）颈椎的关节突关节的解剖特点

颈椎的关节突关节与胸腰椎不一样，其上关节面朝上而偏向后方。枢椎上关节面近于水平，而下部颈椎上关节面逐渐加大其倾斜度，到第七颈椎则与水平面成45°角。因此，下部颈椎关节突承担压力较上部的小,发生骨关节炎改变也较少。关节突关节构成椎间孔的后壁,其前方与椎动脉相毗邻(图4-1-2)。颈椎的特殊小关节结构可以使颈椎在屈、伸、侧弯和旋转几个平面运动。

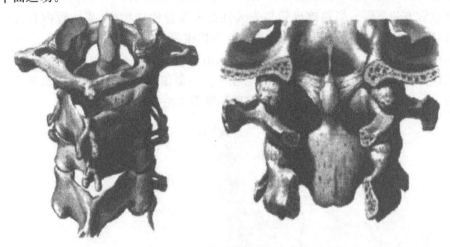

图4-1-2　颈椎的关节突关节

(三)颈椎钩椎关节的解剖特点

颈椎钩椎关节也叫 Luschka 关节。从第二颈椎起,在椎体上面两侧稍后有嵴状突起,称钩突,与相邻椎体下面侧方的斜坡构成关节,称钩椎关节。钩突并非来自椎体,而是由椎弓的骨化中心所形成,再与椎体融合。钩突最初呈水平位,人到七岁时它才变为直立位。但其斜度并不完全一样,在下部颈椎者向侧方的斜度较大,使椎间孔较为狭小。下部颈神经根较为粗大,在有椎间盘突出情况下,椎间隙缩小,因此它容易受压而出现症状。婴幼儿期的钩椎关节可有滑膜,以后滑膜消失(极少数成年人仍存在),故又名假关节。但钩突互相对着的两面有软骨,劳损后钩突关节周围可发生骨刺;此关节构成椎间孔的前壁,而其侧皆与椎动脉相毗邻,故椎间盘加上钩椎关节骨刺可挤压神经根或椎动脉而使患者出现症状(图4-1-3)。

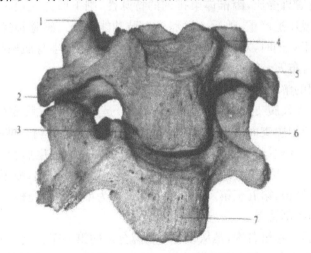

1.上关节突 2.后结节 3.唇缘 4.钩突 5.前结节 6.钩椎关节 7.椎体

图4-1-3　普通颈椎及钩椎关节

(四)颈椎椎管的解剖特点

颈椎椎管的长度是可变的,颈脊柱前屈时,椎管拉长,前缘可达 1.5cm,其后缘可拉长达 5cm,其内的脊髓亦随之拉长变细而紧张。颈椎椎管,其直径从上向下进行性狭窄,C_4 和 C_7 之间脊髓能获得的空间最小。颈脊柱后伸时,椎管变短,脊髓如手风琴样折叠而变粗,也易于受到前方或后方的挤压。当颈椎椎管呈先天性的或发育性的狭窄,或椎管内有占位性病变(如后纵韧带骨化)时,脊髓更容易受到挤压。颈椎椎管矢状径,欧美成人 X 线片上平均为 17.5mm,中国人男性为 16.5mm,女性为 15.5mm;若仅 10mm 或在 10mm 以下者,多有压迫脊髓症状;若为 13mm,则认为是先天性椎管狭窄。一般说来,脊髓型颈椎病患者之椎体中部矢状径为 13mm 或 13mm 以上者,均应用前路颈椎手术治疗(图 4—1—4)。

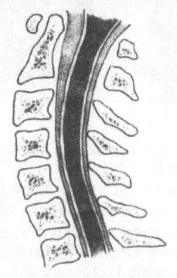

图 4—1—4　颈椎椎管

(五)颈脊髓的解剖特点

颈脊髓内部占位性病变,首先引起上肢功能障碍,继续发展才发生下肢功能障碍,患者常有尿潴留。若为颈脊髓外受压,因椎体束排列的特殊性,则下肢先受损害而出现感觉改变及运动障碍,时间久了或压迫严重,随后才发展到上肢功能障碍。感觉神经纤维有交叉而又居外层,当髓外病变偏于一侧时,对侧下肢先出现感觉障碍,同侧半身肌肉痉挛(运动障碍),有 Babinski 征,临床称为布朗—塞卡综合征(Brown—Seguard)。

(六)颈脊神经根的解剖特点

颈脊神经根由背支及腹支组成,背支(又名后根)是感觉纤维,腹支(前根)是运动纤维。骨刺靠近椎管时,可压迫腹支而引起肌肉痉挛及压痛。反之,若骨刺在椎间孔中部的上方,则压迫腹支和脊神经节,前根(腹支)可不受累。临床上患者只出现疼痛和知觉障碍,而无运动异常的神经根压迫症状。因第一颈神经根由颅骨与第一颈椎间穿出,故第四至第五颈椎椎间孔出来的是第五颈神经根,第五至第六颈椎椎间孔的则为第六颈神经根。

(七)颈部动脉的解剖特点

颈部的一对椎动脉,左粗右细,是从锁骨下动脉分出的第一个分支,一般从第六颈椎横突孔进入(或第七颈椎横突孔或第五颈椎横突孔),有两根静脉随行,受到横突孔骨质保护,在横突孔前有纵行排列的颈长肌,也是手术中的标志,手术在两颈长肌之间进行,则可避免椎动脉受损伤。

　　甲状腺下动脉，由锁骨下动脉分出，经颈动脉鞘下面横行于第六颈椎而达到甲状腺，它无静脉伴行，在达到甲状腺之前分叉，喉返神经正好从分叉处通过。手术中如需处理此动脉时（如切除第六颈椎椎体或第七颈椎与第一胸椎之椎间盘），则应在椎动脉干部双结扎切断，可避免损伤喉返神经（图4-1-5）。

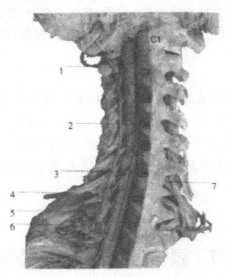

　　1.椎动脉 2.脊髓前动脉 3.前根动脉 4.第六颈神经 5.甲状颈干 6.锁骨下动脉 7.椎动脉脊支

图4-1-5　颈椎解剖

二、颈椎病的发病机制

　　颈椎位于较为固定的胸椎与头颅之间，经常活动，又需保持头部平衡，所以容易发生颈椎劳损，尤其是C_4～C_5、C_5～C_6椎间活动度较大，容易发生退行性改变。退变首先表现是颈椎间盘退变，其次是韧带、关节囊及骨增生。由于颈椎神经、血管受到压迫而引起各种不同症状。

　　（一）颈椎及椎间盘的退变

　　颈椎能完成压缩或分离、前屈后伸、左右侧弯及左右旋转活动，前屈、后伸及左右侧弯，均可达90度。旋转以第一至第二颈椎为主，占50％。愈到下颈椎，旋转度愈小。第四至第五颈椎间伸屈活动度最大，也是应力集中的地方。伸屈活动的轴线在颈椎体，而旋转的轴线在颈椎间盘上。正常椎间盘可承受很大的压力，若压力超过所能承受的最大压力时，在青少年则呈现软骨板损伤，在成人则发生椎体骨折，而椎间盘仍是完好的。椎间盘对抗伸屈及旋转外力的能力很差，大的旋转力可引起纤维环外层破裂，随之可出现椎间盘突出。当屈曲或后伸时再加上旋转外力，可引起纤维环从内向外断裂，导致颈椎间盘突出。椎间盘发生突出，除外伤原因外，还有内分泌及生化改变等原因。髓核是胶状体，含水量高达70％～90％。随年龄增长，髓核内水分减少，黏多糖增加，透明质酸减少，胶原纤维沉积，髓核胶状体的功能降低，使椎间盘吸收震动的能力下降。当继续退行性变时，在轻微外力作用下，椎间盘向四周隆起，椎间隙变窄，导致椎体间不稳。

　　（二）颈椎间不稳

　　在颈椎间盘变性后，由于纤维环的耐牵伸力和耐压缩力减退，椎体间活动失调，不均匀活动增多。由于纤维环外周纤维的牵拉作用（如膨胀），椎体上下缘韧带附着部的骨膜发生牵伸性骨膜下血肿，血肿先软骨化，随之骨化而形成骨刺。可用侧位过伸过屈 X 线片来证实颈椎不稳。当椎间隙继续变小、骨质增生增多时，椎间隙的活动度也减小，甚至僵直，而引起邻近一个或两个椎间盘活动增加，这是出现颈椎病多发性椎间盘退变的主要原因。在僵直期患者不易出现急性症状，只是劳累后疼痛。在此期间，椎间隙变窄，骨赘加大，椎管矢状径变小，稍受外伤即可出现椎间盘突出，带来脊髓（中央型突出）或神经根（侧后方突出）受压迫而出现临床症状。

（三）外伤因素

Kagan 氏认为，颈椎病由单发的或多发的椎间盘破裂所致，有退行性改变的椎间盘更容易受损伤而破裂。Crock 也认为，所有椎间盘突出症都因外伤所致。在颈椎间盘突出的基础上，加上椎体后骨赘和增厚、水肿的后纵韧带及局部增粗的毛细血管网组成混合突出物，突出物在后外侧则挤压神经根，若在后方则压迫脊髓，若在侧方加上钩椎关节的骨刺则刺激椎动脉导致相应症状发生。

（张国永）

第二节　颈椎病的分型及其临床表现

一、颈型颈椎病

（一）发病年龄

以青壮年者为多。

（二）发病时间

除晨起时多见（与枕头较高或睡眠姿势不当有关）外，亦常常见于长时间低头工作或学习后，此表明与椎间盘间隙内压力升高直接相关。

（三）常见症状

以颈部酸、痛、胀及不适感为主。约 50％ 患者颈部活动受限或取被迫体位，个别患者上肢可有短暂的感觉异常。

（四）检查所见

颈部呈伸直状，生理曲度减弱或消失。患节棘突及棘突间可有压痛。

（五）影像学检查

X 线片上除颈椎生理曲度变直或消失外，在动力位 X 线侧位片上约 1/3 的病例患节椎间隙显示松动及阶梯形改变。MRI 成像显示髓核可有早期变性征象外，少数病例可发现髓核后突。

二、神经根型颈椎病

（一）颈部症状

由于窦—椎神经直接遭受刺激而多伴有明显的颈部痛、椎旁肌肉压痛及颈部曲度变直，局部疼痛可轻重不一。颈椎棘突或棘突间直接压痛或叩痛多为阳性,尤以急性期为明显。如系单纯性钩椎关节退变及骨质增生所致者,则颈部症状较轻微,甚至可无特殊发现。

(二)根性痛

最为多见,其范围与受累椎节的脊神经分布区相一致。与根性痛相伴随的是该神经分布区的其他感觉障碍,其中以手指麻木、指尖过敏及皮肤感觉减退等为多见。

(三)根性运动障碍

以前根先受压者为明显,早期肌张力增高,但很快即减弱并出现肌萎缩。其受累范围也仅局限于该脊神经所支配的肌肉。在手部以大小鱼际肌及骨间肌为明显。亦需与干性及丛性肌萎缩相区别,并应与脊髓病变所引起的肌力改变相区别。必要时可行肌电图或皮层诱发电位等检查以资鉴别。

(四)腱反射改变

即该脊神经根所参与的反射弧出现异常。早期多呈现活跃,而中后期则减退或消失,检查时应与对侧相比较。单纯根性受累不应有病理反射,如伴有病理反射则表示脊髓同时受累。

(五)特殊试验

臂丛牵拉试验大多阳性,尤以急性期及后根受压为主者。压颈试验阳性者多见于以髓核突出、髓核脱出及椎节不稳为主的病例,而因钩椎增生所致者大多较轻。

(六)影像学检查

一般表现为椎节不稳(椎体后缘台阶样改变)、颈椎生理曲线消失、椎间孔狭窄及钩椎增生等异常现象中的一种或数种。MRI 成像可显示椎间盘变性、髓核后突,甚至或突向根管椎管内且大多偏向患侧处。

三、脊髓型颈椎病

(一)锥体束征

为脊髓型颈椎病之主要特点,其产生机制是由于致压物对锥体束(皮质脊髓束)的直接压迫或局部血供减少之故。临床上多先从下肢无力、拖步、双腿发紧(如缚绑腿)及抬步沉重感等开始,渐而出现足踏棉花、抬步打漂、跛行、易跪倒(或跌倒)、足尖不能离地、步态拙笨及束胸感等症状。检查时可发现反射亢进、踝膝阵挛及肌肉萎缩等典型的锥体束症状。腹壁反射及提睾反射大多减退或消失,手部持物易坠落(此表示锥体束深部已受累),最后呈现为痉挛性瘫痪。

(二)肢体麻木

此主要由于脊髓丘脑束同时受累所致。该束纤维排列顺序与前者相似,自内向外为颈、上肢、胸、腰、下肢和骶部的神经纤维。因此其出现症状的部位及分型与前者相一致。

在脊髓丘脑束内的痛觉、温觉纤维与触觉纤维分布不同,因而受压迫的程度亦有所差异,即痛觉、触觉障碍明显,而触觉可能完全正常。此种分离性感觉障碍,易与脊髓空洞症相混淆,临床上应注意鉴别。

（三）反射障碍

主要表现如下。

1. 生理反射异常　视病变波及脊髓的节段不同,各生理反射出现相应的改变,包括上肢的肱二头肌、肱三头肌和桡骨膜反射,下肢的膝腱反射和跟腱反射,多为亢进或活跃。此外腹壁反射、提睾反射和肛门反射可减弱或消失。

2. 出现病理反射　以 Hoffmann 征及掌颏反射出现的阳性率为最高;病程后期,踝阵挛、髌阵挛及 Babinski 征等均可出现。

（四）自主神经症状

临床上并非少见,可涉及全身各系统,其中以胃肠、心血管及泌尿系统为多见,且许多患者是在减压术后当症状获得改善时,才追忆可能因颈椎病所致。可见术前如不详细询问,常常难以发现。

（五）排便排尿功能障碍

多在后期出现,起初以尿急、排空不良、尿频及便秘为多见,随后引起尿潴留或大小便失禁。

（六）屈颈试验

此种类型最怕屈颈动作。如突然将头颈前屈,由于椎管内有效间隙突然减少,以致脊髓处于容易遭受激惹的敏感状态,患有脊髓型颈椎病者,双下肢或四肢可有"触电"样感觉。此主要由于在前屈状况下,不仅椎管容积缩小,且于椎管前方的骨性或软骨性致压物可直接"撞击"脊髓及其血管,与此同时,硬膜囊后壁向前方形成的张压力,亦加重了对脊髓的压应力。

（七）影像学改变

大多具有以下特点。

1. X 线平片及动力位侧位片　主要表现为①椎管矢状径大多小于正常。按比值计算,椎体与椎管矢状径比值大多<0.75;绝对值也多<14mm,约 50％病例在 12mm 以下(图 4—1—6,图 4—1—7)。②椎体后缘除梯形改变,病程较短之病例,大多为突出或脱出之髓核引起椎节不稳所致。因此,在动力位侧位片上患节椎体间关节可显示明显之阶梯形变,其出现时间较 MRI 成像技术检查阳性所见的时间为早。同样,已有骨刺形成的病例,其邻节在出现骨刺之前亦先从阶梯形变(椎节不稳)开始。③骨赘形成。约 80％病例于患节椎体后缘有较明显之骨赘形成,其矢径为 1～6mm,或更长,一般以 3～5mm 者居多。④其他改变。某些病例可伴有后纵韧带钙化、先天性椎体融合(以 $C_3 \sim C_4$ 为多)及前纵韧带骨化等异常所见。此种异常与本型症状的发生与发展亦有密切关系。

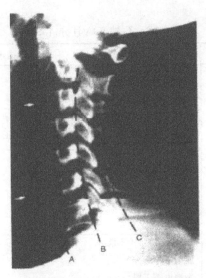

图 4-1-6　正常颈椎的侧位片

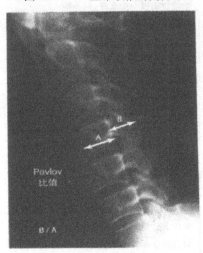

图 4-1-7　椎管比值 B/A

2. MRI 检查　对本病的诊断及治疗方法选择具有重要作用,每个病例均应争取选用,其不仅对颈椎病的诊断、分型至关重要,且为手术的决定、手术部位的判定及术式的选择等都具有重要意义。

3. 其他　包括 CT 扫描、CTM 扫描、脊髓造影等对本型的诊断均有作用,可酌情选择。

脊髓型颈椎病的预后与诸多因素有关,如病程的长短、病程进展的快慢、治疗方法的选择及术后康复等。临床研究表明在以下情况下,其手术治疗预后欠佳:①症状持续 6 个月以上者;②椎管/椎体比值<0.75 者;③脊髓压迫率在术后仍<0.4 者。脊髓压迫率是在 CTM 或 MRI 横断面影像上,脊髓的前后径的最小值与脊髓横径最大值的比值。脊髓功能的量化评价:我们多用 JOA 颈髓功能评分表(表 4-1-1)。此表由日本骨科协会提出。集中评价上下肢运动障碍(8 分)、上下肢及躯干感觉障碍(6 分)、括约肌功能障碍(3 分)。此评价系统共计 17 分,不仅可对脊髓功能障碍进行整体评价,还可于治疗前后对比进行疗效观察。临床多用 JOA 评分改善率,其计算公式:改善率=(术后 JOA 分-术前 JOA 分)/(17-术前 JOA 分)

$\times 100\%$。

表 4-1-1 颈椎 JOA 评分(1994 年)

	分数	状态	标准描述
运动功能上肢	0	不能	不能自力使用筷子、勺、叉子及系扣子
	1	高度障碍	不能用筷子和写字,勉强使用勺、叉子
	2	中度障碍	勉强用筷子夹大的东西及写字,可系大扣子
	3	轻度障碍	不能圆滑使用筷子及写字,可系衬衫扣子正常
	4	正常	
肩肘功能	-2	重度障碍	三角肌或肱二头肌在≤2
	-1	中度障碍	=3
	-0.5	轻度障碍	=4
	0	正常	=5
下肢	0		独立站立,行走不能
	0.5	不能	能站立
	1	高度障碍	平地也需支撑
	1.5	中度障碍	平地行走可不用支撑,但不稳
	2	轻度障碍	平地不需支撑,上楼需要支撑
	2.5	正常	平地不需支撑,下楼需要扶手
	3		不稳,但可快步行走
	4		正常
感觉功能上肢	0	高度障碍	感觉消失(触觉,痛觉)
	0.5		5/10 以下的钝麻(触觉,痛觉),难忍的疼痛,麻痛
	1	中度障碍	6/10 以上的钝麻(触觉,痛觉),疼痛,过敏
	1.5	轻度障碍	只有轻度麻痛(感觉正常)
	2	正常	正常
躯干	0	高度障碍	感觉消失(触觉,痛觉)
	0.5		5/10 以下的钝麻(触觉,痛觉),难忍的疼痛,麻痛
	1	中度障碍	6/10 以上的钝麻(触觉,痛觉),疼痛,过敏
	1.5	轻度障碍	只有轻度麻痛(感觉正常)
	2	正常	正常
下肢	0	高度障碍	感觉消失(触觉,痛觉)
	0.5		5/10 以下的钝麻(触觉,痛觉),难忍的疼痛,麻痛
	1	中度障碍	6/10 以上的钝麻(触觉,痛觉),疼痛,过敏
	1.5	轻度障碍	只有轻度麻痛(感觉正常)
	2	正常	正常
膀胱功能	0	高度障碍	残尿,失禁
	1	中度障碍	残尿不尽,排尿时间延长,漏尿
	2	轻度障碍	开始延迟,尿频
	3	正常	正常
合计	17		改善率=(术后分数-术前分数)/(17-术前分数)

四、交感型—椎动脉型颈椎病

此型临床上症状复杂,诊断亦较困难,目前尚存在较大争议。其临床表现主要为椎—基底动脉供血不全症状,其次为椎动脉周壁上交感神经节后纤维受刺激后所引起的交感神经症状,颈部症状则较轻(图4-1-8、图4-1-9)。

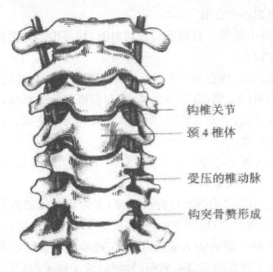

图4-1-8　钩椎关节增生使椎动脉受压

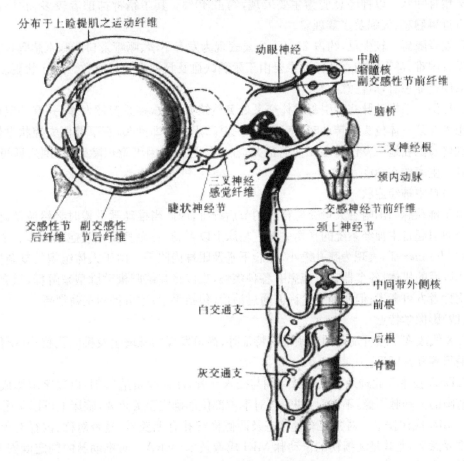

图4-1-9　颈椎病交感型的解剖

(一)一般症状

因其属于颈椎病中之一型,故而其必然具有颈椎病之一般症状,如颈痛、枕后痛、颈部活动受限等。如病变同时波及脊髓或脊神经根时,则出现相应之症状。

(二)椎-基动脉供血不全症状

椎动脉分为四段,其中任何一段病变引起缺血时,均可出现相类似之症状,病变主要位于Ⅱ段,主要表现为以下特点。

1.偏头痛　为多发症状,约在80%以上,常因头颈部突然旋转而诱发,以颞部为剧,多呈跳痛或刺痛。一般均为单(患)侧,有定位意义;如双侧椎动脉受累时,则表现双侧症状。

2.迷路症状　亦较多发,主要为耳鸣、听力减退及耳聋等症状。其发生率约为80%,主要由于内耳动脉血供不足所致。

3.前庭症状　主要表现为眩晕,占70%左右。其发生、发展及加剧与颈部旋转动作有直接关系。应注意与梅尼尔氏病鉴别。

4.记忆力减退　约60%的病例出现此种现象,常为不自觉的慢性记忆力减退,患者往往在手术结束(椎动脉减压性手术)后即主诉"头脑清楚了",与椎动脉血供恢复有关。

5.视力障碍　约有40%的病例出现视力减退、视物模糊、复视、幻视及短暂的失明等,此主要由于大脑枕叶视觉中枢和第三、四、六脑神经核(位于脑干内)及内侧束缺血所致。

6.精神症状　以神经衰弱为主要表现,约占40%。其中精神抑郁者较多,欣快者较少。多伴有近事健忘、失眠及多梦现象。

7.发音障碍　较少见,约占20%。主要表现为发音不清、嘶哑及口唇麻木感等;严重者可出现发音困难,甚至影响吞咽。此主要由于延髓缺血及脑神经受累所致。此症状更多见于高位侧索硬化症患者,应注意鉴别。

8.猝倒　系椎动脉痉挛引起椎体交叉处突然缺血所致,多系突然发作,并有一定规律性。即当患者在某一体位头颈转动时,突感头晕、头痛,患者立即抱头,双下肢似失控状发软无力,随即跌(坐)倒在地。发作前多无任何征兆,在发作过程中因无意识障碍,跌倒后即可自行爬起。其发生率约在20%。

(三)自主神经症状

由于椎动脉周围附有大量交感神经的节后纤维,因此当椎动脉受累时必然波及此处的交感神经而引起自主神经系统的平衡失调。临床上以胃肠、心血管及呼吸症状为多。个别病例可出现 Homner 征,表现为瞳孔缩小、眼睑下垂及眼球内陷等。由于人体组织的复杂性,尤其是中年以后的机体,各个器官可能患有各种疾病,难以将其统归椎动脉型来解释,只有那些检查为阴性者方可考虑;但明确结论尚需通过治疗(包括手术)才可得到正确判断。

(四)影像学特点

1.X线改变　除可发现颈型颈椎病特征外,尚可发现钩椎增生及椎间孔狭小(斜位片)及椎骨畸形等异常所见。

2.DSA 技术　此种通过股动脉穿刺与插入导管,注入少量造影剂,以数字减影成像技术获得清晰的椎动脉图像,不仅对诊断,且对手术部位的确定至关重要,临床上可以采用。

3.MRI 成像技术　对判定脊髓状态及两侧横突孔有无变异、是否对称、内径有无差异等具有重要意义,尤其是无损伤的椎动脉 MRI 成像技术(MRA),对椎动脉的判定既安全,又具有诊断价值;但其清晰度较 DSA 为差,但从临床角度来看,90%以上患者愿意接受 MRA,而不愿意行 DSA 检查。

五、食管压迫型颈椎病

(一)吞咽障碍

早期主要为吞服硬质食物时有困难感及进食后胸骨后的异常感(烧灼、刺痛等),渐而影响软食与流质饮食。后者十分少见。

(二)其他颈椎病症状

单纯此型者少见,约 80% 病例尚伴有脊髓或脊神经根或椎动脉受压症状。因此应对其进行全面检查以发现其他症状。

(三)影像学改变

1.X 线平片检查　显示椎体前缘有骨刺形成,典型者呈鸟嘴状。其好发部位以 $C_5 \sim C_6$ 最多,次为 $C_6 \sim C_7$,及 $C_4 \sim C_5$ 椎节。约 50% 病例其食管受压范围可达 2 个椎间隙。

2.钡剂检查　在钡剂吞服透视下(或摄片),可清晰地显示食管狭窄的部位与程度。食管的狭窄程度除与骨赘的大小成正比外,且与颈椎的体位有关。当屈颈时,食管处于松弛状态,钡剂容易通过,轻型者甚至不显示狭窄;但仰颈时,由于食管处于紧张与被拉长状态,以致钡剂通过障碍程度加剧。

3.MRI 及 CT 检查　均可显示椎节局部的病理改变,包括椎节前后骨刺生成情况及对食管的影响等。

(张国永)

第三节　颈椎病的诊断

一、颈型颈椎病

(一)临床特点

主要为颈、肩及枕部疼痛,并伴有相应的压痛点及颈部呈僵直状。

(二)影像学改变

X 线片上显示颈椎曲度改变,颈椎侧位动力位片上可显示椎体间关节不稳、松动及椎体后缘阶梯形改变;MRI 成像显示椎间盘变性或后突征象。

(三)除外其他疾患

主要是除外颈部扭伤、肩关节周围炎、风湿性肌纤维组织炎、神经衰弱及其他非因颈椎间盘退变所致之颈、肩部疼痛。

二、神经根型颈椎病

(一)具有较典型的根性症状

包括麻木及疼痛等,且其范围与颈脊神经所支配的区域相一致。

(二)压颈试验与臂丛牵拉试验

多为阳性,痛点封闭无显效,但诊断明确者不需做此试验。

(三)影像学检查

X 线平片可显示颈椎曲度改变、椎节不稳及骨刺形成等异常,MRI 成像技术可清晰地显示局部的病理解剖状态,包括髓核的突出与脱出,脊神经根受累的部位与程度等。

（四）一致性

临床表现与影像学上的异常所见在节段上一致。

（五）鉴别诊断

应除外颈椎骨骼实质性病变(结核、肿瘤等)、胸腔出口综合征、腕管症候群、尺神经、桡神经和正中神经损伤、肩关节周围炎、网球肘及肱二头肌腱鞘炎等以上肢疼痛为主的疾患。

三、脊髓型颈椎病

（一）分型

临床上具有脊髓受压表现分为中央型、周围型及中央血管型。三者又可分为轻、中、重三度。

（二）影像学检查

可显示椎管矢状径狭窄、椎节不稳(梯形变)、骨质增生(骨刺形成)、硬膜囊受压征及脊髓信号异常等各种影像学所见。

（三）鉴别诊断

其他疾患包括肌萎缩性脊髓侧索硬化症、脊髓空洞症、颅底凹陷症、多发性神经炎、脊髓肿瘤、继发性粘连性脊蛛网膜炎、共济失调症及多发性硬化症等。两种以上疾患共存者,更应注意,临床上常可发现。

（四）其他

可酌情选择脑脊液穿刺、肌电图及诱发电位等检查来协助诊断及鉴别诊断。

四、交感型－椎动脉型颈椎病

1.有椎－基底动脉缺血症候群(以眩晕为主)和(或)曾有猝倒病史者。

2.旋颈诱发试验阳性。

3.X线片显示椎体间关节失稳或钩椎关节骨质增生。

4.一般均有较明显之交感神经症状。

5.除外眼源性和耳源性眩晕。

6.除外椎动脉第1段(进入 C_6 横突孔以前之椎动脉)受压所引起的基底动脉供血不足。

7.除外神经官能症与颅内肿瘤等。

8.本病确诊,尤其是手术前定位,应根据 MRA、DSA 或椎动脉造影;椎动脉血流图及脑血流图仅有参考价值,不宜作为诊断依据。

五、食管压迫型颈椎病

（一）吞咽困难

早期惧怕吞咽较干燥之食物。颈前屈时症状较轻,仰伸时加重。

（二）影像学检查

包括 X 线平片及钡剂检查等,均可显示椎节前方有骨赘形成,并压迫食管引起痉挛与狭窄征,必要时可行 MRI 等检查。

（三）应除外其他疾患

重点排除食管癌、贲门痉挛、胃十二指肠溃疡、癔症和食管憩室等疾患，必要时可采用MRI或纤维食管镜检查，但后者在实施中应注意：在有骨刺情况下，此种检查有发生食管穿孔的危险；在纤维食管镜插入过程中颈部不宜过伸，以防引起脊髓过伸性损伤。

六、混合型颈椎病

（一）一般特点

视原发各型之组合不同，症状与体征有明显的差异，此型症状复杂，故诊断及鉴别诊断常感困难。就是在各型之间，亦需从病理上搞清前后顺序，主次有分，这样方可减轻治疗上的复杂性，按轻重缓急依序处理。治疗措施需全面考虑，以防顾此失彼，尤应注意此组患者年龄多较大，全身状态欠佳，任何粗暴操作及手术更易发生意外和并发症。本型之预后一般较单一型者为差。

（二）本型大多由以下两型或多型组成

按其发生率排列顺序如下。

1.颈型＋神经根型　最为多见，约占本型48%。

2.颈型＋椎动脉型　次多见，约占25%。

3.颈型＋根型＋椎动脉型　约占12%。

4.根型＋脊髓型　约占6%。

5.脊髓型＋椎动脉型　约占4%。

6.脊髓型＋食管型　约占2%。

7.其他类型组合　约占3%。

（三）年龄结构

以年轻组与老年组为多见，前者主要因为颈椎椎节不稳，以致在引起颈椎局部遭受刺激与压力的同时，相邻的钩椎关节亦出现不稳，脊神经根和椎动脉遭受激惹而同时出现二组或三组症状。老年组则主要由于椎节局部骨质广泛增生，以致使多处组织受侵犯所致。

（张国永）

第四节　颈椎病的治疗

一、颈椎病的非手术治疗

非手术疗法是对颈椎病行之有效的治疗手段，它不仅可使颈椎病患者病情减轻或明显好转，亦可治愈，尤其是本病早期阶段。由于颈椎病的复杂性，不同类型、不同时期的颈椎病在治疗上各有不同的要求，各种疗法均有其应用范围，差异性较大。因此在选择时，必须遵循相应的基本原则，选用其中最为有效的治疗手段，以使患者早日康复。临床常用方法有以下几种。

（一）良好的体位

1.睡眠体位　人们至少有1/4~1/3的时间是在床上度过的。如果睡眠姿势不当，则易引起或加重颈椎病。反之，如果注意改善与调整颈椎在睡眠中的体位和其他有关因素，亦可起到预防与治疗作用。其中枕头是维持头颈正常位置的重要工具，所谓"正常"位置，主要指维持头颈段本身生理曲线的体位。枕头形状以中间低、两端高之元宝形为佳。此种枕头形态可利用中间凹陷部来维持颈椎的生理曲度;对头颈部可起到相对的制动与固定作用,以减少其在睡眠中的异常活动。对不习惯元宝形枕者,可用平枕,但不宜采用中间高、两头低之山形,因头颈易向两端活动,不易保持头颈部体位。理想的枕头应该是质地柔软,透气性好,符合颈椎生理曲度要求的。

2.纠正与改变工作中的不良体位　工作时的体位是一个十分重要,而又常被人忽视的问题。不良的工作体位,不仅影响患者的治疗与康复,而且是某些颈部疾患发生、发展与复发的主要原因之一。例如在长时间屈颈工作的情况下,颈椎间盘内所承受的压力及对颈背部肌纤维组织的张应力较自然仰伸位增大,再加上扭转、侧屈与负载增加,则局部的压应力更大,从而构成颈椎退变及纤维织炎等加剧的主要因素。此种状态尤多见于机关单位的工作人员、打字员、电子元件和钟表等流水作业线上的装配工等。如能及时纠正与改变工作中的不良体位可获得一定预防和治疗效果,据此提出以下措施。

(1)定期改变头颈部体位:对某些需要头颈仅向某一个方向(以前屈及左右旋转为多)不断转动或较长时间固定于一个体位的职业,应让患者在其头部向某一个方向停顿过久之后,再向另一相反方向转动,并在短短数秒钟内重复数次。30秒左右应重复上述动作。此既有利于颈椎保健,又可消除疲劳感,且易于掌握。

(2)调整桌面(或工作台)高度与倾斜度:桌面或工作台面过高,会使头颈部长时间仰伸,而台面过低则又会使颈部长时间屈曲,此两种位置均不利于颈椎的内外平衡,尤其是后者在日常最为多见,且最为有害,必须加以适当调整。原则上以使头、颈、胸保持正常生理曲线为准,尤其是具有颈椎病症状者,切勿过屈,亦无必要过伸。为此,除了可采用升高或降低桌面与椅子加以调节外,对某些需长期伏案工作者,亦可制作一块与桌面呈 $10°\sim30°$ 斜面的工作板,此较单纯升高坐椅或降低台面更有利于调整坐姿。这一措施颇受患者好评,尤其是工作时间较久的中老年伏案工作者。

(二)牵引疗法

为颈椎病治疗学中最常用的方法之一,适应证较为普遍,约 30% 以上颈椎病的患者有创伤性反应。

1.牵引体位　按照颈椎牵引对所采取的体位的不同,可分为三种:坐位牵引、卧床牵引、半卧位牵引。

2.牵引时间　按照牵引时间不同可分为以下种类。

(1)间断性牵引。即每日定时牵引一段时间,适用于轻型病例。每日牵引时间从数分钟到数小时不等,视病情及工作生活情况而定。

(2)持续性牵引。即每日 24 小时,除吃饭及大小便外均进行牵引。其疗效较佳,可用于各型颈椎病,尤其是伴有明显根性痛的神经根型颈椎病患者。

(3)半持续性牵引。其牵引持续时间介于前两者之间,其方式有:业余持续牵引,即利用工余时间,包括晚上持续牵引;定期持续牵引,即在病休或半休状态下进行较长时间的持续牵引,一般多在白日进行,晚上睡眠时解除。

3.牵引重量　根据牵引重量不同而分为以下几种。

(1)轻重量牵引。即用 $1.0\sim2.0$ kg 重量牵引,多用于需较长时,其重量虽轻,但可起到滴水穿石的功效,在临床上适用范围较广。

（2）半体重量牵引。即采用体重 1/2 的重量行短暂之牵引,约在数分钟内完成,每次持续 15～30 分钟,连续 3 次,每次间隔 1～2 秒。仅适用于诊断明确的急性颈椎间盘突出症者,但对年迈体弱者不宜选择。

（3）大重量牵引。介于前两者之间。一般多采用体重的 1/13～1/10 重量。此种方式更多用于颈椎骨折脱位病例,而颈椎病时则罕有采用者。

4. 牵引方式　根据牵引方式不同可分为:四头带牵引、头颅牵引弓牵引、充气式支架牵引、机械牵引装置。

疗程持续时间应根据病情而定,每 1 个疗程以 3～4 周为宜,即使是症状缓解或消失较快的病例,也不应过早中止牵引,以减少复发率。在牵引过程中,可根据病情不同,酌情配合局部理疗、针刺、按摩等疗法。在牵引早期(3～5 天以内)可有不适应性反应,包括下颌部难受、头晕及思维不能集中等。此时不应中断,大多在 2～3 天消失,如持续 5 天以上仍有反应时,应请经治医师提出进一步意见。对在牵引过程中颌颈部皮肤出现炎性(刺激性)反应者,可在局部垫以棉垫或泡沫海绵以缓解压力。在牵引过程中头颈部可根据工作、生活与学习需要而适当活动,但不宜过多,更不宜超过正常限度。

（三）颈部的固定与制动

颈部的固定与制动是指通过石膏、支架及颈围等于体外限制颈部的活动。

1. 作用原理　①稳定颈椎局部。②维持正常体位。③恢复颈椎的内外平衡。颈椎内外平衡失调是许多颈椎慢性疾患的后果,又反过来成为病变进一步发展的原因,并构成其恶性循环的直接因素。因此,固定与制动后的颈椎将可逐渐恢复颈椎的内外平衡,至少可起到避免进一步加剧之功效。

2. 固定与制动方法

（1）石膏技术:为颈椎病非手术疗法中常用的技术之一,大多采用颌－胸石膏,或石膏围领。由于其具有可塑性强、制作简便及价格低廉等优点,但目前被矫形支具取代。

（2）支具:为近年来国内外广泛开展的技术之一,对颈椎病病情较轻者,尤其是无需确实固定的病例,各种不同制式的颈部支具有其轻便、舒适及美观等优点,但其可塑性较差,在选择时应注意。

（四）手法

指通过治疗者双手来调整颈椎局部的血供、肌肉状态以及颈椎内外平衡以求达到治疗目的。当前临床上较为常用的方法有按摩、推拿等。

1. 按摩疗法　用操作轻柔之手法,主要作用是缓解肌肉痉挛,改善局部血供,以促使局部及全身的气血运行。单纯而正规的按摩疗法无不良作用,故适用于各型诊断明确、不伴有其他疾患的颈椎病病例。虽无特效,但可以使患者感到舒服和减轻症状,因此其可作为一种辅助疗法。主要适用于劳损性及退变性慢性疾患和颈椎伤病治疗后残留肩颈部纤维织炎或肌肉痉挛者。

2. 推拿疗法　其操作手法较前者为重。通过操作者双手将患者颈、肩、胸及背部肌肉作较大幅度之被动运动,以达到活血化瘀、气血双行的功效。其适用范围与前者相似。操作时,在对颈部软组织推拿的同时,尚需对患侧上肢作相应的活动。但对脊神经受损及脊髓受压者不宜选用,以防意外。

（五）封闭疗法

封闭疗法除传统的局部封闭疗法外,近年来硬膜外封闭疗法已逐渐开展,主要用于解痉止痛,但后者并发症较多,一般病例不宜选用。

1. 局部封闭疗法　局部封闭疗法除用于鉴别诊断外,主要对于有局限压痛难以忍受的颈部急性扭伤及其他颈部伤患者。可选用1%～2%普鲁卡因3～5ml加泼尼松龙混悬剂,在痛点注射以减轻症状,但真正因椎管内病变引起的根性或脊髓性受压所致者,则难以获得显效。

2. 硬膜外封闭疗法　本法系采用泼尼松龙混悬剂或其他镇痛解痉类药物,按颈封要求于硬膜外腔推注药物起治疗作用。其原理尚有待进一步研究,当前仅知泼尼松龙等药物注入硬膜外腔后,可使局部反应性炎症消退,从而对硬膜囊内外的血供及窦椎神经起到调节与平衡作用;并由此而改善某些根性痛者之症状。此法既可用于治疗,亦具有一定的鉴别意义(对脊髓病变者无显效)。由于此法操作技术要求较高,有一定风险,应慎重选用。

(六)物理疗法

物理治疗如同颈牵引治疗一样,都是临床上应用最多的一种治疗颈椎病的非损伤性治疗法。治疗时无痛苦,患者易于接受,对颈椎病有较好的治疗效果。常用的方法有电疗、光疗、超声治疗、磁疗等。通过物理治疗,能改善局部血液循环、放松痉挛的肌肉、消除炎症水肿和局部硬结,达到缓解症状的目的。物理疗法除电疗、光疗、磁疗、超声疗法外,还有温热疗法及一些中医疗法,例如熏蒸、中药"电熨"等。

二、颈椎病的手术治疗

当颈椎病发展到一定程度,经正规保守治疗无效时,则需行手术治疗,以中止其对神经组织的进一步损害,解除患者的痛苦,改善其功能障碍,促进神经功能恢复。从国内外文献报道看,各家手术指征的选择有所不同,加之受国内医疗条件的限制,以及患者对颈椎病认识不足及恐惧感,部分患者的手术时机被延误,以致使神经功能障碍程度进一步发展,甚至出现不可逆性损害。

(一)颈椎病手术适应证

1. 颈椎病发展至出现明显的脊髓、神经根、椎动脉损害,经非手术治疗无效即应做手术治疗。

2. 原有颈椎病的患者,在外伤或其他原因的作用下症状突然加重者。

3. 伴有急性颈椎间盘突出经非手术治疗无效者。

4. 颈椎病患者,出现颈椎某一节段明显不稳,颈痛明显,经正规非手术治疗无效,即使无四肢的感觉运动障碍,亦应考虑手术治疗以中止可以预见的病情进展。

颈椎病手术不受年龄的限制,但必须考虑全身情况,排除严重疾病,对不能耐受手术者,应列为手术禁忌证。此外,颈椎病已发展至晚期,或已瘫痪卧床数年,四肢关节僵硬,肌肉有明显萎缩者,手术对改善生活质量已没有帮助时,也不宜手术。若颈部皮肤有感染、破溃,则需在治愈这些局部疾病后再考虑手术。

颈椎病手术方式有多种,既可经颈椎前路,亦可行颈椎后路手术治疗,有时则需前后路联合,各手术方法及术式均有其适应证,只有严格掌握,方能取得预期效果。

(二)颈椎病的前路手术

颈椎前路手术是通过胸锁乳突肌内侧的软组织疏松间隙,暴露颈椎椎体,以达到显露施术椎节为目的的入路。20世纪50年代初,Wiltberger首次报道对颈部慢性骨髓炎者行前路病灶清除与植骨术。而用于颈椎伤病及骨折脱位病例则是于 1955 年由 Robinson 和 Smith 首次提出，从颈椎前方对脱出椎间盘进行摘除，并予以椎体间植骨融合。此后该显露经路被广泛用于各种颈椎伤患，并不断改进，成为颈椎外科最常用显露术式之一。

1.适应证

（1）颈椎间盘突（脱）出症，需行髓核摘除术者。

（2）椎体后缘骨质增生为主的颈椎病，需从前路行以切除骨赘为目的的减压手术。

（3）颈椎不稳症，椎体间关节松动、不稳，久治不愈且无法工作需行手术治疗者。

（4）脊髓型颈椎病并节段较少（三节段内），需行前路减压者。

（5）神经根型颈椎病，需行前方减压摘除髓核者。

（6）吞咽困难型颈椎病，椎体前方骨刺压迫食管引起吞咽困难者。

2.显露

（1）体位与切口选择原则。

①体位：患者仰卧于可通过 X 线的手术床上，双肩下方垫以软枕，头颈自然向后仰伸。此时，于颈后部放置一中号沙袋或圆枕，维持颈部的自然仰伸状态，并便于术中切骨操作；于后枕部垫以软圈，头部两侧各放置一小沙袋起固定作用。

②切口选择：常用于颈椎病前路减压之切口为横形或斜形切口，根据减压节段和范围酌情选择。横切口虽较小，但如能充分游离颈深筋膜，一般可较满意地暴露 $C_2 \sim T_1$ 椎体前方。颈部横切口既符合颈部的皮纹走行，术后又不致引起挛缩，且切口瘢痕甚小，基本上不影响美观，因此临床上选用最多。该切口起自胸锁乳突肌中点至颈中线对侧 1.0cm，全长 5～7cm。切口水平高度视病变部位而异，斜形切口系沿胸锁乳突肌肉内侧缘由外上方向内下方之斜行切口，对上颈椎暴露有一定优点，尤适用于前路多节段手术或需行钢板固定者，但该切口术后易引起切口的直线挛缩而有碍美观。

（2）显露椎体前方。

①切开：切开皮肤及皮下组织后钳夹或结扎止血，或在切开皮肤后用电刀切开皮下。浅静脉如妨碍操作可将其切断、结扎之，之后沿切口切开颈阔肌。

②松解颈深筋膜：该筋膜较致密，如松解范围不够则影响对椎体前方的暴露，尤其是对横切口者，术者及助手分别提起颈阔肌，术者用脑膜剪小心分离其下的深筋膜，以使切口呈松弛状。然后沿胸锁乳突肌内缘的结缔组织剪开，即可显露内脏鞘与血管鞘之间的间隙。

③分离内脏鞘与血管神经鞘间隙：内脏鞘指甲状腺、气管与食管三者外方之纤维包膜，其与外方的血管神经鞘之间有一层十分疏松的结缔组织。当颈深筋膜被充分松解后，将胸锁乳突肌与肩胛舌骨肌牵向外侧（上颈椎施术时将后者牵向内侧），用手指朝椎体前缘方向轻轻分离即达椎体前方。

④处理血管及避开喉返神经：在显露过程中除遇到小出血点可予以结扎外，对甲状腺中静脉或甲状腺下动脉，如其不妨碍操作，仅将其牵开即可，无须结扎，甲状腺下动脉参与椎管内之血供。如其影响向深部施术时，应在靠近主干处双重结扎切断之。位于气管两侧内的喉返神经，并不妨碍操作，因此亦无需特意暴露。甲状腺中静脉或甲状腺下动脉妨碍操作时，可将其结扎后切断或牵开。

⑤分离松解椎体前筋膜：椎体前筋膜由 2～3 层疏松的膜样组织组成，当将内脏鞘等组织牵向对侧后即可清晰显示。手术者与助手分别用长柄爱迪森镊子将其逐层提起，先用尖刀在

中部切开一小口,之后再用脑膜剪纵行剪开直达前纵韧带,并同时用锐性及钝性骨膜剥离器向上下左右分离松解。

(3)施术椎节定位。为准确地判定施术椎节,术中必须进行定位。常用方法如下。

①X线摄片定位法:将1cm长之注射针头插入假定之椎节后,拍摄侧位X线片判定或将撑开器的椎体钉拧入椎体中定位。

②C臂X线机透视:较前者方便、快速,目前大多数医院手术室均配备此种装置。

③解剖标志判定法:即根据术中触及C_6横突确定C_6椎体位置,此法准确可靠。

(三)颈前路手术方式

1.单纯性颈椎椎间盘切除术 单纯性颈椎椎间盘切除术是颈椎前路手术诸术式中最为简单的术式,主要用于单纯性髓核后突出症,对髓核脱出者亦可获得理想疗效。

(1)手术适应证。

①脊髓型颈椎病:主要是颈椎病早、中期的颈椎椎间盘突出症或脱出症经非手术治疗无效者,或是此型中病程较长影响生活工作者,此外单纯颈型中个别病例亦可酌情手术。

②外伤性急性髓核突(脱)出症:对临床症状较重者可选择手术将其摘除。

(2)手术步骤。

①切开前纵韧带及纤维环:十字形或Z字形切开前纵韧带,并向两侧分离后再横行切开纤维环,深度3~5mm。采用撑开器撑开,扩大椎间隙,使手术视野扩大,便于操作。

②摘除髓核:用刮匙及薄型髓核钳通过切口进入椎间隙,由浅及深,由一侧向另侧分次摘除髓核。在操作中应掌握深度,切勿超过椎体后纵韧带。

③处理椎间隙:摘除髓核后,清除上下椎节之软骨板,但保持其下的骨性终板,并使其表面有渗血为宜。

④椎体间植骨:颈前路椎体间植骨材料有自体骨、异体骨以及人工骨等多种,但由于自体髂骨的高融合率及无排斥反应,仍被作为颈前路植骨的"金标准"。颈前路植骨多自髂前上棘处取骨,取骨宽度视椎间隙高度而定,一般均为三面皮质骨骨块。为避免术后植骨块移位和植骨塌陷,目前亦可采用椎间融合器,如Syn Cage-C,后者置入后稳定,无椎间高度下降之虑。

⑤闭合切口:按常规依序缝合诸层,留置橡皮片(条)1根,24~48小时拔除。

⑥术后处理:单纯植骨者,术后颌胸石膏固定8周,而采用椎间融合器者,颈围保护6周,根据术前病情,酌情行功能锻炼,定期拍片明确植骨固定融合情况。

2.经椎间隙颈椎前路植骨减压术 颈椎病的病理解剖显示,脊髓和神经根的受压主要局限于椎间隙水平,包括骨赘及突出或脱出之椎间盘等,如增生性改变并非十分广泛,椎间高度无明显狭窄者,可通过病变的椎间隙切除致压物,这样既可保留椎节的形态和生理功能,又达到减压的目的。手术步骤如下。

(1)显露与定位:同颈椎病的前路手术。

(2)切开与分离前纵韧带:首先以椎间隙为中心做一"十"字形或"Z"形切口,并将前纵韧带向两侧分离以完全暴露椎间隙及环状纤维结构。

(3)摘除髓核:需施术椎节之髓核大多已变性,呈碎裂状,一般用特制之髓核钳由浅及深,由一侧向对侧,有步骤、有次序地全部摘除髓核,直达椎体后缘后纵韧带前方。

(4)撑开恢复椎间高度:采用颈椎撑开器,椎体钉固定于施术椎间隙上下相邻之椎体,切除椎间盘,以撑开器扩大椎间隙,此法不但可恢复椎间高度,还可扩大施术椎间隙之视野,方便手术操作,提高手术之安全性。对椎间隙狭窄者,还可使用椎体间深部撑开器撑开,扩大椎间隙深部之高度,使深部视野扩大。撑开高度以邻近正常椎间盘高度为参照,同时亦取决于术中撑开之手法,即椎间韧带等结构之张力。在椎间高度重建同时,黄韧带向椎管皱褶亦会随之改善,可达到间接减压的目的。

(5)切除椎体后缘骨赘:先用小角度刮匙刮除椎体后缘浅部之骨赘,再依序选择角度较大者切除突向椎管方向深在之骨刺。如术前影像学检查显示后纵韧带增生肥厚明显,髓核脱出到后纵韧带之下,或后纵韧带和纤维环有局限性骨化,术中观察后纵韧带较坚韧,单纯切除减压脊髓或神经根受压不能完全缓解者,则应将后纵韧带切除,以达到充分减压。

(6)椎节稳定融合:减压完毕后先用冰盐水冲洗局部,取明胶海绵充填至椎间隙深部;可用自体骨嵌入椎间隙植骨,既可单纯植骨,亦可植骨同时采用短节段钢板固定。另一选择是采用椎间融合器融合。

(7)术后处理:同一般颈前路手术。

3.颈椎前路椎体次全切除减压融合术 主要适用于多节段脊髓型颈椎病,脊髓前方有明显致压物者。其手术步骤如下。

(1)切口、显露及定位:同颈前路常规手术。

(2)撑开椎体:于拟切除椎体的上下位椎体中央分别拧入撑开器螺钉,在撑开螺钉上套入撑开器,利用颈椎椎体撑开器向上下两端撑开。撑开椎体有利于恢复椎间隙高度,减轻对脊髓的压迫,并在行椎体切除时有利于操作,同时,椎体撑开后使得后纵韧带张力增大,可提高由于使用枪状咬骨钳切除后纵韧带时的安全性。

(3)减压:确定病变椎体的上下方椎间盘,用尖刀切开纤维环,髓核钳取出椎间盘组织。用三关节尖嘴咬骨钳先自两侧颈长肌的内侧缘纵向开槽,再以宽嘴的咬骨钳咬除椎体的前骨皮质和大部分骨松质。接近椎体后缘时暂停;先用刮匙将椎间盘和终板全部刮除,用神经剥离器分离出椎体后缘与后纵韧带间的间隙,伸入薄型冲击式咬骨钳逐步将椎体后缘骨皮质咬除。此时形成一个长方形的减压槽,可见后纵韧带膨起。小心地用冲击式咬骨钳或刮匙将减压槽底边扩大,将致压物彻底切除。如后纵韧带有瘢痕形成,可在直视下用神经剥离器钩住后纵韧带,用尖刀将后纵韧带切除。如椎体后缘有骨赘残留,用刮匙或超薄型枪钳咬除,并作潜行扩大,达到充分减压目的。即充分切除上位椎体下后缘和下位椎体上后缘,以免减压后硬膜向前膨起时形成二次致压。减压满意后用冰生理盐水冲洗,于硬膜囊前置一片明胶海绵止血及保护。

(4)植骨:调整椎体撑开器撑开的高度,使颈椎前柱的高度恢复正常。于髂嵴处凿取一长方形植骨块,修整后击入减压槽,松开椎体撑开器,使植骨块嵌紧,完成植骨。此术式减压彻底,可提高脊髓型颈椎病手术减压效果。为避免取髂骨之并发症,亦可采用钛网技术,即将椎体次全切除减压所收集之碎骨块,装入钛网内植回切骨减压之缺损处。

(5)固定:钛板固定可使颈椎取得即刻稳定性,便于术后护理和尽早恢复工作。同时,内固定的使用有利于植骨块的愈合,并在愈合的过程中维持椎体的高度,避免植骨块在愈合的爬行替代过程中塌陷,从而造成颈椎弧度消失。目前临床上常用于颈前路钢板系统较多,例如 ZEPHIR 系统、Slim－loc 系统等,各个系统在外观设计及锁紧机制上有所差异,临床效果差别不大,在此不再赘述。

(6)缝合切口:钢板固定、螺钉锁紧后,用生理盐水反复冲洗后,留置引流管一根,对于部分行多节段减压固定的患者,预计术后可能引流不畅,可留置负压引流管 2 根或半管引流,逐层缝合,并闭切口。

(7)术后处理:同颈椎前路常规手术。

4. 保留椎体后壁的椎体次全切除扩大减压术　适用于多节段脊髓型颈椎病,脊髓前方有明显致压物者。为颈椎前路椎体次全切除减压的改良术式,在同样得到彻底减压效果的同时,增强了颈椎的稳定性,增加了植骨融合率,并且由于保留了后壁,操作更为安全。手术要点如下。

(1)麻醉、体位及显露同前。

(2)操作要点:定位后安装 Caspar 撑开器,先行拟切除椎体上下椎间隙的经椎间隙减压达椎体后缘。沿剥离后的颈长肌内缘纵向切除椎体骨质,逐渐深入。切骨深度达椎体后壁,并保留椎体后壁约 2mm。之后沿椎间隙扩大减压,彻底切除上下位椎体后缘的骨赘,并游离至椎体上下缘的椎间盘组织。以后纵韧带切除钩沿椎间隙钩起后纵韧带,并将其横断,取出脱出于后纵韧带下方的髓核组织。如术中发现后纵韧带粘连或广泛增厚,则改行椎体后壁切除,以彻底去除椎体后缘致压物。以"U"形双刃髂骨取骨凿切取三面骨皮质髂骨块或将切除椎体的碎骨块填塞入合适大小的钛网内,将其嵌入减压槽内。由于保留了椎体后壁,应将髂骨块或钛网尽量置入椎体深部,使其与椎体后壁相接触,然后以带锁钢板固定。需三间隙减压者,按常规再行椎间隙减压。

5. 颈椎人工间盘置换术

(1)手术适应证基本:是过去的短节段前路融合手术适合的病例,但是原来单节段邻近间隙不好的病例融合选择比较困难,人工间盘反而容易决定。具体适应证如下:①颈椎间盘突出症;②单节段或双节段的颈椎病压迫脊髓或神经根,或明确造成顽固的交感神经型颈椎病的节段。

(2)不应选择的条件:①明显的广泛颈椎管狭窄;②外伤性脱位骨折;③明显的颈椎不稳定;④准备手术的间隙活动已经消失颈椎后纵韧带骨化症。此外一个明确的颈椎间盘假体置换手术的禁忌证就是骨质疏松,因为椎间盘假体上下两侧的金属终板有陷入邻近椎体的可能。

(3)颈椎人工间盘置换术手术方法:术前根据 CT 扫描图像,确定准备植入的假体的直径。手术在全麻下进行,患者取仰卧位,头部中立位,用宽胶布固定头部和双肩,牵引下颌。C_6、C_7 节段取颈前左侧横弧形切口,其余节段取颈前右侧横弧形切口。逐层分离,显露椎体后,于病变间隙插入标记针,C 形臂机透视确定位置后放置 Bryan 间盘操作系统,切除病变椎间盘。用椎间撑开器撑开,安放双通道打磨导向器,确定磨削深度后,用盘状磨头磨出人工椎间盘植入面的外形,使之与植入物能够严密配合。用磨钻磨除骨赘,取出后突的间盘组织并切开后纵韧带充分减压。在人工椎间盘假体中灌注无菌生理盐水并密封后,植入假体,C 形臂机透视确认位置满意后,按常规关闭切口(图 4—1—10)。手术后颈托固定两周。手术第 2 天下地功能锻炼。

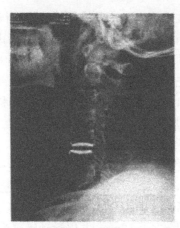

图 4—1—10 X 线侧位片示颈椎人工间盘置换术后

6.颈椎前路侧前方减压术 颈前路的侧前方减压术,为近年来逐渐开展的手术,主要用于以颈脊神经根或与椎动脉受压症状为主者。本手术难度较大,操作时需小心谨慎。

(1)手术适应证。

①单纯颈脊神经根型和(或)椎动脉型颈椎病(钩椎关节病),经正规非手术疗法久治无效者。

②对合并有脊髓型症状者,可与颈前路正中扩大性减压术同时进行。

(2)手术步骤。

①体位、切口及显露椎体前方:均同一般颈前路手术,但手术切口有左右侧别的选择,需根据症状的侧别而定。

②切断颈长肌:选择施术椎节段,将其分为数束用短粗针缝合、结扎、切断。其范围可视病情而定,但不宜超过横突前结节外缘,以免误伤脊神经根与根部血管丛,并注意保护颈动脉。此处血管十分丰富,且压力较高,其出血量比估计的要多,因此必须小心仔细。缝合结扎后仍出血不止者,可用明胶海绵或可吸收的止血纱布压迫止血。

③切开横突孔前壁,暴露椎动脉:椎动脉一般自 C₆ 横突孔下端进入(可有变异)。在暴露横突孔前方骨质、确定横突孔位置后,用较细的神经剥离子将其上下口游离,以防因椎动脉及椎静脉与椎孔前壁骨膜粘连而误伤。而后用薄型手枪式咬骨钳咬除横突孔前壁,使其呈敞开状,以充分暴露椎动脉,并沿其走行向上下稍许分离。在咬除骨质时,有时渗血较多,可用明胶海绵止血。

④椎体前外侧缘切除:将椎动脉轻轻向外牵开,沿椎间隙下缘横行切断前纵韧带外侧部分,用小平凿将椎体上缘与横突孔相连的椎体前外方骨质凿除,扩大椎动脉和神经根显露范围。操作要小心,切勿失手伤及神经根及椎动脉。

⑤钩突切除(钩椎关节孔扩大):用小平凿在与椎体冠状面及矢状径面各呈 45°(即与神经根平行)向内、向后、向上凿除增生的钩突。当凿至深部时,为避免万一失手而误伤神经组织等,亦可改用小刮匙,由前外向内后轻轻刮除。对压迫症状严重者,刮除范围可相应扩大。

⑥闭合切口:按颈前路手术常规进行即可。术后处理同一般颈前路手术。

(四)颈椎病后路手术

1.实施颈椎病后路手术的情况

颈椎病的后路手术术式主要用于多节段颈椎病、颈椎后纵韧带骨化症、颈椎管狭窄症、颈椎骨折脱位合并神经损伤、颈椎椎管内肿瘤及蛛网膜粘连需行松解术等。而对来自椎管前方的致压物由于无法直接起到切骨减压作用,故在选择上应考虑到此种情况,除非前方致压物偏向一侧,有可能进行操作,否则一定要十分慎重。一般颈椎病患者多从前路施术,但如果具有以下情况者,则应酌情考虑先行后路手术或是在前路手术后酌情后路手术。常规的颈椎后方暴露,是指通过颈部后路切口显示椎节后方骨性结构的手术入路。这种已经开展多年的传统性手术,近年来虽有改进,但基本方法变化不大。

(1)颈椎病合并发育性椎管狭窄者。

①椎管矢状径明显狭小:绝对值<10mm 伴有明显感觉障碍症状者,原则上先施后路减压术(而后再酌情行前路减压术)。因为此时脊髓后方受压更为明显。但对个别病例,可能因为椎管前方致压物,并以运动障碍症状为主者,仍以前路减压手术为宜。

②椎管矢状径相对狭小:即矢径>12mm,并以运动障碍为主者,一般宜先行前路减压术,而后再酌情行后路减压术。当然对感觉障碍为主者,则应考虑先行后路手术。

(2)颈椎病合并黄韧带或后纵韧带骨化者。颈椎病合并黄韧带骨化者,需同时切除黄韧带,可酌情先行后路减压术,但颈椎病合并后纵韧带骨化,骨化率<30%,且以运动障碍先发者,一般多需先自前路切除病变之髓核及新生的骨赘,术后再根据病情恢复的具体情况酌情是否行颈后路减压术,而后纵韧带骨化率大于 30%者,以后路手术为宜。

(3)颈椎病合并有继发性、粘连性蛛网膜炎者。如行颈前路减压术后仍有根性症状时,则多需行蛛网膜下腔探查及粘连松解术。此类病例既往发病率较高,近年来随着新型造影剂的问世及 MRI 的广泛应用,此种情况已少见。

(4)颈椎病节段多、范围广。通常病变超过 3 个节段以上者宜行后路减压术。

2.颈后路手术方式选择原则

(1)椎板切除减压术。本手术是通过切除单侧或双侧椎板来达到减压及切除病变目的的术式,临床上使用广泛;按椎板切除范围的不同,椎板切除减压术可分为半椎板切除术、常规椎板切除术与扩大性椎板切除术三种,各种术式均有其相应的手术适应证及特点,分述如下。

①颈椎半椎板切除术:适用于椎管狭窄相对较轻,颈椎病表现以单侧为主者。颈椎半椎板切除术是通过切除一侧椎板而达到减压目的的术式,因其对椎节的稳定性影响较小,在临床上应用较多。操作时先用薄型咬骨钳或微型磨钻,在拟行减压术的椎板间隙开一缺口。然后从开窗处向上或向下切除椎板达预定范围,再以薄型咬骨钳或尖刀片切除其下方的黄韧带,以暴露一侧之硬膜囊,从而达到减压的目的。

②颈椎常规双侧椎板切除减压术:即以切除颈椎双侧椎板达到减压或暴露椎管为目的术式。该术式较为简便,在临床上广泛选用,但其对椎节的稳定性影响较大,多需同时辅以植骨融合术,否则易发生医源性颈椎不稳,甚至后突畸形。因此对于切除范围较大者,可酌情选用内固定。该术式是在上述的半椎板切除减压的基础上对双侧椎板均施行切除,从而使整个硬膜囊后部获得减压。由于该术式可影响颈椎的稳定性,因而在切除后可行椎板间髂骨植骨融合术或棘突间"H"形植骨术。

③颈椎后路扩大性椎板切除减压术:此种术式是在常规双侧椎板切除减压的基础上,向椎板两侧扩大减压范围达两侧小关节的一部或大部的术式。有学者认为:单纯性椎板切除减压术,即使术中将双侧齿状韧带切断,对来自椎管前方压迫的颈椎病亦难以取得满意疗效,此主要是由于双侧小关节后壁以及脊神经根本身的牵拉与固定所致。因此,将双侧椎间孔后壁

切开的广泛性颈后路减压术这一术式,从减压角度来看,当然更为彻底。但如其对颈椎的稳定性破坏过多,势必影响远期疗效。因此在选择时需全面加以考虑。

(2)颈椎椎管成形术。凡涉及颈髓及颈脊神经的疾患,大多与颈椎的椎管或根管相关,尤其是在椎管狭窄基础上的颈椎病。因此如何恢复与扩大椎管内径,尤其是椎管的矢状径是消除这些疾患病理解剖与病理生理的基本条件。为克服颈椎椎板切除后颈椎不稳之弱点,在扩大椎管内径的同时,尽可能保留颈椎的稳定性,有学者提出了颈椎椎管成形术。该术式最早由日本学者平林和中野等人报道,早期的术式是通过将椎板一侧全切断,另侧仅外板切断,并造成骨折及移位而扩大椎管矢状径,从而获得扩大椎管矢状径及减压目的。之后又不断有新的术式出现,目前临床上较为常见的、有代表性的术式主要有:单(侧方)开门式椎管成形术、双(正中)开门式椎管成形术、"Z"字成形术、半椎板切除椎管成形术及棘突悬吊式成形术等数种。

①单(侧方)开门式椎管成形术:单开门椎管成形术在临床上最为多用,此种术式在操作上较为简便,且疗效较为稳定。其通过切除一侧椎板之外板及另侧椎板全层,然后对棘突加压而扩大该椎板切开处间距,另侧外板切开侧形成骨折从而达到扩大椎管矢状径之目的。被切开的椎板间隙越大,该段椎管矢状径亦增加越多。其宽度每增加1mm,矢状径约增加0.5mm。将椎管矢状径扩大后,为维持其有效间隙的间距,防止再关门,最好将棘突缝合固定至椎板骨折侧的椎旁肌中,以降低关门率。尽管80%以上的病例有效,但术后易出现"关门"或椎板切开处有骨痂形成,以致重新引起症状,甚至症状明显加重(图4-1-11、图4-1-12)。

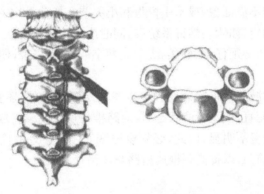

图4-1-11　颈后路单开门

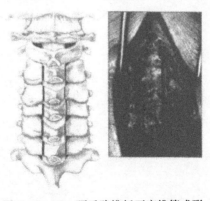

图4-1-12　颈后路椎板开窗椎管成形

②双(正中)开门式椎管成形术:此种术式是在单开门式椎管成形术的基础上,将双侧椎

板均咬除外板,然后自棘突正中劈开,将椎板掀向两侧,在两侧椎板处均形成骨折,从而达到扩大椎管矢径的目的。此术式不仅明显增加了椎管的矢状径,且"关门率"较低。此法从扩大椎管矢状径角度来说,较之前者更为理想,且符合脊髓之圆柱形结构,使其获得较均匀的减压。但其在操作上难度较大,易误伤,应注意。

③半椎板切除椎管成形术:由于开门术术后"再关门"发生率较高,其远期疗效欠满意,我们在临床实践中发现在切除半椎板的基础上尽可能多地扩大切除范围同样可以达到增加椎管有效空间的目的。因此该术式为在切除单侧椎板后对椎管进行减压之后用特种薄型、尖头的颈椎椎板冲击式咬骨钳,将残存的椎板及棘突前方的后弓壁逐块逐块地切除,直达对侧椎管后壁。必要时切除小关节内侧壁骨质,以使其从侧方获得最大限度的减压。

④颈椎后路"Z"字成形术:"Z"字成形术是先将棘突切除,再将椎管后壁用微型锯等器械切成"Z"形,此后向两侧掀开,而达到扩大椎管矢状径之目的。本法在实施过程中一定要细心、耐心,否则,稍有疏忽即可造成难以挽回的后果。

3.颈后路手术注意事项

颈椎后路手术方式有多种,必须根据患者病情及医师本人技术熟练程度加以选择。具体操作时应注意以下原则。

(1)由于颈后部软组织丰富,显露时较易出血,术中应注意止血,以保证术野清晰。

(2)无论作半椎板或全椎板切除或行椎管成形术,C_2 作为颈后肌肉的附丽点,尽量予以保留,加之 C_2 椎管较宽,该节段较少受累。

(3)对术前即有颈椎不稳征象,或术中椎板和小关节突切除较多,估计术后会产生不稳或畸形者,应酌情辅以内固定,如侧块螺钉系统等,同时应予植骨融合。

(4)术中减压时,操作必须仔细、轻柔,尤其对椎管明显狭窄者,使用器械必须精细,防止医源性损伤。

(5)颈椎病后路手术减压效果除病变程度本身与术式选择外,还受颈椎生理曲度变化的影响。当颈椎生理曲度变直,或呈后凸状态时,后路椎板切除或椎管成形术后,脊髓向后移位困难,使神经功能障碍改善不明显,因此,必须设法恢复颈椎生理曲度,可采用内固定加植骨融合方式重建颈椎生理前凸,以提高颈椎病后路减压治疗效果。

(张国永)

第二章　上颈椎损伤

第一节　寰椎骨折

寰椎骨折是 Jefferson 于 1920 年最先描述的,一般分为三种类型:Ⅰ型,寰椎后弓骨折;Ⅱ型,寰椎侧块骨折;Ⅲ型,寰椎前后弓双骨折,即通常所说的 Jefferson 骨折或爆裂性骨折。此外尚有一种其他类型的骨折,寰椎前弓的水平骨折。这种分型对于明确损伤机制和选择正确的治疗方法是很重要的。骨折可致颈椎严重不稳,未能早期发现,及时治疗,可发生骨折不愈合或延迟愈合。寰椎骨折治疗的目的在于恢复枕部的稳定性及其生理功能,解除神经压迫和防止迟发性损伤。多数作者主张非手术治疗,认为不管骨折是否稳定,均能获得满意的疗效。单纯的寰椎后弓骨折仅需颈领石膏固定便可愈合,值得注意的是这种骨折常伴有其他颈椎的损伤,最常见的是后移位的Ⅱ型齿状突骨折和Ⅰ型创伤性枢椎前滑脱,在这种情况下,治疗主要针对这些损伤。对侧块骨折和 Jefferson 骨折可用轴向牵引使骨折复位并维持 4～6 周,然后头颈胸石膏固定直至骨折愈合。尽管如此,为获得伤后枕寰部的永久性稳定,仍有作者主张采取手术治疗,通常采用寰枢椎固定术和枕颈融合术,前者更符合生理要求,包括前路或后路的寰枢椎融合术、经关节螺钉固定术等;后者可于损伤早期施行。且可确保枕寰枢椎的稳定,但颈椎的运动功能丧失较多。

(罗耀超)

第二节　寰椎横韧带损伤及寰枢椎脱位

一、受伤机制及分型

寰椎横韧带附着于两侧块前方,与前弓构成骨纤维结构,包绕并限制齿状突过度活动,保持寰枢椎稳定。它的断裂是一种严重的创伤,主张将其分型如下:Ⅰ型为韧带本身的断裂,分两个亚型:ⅠA 型为韧带中部的断裂,ⅠB 型为韧带附着部的断裂;Ⅱ型为韧带附着部骨性的断裂。亦有两个亚型:ⅡA 型伴有寰椎侧块的粉碎骨折,ⅡB 型则不伴有侧块的骨折,此种分型有助于临床治疗的选择。对于横韧带断裂的治疗,多数作者认为应采取手术治疗,早期的手术治疗可以稳定寰枢椎,以避免迟发性神经损伤。手术多采用后路寰枢椎固定术,主要是有 Gallie 法和 Brooks 法,术后给予 Halo 石膏固定,多数可获得良好治疗效果。枕颈融合术较少用于此类损伤中,只有当寰椎后弓缺损或骨折不愈合时才被采用。有作者认为Ⅱ型断裂,通过非手术治疗,大部分可获得愈合,但ⅡB型不愈合的可能性很大,仍需手术治疗。

二、治疗进展

寰枢椎(C_1～C_2)脱位不是独立的临床疾病,而是累及颅椎交界区的某种损伤或疾病的一种病理状态。然而,不论哪一种病损,一旦发生 C_1～C_2 脱位,或处于不稳定状态,有可能伤及延髓和高位颈脊髓,威胁生命或导致残废。因此,在治疗上除原发疾病与损伤之外,常常把矫正脱位、解除神经压迫、重建 $C_1 \sim C_2$ 之间的稳定视为首要目标之一。依据不同的目的和不同的依据可以有不同的分类方法。有作者依据外科治疗方法选择为目的,分为可复性脱位与不可复性脱位,后者也称固定性脱位。前者指牵引可以达到复位目的的一类病例;后者则因脱位病史长久,软组织挛缩或瘢痕形成,甚至骨质增生,侧块关节变形,或骨折畸形愈合,采用颅骨牵引而不能复位的一类病例。两种不同类型的 $C_1 \sim C_2$ 脱位的病理不同,治疗方法与技术的选择也不相同。固定性脱位引起脊髓腹侧受压。头与 C_1 向前下移位,头颅重心前移,形成 $C_1 \sim C_2$ 之间后凸,下颈椎前凸增大,即所谓鹅颈畸形。这类病例治疗比较困难。

寰椎横韧带断裂或陈旧齿突骨折都不能通过保守治疗重获寰枢关节的稳定,只好实施寰枢关节融合术。作为一种经典术式,自 1939 年以来 Gallie 的钢丝固定寰椎后弓与枢椎棘突的方法被应用了近半个世纪。其后虽然有了 Brooks 钢丝固定、Halifax 椎板夹、Apofix 椎板夹,但都没有使固定原理根本改变,用这些方法重建寰枢关节稳定性的效果均不理想。椎弓根螺钉固定在胸腰椎的应用使脊柱外科内固定技术有质的飞跃。1987 年 Magerl 从后路用两枚螺钉经枢椎椎弓峡穿入寰椎侧块,这种固定方式在稳定性上超越了上述任何一种,已经成为寰枢关节稳定术的经典术式。

三、手术要点与疗效评价

(一)可复性寰枢关节脱位的矫形术

多数病例复位之后可解除脊髓受压。因此这一类型的病例主要为复位、固定与植骨融合术。

1. $C_1 \sim C_2$ 后弓 Gallie 固定融合术　20 世纪 40 年代,Gallie 医生采用后路,显露 C_1 与 C_2 后弓。首先用 22 号不锈钢丝一条将钢丝襻自 C_1 后弓上缘,经椎管自 C_1 后弓下缘出,将该襻经 $C_2 \sim C_3$ 棘突之间置于 C_2 棘突基部,然后将髂骨取下的长方形骨块,修成"H"形。置于 C_1 后弓与 C_2 棘突基部之间。将钢丝拉紧,再将两端在植骨块背侧绑扎并拧紧,固定骨块与 $C_1 \sim C_2$ 后弓。术后采用头-颈-胸石膏,或 Halo-vest 外固定 3 个月左右。此项技术在 20 世纪 50—60 年代比较常用。但是即刻固定强度较差,不能限制 $C_1 \sim C_2$ 间旋转与前后平移。对屈、伸的限制也不够强,因此其融合率(50%～80%)不够满意。后来有多种改良的技术。在这些改良技术中,着重在改变植骨块形态,钢丝的绑紧方法。实际上依然是 $C_1 \sim C_2$ 之间植骨固定,其固定强度依然不够满意。在多种改良技术中,Brooks—Genkins(1978)技术较为优秀,被多数作者采用。

2. Brooks—Genkins 后弓融合术　本技术依然取后正切口,显露 $C_1 \sim C_2$ 后弓。与前者所不同的是将植骨修成两个楔形骨块,分别置于 $C_1 \sim C_2$ 左、右后弓之间。然后用两条钢丝分别经椎管绕过 C_1 与 C_2 两后弓,并分别绑紧两侧的植骨块。Brooks—Genkins 技术增加植骨块与 $C_1 \sim C_2$ 后弓的接触面,增加了抗屈伸的固定强度,提高了融合率。然而,力学测试表明仍不具有抗旋转和水平移位的强度。术后仍需要头颈胸石膏或头环背心(Halo—vest)固定 8～12 周。

Brooks—Genkins 技术操作难度大,技术要求高。因为两条钢丝需经椎管穿过,脊髓损伤的可能性大。后来又出现一些改良技术。这些改良技术主要采用钩和杆固定 $C_1 \sim C_2$ 后弓,试图取代钢丝固定。

3. 钩杆内固定系统　基于上述原因,Holmess(1984)与 Cgbulski(1987)先后报道了 Halifax 椎板夹技术治疗 $C_1 \sim C_2$ 脱位的经验。Halifax 椎板夹包括上、下两个钩,钩尾有撬起的板,板有螺纹孔,另有一螺纹杆。孔的大小与螺纹杆相匹配。

术中显露 C_1 与 C_2 后弓之后,取自身髂骨块。将植骨块修整成两个楔形骨块,分别置于 C_1 与 C_2 两侧椎弓之间。安装上、下钩。上钩钩在 C_1 后弓上侧,下钩钩在 C_2 椎板下缘,并将钩尾的螺纹孔对齐,自上而下拧入螺杆。以同样方法安装对侧。X 线透视下观察 $C_1 \sim C_2$ 复位是否满意。如果复位良好,拧紧两侧螺杆。此方法用置钩取代了穿钢丝,操作简单,安全性也好,但是即刻稳定的作用并未改善,术后仍需外固定加以保护。同时常常因为钩与 C_1、C_2 后弓骨骼形态不相匹配而脱钩。当前仍然应用的 Apofix 内固定装置,属同样原理而设计的钩杆内固定系统。

4. Halo-vest 外固定,$C_1 \sim C_2$ 后弓表面颗粒状植骨融合术　为了简化手术操作,提高安全性,北京大学第三医院骨科自 1983 年采用了上述融合技术,治疗可复性 $C_1 \sim C_2$ 脱位的病例。术前牵引复位,安装 Halo-vest 外固定装置,维持 $C_1 \sim C_2$ 良好位置。在外固定维持下,作后正中切口,显露 C_1 与 C_2 后弓的背侧面。用电动磨钻将 C_1 与 C_2 后弓背侧面去皮质骨。自髂后上棘外下方取髂骨松质骨,修剪成颗粒状,植骨于 C_1、C_2 后弓去皮质骨区。术后继续外固定 8~12 周。本技术以外固定取代内固定,操作简单,安全;植骨接触面增大,融合率较高;费用低。但是术后需定期复查,以免外固定松动导致复位与融合失败。

5. $C_1 \sim C_2$ 后路 C_2 椎弓根与 C_1 侧块螺钉接骨板内固定术　为了增强内固定强度,克服固定之后 $C_1 \sim C_2$ 之间的屈伸、旋转与水平移位活动,北京大学第三医院骨科采用经 C_1 侧块,C_2 椎弓根分别置入螺钉,再用螺母将接骨板分别与螺钉尾部相联接的内固定技术。然后实行 $C_1 \sim C_2$ 后弓表面植骨。临床观察与力学测试表明,本技术达到了坚强固定的要求,术后无需外固定。然而本手术的操作难度较大。操作不当有椎动、静脉或脊髓损伤的可能。

6. Magerl 手术　经典的 Magerl 手术包括两个步骤:经寰枢侧块关节螺钉固定和寰椎后弓与枢椎棘突间的钛缆固定,这样可以形成三点固定。临床实践证明,寰枢关节在两枚经侧块关节螺钉的固定下已经足够稳定了,如果不考虑对植骨块的固定,就不必再用钛缆固定寰枢椎后弓了。有作者将经典 Magerl 术的块状植骨改为颗粒状松质骨植骨,同样可以获得满意的植骨融合率。这种简化了的固定及植骨方法称为改良 Magerl 术。

Magerl 术虽然固定效果很好,但其适应证有限。对于有严重鹅颈畸形的病例很难以理想的角度把螺钉置入。所谓"鹅颈畸形",是指寰椎向前下移位,下颈椎的生理前凸代偿性加大。有鹅颈畸形的病例由于病程很长,下颈椎背侧的软组织已经挛缩,手术时颈椎不可能置于后凸的姿势。在这种情况下,欲使螺钉经枢椎椎弓峡进入寰椎侧块是不可能的。如果螺钉不经关节穿过,而是分别被安置在寰椎、枢椎,然后再用固定板连接,完成寰枢关节的固定,这样颈椎在没有后凸的姿势下也可以完成手术。这样的固定方法称为寰枢椎侧块钉板固定。印度的 Goel 在 1994 年即发表了论文,首先报道了这样的固定方法,近几年相同原理的临床报告陆续出现。Goel 的临床报道中使用的是普通螺钉和连接板,螺钉和连接板间没有锁定装置,是靠螺钉将板压紧在骨面上的方式达到固定的。这样稳定性不可靠,而且不能利用这套装置对寰枢关节进行复位。为了使固定板更贴近骨面,Goel 在术中常规切断双侧颈 2 神经根,结扎伴随静脉丛,还要在骨面上磨出骨槽。Harms 使用椎弓根钉和连接棒构成寰枢关节间的钉棒固定,这样既可以用连接棒的预弯曲度调整寰枢关节的对位,又可以通过椎弓根钉尾端的锁定装置对寰枢关节牢固固定。党耕町 2003 年报道了后路寰枢关节钉板固定术,用椎弓根钉分别固定寰椎侧块和枢椎椎弓根,在用螺母将固定板与椎弓根锁定时,利用固定板的预弯屈度,使寰枢关节充分复位并稳定。这种钉板固定装置结构简单、固定板易于弯成合适的曲度、锁定装置可靠,是一种比较理想的固定器械。

(二)难复性寰枢关节脱位的矫形术

寰枢关节在外伤后发生的寰椎横韧带断裂或枢椎齿状突骨折如果没有得到及时、有效的治疗,可以形成迟发性寰枢关节脱位,临床见到的多是寰椎前脱位。在这种情况下,齿突或枢椎体后上缘对脊髓腹侧形成顶压,导致慢性脊髓病,或在一次不大的外力打击下瘫痪。有些寰枢关节脱位在颅骨牵引下比较容易复位,对这些病例可以直接作后路寰枢关节融合术。如果病程已经很长了,寰椎向枢椎前下方移位,脱位程度很重,下颈椎生理前凸即代偿性地加大,以保持平视,从而形成鹅颈畸形。在鹅颈畸形状态下,下颈椎后方和寰椎、枢椎前方的韧带、肌肉组织发生挛缩,牵引复位常难以成功,这种病理状态应称为难复性寰枢关节脱位。可以认为寰枢关节脱位是矢状面上的脊柱侧凸畸形。最合理的治疗方案应是通过松解复位、内固定、植骨,以恢复颈椎的正常形态。颈椎的序列恢复后,脊髓压迫也就彻底解除了。

以往有一种观点,认为寰椎前脱位时寰椎后弓会由后向前压迫脊髓,切除寰椎后弓就可以使脊髓彻底减压。持这种观点的人忽略了一个事实,即寰椎前移的同时颅骨也随之前移(因为寰枕关节的对合关系是正常的),脊髓的起端是与寰椎后弓同步前移的,后弓是不会压迫脊髓的,在这样的情况下切除寰椎后弓是没有减压作用的。

松解复位是矫形术的第一步,只有经口咽入路才能充分完成。再彻底的松解术后也还会有不小的再脱位的弹性回缩力。后路内固定器械要承受很大的应力。寰枢椎侧块钉板固定的方法特别适用于这种情况。椎弓根钉在寰椎侧块和枢椎椎弓根内的稳定性非常可靠,还可以利用固定板的预弯曲度,改变寰枢关节的复位程度,直至获得解剖复位。

1.经口咽入路寰枢关节松解复位术

(1)术前准备和体位:术前作口腔洁治,术前3天用不刺激黏膜的消毒溶液(如0.02%的洗必泰)漱口。麻醉前安置鼻饲管。全麻后仰卧位,颈稍后伸,将手术床头高脚低倾斜。装上颅骨牵引弓,在使用肌松剂后,用颅骨牵引作复位的尝试。颅骨牵引重量应相当于患者体重的1/10至1/8。约10分钟后,用X线透视机观察寰枢关节的对位情况。如仍不能复位,即可实施经口咽入路的寰枢关节松解复位术。先作气管切开术,置入气管导管后接呼吸机。

(2)显露:用碘伏液消毒面部和口腔后,再用碘伏液冲洗鼻咽腔。用Codman拉构将口腔撑开。用两根细导尿管从鼻孔插入口咽腔,与软腭缝合固定后,将导尿管从鼻孔拉出,打结,使软腭和悬雍垂向鼻咽腔内翻转悬吊,这样即可使咽后壁充分显露。作咽后壁正中纵切口,切开黏膜和肌肉,将其向两侧分开。这时可以触到寰椎前结节。

(3)松解复位:沿寰椎前弓下缘横断颈长肌、头长肌和前纵韧带。此时在颅骨牵引的作用下,寰枢关节即可部分复位。横断寰枢侧块关节囊,用刮匙插入侧块关节腔中,刮断关节腔内的粘连组织,用刮匙在关节腔内撬拨,使寰枢关节进一步复位。如果寰枢关节脱位是由于寰椎横韧带断裂造成的,在齿突和寰椎前弓间可能有韧带和瘢痕组织,它们会影响复位。此时应将寰椎前弓的下1/2或2/3用椎板咬骨钳咬除,随后将齿突前的软组织用间盘钳清除干净。这样便可以使寰枢关节进一步复位。如果复位仍不理想,可用刮匙沿齿突两侧和尖部刮断翼状韧带和齿突尖韧带,再用刮匙钩住齿突尖后上缘,向前下方撬拨,最终可以得到满意的复位。对齿突骨折畸形愈合的病例应在骨折愈合处作截骨术。先将寰椎前弓下部咬去一些,使骨折处可直视到,然后用小的磨钻头或小刮匙将骨折处横断,使齿突游离,寰枢关节随之即可复位。寰枢关节的复位程度可以从直视到的寰枢侧块关节的对应关系和颈椎侧位 X 线透视而明了。松解术完成后,可用细丝线将咽后壁组织全层缝合。

2. 后路寰枢关节融合术后路手术应与经口咽松解术一期完成,体位和手术程序同后路寰枢椎侧块钉板固定植骨融合术。

(1)术后措施:气管导管保留 5 天,鼻饲 7 天,用抗菌素溶液作口腔喷雾 7 天。抬高床头,以利咽部伤口消肿。术后 2 天即可起床活动。

(2)要点:①经口咽入路寰枢关节松解复位术虽然创伤不很大,但由于手术切口位于咽后壁,术后咽部的组织肿胀、鼻饲管的刺激和气管切口都会使病人承受痛苦,所以一定要确认寰枢关节脱位是牵引不可复位的才可施行。术前在病床的持续颅骨牵引虽有可能获得复位,但要持续数天甚至 1～2 周。有作者认为,卧床持续颅骨牵引徒增病人的痛苦,即使不能复位也不能证明松解术的必要。有些病例,虽然在病床牵引了许久还不能复位,但在全麻后肌松剂的作用下,再牵引可能就复位了。所以不要在术前作病床上的持续颅骨牵引,可改为全麻后的短时(10 分钟即可)牵引。这样麻醉下牵引 10 分钟即可得到病床上 1～2 个星期的牵引结果,可以大大缩短疗程,减少病人的不便和痛苦。②松解术完成后改俯卧位作后路手术时,一定要在翻身这个环节保持颈椎的轴向牵引力,以稳定寰枢关节。

(罗耀超)

第三节　枢椎齿状突骨折

一、受伤机制

齿状突骨折由剪性暴力造成。无移位的齿状突骨折在早期容易漏诊。骨折移位者伴随寰枢关节脱位。向前脱位远多于向后脱位。

二、临床分型

其预后和骨折类型有关。Anderson 把齿状突骨折分为三型:Ⅰ型为齿状突尖部骨折,较少见。骨折线常为斜形,是齿突尖韧带或翼状韧带附着部位的撕脱性骨折。纵然不发生骨性愈合也不会影响寰枢椎的稳定性。Ⅱ型为齿状突腰部骨折,即齿状突与枢椎椎体交界处的骨折,X 线照片上可以见到其骨折线高于寰枢关节面,为最多见的类型,其不愈合率高达 36%(有报告高达 62.8%)。Ⅲ型为齿状突基底部骨折,其骨折线经过枢椎椎体,非手术治疗可获 90% 的愈合率(图 4-2-1)。

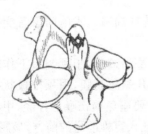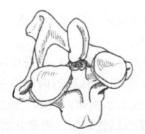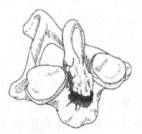

图 4-2-1　Anderson 齿突骨折分型

治疗原则:无移位的齿状突骨折可采用头颈胸石膏固定。骨折移位者宜立即采用颅骨牵引复位,牵引重量4～5kg,前脱位者采用过伸位,后脱位者采用微屈位;3周后包头颈胸石膏。

Ⅱ型骨折有其特殊性,因其不愈合率高,不少作者主张早期行寰枢椎融合术。若采用非手术治疗亦应在伤后6个月摄屈伸位X线照片(极度屈曲和极度伸展时的侧位照片各一张),发现寰枢椎间不稳定则亦应行寰枢椎融合术,以免脱位进行性加重而致脊髓受压。

三、治疗进展

对于大多数的新鲜齿状突骨折,多数可行前路齿状突骨折螺钉固定术。手术治疗的目的是恢复解剖序列并对骨折处加压固定,促进骨折愈合;保留寰枢关节的运动;早期功能锻炼。其相对适应证为任何Anderson和D'Alonzo分型Ⅱ型骨折。其绝对适应证为Ⅱ型骨折有下列情况者:分离移位超过4mm;成角超过10°;年龄超过40岁;后方移位;多发伤;不愈合。当然,对于一些患者存在如下禁忌证,如:闭合复位失败;严重的骨质疏松;慢性阻塞性肺疾患造成胸廓阻挡;颈胸段后突畸形;骨折块过小;斜形骨折(前下到后上)没有支撑钢板;齿状小骨;不能伸颈,椎管狭窄或者颈部活动受限。

对于在寰枢关节脱位不能整复且脊髓受压症状严重时,经口腔途径齿状突切除术可能是唯一可考虑的治疗方法,但其操作困难,危险性大。主要适应于难以整复的寰枢关节脱位或齿状突骨折脱位,确证齿状突移位是造成脊髓高位受压原因时,可行齿状突切除术,以达到脊髓前方减压的目的。可以同时行前路寰枢关节植骨融合术,但其感染的可能性大,植骨块也可能失落或吸收。因此,前方减压后常需再作后路融合术。

枢椎齿状突陈旧性骨折合并脱位造成脊髓前方受压,牵引难以复位者,如寰枢关节向后脱位时骨折的枢椎齿状突从腹侧压迫脊髓,如陈旧性齿状突骨折合并寰枢关节向前脱位时枢椎椎体后上缘从前方导致脊髓腹侧受压。此时必须切除前方致压物,才能使脊髓减压彻底。目前多行经枕颈后外侧途径齿状突切除术。

四、手术要点与疗效评价

(一)齿状突骨折螺钉固定术

1.术前准备 所有患者术前均应行颅骨牵引或Halo架固定。牵引的目的在于维持颈椎的稳定性,避免继发性脊髓损伤,同时对有移位的患者起复位作用。定时床旁拍片,了解骨折复位的情况,确定手术时机。

2.手术方法

(1)体位:仰卧位,肩部及后颈部垫高,使颈椎后伸,并维持颅骨牵引。如有需要,挤压胸廓前后径以利于克氏针和螺钉的安放。

(2)麻醉:局麻或全身麻醉。对于能配合手术的患者可选择局麻。术前向患者交代清楚术中的注意事项,多可顺利完成手术。

(3)手术步骤:于环甲软骨关节水平作横切口,切开皮肤及颈阔肌,于颈阔肌下作较大范围的分离,以利于充分牵拉软组织。沿颈动脉鞘的内侧缘分开颈深筋膜,用颈椎板状拉钩将颈动脉鞘牵向外侧,将气管、食管及条状肌肉牵向内侧。此时要避免损伤喉上神经,甲状腺上动脉有时对于手术操作有影响,可予以结扎切断。将牵开器插入寰椎前弓的前方,显露颈2～4椎体的颈前筋膜,以电凝烧灼椎前筋膜及颈长肌的中线缘并剥离颈前筋膜,C臂X线机定位后,以骨刀切除颈 3 椎体的前上缘,咬除部分椎间盘的纤维环,在单臂或双臂 X 线机透视下打入导针 5mm 后,C 臂 X 线机透视前后位,观察导针是否在齿状突冠状面的中轴上,见方向正确后将 C 臂 X 线机调整为侧位,校正导针的前后方向后继续将其打入齿状突的顶端,分别以中空钻头、中空丝锥沿导针钻入,造螺纹槽。选择适当长度的中空松质骨螺钉,沿导针拧入(图 4-2-2),进行唤醒试验,让患者活动四肢。前后及侧位透视螺钉位置良好后关闭伤口。伤口内放置引流管。

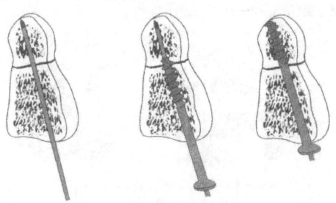

图 4-2-2 齿突中空螺钉固定术

为了较好地控制旋转,可采用两枚螺钉固定,在枢椎体尾部前面,离开正中 2～3mm 的地方插入 1.5mm 的克氏针;沿着脊柱纵轴的方向,在 C 型臂机监测下(同时监测正位和侧位)向头端平行插入克氏针,到达齿状突头端后缘的皮质;使用同样技术沿着平行方向拧入第二枚克氏针;拧入空心螺钉,使得螺纹超过骨折线,或者取出一枚克氏针,按照设计拧入拉力螺钉;在对侧重复同样的操作。

对齿状突骨折不愈合的患者,将小刮匙伸入骨折不愈合处,清除前方纤维组织,如有可能,按照前述使用两枚螺钉固定,从 C_3 椎体前方取少量松质骨,植于不愈合处。

3.疗效评价 本手术为直接修复骨折,恢复脊柱的骨性解剖,并保留寰枢椎间活动和获得术后的即刻稳定,骨折愈合率高。避免了术后佩戴头环背心,可早期进行功能锻炼。术前依据 CT 选择使用单枚螺钉还是两枚螺钉;单枚螺钉提供的生物力学强度相当于完整齿状突的一半,而两枚螺钉可以提供更好的抗旋转能力。前方入路比后方入路损伤小,可用于伴有 C_1 后弓骨折的患者,总的花费较低。

但此手术技术要求高,需要两个平面的 X 线透视设备。术后可发生螺钉松动和脱出,骨折畸形愈合或不愈合。术中要使用机 C 臂 X 线动态观察,确保克氏针和螺钉的正确走向,防止螺钉将克氏针顶入过深。

(二)经口腔途径齿状突切除术

1.手术方法

(1)体位:病员仰卧,头放在特制头架上,使手术者能取坐位,有足够安放下肢的位置,并能从上方俯视病员面部。

(2)显露:经每一侧鼻孔各插入一条红橡皮尿管,都缝在悬雍垂上。向外牵引尿管就可把悬雍垂和软腭拉入鼻咽部而离开手术区。将两条尿管在鼻外固定,但不要造成鼻软骨压伤。张开口腔,放入 McGarver 自持开口器。口咽部用 Betadine 或碘酊消毒。用食指经口腔,在咽后壁扪到寰椎前结节。以此为中心作咽后壁的纵切口,电凝止血时不要造成组织坏死。用骨膜剥离器在椎体前方分离,双侧软组织作缝线牵引。

(3)切除齿状突:此时安上手术显微镜,以下步骤在显微镜下操作。用高速电钻切除齿状突及其与枢椎椎体交界部,最好采用金刚钻钻头,逐渐除去骨质,直到接近后纵韧带(若先切除寰椎前弓,更易看清齿状突)。继之,用锐利的刮匙除去齿状突和椎体后壁骨质,使后纵韧带能够向前膨出,就达到了减压目的。如果后纵韧带瘢痕化或钙化,不能向前膨出者,需切除后纵韧带并显露硬脊膜(图4—2—3)。

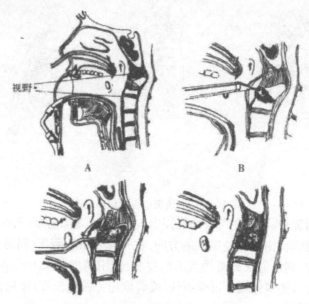

图4—2—3 经口腔途径齿状突切除术

2.术中监测 手术既要达到彻底减压又要避免损伤脊髓,因此需作术中监测。方法如下:①在切除齿状突和枢椎椎体上部达到一定深度时,在骨质切除区放置浸泡造影剂的海绵,作X线侧位照片了解减压是否适当,根据需要可作数次照片;②使用体感诱发电位(SEP)监测,在减压彻底后可见到SEP的波幅增高和潜伏期缩短。

(三)经枕颈后外侧途径齿状突切除术

1.手术方法

(1)麻醉:气管插管全身麻醉。

(2)体位:患者侧卧位并向腹侧倾斜10°～15°。神经症状较重一侧在上方为宜。以头圈垫枕。如患者合并寰枢关节脱位,术前试行过颅骨牵引复位者,术中仍继续维持颅骨牵引,以保持术中枕颈部的相对稳定。

(3)切口:从乳突至枕外粗隆作水平连线,在该线中点向下作一纵形垂直线,长约10～15cm。如需作枕颈植骨融合,暴露枕外粗隆,可将切口上段向粗隆方向延长呈"L"形(图4—3—4A)。

(4)显露:枕颈区为连接头颅和颈椎的重要解剖部位,由于该部肌肉丰富,在显露时必须谙熟解剖特点,尤其在病理条件下,必须通过术前对影像学征象充分研究,术中才能准确无误地显露(图4—2—4)。小脑、延脑和脊髓交界部,在先天性畸形和损伤后,其形态和位置及骨性结构同步发生变化。在施行显露时,务必保持操作动作轻柔和准确。此手术入路区内重要的相关解剖结构有：枕颈后部的肌群、枕大神经和枕小神经、C_1～C_2 神经根等，而最重要的结构为椎动脉。血管从 C_2 横突孔出来后向上进入 C_1 横突孔，再从该孔上口出来绕过寰椎侧块的上关节凹后方穿过硬脑膜进入颅内。

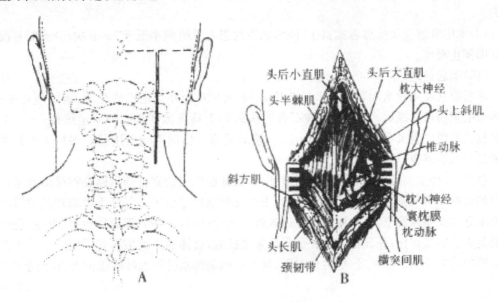

图 4－2－4　皮肤切口及深层结构

切开皮肤皮下组织后，在胸锁乳突肌后缘和斜方肌之间分别切断头颈夹肌、头半棘肌，头后大小直肌和头上下斜肌，并用双极电凝止血。用骨膜剥离器锐性剥离枕后部和 C_1、C_2、C_3 椎板骨膜向前至 C_1、C_2 和 C_2、C_3 关节的后外侧部。可见枕寰区硬脊膜的侧方和其间向上行走的椎动脉，该动脉搏动明显，极易辨认。并可见走向前外侧的 C_1～C_2 神经根。然后切断 C_1～C_2 棘突上附着的肌肉，并向对侧椎板及枕骨作骨膜下锐性剥离，至此可充分显露枕外粗隆、枕骨大孔、颅底的后外侧部分、寰椎后弓和 C_2～C_3 棘突及对侧椎板。

（5）枕骨大孔及寰椎后弓切除：对枕骨大孔狭窄、后缘陷入者，先用开颅钻在颅底后外侧部钻孔，再用尖嘴咬骨钳向枕骨大孔方向切除枕骨大孔后缘及寰椎后弓。如寰枕膜增厚呈索带状压迫脊髓，可将增厚的硬脊膜切开减压。或将增厚的硬脊膜切开呈筛状，而不切破蛛网膜，这样既可达到减压目的，又可避免脑脊液漏发生。其骨质切除范围可只切除枕骨大孔周围部分和寰椎后弓。

（6）齿状突切除：先将手术侧寰椎后弓向前切除至横突后方，从 C_2 椎板由后向前剥离。可见 C_2 横突孔来的椎动脉向上行走及枕寰区硬脊膜侧方。用神经拉钩将硬脊膜轻轻向后牵开，即可显露出 C_2 椎体和齿状突之后外侧方及颅底斜坡。用直径 4mm 无极变速球形磨钻逐步向对侧磨削齿状突直到完全切除，使枕寰区脊髓前后方充分减压。如无寰枢关节脱位的齿状突过长者，可只磨掉突入颅内部分的齿状突上部，这样可仍然保留寰枢关节的稳定性。

（7）重建枕颈区稳定性：对合并枕颈区不稳定者（寰枢关节脱位），由于手术切除了齿状突及齿横韧带，原已不稳定的寰枢关节更加不稳定，因此，在前后方减压的基础上可一期按常规取大块髂骨行枕颈植骨钢丝内固定融合。切口内常规放置血浆引流管一根，逐层缝合切口各层。

2.术中注意事项

（1）在磨切齿状突前应注意仔细进行椎管前静脉丛止血，该静脉丛是此手术中的主要出血原因。

（2）术中切除齿状突时应稳定磨钻，尤其是磨切靠近硬脊膜的齿状突部分更应轻柔，不得有失。

（3）术中麻醉应保持患者能自主呼吸，如发现患者呼吸频率低于7～8次/分或明显改变，应立即停止操作。

（四）术后处理

术后应常规用脱水剂和地塞米松治疗3～5天。对合并寰枢椎脱位者，维持颅骨牵引或枕颌牵引至伤口拆线后，更换头颈胸石膏或头颈胸支具离床活动。外固定维持3～4个月。无寰枢关节脱位者术后头颈部保持中立位，按时翻身。伤口拆线后用颈托保护1个月左右。患者常规术后复查三维CT。

总之，各种上颈椎手术有其一定适应证，多数寰枢椎损伤宜首选后路寰枢椎融合术；不能整复的寰枢关节脱位和枕寰关节不稳定宜采用枕骨颈椎融合术。保证手术成功的关键是：注意手术卧式及头颈稳定性，采用前石膏床或维持颅骨牵引，仔细处理寰椎后弓，直视下谨慎操作避免失手造成误伤，保证植骨块和受骨区紧密接触，合体的头颈胸石膏固定到术后4个月。寰枢椎的前路手术操作较难，危险性更大，且术后咽喉部水肿可致呼吸道梗阻，宜慎重对待。

（罗耀超）

第四节　创伤性枢椎脱位（Hangman 骨折）

Hangman 骨折是指枢椎上下关节突之间的部分在暴力作用下发生的骨折，常伴周围韧带和椎间盘损伤，继而出现枢椎椎体不稳或脱位。严重的枢椎脱位可导致上颈髓受压，甚至造成死亡。据统计 Hangman 骨折约占颈椎骨折的 4%～7%，枢椎骨折的 23%～27%，致死型颈椎骨折的 21%。

一、受伤机制

枢椎是枕颈部和下颈椎的过渡椎体，不具有典型的椎体结构。枢椎上关节突面积较大，关节面近似水平，略向外下方倾斜，主要由松质骨组成，延续头部和寰椎的生理力线，位于枢椎下关节突前方；下关节突面积较小，关节面呈斜形，位于上关节突的后下侧方。上下关节突的解剖学差异使枢椎关节突间部（pars interarticularis）成为一力学杠杆，是两段颈椎的应力集中处。椎动脉穿过关节突间部外侧的横突孔，使其成为薄弱的解剖结构。枢椎的解剖形态和生物力学特点决定了枢椎关节突间部在颈部遭受外力时容易发生骨折。寰椎后弓由于椎动脉在其后部绕行入颅，此处骨质较薄弱，也是易发生骨折部位，因此 Hangman 骨折常合并寰椎后弓骨折。

国外绞刑的绳结在颈前方，致使颏下受力，发生颈椎过伸，头颅向后方牵拉，是一种过伸和牵拉损伤。这种损伤平时并不多见。其致死原因不在于枢椎椎弓骨折，而是脊髓受到突然的牵拉而损伤。

日常生活中的损伤大多由于交通事故或高处坠落所致，如面部或颏部受到打击，使头部向后旋转颈椎过度伸展，或撞车时驾驶员的前额撞在前方的窗缘上；是一种过伸或压缩损伤。

有时合并寰椎后弓骨折。

二、临床分型

Bucholz 最早根据颈 2～3 椎间盘的完整性,将此类骨折划分为稳定型骨折和不稳定型骨折。Effendi 把枢椎椎弓骨折分为无脱位、有脱位及颈 2～3 关节突交锁等三型。目前临床最常用的分类是由 Levine 和 Edwards 于 1985 年提出。实际上是在 Effendi 分型基础上的改进。是目前比较合理实用的一种分型方法。具体分类如下:

Ⅰ型 为稳定型骨折,约占 28.8%,枢椎椎弓骨折无移位或移位很少(<3mm),无成角畸形,为双侧上下关节间的骨折。颈 2、3 椎间盘及前后纵韧带保持完整。这种骨折的受伤机制是由于头过伸的同时受到轴向的载荷所致,不少患者合并有上颈椎的其他骨折,如寰椎后弓骨折 Jefferson 骨折、寰椎侧块骨折以及枢椎的齿状突骨折等。

Ⅱ型 为不稳定型骨折,所占比例最大,约为 55.8%。移位超过 3mm,移位的测量是从颈 2 椎体的后下缘至颈 3 椎体的后上缘间的距离。颈 2、3 椎间隙有成角,提示椎间盘及后纵韧带有损伤。此种类型损伤的机制是由于最初的过伸造成枢椎椎弓的骨折,继之,屈曲力造成后纵韧带及椎间盘的撕裂。屈曲力也可造成颈 3 椎体前上缘的压缩骨折。过度的屈曲和前移力可以将前纵韧带自颈 3 椎体前部撕脱,产生移位。

ⅡA 型 为不稳定型骨折,约占 5.8%,有明显成角而无移位的枢椎椎弓骨折。在这种类型的骨折中,前纵韧带是完整的,因此纵向头颅牵引不至于引起颈 2、3 椎间隙的过度增大,但仍可能加重成角。其损伤机制为屈曲牵张所致。

Ⅲ型 为不稳定型骨折,约占 9.6%,是损伤最重的一类。双侧枢椎椎弓骨折合并有一侧或双侧小关节的前脱位,颈 2、3 间有明显的成角及移位。损伤机制主要为屈曲压缩,导致椎弓骨折并向前方延及。依据外力作用的不同,此类骨折可以合并有椎体后部结构的骨折。由于此类骨折中前后纵韧带及椎间盘均有明显的损伤,骨折非常不稳定,骨折块的移动有引起脊髓损伤的可能。此类骨折属高能量损伤,检查时一定要注意其他部位有无合并的骨折。

后来 Levine 和 Rhyne 又将Ⅲ型骨折分为三个亚型:第一亚型,指双侧椎弓骨折伴双侧关节突绞锁;第二亚型,指单侧椎弓骨折伴对侧关节突骨折或脱位;第三亚型,指双侧关节突脱位伴枢椎双侧椎板骨折。Starr 等发现一类出现神经症状的 Hangman 骨折,牵引治疗没有复位作用。其骨折线不对称,一侧骨折线累及枢椎椎体下后壁,骨折块移位压迫脊髓。1998 年,Levine 指出这类特殊类型骨折的骨折线较典型的 Hangman 骨折更倾斜,一侧骨折线靠近椎体,可累及椎体下后壁和横突孔;另一侧骨折线累及枢椎后柱结构。其影像学特点是椎体移位和成角不明显,枢椎椎体骨折线不清晰,但椎体矢状径增宽。Levine 把这种特殊骨折称为Ⅰ型不典型骨折(ⅠA 型骨折),致伤机制是极度伸展合并侧屈负荷。

三、诊断要点

(一)临床表现

Hangman 骨折一般有明确的外伤史,多见于交通事故、高处坠落头部着地及重物砸伤头部。多数患者有明显的局部症状,如枕颈部疼痛,活动受限,颈部僵硬,喜欢用手托住头部以缓解疼痛。还可出现枕大神经激惹症状,表现为枕大神经支配区域麻木、疼痛。大多数患者有头面部挫伤,是诊断 Hangman 骨折的重要线索。Hangman 骨折常合并上颈椎其他部位骨折,最常见寰椎骨折和齿突骨折,尤其是寰椎后弓骨折。屈曲负荷是Ⅱ型和Ⅲ型骨折的主要致伤机制,也可导致寰椎和齿突骨折。合并齿突骨折的发生率为2%～3%,合并寰椎骨折者占6%～26%。合并寰枢椎骨折的Hangman骨折极不稳定,较单纯的Hangman骨折容易出现神经损伤的症状。发生Hangman骨折时,相应节段的椎动脉受到牵拉,可能造成单侧或双侧椎动脉内膜撕裂,继而血栓形成,血流中断,出现椎动脉闭塞;另外椎动脉暂时性痉挛也可引发血栓形成。椎动脉损伤多见于Ⅱ型和Ⅲ型骨折,说明屈曲暴力是造成椎动脉损伤的重要因素。椎动脉血栓形成可导致脑部后循环血流减少和脑部栓塞,使原有的神经症状复杂和加重。

(二)影像学表现

1.X线检查　X线检查是诊断Hangman骨折的主要手段,包括颈椎正侧位片和颈椎伸屈动态侧位片。Hangman骨折的典型X线表现是双侧枢椎关节突间部骨折,骨折线呈垂直或斜形,枢椎椎体可有不同程度前方移位或成角畸形。摄片时患者头颈部的位置对显示骨折非常重要。一般来说,仰卧位时颈椎处于轻度伸展位,可使不明显的骨折复位。这种自然条件下的复位使骨折线不易被发现,也可使移位程度较轻的Ⅱ型骨折看上去接近Ⅰ型骨折,而给诊断、分型和治疗带来一定的困难和偏差。上颈椎椎前软组织宽度增加和C_3椎体前上缘或枢椎椎体前下缘存在撕脱性骨折也是常见的征象。颈椎伸屈侧位摄片可进一步明确骨折的稳定性,但在骨折急性期应有骨科医生在场指导,或适当治疗2周待韧带组织初步愈合后再摄片。Ⅱ型和ⅡA型骨折在伸屈侧位片上表现为移位和成角增加,而Ⅰ型骨折则无明显的移位增加。Ⅲ型骨折根据X线表现容易诊断。对于ⅠA型骨折,侧位X线片上由于骨折线不重叠而显示不清,但常见枢椎椎体宽度增加。应注意不能把枢椎先天性椎弓根缺如和椎弓软骨连接诊断为骨折。

2.CT、MR、MRA及血管造影　CT扫描可以确定骨折线特点、是否累及横突孔,还能显示椎管的形态变化,应列为常规检查。CT三维重建有助于对骨折形态作全面的了解。MRI不但能显示神经组织是否受压及致压物的形态和性质,而且可以提供受损节段椎间盘和韧带等软组织形态改变的客观资料,这些资料对治疗均有指导意义。椎动脉血管成像(MRA)和椎动脉血管造影能够明确是否存在椎动脉损伤。

四、治疗进展

对于Hangman骨折的理想治疗方法仍有争议,不少作者认为非手术治疗可以获得较好的疗效,外固定骨不连的发生率仅为5%～6%。近年来也有一些作者主张早期手术治疗。目前的治疗原则趋向于根据骨折类型的不同确定是否手术治疗。

Ⅰ型骨折为稳定性骨折,非手术治疗是临床医师的共识。非手术治疗方法有头颈胸石膏外固定、Halo架外固定,或者简单的硬颈围固定。固定时间一般为6～12周。Ⅱ型及ⅡA型虽为不稳定性骨折,但非手术治疗也可获得良好的疗效。

虽然以往对于Hangman骨折以非手术治疗为主,临床也取得了一定的疗效,但单纯的外固定存在着治疗周期长、固定不确切、复位后易再移位和外固定器具给患者生活带来不便等缺点。由于内固定器械的进步、影像增强系统和导航系统的出现,近年来不断有手术治疗的报道。基本的共识是ⅡA型骨折及部分移位不明显的Ⅱ型骨折适合于后路枢椎椎弓根螺钉直接固定,其优点是显露方便,复位可靠,对于颈椎的功能基本无影响;对于移位明显的Ⅱ型骨折和Ⅲ型骨折则需在复位的基础上行颈2、3间的融合。颈2、3间的融合可行前路椎间盘切除植骨融合术,但前路由于位置较高,显露及钢板固定有一定困难。行后路颈2、3钢板螺钉固定植骨融合,手术入路解剖结构较简单,螺钉对骨折有直接复位加压作用,同时可以纠正局部的后突畸形。

手术治疗Hangman骨折的适应证可归纳如下:①伴有神经症状,经影像学检查证实存在颈髓受压的病例;②Ⅲ型骨折;③保守治疗复位不佳或骨折不愈合的病例;④合并某些不稳定骨折,如寰椎和齿突骨折的病例;⑤极不稳定的Ⅱ型和ⅡA型骨折。目前手术治疗Hangman骨折最常见的失误是过高估计骨折的不稳定程度而对骨折节段进行过分的固定和融合,应该尽量避免由此所造成的颈椎节段运动功能的不必要丧失。Muller等指出按照骨折的不稳定程度对Ⅱ型骨折进一步细分以指导治疗的必要性。参考Coric等和Vaccaro等保守治疗Ⅱ型骨折的经验,椎体移位大于6mm且动态侧位X线片移位变化大于2mm和成角大于12°的Ⅱ型骨折提示骨折极不稳定,手术治疗是更好的选择。但手术治疗极不稳定Ⅱ型骨折的必要性还需前瞻性对比研究进行证实。

颈2后路椎弓根螺钉固定术适应证如下:颈2椎弓断端经牵引可复位但不稳定的Hangman骨折;骨折线与螺钉的方向垂直或接近垂直;Ⅱ型及ⅡA型骨折,椎间盘前半和前纵韧带基本完好;经2、3小关节无脱位;枢椎椎体骨质较好,无明显的骨质疏松。

对于伴有明显移位的Ⅱ型骨折及Ⅲ型骨折,单纯行枢椎椎弓根螺钉固定难以获得良好的稳定性,必须同时予以颈2、3间的融合,可选择后路颈2、3钢板螺钉内固定植骨融合术或前路手术。

对于合并有寰椎骨折或其他上颈椎损伤的病例,必须考虑寰枢及枕寰关节的稳定性。如果其稳定性受影响(如寰椎前弓骨折或爆裂骨折),则应将内固定融合的范围扩大到枕骨,需要行枕颈融合术。合并寰椎后弓骨折对寰枢关节的稳定性影响不大,无须内固定到寰椎、枕骨。

五、手术要点与疗效评价

(一)颈2椎弓根螺钉固定术

1.术前准备 所有患者均应行头颅牵引,当有明显的成角时,应予以过伸位牵引。床旁侧位X线片观察骨折复位情况。术前CT及CT三维重建可获得更多的骨折信息及初步确定螺钉的长度。必要时行MRI检查了解椎间盘及前后纵韧带的完整性。一般选用3~3.5mm直径的螺钉,长25~35mm。

2.手术步骤

(1)体位:在维持头颅牵引下,仰卧位全麻成功后改为俯卧位。翻转时注意保持轴向翻转,避免脊髓的继发损伤。将头置于头架上,双眼不能受压,手术床置于头高脚低位,减少头颈部静脉充血。

(2)手术显露:C臂X线透视证实位置良好后,取后正中切口,显露寰椎后弓至C_3椎板,C_2、C_3的两侧显露至关节突外缘。沿C_2椎板的上缘用神经剥离子向外剥离软组织,可以发现C_2峡部的起始部,沿峡部的上缘及内侧缘向前分离即至椎弓根,在部分患者可触及骨折断端。

(3)内固定:进钉点为C_2侧块的中点稍偏内上,多数患者在侧块的中点处有一滋养孔,可作为进钉的参考标志。当探到椎弓根后,大体可以确定进钉方向,一般向头端倾斜 15°~25°,向中线倾斜 25°~35°。钻入一侧导针至椎体皮质下行临时固定,同法钻入对侧导针,透视下确定导针的位置及深度,攻丝后分别拧入螺钉,螺钉长度一般约 30mm 左右。如为松质骨螺钉,直接拧入即可;如为皮质骨螺钉,则需将骨折近端的钉道扩大超过螺纹的直径,这样对骨折才有加压作用。

(二)后路颈 2、3 钢板螺钉内固定植骨融合术

1.术前准备　同 C_2 椎弓根螺钉固定术。

2.手术步骤　全麻成功后轴向翻身,维持头颅牵引。透视骨折位置良好后,取后正中切口,显露寰椎后弓至 C_4 椎板的上缘,暴露 C_2、C_3 的侧块,沿 C_2 椎板的上缘分离软组织,显露 C_2 椎弓根。对于有小关节交锁的病例,先予以复位。C_2 椎弓根螺钉的进钉点、方向及方法同前。C_3 侧块螺钉的进钉点选择在侧块中点的内下各 1~2mm,进钉方向,矢状面向头侧角度宜与关节面平行,横断面上针尖向外斜 25°~30°,偏外较安全。将 Axis 钢板塑型后,分别拧入 C_2 椎弓根螺钉和 C_3 侧块螺钉。C_3 也可用椎弓根螺钉,但较侧块螺钉的危险性更大。将 C_2、C_3 椎板及关节面打磨后植骨。

(三)Hangman 骨折的前路手术

1.术前准备　同颈 2 椎弓根螺钉固定术。

2.手术步骤　于环甲软骨关节水平作横切口,切开皮肤及颈阔肌,于颈阔肌下作较大范围的分离,以利于充分牵拉软组织。沿颈动脉鞘的内侧缘分开颈深筋膜,用颈椎板状拉钩将颈动脉鞘牵向外侧,将气管、食管及条状肌肉牵向内侧。此时要避免损伤喉上神经,甲状腺上动脉有时对于手术操作有影响,可予以结扎切断。将牵开器插入寰椎前弓的前方,显露 C_2~C_4 椎体的颈前筋膜,以电凝烧灼椎前筋膜及颈长肌的中线缘并剥离颈前筋膜,C 臂 X 线机定位后,以骨刀切除颈 2 椎体的前上缘,咬除颈 2~3 椎间盘的纤维环。然后行植骨融合钢板螺钉内固定术。

(罗耀超)

第三章　下颈椎损伤

第一节　受伤机制

颈部脊椎特别容易受到创伤。7个颈椎的特殊小关节结构允许使颈椎在屈、伸、侧屈和旋转等几个方向进行运动。颈椎在上方与颅骨的相应结构连接。当头部和颈部所受的力超过其保护结构所能承受的能量时,颈椎将受损伤。许多颈椎损伤是由患颈椎病的老年患者或先天性椎管狭窄的年轻患者的过伸动作所引起。

(罗耀超)

第二节　临床分型

学者们提出了许多种颈椎损伤的分类方法,而 Allers 等提出的按受伤机制进行分类的方法最为完整。他们总结了163例下颈椎损伤的病例,提出了以下6种常见的损伤类型,每型又依据骨与韧带结构损伤的程度不同分为数级。

一、压缩屈曲型(5级)

1级:椎体前上缘变钝,轮廓变圆,无后侧韧带复合结构的断裂。

2级:除了压缩屈曲型1级的改变外,前部椎体楔变,椎体前部高度降低。椎体前下方呈"鸟嘴"样,下方终板的凹度可能增加,椎体可能有垂直骨折。

3级:除了压缩屈曲型2级的特征外,骨折线从椎体前表面斜行穿过椎体延伸到下方的软骨下板,还有"鸟嘴"骨折。

4级:椎体变形和"鸟嘴"骨折伴椎体后下缘轻度向椎管内移位(<3mm)。

5级:骨性损伤如压缩屈曲型3级,但是椎体后部向椎管内移位达3mm以上。椎弓根完整,关节面分离,损伤水平棘突间隙增宽,提示后侧韧带因拉力而断裂。

二、轴向压缩型(3级)

1级:上或下终板骨折,形成杯状凹陷畸形。终板中心断裂而不是前侧断裂,无明显后侧韧带断裂。

2级:上下终板均形成杯状凹陷畸形,可以见到骨折线穿过椎体,但移位极小。

3级:纵向压缩型2级的椎体损伤进一步发展,椎体形成碎块,并向四周移位。大多数情况下,椎体明显压缩并形成碎块,椎体后部骨折可以移位到椎管内。椎弓可以完整而无韧带断裂的征象;也可以有粉碎性骨折并伴有后侧韧带复合结构的断裂,韧带断裂在骨折椎体与下位椎体之间。

三、牵张屈曲型(4级)

1级:后侧韧带复合结构断裂,表现为屈曲时小关节半脱位,棘突异常分开。

2 级：单侧小关节脱位(程度从只能引起异常移位的后侧韧带部分断裂,到前后侧韧带复合结构的完全断裂不等,后一种情况较少见)。脱位小关节对侧的小关节半脱位时说明韧带损伤严重。此外,可以有来自关节突后表面的小骨片向前移位。可以看到脱位侧的钩椎关节间隙增宽、棘突尖向脱位侧移位。Beatson 依次将棘间韧带、小关节囊、后纵韧带、纤维环和前纵韧带切断,发现单侧小关节发生脱位可以只由棘间韧带和关节囊破裂引发。

3 级：双侧小关节脱位,约 5% 合并椎体向前半脱位。可能出现下位椎体前上缘变圆钝。Beatson 证明只有在棘间韧带、双侧关节囊后纵韧带和椎间盘纤维环等结构均破裂时才能出现这种损伤。

4 级：整个椎体向前脱位或运动单位显著不稳定,看起来像一个"漂浮"的椎体。

四、压缩后伸型(5 级)

1 级：单侧椎弓骨折,可以有或无椎体向前旋转移位。后侧部分断裂,可以包括骨折线通过关节突的线性骨折、关节突压缩和同侧椎弓根及椎板骨折,以致在正位 X 线片上显示"横向关节",或有同侧椎弓根和关节突联合骨折。

2 级：双侧椎板骨折,而无其他组织损伤。典型表现为多节段椎板连续发生骨折。

3 级：双侧椎弓骨折伴有单侧或双侧关节突、椎弓根、椎板骨折或其中几种联合骨折,椎体无移位。

4 级：双侧椎弓骨折,椎体向前不完全脱位。

5 级：双侧椎弓骨折,整个椎体向前完全脱位。骨折椎弓的后部无移位,前部椎弓仍与椎体相连。韧带断裂发生在两个水平:后侧断裂在骨折椎体与其上位椎体之间,而前侧断裂在骨折椎体与其下位椎体之间。特征性的表现是,下位椎体的前上方部分被骨折椎体前移削去。

五、牵张后伸型(2 级)

1 级：前侧韧带结构断裂或椎体横行骨折。通常是韧带的损伤,也可以有邻近椎体的前缘骨折。这种损伤的 X 线特征是椎间隙宽度异常。

2 级：除了牵张后伸型Ⅰ级的改变外,还有后侧韧带复合结构的断裂,上位椎体向后移位进入椎管。此型移位在头部置于中立位时有自发减小的倾向,所以 X 线片上的移位可能很小,在患者仰卧位的初期 X 线片上,移位很少超过 3mm。

六、侧方屈曲型(2 级)

1 级：不对称的椎体压缩骨折、同侧椎弓骨折,正位 X 线片上无椎弓移位。可以有关节突压缩或椎弓转角处的粉碎性骨折。

2 级：椎体侧方的不对称性压缩骨折,伴有同侧椎弓骨折移位,或者伴有对侧韧带断裂及关节突分离。同侧椎弓的压缩和对侧椎弓的断裂都可能出现。

(罗耀超)

第三节　诊断要点

快速而准确的诊断是进行有效治疗的关键。这需要对损伤机制及病史详细了解，并进行体格检查及相关的影像学检查。其中影像学检查是确诊的依据，包括 X 线片、CT 及 MRI。X 线片检查对于诊断双侧小关节脱位较为容易，在侧位片上即可看到上方脱位椎体前移超过了其矢状径的一半以上。需注意的是，在拍摄侧位片时应将患者的双臂向下牵拉，或使之保持"游泳者"外观，使得下颈段在照片上显现出来，避免遗漏。单侧小关节脱位则较容易被忽略，在前后位片上可看到脱位上下方棘突的旋转畸形，侧位片上则可看到所谓的"蝴蝶结"征，或者是典型的"笨蛋帽"(dunce－cap)图像，并可看到椎间孔狭窄。CT 检查可发现 X 线片检查未能明确或是容易漏诊的病例，还可发现一些细微的、X 线片检查无法观察到的骨折情况，并可直观地显示椎间孔的容积变化。螺旋 CT 可快速完成，可进行冠状位或矢状位的二维重建，对诊断帮助很大，可以有效地辨别单侧脱位和双侧脱位。MRI 检查弥补了以上检查无法明确反映软组织及脊髓情况的缺陷，但何时进行检查却存在争议。有报道患者经过闭合牵引后，出现了神经学功能的减退，分析其原因是由于突出的髓核组织造成了脊髓的压迫，尽管发生的概率很小，但仍需事先作此检查加以排除。反对者则认为在闭合牵引下发生这种风险的机会很小，对于神经学功能受损的患者，如果先行 MRI 检查则将延迟牵引治疗时机，从而影响到神经功能的恢复。变通的方法是采用不影响 MRI 检查的牵引装置，如钛制的 Gardner－Well 牵引钳，在起到牵引和固定作用的同时进行这项检查。MRI 检查可发现椎体移位、椎间盘突出、椎前软组织肿胀、硬膜血肿及脊髓挫伤，还可发现椎动脉的损伤，有助于预防迟发的、由于动脉血栓蔓延所造成的脑干缺血、梗塞及脊髓缺血。

（罗耀超）

第四节　治疗进展

颈椎损伤的前路手术是从 Robinson 等报道的前路颈椎椎间盘切除和椎体间植骨融合术引申而来的。在选择颈椎前路时需注意两项基本原则：一是经前路能有效地进行脊髓前方的减压，并可处理椎体和椎间盘的严重损伤和重建颈椎前路的稳定性，目前已广泛使用钛板内固定；二是手术需通过前纵韧带及椎体、椎间盘，若患者同时有脊椎后柱的严重损伤，若未加用钛板内固定则手术后到骨性愈合发生前的一段时间内脊柱的稳定性更差，因此，必须作坚强外固定保护到植骨融合，或者加行后路固定术。

若后柱完好，则前路手术对脊柱稳定性影响较小，术后可只用颈托保护。主要适用于：①颈椎椎体的爆裂骨折，伴发前脊髓综合征为前路手术的绝对指征。在椎体严重粉碎的情况下，即使不伴脊髓损伤，也宜施行前路植骨融合术为重建脊柱稳定性。②急性颈椎间盘突出症。③任何类型的颈椎损伤在牵引复位或后路手术之后仍存留脊髓前方压迫物，均宜施行前路减压术；除非 MRI、SEP 及临床检查均证实为脊髓完全性横断伤。

对于颈椎关节突交锁、颈椎骨折脱位等损伤，其维持颈椎稳定性的骨结构和韧带组织均破坏，一般采用后入路进行复位，但对椎管前方的碎骨片和破碎椎间盘组织压迫，则需前入路减压。由于颈椎前后方结构破坏所导致的颈椎不稳定,在后路复位的同时应固定融合重建颈椎后柱的稳定性,在前路减压的同时应植骨融合以重建颈椎前柱的稳定性。若患者情况允许,可以一期完成前后路手术,也可以分两期分别完成。

(罗耀超)

第五节　手术要点与疗效评价

一、颈椎前路减压和融合术

(一)术前准备

急性颈椎损伤伴四肢瘫痪者,宜先作颅骨牵引。手术在颅骨牵引下进行,头微后伸并转向手术对侧。手术可从左或右任何一侧进入。有学者认为右侧喉返神经行径较短,更易受损伤,所以愿意选用左侧入路。另有学者认为右利手的术者对第5颈椎以上手术选用右侧入路更方便,对第6及以下颈椎则用左侧入路。

(二)手术显露

病人取仰卧位,肩胛下适当垫枕,保持颈椎有一定的过伸位,便于手术操作。常规采用局部浸润麻醉或气管插管全身麻醉。可用横切口,或沿胸锁乳突肌前缘作斜切口。切口中心正对病损颈椎,最好是在消毒前重读X线片,弄清骨折椎的位置,在皮肤上用龙胆紫画线标志。

切开皮肤与颈阔肌。若用横切口,则需将上下方皮肤皮下组织连同颈阔肌,在颈深筋膜浅面向上下潜行分离。顺胸锁乳突肌前缘切开颈前筋膜,将胸锁乳突肌牵向外侧,可见经其深面向外下方斜行的肩胛舌骨肌,予以切断。扪得颈总动脉,不打开颈动脉鞘,在颈动脉鞘与气管食管之间,用止血钳钝性分离;甲状腺中静脉横过此间隙,需予结扎。为显露 $C_6 \sim C_7$,尚需结扎甲状腺下动脉;此动脉位于颈长肌之前,颈动脉鞘及交感神经颈中节之后;在左侧还有胸导管也经其前。离开气管食管旁约1cm结扎该动脉,以免损伤喉返神经。以后可用食指分离直到椎体前方,此时透过椎前筋膜可见到椎体、前纵韧带及颈长肌。

(三)术中定位

伤椎定位的依据:正常情况下,C_6 椎体与环状软骨在同一平面;颈6横突的前结节特别突出可透过颈长肌扪得,次结节恰位于 $C_5 \sim C_6$ 间盘的侧方,有定位参考价值。若骨折椎体骨质膨出或椎体前缘高度显著降低,可据此定出伤椎。在识别伤椎有困难时,可插针进入某一选定的椎间盘,深入1cm,行手术台上的照片作准确定位。

(四)手术步骤

1.减压　用甲状腺拉钩向对侧牵开气管和食管。在中线切开椎前筋膜,用锐利骨膜剥离器或骨刀向双侧作骨膜下剥离。切除骨折椎体的上下椎间盘,先用刀切开椎间盘上下缘,继用髓核钳和刮匙取出椎间盘组织。然后,用咬骨钳切除骨折椎体大部分。椎体后壁和椎间盘后部可用小刮匙及小型椎板咬骨钳切除,也可用气钻带动西瓜形钻头切除部分椎体后壁,继之使用刮匙。对前脊髓综合征的病例需要清除后纵韧带前方的骨与椎间盘组织,做到彻底减压。

2.准备　植骨床可选用下列方法之一:①切去骨折上下位椎体的软骨板,用弯头的气钻向上下挖空椎体中心部分做成陷门,保留椎体前后的皮质骨,使植骨块嵌入后不会向前或向后移位；②用骨刀在椎体前方开槽，宽 15mm，深 10mm，上下方各达上下正常椎体高度的 1/4。然后除去椎间盘，并用弯头刮匙向上下椎体中心挖空松质骨，使成容纳植骨块的陷门。

3. 植骨　彻底去除减压区域之上椎体下缘与下椎体上缘软骨板，直至完全露出正常椎体松质骨备好植骨床面（不需作凹陷的骨槽）。必要时切除椎体前缘的增生骨赘。由手术台下人员拉住病人头部或通过颅骨牵引装置适当牵伸颈椎，测量所需植骨长度。于病人髂嵴前部切取相应长度的带三面皮质的髂骨块或从小腿切取相应腓骨段，修剪合适后，仍维持先前的牵伸状态，将此骨块植入备好植骨床面的上下二椎体间，使之与上下椎体前缘平齐或深入 1～2mm，取消台下人员对颈椎实施牵伸的外力，确认植骨位置满意，有一定的稳定性。注意植骨块的前后深度不应超过 15mm。植骨来源以自体骨为最佳，减压范围为 2～3 节段（切除 1～2 个椎体）常取自体髂骨植骨，若超过此范围，需要的植骨块较长，因髂嵴为弧形，不便于切取与植骨安放，取自体腓骨段作植骨亦不失为可取方案。

4. 固定　若椎体间植骨块嵌插得不紧，或颈椎前后柱均有损伤，可加用颈椎钢板固定。目前已有各式设计合理、制作精良的颈椎前路内固定钛板螺钉系统。植骨完成后，以模板测量所需内固定钛板的长度，钛板长度以不超过植骨上下椎体的上下缘为标准。将所选长度合适的钛板置于植骨块及其上下椎体的正前方，确认无误后，最好首先钻孔，拧入钛板上下端左右交叉对应各一枚 13～15mm 长度钛质螺钉，此时作术中 X 线透视或摄片，以确认植骨块与钛板螺钉位置是否正确，长度是否合适，必要时予以相应调整，再同法拧入另二枚螺钉。对于超过一个椎体的植骨应通过钛板与植骨块间拧入一枚植骨螺钉，以进一步确保植骨块的稳定性。最后拧入各自螺钉的锁定螺钉，以防螺钉自发松脱。内固定置入技术要点主要包括：①钛板长度选择合适。②钻孔应使用专门的导向器械，要求钻孔方向与拧入螺钉的方向一致。按设计要求头侧与尾侧的各二枚螺钉向头或尾侧倾斜 12°～15°，二枚螺钉彼此均向中线倾斜（内倾）6°。同时应绝对避免进入椎管。③大多采用单皮质螺钉，不需要穿过椎体后壁骨质，螺钉长度的选择因人而异，国人多选用 13～15mm 长度。④植骨块上安放植骨螺钉的孔道必须在骨块植入前准备好，包括精确的位置、大小与深度。⑤各螺钉的置入要求一次成功；否则，若经过多次换位置入，将会影响其牢固性。

5. 术后处理　冲洗伤口，只需缝合颈阔肌与皮肤，留置橡皮条或软橡皮管引流 24 小时。颈椎后柱完好者，术后用 2kg 牵引，能起床时改用颈胸支架保护。术后 3～6 月作屈伸位照片，测试颈椎稳定性。伴有后柱损伤者，需延长术后牵引时间，能起床时采用头颈胸石膏外固定。也可在前路手术后 1～2 周再行后路固定和融合术。

总之，下颈椎损伤方法的选择，取决于对颈椎稳定性的判断。复位后颈椎稳定者可用外支具固定；若不稳定则宜行融合和内固定术。无脊髓受压者多选用后路手术。对脊髓损伤病例，需仔细分析造成脊髓压迫因素的来源，除个别情况外，多数不全截瘫者需行前路减压术。

行前路减压术的同时需作椎体间植骨融合术，或植骨后再加用钛板螺丝钉内固定。

二、下颈椎损伤后路手术

(一)术前准备

俯卧位，在胸前和骨盆处垫枕以免腹部受压。最好用与手术床相连的颅骨三点固定支架（Mayfield tougs）固定头部，颈肩部平齐，头部稍过伸。可在皮内和椎板表面注射肾上腺素盐水（100ml 生理盐水兑 10～15 滴肾上腺素）以减少出血。

（二）手术步骤

1. 切口选择　最常采用颈后正中入路,切开项韧带后,扪清棘突的位置,用电凝在棘突和椎板的骨膜下分离竖脊肌,直至棘突、椎板和关节突清晰可见。在一侧填塞纱条后再分离显露另一侧,注意彻底止血。单臂或多齿撑开器不仅有助于后方骨结构的显露,而且撑开后还可帮助止住肌肉的渗血。

2. 手术显露　在显露过程中有以下问题值得注意:①要沿后正中两侧肌肉间的间隙进入,若偏入到一侧肌肉内,则出血较多。②C_2棘突是上端最后一个有最大分叉的棘突,C_7关节突是下端最后一个关节突,T_1演变成了横突,与C_7的下关节突截然不同。这两个解剖标志有助于从上或从下端来定位。③骨膜剥离器剥离颈椎后方骨结构上附着的软组织会因颈椎柔软而引起颈椎有较大幅度的移动,特别是在颈椎骨折脱位不稳定的情况下更容易出现,应锐性分离软组织,用电凝剥离不失为一种可选用的方法。④向两侧剥离至关节突的外缘即可,过多地向外侧剥离可能损伤支配颈后部肌肉的神经,导致术后颈后部肌肉乏力。

3. 复位技术　单侧关节突交锁的复位采用以下步骤:①显露好交锁的颈椎节段后方骨结构后,Kocher钳夹住交锁节段棘突的根部,该处能承受较大的牵拉力。②向后牵拉棘突增加该处颈椎的后突,同时分别向上下牵拉棘突。③交锁的关节突逐渐分开,直到其顶点相对,这时再旋转上位节段的棘突,在前方的下关节突就回复到后面的正常位置。④两棘突压拢,减小增宽的棘突间隙,复位后需固定和融合。

双侧关节突交锁容易有脊髓的损伤,向前移位较大,软组织、椎间盘、骨结构都可能损坏,因而颈椎相当不稳定。颈椎的旋转畸形不明显,但常伴有损伤节段的椎间盘突出。复位的方法与单侧关节突交锁近似,同样是牵开棘突后增加颈椎的后突,只是不需旋转脊柱棘突,复位后仍需内固定和融合。

4. 减压技术

（1）椎板切除术:通过切除椎板、黄韧带和后方骨赘对脊髓和神经根进行减压。虽然随着椎体切除和椎板成形术应用的增多,椎板切除术的应用有一定程度的下降,但椎板切除术作为一种更为简单的技术,能够非常好地显露神经组织,并可以提供多个节段的减压效果。术前应详细查体并仔细研究影像学检查结果,通过X线片、CT和MRI了解脊柱形态、脊髓受压的程度和节段以及脊髓信号的变化。对于颈椎的压迫性病变,往往可以通过多种手术方式进行治疗,包括前路椎体切除融合固定、前路椎间盘切除融合术、椎板椎间孔切开术、椎板成形术等,在设计手术方案时,外科医生应该对各个方案的优点、缺点有深刻认识,并根据患者的具体病情和实际情况进行选择。对颈椎后突患者和儿童应慎用。

（2）椎板成形术:颈椎管狭窄或黄韧带肥厚是颈脊髓过伸性损伤的重要原因,通过椎板成形术来扩大椎管可有效地解除脊髓的压迫,术后颈椎的稳定性又较椎板切除术好,由于未融合固定,颈椎的活动范围受影响小。在目前颈脊髓过伸性损伤的外科治疗中,是一种较为经济、有效的治疗手段。

椎板成形术有多种术式,如单开门、双开门、卷帘门等,各有其特点,在此介绍的是交替开门术。该术式一般是把3个椎板（C_3、C_4、C_5）开向一侧,而下2个椎板（C_6、C_7）开向对侧。显露椎板至关节突的内侧缘,避免损伤小关节。用磨钻在椎板和小关节交界处先纵行磨去椎板的外层骨皮质,而内层骨皮质则根据开门的方向来决定磨穿哪一侧。切除棘突,切断C_2～C_3、C_5～C_6和C_7～T_1椎板间的黄韧带以便于开门,磨掉开门侧的椎板内层骨皮质,向铰链侧掀起椎板造成不全骨折。多处牢固缝合是术后维持开门的一种方法,例如在 C_5 和 C_6 椎板的对角相邻处钻孔,用不吸收线使之拴在一起,还可在 C_3 和 C_7 掀起的椎板缘钻孔,在 C_2 和 C_7 的棘突上也钻孔,用不吸收线使其捆住。

5. 后路植骨融合固定技术

(1)单纯植骨融合术:广泛显露拟融合节段的颈椎后方骨结构。切开关节囊,用刮匙和小头磨钻除去后 1/3 的关节软骨,而 2/3 的关节软骨则予保留以免损伤从椎间孔穿出的神经根。用磨钻或小骨刀作椎板、关节突、棘突的去皮质化处理。把自体骨或其他植骨材料铺在植骨床上。植入骨组织与植骨床要贴附好,否则在关闭切口时植骨材料可能移动,导致医源性的非融合节段也被融合。

(2)单纯棘突钢丝固定融合术(Rodgers 技术):1942 年由 Rodgers 在 JBJS 上首次描述这种固定方式。他在融合节段棘突根部与椎板交界处用小头直角牙科钻或打孔钳穿孔,打孔时应注意不要太靠近棘突的基底部,以免损伤硬膜囊或脊髓。在要固定的节段完成打孔后,将18 号或 20 号钢丝穿过头端棘突上的孔,钢丝末端向上绕过这个棘突的上缘后再次穿过该棘突的孔洞,两个尾端平行向下,交叉穿过尾段棘突上的孔洞,再绕过尾段棘突下缘相互缠绕扭紧钢丝。特别应注意的是在融合节段上下末椎的棘突,钢丝要两次穿过棘突根部的孔,在该棘突上自身"8"字型缠绕,以利用棘突根部坚硬的皮质骨,减少钢丝切割断棘突的可能性。棘突两侧平行的钢丝往往可以留出松弛的一段,以利于两侧收紧,对称地施加压力。融合节段的椎板和关节突去皮质后进行植骨融合。这个技术的缺点在于不能对植骨块进行加压固定。

(3)关节突螺钉固定融合术:关节突螺钉固定融合技术在近十余年来被应用于处理下颈椎损伤。该技术与椎板下穿钢丝技术比较不干扰椎管内组织,也不依靠椎板的完好;与棘突钢丝技术比较在棘突骨折或缺失的情况下仍可应用,而且不会出现术后钢丝切割棘突的问题。尽管在关节突置入螺钉的过程中会面对脊髓、椎动脉和关节面损伤的潜在问题,但由于其安全性、固定的稳定性和操作的方便性较为突出,而且不依赖椎板和棘突的完整,因而近年来广泛应用于处理下颈椎骨折脱位、关节突交锁、椎板棘突韧带等后方结构损伤后的颈椎不稳定,椎板切除减压,前方长段植骨等情况,是目前临床上在颈椎后路最常用的、有效的固定技术。

关节突螺钉固定系统分为板、棒两种,较早使用的有 Roy-Camille 接骨板、Axis 接骨板、Cervifix 钉棒等,均要求置入的螺钉在一条直线上,而且板系统还要求螺钉入点间的距离在一定的范围内,否则安放时就有困难,因此在安放该类固定系统时要兼顾各个螺钉入点,可先选择两点置入螺钉,再在关节突螺钉入点许可的范围内置入其余螺钉。虽然不是每枚螺钉的入点和方向都标准,但达到固定要求即可。近年来钉棒系统开发了可调螺钉,如 Oasys 和 M6等系统,由于螺钉的可调,安放更为方便、省时。

(4)椎弓根螺钉固定融合术:近年来,随着对颈椎弓根解剖结构认识的深入,颈椎弓根螺钉固定技术在临床得到应用。一般情况下在下颈椎、颈椎弓根螺钉技术主要应用于钢丝、关节突螺钉难以固定的病例,如椎板、关节突已破坏,或颈椎后路翻修手术等。由于拔出颈椎弓根螺钉的力大约为关节突螺钉的 2 倍,也可考虑在融合节段的上下段置入椎弓根螺钉,以增加固定的稳定性。C_7 关节突较薄,关节突螺钉损坏关节面的可能性较大,改为椎弓根螺钉是一种可选用的方法。

颈椎弓根螺钉的置入主要在于置入点的确定和方向的把握。由于从 C_3 至 C_7 节段螺钉的方向都有变化,术中透视就很有必要。采用椎板切除或在椎间隙开窗以探查椎弓根的内缘、上缘、下缘对确定螺钉入点和方向都有帮助。亦可在术前作颈椎的螺旋 CT 扫描,了解颈椎弓根的直径、角度。可能会遇到颈椎弓根太小,几乎无松质骨的情况,若必须在此椎弓根置入螺钉,置钉过程中,若椎弓根破裂,只要不引起脊髓、神经根和椎动脉的并发症,仍是可接受的。因颈椎管较大,椎弓根内侧破裂,或螺钉置入时稍偏内侧,挤压硬脊膜进入椎体较偏外和偏上相对安全一些。

(罗耀超)

第四章　胸腰椎骨折

第一节　解剖特点

一、胸腰椎脊椎骨

（一）椎体

呈圆形，周围由骨皮质包绕，中间则由松质骨构成。在脊椎骨前方，是承重部分，上胸椎的椎体较小，近似颈椎，但自上向下，椎体逐步增大，L_5 椎体最大，因为越是低位，其负重量就越大，显示椎体的大小与负重量成正比。

（二）椎弓

在脊椎骨后方，有 7 个突起，就是一个棘突、两对上下关节突、一对横突。棘突在脊椎后方中部隆起，斜向下后方，为韧带和肌肉的止点。两对关节突组成椎间关节，胸椎的关节突与腰椎不同，椎间关节面呈冠状位，而腰椎的椎间关节面呈矢状位，故腰椎易致外伤性脱位，胸椎则不易发生。横突向两侧突出，位于上下关节突之间，但胸椎的横突斜向后外方，因其前方有肋骨，并与肋骨形成横突肋骨凹。必须注意下胸椎的横突较短小，易被初学者误认为关节突。横突为肌肉的附着处，腰椎横突可因肌肉的突然收缩产生骨折，也是慢性劳损的好发部位，L_3 横突最长，发病率相对较高。

（三）椎弓根

起于椎体两侧的后上方，向后连接椎弓，形成椎管的侧壁。椎弓根的上下缘各有一小切迹，与相邻脊椎椎弓根的切迹形成椎间孔，其下方有脊神经通过，故作椎弓根固定术时，椎弓根的下方比其上方危险。椎弓根呈椭圆形、圆柱状，周围由骨皮质组成，中心有薄层骨松质，故在脊椎骨中为骨质最坚硬部分。

二、胸腰椎脊柱

（一）结构

由 12 个胸椎、5 个腰椎组成胸腰椎脊柱。椎体之间借椎间盘、前纵韧带、后纵韧带相连接，椎弓之间则借黄韧带、棘上韧带、棘间韧带、横突韧带相连接。

1. 椎间盘　是连接相邻椎体的纤维软骨盘，中央为含水分较多的弹性胶状物质是髓核，实系胚胎时的脊索残留物，周围是纤维环，上下为透明软骨板，即椎体的上下软骨面，共同包绕髓核，正常髓核位于纤维环的中部，稍偏后，但其形状及位置随外界的压力而改变，椎间盘具有吸收震荡的缓冲作用，并可作屈伸和侧屈等运动，腰椎的椎间盘较胸椎厚，故腰椎活动度数大，纤维环的后侧较薄，故髓核易从后外侧脱出。

2. 前纵韧带　位于椎体前方，自枕骨大孔前缘直达骶椎前方，坚韧，与椎体前方、椎间盘前缘紧密相连，防止椎间盘向前脱出和脊柱过伸活动。

3. 后纵韧带　在椎体后方，有防止椎间盘向后方脱出和限制脊柱过分前屈的作用。

4. 椎弓突间关节　主要有黄韧带、棘间韧带、横突间韧带，均为脊椎间的纵行韧带结构，并有限制脊柱过分前屈的作用。

5.关节突间关节　是由相邻脊椎骨的上下关节突组成,亦称椎间小关节。允许两脊椎骨之间有少量运动。

(二)特点

1.胸廓　由胸椎与两侧肋骨、胸骨构成,使胸椎骨的稳定性增加,同时使胸椎的伸屈活动相对较小,旋转活动度亦相对较小。相反腰椎由于其结构特点,如椎体大而厚,因而腰椎既有良好的稳定性,又有较好的活动性,活动范围大,且可作屈伸、侧屈、旋转运动,故腰椎损伤的发病率高于胸椎。

2.胸腰段　此为临床骨科的习惯用词,一般指 $T_{12} \sim L_1$ 或指 $T_{11} \sim L_2$ 者。此处是较固定的胸椎向较活动的腰椎的转换点,是胸椎后突向腰前突的转换点,同时也是腰椎的关节面向腰椎的关节突关节面的转换之处。实验研究表明,关节突关节面由冠状面转为矢状面处容易遭受旋转负荷的破坏,因此胸腰段在胸椎、腰椎损伤中发病率最高。

三、脊髓

脊髓位于椎管内。脊髓的被膜分三层。外层为坚韧的硬背膜,中层为薄膜状的蛛网膜,内层为紧贴于脊髓表面的软脊膜。正常椎管骨壁与脊髓之间的间隙并不相等,脊髓两侧至椎管侧壁的距离为 $2 \sim 3mm$。而胸腰段脊髓前间隙为脊髓后间隙的 1/2 左右(1.6mm：3.6mm)。由于脊髓前间隙小,故胸腰椎骨折脱位是来自前方的压迫因素包括骨折片、椎间盘、血肿等易造成脊髓前方受压,也是为什么脊髓前方受压多于后方受压的原因。至于腰椎,因脊椎已移行为马尾,其缓冲间隙大,且神经根与脊髓具有完全不同的特点,故脊髓与椎管侧壁间的间隙大小已无实际意义。

胸椎椎管内的脊髓,在第 1 腰椎下缘终止,其末端变细,是为脊髓圆椎,其下即形成马尾。但国人圆锥下缘 60% 在 L_1 点 1/3 以上,止于 L_1 下缘者仅占 14%。因此, $T_{11} \sim L_1$ 集中了 $L_2 \sim S_2$ 约 6 节以上的脊髓及相应的神经根,所以胸腰段是脊髓与神经根混合的部位。正常脊髓有两个膨大部,颈膨大在下颈椎,而腰骶膨大则自腰髓 $2 \sim$ 骶髓 3 相当于 $T_{11} \sim L_1$ 脊椎之间,脊椎周围间隙相对狭小,也是胸腰段损伤容易产生脊髓压迫的原因。

(闫厚军)

第二节　暴力机制

脊柱由许多运动节段组成,这些运动节段的结构随脊柱解剖部位的不同而不同。节段的运动性既有赖于关节的结构,同时也有赖于软组织的连接,这些软组织连接可以使脊柱产生有限的三维运动。脊柱复杂的解剖和生物力学特性使脊柱在正常活动和正常载落下能够耐受很大的位置变化,当脊柱承受过度的运动和暴力时,根据其作用机制和所涉及的节段,就会发生许多损伤。这些主要的暴力包括:①纵轴上的传导暴力,使脊柱受到纵向的挤压或牵张。②横轴上的传导暴力,引起脊椎向前、向后或向侧方移位。③成角移位,使脊柱发生急剧的过度的屈曲活动或侧屈活动,或过度伸展活动。④旋转暴力,使脊柱之间发生过度的旋转活动。

各种暴力所造成的脊柱损伤有以下几种:①屈曲。椎体前方压缩,楔形变。附件、椎后韧带结构受牵张、断裂。②伸展。椎体前纵韧带及椎间盘纤维环前方撕裂,椎体前下角或前上角发生小片撕脱骨折。附件上下椎弓和关节突相互撞击而骨折。③侧屈。椎体一侧压缩,呈侧楔形,同侧关节突相互撞击而骨折。另一侧受到牵张,在颈椎发生臂丛神经根的牵拉伤。④垂直压缩。椎体粉碎骨折,折片向四方散开。附件,可有椎板纵行骨折,椎弓根间距加宽。⑤纵向牵张。椎体边缘撕裂,或经棘突和椎板的撕裂骨折。⑥旋转。上椎体脱位,或伴有下椎体上面的薄片骨折。附件,可有关节突骨折和脱位。⑦水平剪力。通过椎间盘及韧带结构的前后脱位,常伴发关节突骨折。临床所见的脊柱损伤常见是几种致伤暴力联合造成。

(闫厚军)

第三节　胸腰椎损伤的分类

胸腰椎是人体的中枢支柱,胸腰椎交界处活动较多,是最易产生损伤的部位。维持其稳定性是首要的,没有稳定性就无脊柱的正常功能,因此在胸腰椎损伤以后是否能够维持稳定对骨科医师是必须认识的问题,从而为选择合理而有效的治疗提供根据。

胸腰椎损伤的分类方法很多,其目的是为选择合适的治疗方法,估计其预后,因此任何分类方法均应包括临床、病理和损伤机制,可以说目前分类方法虽多,但均尚不够完善。

一、脊柱的稳定性与 Denis 三柱概念

早在 1949 年 Nicoll 首先改变了对所有脊椎骨折均需复位固定的传统观点,提出将胸腰椎损伤分为稳定性和不稳定性两种类型,认为腰 4 以上椎板骨折和单纯的椎体前方、侧方楔形骨折是稳定性损伤,不必进行复位固定治疗,而合并棘间韧带破裂的骨折脱位和腰 4 以下的椎板骨折是不稳定性损伤,必须进行复位和固定。1963 年 Holdsworth 修改和补充了 Nicoll 的分类方法,主张腰椎损伤的暴力分为屈曲型、屈曲旋转型、伸直和压缩型,每型可以独立也可以两种以上同时存在,是否稳定视后韧带复合结构(Posterior Ligament Complex)的完整性而定。此种观点成为以后新的分类方法的基础。

第二代的分类方法是根据脊椎解剖的两柱学说,1968 年 Kelly 和 Whitesides 认为胸腰椎分为两个负重柱,即空心柱(神经管)和实柱(椎体)两部分。前柱为脊柱负重部分,包括前后纵韧带、椎体和椎间盘,后柱为脊柱抗张力部分,包括椎弓、棘上棘间韧带、黄韧带和椎间关节等。外科治疗应以是否侵犯神经管而定,不稳定性爆裂骨折并有椎体后壁突向椎管者与单纯椎体前方压缩的治疗是完全不同的。Whitesides 用列表评分诊断方法判别胸腰椎损伤的程度,其方法是马尾损伤 3 分,骨折脱位超过 25% 2 分,脊椎前柱破坏 2 分,脊柱后柱破坏 3 分,估计存在负重危害 1 分,总分超过 5 分者为不稳定性骨折。

随着 CT 技术和病理机制研究的发展,出现了三柱分类学说,1983 年 Denis 根据 400 多例胸腰椎损伤的治疗经验,提出一种新的三柱分类概念。其前提是脊柱的稳定性决定于中柱的状况,而非决定于后方韧带复合结构。三柱分类即将胸腰椎分成前、中、后三柱,前柱包括前纵韧带、椎体的前 1/2 椎间盘的前部,中柱包括后纵韧带、椎体的后 1/2、椎间盘的后部,后柱包括椎弓、黄韧带、椎间小关节和棘间韧带。脊柱的稳定性有赖于中柱的完整,当前柱遭受压缩暴力,产生椎体前方压缩者为稳定性,而爆裂性骨折、韧带损伤及脊椎脱位,因其三柱均损伤,则属不稳定性。

McAfee 根据采用 CT 研究 100 例病者的结果,指出爆裂性骨折并非完全是不稳定的,如

果其后柱完整,则也属稳定性损伤。

1984 年 Ferguson 进一步完善了 Denis 的三柱概念,认为后柱包括上下棘间韧带、黄韧带、关节突和关节囊,中柱包括后 1/3 的椎体、椎间盘和后纵韧带,前柱包括椎体和椎间盘的前 2/3 和前纵韧带。但 Roy—CamiUe、Saillant 的三柱概念略有不同。主张椎体前 2/3 是前柱,而中柱除椎体和椎间盘的后 1/3 以外,尚包括椎弓根、关节突,后柱则指关节突后方的椎弓,包括椎板、横突、棘突。同样认为中柱损伤属不稳定性,只是中柱的范围较大。

至此,三柱概念及其分类逐步完善,中柱损伤者属不稳定性已是一致的意见,虽然中柱的范围仍稍有不同。但三柱学说并不能包括所有的损伤,且难以估计神经损伤的原因和程度,仍有一定的缺陷。

二、脊椎的稳定性分类

虽经过多年的临床和基础研究,脊椎稳定性的概念仍有争议。有人认为神经功能已有或潜在有危险者为不稳定性,有人按照脊柱结构破坏的程度判断稳定性,也有人将可导致椎体晚期塌陷和慢性腰痛的损伤判断为不稳定性。

按照三柱学说,脊椎稳定性的关键是中柱,因此凡中柱破坏者为不稳定性,而非后方韧带复合结构。很显然,单纯的后方韧带损伤并非不稳定性,但若合并有后纵韧带破裂,则属于不稳定性。

按照 Denis 的意见,稳定性损伤是指:①所有的轻度骨折,例如横突骨折,关节突压骨折或棘突骨折;②椎体轻或中等度压缩性骨折。不稳定性损伤分为 3 度:

Ⅰ度:在生理负荷下可能发生脊柱弯曲或成角者属于机械性不稳定,包括严重的压缩骨折和韧带损伤。

Ⅱ度:未复位的爆裂骨折继发的晚期神经损伤。

Ⅲ度:骨折脱位和严重爆裂骨折合并有神经损伤者。

此外与损伤的部位也有关,胸椎损伤多为稳定性,若同样损伤发生在腰椎,则可属不稳定性。

三、脊柱损伤的分类

(一)Denis 分类法

1. 压缩型骨折　前屈型、侧屈型。

2. 爆裂型骨折　五个亚型:椎体上下终板骨折、上终板骨折、下终板骨折、旋转爆裂型骨折、侧屈型骨折。

3. 安全带型损伤。

4. 骨折脱位型　依外力方向不同可分为:屈曲旋转型、剪力型、牵拉屈曲型、牵拉伸展型。

脊柱损伤的稳定与不稳定,二者都是相对意义的概念,Denis 等认为伤部的临床稳定性并不单纯决定于骨折部位的异常解剖,还决定于施加在该部位的负荷量。三柱结构的解剖学概念为新的脊柱损伤的分类提供了解剖学基础,生物力学知识以及 CT 扫描的应用使诊断和治疗更趋合理。

Denis 分类,几乎圈定了其后的胸腰椎骨折分类的框架。然而这些分类的一个共同缺点就是理论系统性的欠缺。胸腰椎骨折分类系统应该遵循系统方法的一般规律,即运用系统科学的观点和理论,把研究对象视为系统加以考察,着重观察系统的要素与要素、系统与要素、系统与环境的关系。

(二)按损伤机制分类

1.屈曲压缩型损伤 此型损伤属前柱损伤,由于压缩暴力导致椎体高度丧失。椎体前部压缩<50%,前纵韧带大都完整,后柱承受张力,X线片显示椎体后侧皮质完整,高度不变;压缩>50%,后柱的棘上韧带、棘间韧带可断裂。

2.爆裂性骨折 该型损伤的特点是脊柱中柱受累,在轴向应力或轴向应力伴屈曲应力作用下,椎体呈爆炸样裂开,椎体后壁骨块突入椎管,引起椎管狭窄、脊髓或马尾神经损伤。X线片表现为椎弓根间距增宽,椎体前柱、中柱高度减低;椎体后上三角形骨块突入椎管或伴后突畸形。

3.屈曲分离型骨折 由严重屈曲暴力产生通过椎体的水平骨折,在张力作用下,三柱均发生损伤,X线片表现为小关节脱位,椎间隙和棘突距离均增宽,后柱持续性分离。依据损伤平面的不同,屈曲分离型骨折又可分为四个亚型:Chance骨折,经椎体、椎弓根、椎板和棘突水平面的劈裂;经韧带、椎间隙的损伤;后柱损伤通过骨组织,而前柱、中柱的损伤通过椎间隙;后柱损伤通过韧带组织,而前柱、中柱的损伤经椎体。

4.骨折脱位型 此型损伤是由严重暴力所致,损伤机制比较复杂,可由屈曲、剪力或旋转等各种应力所致。此类损伤以其骨稳定结构丧失为特征,绝大多数伴有神经损伤。

(三)McAfee分类

McAfee等通过对100例胸腰椎骨折患者的CT的表现和中柱受力的状况进行分析,提出将胸腰椎骨折分为6大类:①楔形压缩骨折;②稳定性爆裂性骨折;③不稳定性爆裂性骨折;④Chance骨折;⑤屈曲牵张性损伤;⑥移位性损伤。其中移位性损伤包括Slice骨折、旋转性骨折脱位和单纯脱位。

McAfee分类同样也是影响广泛,但也是争议较大的分类。首先是Chance骨折与屈曲牵张性骨折之分;其次也是争议最大的是认为爆裂性骨折也有稳定性和不稳定性之分。

(四)AO分类法

AO学派Magerl等通过对1400例胸腰椎骨折患者的CT扫描的影像学特点进行分析,在考虑损伤进展的同时,结合其损伤机制将胸腰椎骨折分为3大类9组27型,多达55种:①A类:椎体压缩类,包括挤压性骨折、劈裂骨折、爆裂骨折。②B类:牵张性双柱骨折,包括韧带为主的后主损伤、骨性为主的后主损伤、由前经椎间盘的损伤。③C类:旋转型双柱损伤,包括A类骨折伴旋转、B类骨折伴旋转、旋转—剪切损伤。

AO分类法的优点是理论的系统性和传统的延续性好,涵盖面广。缺点是过于纷繁复杂,过于精细的分类,则丧失了临床治疗选择的指导价值。

(五)胸腰椎损伤的临床表现

1.严重外伤史 如高空落下,重物打击头颈、肩背部,塌方事故,交通事故等。

2.局部症状 病人感受伤局部疼痛,颈部活动障碍,腰背部肌肉痉挛,不能翻身起立。骨折局部可扪及局限性后突畸形。

3.腹部症状 由于腹膜后血肿对植物神经刺激,肠蠕动减慢,常出现腹胀、腹痛等症状,有时需与腹腔脏器损伤相鉴别。

4.典型的上位运动神经元损伤表现 表现为肌张力增高,腱反射亢进,出现下肢病理反射,大小便功能障碍,感觉平面定位明确,这类患者定位诊断较为容易。脊髓圆锥部位的损伤表现,大多数患者发病部位在胸腰段,所以很容易压迫脊髓圆锥以及腰膨大,同时,亦使位于此平面的马尾神经受压,出现脊髓圆锥与马尾的共同损伤的表现。

5.上下运动神经同时受损的不典型表现 其表现为肌张力、肌力、腱反射等其中一项或两项异常,这可能与下述某一因素有关:①压迫较轻;②圆锥部位损伤,因每一个体脊髓圆锥终止于椎骨的水平并非完全相同,而是有差异的,这种情况下有可能圆锥的位置稍低,骨块压迫了圆锥与脊髓;③查体不仔细导致遗漏或未反复查体,这种情况下一定要仔细进行神经系统的其他项目检查,如感觉、括约肌功能检查。

(六)胸腰椎损伤的 X 线、CT、MR 表现

1.X 线表现 平片显示椎体自然形态部分或全部消失,椎体骨密度减低,并见大小不等的碎骨片向椎体周围移动。正位片:椎弓根间距增宽或变窄;侧位片:椎体变扁,延长,呈楔型变,椎间隙变窄,严重者引起椎体明显前突、后突畸变,椎体错位;双斜位:小关节紊乱、滑脱、绞锁、移位。根据椎间孔是否增大、变小,是否导致椎体滑脱,从而判断脊髓是否受压、损伤。

2.CT 表现 椎体变扁,延长可见椎体前后方及椎间隙内有碎骨片,椎体骨质密度减低,附件可见线型、斜型、粉碎型骨折线,椎弓根间距增宽或变窄,神经根受压,严重者可引起继发性椎管狭窄或脊髓挫伤。

3.MR 表现 椎体楔型变,T_1WI 呈稍低信号,T_2WI 呈高信号。如压缩性椎体向椎管内突出,可见硬膜囊及脊髓前缘受压,脊髓水肿时,T_1WI 呈低信号,T_2WI 呈高信号;脊髓急性出血时,T_1WI 呈高信号,T_2WI 呈等信号;亚急性出血时,T_1WI 呈高信号,T_2WI 也为高信号。

(闫厚军)

第四节　后路手术

后路手术系指经脊椎后侧进路的手术,具有手术显露好、出血少等优点,使用较为广泛。法国人 Roy-Camme 首先应用椎弓根钢板法治疗不稳定性胸腰椎骨折以来,近年来,椎弓根内固定技术有了长足的进步。目前全世界有 15 个以上的中心在进行研究,相继有很多新技术出现,其形式多样,归纳起来有:①钢板加螺钉,即所谓钉板系统,如 Steffee、Roy-Camille 等。②钉棒系统,如 CD、Dick、RF、AO、TSRH 等。

一、后路手术的共同特点

1.三柱固定 螺钉从后柱经椎弓根直达椎体,两侧同时固定三柱,起到三维固定作用,包括纵向、矢状向、冠状向,固定效果确定。

2.畸形矫正 可矫正骨折畸形,尤其是 $T_{11}\sim L_3$ 复位多数满意。

3.手术创伤小 短节段固定者仅需固定 2～3 个脊椎节段,可以保留较好的脊柱功能。亦可单节段固定。

4.早期活动 由于内固定确实,病人可早期下地活动,通常术后卧床时间 1 周到 1 月,避免长期卧床。

5.可同时进行其他手术 如脊髓探查,脊髓侧前方减压、植骨等。

二、后路手术的适应证

除胸腰椎不稳定骨折以外,尚有脊柱侧凸畸形、脊柱肿瘤及其他需作脊柱融合者。

三、椎弓根的应用解剖

椎弓根连接椎体和椎弓,邻近脊髓和神经根。椎弓根的横断面为纵径大于横径的椭圆形,周围由致密的骨皮质组成,前方与椎体后缘骨皮质相连,后方则与关节突相连。椎弓根中心只有薄层骨松质,相对疏松,X线片呈蜂窝状,但自前向后逐渐致密,在椎弓根后端达到最大致密度,可以承受的负荷最大。对椎弓根进行解剖学和放射学研究,证明椎弓根是脊椎骨的最坚硬部分,此种结构可以解释椎弓根能牢固地固定螺钉的理由,也正是经椎弓根内固定技术的解剖基础。椎弓根内固定术的成功关键是确定螺钉的进针点、钻钉方向和深度,故术者必须熟悉椎弓根的解剖特点。

1. 椎弓根的面积　骨科医师首先必须熟悉椎弓根的正常解剖,这是经椎弓根技术成功的前提。正常椎弓根左右宽度小而上下高度大,横断面积在 $0.6\sim1.3cm^2$ 之间,测定其左右宽度及上下高度的最狭窄处,用以测算可能容纳的螺钉的粗细直径。Roy-Camille 报道 $C_7\sim L_5$ 椎弓根横径 $6\sim15mm$,纵径约 $15mm$。国人骨骼相对较小,郑祖根据测量的结果 $T_9\sim L_3$ 最小横径 $5\sim8mm$,最小纵径 $12\sim14mm$,随着部位向下,其高度及宽度均逐渐增大。椎弓根内侧与脊髓硬脊膜中间尚有 $2\sim3mm$ 间隙,神经根紧靠椎弓根下缘,其后方尚有脊血管前支穿入,因此,椎弓根内侧和下方是螺钉钻入的危险区,上侧、外侧是相对安全区,椎弓根横断面积以 T_5 最小,L_5 最大。

2. 椎弓根的方向　正常椎弓根自椎体向后方、外方、下方斜行。椎弓根纵轴与椎体矢状轴间的夹角称为 e 角,表示椎弓根自后方向前方、内方的倾斜角,测量结果在 $0°\sim10°$ 之间。椎弓根纵轴与椎体水平轴间之夹角为 f 角,表示椎弓根自后方向前、上方的倾斜角为 $9°\sim23°$,由此可看出 e 角在 $0°$ 左右,螺钉宜沿椎体矢状轴钻入,L_3 的 e 角较大,但因厚度也较大,故仍允许螺钉沿矢状轴钻入。若螺钉向前方、内方倾斜 $5°\sim10°$,使与椎弓根的纵轴平行,则可使用较粗的螺钉。若钻孔位置正确,$5\sim6mm$ 直径是允许的。斜行钻入螺钉至椎体,尚可增加螺钉与脊椎间的稳定性,称为斜钉效应,且可适当增加螺钉钻入的深度。

3. 钻入的深度　测量脊椎后方到椎弓根附着于椎体处的距离,实际上包括关节突的厚度在内,同时测量其向椎体的延长线。胸椎是 $40\sim42mm$,腰椎是 $43\sim45mm$。因此沿椎体矢状轴钻入,则螺钉的长度胸椎 $40mm$,腰椎 $45mm$ 是适宜的。若向前方、内方倾斜 $15°\sim20°$ 钻入,则螺钉的深度可增加 $5mm$,亦是安全的。

4. 椎弓根钻孔点的定位　椎弓根的横断面较小。因此,术者显露椎板以后,必须选择正确的钻孔点,方可令螺钉准确贯穿椎弓根直达椎体。腰椎的理想钻孔点是横突中心的水平线与上下关节突关节面纵向连线的交点,恰在下关节突下缘,沿椎体矢状轴、水平轴直线钻入。Roy-Camille 主张在下关节突下方 $1mm$,Fueate 主张切除下关节突下方 $5mm$,使钻入点稍高 $3\sim3.5mm$。实际椎弓根是纵椭圆形,上下方向大于其宽度。因此,上下方向有 $3\sim5mm$ 的允许范围,但水平方向则需谨慎,尤其不能向上述交点的内侧偏移。适用于 Roy-Camille、Steffee 等板系统椎弓根内固定器,因其受钢板结构的限制,螺钉必须从与钢板垂直方向钻入。

若向前侧、内侧倾斜 $15°\sim20°$ 钻入,则钻孔点必须外移 $2\sim3mm$,宜在关节突外缘与横突中心线交点,适用于 Dick、CD、RF 等钉棒系统固定器。胸椎的解剖结构与腰椎不同,故其钻入点在下关节突下缘,恰在横突中心线上,在下胸椎可切除横突尖端少许骨质,断面的下内方即为合适钻入点。

四、胸腰椎骨折手术方式

目前骨科医生治疗胸腰椎骨折常用的方法是经典的后路手术治疗胸腰椎骨折,常涉及节段是否融合的问题,一般认为融合术后会增加邻近节段的退变和假关节的出现。因此稳定而不融合或融合尽可能少的椎体的手术是首选方法。最近有学者开始对非融合手术方法治疗胸腰椎骨折的优点和潜在缺陷进行量化。短节段固定,少数椎体融合、长节段固定有限融合和随后的内固定取出、微创手术固定都是限制融合范围的技术,是胸腰椎骨折常用的手术方式。

1.短节段固定、融合术 采用椎弓根螺钉技术仅固定骨折椎体上下节段的椎体(短节段固定),这样可以在保留术后脊柱活动度的同时更好地稳定骨折,恢复脊柱曲度。其主要优点为:①三柱固定。②固定节段短,最大限度保留脊柱的运动功能;通过撑开起到间接复位、减压的作用。③可经椎弓根或后外侧直接减压。④可行后外侧植骨融合。由于经后路椎弓根复位后椎体内遗留骨缺损,缺乏充分的前柱支撑,可导致术后远期矫正度数的部分丢失,特别是严重粉碎性椎体骨折患者表现尤为突出。

2.长节段固定联合短节段融合术 长节段固定是将椎弓根螺钉植于骨折椎体上、下各 2 个以上椎体,以保持更好的椎体高度及实现角度的矫正。为避免发生多个椎体融合,术中仅能融合病变椎体与上下相邻椎体节段的运动部分,拆除内固定后恢复非融合节段(与病椎非相邻节段)的运动。

3.短节段固定非融合术 临床资料显示与短节段固定加融合术相比较,两组后凸矫正度数的丢失程度差异无统计学意义,但非融合组手术时间更短,术中出血更少。目前也有学者单独采用经皮椎体成形术治疗外伤性胸腰椎骨折,于骨折椎体注射聚甲基丙烯酸甲酯以改善前柱高度及椎体骨折后负重能力,可不采用内固定。但也存在许多问题,例如:聚甲基丙烯酸甲酯充填,因阻隔作用和异物反应干扰了其愈合,聚甲基丙烯酸甲酯强化椎体对脊柱生物力学具有负面作用,如术后邻近椎体压缩骨折。

4.微创手术 随着医学影像学与手术器械的发展,微创手术的理念已被应用到胸腰椎骨折手术中。虽然微创椎弓根螺钉内固定技术具有手术切口小、创伤小、出血少、疼痛轻、恢复快、住院时间短等治疗效果,但由于微创手术对伤椎整复作用欠佳、内固定器械选择范围小、技术要求高、横连杆植入困难,所以微创手术治疗胸腰椎骨折的适应证较窄,仅适用于单纯压缩性骨折、Chance 骨折和后柱结构破坏不严重且椎管狭窄<50%的爆裂骨折。

(闫厚军)

第五节 前路手术

前路手术系指通过适当的手术进路,在椎体的前方和侧方进行手术。因椎体解剖部位深,故与后路手术不同,手术创伤大,出血亦较多,技巧亦较复杂。1983 年 Bradford 认为传统的脊柱后路手术,不论是否同时进行后路减压术,残余椎管狭窄的比例高(可达 25%～42%)。

残余椎管狭窄与神经功能的不恢复有明显关系,而且导致脊髓压迫的致压原因多在前方,前路手术可以直接切除致压物,以充分解除脊髓压迫,因此前路手术可以较好地恢复神经功能,即使晚期的前路减压手术亦常有效,可能改善膀胱功能。

一、前路手术的适应证

对于在何种情况下采用前路手术,目前学界认识尚不统一,大多数学者的意见,前路手术创伤较大,无脊髓损伤症状者应以后路手术为最好。前路手术适应于合并脊髓损伤者,但并非每个椎管压迫者都适应,如对合并完全性截瘫者是否进行前路手术仍有争议,多数人认为不管是否减压,预后均差,因而主张仅作后路固定手术。况且前路手术仍有一定局限性,普遍的问题是内固定器复杂,安置不便,手术创伤大,且椎体为骨松质组成,仅靠椎体螺钉固定,就可以完全支撑重量,达到早期下地活动仍然是有问题的。因此,只有掌握好适应证,才能获得较好的疗效。

1. 不完全性脊髓损伤,经放射线诊断确有前方压迫,而后方无骨块进入椎管者。

2. 有前脊髓综合征者,不论椎管是部分或完全梗阻。

3. 前柱损伤严重或爆裂性骨折,而后部结构未完全破坏的不全瘫者。

4. 某些瘫痪逐渐发生的晚期病例或陈旧性爆裂骨折者。

5. 疼痛性进行性后突畸形,伴有或不伴有神经功能障碍者。

6. 前柱、中柱骨不连骨。

7. 已施行后路手术,但减压不彻底,仍有前方受压者。

二、前路手术的优点

(一)前路内固定力学性能好

脊柱的运动中轴在椎体、椎间盘的中部,站立时躯干的负重力线在中轴的腹侧,若作前路内固定则由于在生物力学上正处于运动节段的负重线上,因而可恢复脊柱的负重功能。相反后路固定,只能部分承受轴向压缩负荷。Benzel 指出,由于脊柱的瞬时旋转轴(IAR)移向背侧,后路固定植骨处产生张力而影响愈合,并不能防止后突畸形发生。即使后路固定器的强度和刚度相同于前路固定器,Gelderman 指出,前路固定比后路固定有较好的承载能力。

(二)解除脊髓前方压迫效果肯定

由于脊髓受压部位多在前方,故单纯的后路椎板切除已放弃。大多数病者的致压因素为椎体后壁碎裂,其碎骨片突向椎管,造成脊髓受压。从 CT 可以看出,多为椎体后上部三角形骨块,有时可显示典型的三条边,一边为上终板的后部,第二边为椎体的后上缘骨皮质,另一边为连接上两边的松质骨。前路手术可以直接切除脊髓侧方、前方的致压物,充分松解压迫脊髓的骨性因素及突出的椎间盘或其他压迫因素,手术在直视下进行,减压效果肯定。而后路手术时,在骨折脊椎的复位过程中,前后纵韧带紧张,使骨折畸形矫正,椎管前方的碎骨片、突出的椎间盘均有不同程度的复位,而使脊髓受压达到解除或减压。Dewald 认为只要前后纵韧带正常,就可使骨折片复位。但终不如前路减压效果可靠、肯定。事实上,椎管内骨性受压程度与脊髓损伤程度间的关系如何及压迫到什么程度必须手术处理,仍是有待解决的问题。Denis 发现椎管受压<50%很少有神经损害。Trafton 认为在胸 12、腰 1 爆裂骨折,若椎管矢状面上被占达 50%或更多,其神经损伤的危险性明显增加。临床经验提示,有时压迫范

围达椎管矢状径 50%,可是临床上无脊髓损伤症状,有时压迫范围并不大,但其脊髓压迫症状明显。McAffee 认为压迫范围与神经损伤之间无可靠关系。因此,目前大多数专家的意见,在椎管矢状径上压迫<50%时,以临床症状为主要判断依据。若>50%或更多时适应前路手术减压前路器械;20 世纪 90 年代以来对三柱概念的深入认识及 CT 扫描技术的应用,认识到许多骨折伴脊髓损伤者压迫来自前方,手术应致力于椎管前方减压,以求在直视下一次手术完成彻底减压、良好复位以及坚强固定,因而近几年脊柱前路内固定器械发展迅速,常用的前路内固定器械有 Kaneda、Armstrong、Z—plate、Regix 等。目前,国内多乐于应用 Z—plate 系统,因为它不但可通过加压撑开来矫正后突及侧方畸形,而且压缩时可压紧植骨块,防止植骨块移位及矫枉过正,且其操作简便。

三、前路手术的主要步骤

第一步麻醉:前路手术宜采用全身麻醉。

第二步手术入路:原则上经胸膜外、腹膜后入路,下胸或胸腰段则采用相应平面的背腹联合切口。按脊髓受压部位和临床症状决定左右侧进路,如不能决定,以取右侧为宜,防止损伤供应脊髓的 Adamkiewicz 动脉,也可从左侧进路。

第三步减压范围:减压范围包括切除一侧椎弓根和后 1/4～1/3 椎体及相应的椎间盘,保留椎体前方,以利植骨愈合。减压以后应用细软橡皮管上下探测,证明脊髓充分解除压迫。应见到脊髓搏动,必要时可切开硬膜探查。

第四步在椎体侧方安装所需长度的内固定器,并通过撑开装置矫正畸形。

第五步最后进行植骨,采用髂骨或肋骨均可。

第六步对于陈旧性骨折,如不作畸形矫正,损伤的脊椎已愈合,力学上已相对稳定,仅需减压,而不必作植骨及内固定术。

四、前路手术并发症

前路手术操作复杂、创伤大、出血较多。主要的并发症有:①出血,椎体侧方的腰动脉和静脉丛易损伤出血。②神经损害加重,切除压迫骨块时可能损伤脊髓或因脊髓前动脉或 Adamkiewicz 动脉损伤而使神经损伤加重。③硬膜破裂及脑脊液。④损伤交感神经干或神经节,引起对侧下肢发凉感,持续时间约 1～2 星期。⑤胸膜、腹膜损伤。⑥深部感染。

(闫厚军)

参考文献

[1]郭华,时宏.脊柱疾病[M].西安:第四军医大学出版社,2011.

[2]卢海燕,黄长明,唐聪,范华强,张少战,付仰攀,胡喜春,王建雄.锁骨钩钢板内固定治疗肩锁关节脱位与锁骨外侧端骨折失败原因分析及对策[J].中国骨与关节损伤杂志,2014(05):445—447.

[3]郭华,时宏.脊柱疾病[M].西安:第四军医大学出版社,2011.

[4]王良意,周杰,曹前来,杨海涛,王健.颈前路椎体次全切除联合椎间隙减压融合内固定术治疗多节段颈椎病[J].中国脊柱脊髓杂志,2013(12):1092—1096.

[5]刘华,狄正林,章军辉,徐荣明.两种手术治疗 Sanders Ⅱ型、Ⅲ型跟骨骨折的比较[J].中国骨与关节损伤杂志,2014(12):1227—1229.

[6]钱秋海,倪青,姜山.骨关节病[M].北京:军事医学科学出版社,2012.

[7]周源,齐强,陈仲强.胸脊髓血供与胸椎间盘突出症患者术后神经症状加重关系的研究进展[J].中国脊柱脊髓杂志,2014(12):1120—1123.

[8]陈仲强,刘忠军,党耕町.脊柱外科学[M].北京:人民卫生出版社,2013.

[9]张青山,张蜀华.两种手术治疗 Sanders Ⅱ型、Ⅲ型跟骨骨折的比较[J].实用骨科杂志,2014(06):515—519.

[10]曹正霖,周守国,黄耀渠,付忠泉,王刚,陈志维.后路髓核摘除结合弹性棒内固定治疗腰椎间盘突出症的临床研究[J].中国骨与关节损伤杂志,2013(07):617—619.

[11]JamesP. Waddell. 髋关节外科手术技术[M].北京:北京大学医学出版社,2011.

12]张兵,杨绍银,黄德炜.后路减压植骨内固定治疗复发性腰椎间盘突出症[J].临床骨科杂志,2014(06):649—651.

[13]张洪美.骨关节[M].北京:中国医药科技出版社,2013.

[14]张纯,姚聪,贺西京,李浩鹏,王国毓,臧全金.胸腰段脊柱骨折不同节段固定对手术疗效的影响[J].中国骨与关节损伤杂志,2013(03):207—209.

[15]张伟,杨博贵,刘爱文.经前后路联合椎弓根钉内固定治疗 67 例颈椎骨折脱位的疗效评价[J].中国骨与关节损伤杂志,2014(07):645—647.

[16](美)金,(美)路德维格,(美)瓦卡罗.脊柱创伤[M].沈阳:辽宁科学技术出版社,2013.

[17]叶京兵,朱剑,叶峥.锁定钢板联合斯氏针内固定治疗移位跟骨关节内骨折[J].中国骨与关节损伤杂志,2013(04):387—388.

[18]倪斌,郭翔.对后路寰枢椎固定技术的评价及选择策略[J].中国脊柱脊髓杂志,2013(05):392—393.

[19]郭卫.骨肿瘤[M].北京:中国医药科技出版社,2013.

[20]张志平,郭昭庆,孙垂国,曾岩,李危石,齐强,陈仲强.退变性腰椎疾患后路减压术后脑脊液漏的相关因素分析及处理[J].中国脊柱脊髓杂志,2014(10):906－911.

[21]陈安民,李锋.骨科疾病诊疗指南[M].北京:科学出版社,2013.

[22]张发平,李玉桥,罗仕武,何罗彬,杨勇,尚庆,胡晓刚.手术治疗髋臼骨折的临床疗效[J].临床骨科杂志,2014(04):422－425.

[23](美)斯皮瓦克.脊柱外科学 第3版[M].北京:北京大学医学出版社,2013.

[24]何吉亮,郝振海,周东生,许世宏,马玉鹏.开放性股骨髁上骨折28例手术治疗临床分析[J].中国骨与关节损伤杂志,2013(08):713－715.